Tratado da Deglutição e Disfagia

No adulto e na criança

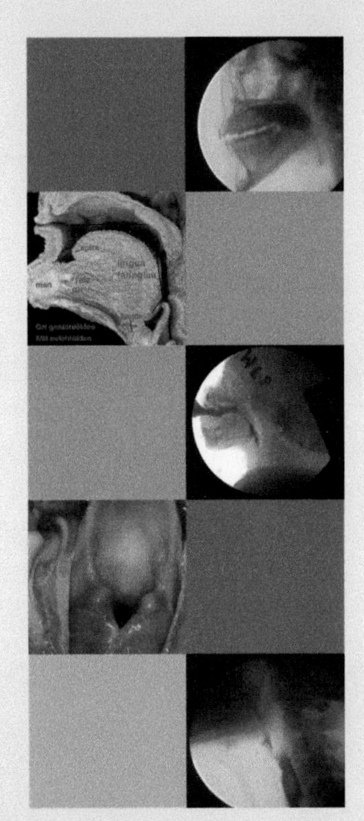

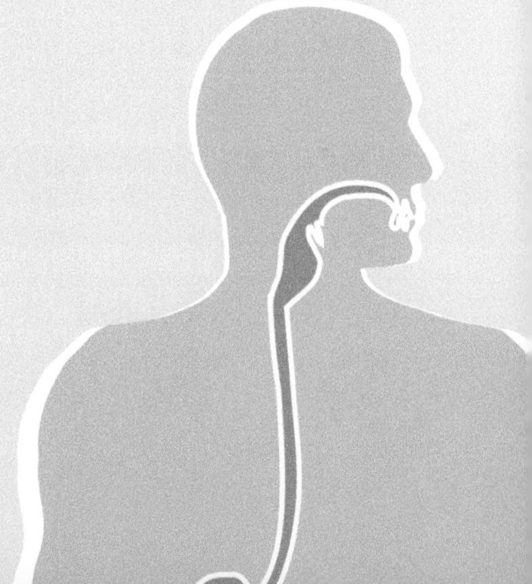

SOBRE OS AUTORES

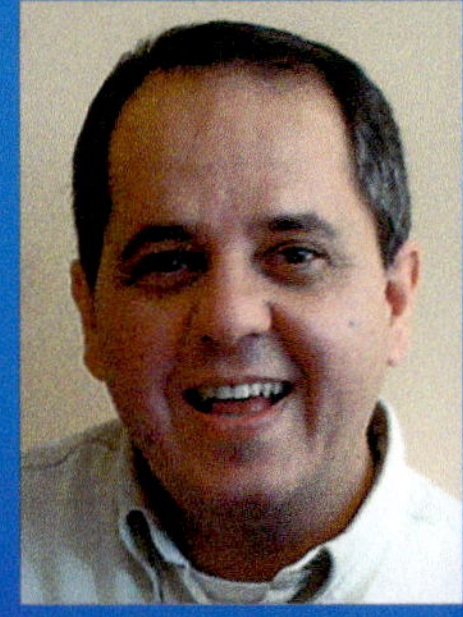

Geraldo Pereira Jotz

Especialização em Otorrinolaringologia pela Associação Brasileira de Otorrinolaringologia e Cirurgia Cervicofacial
Especialização em Cirurgia de Cabeça e Pescoço pela Sociedade Brasileira de Cirurgia de Cabeça e Pescoço
Professor Adjunto da Disciplina de Otorrinolaringologia do Curso de Medicina da ULBRA
Coordenador da Comissão de Residência Médica da ULBRA
Chefe do Serviço de Otorrinolaringologia e Cirurgia de Cabeça e Pescoço do Complexo Hospitalar ULBRA
Professor Adjunto e Chefe do Departamento de Ciências Morfológicas da UFRGS
Diretor do Centro de Reprodução e Experimentação de Animais de Laboratório (CREAL) da UFRGS
Mestrado em Otorrinolaringologia e Cirurgia de Cabeça e Pescoço pela UNIFESP – EPM
Doutorado em Otorrinolaringologia e Cirurgia de Cabeça e Pescoço pela UNIFESP – EPM
Pós-Doutorado em Otorrinolaringologia pela Universidade de Pittsburgh, EUA
Presidente da Comissão Estadual de Residência Médica (CEREM – RS/SESu/MEC)

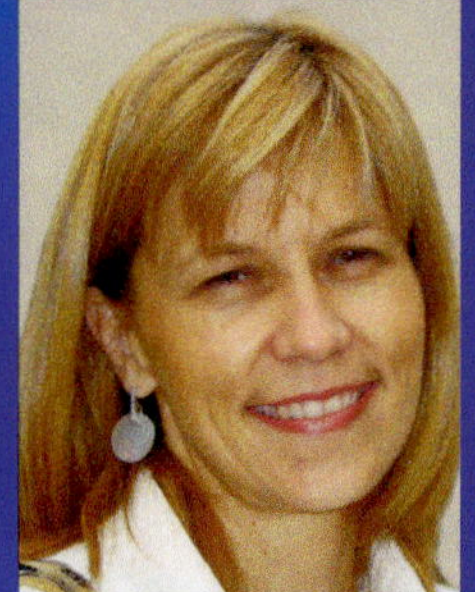

Elisabete Carrara-de Angelis

Fonoaudióloga Clínica
Especialização em Voz e em Motricidade Orofacial pelo CFFa
Especialização em Fissuras Palatinas e Deformidades Craniomaxilofaciais pelo Hospital dos Defeitos da Face, SP
Especialização em Distúrbios da Comunicação Humana pela UNIFESP – EPM
Mestrado em Distúrbios da Comunicação Humana pela UNIFESP – EPM
Doutorado em Neurociências pela UNIFESP – EPM
Coordenadora do Departamento de Fonoaudiologia e dos Cursos de Especialização em Motricidade Orofacial/Oncologia e em Disfagia do Hospital do Câncer A. C. Camargo, SP
Docente do CEFAC

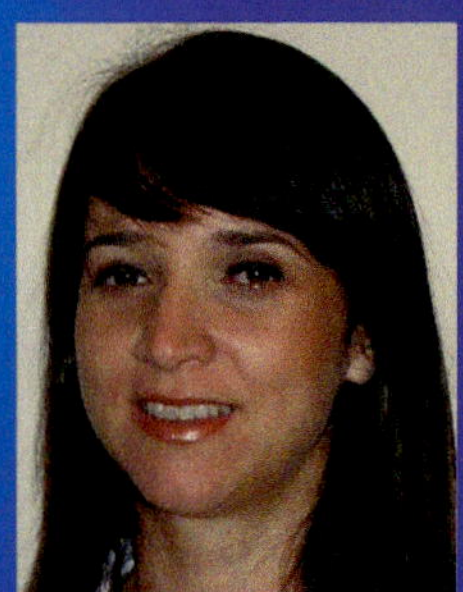

Ana Paula Brandão Barros

Fonoaudióloga Clínica
Diretora Técnica da Divisão de Saúde do Hospital Heliópolis, SP
Diretora do Serviço de Fonoaudiologia do Hospital Ana Costa, SP
Diretora do Centro Integrado de Reabilitação e Estudos Fonoaudiológicos
Mestrado em Ciências (Fisiopatologia Experimental) pela USP
Doutorado em Ciências (Oncologia) pela Fundação Antônio Prudente, SP
Docente dos Cursos de Especialização (Voz e/ou Motricidade Oral) do CEFAC, IEAA, ESAMAZ, UCDB e Forma e Função

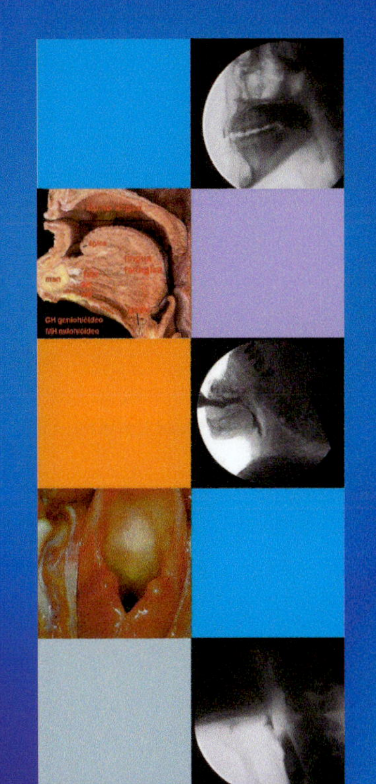

Tratado da Deglutição e Disfagia

No adulto e na criança

Geraldo Pereira Jotz
Elisabete Carrara-de Angelis
Ana Paula Brandão Barros

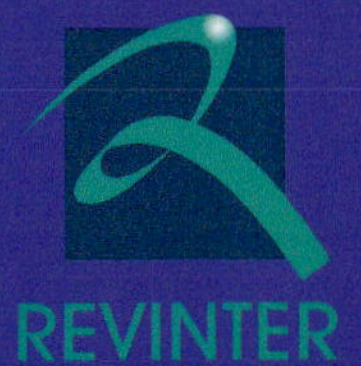

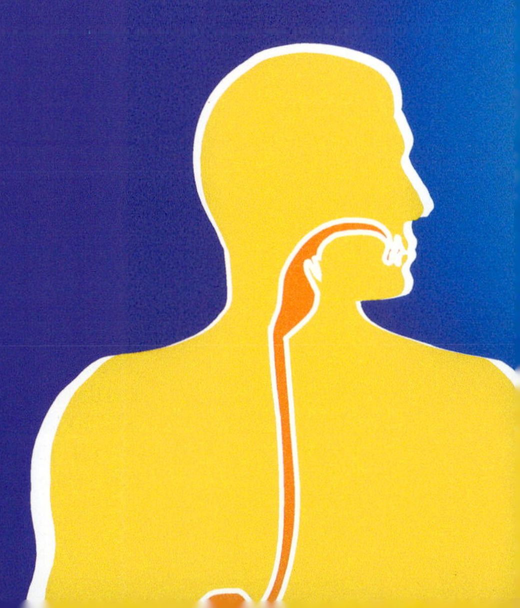

Tratado da Deglutição e Disfagia – No Adulto e na Criança

Reimpressão 2010
Reimpressão 2018

ISBN 978-85-372-0218-0

Contato com os autores:
Geraldo Pereira Jotz
geraldo.jotz@terra.com.br

Elisabete Carrara-de Angelis
eangelis@terra.com.br

Ana Paula Brandão Barros
apbbarros@uol.com.br

Livraria e Editora REVINTER Ltda.
Rua do Matoso, 170 – Tijuca
20270-135 – Rio de Janeiro – RJ
Tel.: (21) 2563-9700 – Fax: (21) 2563-9701
livraria@revinter.com.br – www.revinter.com.br

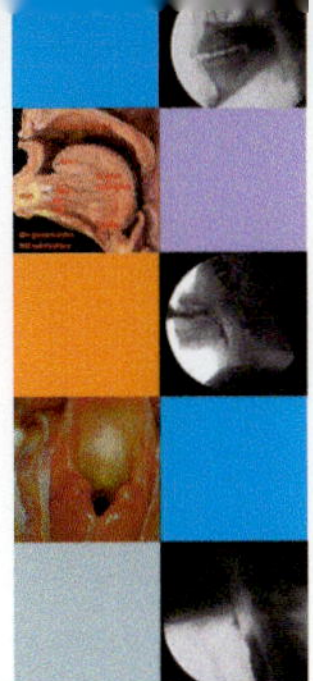

DEDICATÓRIAS

A Deus, por tudo de bom que tenho na vida.

À Maria Eunice, meu amor,
que, com muita paciência,
soube administrar minha ausência.

Ao Guilherme,
minha saudosa recordação de São Paulo,
um filho dedicado, orgulho para mim.

Ao Arthur,
meu alemão carinhoso e batalhador.

À Renatha,
minha bela princesa, sorriso inigualável.

Aos meus irmãos, José Carlos e
Adriana, com carinho e admiração

Aos meus pais
José Antônio e Cléa Dóris,
pelo exemplo de vida.

Aos meus avós,
Décio e Eleonora, Alfredo e Eugênia,
pela oportunidade de cursar Medicina e
pelo carinho que sempre dispensaram a mim.

Geraldo Pereira Jotz

Ao Eduardo, por sua doçura e inteligência;
à Gabriela, por sua alegria e paixão pela vida; e
ao Gustavo, por sua meiguice e bom humor.

Sem dúvida, meus grandes mestres e
minhas melhores produções!

Ao Edu, por meu riso ser tão feliz contigo.

Aos meus pais e à minha avó, exemplos eternos.

Ao Geraldo, por me incluir em seu sonho,
por sua compreensão gigantesca e pela amizade.

Elisabete Carrara-de Angelis

A Deus, pelas oportunidades.

Aos meus pais, Josué e Valéria, e ao
meu irmão André,
companheiros eternos da vida,
que sempre me apoiaram nos momentos de fraqueza e
me incentivaram nos momentos de dúvida.

Ao meu amor, Claudio,
incentivador dos meus sonhos diários e
responsável pelos meus planos futuros.

Ana Paula Brandão Barros

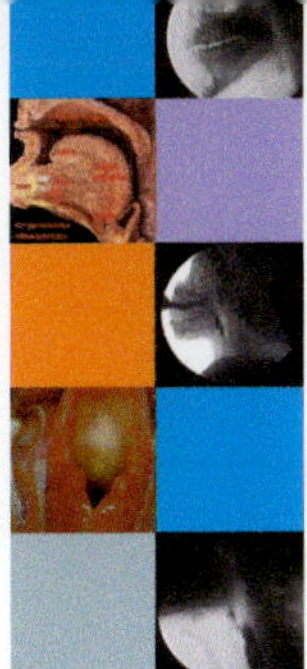

AGRADECIMENTOS

Ao Prof. Dr. Luciano Bastos Moreira, Coordenador do Curso de Medicina da Universidade Luterana do Brasil, Grande Mestre e Amigo, pela vida acadêmica que me inspirou, pelas oportunidades que me proporcionou, pela amizade de mais de 20 anos.

Ao Prof. Dr. Pedro Luiz Mangabeira-Albernaz, pelo exemplo e pela oportunidade que tive de realizar a minha formação no Departamento de Otorrinolaringologia da Escola Paulista de Medicina.

Ao Prof. Dr. Onivaldo Cervantes e ao Prof. Dr. Márcio Abrahão, do Departamento de Otorrinolaringologia e Cirurgia de Cabeça e Pescoço da Escola Paulista de Medicina, pela amizade e pelos ensinamentos no campo Otorrinolaringológico e de Cirurgia de Cabeça e Pescoço.

Ao Prof. Dr. Ricardo Ferreira Bento e ao Prof. Dr. Richard Voegels, do Departamento de Otorrinolaringologia e Oftalmologia da Faculdade de Medicina da Universidade de São Paulo, pela amizade, pelo acolhimento, pela oportunidade e pela lembrança que tiveram por mim nesta última década e pelo orgulho de representar a Fundação Otorrinolaringologia no Rio Grande do Sul.

A todos os colegas que despenderam de seu tempo precioso contribuindo com a sua experiência na elaboração deste livro.

Geraldo Pereira Jotz

À equipe de Fonoaudiologia do Hospital A. C. Camargo – Luciana Passuello do Vale-Prodomo, Simone Claudino, Irene de Pedro Netto e Monica Caiafa Bretas –, parceiras de ideais (e também de aflições e superações).

Aos meus alunos, que, assim como os pacientes, são os meus maiores estímulos e a minha fonte de inspiração.

Ao Hospital A. C. Camargo, pelos anos de confiança, aprendizado e desafios.

Elisabete Carrara-de Angelis

Ao término desta tarefa, resta-nos agradecer aos colaboradores que acreditaram em nossa proposta e fizeram deste sonho uma realidade. Todos os envolvidos assumiram um compromisso de dedicação infindável que, com palavras, não é possível descrever. Este Tratado tem como autores um grupo multidisciplinar de diversas Instituições que colaboraram de maneira específica com sua experiência. O grande número de nossos colaboradores reflete de modo prático o desenvolvimento da disfagia. Alguns nomes não mencionados neste Tratado (colegas que caminham conosco nesta fascinante área de atuação) são, também, merecedores da nossa gratidão e respeito. E, ainda, não poderíamos deixar de agradecer a todos os pesquisadores que tornaram esta publicação possível – todos eles merecem maiores agradecimentos do que apenas uma referência bibliográfica.

Ana Paula Brandão Barros

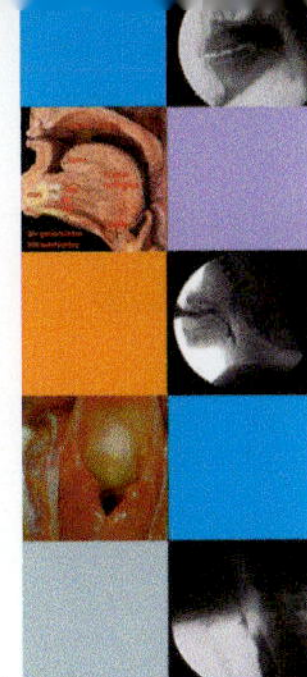

APRESENTAÇÃO

Existem alguns aspectos do progresso da Medicina que são extremamente curiosos. Ao longo dos 50 anos de exercício da minha profissão, tive a oportunidade de observar vários deles.

Talvez, o mais eloqüente seja o exemplo da aspirina. Hipócrates, no século V a.C., já utilizava como medicamento a casca do salgueiro, que contém salicilatos, para aliviar a dor e a febre. O princípio ativo, que recebeu o nome de ácido salicílico, foi isolado, em 1828, por Henri Leroux, na França, e Raffaele Piria, na Itália. O nome adveio da designação científica do salgueiro, *Salix alba*.

O ácido acetilsalicílico foi, inicialmente, sintetizado pelo químico francês Charles Frederic Gerhardt, em 1853, e, depois, na Alemanha, por H. von Gilm, em 1859.

Em 1897, a companhia farmacêutica Bayer, na Alemanha, desenvolveu um método mais eficiente para sintetizar o ácido acetilsalicílico, que era menos tóxico que o ácido salicílico. Recebeu o nome de *aspirina* ao ser comercializado a partir de 1899. Foi a primeira criação da indústria farmacêutica, o primeiro medicamento da História que não foi extraído da natureza.

Ao longo dos anos, a aspirina foi extensamente utilizada como analgésico e antipirético. Mas foi somente em 1971, ou seja, 70 anos depois, que o farmacologista inglês John Robert Vane demonstrou que a aspirina suprimia a produção de prostaglandinas e de tromboxanas. Por esta extraordinária descoberta, ele recebeu o Prêmio Nobel de Medicina em 1982.

Vane descobriu que a aspirina é capaz de inativar, de forma irreversível, a ciclooxigenase (COX), a enzima indispensável para a síntese das prostaglandinas e das tromboxanas. Doses pequenas de aspirina por longos períodos de tempo são, agora, utilizadas para inibir a agregação plaquetária, reduzindo a incidência de afecções cardíacas, e numerosos outros usos das aspirina surgiram da sua capacidade de impedir a síntese das prostaglandinas.

Não nos interessa, neste ponto, analisar, em detalhes, o funcionamento da aspirina e suas diferenças com relação a outros antiinflamatórios não-hormonais. Nosso objetivo é apenas chamar a atenção para o fato de que, 70 anos após a sua introdução, este medicamento subitamente passou a ser observado de forma totalmente diversa.

Em parte, esta mudança decorre das modernas tecnologias, que permitiram estudos farmacológicos mais acurados. Mas, em parte, resulta da especial clarividência de que são dotados alguns cientistas. Quem diria que um eminente farmacologista do século 20 dedicaria anos da sua vida a pesquisar o ácido acetilsalicílico?

Há 50 anos, a disfagia era, naturalmente, um sintoma conhecido. A edição de 1956 do Manual Merck, que nos acompanhou durante os primeiros anos de exercício da Medicina, continha *uma* página sobre ela.

Em nossa formação otorrinolaringológica, tivemos muito contato com ela. No Serviço de Endoscopia Per-Oral da Escola Paulista de Medicina, que fazia parte da Clínica Otorrinolaringológica, trabalhamos vários anos com o Dr. José Augusto de Arruda Botelho. Atendíamos muitos pacientes com disfagia. A maioria era causada pela ingestão de soda cáustica, às vezes acidental, às vezes como tentativa de suicídio. A queimadura do esôfago dava origem à estenose cicatricial, cujo tratamento era longo e traumático. É lógico que víamos, também, disfagias causadas por corpos estranhos, divertículos do esôfago, tumores e doenças neurológicas, mas as dilatações do esôfago representavam pelo menos 60% de nossas atividades.

O mesmo se pode dizer a respeito do refluxo gastroesofágico. Só conhecíamos os grandes refluxos associados às hérnias do hiato diafragmático e ao megaesôfago. Acreditávamos que era uma afecção pouco comum. Muitos anos foram necessários para que os otorrinolaringologistas aprendessem que o refluxo causava faringites e laringites, que, no início, receberam a designação de *faringite ácida,* ou *laringite ácida.* Atualmente, tratamos refluxos em crianças e tratamos refluxos mínimos causados pelo uso de tranqüilizantes ou antidepressivos e por outros fatores que relaxam a musculatura da cárdia.

Houve considerável progresso nos conhecimentos anatômicos e morfológicos da região cervicofacial e da fisiologia da deglutição e seus mecanismos neurológicos de controle. Mas houve, também, uma busca por novas tecnologias para exames mais precisos, com novos recursos de observação e imagem que tornaram possíveis as mensurações cuidadosas e a possibilidade de um diagnóstico muito mais exato.

Aconteceu, ainda, algo que não havia sido inicialmente previsto – a atuação multidisciplinar. Numerosas atividades médicas e paramédicas agora contribuem para que possamos oferecer aos nossos pacientes *algo mais* que era totalmente indisponível no passado.

Este *Tratado da Deglutição e Disfagia – No Adulto e na Criança,* cuidadosamente elaborado por Geraldo Pereira Jotz, Elisabete Carrara-de Angelis e Ana Paula Brandão Barros, reúne conceituados especialistas e analisa, de forma completa, todos os aspectos da disfagia. Além de seu cuidado em explorar todos os detalhes do diagnóstico e tratamento das múltiplas causas dos distúrbios da deglutição, ele nos revela a fundamental importância da participação de profissionais de outras áreas. Hoje, são freqüentes as áreas da Medicina que exigem uma atitude multidisciplinar, mas ainda ocorrem resistências, por parte dos médicos, em solicitar ajuda. No entanto, este é um livro multidisciplinar em sua essência, o que é claramente visível quando observamos os cuidados em sua elaboração. Geraldo é um otorrinolaringologista dedicado à cirurgia cervicofacial; Elisabete e Ana Paula são fonoaudiólogas extremamente bem conceituadas pelos seus trabalhos na área oncológica. E muitos outros autores de renome, otorrinolaringologistas, cirurgiões cervicofaciais, cirurgiões bucomaxilofaciais, neurologistas, radiologistas, odontólogos, fonoaudiólogos e psicólogos contribuíram de forma importante para nos oferecer uma visão completa do problema.

Há muitos anos, fundei o Curso de Fonoaudiologia da Escola Paulista de Medicina, por acreditar que a Fonoaudiologia é uma área paramédica de extrema importância, embora muitos a vejam como uma pedagogia especial. Meu ponto de vista é, talvez, minoritário, mas meus conceitos, ao longo do tempo, permanecem os mesmos.

O fato é que vemos a Fonoaudiologia cada vez mais presente em diversas áreas otorrinolaringológicas, como os implantes cocleares, o cuidado de pacientes com afecções do nervo facial e o tratamento dos problemas de deglutição e de voz, entre tantos outros. O número de médicos e fonoaudiólogos que aprenderam a trabalhar juntos é enorme, e essas parcerias resultam em grandes benefícios para seus pacientes, assim como as parcerias com neurologistas e odontólogos. É lamentável a circunstância das sociedades de Otorrinolaringologia e de Fonoaudiologia terem-se engajado em uma luta estéril e inútil.

Felizmente, essa luta nunca abalou o excelente relacionamento entre os profissionais das duas áreas, como o demonstra a enorme quantidade de trabalhos científicos compartilhados por esses especialistas, incluindo este Tratado. Essas contendas não são científicas, são meramente políticas, e a política não engrandece a ciência. Apesar de todas as dificuldades que Geraldo P. Jotz vivenciou na sua vida acadêmica, sua brilhante carreira profissional é uma prova de seu merecimento.

Este *Tratado,* que ele e seus colaboradores organizaram com eficiência e carinho, constitui um bom exemplo da riqueza do trabalho multidisciplinar e permitirá aos seus leitores adquirir a mais atual das visões sobre os temas aqui abordados.

Prof. Dr. Pedro Luiz Mangabeira-Albernaz
Professor Titular de Otorrinolaringologia da
Universidade Federal de São Paulo –
Escola Paulista de Medicina (UNIFESP – EPM)

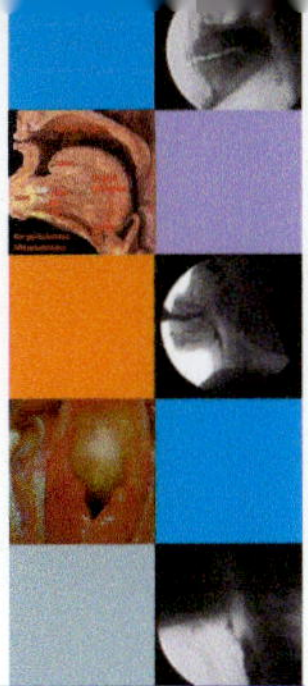

PREFÁCIO

Embora não haja uma incidência oficial de pessoas com disfagia no Brasil, estima-se que alguns milhões de indivíduos apresentam alguma dificuldade de deglutição, pelos mais variados motivos, como desnutrição, desidratação, doenças pulmonares, tornando-se uma condição de saúde que merece urgência em estudos, atenção e cuidados. Apesar disso, é surpreendente que, até a década de 1980, não havia profissionais especializados em sua avaliação e tratamento. Pacientes com dificuldades de deglutição eram "tratados" com sondas nasoenterais ou gastrostomia, parte por desconhecimento, parte por falta de tempo. A partir de então, houve grande explosão de informação. Os profissionais de saúde perceberam que a intervenção ativa, incluindo avaliações, tratamentos e/ou reabilitação cuidadosamente planejados, trazia grandes benefícios ao paciente e, conseqüentemente, à sua qualidade de vida.

Apesar disto, e levando-se em consideração a grande incidência de disfagia em nossa população, ainda são poucos os profissionais que atuam no tratamento e na reabilitação destes pacientes no Brasil, o que pode ser compreendido por uma série de fatores, dentre eles, a formação em geral deficiente nas áreas de graduação e pós-graduação e as poucas possibilidades de acesso à informação e ao treinamento especializado. Sendo esta área eminentemente multidisciplinar, o acesso aos conhecimentos de especialidades afins também é difícil, reforçando a necessidade deste intercâmbio em termos teóricos e práticos.

Esta obra tem a intenção de tornar este processo mais fácil e encorajador, oferecendo uma compreensão prática dos aspectos especializados na avaliação, no tratamento e na reabilitação das disfagias, além de prover uma base na qual novas idéias e pesquisas possam desenvolver-se. Temos, também, a pretensão de incentivar, médicos e fonoaudiólogos, profissionais e estudantes a aprofundarem-se nesta fascinante e gratificante área.

Agradecemos a valiosíssima contribuição de todos os profissionais atuantes na área que contribuíram para a realização deste projeto, como fonoaudiólogos, médicos, dentistas, nutricionistas e psicólogos.

Além disto, nosso agradecimento especial aos nossos principais professores – os pacientes. Sem saber, com todas as suas particularidades físicas, culturais e psicológicas, são eles o antídoto para a nossa complacência, continuamente estimulando o nosso estudo por todos os desafios que nos impõem, continuamente mantendo a nossa vida clínica interessante e recompensadora. Ao fim de tudo, é o paciente aquele que mais satisfaz os objetivos que nos trouxeram aqui.

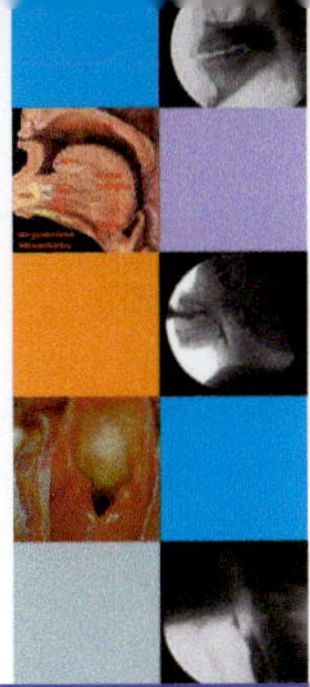

Colaboradores

AIRTON SCHNEIDER
Especialização em Cirurgia Torácica
Professor Adjunto Doutor da Disciplina de Cirurgia Torácica do Curso de Medicina da Universidade Luterana do Brasil (ULBRA)
Professor-Associado do Departamento de Ciências Morfológicas da UFRGS

ALEXANDRE DA SILVEIRA GERZSON
Cirurgião-Dentista

ALEXANDRE GARCIA ISLABÃO
Especialização em Reumatologia
Mestrado em Saúde Coletiva pela ULBRA
Professor-Assistente da Disciplina de Imunorreumatologia da ULBRA

ALEXANDRE PERUZZO
Especialização em Cirurgia Plástica
Médico-Cirurgião-Plástico do Serviço de Otorrinolaringologia e Cirurgia de Cabeça e Pescoço da ULBRA

ANA MARIA HERNANDEZ
Fonoaudióloga
Supervisora da Equipe de Terapia Fonoaudiológica do Hospital Santa Catarina
Coordenadora Científica do Comitê de Disfagia – SBFa
Mestrado em Distúrbios da Comunicação
Especialização no Método Neuroevolutivo Bobath
Especialização em Motricidade Oral pelo CFFa

ANA PAULA BRANDÃO BARROS
Fonoaudióloga Clínica
Diretora Técnica da Divisão de Saúde do Hospital Heliópolis, SP
Diretora do Serviço de Fonoaudiologia do Hospital Ana Costa, SP
Diretora do Centro Integrado de Reabilitação e Estudos Fonoaudiológicos
Mestrado em Ciências (Fisiopatologia Experimental) pela USP
Doutorado em Ciências (Oncologia) pela Fundação Antônio Prudente, SP
Docente dos Cursos de Especialização (Voz e/ou Motricidade Oral) do CEFAC, IEAA, ESAMAZ, UCDB e Forma e Função

ANA PAULA DUCA-SILVA
Fonoaudióloga Contratada do Setor de Fonoaudiologia do Hospital das Clínicas da FMRP da USP

ANA PAULA SILVEIRA PINHO
Mestrado em Neurociências pela PUC, RS
Médica-Neurologista Infantil do Hospital São Lucas da PUC, RS

ANDRÉ LOPES CARVALHO
Especialização em Cirurgia de Cabeça e Pescoço
Doutorado em Oncologia pela USP
Pós-Doutorado na *Johns Hopkins University* – Baltimore, EUA
Livre-Docente em Oncologia pela USP
Médico-Assistente do Departamento de Cirurgia de Cabeça e Pescoço da Fundação Pio XII – Hospital do Câncer de Barretos, SP

ANDRE LUIS MONTAGNINI
Doutorado em Cirurgia do Aparelho Digestivo pela USP
Médico da Disciplina de Cirurgia do Aparelho Digestivo do Hospital das Clínicas da FMUSP
Médico do Departamento de Cirurgia Abdominal do Hospital do Câncer A. C. Camargo, SP

ANDRÉ V. GUIMARÃES
Especialização em Cirurgia de Cabeça e Pescoço
Doutorado em Medicina (Cirurgia) pela FMUSP
Professor Adjunto da Fundação Luzíada e Universidade Metropolitana de Santos

ANNA KARINNE COSTA BANDEIRA
Fonoaudióloga
Especialização em Motricidade Oral/Oncologia pelo Hospital do Câncer A. C. Camargo, SP
Mestrado e Doutorado em Oncologia pela Fundação Antônio Prudente, SP
Fonoaudióloga do Hospital Memorial Arthur Ramos e Hospital do Coração de Alagoas

ANTONIO CARLOS GRÜBER
Especialização em Gastroenterologia
Médico-Gastroenterologista do Serviço Fisiolab do Hospital Moinhos de Vento – Porto Alegre, RS

ANTÔNIO CARLOS HUF MARRONE
Especialização em Neurologia e Neurocirurgia
Professor Adjunto Doutor do Departamento de Ciências Morfológicas da UFRGS
Professor Adjunto Doutor da Disciplina de Neurologia da Faculdade de Medicina da PUC, RS – POA/RS

ASDRUBAL FALAVIGNA
Especialização em Neurocirurgia
Mestrado em Neurocirurgia pela UNIFESP – EPM
Doutorado em Neurociências pela UNIFESP – EPM
Professor Doutor da Disciplina de Neurologia da Faculdade de Medicina e do Departamento de Ciências Morfológicas da Universidade de Caxias do Sul, RS

BETINA WÄCHTER
Médica-Clínica Geral

CARLO DOMÊNICO MARRONE
Especialização em Neurologia
Médico-Neurologista e Eletroneuromiografista do Serviço de Neurologia do Hospital São Lucas da PUC, RS

CARLOS PEREIRA NETO
Médico do Setor de Radioterapia do Departamento de Medicina da UNIFESP – EPM

CAROLINE MACHADO
Médica-Clínica Geral

CASSIANO GALVAGNI
Médico-Clínico Geral

CÉSAR AUGUSTO MOURA DE FARIA-CORRÊA
Especialização em Cirurgia do Aparelho Disgestivo
Professor do Curso de Pós-Graduação do Instituto de Geriatria da PUC, RS
Editor da Revista de Metabolismo e Nutrição
Fellow do Instituto do Câncer e Tumores de Milão, Itália

DANIELLE RAMOS DOMENIS
Fonoaudióloga Contratada do Setor de Fonoaudiologia do Hospital das Clínicas da FMRP da USP

DENISE NEVES PEREIRA
Especialização em Pediatria
Professora Adjunta de Pediatria e de Semiologia Pediátrica do Curso de Medicina da ULBRA
Doutorado em Medicina (Pediatria) pela UFRGS
Neonatologista do Hospital de Clínicas de Porto Alegre, RS

DENISE PIRES MARAFON
Médica-Clínica Geral

EDUARDO EMERIM
Especialização em Gastroenterologia
Professor-Assistente da Disciplina de Gastroenterologia do Curso de Medicina e Chefe do Serviço de Clinica Médica da ULBRA

EDUARDO WALKER ZETTLER
Especialização em Pneumologia
Doutorado em Pneumologia pela UFRGS
Professor Adjunto do Curso de Medicina da ULBRA

ELISA LUNARDI MUNARETTI
Especialização em Psiquiatria

ELISABETE CARRARA-DE ANGELIS
Fonoaudióloga Clínica
Especialização em Voz e em Motricidade Orofacial pelo CFFa
Especialização em Fissuras Palatinas e Deformidades Craniomaxilofaciais pelo Hospital dos Defeitos da Face, SP
Especialização em Distúrbios da Comunicação Humana pela UNIFESP – EPM
Mestrado em Distúrbios da Comunicação Humana pela UNIFESP – EPM
Doutorado em Neurociências pela UNIFESP – EPM
Coordenadora do Departamento de Fonoaudiologia e dos Cursos de Especialização em Motricidade Orofacial/Oncologia e em Disfagia do Hospital do Câncer A. C. Camargo, SP
Docente do CEFAC

FABIANA ESTRELA
Mestrado em Neurociências pela UFRGS
Fonoaudióloga Clínica
Especialista em Voz pelo Centro de Estudos da Voz, SP – Conselho Federal de Fonoaudiologia

FÁBIO DE ABREU ALVES
Mestrado, Doutorado e Livre-Docente – UNICAMP
Professor da USP
Diretor do Departamento de Estomatologia do Hospital do Câncer A. C. Camargo, SP

FELIPE JOSÉ FERNÁNDEZ COIMBRA
Médico-Cirurgião Geral e Oncológico
Mestrado em Oncologia pela Fundação Antônio Prudente, SP

FELIPE LUÍS SCHNEIDER
Professor Titular do Departamento de Ciências Morfológicas da UFRGS

FERNANDO ROGÉRIO BEYLOUNI FARIAS
Especialização em Cirurgia do Aparelho Digestivo
Especialização em Cirurgia Geral
Professor Adjunto da Disciplina de Cirurgia Básica e Técnica Operatória da ULBRA

FRANCISCO VERÍSSIMO DE MELLO-FILHO
Especialização em Cirurgia de Cabeça e Pescoço
Professor-Associado Livre-Docente do Departamento de Oftalmologia, Otorrinolaringologia e Cirurgia de Cabeça e Pescoço da FMRP da USP

GERALDO PEREIRA JOTZ
Especialização em Otorrinolaringologia pela Associação Brasileira de Otorrinolaringologia e Cirurgia Cervicofacial
Especialização em Cirurgia de Cabeça e Pescoço pela Sociedade Brasileira de Cirurgia de Cabeça e Pescoço
Professor Adjunto da Disciplina de Otorrinolaringologia do Curso de Medicina da ULBRA
Coordenador da Comissão de Residência Médica da ULBRA
Chefe do Serviço de Otorrinolaringologia e Cirurgia de Cabeça e Pescoço do Complexo Hospitalar ULBRA
Professor Adjunto e Chefe do Departamento de Ciências Morfológicas da UFRGS
Diretor do Centro de Reprodução e Experimentação de Animais de Laboratório (CREAL) da UFRGS
Mestrado em Otorrinolaringologia e Cirurgia de Cabeça e Pescoço pela UNIFESP – EPM
Doutorado em Otorrinolaringologia e Cirurgia de Cabeça e Pescoço pela UNIFESP – EPM
Pós-Doutorado em Otorrinolaringologia pela Universidade de Pittsburgh, EUA
Presidente da Comissão Estadual de Residência Médica (CEREM – RS/SESu/MEC)

GERTO HORSTO ARTHUR ZIMMERMANN
Professor Adjunto do Departamento de Prótese da Faculdade de Odontologia da PUC, RS

GRAZIELA RIBOLI PICCININI
Especialização em Psiquiatria

HELENA AYAKO SUENO GOLDANI
Médica-Gastroenterologista Pediátrica
Doutorado em Pediatria pela FMRP da USP
Clinical-Research Fellow no Departamento de Gastroenterologia – *Institute of Child Health* e *Great Ormond Street Hospital* – Londres, Reino Unido
Professora Adjunta do Departamento de Pediatria da Faculdade de Medicina da UFRGS

HELENA REGINA COMODO SEGRETO
Especialização em Radioterapia
Professora Adjunta do Departamento de Medicina e Chefe do Laboratório de Radioterapia Experimental do Setor de Radioterapia da UNIFESP – EPM

HENRIQUE LUIZ STAUB
Especialização em Reumatologista
Doutorado em Reumatologia e Mestrado em Imunologia Clínica
Professor Adjunto da Disciplina de Reumatologia da Faculdade de Medicina da PUC, RS

HENRIQUE ZAQUIA LEÃO
Professor-Assistente da Disciplina de Morfologia do Curso de Medicina da ULBRA

INDIHARA SANTOS ALVES SALDANHA
Fonoaudióloga
Especialização em Motricidade Oral/Oncologia pelo Hospital A. C. Camargo, SP

IRENE DE PEDRO NETTO
Fonoaudióloga do Departamento de Fonoaudiologia do Centro de Tratamento e Pesquisa do Hospital do Câncer A. C. Camargo, SP
Aperfeiçoamento em Motricidade Oral com Enfoque em Disfagia pelo CEFAC
Doutoranda em Ciências da Oncologia pela Fundação Antônio Prudente – Hospital do Câncer A. C. Camargo, SP
Especialização em Motricidade Oral com Enfoque em Oncologia/Centro de Tratamento e Pesquisa do Hospital do Câncer A. C. Camargo, SP
Especialização em Voz pelo Centro de Estudos da Voz (CEV)
Fonoaudióloga do Hospital Israelita Albert Einstein, SP
Mestrado em Ciências da Oncologia pela Fundação Antônio Prudente – Hospital do Câncer A. C. Camargo, SP

ISABEL FABRIS
Especialização em Psiquiatria

JOSÉ DIVALDO PRADO
Especialização em Estomatologia e Prótese Bucomaxilofacial
Titular do Departamento de Estomatologia do Hospital do Câncer A. C. Camargo, SP

JOSÉ GUILHERME VARTANIAN
Médico Titular do Departamento de Cirurgia de Cabeça e Pescoço do Hospital do Câncer A. C. Camargo, SP
Especialização em Cirurgia de Cabeça e Pescoço
Professor do Curso de Medicina do Centro Universitário Nove de Julho, SP
Doutorado em Oncologia pela Fundação Antônio Prudente – Hospital do Câncer A. C. Camargo, SP

JULIANA GODOY PORTAS
Fonoaudióloga Clínica

KÁTIA C. CAMONDÁ BRAZ
Nutricionista Clínica – Titular do Serviço de Nutrição Clínica do Centro de Tratamento e Pesquisa do Hospital do Câncer A. C. Camargo, SP
Especialização em Nutrição Clínica em Oncologia pelo Centro de Tratamento e Pesquisa Hospital do Câncer A. C. Camargo, SP

LEANDRO CÉSAR DIAS GOMES
Especialização em Cirurgia Geral pelo CBC
Especialização em Cirurgia do Aparelho Digestivo pelo Colégio Brasileiro de Cirurgia Digestiva
Professor Adjunto da Disciplina de Cirurgia do Aparelho Digestivo da ULBRA
Professor Adjunto da Disciplina de Trauma da ULBRA

LEANDRO TOTTI CAVAZZOLA
Especialização em Cirurgia Geral pelo CBC
Especialização em Cirurgia do Aparelho Digestivo pelo Colégio Brasileiro de Cirurgia Digestiva
Professor Adjunto Doutor da Disciplina de Cirurgia Básica e Técnica Operatória da ULBRA
Professor Adjunto Doutor da Disciplina de Anatomia da ULBRA
Mestrado e Doutorado em Cirurgia pela UFRGS

LEONARDO ORTIGARA
Especialização em Cirurgia Geral

LIARA SILVEIRA IGLEZIAS
Especialização em Psiquiatria

LIGIA MOTTA
Fonoaudióloga Clínica
Aperfeiçoamento em Motricidade Oral pelo CEFAC
Especialização em Voz pelo CFFa
Mestrado em Gerontologia Biomédica pela PUC, RS
Fonoaudióloga do Hospital São Lucas da PUC, RS e do Serviço dos Defeitos da Face da Faculdade de Odontologia da PUC, RS
Professora dos Cursos de Especialização do CEFAC, SP e Coordenadora do CEFAC, RS
Professora dos Cursos de Especialização em Geriatria e Gerontologia do Hospital São Lucas da PUC, RS e do Curso de Especialização em Odontopediatria da Faculdade de Odontologia da PUC, RS

LÍLIAN AGUIAR RICZ
Fonoaudióloga Contratada do Setor de Fonoaudiologia do Hospital das Clínicas da FMRP da USP

LIONEL LEITZKE
Professor Adjunto de Cirurgia Pediátrica do Curso de Medicina da ULBRA
Coordenador Adjunto do Curso de Medicina da ULBRA
Coordenador dos Serviços de Cirurgia Pediátrica da ULBRA e do Hospital Materno-Infantil Presidente Vargas (HMIPV), RS

LÍSIA MARTINS NUDELMANN
Especialização em Clinica Médica

LORENO BRENTANO
Professor Titular do Departamento de Cirurgia da Faculdade de Medicina da UFRGS
Médico do Serviço Fisiolab do Hospital Moinhos de Vento – Porto Alegre, RS

LUCIANA PASSUELLO DO VALE-PRODOMO
Fonoaudióloga Titular do Hospital do Câncer A. C. Camargo, SP
Professora do Curso de Especialização em Motricidade Oral em Oncologia do Hospital do Câncer A. C. Camargo, SP
Especialização em Voz pelo Conselho Federal de Fonoaudiologia
Mestrado em Ciências pela USP
Doutoranda em Ciência (Oncologia) pela Fundação Antônio Prudente, SP

LUCIANA PIACENTE PAP
Cirurgiã-Dentista
Estagiária da Disciplina de Cirurgia Bucomaxilofacial da Faculdade de Odontologia da Universidade de Santo Amaro, SP

LUCIANO BASTOS MOREIRA
Especialização em Cirurgia do Aparelho Digestivo
Especialização em Cirurgia Geral
Professor Titular de Cirurgia e Coordenador do Curso de Medicina da ULBRA
Chefe do Serviço de Cirurgia Geral do Complexo Hospitalar ULBRA
Doutorado em Cirurgia pela USP

LUCIARA ELOÍSA MATTE
Especialização em Psiquiatria

LUIZ CARLOS PORCELLO MARRONE
Médico-Residente de Neurologia da PUC, RS

LUIZ CELSO PEREIRA VILANOVA
Professor-Associado Livre-Docente e Chefe do Setor de Neurologia Infantil da Disciplina de Neurologia Clínica da UNIFESP – EPM

LUIZ PAULO KOWALSKI
Especialização em Cirurgia de Cabeça e Pescoço
Diretor do Departamento de Cirurgia de Cabeça e Pescoço e Otorrinolaringologia do Centro de Tratamento e Pesquisa do Hospital do Câncer A. C. Camargo, SP
Professor Livre-Docente em Oncologia pela FMUSP

MAGDA LAHORGUE NUNES
Professora Adjunta de Neurologia e Pediatria da Faculdade de Medicina da PUC, RS
Doutorado em Neurociências pela UNICAMP, SP
Coordenadora do Programa de Neurologia Infantil do Hospital São Lucas da PUC, RS

MARCELO COUTINHO BAÚ
Especialização em Cirurgia Geral e Cirurgia do Trauma

MÁRCIO ABRAHÃO
Especialização em Otorrinolaringologia pela Associação Brasileira de Otorrinolaringologia e Cirurgia Cervicofacial
Especialização em Cirurgia de Cabeça e Pescoço pela Sociedade Brasileira de Cirurgia de Cabeça e Pescoço
Professor-Associado Livre-Docente do Departamento de Otorrinolaringologia e Cirurgia de Cabeça e Pescoço da UNIFESP – EPM

MARCO ANTONIO STEFFANI
Especialização em Neurocirurgia
Professor Adjunto Doutor do Departamento de Ciências Morfológicas da UFRGS

MÁRIO ROBERTO PEREIRA GEHLEN
Cirurgião-Pediátrico da ULBRA, do HMIPV e do Hospital da Criança Santo Antônio – Porto Alegre, RS

MAURÍCIO PIPKIN
Especialização em Cirurgia Torácica

MAURO GUIDOTTI AQUINI
Especialização em Neurocirurgia
Professor-Assistente do Departamento de Ciências Morfológicas da UFRGS

NELSON FRANCISCO ANNUNCIATO
Pós-Doutorado em Programas de Reabilitação Neurológica no "Centro Infantil de Munique" – Departamento de Pediatria Social da Universidade de Munique – Alemanha
Doutorado em Neurociências pelo ICB USP e pela Universidade Médica Lubeck, Alemanha
Conselheiro Científico da Associação Paulista de Paralisia Cerebral
Representante Oficial no Brasil da *International Academy for Developmental Rehabilitation*

NEYLLER PATRIOTA CAVALCANTE MONTONI
Especialização em Voz pela UFPE
Especialização em Motricidade Oral em Oncologia pelo Hospital do Câncer A. C. Camargo, SP
Especialização em Disfagia pelo Hospital do Câncer A. C. Camargo, SP
Mestranda em Oncologia pelo Hospital do Câncer A. C. Camargo, SP

ODON FREDERICO CAVALCANTI CARNEIRO MONTEIRO
Especialização em Psiquiatria

OMERO PEREIRA DA COSTA FILHO
Especialização em Cirurgia Geral e Cirurgia do Aparelho Digestivo

ONIVALDO CERVANTES
Especialização em Otorrinolaringologia pela Associação Brasileira de Otorrinolaringologia e Cirurgia Cervicofacial
Especialização em Cirurgia de Cabeça e Pescoço pela Sociedade Brasileira de Cirurgia de Cabeça e Pescoço
Professor-Associado Livre-Docente do Departamento de Otorrinolaringologia e Cirurgia de Cabeça e Pescoço da UNIFESP – EPM

ORLANDO RIGHESSO NETO
Ortopedista do Grupo de Coluna da Irmandade Santa Casa de Misericórdia de Porto Alegre, RS
Professor-Assistente da Disciplina de Ortopedia e Traumatologia da Faculdade de Medicina da Universidade de Caxias do Sul, RS

PATRÍCIA BORTOLOTTI DE MAGALHÃES
Fonoaudióloga Formada pela PUC, SP
Especialização em Voz na Irmandade Santa Casa de Misericórdia de São Paulo
Especialização em Voz no CEV
Mestranda em Neurociências pela UNIFESP – EPM

PATRICIA IMPERATRIZ PORTO RONDINELLI
Médica-Oncologista Pediátrica do Hospital Samaritano, SP
Mestrado em Ciências Médicas pela USP

PAUL B. SWANSON, MD
Otolaryngologist of Otolaryngology-Head and Neck Surgery Department
University of Pittsburgh Medical Center

PAULA DE CARVALHO MACEDO ISSA
Fonoaudióloga do Setor de Fonoaudiologia do Hospital das Clínicas da FMRP da USP

PAULO ISSAMU SANEMATSU JÚNIOR
Médico do Hospital do Câncer A. C. Camargo, SP
Especialização em Neurocirurgia

PAULO JESUS HARTMANN NADER
Professor Adjunto de Pediatria do Curso de Medicina da ULBRA
Mestrado em Educação pela PUC, RS
Coordenador dos Serviços de Pediatria da ULBRA
Médico-Chefe da UTI Neonatal do Hospital Luterano, RS

PAULO SERGIO ROSA GUEDES
Especialização em Psiquiatria
Professor do Curso de Especialização em Clínica Psiquiátrica da ULBRA
Professor Aposentado de Psiquiatria do Curso de Medicina da ULBRA e da Faculdade de Medicina da UFRGS

RAQUEL BLANCO SANTANA
Fonoaudióloga
Especialização em Motricidade Oral/Disfagia pelo CEFAC, SP

RAUL MELERE
Especialização em Gastroenterologia
Professor Adjunto Mestre da Disciplina de Gastroenterologia do Curso de Medicina da ULBRA

RICARDO BOOSE RODRIGUES
Especialização em Cirurgia Geral

RICARDO BREIGEIRON
Médico-Cirurgião Geral do Hospital de Pronto-Socorro e do Hospital São Lucas da PUC, RS
Mestrado em Medicina pela PUC, RS

RICARDO COSTA
Especialização em Cirurgia Geral

RICARDO GALLICCHIO KROEF
Médico-Chefe do Serviço de Cirurgia de Cabeça e Pescoço do Hospital Santa Rita do Complexo de Câncer da Santa Casa de Misericórdia de Porto Alegre, RS

RICARDO L. CARRAU, MD
Associate Professor of Otolaryngology-Head and Neck Surgery Department
Director of the Tracheotomy and Swallowing Unit
University of Pittsburgh School of Medicine

ROBERTA C. MAGALHÃES
Especialização em Radioterapia

ROBERTO ARAÚJO SEGRETO
Especialização em Cirurgia Geral
Professor-Associado do Departamento de Medicina e Chefe do Setor de Radioterapia da UNIFESP – EPM

RODRIGO DE SOUZA DIAS
Médico do Setor de Radioterapia do Departamento de Medicina da UNIFESP – EPM

ROGÉRIO A. DEDIVITIS
Especialização em Cirurgia de Cabeça e Pescoço
Doutorado em Medicina (Otorrinolaringologia e Cirurgia de Cabeça e Pescoço) pela UNIFESP – EPM
Professor Titular de Cirurgia de Cabeça e Pescoço da Fundação Luzíada e na Disciplina de Otorrinolaringologia e Cirurgia de Cabeça e Pescoço da Universidade Metropolitana de Santos

RUBENS ANTÔNIO AISSAR SALUM
Especialização em Cirurgia Geral
Doutorado em Medicina (Cirurgia do Aparelho Digestivo) pela USP
Diretor do Serviço de Cirurgia do Esôfago do Hospital das Clínicas da Faculdade de Medicina da USP

RUI C. MARTINS MAMEDE
Especialização em Cirurgia de Cabeça e Pescoço
Professor Livre-Docente do Departamento de Oftalmologia, Otorrinolaringologia e Cirurgia de Cabeça e Pescoço da FMRP da USP

SÉRGIO GABRIEL SILVA DE BARROS
Especialização em Gastroenterologista
Mestrado e Doutorado em Medicina pela UFRGS
Professor Adjunto de Gastroenterologia do Departamento de Medicina Interna da Faculdade de Medicina da UFRGS

SÉRGIO HIDEKI SUZUKI
Médico do Hospital do Câncer A. C. Camargo, SP
Especialização em Neurocirurgia

SÉRGIO LUÍS DE MIRANDA
Especialização em Otorrinolaringologia pela Associação Brasileira de Otorrinolaringologia e Cirurgia Cervicofacial
Especialização em Cirurgia de Cabeça e Pescoço pela Sociedade Brasileira de Cirurgia de Cabeça e Pescoço
Médico, Cirurgião-Dentista, Professor Titular da Disciplina de Cirurgia Buco-Maxilo-Facial da Faculdade de Odontologia da Universidade de Santo Amaro, SP
Chefe de Equipe do Setor de Buco-Maxilo-Facial do Hospital Israelita Albert Einstein, SP

SÍLVIA DORNELLES
Especialização pela UNIFESP – EPM
Mestrado em Distúrbios da Comunicação Humana pela Universidade Federal de Santa Maria
Aluna do PPG de Ciências Médicas (Doutorado) pela UFRGS

SIMONE APARECIDA CLAUDINO DA SILVA
Fonoaudióloga do Hospital do Câncer A. C. Camargo, SP
Especialização em Motricidade Orofacial em Oncologia e Mestrado em Oncologia pela Fundação Antônio Prudente, SP
Docente do Centro Universitário São Camilo e dos Cursos de Especialização em Motricidade Orofacial/Oncologia e em Disfagia do Hospital do Câncer A. C. Camargo, SP

SOLANGE ARTHMAR (*IN MEMORIAM*)
Cirurgiã-Dentista
Mestrado em Educação e Saúde pela PUC, RS

TATIANA DE OLIVEIRA
Nutricionista Clínica
Titular do Serviço de Nutrição Clínica do Centro de Tratamento e Pesquisa Hospital do Câncer A. C. Camargo, SP
Especialização em Nutrição Clínica em Oncologia pelo Centro de Tratamento e Pesquisa do Hospital do Câncer A. C. Camargo, SP

TATIANA FONSECA DEL DEBBIO VILANOVA
Fonoaudióloga Formada pela PUC, SP
Especialização em Motricidade Oral no Hospital do Câncer A. C. Camargo, SP
Especialização em Voz no CEV
Especialização em Distúrbios da Comunicação Humana pela USP
Doutoranda em Neurociências pela UNIFESP – EPM
Coordenadora da Unidade de Fonoaudiologia do Hospital Sírio Libanês, SP
Professora do Curso de Especialização em Voz do CEV
Professora do Curso de Especialização em Voz da Universidade Federal de Santa Catarina
Professora do Curso de Especialização em Neurologia na UNITAU

THAIS STEEMBURGO
Especialização em Nutrição Clínica pelo Instituto de Porto Alegre – IPA, RS
Mestranda em Endocrinologia pela UFRGS

THEMIS REVERBEL DA SILVEIRA
Médica-Gastroenterologista-Pediátrica
Professora Adjunta Doutora de Pediatria da UFRGS
Chefe da Unidade de Gastroenterologia Pediátrica e Transplante Hepático Infantil do Hospital de Clínicas de Porto Alegre (HCPA), RS
Coordenadora do Grupo de Pesquisa e Pós-Graduação do HCPA

THOMAS MURRY, PH.D
Adjunt Professor of Speech Pathology, College of Physicians and Surgeons, Department of Otolaryngology-Head and Neck Surgery
Clinical Director of the Voice and Swallowing Center
Columbia University at New York Presbyterian Hospital

VANESSA PETRY
Médica-Clinica Geral

VANESSA SANTOS ELIAS
Fonoaudióloga
Especialização em Voz pelo CFFa
Mestrado em Distúrbios da Comunicação Humana pela UFSM
Professora Adjunta do Curso de Fonoaudiologia da Feevale – MH, RS
Doutoranda em Lingüística Aplicada pela PUC, RS

VILSON F. DE OLIVEIRA
Professor Adjunto do Departamento de Ciências Morfológicas da UFRGS

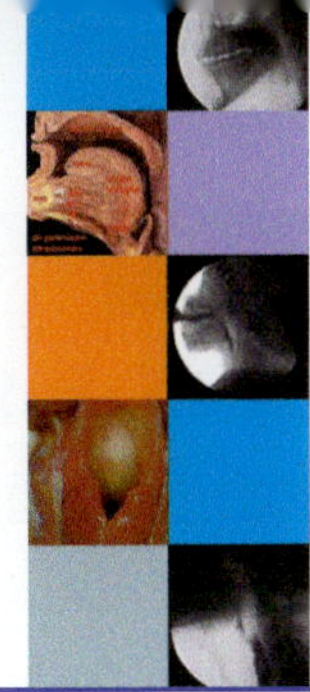

SUMÁRIO

PARTE III
DISFAGIAS

PARTE V
TRATAMENTO

PARTE VI
REABILITAÇÃO

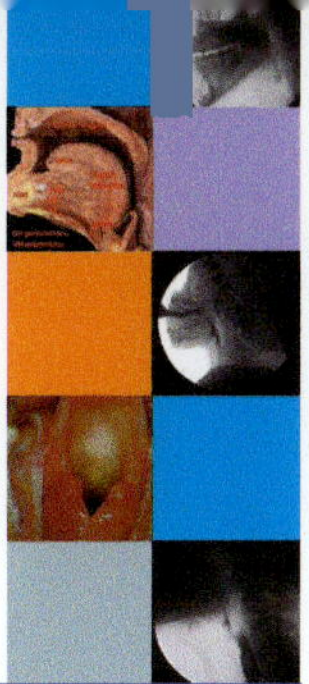

Pranchas em Cores

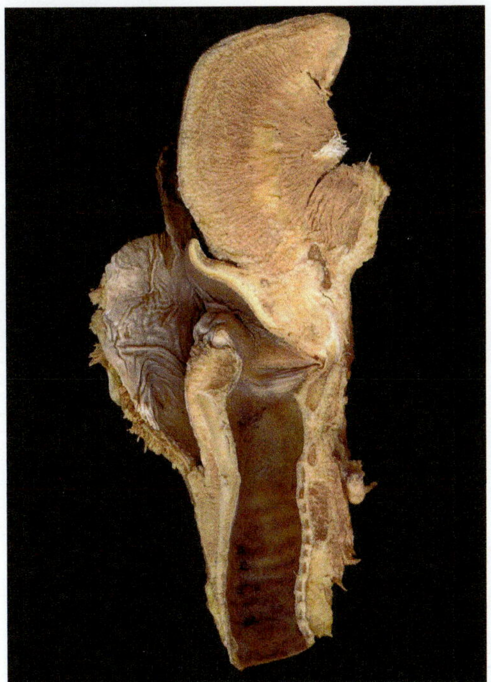

Fig. 1-8.

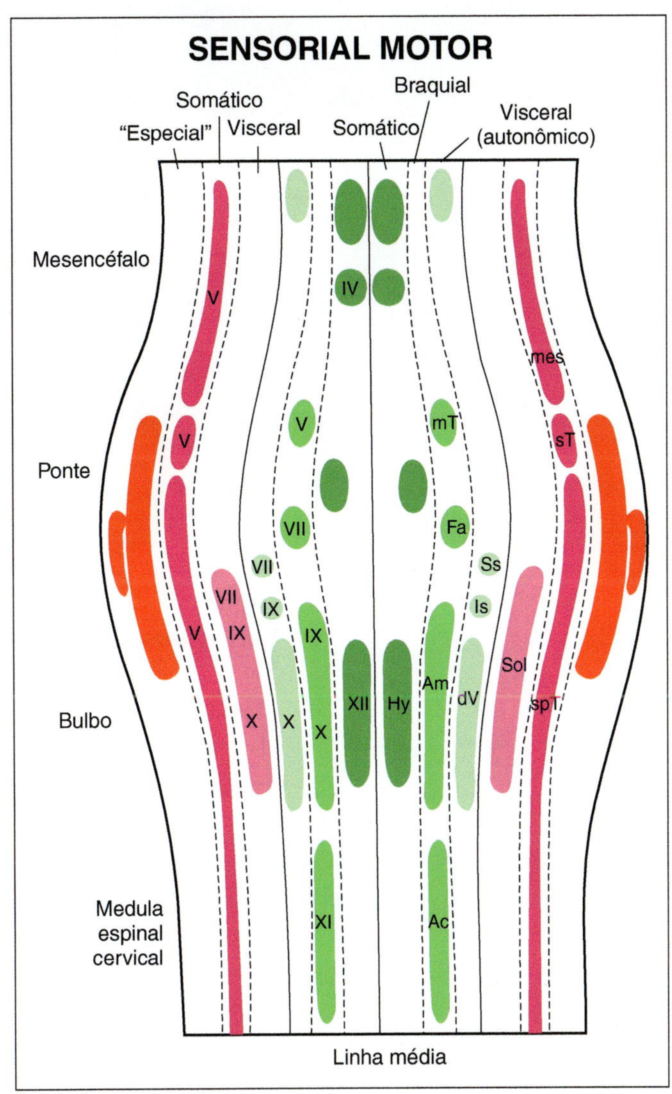
SENSORIAL MOTOR
Somático
"Especial"
Visceral
Braquial
Somático
Visceral
(autonômico)
Mesencéfalo
Ponte
Bulbo
Medula
espinal
cervical
V
V
V
VII
IX
X
VII
IX
X
V
VII
IX
X
XI
IV
XII
Hy
mT
Fa
Ss
Is
Am
dV
Ac
mes
sT
Sol
spT
Linha média

Fig. 3-2.

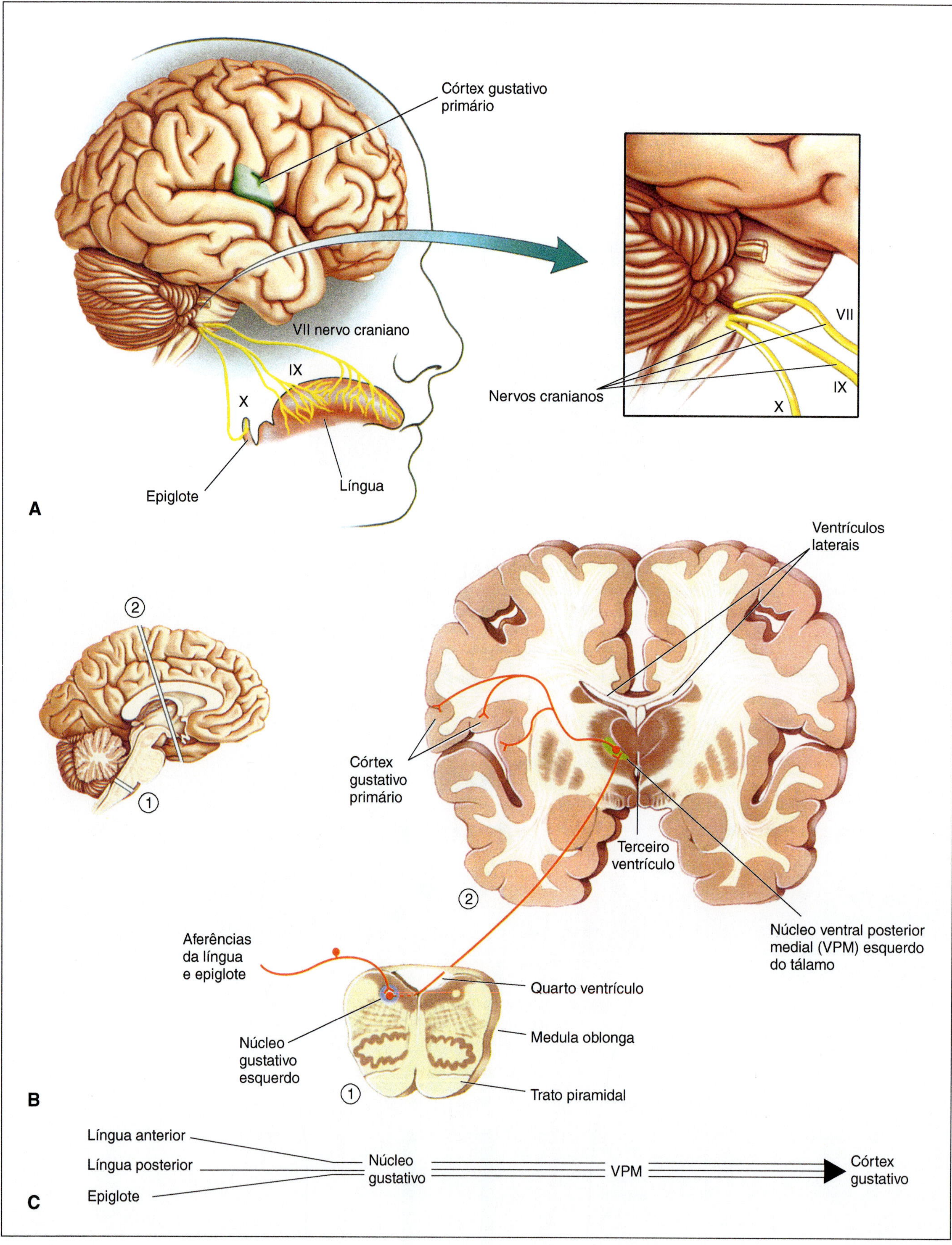
Córtex gustativo primário
VII nervo craniano
IX
X
Epiglote
Língua
VII
IX
X
Nervos cranianos
A
Ventrículos laterais
②
①
Córtex gustativo primário
Terceiro ventrículo
②
Núcleo ventral posterior medial (VPM) esquerdo do tálamo
Aferências da língua e epiglote
Quarto ventrículo
Medula oblonga
Núcleo gustativo esquerdo
Trato piramidal
①
B
Língua anterior
Língua posterior
Epiglote
Núcleo gustativo
VPM
Córtex gustativo
C

Fig. 3-10.

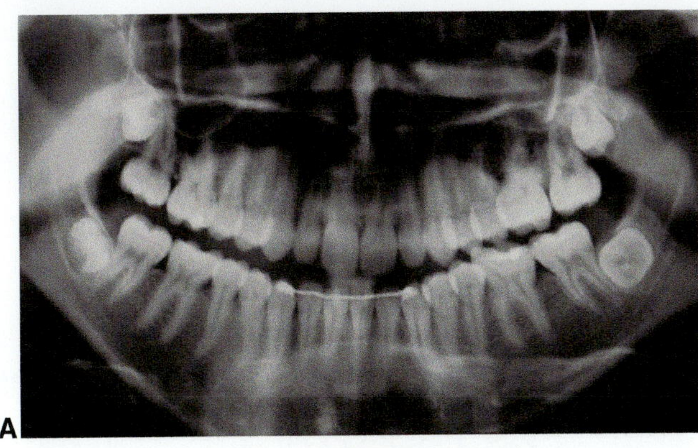

A

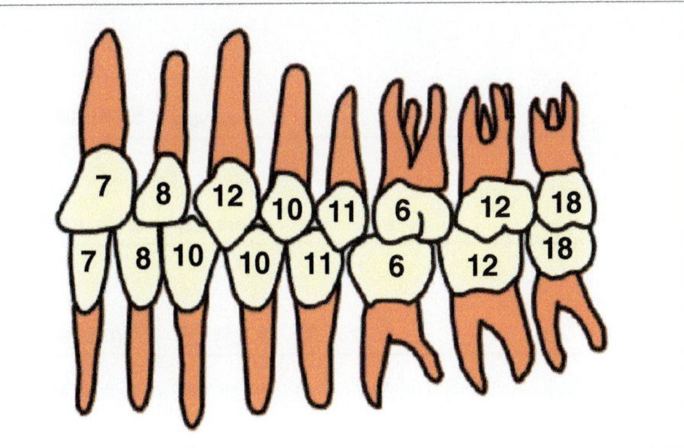

B

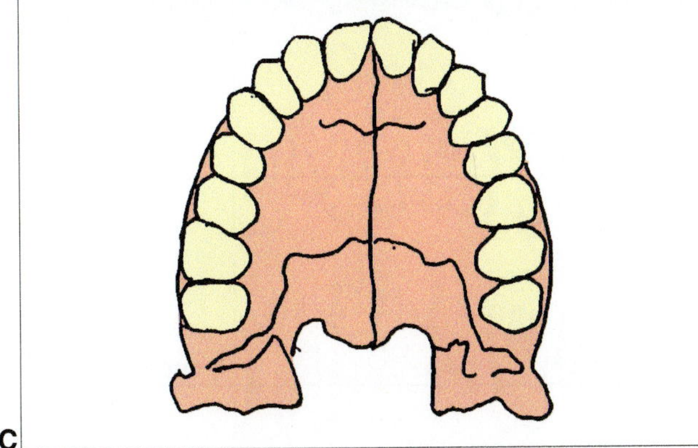

C

Fig. 4-6A-C.

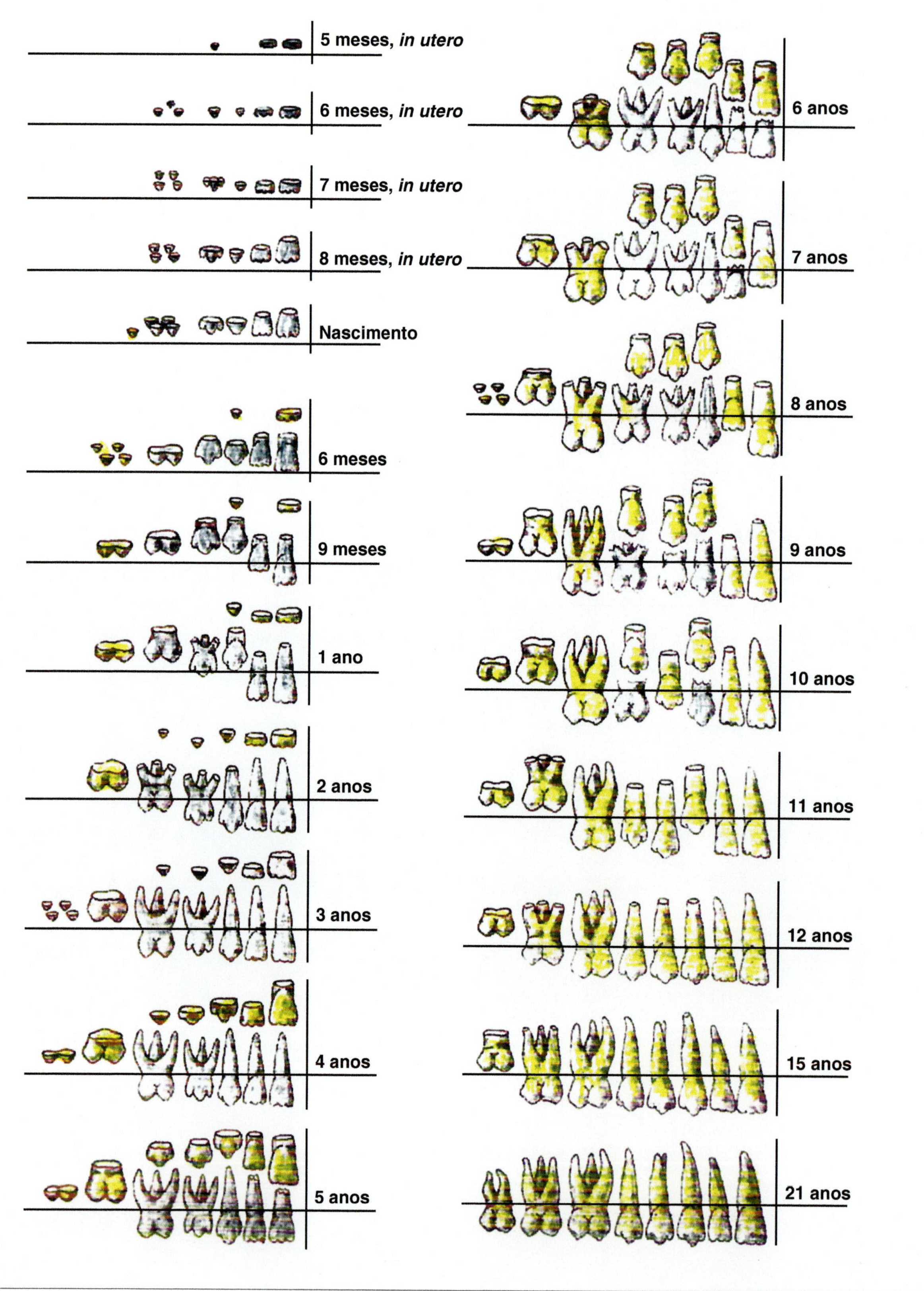
5 meses, *in utero*
6 meses, *in utero*
7 meses, *in utero*
8 meses, *in utero*
Nascimento
6 meses
9 meses
1 ano
2 anos
3 anos
4 anos
5 anos
6 anos
7 anos
8 anos
9 anos
10 anos
11 anos
12 anos
15 anos
21 anos
D

Fig. 4-6D.

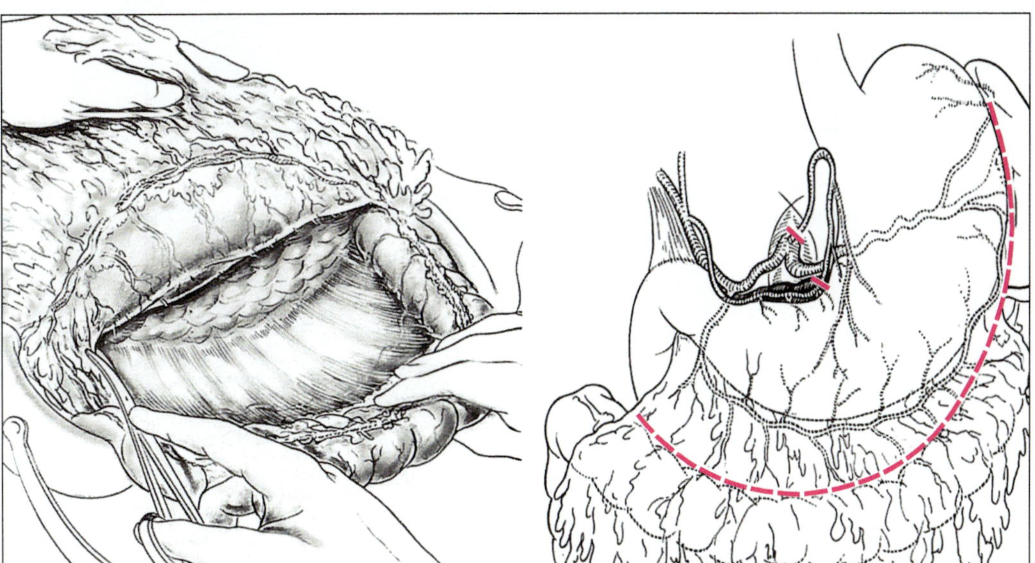

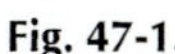

Fig. 47-1.

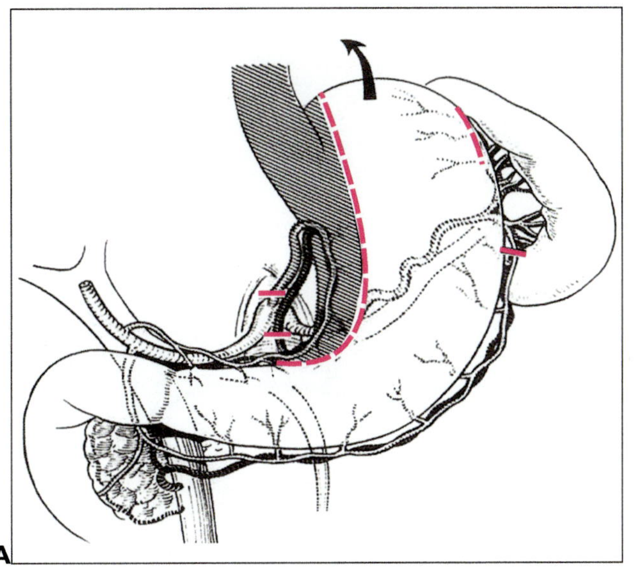

A

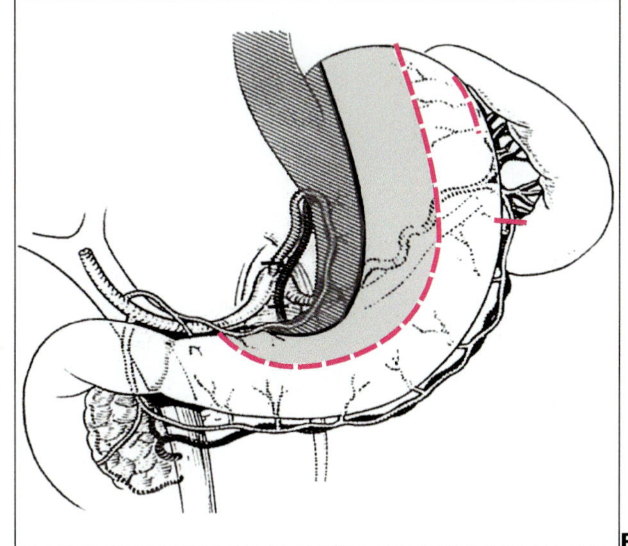

B

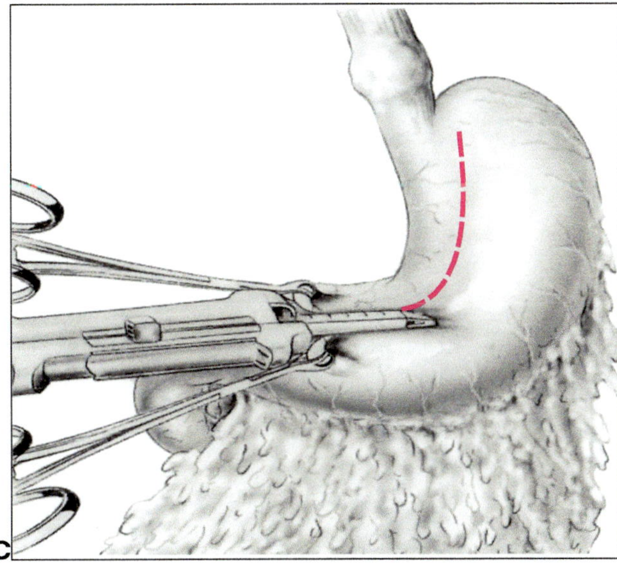

C

Fig. 47-2.

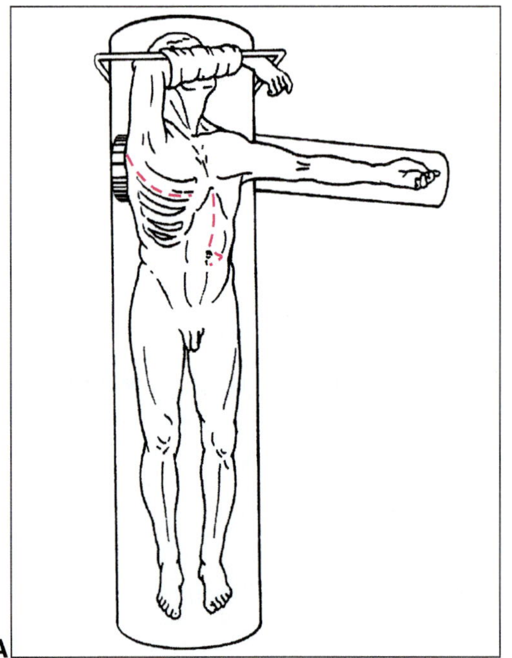

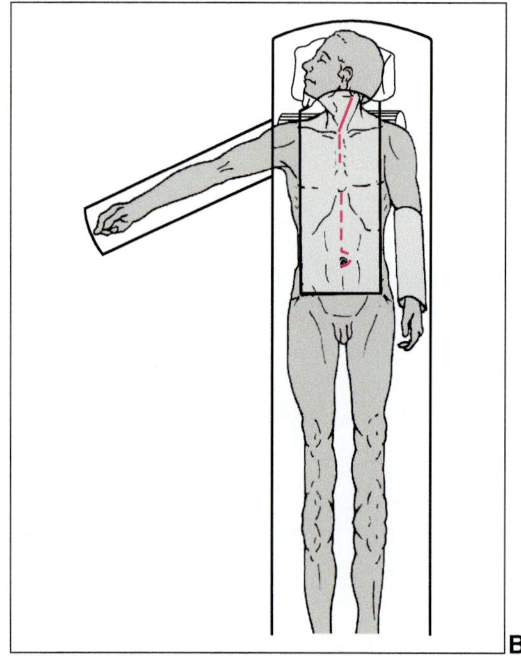

Fig. 47-5.

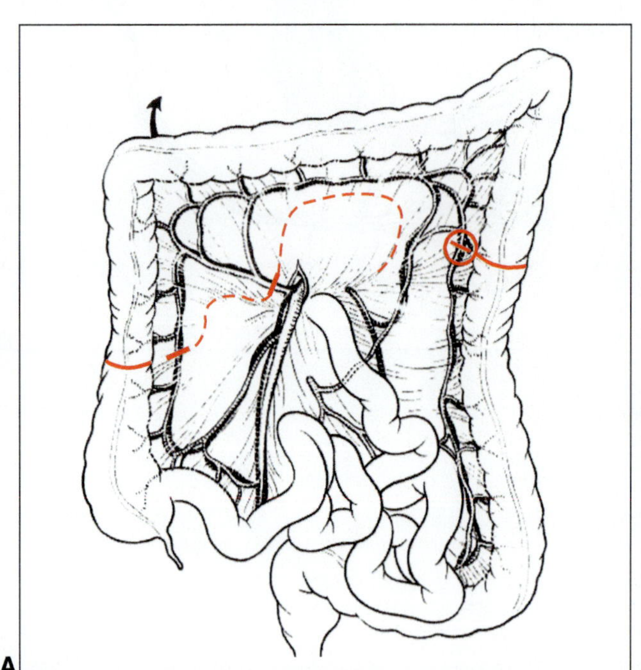

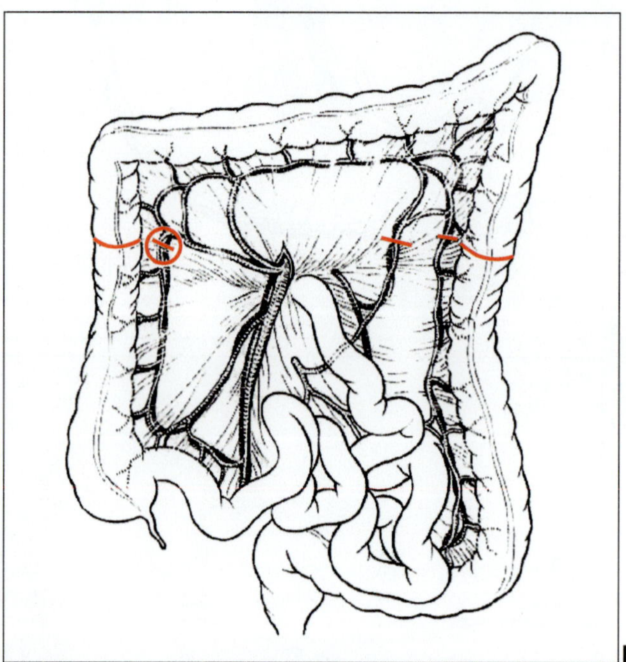

Fig. 47-7.

Tratado da Deglutição e Disfagia

No adulto e na criança

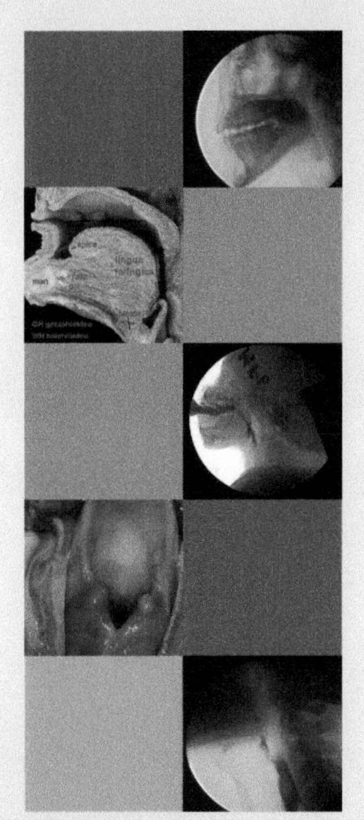

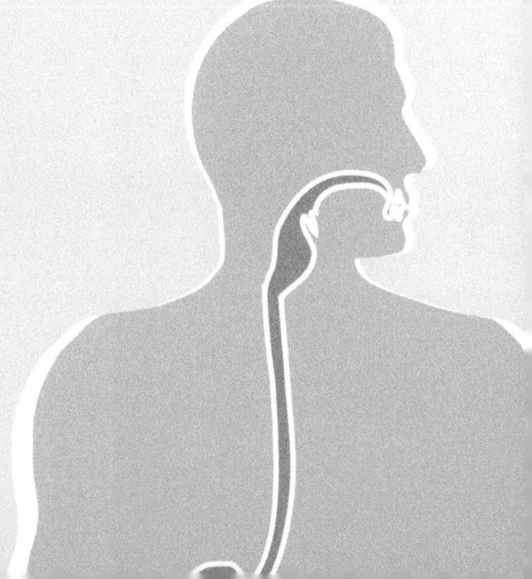

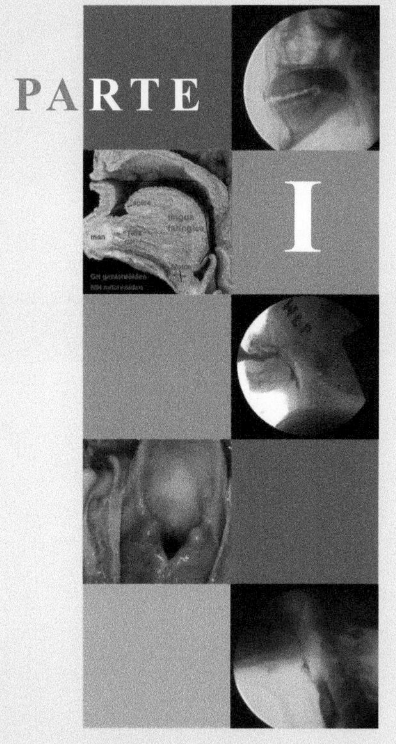

PARTE I

MORFOFISIOLOGIA DA DEGLUTIÇÃO

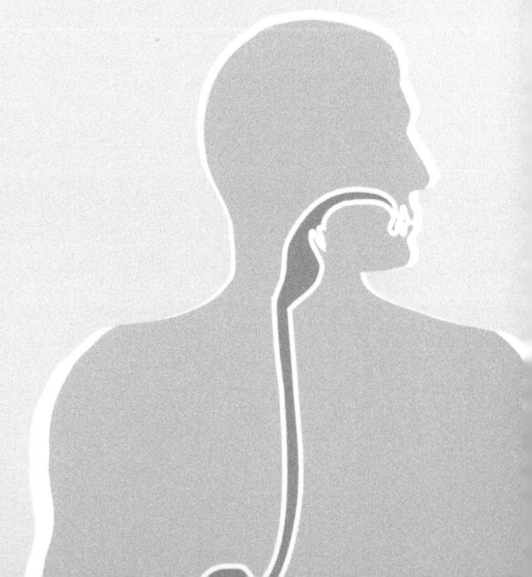

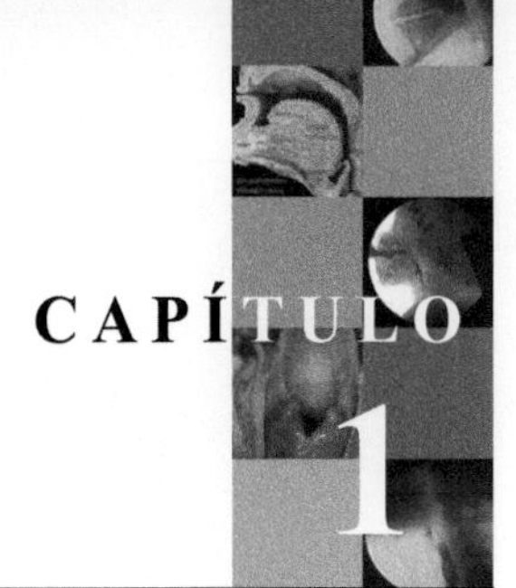

CAPÍTULO 1

Anatomia da Cavidade Oral, Orofaringe, Hipofaringe, Laringe e Esôfago

Geraldo Pereira Jotz ◆ Airton Schneider ◆ Vilson F. de Oliveira ◆ Henrique Zaquia Leão
Fabiana Estrela ◆ Ricardo Costa ◆ Cassiano Galvagni

▶ INTRODUÇÃO

A cavidade oral é a 1ª parte do sistema digestório, sendo também utilizada na respiração. A cavidade oral é delimitada anteriormente pelos lábios, apresentando como limite posterior os pilares palatinos anteriores. Apresenta a bochecha como limite lateral. O teto é composto pelo palato duro e o assoalho pelo músculo milo-hióideo. Apresenta um espaço em forma de ferradura entre os dentes e a túnica mucosa das bochechas e dos lábios, chamado de vestíbulo oral, e um espaço maior, por dentro dos arcos gengivais, chamado de cavidade oral propriamente dita. A abertura entre os lábios é denominada rima oral.

Posteriormente, a cavidade oral comunica-se com a parte oral da faringe, que é limitada cranialmente por uma linha que passa paralelamente ao palato duro, caudalmente por uma linha que passa tangencialmente à base da epiglote, anteriormente pelos arcos palatoglossos (pilares anteriores), e póstero-lateralmente, pelo músculo constritor da faringe.

A cavidade oral representa parte de um complexo sistema que envolve outros órgãos: o chamado sistema estomatognático (*stoma* = boca; *gnathus* = mandíbula).

▶ MÚSCULOS DA FACE

A) **Músculo orbicular da boca:** este músculo situa-se ao redor da rima oral e é dividido em 2 partes: superior e inferior. Sua metade superior estende-se de uma comissura labial à outra, da margem do lábio superior até a base do nariz. É constituído por 2 tipos de fibras musculares: um que se estende em arco de uma comissura à outra (parte principal) e outro acessório, que compreende 2 fascículos de cada lado; estes partem do subsepto das cavidades nasais (fascículo nasolabial) e depois da fossa canina (fascículo incisivo superior), indo até as comissuras, onde se unem com o fascículo principal. Sua metade inferior ocupa toda a altura do lábio inferior e é formada essencialmente por fibras que vão de uma comissura à outra. A essas fibras acrescenta-se um fascículo de reforço: o fascículo incisivo inferior.

   Uma outra divisão possível é entre as partes labial e marginal. A parte labial ocupa a margem livre dos lábios e constitui um verdadeiro "esfíncter oral". A parte marginal, mais delgada e periférica, recebe fibras dos músculos vizinhos procedentes do nariz e do mento.

   A inervação é realizada pelo ramo marginal mandibular e pelo ramo cervical do nervo facial (VII nervo craniano), bilateralmente. A essa dupla inervação correspondem metades musculares independentes do ponto de vista funcional.

B) **Músculo bucinador** (ver Fig. 1-1): este músculo constitui a túnica muscular que compõe as bochechas. Tem formato quadrilátero e se insere atrás no ligamento pterigomandibular, que o separa do músculo constritor superior da laringe; anteriormente, une-se às fibras do músculo orbicular dos lábios. Esse músculo está inserido cranialmente na margem alveolar do maxilar e, caudalmente, na margem alveolar da mandíbula. Sua face superficial é recoberta por uma fáscia delgada; o músculo e a fáscia são atravessados pelo ducto parotídeo (ducto de Stenson), que se abre para o vestíbulo da cavidade oral. O músculo bucinador é inervado pelo nervo facial, cuja paralisia torna a bochecha flácida e atônica. Isto faz com que a bochecha fique saliente nos movimentos respiratórios, dizendo-se então que o doente "fuma cachimbo". A contração do músculo bucinador traciona a comissura labial posteriormente, o que aumenta o diâmetro transverso da rima labial, ao mesmo tempo em que diminui o diâmetro da cavidade oral. É responsável por lançar o bolo alimentar posteriormente, quando a boca está fechada, e por expulsar o ar

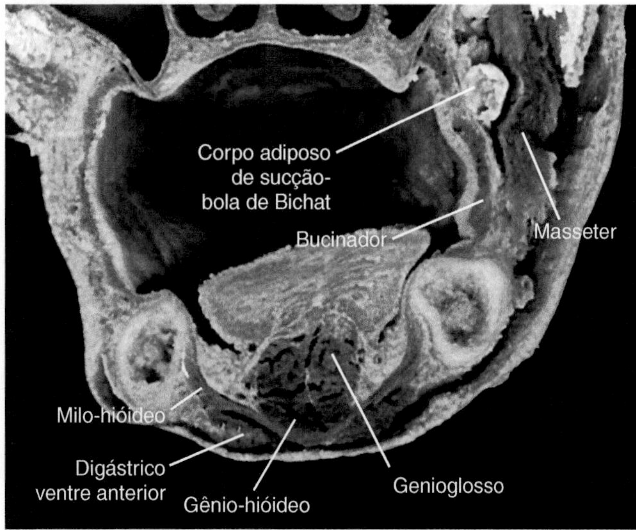

Fig. 1-1. Corte coronal da cavidade oral.

para fora quando a boca está aberta. Dessa última ação vem a origem latina de seu nome: *bucinare*, que significa tocar trombeta.

C) **Músculo levantador do lábio superior e da asa do nariz:** com essa designação distinguem-se 2 pequenos feixes musculares que se estendem da margem inferior da órbita e dos ossos nasais até a face profunda da pele do lábio superior. Um deles, o mais anterior, emite um fascículo para a pele da asa do nariz. São inervados por filetes infra-orbitais do nervo facial.

D) **Músculo levantador do ângulo da boca:** sua situação é ínfero-lateral com relação aos músculos levantadores do lábio superior e da asa do nariz. Origina-se na fossa canina, mistura-se com os músculos do lábio superior e emerge no nível da parte superior da comissura labial, terminando na pele e na mucosa. É inervado por filetes infra-orbitais do nervo facial.

E) **Músculos zigomáticos maior e menor:** são 2 músculos bem diferenciados, de localização mais lateral, que se inserem no osso zigomático: o menor está mais anteriormente situado com relação ao maior. Passam superficialmente aos vasos faciais e terminam junto à comissura labial, na face profunda da pele. São inervados por filetes infra-orbitais do nervo facial.

F) **Músculo risório:** estende-se da pele da região parotídea à comissura labial, terminando em parte sobre a pele da comissura e em parte sobre a mucosa. É inervado por filetes infra-orbitais do nervo facial. Tem a função de elevar o lábio superior e separar as comissuras: é o músculo do sorriso.

G) **Músculo abaixador do ângulo da boca:** estende-se da linha oblíqua lateral da mandíbula até a comissura labial; entrecruza-se com fibras descendentes do músculo levantador do ângulo da boca e do músculo zigomático maior, descendo pela comissura labial. Nos movimentos fisionômicos, expressa tristeza, abatimento e desgosto. Recebe nervos dos filetes mentais do ramo marginal mandibular e do ramo cervical do nervo facial.

H) **Músculo abaixador do lábio inferior:** tem origem na linha oblíqua da mandíbula e dirige-se para a pele do lábio inferior. É quadrangular, tem obliqüidade súpero-medial, é profundo e anterior com relação ao músculo abaixador do ângulo da boca. Ganha inervação dos nervos dos filetes mentais do ramo marginal da mandíbula e do ramo cervical do nervo facial.

I) **Músculo mentual:** trata-se de um pequeno músculo vertical que se insere cranialmente na mandíbula, na proximidade da linha média, e caudalmente na pele do mento, que ele traciona proximalmente. Sua inervação é proveniente dos nervos dos filetes mentais do ramo marginal mandibular e do ramo cervical do nervo facial.

Os músculos citados são os responsáveis pela mímica, pela expressão do olhar e pelas ações que dizem respeito à visão, à alimentação e à fonação.

▶ MÚSCULOS DA MASTIGAÇÃO

Os músculos da mastigação incluem o músculo temporal, o músculo masseter, o músculo pterigóideo medial e o músculo pterigóideo lateral. Estes músculos movimentam a mandíbula nos sentidos crânio-caudal e lateral.

A) **Músculo temporal** (ver Fig. 1-2): músculo em forma de leque que ocupa a fossa temporal, com inserção no processo coronóide da mandíbula (inferiormente) e na linha temporal (superiormente). Dividido em 3 feixes: anterior, médio e posterior, é um músculo que movimenta a mandíbula nos processos fonatórios e de fechamento rápido da boca. Seu feixe posterior é retrusor da mandíbula.

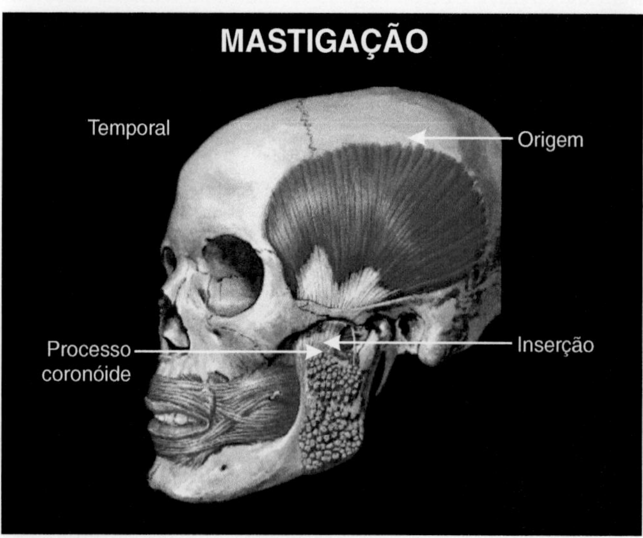

Fig. 1-2. Exposição do músculo temporal. (De acordo com Frank Netter. Atlas de Anatomia Humana, Ed. Artes Médicas, 1996.)

B) **Músculo masseter** (ver Fig. 1-3A): forte músculo retangular que se insere na face lateral do ramo mandibular (inferior) e no arco zigomático (superior). Possui um feixe superficial e outro profundo. É um potente fechador da cavidade oral.

C) **Músculo pterigóideo lateral** (ver Fig. 1-3B): o mais curto dos músculos mastigatórios e o único que se dispõe horizontalmente. Insere-se no côndilo mandibular (posteriormente) e, anteriormente, na asa maior do esfenóide e no processo pterigóide. Desloca a mandíbula para frente quando atua bilateralmente, e para o lado, quando unilateralmente.

D) **Músculo pterigóideo medial** (ver Fig. 1-3B): é um músculo retangular como o masseter, inserindo-se na face medial (interna) do ramo mandibular e no processo pterigóideo. É sinergista com o masseter, fechando a boca (elevando a mandíbula).

▶ LIMITES DA CAVIDADE ORAL

Lábios – limite anterior

Os lábios são 2 projeções faciais, musculofibrosas, que circundam a rima oral. São cobertos externamente por pele e internamente por túnica mucosa. Entre essas lâminas está o músculo orbicular da boca, além dos ramos superiores e inferiores das artérias labiais, anastomosando entre si para formar um anel arterial. As pulsações de tais artérias são palpadas comprimindo-se o lábio levemente entre o indicador e o polegar.

Os lábios superior e inferior estão unidos pelas comissuras labiais nas regiões laterais. A face interna de cada lábio conecta-se à gengiva por uma prega mediana da membrana mucosa, o frênulo do lábio e pequenos frênulos laterais.

As glândulas salivares labiais localizam-se ao redor da rima da boca, entre a túnica mucosa e o músculo orbicular da boca. Essas glândulas pequenas têm uma estrutura semelhante à das glândulas salivares mucosas. Seus ductos abrem-se no vestíbulo oral. Externamente, a junção do lábio superior com a bochecha é claramente demarcada pelo sulco nasolabial, que corre lateralmente da margem do nariz ao ângulo da boca. O sulco mentolabial indica a junção do lábio inferior com o mento. O lábio superior tem um sulco vertical, mediano e raso, denominado filtro, limitado por 2 linhas, as cristas filtrais.

A margem vermelha do lábio é uma característica singular dos seres humanos. Ela é vermelha por causa da presença de alças capilares próximas da superfície, que é composta de pele fina.

O lábio interno corresponde à área onde o epitélio cornificado continua com o epitélio pavimentoso estratificado da mucosa oral. A região dos lábios é constantemente umedecida pela saliva. O lábio interno é sede das neoplasias mais agressivas e com maior índice de metastatização.

A inervação labial compreende os nervos sensitivos dos lábios: nervos infra-orbital e mental, ramos dos nervos maxilar e mandibular (2º e 3º ramos do nervo trigêmeo, respectivamente). Os nervos motores provêm do nervo facial (VII par craniano).

A vascularização labial, por sua vez, recebe as artérias labiais, que se originam das artérias faciais no nível das comissuras. Essas se anastomosam na linha mediana, com as artérias do lado oposto, formando um círculo arterial completo em torno do orifício da boca, perto da margem livre dos lábios, entre a túnica muscular e a glandular. As artérias acessórias originam-se das artérias infra-orbitais, da artéria transversa da face, da artéria alveolar inferior (ramo mental) e até da artéria submental (facial). As veias formam um plexo drenado pela veia facial e pela veia submental.

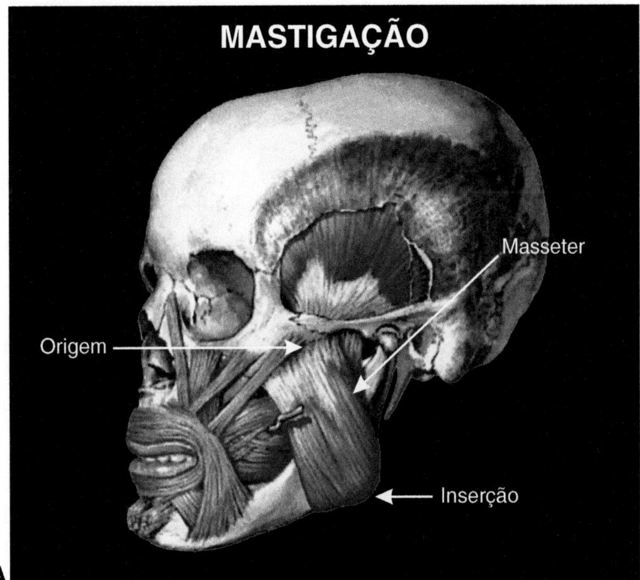

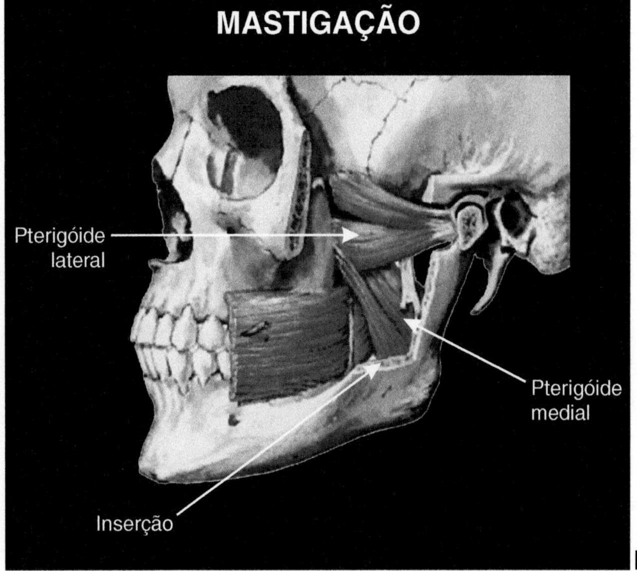

Fig. 1-3. (**A** e **B**) Corte coronal da cabeça, indicando o músculo masseter e os pterigóideos.

A drenagem linfática é proveniente dos vasos linfáticos de ambos os lábios, que drenam para os linfonodos submandibulares. Além disto, a linfa da parte central do lábio inferior é drenada para os linfonodos submentais. Estes, por sua vez, drenam para os linfonodos submandibulares ou para linfonodos juguloomo-hióideos. Os linfonodos submandibulares drenam para a cadeia cervical profunda.

Bochechas – limite lateral (Fig. 1-1)

As bochechas formam as paredes laterais da cavidade oral. Contêm um arcabouço muscular (músculos bucinador e masseter) associado a variável, mas usualmente considerável quantidade de tecido adiposo, o corpo adiposo da bochecha (antigo corpo adiposo de Bichat). Têm essencialmente a mesma estrutura que os lábios, com os quais são contínuas. No uso corrente, a bochecha inclui não apenas as partes móveis como também a proeminência da bochecha sobre o osso e o arco zigomático.

Superficialmente à fáscia que cobre o músculo bucinador está o corpo adiposo da bochecha, que confere às bochechas seu contorno arredondado, particularmente em lactentes. No interior do corpo adiposo da bochecha transita o ducto parotídeo.

Os nervos motores originam-se do nervo facial e os sensitivos são provenientes do nervo bucal e do nervo infra-orbital, ambos os ramos do trigêmeo.

A vascularização das bochechas provém das artérias temporal superficial, maxilar e dos ramos alveolares e bucais; todas anastomosando nas bochechas.

As veias drenam para a veia facial, através da veia temporal superficial e dos plexos pterigóideos.

A drenagem linfática das bochechas constitui uma rede cutânea e uma rede mucosa. São drenados pelos linfonodos submandibulares e pelos linfonodos parotídeos superficiais; alguns ductos linfáticos submucosos chegam à cadeia cervical.

Palato duro – limite superior

O palato duro constitui o teto da boca e o assoalho da cavidade nasal. Apresenta um arqueamento tanto transversal quanto ântero-posteriormente, tendo um formato de cúpula. Pode ser dividido em 2 partes: palato duro, os 2/3 anteriores, e palato mole, o terço posterior que pertence à faringe.

O palato duro é uma estrutura óssea formada anteriormente pelos processos palatinos das maxilas e posteriormente pelas lâminas horizontais dos ossos palatinos. Limitado ântero-lateralmente pelas gengivas e pelas arcadas dentárias superiores; e posteriormente, pelo palato mole. Longitudinalmente, é percorrido por uma linha mediana e saliente chamada rafe, a qual termina anteriormente na papila incisiva. Há um revestimento de mucosa espessa muito aderente à superfície do periósteo (mucoperiósteo). Não há submucosa.

Ossos palatinos

A lâmina horizontal é quadrilátera e possui uma face superior que forma, em parte, o assoalho da cavidade do nariz, e uma face inferior, rugosa, que contribui na formação do palato ósseo. Na união das lâminas horizontais dos 2 ossos, forma-se, na margem medial, uma crista onde se junta o vômer, e na margem posterior (onde se inicia o véu palatino ou palato mole) forma-se a espinha nasal posterior.

Unindo-se à lâmina horizontal, em um ângulo reto, encontramos a lâmina perpendicular. Esta é longa, vertical e delgada, sendo que na sua face lateral se articula com a tuberosidade da maxila e com o processo pterigóideo do osso esfenóide. Na face medial apresenta 2 cristas: a crista etmoidal, que se articula com a concha nasal média, e a crista da concha, que se articula com a concha nasal inferior. Na margem inferior abrem-se os canais palatinos menores, e na margem superior se localiza a incisura esfenopalatina, que permite a passagem do nervo e vasos de mesmo nome, comunicando, também, a fossa infratemporal com a cavidade do nariz.

Completam esse osso 3 processos: o processo piramidal que se dirige para o espaço situado entre as 2 asas do processo pterigóideo; o processo orbital, localizado ântero-superiormente; e o processo esfenoidal, localizado póstero-medialmente.

Maxilas

Dois ossos que formam a principal referência esquelética da face. A maxila apresenta como principais características: o seio maxilar, com o hiato em sua parede lateral; o processo alveolar, que aloja as raízes dos dentes superiores. No caso da perda desses dentes, o osso alveolar é reabsorvido, alterando a altura e o formato da face. Essa redução acentuada na altura da face pode provocar pregas profundas na pele, que seguem para trás a partir do ângulo da boca. Processo frontal, que se articula com o osso frontal e o osso nasal. Processo palatino, que se articula posteriormente com a lâmina horizontal do osso palatino e com seu par, lateralmente, para formar a maior parte do palato duro. O processo zigomático, que se articula com o osso zigomático. As maxilas articulam-se, também, com o osso vômer, lacrimal, esfenóide e palatino. O corpo da maxila possui uma superfície nasal, uma superfície orbitária, uma superfície infratemporal e uma superfície anterior.

A superfície nasal apresenta a face superior lisa que forma o assoalho da cavidade nasal e uma face inferior rugosa, que forma grande parte do palato ósseo. Anteriormente, termina num prolongamento que, articulado com a outra parte da maxila, forma a espinha nasal anterior. Posteriormente à espinha nasal anterior se observa o canal incisivo, por onde passam o nervo e a artéria nasopalatinos. Sobre as raízes dos dentes incisivos, logo abaixo da cavidade nasal, encontramos a fossa incisiva, uma superfície côncava, local este utilizado para realização de anestesia regional. Nesta face se encontra o processo palatino, o hiato do seio maxilar, a crista etmoidal e a crista da concha, onde se articula a concha nasal inferior.

A inervação do palato duro origina-se no nervo palatino anterior e no nervo esfenopalatino interno, que dependem do gânglio pterigopalatino, anexado ao nervo maxilar. A eles se deve a sensibilidade da mucosa.

Quanto à vascularização, as artérias se originam da artéria esfenopalatina e, sobretudo, da artéria palatina superior descendente ou anterior. As veias terminam no plexo pterigóideo ou nas veias da mucosa nasal, através do canal incisivo.

Os ductos linfáticos, que formam anastomoses com os das gengivas e do véu palatino, correm entre a tonsila palatina e o arco palatofaríngeo, terminando na cadeia jugular interna (linfonodos jugulodigástricos).

Palato mole (Figs. 1-4 e 1-5)

O palato mole, ou véu palatino, é uma prega fibromuscular móvel, suspensa da borda posterior do palato duro. Não é uma estrutura da cavidade oral, e sim da parte oral da faringe, mas merece destaque pela continuidade com o palato duro. Ele forma uma divisão parcial superior com a parte nasal da faringe e inferiormente com a parte oral da faringe. Tem a função no fechamento do istmo faríngeo durante a deglutição, a fala e o sopro. Encontra-se coberto por epitélio escamoso estratificado e numerosas glândulas palatinas estão presentes na sua face anterior. Folículos linfáticos também podem estar presentes. Posteriormente, existem papilas gustatórias. A borda inferior livre do palato mole apresenta, no plano mediano, uma projeção de comprimento variável denominada úvula. O palato mole continua-se lateralmente com 2 pregas, denominadas arcos palatoglosso e palatofaríngeo.

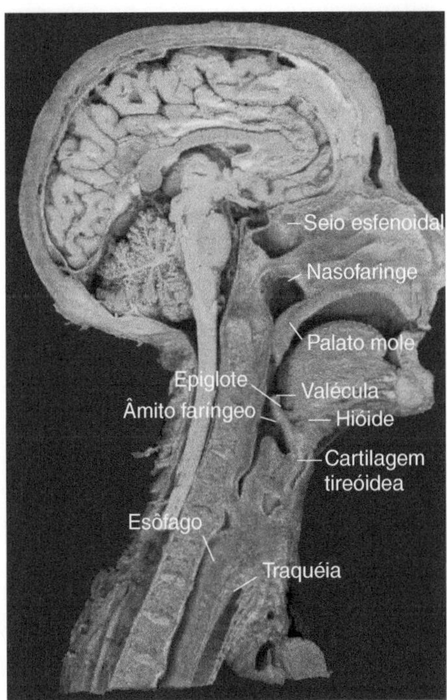

Fig. 1-4. Corte sagital mediano da cabeça.

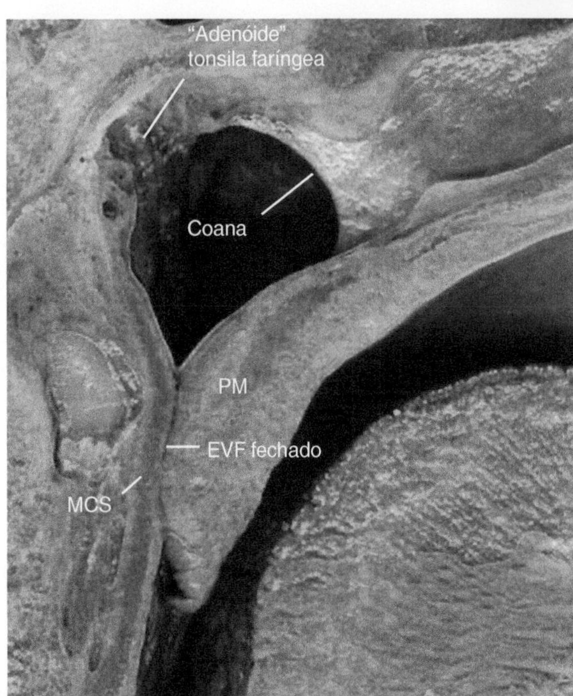

Fig. 1-5. Corte sagital da parte nasal da faringe. O fechamento ao qual se refere é cadavérico. PM = palato mole; MCS = músculo constrictor superior da faringe; EVF = esfíncter velofaríngeo.

Os músculos que formam o palato mole são palatoglosso, palatofaríngeo, músculo da úvula, levantador do véu palatino e tensor do véu palatino. Com exceção do último, todos os músculos do palato mole são inervados, através do plexo faríngeo, por fibras derivadas do ramo interno do nervo acessório (XI par craniano). Outras contribuições incluem os pares cranianos VII (facial), IX (glossofaríngeo) e XII (hipoglosso). O palatoglosso aproxima as pregas palatoglossas, assim isolando a cavidade oral da cavidade faríngea. O palatofaríngeo aproxima as pregas palatofaríngeas, e então separa a parte oral da faringe da parte nasal da faringe. O músculo da úvula eleva a úvula. O elevador do véu palatino eleva o palato mole e o desloca em direção à sucção de líquidos. O levantador não é somente o principal mobilizador do palato mole, mas também o principal elevador da faringe, devido a sua relação íntima com a tuba auditiva. O músculo tensor do véu palatino contrai-se durante o sopro, e talvez seja responsável pela abertura da tuba auditiva. Ele também tem pequena relação com a deglutição.

O palato é ricamente vascularizado. A principal artéria é a palatina maior, um ramo da artéria palatina descendente, ramo da arterial maxilar. Os nervos sensitivos, ramos do gânglio pterigopalatino, incluem os nervos palatino e nasopalatino. As fibras nervosas provavelmente pertencem ao nervo maxilar.

Assoalho da boca – limite inferior (Fig. 1-6)

O assoalho da boca é a região limitada pela linha mucogengival da mandíbula e pela face inferior da língua, todo coberto de mucosa. O assoalho está apoiado profundamente nos músculos milo-hióideos e gênio-hióideos, que formam o chamado diafragma oral. A língua se apóia em grande parte do assoalho, comunicando-se anatomicamente com este pelo seu frênulo. A extremidade inferior do frênulo apresenta uma elevação de cada lado, a prega sublingual, na qual se abre o ducto submandibular. O assoalho da boca tem ligação com a região supra-hióidea, com a loja submandibular e com as paredes da laringe.

Istmo das fauces – limite posterior

Comunicação entre a cavidade oral e a parte oral da faringe. Está constituído pelo arco palatoglosso (anterior) e arco palatofaríngeo (posterior). Na parte alta encontra-se a úvula e, na parte inferior, o sulco terminal da língua. Entre os arcos (ou pilares) palatoglosso e palatofaríngeo, encontramos a fossa tonsilar, que é ocupada pela tonsila palatina (antiga amígdala), um dos elementos pertencente ao tecido linfóide agregado à mucosa (TLAM), existindo, ainda, um pequeno espaço acima da tonsila, chamado fossa supratonsilar.

▶ LÍNGUA (Fig. 1-6)

A língua é uma víscera muscular localizada no assoalho da boca. É constituída por uma parte anterior (2/3 anteriores), pertencente à cavidade oral, e uma posterior (1/3 posterior – base da língua), localizada na parte oral da faringe.

A porção que está na boca possui uma parte móvel e uma fixa, dita raiz. O corpo é subdividido em face ventral (inferior), face dorsal (superior), margens e ápice. A face ventral é fina, desprovida de papilas linguais e está presa ao assoalho da cavidade oral por uma prega mucosa mediana, o frênulo da língua. Há também uma outra prega fimbriada a cada lado, por onde transita a veia profunda da língua. A superfície dorsal é de aspecto irregular e aveludada pela presença das papilas. Apresenta um sulco terminal em "V", o qual se estende em direção lateral e anterior, a partir de uma pequena depressão central, o forame cego. O sulco terminal separa a cavidade oral da parte oral da faringe, bem como a face dorsal da língua em porção oral (pré-sulcal) e faríngea (pós-sulcal).

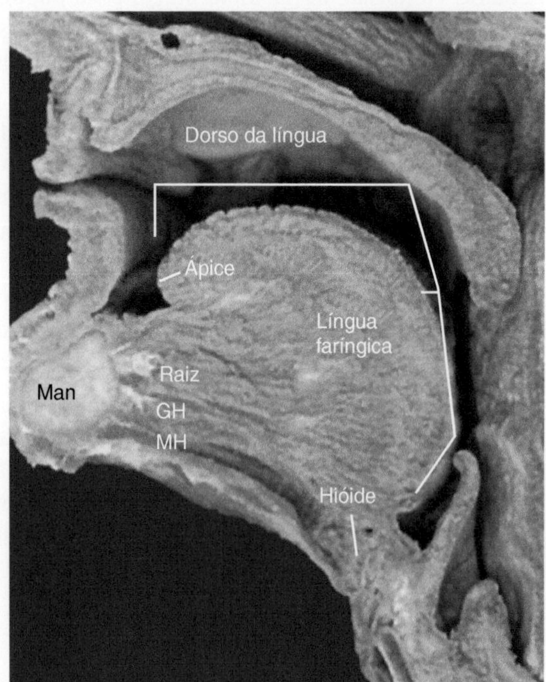

Fig. 1-6. Corte sagital mediano da cavidade oral.
GH = gênio-hióideo; MH = milo-hióideo; Man = mandíbula.

A raiz da língua é a parte que repousa sobre o assoalho da boca, sendo também a porção fixa e responsável pela sua sustentação. É formada pelos músculos que se inserem nas espinhas genianas da mandíbula e no osso hióide. O termo base da língua é algumas vezes utilizado para a parte faríngea, sendo a parte oral chamada de corpo da língua. Os nervos, vasos e músculos que penetram na língua ou a deixam, o fazem através de sua raiz, não recoberta por mucosa.

As papilas linguais são elevações do epitélio oral e da lâmina própria, que assumem formas e funções diferentes, a saber:

- Papilas filiformes são as mais freqüentes, cobrem toda a superfície superior e não têm botões gustativos.
- Papilas fungiformes são pouco freqüentes, estão entremeadas entre as filiformes e apresentam botões gustativos.
- Papilas valadas existem em número de 7 a 12, encontram-se no "V" lingual e têm grande número de botões gustativos.

A musculatura da língua, tanto intrínseca (músculos longitudinal superior e inferior, transverso e vertical), como extrínseca (músculos genioglosso, hioglosso, palatoglosso e estiloglosso) é inervada pelo nervo hipoglosso (XII par craniano), exceto o músculo palatoglosso, que é inervado pelo plexo faríngeo. O músculo genioglosso é o principal depressor da língua, evitando que esta se projete posteriormente e obstrua a ventilação.

A inervação sensitiva, nos 2/3 anteriores, é dada pelo nervo corda do tímpano (ramo do nervo facial – VII par craniano) e no terço posterior, pelo nervo glossofaríngeo (IX par craniano). O nervo laríngeo superior, ramo do nervo vago, inerva as pregas glossoepiglóticas.

Estes nervos conduzem as sensações de tato, temperatura e posição, assim como as impressões gustativas que permitem apreciar a qualidade e o sabor dos alimentos sólidos ou líquidos introduzidos na cavidade bucal. O estudo anatômico do sistema sensorial gustativo compreende: os órgãos receptores, as vias gustativas e os centros gustativos.

A principal artéria é a lingual, ramo da carótida externa. Os ramos que irrigam a língua são principalmente os ramos dorsais linguais (para a parte faríngea) e a artéria profunda da língua.

A língua é drenada pelas veias linguais que recebem várias veias dorsais linguais, e veia profunda da língua ou veia ranina, que corre em direção posterior, coberta pela membrana mucosa lateralmente ao frênulo (onde ela pode ser vista *in vivo*), e que, após cruzar a superfície lateral do hioglosso, une-se com a veia sublingual (da glândula salivar sublingual) para formar a veia satélite do nervo hipoglosso. Esta última termina na facial, lingual ou na jugular interna. Todas estas veias terminam, direta ou indiretamente, na veia jugular interna.

A drenagem linfática se faz para os linfonodos submentonianos, submandibulares e cervicais profundos. É importante devido à disseminação precoce do carcinoma da língua.

GENGIVAS

As gengivas são formadas pelas partes moles que recobrem os processos alveolares das maxilas e mandíbula. A gengiva superior termina externamente no sulco gengivolabial superior, internamente no palato duro e posteriormente na região retromolar. A gengiva inferior termina externamente no sulco gengivolabial inferior, internamente no assoalho da boca e posteriormente na região retromolar.

As gengivas dão passagem aos dentes. Há uma porção delas firmemente aderida ao periósteo, ao nível do colo dentário e uma porção não aderida à gengiva marginal, a qual delimita o sulco gengival.

GLÂNDULAS SALIVARES

A mucosa oral possui várias glândulas. Estas glândulas, embora não estejam estritamente dentro da cavidade oral, lançam sua secreção nesse local. Há 2 grupos de glândulas salivares: as principais (parótidas, submandibulares e sublinguais) e as acessórias (pequenas glândulas salivares dispersas sobre o palato, lábios, bochechas, tonsilas e língua). O conjunto de secreções de todas essas glândulas é a saliva, que atua sobre o bolo alimentar e possui poder enzimático eficaz. Também tem funções secundárias, como a secreção de imunoglobulinas, por exemplo.

A região parotídea situa-se lateralmente na cabeça e contém a glândula parótida e o seu respectivo leito, vasos, nervos, linfonodos e ducto parotídeo. Esta se limita anteriormente pelo ramo da mandíbula e músculos a ela fixados (pterigóideo medial e masseter). Posteriormente, pelo processo mastóideo e esternocleidomastóideo. Medialmente, pelo processo estilóide, e lateralmente pela pele. Abaixo, encontramos o músculo digástrico, e acima, o meato auditivo externo e o processo zigomático do temporal. A glândula parótida está situada próximo à orelha externa, entre o ramo da mandíbula e o processo mastóideo, sendo a maior glândula salivar do corpo humano. Produz uma secreção serosa, a qual drena para o vestíbulo oral. O seu estudo é importante pela íntima relação com o nervo facial.

A artéria carótida externa, responsável pela vascularização da parótida, penetra no interior da glândula, onde emite a artéria auricular posterior, a qual se divide em 2 ramos terminais, no nível do colo da mandíbula: a artéria temporal superficial e a artéria mandibular. Quanto à drenagem, a veia retromandibular origina-se no interior do tecido glandular, pela confluência das veias temporal superficial e maxilar, atravessando a glândula parótida no sentido crânio-caudal.

O nervo auricular magno origina-se do plexo cervical, situado profundamente na região superior do pescoço, indo em direção à glândula parótida, dividindo-se em um ramo anterior e outro posterior. Este nervo é responsável pela inervação da pele sobre a glândula parótida e a superfície do pavilhão auricular.

O nervo auriculotemporal origina-se do V par craniano. É o ramo da divisão mandibular, dirigindo-se posteriormente para região superior da glândula parótida. Conduz fibras parassimpáticas oriundas do nervo glossofaríngeo (IX par craniano) através da conexão com o gânglio óptico, localizado na fossa infratemporal, abaixo do forame oval. As fibras simpáticas são ramos advindos do plexo carotídeo e têm função exclusivamente vasomotora.

A estimulação parassimpática do nervo auriculotemporal é responsável pela secreção salivar da glândula parótida. Supre também a articulação temporomandibular, a membrana timpânica, a orelha externa e o couro cabeludo. Juntamente com o nervo auricular magno, que é responsável pela inervação sensitiva da glândula parótida.

O nervo facial (VII par) tem origem aparente no nível da ponte (sulco bulbo-pontino), entre o nervo abducente (VI par) e o nervo vestibulococlear (VIII par), e emerge do crânio no nível do forame estilomastóideo. Penetra na glândula parótida e divide-se em 5 ramos localizados nas regiões que levam os seus nomes: temporal, zigomático, bucal, mandibular e cervical. Este é responsável pela inervação motora dos músculos da mímica.

Ducto parotídeo (ducto ou canal de Stenon)

Este ducto tem aproximadamente 5 cm de comprimento. Cruza em direção perpendicular o músculo masseter, logo após muda de sentido, dirigindo-se medialmente, onde perfura o corpo adiposo da face (bola de Bichat) e o músculo bucinador, terminando no nível da coroa do segundo dente molar maxilar. Sua principal função é a condução da saliva da glândula parótida até a cavidade oral.

Estruturas intraparotídeas

Da superfície para a profundidade, podemos descrever como forma de uniformização da seguinte maneira:

- Nervo facial (VII par).
- Nervo auriculotemporal (ramo do nervo trigêmeo [V par]).
- Veias que formam um plano subjacente ao plano nervoso.
- Artéria carótida externa e seus ramos colaterais: auricular posterior, ramos glandulares próprios da parótida e artéria facial transversa.

Glândulas submandibulares

Cada uma dessas glândulas salivares, em formato de "U", tem aproximadamente o tamanho de um polegar e se localiza ao longo do corpo da mandíbula. São glândulas sólidas, lobuladas e de cor cinzento-rosadas, pesando de 7 a 8 gramas e envoltas por cápsulas próprias que as separam das estruturas vizinhas.

Glândulas sublinguais

São as menores, mais anteriores e mais profundas dos 3 pares de glândulas salivares. Cada glândula, em forma de amêndoa, localiza-se no assoalho da cavidade oral entre a mandíbula e o músculo genioglosso. As glândulas pares se unem para formar uma massa glandular, em forma de ferradura, ao redor do frênulo da língua. Numerosos pequenos ductos (10 a 12) abrem-se no assoalho da boca. Às vezes, um dos ductos abre-se no ducto submandibular. A palpação dessas glândulas (assoalho da boca, abaixo da túnica mucosa) pode revelar hipertrofia ou presença de cistos (rânulas).

▶ FARINGE (Fig. 1-4)

A faringe é dividida, didaticamente, em 3 áreas anatômicas: partes nasal, oral e laríngea, sendo constituída por uma armação fibrosa (fáscia faringobasilar – túnica média), músculos constritores e levantadores (túnica externa) e um revestimento mucoso (túnica interna). As paredes da faringe são constituídas de 3 músculos que estão envolvidos com o ato da deglutição. Estes músculos são os constritores da faringe superior, médio e inferior. Estas fibras musculares estriadas originam-se na rafe mediana, no meio da parede posterior da faringe, estendem-se lateralmente e se inserem no osso e no tecido mole localizado anteriormente.

No recém-nascido, a faringe faz uma discreta curva desde a parte nasal até a parte laríngica, medindo 4 cm. À medida que o crescimento e o desenvolvimento ocorrem, esta curva aproxima-se dos 90°. A faringe se estende desde a base do crânio até o nível da sexta vértebra cervical. Seu tamanho é de cerca de 12 cm.

A vascularização arterial da faringe ocorre através de numerosas artérias que se originam da artéria carótida externa e de seus ramos colaterais. A artéria faríngea ascendente lateral e posterior é a de maior calibre. Existem ramos de pequeno calibre das artérias tireóidea superior, facial e maxilar.

A drenagem venosa ocorre através dos plexos submucosos profundos. Veias que se unem em plexos extramusculares emergem dos plexos submucosos profundos em numerosas veias, distribuídas em toda a extensão da faringe. São elas: veia do canal pterigóideo e veias faciais e linguais. Todas são drenadas pela veia jugular interna.

Ductos linfáticos da faringe adotam 3 direções diferentes: posterior – linfonodos retrofaríngeos; lateral – linfonodos jugulodigástricos da cadeia jugular; ântero-inferior – mais ou menos misturados aos vasos linfáticos da laringe, os eferentes dirigem-se para a cadeia jugular.

A inervação da faringe ocorre através de nervos sensitivos, motores e autonômicos. A inervação sensitiva vem do nervo trigêmeo (V par craniano), pelo plexo faríngeo. A inervação motora vem pelo nervo vago e pelo nervo glossofaríngeo. O sistema autônomo vem pelo plexo faríngico, por ramos do gânglio cervical especial do simpático.

A parte oral da faringe é a extensão posterior da cavidade oral. Tem, como limites, os pilares anteriores (arcos palatoglossos) e a parede posterior da faringe. A tonsila palatina repousa entre os pilares anteriores e posteriores. A valécula é um espaço em forma de cunha entre a base da língua e a epiglote. As paredes lateral e posterior da parte oral da faringe são formadas pela parte mediana e inferior dos músculos constritores da faringe. A maior parte do osso hióide está contida na parede lateral da faringe. O corpo do osso hióide está inserido na parte pós-sulcal (posterior ou base) da língua. A base da língua e a laringe descem durante os 4 primeiros anos de vida. A partir dos 4 anos, a base da língua forma parte da parede anterior da parte oral da faringe. Algumas das fibras mais superiores do constritor superior e do palato faríngeo formam uma faixa muscular que, durante a deglutição, elevam uma crista transversa (crista de Passavant) na parede posterior da faringe que, junto com a elevação do palato mole, separa a parte nasal da faringe da parte oral.

A parte laríngea da faringe é a mais longa das 3 partes da faringe. A porção mais estreita estende-se da quarta até a sexta vértebra cervical. Inicia no nível do osso hióide, na altura da terceira vértebra cervical, estendendo-se até o músculo cricofaríngeo (parte do constritor faríngeo inferior), na altura da base cricóidea. A parede da parte laríngica da faringe tem 5 túnicas: mucosa, submucosa, fibrosa (fáscia faringobasilar), muscular e tecido conectivo frouxo (fáscia bucofaríngea). O músculo cricofaríngeo na entrada do esôfago não possui rafe mediana, em contraste com os constritores, e em estado de contração tônica, funciona como o esfíncter esofágico superior. As fibras do constritor inferior se inserem nas laterais da cartilagem tireóidea, formando um espaço entre as fibras musculares e cada lado da cartilagem tireóidea. Esses espaços são conhecidos como recessos piriformes e se estendem caudalmente até o músculo cricofaríngeo.

As fibras oblíquas do músculo constritor inferior terminam onde as fibras horizontais do músculo cricofaríngeo começam. Os músculos podem ser divididos em 2 camadas: externa, que são constritores superior, médio e inferior, e interna, que são palatofaríngeo, salpingofaríngeo, estilofaríngeo.

As paredes lateral e posterior da parte laríngica da faringe são sustentadas pelos constritores médio e inferior. A parede anterior é formada pela laringe e por estruturas relacionadas. São pontos de referência para a parte laríngica da faringe, 4 comunicações: anterior (com a laringe, através do ádito da laringe), superior (com outras partes da faringe), inferior (com o esôfago) e o recesso piriforme (com a prega ariepiglótica). A inervação ocorre pelo plexo faríngeo, pelo vago e por ramos do gânglio cervical superior.

▶ LARINGE (Fig. 1-7)

A laringe, formada por um arcabouço músculo-cartilagíneo, constitui um importante segmento do sistema respiratório, altamente diferenciado, pois ela não desempenha só uma função respiratória, como também esfincteriana e fonatória.

É um órgão ímpar, superficial, que pode ser palpado através da pele. Está situada na região anterior e infra-hióidea do pescoço, abaixo da língua e do osso hióide, anterior à faringe e superior à traquéia. Em homens adultos, possui cerca de 4,5 cm de comprimento e 4 cm de largura e está relacionada posteriormente com os corpos das vértebras de C3 a C7. Em mulheres e crianças, a laringe é um pouco mais curta e sua projeção é um pouco mais alta. Esta diferença se acentua durante a puberdade, quando as cartilagens do homem aumentam significativamente de tamanho. Quanto menor e mais cranial a laringe, mais agudo é o som produzido por ela.

A laringe está fixa na faringe através de músculos desses 2 órgãos e no osso hióide, participando de todos os seus movimentos.

O esqueleto da laringe consiste em 9 cartilagens unidas por vários ligamentos e membranas:

1. ***Cartilagem tireóidea:*** é formada por 2 lâminas quadriláteras unidas anteriormente no plano mediano nos seus 2/3 inferiores, formando a proeminência laríngea. Esta é mais pronunciada nos homens, pois o ângulo entre as suas 2 lâminas é menor, o que se torna mais evidente na puberdade. Acima da proeminência laríngea, encontramos a incisura tireóidea. A margem posterior de cada lâmina projeta-se para cima como o corno superior e para baixo como corno inferior, o qual se articula com a cartilagem cricóidea. A margem anterior dessa cartilagem, o qual pode ser sentida superficialmente, é conhecida popularmente como "pomo-de-Adão". A margem superior da cartilagem tireóidea está fixada ao osso hióide pela membrana tireóidea. Na face lateral de cada lâmina encontra-se a linha oblíqua, na qual o músculo constritor inferior se fixa.

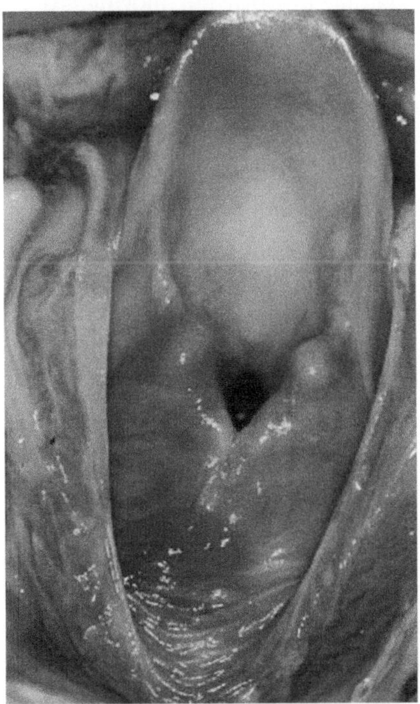

Fig. 1-7. Vista posterior da laringe. A parede da parte laríngica da faringe foi removida.

2. ***Cartilagem cricóidea:*** localizada inferiormente à cartilagem tireóidea e ligada a esta pela membrana cricotireóidea, possui o formato de um anel de sinete. A parte posterior é denominada lâmina e a parte anterior é denominada arco. É mais espessa que a cartilagem tireóidea. Fixa-se à cartilagem tireóidea pelos ligamentos cricotireóideos e ao primeiro anel traqueal pelo ligamento cricotraqueal. É a única cartilagem do sistema respiratório que forma um anel cartilaginoso completo.
3. ***Cartilagem epiglote:*** tem formato de uma folha, situada posteriormente ao osso hióide e anteriormente ao ádito da laringe, funciona como opérculo protetor das vias aéreas inferiores durante os movimentos de deglutição – sua parte caudal, representada pelo tubérculo epiglótico, posterioriza-se para ir de encontro à prega mucosa interaritenóidea, promovendo o fechamento vertical do ádito laríngeo; sua parte livre, acima do osso hióide, tem papel acessório. A face anterior desta cartilagem está fixa ao osso hióide pelo ligamento hioepiglótico, à parte posterior da língua pela pregas glossoepiglóticas laterais e mediana e à cartilagem tireóidea pelo ligamento tireo-epiglótico. Entre as pregas glossoepiglóticas laterais e mediana existem 2 depressões chamadas de valéculas, que coletam a saliva da superfície da língua. A epiglote relaciona-se com a concavidade do osso hióide e com o corpo adiposo pré-epiglótico, que a separa da membrana tíreo-hióidea.
4. ***Cartilagens aritenóideas:*** 2 cartilagens com a forma de uma pirâmide triangular, articulando-se com a borda superior da lâmina cricóidea através de uma articulação do tipo sinovial condilar. A base da cartilagem aritenóidea apresenta 2 processos: o processo vocal, que dá inserção à prega vocal, e o processo muscular, onde se inserem os músculos adutores e abdutores da glote. O ápice desta cartilagem está fixado à prega ariepiglótica.
5. ***Cartilagens corniculadas (de Santorini):*** pequenos nódulos cartilaginosos localizados na parte posterior das pregas ariepiglóticas. Estão fixadas aos ápices das cartilagens aritenóideas.
6. ***Cartilagens cuneiformes (de Wrisberg):*** possuem forma de cunha e situam-se nas pregas ariepiglóticas. Aproximam-se do tubérculo da epiglote quando o adito da laringe é fechado durante a deglutição. Estas cartilagens não são constantes.

7. *Cartilagens sesamóides:* também não são constantes. Dividem-se em: anteriores, situadas no ângulo entrante da cartilagem tireóidea, na espessura dos ligamentos vocais, e posteriores, mais volumosas que as precedentes, situadas súpero-lateralmente com relação às cartilagens corniculadas, unidas por pequenos ligamentos à margem lateral da cartilagem aritenóidea e à cartilagem corniculada.
8. *Cartilagem interaritenóidea:* não é constante. Situa-se entre as 2 cartilagens aritenóideas, no ângulo de bifurcação do ligamento cricofaríngeo (jugal).

Essas diferentes cartilagens estão ligadas entre si por ligamentos e articulações (articulação cricotireóidea e articulação cricoaritenóidea), que permitem o deslizamento de uma cartilagem sobre a outra, em movimentos ântero-posteriores, de lateralidade e basculares, sob a influência da ação muscular. Através desses movimentos, a laringe faz variar a abertura entre as pregas vocais, modulando assim a altura da voz produzida pela passagem de ar entre elas. A voz é traduzida em fala por estruturas de articulação e ressonância (p. ex., lábios, língua, palato, faringe e seios paranasais).

As cartilagens epiglote, corniculadas e cuneiformes, assim como o processo vocal das aritenóideas, são do tipo elástica, enquanto as cartilagens tireóidea, cricóidea e quase todo o corpo das aritenóideas são do tipo hialino, tendendo à ossificação com o avançar da idade.

A membrana tireóidea insere-se na margem superior e nos cornos superiores da cartilagem tireóidea e na face posterior do osso hióide. Contém uma cartilagem tritícea de cada lado, que ajuda a fechar o ádito da laringe durante a deglutição. Possui um orifício por onde passam os vasos laríngeos superiores e o ramo interno do nervo laríngeo superior.

A membrana cricotireóidea une o arco cricóideo à cartilagem tireóidea. É um local avascular, adequado para acesso à via respiratória em casos emergenciais. Além da membrana cricotireóidea, 2 articulações sinoviais planas unem estas 2 cartilagens através do corno inferior da cartilagem tireóidea. A face interna da articulação é forrada por uma pequena membrana sinovial.

A membrana cricotraqueal conecta a cartilagem cricóidea ao 1º anel traqueal.

O ligamento vocal estende-se anteriormente da cartilagem tireóidea até os processos vocais das cartilagens aritenóideas posteriormente. Este forma o esqueleto da prega vocal. O local das pregas vocais chama-se de glote.

Uma membrana delgada de tecido conectivo que vai das cartilagens aritenóideas até a epiglote é chamada de membrana quadrangular. Sua borda livre, localizada acima da prega vocal, constitui o ligamento vestibular, recoberto por mucosa – as pregas vestibulares. Estas desempenham pequeno ou nenhum papel na produção da voz, sendo por isso denominadas de falsas pregas vocais. Rima vestibular é o espaço entre os ligamentos vestibulares.

Músculos da laringe

A musculatura da laringe é dividida em músculos extrínsecos e intrínsecos. Os músculos extrínsecos são os supra-hióideos (estilo-hióideo, digástrico, milo-hióideo e gênio-hióideo) que aproximam cranialmente o osso hióide e a laringe, e os músculos infra-hióideos (omo-hióideo, esterno-hióideo, esterno-tireóideo e tíreo-hióideo), que deprimem (caudalmente) o osso hióide e a laringe.

A musculatura intrínseca está relacionada com a alteração no comprimento e na tensão nas pregas vocais, bem como no tamanho e formato da rima glótica. Com exceção do músculo cricotireóideo, que é suprido pelo nervo laríngeo superior, ramo externo, todos os demais músculos intrínsecos da laringe são inervados pelos nervos laríngeos inferior ou recorrente, todos derivados do nervo vago.

1. *Músculo vocal:* músculo par, que constitui o corpo da prega vocal e se insere, anteriormente, em ângulo agudo com a cartilagem tireóidea, e posteriormente no processo vocal da cartilagem aritenóidea. Lateralmente ao músculo vocal, encontraremos o músculo tireoaritenóideo (TA) com os feixes superior e inferior.
2. *Músculo aritenóideo transverso:* o músculo aritenóideo transverso é ímpar, inserindo-se em ambas as cartilagens aritenóideas. Ao se contrair, aproxima as cartilagens aritenóideas e, portanto, as pregas vocais.
3. *Músculo aritenóideo oblíquo:* par superficial ao transverso. Insere-se caudalmente na aritenóidea e, cranialmente, na margem epiglótica contralateral.
4. *Músculo cricoaritenóideo posterior:* músculo par que se insere, de um lado, na face posterior da cartilagem cricóidea e, de outro, no processo muscular da cartilagem aritenóidea. Ao se contrair, provoca um movimento de rotação da cartilagem aritenóidea, movimentando o processo vocal lateral e posteriormente (abdutor da glote).
5. *Músculo cricoaritenóideo lateral:* músculo par. Insere-se, de um lado, na porção lateral da borda superior do anel cricóideo e, de outro, também no processo muscular da aritenóidea. Ao se contrair, desloca o processo vocal medial e anteriormente (adutor da glote).
6. *Músculo cricotireóideo:* músculo par, que se insere na face anterior das cartilagens cricóidea e tireóidea, paralelo à linha mediana. Ao se contrair, traciona a cartilagem tireóidea caudalmente, distendendo a prega vocal.
7. *Músculo tireoepiglótico:* origina-se das faces internas das lâminas da cartilagem tireóidea e se insere na borda lateral da cartilagem epiglótica. Sua principal ação é alargar o ádito da laringe.

Os músculos cricoaritenóideos laterais e aritenóideos são adutores das pregas vocais, pois constringem a glote. Os músculos cricoaritenóideos posteriores são abdutores das pregas vocais, pois dilatam a glote. Os músculos cricotireóideos são tensores das pregas vocais, pois distendem as pregas vocais. Os músculos relaxadores das pregas vocais são os tireoaritenóideos e os vocais.

Os músculos adutores e tensores, aproximando as pregas vocais, desempenham função fonatória. Os abdutores, afastando as pregas vocais, garantem função ventilatória. As perturbações motoras desses grupos musculares acarretam distúrbios respiratórios ou fonatórios, que podem chegar até a asfixia ou afonia.

Estrutura interna da laringe (Fig. 1-8)

A cavidade endolaríngea, que se estende do ádito da laringe até o nível da borda inferior da cartilagem cricóidea, é dividida em andares glótico, supraglótico e infraglótico.

Toda a superfície interna da laringe é revestida por uma mucosa rósea, cujo epitélio é de natureza cilíndrica ciliada vibrátil, exceto no nível das pregas vocais, em que adquire estrutura pavimentosa estratificada (metaplasia de adaptação conseqüente da função fonatória). O cório submucoso é rico de glândulas mucíparas e formações linfóides. Estas últimas são de participação abundante no vestíbulo laríngeo (tonsila laríngea – tecido linfóide agregado à laringe – TLAL).

O andar glótico é constituído pelas pregas vocais, que limitam entre si o espaço denominado rima glótica. Entre a mucosa laríngea e o músculo da prega vocal, há um espaço potencial cheio de tecido fibroso frouxo: o espaço de Reinke. Uma membrana fibroelástica se estende da face inferior da prega vocal à superfície interna da cartilagem cricóidea (área subglótica): é o cone elástico, que é recoberto pela mucosa laríngea.

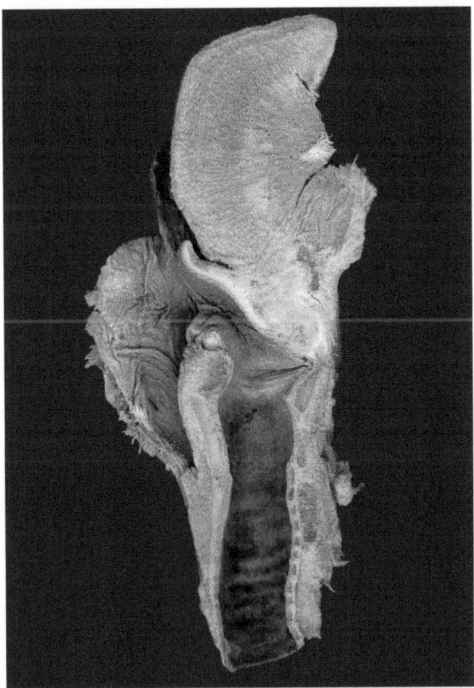

Fig. 1-8. Corte sagital mediano da língua, da laringe e da traquéia. (Ver *Prancha* em *Cores*.)

O andar supraglótico, localizado acima das pregas vocais e estendendo-se até o ádito da laringe, é formado pelos ventrículos laríngeos, pelas pregas vestibulares e pelo vestíbulo da laringe. Os limites do ádito laríngeo são: anteriormente, a borda livre da epiglote; lateralmente, as pregas aritenoepiglóticas; posteriormente, os vértices das cartilagens aritenóideas.

O andar infraglótico, contínuo com a cavidade da traquéia, vai desde as pregas vocais até um plano que passa pela borda inferior da cartilagem cricóidea.

A inervação da laringe é derivada do nervo vago (X par craniano), através dos ramos interno e externo do nervo laríngeo superior e o nervo laríngeo inferior ou recorrente. Todos os músculos intrínsecos da laringe são inervados pelo nervo laríngeo inferior ou "recorrente", com exceção do cricotireóideo, cuja motricidade é garantida pelo laríngeo superior externo, o qual possui uma função exclusivamente motora. A porção supraglótica da mucosa da laringe é suprida pelo nervo laríngeo superior interno, o qual possui função autônoma e sensitiva, enquanto a porção infraglótica é suprida pelo laríngeo recorrente.

O nervo laríngeo inferior ascende no sulco traqueoesofágico, estando intimamente relacionado com a face medial da glândula tireóidea. O nervo à esquerda faz a volta no arco da aorta para após ascender, razão pela qual é chamado de recorrente. Emitem ramos para a laringe, faringe, traquéia e esôfago. A parte proximal deste nervo penetra na laringe, passando profundamente à borda inferior do músculo constritor inferior da faringe. Seus ramos acompanham a artéria laríngea inferior.

A vascularização arterial da laringe é garantida pelas artérias laríngeas superior e inferior, ramos das tireóideas. A artéria laríngea superior segue com o ramo interno do nervo laríngeo superior através da membrana tireóidea, ramificando-se, a seguir, para suprir a face interna da laringe. A artéria laríngea inferior segue com o nervo laríngeo inferior e supre a mucosa e os músculos da face inferior da laringe.

▶ ESÔFAGO

O esôfago é um tubo muscular, revestido internamente por mucosa, que tem como função conduzir o alimento da faringe até o estômago. Tem em média 25 a 30 cm de comprimento e 1,5 a 1,9 cm de diâmetro. Seu início é na margem inferior do músculo constritor inferior da faringe, o que coincide com o nível da 6ª ou 7ª vértebra cervical. Ele é anterior à coluna vertebral e, em seu terço superior, é posterior à traquéia.

No terço inferior do pescoço, o esôfago ocupa a região pré-vertebral. Penetra no tórax, atravessando verticalmente o mediastino posterior, acompanhando a concavidade vertebral torácica e afastando-se da coluna a partir da 4ª ou da 5ª vértebra torácica. Da 1ª à 4ª vértebra torácica, ocupa precisamente o plano mediano pré-vertebral; a seguir, desvia-se para a direita, deixando espaço para a aorta (que chega ao lado esquerdo da coluna vertebral) e depois para a esquerda, a partir da 7ª vértebra torácica. Destas inflexões surgem as 2 curvaturas laterais: primeiro a côncava para a direita e depois a côncava para a esquerda. Ambas as curvaturas ocorrem antes de atravessar a porção muscular do diafragma.

O esôfago possui uma porção abdominal curta, com cerca de 2 a 4 cm, que termina no óstio *cárdico do estômago*. O óstio se encontra localizado à esquerda da linha média, na altura da 10ª ou 11ª vértebras torácicas. Nesta porção, o esôfago é recoberto anterior e lateralmente pelo peritônio e circundado pelo plexo nervoso esofágico. Sua borda direita continua-se com o estômago e sua borda esquerda é separada do fundo gástrico pela incisura cárdica.

Entre 1 e 2 cm, proximalmente ao hiato esofágico diafragmático, existe a membrana frenoesofágica que se insere no tecido fibroso intramuscular do esôfago. Esta membrana é uma continuação da fáscia transversal do abdome e é composta por tecidos fibrosos e elásticos. Ela parte da fáscia subdiafragmática, dividindo-se em 2 folhetos: um ascendente e outro descendente. O folheto ascendente passa através do hiato diafragmático, estendendo-se circunferencialmente às margens do hiato até o esôfago. Além de fixar o esôfago, essa membrana separa as estruturas mediastinais das retroperitoneais. O folheto descendente é mais fino e curto e se torna contínuo ao peritônio visceral do estômago.

O esôfago é um tubo muscular envolto com uma mucosa que propulsiona o alimento da parte laríngica da faringe ao estômago. O músculo cricofaríngeo, ou esfíncter esofágico superior, forma a junção entre a parte laríngica da faringe e o esôfago. A mucosa logo acima do músculo cricofaríngeo é rarefeita e vulnerável a lesões e perfurações por corpos estranhos. O esfíncter gastroesofágico, ou esfíncter esofágico inferior, forma a junção entre o esôfago e o estômago. Estes 2 esfíncteres conservam o esôfago vazio entre as deglutições.

O esôfago está em íntima proximidade a outras estruturas do pescoço e do tórax. No pescoço, o esôfago está na frente das vértebras cervicais, atrás da traquéia e entre as artérias carótidas. Os nervos laríngeos recorrentes estão localizados de cada lado do esôfago, na fissura traqueoesofágica. Outras estruturas importantes relacionadas com a alimentação e respiração, as quais estão próximas ao esôfago, incluem o brônquio principal esquerdo anterior, que tem intima relação com o esôfago, e o átrio esquerdo, anterior ao esôfago.

A parede do esôfago é composta de 4 camadas: adventícia, muscular, submucosa e mucosa (Fig. 1-3). A mucosa esofágica é revestida por epitélio escamoso que termina abruptamente a 1 a 2 cm do esôfago distal – isso é chamado de linha Z ou junção escamocolunar (Fig. 1-4). Os músculos são encontrados em camadas longitudinais externas e em camadas circulares internas. As porções posterior e lateral do músculo longitudinal circundam as camadas dos músculos internos em um padrão espiral. Estas porções são ligadas superiormente à porção posterior das cartilagens da laringe. O terço superior do esôfago, de 6 a 10 cm, é composto de músculo estriado similar ao da faringe, e os 2/3 inferiores são compostos pelas fibras musculares lisas. No entanto, essa transição é gradual e não abrupta. A camada circular tem uma transição para a musculatura lisa mais proximal do que a camada longitudinal. A aproximadamente 25 cm, mais de 50% das fibras musculares são lisas. A faringe e o esôfago proximal são as únicas regiões do corpo humano onde a musculatura estriada não está sob o controle neurológico voluntário. Ambas as fibras simpáticas e parassimpáticas inervam o esôfago.

O esôfago apresenta 4 regiões onde ele é mais estreitado: caudalmente ao músculo constritor inferior da faringe, quando ele cruza o arco da aorta, quando está posteriormente ao brônquio principal esquerdo e, finalmente, quando atravessa a abertura do diafragma.

A vascularização arterial do esôfago ocorre basicamente por artérias vizinhas. No pescoço, as artérias esofágicas superiores originam-se das artérias tireóideas inferiores – ramos da artéria subclávia. No tórax, as artérias esofágicas médias provêm diretamente da aorta, das artérias bronquiais e das artérias intercostais – do ramo esofágico-traqueal. No abdome, as artérias esofágicas inferiores são ramos das artérias frênicas inferiores – dos ramos esofágicos da artéria gástrica esquerda.

A drenagem venosa do esôfago se faz, em vários níveis, por um plexo submucoso mais desenvolvido da porção inferior, sendo no pescoço, através das veias tireóideas inferiores, no tórax, através das veias frênicas superiores, bronquiais, pericárdicas e, pela veia ázigos, no sistema da veia cava superior. No abdome, onde drenam para a veia gástrica esquerda por meio de suas colaterais esofágico-cárdicas, tornam-se tributárias do sistema porta. Fato importante a ser assinalado é que os plexos submucosos do terço inferior do esôfago estabelecem comunicação do sistema da veia cava superior com o sistema porta: anastomose anatômica portocava.

Os ductos linfáticos originam-se de 2 plexos: um submucoso e um intramuscular. A partir destes, ordenam-se em condutos que atravessam as margens do esôfago, indo para linfonodos mais próximos – distribuídos ao longo do esôfago. São, portanto, tributários de linfonodos cervicais (jugulares e recorrenciais), mediastinais (traqueobronquiais, látero-traqueais, recorrenciais e linfonodos situados na parte anterior ou posterior do esôfago) e abdominais (gástricos e celíacos). Certos coletores linfáticos ocorrem na submucosa, emergindo em um ponto mais ou menos distante de sua origem.

A inervação do esôfago é motora (parassimpático e simpático) e sensitiva (pouco desenvolvida). O sistema parassimpático chega ao esôfago através do nervo laríngeo inferior esquerdo, ramo do nervo vago esquerdo. No segmento suprabronquial, os nervos originam-se do nervo vago direito. Ao chegarem ao esôfago, alguns ramos dividem-se em ramos curtos, que penetram no órgão através de suas faces posterior e anterior. No segmento infrabronquial, os ramos de ambos os nervos vagos muito divididos e com inúmeras comunicações entre si distribuem-se sobre as paredes do esôfago antes de penetrarem na víscera. O sistema simpático tem o mesmo trajeto dos vasos, chegando ao esôfago com as artérias. A parte abdominal do esôfago também recebe ramos diretos dos nervos esplâncnicos.

BIBLIOGRAFIA CONSULTADA

Altorki NK, Yankelevitz D, Skinner DB. Massive hiatal hernias: the anatomic basis of repair. *Thorac Cardiovasc Surg* 1998;115(4):828-35.

Baker RJ, Fischer JE. *Mastery of surgery.* 4. ed. Philadelphia: Lippincott Williams & Wilkins, 2001. v. 1. cap. 58. p. 741-747.

Collier DC, Burnett SS, Amin M, Bilton S *et al.* Assessment of consistency in contouring of normal-tissue anatomic structures. *Appl Clin Med Phys* 2003;4(1):17-24.

Hertzberg BS. Sonography of the fetal gastrointestinal tract: anatomic variants, diagnostic pitfalls, and abnormalities. *Am J Roentgenol* 1994;162(5):1175-82.

Korn O, Csendes A, Burdiles P, Braghetto I, Stein HJ. Anatomic dilatation of the cardia and competence of the lower esophageal sphincter: a clinical and experimental study. *Gastrointest Surg* 2000;4(4):398-406.

Latarjet M, Liard AR. *Anatomia humana.* 2. ed. São Paulo: Panamericana, 1996. p. 1403-1418.

McMinn RMH, Hutchings RT, Logan BM. *Atlas colorido de anatomia de cabeça e pescoço.* 2. ed. Rio Grande do Sul: Artes Médicas, 1995.

Moore KL. *Anatomia orientada para a clínica.* 3. ed. Rio de Janeiro: Guanabara, 1994.

Netter FH. Head and Neck. In: Netter FH. *Atlas of human anatomy.* 7. ed. New Jersey: Ciba-Geigy Corporation, 1994.

Netter FK. *Atlas de anatomia humana.* Porto Alegre: Artes Médicas, 1996.

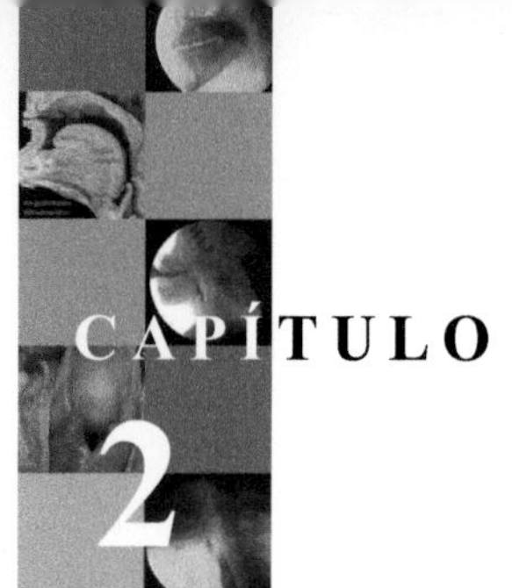

CAPÍTULO 2

FISIOLOGIA DA DEGLUTIÇÃO

Geraldo Pereira Jotz ◆ Sílvia Dornelles

INTRODUÇÃO

Deglutição e seus distúrbios são tópicos de considerável interesse de diversas especialidades da área da saúde. Os odontólogos vivenciam os efeitos dos movimentos anormais da língua durante a deglutição, no desenvolvimento da dentição. Os neurologistas freqüentemente encontram, nos distúrbios da deglutição, seqüelas de doenças intracranianas. Os gastroenterologistas usualmente enfocam seu interesse no esôfago e na transição esofagogástrica, enquanto os pneumologistas têm interesse nas complicações da deglutição, como a pneumonia aspirativa. O otorrinolaringologista e o fonoaudiólogo atuam em parceria junto a indivíduos com distúrbios da deglutição, no que se refere ao diagnóstico e tratamento destes, através da avaliação dinâmica da deglutição com a ingestão de alimentos corados associados à videofibrolaringoscopia, ou mesmo através da videofluoroscopia.

Um bom entendimento da fisiologia da deglutição é particularmente importante no planejamento da reabilitação de indivíduos com distúrbios dessa natureza. Os aspectos neurológicos serão discutidos no capítulo Controle Neurológico da Deglutição.

FISIOLOGIA GERAL

O ato de deglutir ocorre aproximadamente 600 vezes por dia num homem adulto sadio (35 vezes por hora na vigília e 6 vezes por hora quando está dormindo). Na vida intra-uterina, o feto a termo normal deglute aproximadamente 500 mL de líquido amniótico por dia.

O ato de deglutir é dividido em 3 fases: oral, faríngea e esofágica. A fase faríngea é talvez a principal etapa da deglutição, pois envolve parte da cavidade oral, os músculos mastigatórios e os músculos intrínsecos e extrínsecos da laringe, em adição a estruturas próprias da faringe. Para efeitos didáticos, dividiremos o processo de deglutição em 4 fases distintas, dividindo-se a fase oral em 2 fases, isto é, a preparatória oral e a oral propriamente dita.

FASES DA DEGLUTIÇÃO

Fase preparatória oral

Ao introduzirmos o alimento na cavidade oral, este é trabalhado de modo a assumir uma consistência que lhe permita melhor condução através das regiões faríngea e esofágica. O tempo despendido nessa fase está diretamente relacionado ao tempo de mastigação para os alimentos sólidos, onde 3 etapas hierárquicas regem esse processo, que são a incisão, a trituração e a pulverização, dando então início à digestão. Com relação aos líquidos, a manipulação na cavidade oral normalmente não dura mais do que 1 segundo.

Durante essa atividade, os lábios, as bochechas e a língua devem manter o alimento contido na cavidade oral, prevenindo escape anterior (através dos lábios) ou posterior (por sobre a base da língua).

A língua, devido à sua constituição complexa de músculos intrínsecos e extrínsecos, é o agente primário do alimento para a função de mastigação. Ela forma um bolo e o posiciona contra o palato duro, pronto para ser transportado posteriormente até a orofaringe. A função cerebelar é importante nesse estágio, coordenando os estímulos motores dos pares cranianos, onde a raiz mandibular do nervo trigêmeo (V par) controla os movimentos da mandíbula. A raiz motora do nervo facial (VII par), por sua vez, realiza o controle dos lábios, das bochechas e da boca, enquanto o nervo hipoglosso (XII par) responsabiliza-se pelos movimentos da língua na fase preparatória oral.

A fase oral da deglutição pode ser bem definida incluindo-se vários movimentos de controle voluntários (como vedamento labial e os movimentos da língua) até movimentos involuntários. Com substancial importância destacamos a elevação hiolaríngea (aproximação da laringe à cavidade oral por intermédio dos músculos supra-hióideos) que comumente ocorre durante essa fase, voltando esta à sua posição habitual após a passagem do alimento. Salientamos que o fechamento glótico pode ocorrer durante ou imediatamente antes do início dos eventos da fase faríngea.

O controle sensorial nessa fase da deglutição, junto aos 2/3 anteriores da língua, fica sob a responsabilidade do ramo sensitivo do nervo facial (corda do tímpano) (Fig. 2-1).

Fase oral

Esta fase inicia-se a partir da transferência do bolo alimentar da cavidade oral anterior para a orofaringe, ultrapassando a arcada amigdaliana, caracterizando assim a atividade voluntária final da deglutição.

A língua condiciona o bolo, dando-lhe um formato e impulsionando-o posteriormente. O intervalo de tempo entre o contato da língua com o palato duro e o início do transporte do bolo, juntamente com o movimento cranial do osso hióide, é de apenas 1 segundo. Sendo a função da língua competente, nenhum resíduo alimentar permanecerá na cavidade oral após o término da fase oral (Fig. 2-2). Entenda-se por cavidade oral as estruturas situadas ventralmente aos pilares amigdalianos anteriores.

Fase faríngea

Anatomicamente, a faringe apresenta a sua musculatura constritora dividida em 3: superior, média e inferior.

Vários eventos importantes ocorrerão numa sucessão rápida e coordenada, com precisão, durante a fase faríngea. O palato mole eleva-se para vedar a nasofaringe, prevenindo o refluxo nasal. Simultaneamente, a língua e o movimento da parede faríngea realizam a propulsão do bolo no sentido caudal. A seguir, a laringe é elevada e traquinada anteriormente debaixo da base da língua, enquanto realiza a proteção da via aérea inferior, fechando-a. O fechamento ocorre inicialmente

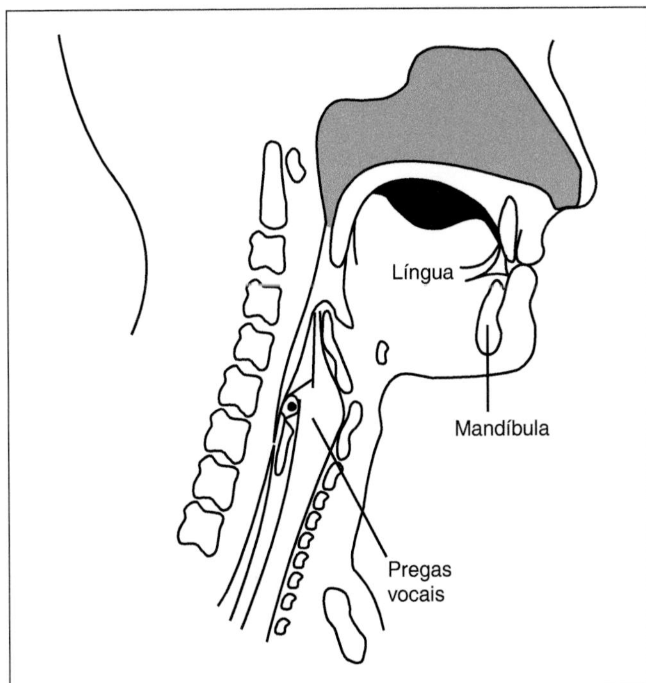

Fig. 2-1. Fase preparatória oral.

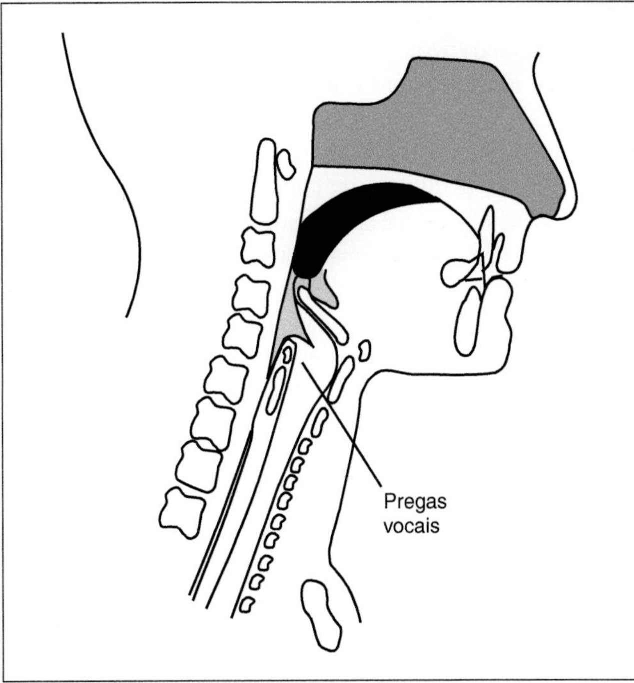

Fig. 2-2. Fase oral.

no nível das pregas vocais, sendo seguido pelo fechamento das pregas vestibulares, e finalmente, pela cobertura do vestíbulo laríngeo através da epiglote.

Dentre as estruturas responsáveis pela proteção da via aérea isolada, as pregas vocais conseguem proteger adequadamente as vias aéreas inferiores, como por exemplo, no caso da laringectomia supraglótica, em que se faz a secção paralela às pregas vocais no nível das pregas vestibulares, retirando-se toda a estrutura cranialmente situada a estas até o limite superior do osso hióide, preservando-se as cartilagens aritenóides e reinserindo-se a laringe na base da língua.

O movimento epiglótico descendente é o sinal radiográfico de fechamento laríngeo mais facilmente identificado. Aparentemente esse movimento é devido à pressão retrógrada exercida pela base da língua e à contração das pregas ariepiglóticas, não apresentando movimentação própria no sentido craniocaudal. Em função desse pequeno movimento da epiglote, pode ocorrer penetração alimentar no vestíbulo laríngeo sem a presença de aspiração traqueal após o ato da deglutição.

A musculatura constritora da faringe se contrai seqüencialmente no sentido crânio-caudal, impulsionado o bolo alimentar em direção ao esôfago, até encontrar a transição faringoesofágica. Entretanto, a peristalse faríngea não é a principal força no transporte alimentar. O movimento posterior da base da língua, a gravidade e a elevação laríngea também contribuem. Em repouso, a posição da cartilagem cricóidea dos corpos vertebrais e o tônus do constritor inferior da faringe, juntamente com fibras musculares esofagianas superiores, mantém o fechamento da transição faringoesofágica

(TFE), prevenindo aerofagia. A elevação da laringe e a elevação do músculo cricofaríngeo abrem a TFE, permitindo a passagem do alimento para o interior do esôfago. O deslocamento cranial da laringe gera uma zona de baixa pressão na hipofaringe, que contribui para o transporte do bolo alimentar. Essa fase tem duração de aproximadamente 1 segundo.

O estímulo sensorial da deglutição é proveniente da faringe, e transmitido até a formação reticular no tronco cerebral através dos IX e X pares cranianos (nervos glossofaríngeo e vago, respectivamente), onde é gerado um impulso motor eferente através dos mesmos pares cranianos. Salienta-se que o estímulo gerado simultaneamente através dos nervos glossofaríngeo e do ramo interno do nervo laríngeo superior (que por sua vez é ramo do nervo vago) é muito mais efetivo do que quando gerado isoladamente. Vale ressaltar que o estímulo percorrido através do nervo laríngeo superior até a formação reticular demora a metade do tempo que levaria, se o mesmo estímulo percorresse o mesmo trajeto através do nervo glossofaríngeo. Apesar do reflexo do vômito envolver as mesmas vias sensoriais e motoras que os eventos da fase faríngea da deglutição, são fenômenos distintos, com estímulos diferentes, resultando em ação antagônica. Os indivíduos sem reflexo do vômito podem ser capazes de deglutir normalmente, pois a presença ou ausência do mesmo não indica, necessariamente, alteração no processo de deglutição.

Podemos iniciar ou suprimir o ato de deglutir. No entanto, deve existir um estímulo apropriado para ocorrência da fase faríngea, podendo ser facilmente representado repetindo-se rapidamente as deglutições em seco, sendo essa capacidade perdida após vários episódios, devido à ausência de um bolo alimentar que funcione como estímulo para tal movimento (Figs. 2-3 e 2-4).

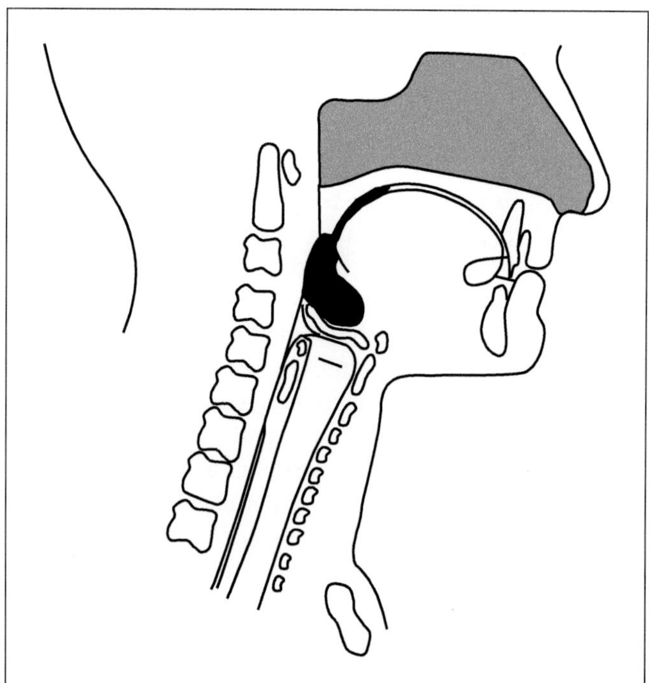

Fig. 2-3. Fase faríngea.

Fase esofágica

O limite entre o término da hipofaringe e o início do esôfago cervical é considerado logo abaixo a uma linha tangente que passa a cartilagem cricóidea, onde se observa a alteração estrutural entre o esôfago e a faringe. O músculo constritor inferior da faringe, através de sua porção mais distal (porção cricofaríngea) representa, juntamente com a transição faringoesofágica, o EES. O esôfago, por sua vez, apresenta uma estrutura cilíndrica levemente achatada no sentido ântero-posterior, com aproximadamente 20 cm de comprimento.

Após a passagem do bolo pelo EES, a laringe retorna a sua posição normal e o tônus muscular do esfíncter aumenta, prevenindo a regurgitação do alimento e a aerofagia. O transporte esofágico envolve peristalse do bolo no sentido crânio-caudal, finalizando com o relaxamento do esfíncter esofágico inferior e a passagem do bolo para o interior do estômago. O tempo necessário para essa fase pode variar, nos indivíduos normais, entre 8 e 20 segundos.

O controle neurológico do esôfago é feito por ramos diretos e indiretos do nervo vago (X par craniano). Os impulsos motores ocorrem no sentido crânio-caudal, fazendo sinapses por meio de interneurônios. Com relação ao controle sensorial, existe a participação do nervo laríngeo superior e de ramos do nervo laríngeo inferior (recorrente) no nível do esôfago cervical, sendo que nas porções média e distal esta inervação é realizada por ramos torácicos do nervo vago (Fig. 2-5).

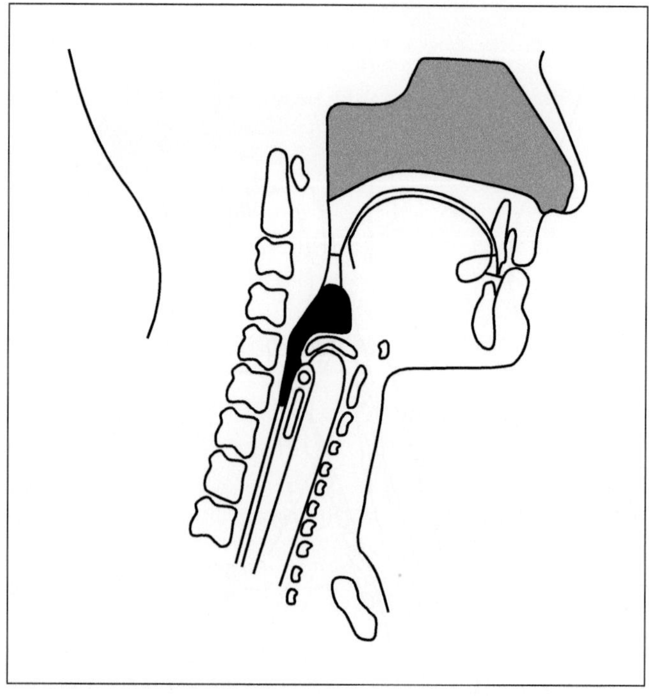

Fig. 2-4. Fase faríngea.

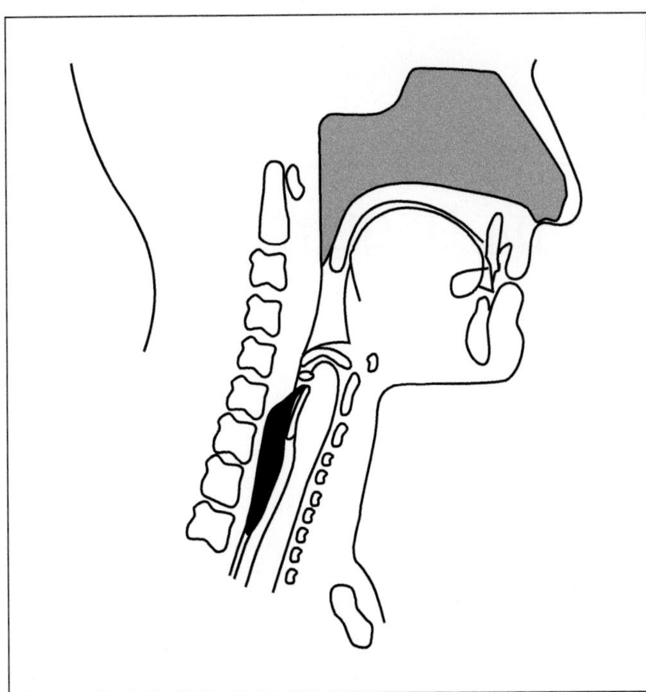

Fig. 2-5. Fase esofágica.

▶ BIBLIOGRAFIA CONSULTADA

Bass NH. The neurology of swallowing. In: Groher ME. (Ed.). *Dysphagia: diagnosis and management.* 3. ed. Boston: Butterworth-heineman, 1997.

Blitzer A. Laryngeal electromyography. In: Ferlito A. *Diseases of the larynx.* London: Arnold, 2000. p. 119-126.

Conklin JL, Chritensen J. Motor functions of the pharynx and esophagus. In: Johnson LR. (Ed.). *Physiology of the gastrointestinal tract.* New York: Raven Press, 1994.

Cunningham DP, Basmajian JV. Electromyography of genioglossus and geniohyoid muscles during deglutition. *Anat Rec* 1969;165:401-409.

Czibulkza A, Ross DA, Sasaki CT. Laryngeal physiology. In: Ferlito A. *Diseases of the larynx.* London: Arnold, 2000. p. 51-59.

Doty RW. Neural organization of deglutition. In: Code CF. *Handbook of physiology: alimentary canal.* Baltimore: Williams & Wilkins Co, 1968. v. 4. p. 1861-1902.

McNamara JA Jr, Moyers RE. Electromyography of the oral phase of deglutition in the rhesus monkey (macaca mulatta). *Arch Oral Biol* 1973;18:995-1002.

Miller AJ. Characteristics of swallowing reflex induced by peripheral nerve and brain stem stimulation. *Exp Neurol* 1972;34:210-222.

Saunders JB, Davis C, Miller ER. The mechanism of deglutition (second stage) as revealed by cine-radiography. *Ann Otol Rhinol Laryngol* 1951;60:897-918.

Storey AT. Laryngeal initiation of swallowing. *Exp Neurol* 1968;20:359-365.

Weerasuriya A, Bieger D, Hockman CH. Interaction between primary afferent nerves in the elicitation of reflex swallowing. *Am J Physiol* 1980;239:407-414.

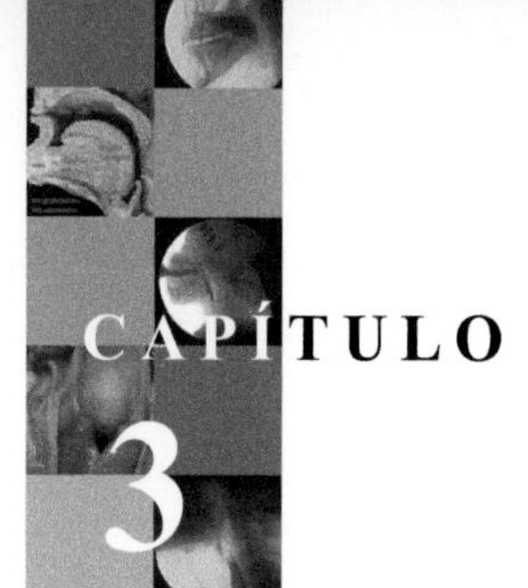

CAPÍTULO 3

CONTROLE NEUROLÓGICO DA DEGLUTIÇÃO

Fabiana Estrela ◆ Felipe Luís Schneider ◆ Mauro Guidotti Aquini ◆ Antônio Carlos Huf Marrone
Marco Antonio Steffani ◆ Geraldo Pereira Jotz

▶ INTRODUÇÃO

Quatro nervos cranianos, V, VII, IX e X, conduzem informação aferente sobre gustação e sensibilidade geral associadas à deglutição, e cinco nervos cranianos (V, VII, IX, X e XII) são responsáveis pelo controle eferente das duas primeiras fases da deglutição: oral e faríngea (Figs. 3-1 e 3-2).

No que diz respeito à fase esofágica da deglutição, sua principal função é de transferir o alimento até o estômago. Essa transferência é resultado da ação coordenada dos dois principais esfíncteres esofágicos, o superior e o inferior, nas suas terminações rostral e caudal respectivamente, e da contração peristáltica que desloca e esvazia toda a extensão do conduto após a deglutição. Essas três funções resultam dos impulsos nervosos enviados do centro da deglutição no tronco encefálico (verificar na Figura 3-6 e no item IV deste capítulo que se refere ao Controle Central da Deglutição) para o esôfago através de duas principais eferências nervosas: cranial ou parassimpática, e toracolombar ou simpática. Esses nervos, craniais e toracolombares (específicos do sistema nervoso central – SNC – para o esôfago), são chamados de nervos extrínsecos do esôfago.[4,18,22]

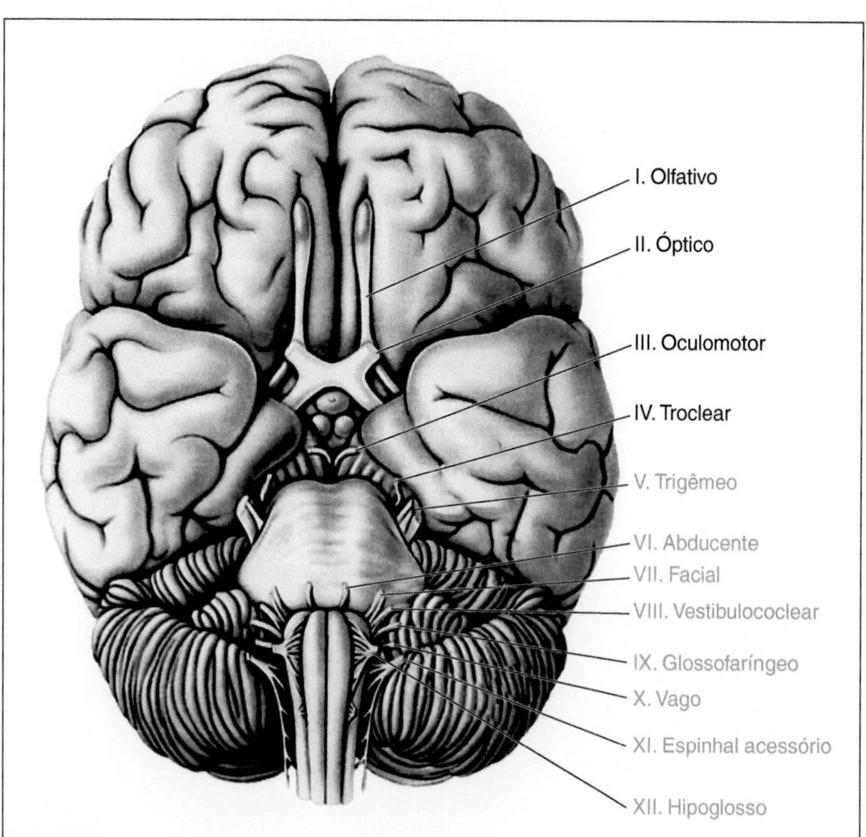

Fig. 3-1. Nervos cranianos: emergência dos nervos cranianos a partir do tronco encefálico. Os pares cranianos relacionados com a deglutição encontram-se marcados em cinza. (Adaptada de Bear, Connors & Paradiso, 2002.)

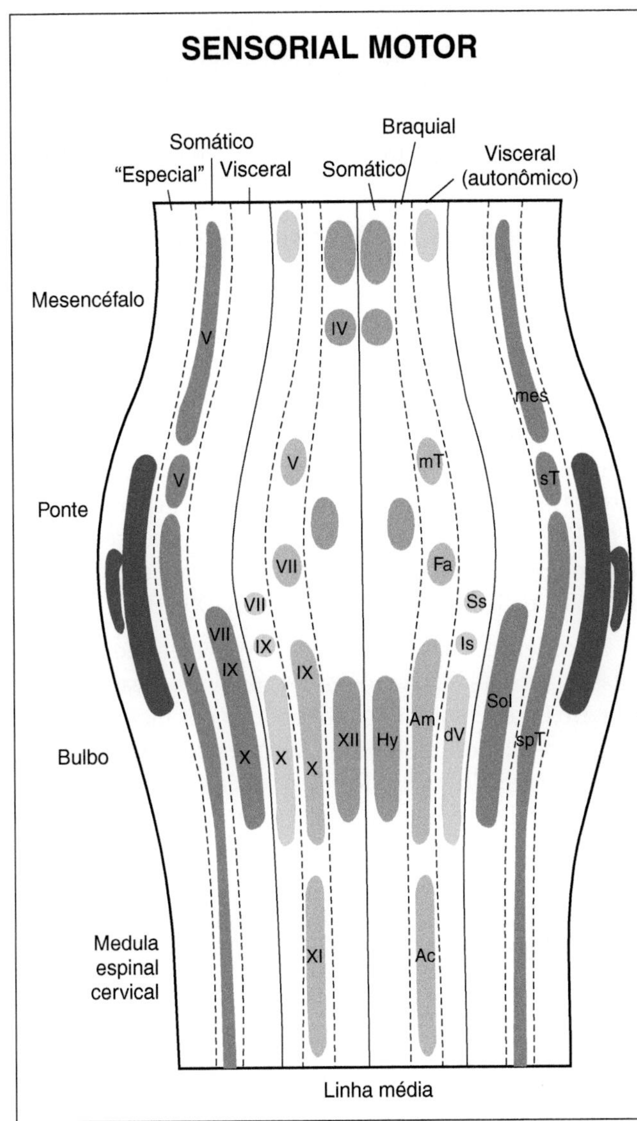

Fig. 3-2. Núcleos dos pares cranianos no tronco encefálico: disposição longitudinal dos tipos funcionais de núcleos de nervos cranianos no tronco encefálico. Os nervos cranianos envolvidos com cada tipo de função são indicados no lado esquerdo do diagrama, e os núcleos reais são indicados no lado direito. Aqui estão apenas aqueles relacionados com os pares cranianos envolvidos com a deglutição. Abreviações para os núcleos do lado direito: Ac = núcleo do acessório; Am = núcleo ambíguo; dV = núcleo motor dorsal do vago; Fa = núcleo do facial; Hi = núcleo do hipoglosso; Si = núcleo salivatório inferior; mes = núcleo mesencefálico do trigêmeo; mT = núcleo motor do trigêmeo; Sol = núcleo do trato solitário; eT = núcleo espinal do trigêmeo; Ss = núcleo salivatório superior; sT = principal núcleo sensorial do trigêmeo. Todos esses núcleos, exceto o núcleo salivatório, são indicados em uma ou mais das secções cruzadas apontadas no lado direito da figura. (Adaptada de Nolte & Angevine, 1995.) (Ver *Prancha* em *Cores.*)

A *inervação parassimpática do esôfago* é toda provida pelo nervo vago (X par craniano). Ainda dentro das paredes esofágicas ocorre uma conexão entre os nervos extrínsecos e um outro sistema de nervos (neurônios colinérgicos). Esses nervos formam duas redes, uma ocorrendo entre as duas principais camadas musculares, o plexo mioentérico ou plexo de *Auerbach*, e a outra seguindo dentro da substância submucosa, chamada de plexo submucoso ou plexo de Meissner. O plexo submucoso contém principalmente fibras nervosas, enquanto o plexo mioentérico fornece todo o controle nervoso motor do esôfago com suas funções secretórias.[18]

Já as conexões proximais da inervação simpática para o esôfago ocorrem por muitos segmentos, da 6ª vértebra cervical à 5ª vértebra lombar, mas a maioria percorre os níveis entre a 4ª e a 6ª vértebra torácica. As fibras simpáticas passam através das raízes espinais ventrais e cadeia simpática. Alguns ramos nervosos passam da cadeia diretamente ao esôfago e outros entram através do nervo vago e do plexo esofágico. O esôfago proximal também recebe ramos do gânglio estrelado e do gânglio cervical superior. O esôfago distal recebe fibras do gânglio celíaco, principalmente via plexo periarterial da artéria gástrica esquerda.[18]

A seguir, descreveremos os nervos cranianos participantes do processo de deglutição normal ou que auxiliam na reabilitação do paciente disfágico.

PARES CRANIANOS

Nervo trigêmeo

O nervo trigêmeo ou V par craniano é assim denominado por possuir três ramos calibrosos distribuídos por áreas extensas da face e do crânio, tanto superficiais como profundas, recebendo denominações conforme seus territórios de distribuição. O primeiro ramo é o nervo oftálmico, o segundo é o nervo maxilar e o terceiro é o nervo mandibular, respectivamente denominados de V1, V2 e V3.[9] Neste capítulo interessarão mais os ramos V2 e V3, os quais estão envolvidos com a sensibilidade e motricidade de estruturas do sistema estomatognático relacionadas com o processo de deglutição.

A porção menor do trigêmeo é motora e se distribui com o nervo mandibular, após sua emergência do crânio pelo forame oval. O nervo oftálmico tem sua passagem pela fissura orbital superior, enquanto o nervo maxilar, pelo forame redondo.[9]

A maioria dos neurônios do segmento sensitivo do nervo trigêmeo origina-se no gânglio trigeminal, localizado na fossa média do crânio, e protegido por um recesso formado pelos dois folhetos de dura-máter encefálica, denominado cavo trigeminal. No interior deste cavo, o gânglio acha-se envolto pelo líquido cerebroespinal, que lhe fornece uma proteção adicional. O cavo trigeminal localiza-se na fossa craniana média, alojado em uma depressão encontrada próximo ao ápice da parte petrosa do osso temporal, chamada impressão trigeminal[9] (Quadro 3-1).

O núcleo sensitivo do trigêmeo é freqüentemente referido como uma série de três núcleos formando a coluna trigeminal, que se estende do mesencéfalo para os segmentos

Quadro 3-1. Nervo trigêmeo

V2 – Ramo maxilar

- Sensação térmica, tátil, dolorosa do (a):
  - Mucosa da nasofaringe – ramo faríngeo
  - Palatos mole e duro – nervos palatinos menores e maiores, nervos nasopalatinos
  - Gengiva e dentes superiores – nervo alveolar superior
  - Tonsila palatina – nervo palatino menor

V3 – Ramo mandibular

- Sensação térmica, tátil, dolorosa de (a):
  - 2/3 anteriores da língua – nervo lingual
  - Mucosa jugal → nervo bucal; assoalho bucal → nervo lingual; gengiva e dentes inferiores → nervos lingual e alveolar inferior
  - Articulação temporomandibular → nervo auriculotemporal
  - Pele do lábio inferior e região mandibular → nervo mentual
- Motricidade da musculatura mastigatória (músculos temporal, masseter, pterigóideos medial e lateral), músculos milo-hióideo e ventre anterior do digástrico

cervicais superiores da medula espinal[16]. Fibras aferentes entram na ponte e dividem-se em tratos ascendente e descendente. O trato ascendente transmite impulsos para tato e pressão e termina no núcleo principal. Fibras para dor e temperatura constituem o trato descendente e essas fibras originam ramos para o núcleo do trato trigeminal espinal. Fibras dos núcleos principal e trigeminal espinal ascendem e finalmente terminam no núcleo ventral póstero-medial do tálamo.[18]

O nervo trigêmeo inerva receptores de estiramento encontrados nos músculos da mastigação, a partir dos quais impulsos são transmitidos ao núcleo mesencefálico do trigêmeo. Esses receptores são atípicos porque seus corpos celulares estão localizados no sistema nervoso central, no núcleo mesencefálico trigeminal. As fibras que se dirigem para o núcleo mesencefálico trigeminal não fazem sinapse no gânglio de Gasser, sendo exceção na inervação sensitiva somática, daí a denominação do núcleo mesencefálico trigeminal de gânglio incluso do V. Fibras proprioceptivas transmitindo informação de pressão e cinestésica dos dentes, periodonto, palato duro e cápsula articular também terminam nesse núcleo.[2,10]

O núcleo motor do V par está localizado no tegmento da ponte, recebe fibras do núcleo sensitivo trigeminal e do córtex cerebral bilateral. Dos músculos relacionados com a deglutição, a raiz eferente inerva o milo-hióideo, o ventre anterior do digástrico, e os quatro músculos da mastigação: o temporal, o masseter e os pterigóideos medial e lateral.[18]

O músculo milo-hióideo eleva o osso hióide e a língua, sendo que é ativado na mastigação, deglutição e sucção. Se a mandíbula se mantém fixa, o ventre anterior do digástrico eleva o osso hióide; se o osso hióide é fixado, o ventre anterior do digástrico deprime a mandíbula. Os músculos temporal, masseter e pterigóideo medial elevam a mandíbula. O pterigóideo lateral deprime e protrui a mandíbula.[18]

As sensações na face são veiculadas principalmente pelos ramos do trigêmeo que entram no encéfalo pela face ântero-lateral da ponte. Como nos demais, temos um par de nervos trigêmeos, sendo que cada um se divide em três ramos periféricos inervando a face, a região anterior do couro cabeludo, da conjuntiva ocular, da mucosa das cavidades nasal, oral e dos seios da face, das arcadas dentárias superior e inferior, dos 2/3 anteriores da língua e da dura-máter supratentorial. A sensação de outras áreas do esplancnocrânio, por exemplo, ao redor dos pavilhões auriculares, das áreas nasais e da faringe, é veiculada por outros nervos cranianos, como o facial (VII), o glossofaríngeo (IX) e o vago (X).[1,12]

As conexões sensitivas do nervo trigêmeo são análogas às das raízes dorsais. Os axônios sensoriais do V par de maior diâmetro levam informação tátil oriunda dos mecanorreceptores da pele. Eles estabelecem sinapses com neurônios de segunda ordem do núcleo do nervo trigêmeo ipsolateral, que se situa na coluna trigeminal (Fig. 3-3). A maior parte dos axônios do núcleo trigeminal decussa e projeta-se para a parte medial do núcleo ventral póstero-medial (NVPM) do tálamo. Lembrem-se de que a informação sensitiva não vai diretamente ao neocórtex sem fazer esta estação sináptica no tálamo. A partir daí, a informação é retransmitida ao córtex somatossensorial primário (ou S1), sendo que boa parte da região lateral de S1 é dedicada à face, cavidade oral, língua, faringe e laringe, o que representa uma grande densidade de aferências sensoriais provenientes nessa região (Fig. 3-4). Isso leva-nos a pensar na importância da aferência sensorial dessas regiões do corpo. Uma razão provável para este fato é que as sensações táteis são importantes na fala; além do que os lábios (tato) e a língua (paladar) representam a última linha de defesa para decidir se um determinado alimento é o ideal ou é uma ameaça.[1]

Os níveis mais complexos de processamento ocorrem em outras áreas do córtex cerebral. A maior parte do córtex envolvida com o sistema sensorial somático está no lobo parietal. Nos seres humanos, o córtex somatossensorial primário (S1) está situado na borda posterior do sulco central. É assim caracterizado porque recebe densas aferências a partir do NVPM do tálamo, onde seus neurônios são muito responsivos a estímulos somatossensoriais. Estruturalmente, o S1 consiste de quatro áreas corticais distintas, as áreas de Brodmann 3a, 3b, 1, 2, posteriores ao sulco central (Fig. 3-4). Na extremidade lateral de S1, há também um córtex somatossensorial secundário (S2), que pode ser observado afastando-se o lobo temporal e olhando por sobre o córtex auditivo na parte inferior do lobo parietal. Finalmente, temos

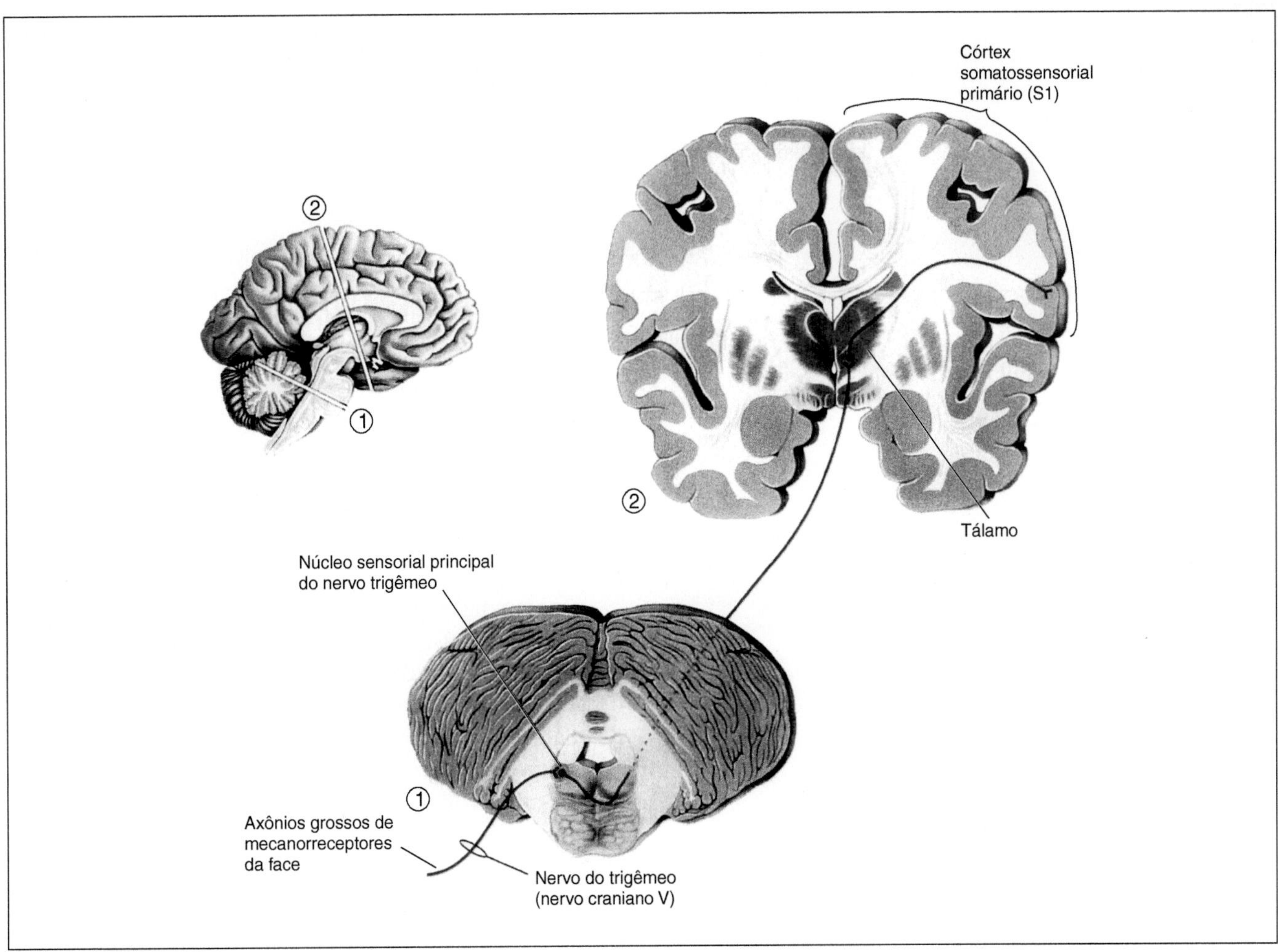

Fig. 3-3. Via do nervo trigêmeo. (Adaptada de Bear, Connors e Paradiso, 2002.)

outra área somatossensorial no córtex parietal posterior, consistindo das áreas 5 e 7, imediatamente posterior a S1.[1]

As lesões em S1 prejudicam a sensação somática quando o córtex é eletricamente estimulado. A maioria dos estímulos aferentes oriundos do tálamo termina nas áreas 3a e 3b e projeta-se para as áreas 1 e 2, bem como para a S2. Como as conexões dentro do córtex são quase sempre bidirecionais, há axônios dessas áreas que retornam para as áreas 3a e 3b. As diferentes áreas de S1 possuem funções distintas. A área 3b está envolvida principalmente com textura, tamanho e forma dos objetos. Sua projeção para a área 1 envia principalmente informação sobre textura, enquanto sua projeção para a área 2 informa o tamanho e a forma. Pequenas lesões na área 1 ou 2 produzem deficiências previsíveis na discriminação de textura, tamanho e forma.[1]

A neuralgia do trigêmeo é um exemplo de dor central, sendo mais freqüente em pacientes idosos. Trata-se de dor intensa, com múltiplas crises durante o dia, altamente incapacitante e atingindo com mais freqüência os territórios dos ramos maxilar e mandibular. Seu tratamento em geral é medicamentoso, porém existem casos resistentes com indicação cirúrgica.[3]

Nervo facial (Quadro 3-2)

No que diz respeito à gustação, sua via será descrita posteriormente nesse capítulo, portanto, aqui nos deteremos apenas no seu aspecto motor.

Quadro 3-2. Nervo facial

- Sensação – Paladar: 2/3 anteriores da língua
- Motricidade do ventre posterior do músculo digástrico, músculo estilo-hióideo e músculos da mímica. Abaixo citamos aqueles músculos faciais inferiores que contribuem para o processo de deglutição:
  - Ramo marginal mandibular do nervo facial
  - Superior: músculo orbicular superior, músculo levantador do ângulo da boca
  - Inferior: músculo orbicular inferior e bucinador

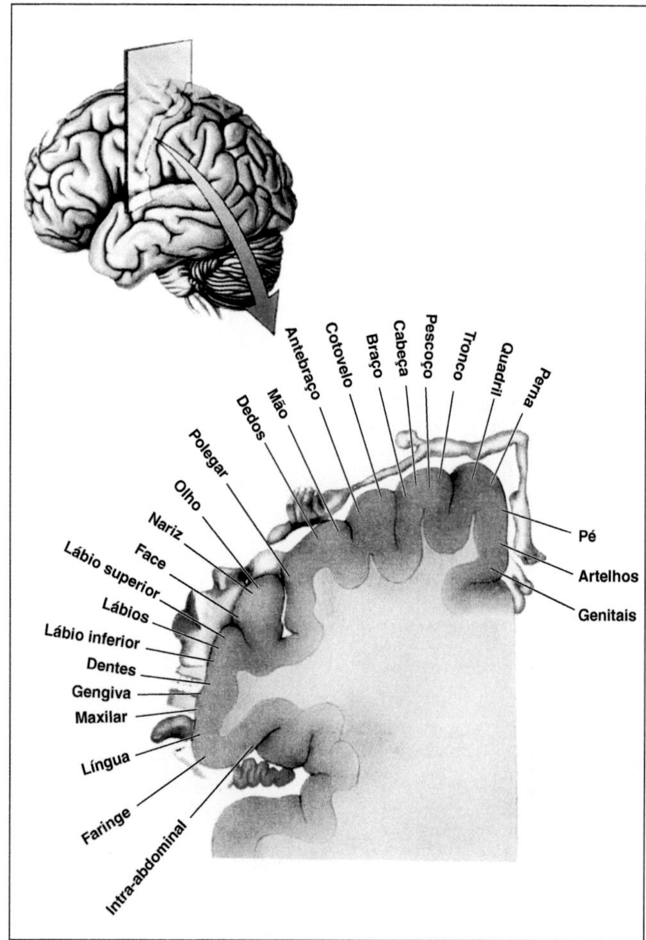

Fig. 3-4. Mapa somatotópico da superfície corporal no córtex somatossensorial primário, o "homúnculo de Penfield". (Adaptado de Penfield & Rasmussen, 1952. In: Bear, Connors & Paradiso, 2002.)[17]

O núcleo motor do facial está localizado na parte ventrolateral do tegmento pontino, consistindo dos subnúcleos lateral, intermediário e medial. Após um curso tortuoso na ponte, as suas fibras emergem no ângulo cerebelopontino, na borda lateral da ponte. Suas fibras motoras inervam os músculos da expressão facial e fibras eferentes viscerais suprem as vias parassimpáticas pré-ganglionares para os gânglios pterigopalatino e submandibular. Fibras desses gânglios inervam as glândulas salivares submandibular e sublinguais, as glândulas lacrimais e membranas mucosas das cavidades oral e nasal. Uma redução das secreções salivares pode ter um efeito dramático sobre a eficiência da deglutição.[18,22] Devemos lembrar que a porção superior do núcleo facial recebe fibras de ambos os hemisférios cerebrais, ao contrário de sua porção inferior. Daí a ocorrência de paralisia facial periférica e central.

Após deixar o forame estilomastóideo, a raiz motora transita dentro da glândula parótida, dividindo-se em diversos ramos que suprem, entre outros, os músculos da expressão facial (ramos frontal, orbicular, zigomático-facial e marginal mandibular), o músculo platisma (ramos marginal mandibular e cervical), o músculo estilo-hióideo (ramo estilo-hióideo) e o ventre posterior do músculo digástrico (ramo digástrico). Os músculos da expressão facial têm diversos níveis de participação na deglutição. Aqui serão listados apenas aqueles que têm uma participação mais evidente nesse processo.[18]

O **ramo marginal mandibular** do nervo facial divide-se em dois ramos: superior e inferior. O ramo superior inerva, entre outros, o músculo orbicular da boca, que executa um importante papel na contenção oral do alimento, e o músculo levantador do ângulo da boca, que eleva o ângulo oral e comprime os lábios; essa compressão pode auxiliar um bom vedamento labial durante a deglutição. O ramo inferior, entre outros, inerva o músculo orbicular inferior que executa o mesmo papel do superior, e o músculo bucinador. Esse último aplana as bochechas e mantém o alimento em contato com os dentes.[18,22]

O **ramo digástrico** inerva o ventre posterior do músculo digástrico e o músculo estilo-hióideo. A função reconhecida desses músculos é a de retrair o osso hióide, o que não beneficia o processo de deglutição, porém é levantada a hipótese de que os mesmos possam estar contribuindo para a elevação e retração da raiz da língua durante a deglutição.[18]

Nervo glossofaríngeo

O nervo glossofaríngeo transmite sensação visceral da faringe, assim como paladar do terço posterior da língua e sensações de tato, dor e temperatura da mucosa da orofaringe, tonsilas palatinas, pilares das fauces e terço posterior da língua. Os corpos celulares dessas fibras aferentes estão no gânglio petroso ou inferior. Todas as fibras aferentes entram no núcleo do trato solitário, e numerosas projeções são enviadas à formação reticular. O núcleo sensitivo desse nervo recebe processos centrais de neurônios unipolares nos gânglios glossofaríngeos superior e inferior; fibras relacionadas à gustação terminam na parte rostral do núcleo do trato solitário[18,22] (Quadro 3-3).

O núcleo motor localiza-se na porção rostral do núcleo ambíguo, que é situada profundamente na formação reticular, medial ao trato espinal e núcleo do nervo trigêmeo. O núcleo motor do IX par recebe fibras corticonucleares que deixam seus tratos no nível do núcleo ambíguo. O IX par inerva somente um músculo, o estilofaríngeo. Sob contração, esse músculo eleva e dilata a faringe. Sua função parece bem importante para uma deglutição segura. Os

Quadro 3-3. Nervo glossofaríngeo

- **Sensitivo:** mucosa da orofaringe, tonsilas palatinas, fauces, 2/3 posteriores da língua
- **Gustação:** 1/3 posterior da língua
- **Motor:** músculo estilofaríngeo

neurônios que suprem as fibras eferentes para o músculo estilofaríngeo estão localizados, como já vimos, na porção rostral do núcleo ambíguo. Também, o IX par supre impulsos secretomotores para a glândula parótida; as fibras eferentes viscerais que inervam a glândula parótida originam-se do núcleo salivatório inferior. Fibras parassimpáticas originam-se do núcleo salivatório inferior, um componente da coluna eferente visceral, localizado na formação reticular do bulbo, abaixo do núcleo salivatório superior; o núcleo salivatório inferior origina fibras pré-ganglionares que trafegam via nervo glossofaríngeo e alcançam o gânglio ótico pelos nervos timpânico e petroso menor, onde elas retransmitem a informação; fibras pós-ganglionares juntam-se ao nervo auriculotemporal para suprir a glândula parótida.[10,12,18,22]

O glossofaríngeo emerge através de 3 a 4 pequenas raízes da parte rostral do bulbo, no sulco retro-olivar, que se localiza entre a oliva e o pedúnculo cerebelar inferior, acima das raízes do nervo vago.[22]

Os ramos faríngeos do IX par são em 3 ou 4 filamentos unindo-se, próximo ao constritor médio da faringe, ao ramo faríngeo do X par e ramos laringofaríngeos do tronco simpático para formar o **plexo faríngeo**, através do qual o glossofaríngeo fornece fibras sensitivas para a mucosa faríngea.[22]

Danos ao nervo glossofaríngeo raramente ocorrem de forma isolada, isto é, sem lesar outros pares cranianos próximos como o vago, o acessório ou o hipoglosso. Lesões isoladas do glossofaríngeo podem levar a perda da sensibilidade ipsolateral do palato mole, fauces, faringe e terço posterior da língua, neste último há também perda da gustação ipsolateral. Os reflexos palatal e faríngeo (*gag*) tornam-se reduzidos ou ausentes e a secreção salivar da glândula parótida pode tornar-se reduzida.[22] Sendo este par craniano envolvido na sensibilidade, no tato e na temperatura, em caso de lesão pode-se observar lentificação ou ausência da reação da deglutição faríngea, porém sabe-se que esta reação também está, em grande parte, ligada ao X par.

A neuralgia do glossofaríngeo é, como a do trigêmeo, outro exemplo de dor central, porém mais rara. O local e a distribuição da dor são na região lateral da orofaringe, sendo que, pela grande intensidade, interfere na deglutição do paciente. Seu tratamento geralmente é medicamentoso.[19]

Nervo vago

O nervo vago contém fibras motoras e sensitivas e tem o curso e a distribuição mais extensos entre os pares cranianos, percorrendo o pescoço, o tórax e o abdome. Este nervo emerge do bulbo com oito a dez raízes, abaixo do nervo glossofaríngeo, no sulco retroolivar entre a oliva e o pedúnculo cerebelar inferior. Conta com quatro núcleos no bulbo, chamados núcleo dorsal, núcleo ambíguo, núcleo do trato solitário e a parte do núcleo do trigêmeo que recebe sensibilidade veiculada pelo vago[22] (Quadro 3-4).

Esse par craniano é fortemente relacionado com a deglutição. Dos dois núcleos sensoriais bulbares do vago, o núcleo associado com a deglutição é o núcleo do trato solitário (NTS). O gânglio inferior do vago é o local de origem de fibras para sensibilidade geral e gustação. A sensibilidade geral da mucosa da faringe é transmitida via plexo faríngeo, que inclui fibras do nervo laríngeo interno (ramo do nervo laríngeo superior) e provavelmente do nervo laríngeo recorrente, assim como do nervo glossofaríngeo. Estímulos aplicados sobre a área receptiva do nervo laríngeo superior são os mais efetivos para evocar a deglutição faríngea.[13,14] Fibras do nervo glossofaríngeo, quando ativadas, também podem evocar deglutição, mas seu limiar para indução é mais alto.[18] Considera-se aqui o termo reação da deglutição faríngea no lugar de "disparo do reflexo de deglutição" porque se sabe que o processo de deglutição, e mais diretamente a fase faríngea da deglutição, não é gerado apenas por um mecanismo reflexo e, sim, por um processo complexo e interdependente, onde cada fase da deglutição influencia a fase subseqüente (Fig. 3-5).

O ramo interno do nervo laríngeo superior transmite a sensibilidade geral da mucosa da laringofaringe, da epiglote, da mucosa laríngea acima das pregas vocais, dos receptores articulares na laringe, e uma pequena área na porção superior da língua. O nervo laríngeo recorrente (inferior) transporta informação sensorial da mucosa abaixo das pregas vocais e da mucosa do esôfago; este nervo também transmite informação por fibras secretomotoras para glândulas secretoras de muco na laringe e laringofaringe. O ramo esofágico do vago transmite sensibilidade geral da mucosa e musculatura estriada do esôfago. As fibras que transmitem a sensação de gustação originam-se na epiglote (X par craniano) e percorrem vias associadas àquelas do IX par craniano.[18]

Quadro 3-4. Nervo vago

Sensibilidade
- Ramo faríngeo
  - Mucosa do véu palatino e constritores superior e médio
- Ramo interno do nervo laríngeo superior
  - Mucosa da laringofaringe, epiglote, laringe acima das pregas vocais, receptores articulares na laringe, pregas ariepiglóticas, e pequena área do terço posterior da língua
- Nervo laríngeo recorrente
  - Mucosa da laringe abaixo das pregas vocais, constritor inferior e esôfago
- Ramo esofágico
  - Mucosa e musculatura estriada do esôfago
- Gustação: região da epiglote

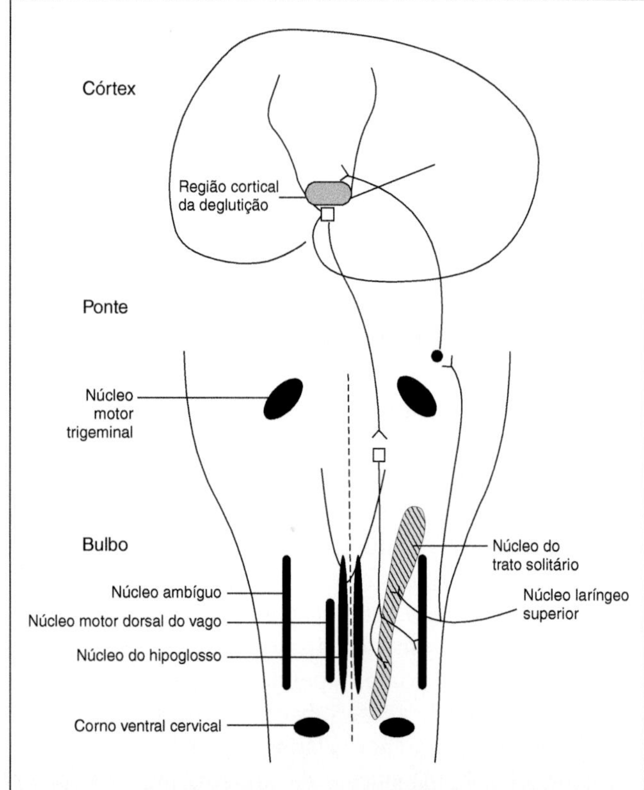

Fig. 3-5. Via envolvida na reação da deglutição faríngea: um diagrama esquemático do córtex lateral e a vista dorsal do tronco encefálico indicando que o *input* sensorial associado à deglutição faríngea e esofágica é primariamente transportado por fibras sensoriais dos nervos vago (X) e glossofaríngeo (IX). Essas fibras fazem sinapse num dos núcleos sensoriais do tronco encefálico, o núcleo do trato solitário, e simultaneamente enviam fibras na direção rostral. O diagrama sugere que uma longa comunicação tronco encefálico-cortical está ocorrendo para o controle das fases faríngea e esofágica da deglutição. O estágio oral parece envolver uma via diferente em que o núcleo sensorial trigeminal está envolvido. (Adaptada de Perlman & Schulze-Delrieu, 1997.)

Além do núcleo do trato solitário, outro núcleo bulbar do vago é o núcleo ambíguo, também conhecido como núcleo motor ventral, é o local de origem dos axônios que transmitem impulsos motores via fibras eferentes viscerais especiais para todos os músculos do palato mole (exceto o músculo tensor do véu palatino), e para a faringe e a laringe. Este núcleo é de importância crucial para a voz e a deglutição. O núcleo ambíguo é uma coluna de células que está localizada na formação reticular. A porção caudal desta coluna forma a porção cranial do nervo acessório espinal, XI par craniano, e a porção rostral dá origem às fibras eferentes do IX par craniano.[18] O estudo de Vanderhorst *et al.* (2001) demonstrou que a região do núcleo retroambíguo se projeta para o núcleo ambíguo em primatas[21]. Algumas dessas projeções incluem conexões monossinápticas para motoneurônios laríngeos. Essa via é importante para o controle das pregas vocais durante a fonação e na função esfinctérica da laringe.

Os três ramos eferentes do nervo vago são importantes para os aspectos motores da deglutição, ou seja, os ramos faríngeo, laríngeo inferior (recorrente), e ramo interno do nervo laríngeo superior. O ramo faríngeo, que ajuda a formar o plexo faríngeo, é composto de fibras aferentes do IX par e fibras eferentes do X par. O ramo laríngeo inferior contém fibras da porção cranial do XI par.[18]

Fibras do plexo faríngeo inervam vários músculos orofaríngeos. O músculo palatoglosso forma o pilar anterior das fauces. Quando sob contração, o palatoglosso pode tanto abaixar o palato mole como elevar a porção posterior da língua. O palatoglosso é primariamente antagonista para o músculo levantador do palato mole. O músculo palatofaríngeo forma o pilar posterior das fauces; sob contração esse músculo estreita a orofaringe e eleva a faringe.[18] O músculo salpingofaríngeo preenche o espaço entre a parede lateral da faringe e o véu palatal durante a aproximação velar em direção à faringe, mas pode também contribuir em algum grau para a elevação da nasofaringe. O músculo levantador do véu palatino eleva o palato mole, e o músculo da úvula encurta e eleva a úvula. Os músculos constritores médio e superior da faringe executam uma contração circular da faringe e auxiliam o transporte do bolo alimentar.[18]

O nervo laríngeo recorrente inerva todos os músculos laríngeos intrínsecos, exceto o cricotireóideo, que não parece estar envolvido com a deglutição. A contração associada dos músculos intrínsecos tireoaritenóideo, aritenóideos (ramos oblíquo e transverso) e cricoaritenóideo lateral aduz a glote. A contração do músculo tireoaritenóideo resulta em encurtamento e aumento de massa vibrante das pregas vocais, assim como auxilia na adução das mesmas. A contração da porção oblíqua do músculo aritenóideo aduz as pregas ariepiglóticas e a porção cartilagínea das pregas vocais, sendo que a adução dessa porção conta também com a porção transversa do músculo aritenóideo. O nervo laríngeo recorrente inerva a parte cervical do esôfago.[18]

No que diz respeito à participação de algumas fibras musculares das pregas ariepiglóticas na sua contração esfinctérica, existe alguma controvérsia, isto devido à observação de que muitos indivíduos não têm nenhuma fibra muscular nessa prega.[20] Se houvesse algum tipo de contribuição, a contração do músculo ariepiglótico ajudaria a aproximar as cartilagens aritenóides do tubérculo da epiglote. A contração do músculo cricotireóideo lateral aduz e abaixa as pregas vocais. Somente o cricoaritenóideo posterior abduz as pregas vocais; este músculo torna-se ativado quando a deglutição está completa. O ramo externo do nervo laríngeo superior do vago compartilha com o nervo recorrente a inervação do músculo constritor inferior da faringe e do músculo cricofaríngeo.[18]

O plexo faríngeo, formado pelos ramos faríngeos do nervo vago, percorre a superfície externa do constritor faríngeo médio e supre o segmento faringoesofágico. Este plexo recebe alguma contribuição dos nervos glossofaríngeo e acessório espinal.[18,22]

O *esôfago* torácico superior recebe ramos do nervo laríngeo recorrente e do próprio nervo vago. Logo abaixo do hilo dos pulmões, os nervos vagos dividem-se em vários ramos que se misturam com ramos da cadeia simpática para formar o plexo esofágico, circundando o esôfago na região torácica inferior. Numerosos ramos desse plexo perfuram a camada muscular longitudinal e entram no plexo mioentérico.[18,22]

O ramo esofágico do X par craniano (de composição parassimpática), através de seus numerosos e grandes filamentos, forma o plexo esofágico, onde seus filamentos suprem o esôfago e a parte posterior do pericárdio (Williams *et al.*, 1995). As fibras motoras do nervo vago para a musculatura estriada da parte rostral do esôfago originam-se do núcleo ambíguo. Aquelas fibras direcionadas para a musculatura lisa da parte caudal do órgão originam-se no núcleo dorsal motor, próximo ao núcleo ambíguo. O nervo vago também recebe fibras do gânglio paravertebral simpático no pescoço, sendo que a partir desse ponto eles são nervos de composição mista parassimpática e simpática (Perlman & Schulze-Delrieu, 1997; Williams *et al.*, 1995) (Quadro 3-5).

Nervo espinal (Acessório) (Quadro 3-6)

O nervo acessório é convencionalmente descrito como uma entidade única, embora tenha dois componentes de origem bastante diversa. Esses componentes unem-se numa porção relativamente curta de seus trajetos. A raiz cranial (ramo interno), que se junta ao vago, tem sido considerada como um nervo eferente visceral especial ou branquial. A raiz espinal (ramo externo) pode ser considerada como somática, eferente visceral especial ou um nervo misto. Esta parte do XI nervo craniano supre os músculos esternocleidomastóideo e trapézio. Em material embriológico humano, um gânglio sensorial tem sido localizado ao longo do curso da raiz espinal.[22]

Quanto à **raiz cranial**, esta origina-se da porção caudal dos núcleos ambíguo, dorsal do vago e retroambíguo. O núcleo ambíguo está conectado com o trato corticonuclear de ambos os lados; algumas fibras desta fonte descendem junto com o lemnisco medial, como fibras aberrantes do feixe corticonuclear. A raiz cranial emerge, com quatro ou cinco ramificações, da superfície dorsolateral da porção caudal do bulbo, abaixo das raízes do vago. Elas estão unidas por um pequeno número de raízes que emergem da medula espinal cervical superior e correm ao longo do tronco da raiz espinal, antes de se unirem ao ramo interno (raiz cranial). A raiz cranial corre lateralmente ao forame jugular, unindo-se por uma curta distância à raiz espinal, conectando-se com o gânglio vagal superior, atravessando o forame, separando-se da parte espinal e imediatamente unindo-se ao nervo vago superior no seu gânglio inferior. Aquelas fibras distribuídas nos ramos faríngeos do vago, e derivadas do núcleo ambíguo, *provavelmente inervam os músculos palatinos*, com exceção do tensor do véu palatino (V par).

Quadro 3-5. Plexo faríngeo

Plexo faríngeo – IX + X
• M. palatoglosso + XI
• M. salpingofaríngeo + XI
• M. constritor superior da faringe + XI
• M. constritor médio da faringe
• M. constritor inferior da faringe

Quadro 3-6. Nervo acessório

Nervo acessório – XI par craniano – porção cranial
• Através do plexo faríngeo
– M. levantador do véu palatino e m. uvular + X par
– M. palatoglosso
– M. salpingofaríngeo
– M. constritor superior da faringe

No que diz respeito à **raiz espinal**, esta origina-se de uma coluna celular na região lateral do corno ventral da medula espinal, estendendo-se da junção entre a medula espinal e o bulbo para o sexto segmento cervical. A via supranuclear de fibras destinadas ao músculo esternocleidomastóideo parece decussar no tronco encefálico (inervação bilateral). Embora experimentos de estimulação cortical em humanos tenham sugerido uma projeção bilateral de cada hemisfério, a raiz espinal tem sido considerada como responsável somente pelo suprimento motor ao músculo esternocleidomastóideo, enquanto fibras proprioceptivas do 2º e 3º nervos cervicais transmitem informação sensorial para o mesmo. A inervação do trapézio é mais complexa. O suprimento motor para as porções média e superior do músculo é primariamente do nervo acessório. Os 2/3 inferiores do músculo, no entanto, em mais de 75% dos indivíduos, recebe inervação do plexo cervical. As raízes cervicais 3 e 4 são responsáveis por sua inervação proprioceptiva.[22]

Estes músculos estão envolvidos na postura do tronco e da cabeça durante a deglutição, a qual tem importância indiscutível para a maioria dos pacientes disfágicos. No entanto, nos indivíduos normais, a sua contribuição para o processo de deglutição é questionada, pois parece não participar diretamente do evento.

O *músculo esternocleidomastóideo* é o único músculo que move a cabeça sem unir-se a nenhuma vértebra, sendo referência na determinação dos limites dos triângulos cirúrgicos do pescoço. Se removido cirurgicamente, a cabeça ainda pode rotar em função de outros grupos musculares. Cada esternocleidomastóideo rota a cabeça para o lado oposto; quando atuam bilateralmente, fletem a cabeça.

Nervo hipoglosso (Quadro 3-7)

O nervo hipoglosso é motor para todos os músculos da língua, com exceção do palatoglosso. Fibras deste nervo originam-se no núcleo do hipoglosso no bulbo. Sua parte rostral corresponde ao trígono do hipoglosso no assoalho do quarto ventrículo. Suas fibras transitam ventralmente através do bulbo para emergir como uma série linear de 10 a 15 raízes no sulco ântero-lateral entre a pirâmide e a oliva.[18,22]

O movimento lingual voluntário é determinado por fibras derivadas do trato corticobulbar. As fibras do núcleo sensitivo primário do V par e do núcleo do trato solitário penetram no núcleo do hipoglosso para ativar ações como sugar, mastigar e deglutir.[16] Os quatro pares de músculos intrínsecos da língua são inervados pelo nervo hipoglosso. O músculo longitudinal superior encurta a língua e vira o ápice e margens laterais para cima. O longitudinal inferior encurta a língua e puxa a ponta para baixo. O músculo transverso estreita e alonga a língua, e o vertical aplana e alarga a língua.

Dos *músculos linguais extrínsecos* inervados pelo XII par, o *hioglosso* retrai e deprime a língua quando o osso hióide está fixado; se a língua está fixa, como ocorre durante a deglutição, o músculo eleva o hióide. As fibras posteriores do músculo *genioglosso* trazem a ponta da língua para frente, para que o ápice protrua da boca ou para pressioná-la contra os dentes e cristas alveolares, e as fibras anteriores auxiliam a retrair a língua, enquanto a contração de todo o músculo leva a língua para baixo, formando um "canal" no dorso que facilita o transporte do bolo alimentar durante a deglutição.[18,22,23]

O músculo *estiloglosso* puxa a língua para cima e para baixo. Os músculos gênio-hióideo e tíreo-hióideo também são inervados pelo XII par. O músculo gênio-hióideo participa na deglutição pelo movimento de elevação e anteriorização do osso hióide, e o músculo tíreo-hióideo participa pela elevação da cartilagem tireóidea em direção ao osso hióide.[18]

Quadro 3-7. Nervo hipoglosso

Nervo hipoglosso – XII par craniano

- Músculos da língua, intrínsecos e extrínsecos, envolvidos na deglutição
  - M. longitudinal superior
  - M. longitudinal inferior
  - M. transverso
  - M. vertical
  - M. hioglosso
  - M. genioglosso
  - M. estiloglosso
- Músculos supra-hióideos
  - M. gênio-hióideo
  - M. tíreo-hióideo

PLEXO CERVICAL

O plexo cervical é formado da divisão anterior dos nervos espinais de C1 a C4 (da 1ª à 4ª vértebra cervical). Os músculos infra-hióideos – esterno-hióideo, omo-hióideo e esternotireóideo – deprimem o osso hióide. O músculo omo-hióideo também impõe uma movimentação lateral e dorsal do hióide.[18]

Os músculos supra-hióideos executam um importante papel na elevação do osso hióide e da laringe; esses músculos recebem inervação dos pares cranianos V, VII e XII. Talvez o músculo tíreo-hióideo seja o mais importante para a elevação laríngea, os músculos que parecem ser os mais importantes para a elevação do osso hióide são o milo-hióideo (V par) e gênio-hióideo (XII par). Parece que os músculos digástrico e estilo-hióideo também contribuem em graus variados para essa elevação.[18]

CONTROLE CENTRAL DA DEGLUTIÇÃO

O controle central da deglutição ocorre através de uma organização complexa de elementos neurais no cérebro e tronco encefálico (TE). O sistema nervoso central é requerido para iniciar e coordenar os vários músculos que estão envolvidos nas fases oral, faríngea e esofágica da deglutição. Os padrões de desempenho da via neural central da deglutição são fixados para as fases faríngea e esofágica da deglutição: inibições múltiplas e excitações dos músculos participantes ocorrem numa ordem constante. Contudo, esta fixação é modulada por diferentes estímulos sensoriais, tais como temperatura, textura, sabor dos alimentos, e, sugere-se, até mesmo, influência de sua apresentação visual.

A localização de todas as partes constituintes da via central da deglutição não é totalmente conhecida. Incluem-se regiões específicas do córtex e dois locais primários no tronco encefálico inferior. Os neurônios no tronco encefálico que estão envolvidos na deglutição percorrem principalmente a região dorsal dentro e subjacente ao núcleo do trato solitário; na região ventral, circundam o núcleo ambíguo, assim como os neurônios em torno da formação reticular também estão envolvidos. As duas regiões estão representadas em ambos os lados do tronco encefálico e são interconectadas extensivamente, sendo que cada lado sozinho pode coordenar as fases faríngea e esofágica da deglutição (Fig. 3-6).[18] De acordo com Machado (1993),[8] o centro da deglutição no tronco encefálico situa-se na parte inferior da ponte. Guyton & Hall (2000)[5] referem que o centro da deglutição é formado por áreas do bulbo e da região inferior da ponte que participam do controle da deglutição. Os impulsos motores do centro da deglutição para a faringe e esôfago superior que provocam a deglutição são transmitidos sucessivamente pelos nervos cranianos trigêmeo, glossofaríngeo, vago e hipoglosso, e, em parte, pelos nervos cervicais superiores.

Embora várias regiões corticais e subcorticais modifiquem a atividade das vias de deglutição do tronco encefálico,

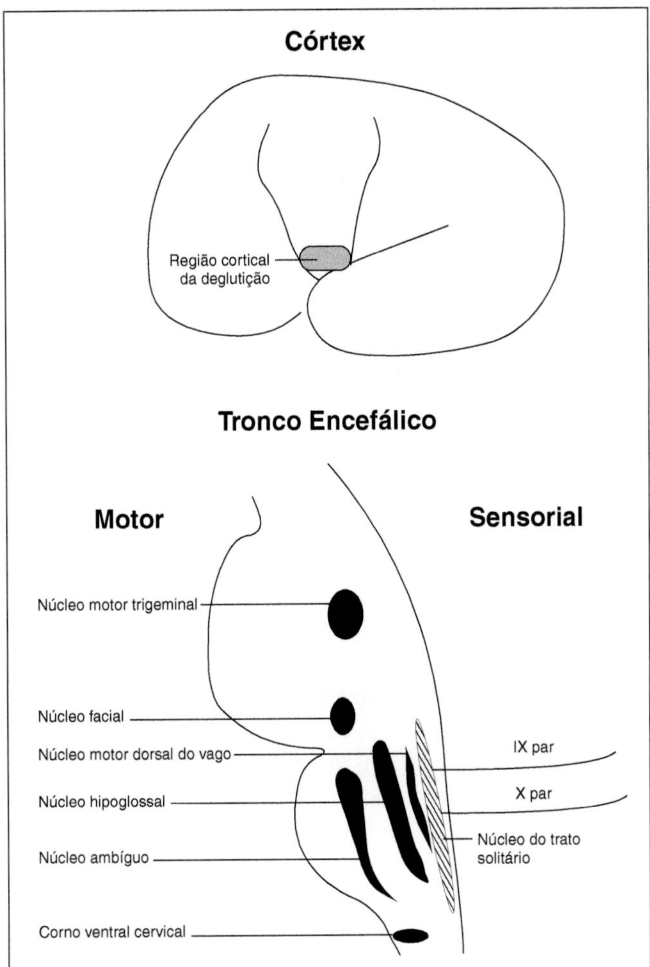

Fig. 3-6. Via da deglutição: diagrama esquemático das duas regiões primárias do SNC que compõem a via da deglutição envolvida com a fase faríngea. O tronco encefálico e a medula espinhal cervical contêm os núcleos motor e sensorial envolvidos com as fases oral, faríngea e esofágica. Uma região do córtex frontal, anterior ao córtex sensitivo-motor, teria quatro sub-regiões, onde se acha que poderia ocorrer a integração do controle total da deglutição. Esse diagrama não representa todas as vias neurais centrais que evocam a deglutição quando eletricamente estimuladas e que incluem regiões do hipotálamo, mesencéfalo e ponte. (Adaptada de Perlman & Schulze-Delrieu, 1997.)

regiões corticais específicas podem integrar-se com o TE inferior para ativar e controlar as fases da deglutição. A deglutição é facilitada pelos movimentos mandibulares e de elevação da língua, podendo ser iniciada por estímulos táteis, de pressão ou com líquidos na faringe. Isto significa que informações aferentes dessas regiões são críticas para o controle da deglutição normal. O fluxo de informação eferente da via central da deglutição origina-se de vários núcleos motores do tronco encefálico e de alguns motoneurônios espinais. Existe comunicação sináptica entre a via central da deglutição e os interneurônios do tronco encefálico que controlam a êmese e a respiração.[18,22]

Estudos detalhados sobre o córtex usando microeletrodos sugerem que ao menos quatro regiões corticais encontradas bilateralmente em torno do córtex frontal elicitam deglutição, quando estimuladas.[11]

Vias neurais do córtex ântero-lateral descem através da cápsula interna e regiões subtalâmicas para o nível da substância negra e região da formação reticular mesencefálica, área inferior da ponte, e desta área até o bulbo. Estimulação desta via corticobulbar, como estimulação de regiões corticais, evoca deglutição que é associada à mastigação. O limiar para evocar deglutição depende da freqüência do estímulo. A deglutição evocada através de estimulação de nervos sensitivos periféricos que inervam a maior parte da região orofaríngea é também freqüência-dependente. Esta dependência da freqüência de estimulação sugere que *inputs* corticobulbares descendentes e *inputs* sensitivos periféricos façam sinapse num grupo específico de interneurônios no TE inferior, que são ativados quando os *inputs* descendentes e/ou periféricos carregam o código excitatório correto.[18]

O centro do tegmento do tronco encefálico é chamado de formação reticular. Essa região é homóloga à substância cinzenta intermediária da medula espinal, que contém interneurônios responsáveis por gerar reflexos espinais e padrões motores simples, e recebe este nome devido à forma como os grupos de células e fibras nervosas estão organizados nesta região, dando à mesma uma aparência de rede. A formação reticular é altamente organizada e diferenciada, consistindo de populações distintas de neurônios com funções específicas. Neurônios na formação reticular bulbar ventrolateral são importantes para coordenar uma variedade de padrões motores estereotipados e comportamentos relacionados a funções do nervo vago. Esses incluem respostas gastrointestinais (tais como deglutição e êmese), atividades respiratórias (incluindo a iniciação e modulação do ritmo respiratório, tosse, soluço e espirro), e respostas cardiovasculares (respostas barorreceptoras e à isquemia cerebral e hipoxia). Muitos componentes dessas respostas requerem coordenação de diversos sistemas de órgãos e envolvem padrões complexos de resposta motora somática e autonômica, que são organizadas por grupos de neurônios na formação reticular. A formação reticular pontina e bulbar lateral contém neurônios que estão envolvidos com a coordenação de respostas motoras orofaciais. Entre essas respostas, as mais importantes são as atividades motoras que contribuem para o processo de alimentação: a mastigação é coordenada pelos neurônios adjacentes ao núcleo motor trigeminal (Figs. 3-2, 3-5 e 3-6); os movimentos labiais são coordenados pelos neurônios localizados próximos ao núcleo motor do facial (Figs. 3-2 e 3-6); e os movimentos da língua são coordenados pelos neurônios próximos ao núcleo do hipoglosso. Todos esses movimentos devem, não somente, ser coordenados entre eles (e com os movimentos respiratórios), mas também devem ser altamente responsivos ao retorno sensorial do núcleo do trato solitário (gustação) e do núcleo sensorial do trigêmeo (envolvido na textura e temperatura dos alimentos, assim como na posição mandibular).[6,8]

GUSTAÇÃO

A gustação, assim como o olfato, tem uma tarefa similar: detectar substâncias químicas do meio ambiente. De fato, apenas pelo uso destes sentidos, o SNC (sistema nervoso central) percebe o sabor. esses sentidos têm uma conexão forte e direta com as nossas necessidades internas mais básicas, incluindo sede, fome, emoção, sexo e certas formas de memória. Entretanto, os sistemas de gustação e olfato são separados e distintos, nas estruturas e mecanismos de seus receptores, na organização de suas conexões centrais e em seus efeitos sobre o comportamento. As informações neurais de cada sistema são processadas em paralelo e apenas unidas posteriormente em altos níveis, no córtex cerebral.[1]

Um sensível e versátil sistema de gustação foi necessário ao homem para distinguir entre novas fontes de alimentos e possíveis toxinas. Algumas de nossas preferências gustativas são inatas. Substâncias amargas são instintivamente rejeitadas: de fato, muitos tipos de venenos são amargos. Através da experiência, podemos modificar nossos instintos e aprender a tolerar e mesmo gostar do amargor de substâncias como o café e o quinino.[1]

Embora o número de substâncias seja limitado e a variedade de sabores pareça imensurável, é provável que somente sejamos capazes de reconhecer alguns sabores básicos. A maioria dos cientistas estima o número destes sabores em quatro ou cinco. Os quatro sabores básicos são salgado, azedo (ácido), doce e amargo. Um quinto sabor, menos familiar, seria o *umami*, que, em japonês, significa "delicioso"; ele é definido pelo gosto do aminoácido glutamato, glutamato monossódico, usado comumente na culinária asiática. Há vários tipos de evidência para os sabores básicos, a mais convincente das quais seria a comportamental. Quando se pede às pessoas para provar e comparar muitas substâncias, elas descrevem cada sabor dentro de uma das quatro categorias: salgado, azedo/ácido, doce ou amargo.[1]

Percebem-se os diferentes sabores da seguinte forma: primeiro cada alimento ativa uma diferente combinação de sabores básicos, ajudando a torná-la única. Segundo, muitas comidas têm um sabor distinto como resultado da soma de seu gosto e cheiro, percebidos simultaneamente. Terceiro, outras modalidades sensoriais podem contribuir para uma experiência gustativa. Textura, temperatura e a sensação de dor (V par craniano) são importantes. A sensação de dor é essencial para se sentir o sabor picante e estimulante das comidas preparadas com capsaicina, o ingrediente-chave nas pimentas.[1]

Degustamos com a língua, o palato, a faringe e a epiglote. Os aromas da comida também passam pela faringe rumo à cavidade nasal, onde podem ser detectados pelos receptores olfativos. A ponta da língua é a mais sensível para o sabor doce, o fundo para o amargo e as bordas laterais para o salgado e o azedo. Entretanto, isto não significa que sentimos "doce" apenas na ponta da língua. A maior parte da língua é sensível a todos os sabores básicos. O mapa da língua significa apenas que algumas regiões são mais sensíveis aos sabores básicos do que outras (Fig. 3-7).[1]

Espalhadas sobre a superfície da língua estão pequenas projeções denominadas papilas, as quais são classificadas quanto à sua forma em filiformes, valadas ou fungiformes. Cada papila tem de um a várias centenas de botões gustativos, visíveis apenas ao microscópio. Cada botão tem 50 a 150 células receptoras gustativas. Células gustativas constituem apenas cerca de 1% do epitélio lingual. Os botões gustativos possuem ainda células basais que envolvem as células gustativas, além de um conjunto de axônios aferentes gustativos. As pessoas possuem tipicamente entre 2.000 a 5.000 botões gustativos, embora algumas possuam tão poucos quanto 500, e outras, tantos quanto 20.000.[1]

As células do botão gustativo sofrem um constante ciclo de crescimento, morte e regeneração; a vida média de uma célula gustativa é de cerca de duas semanas. Este processo depende da influência dos nervos facial e glossofaríngeo, porque, se o nervo é cortado, o botão degenerará (Fig. 3-8).[1]

Os botões gustativos estão presentes na língua, no palato mole, na epiglote, na faringe e na laringe. Os que per-

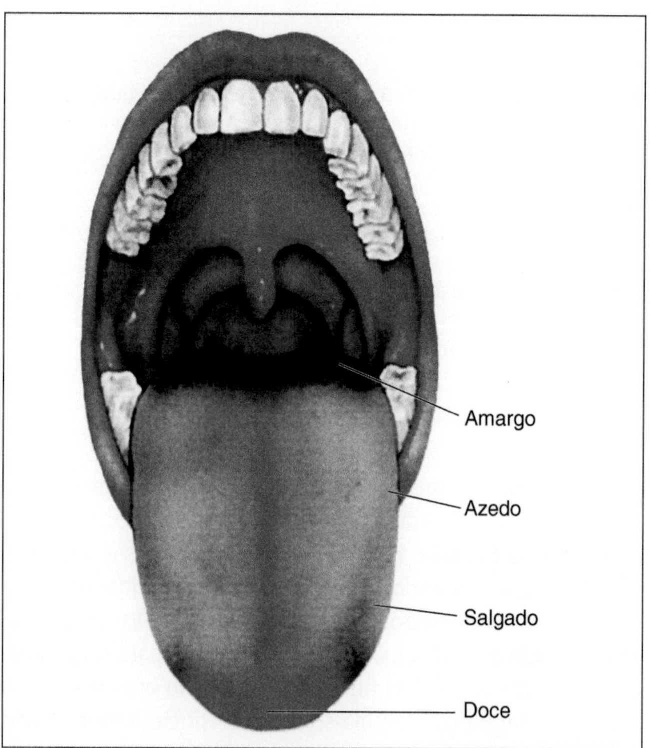

Fig. 3-7. Localização dos sabores básicos na língua: o centro da língua apresenta-se com poucos botões gustativos, sendo relativamente insensível aos sabores. (Bear, Connors & Paradiso, 2002.)

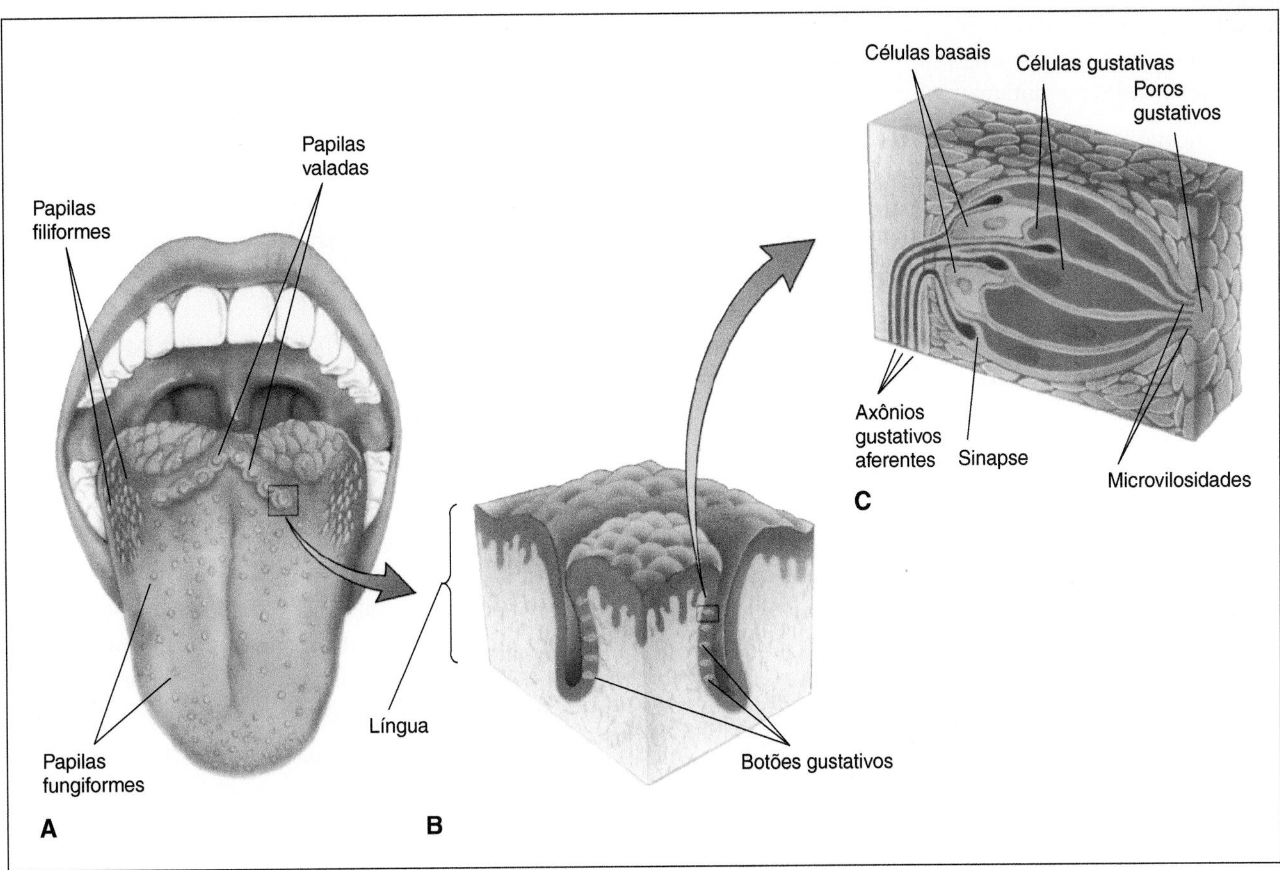

Fig. 3-8. Papilas linguais e botões gustativos. (Bear, Connors & Paradiso, 2002.)

tencem à língua estão agrupados nas papilas, enquanto os dos outros locais citados estão situados em epitélio pseudo-estratificado em colunas ou em epitélio estratificado escamoso, em vez de em papilas distintas. As células receptoras do gosto localizadas nos 2/3 anteriores da língua são inervadas pelo nervo corda do tímpano, um ramo do nervo facial. Os botões gustativos do terço posterior da língua são inervados pelo nervo glossofaríngeo. Botões gustativos também estão no palato e são inervados pelo nervo intermédio, componente do nervo facial. Os botões gustativos da epiglote e da laringe são inervados pelo nervo vago, enquanto aqueles da faringe são inervados pelo nervo glossofaríngeo.[10,12]

Quando os receptores gustativos são ativados por uma substância química apropriada, seu potencial de membrana muda, ou despolarizando-se ou hiperpolarizando-se. Esta mudança na voltagem é denominada potencial do receptor. Se o potencial do receptor é despolarizante e suficientemente grande, muitos receptores gustativos, assim como os neurônios, podem disparar potenciais de ação. De qualquer maneira, a despolarização da membrana promove a abertura de canais de Ca^{2+} dependentes de voltagem; o Ca^{2+} entra no citoplasma, desencadeando a liberação de moléculas de substâncias transmissoras. Esta é a transmissão sináptica básica de um receptor gustativo a um axônio sensorial. A identidade do transmissor químico é desconhecida, mas sabemos que excita a região pós-sináptica do axônio sensorial e faz com que dispare potenciais de ação, comunicando os sinais gustativos ao tronco encefálico.[1]

Mais de 90% dos receptores respondem a dois ou mais sabores básicos, e nota-se que mesmo a primeira célula no processo de gustação é relativamente não-seletiva a substâncias químicas. Entretanto, células gustativas e seus axônios correspondentes diferem grandemente em suas respostas preferenciais. Cada axônio gustativo é influenciado pelos quatro sabores básicos, mas cada um pode ter uma clara preferência. A resposta da célula aos diferentes tipos de estímulos químicos depende do mecanismo de transdução em cada célula.[1]

O processo pelo qual um estímulo ambiental (químico, mecânico) causa uma resposta elétrica em um receptor sensorial é chamado de transdução. Estímulos gustativos podem 1. passar diretamente através de canais iônicos (estímulos salgado e azedo); 2. ligar e bloquear canais iônicos (estímulos azedo ou amargo); 3. ligar e abrir canais iônicos (alguns aminoácidos) ou 4. ligar-se a receptores de membrana que ativam sistemas de segundos mensageiros que, por sua vez, abrem e fecham canais iônicos (estímulos doce, amargo e *umami*, que provêm do glutamato ou aspartato).[1]

O principal fluxo da informação gustativa é dos botões gustativos para os axônios gustativos primários, e daí para o tronco encefálico, depois subindo ao tálamo e, finalmente, alcançando o córtex cerebral. Três nervos cranianos contêm os axônios gustativos primários e levam a informação gustativa ao encéfalo. Os 2/3 anteriores da língua e do palato enviam axônios para a corda do tímpano (ver seu curso na orelha média: quando o nervo facial e o intermédio saem do tronco encefálico, atravessam o meato acústico interno e penetram no canal facial na parte petrosa do osso temporal). No canal facial, o VII par dá origem a três ramos: a) o nervo petroso maior; b) o nervo para o músculo estapédico; e c) o nervo corda do tímpano (que, ao sair da orelha média, une-se ao nervo lingual e recebe as sensações gustativas dos 2/3 anteriores da língua), que é um ramo do nervo facial. O terço posterior da língua é inervado por um ramo do nervo glossofaríngeo.

As regiões da glote e da epiglote enviam axônios gustativos para um ramo do nervo vago, enquanto aqueles da faringe direcionam-se para o nervo glossofaríngeo. Estes nervos estão envolvidos numa variedade de outras funções motoras e sensoriais, mas todos os seus axônios gustativos entram no tronco encefálico, reunidos num feixe, e fazem suas sinapses dentro do delgado núcleo gustativo, que é parte do núcleo do trato solitário no bulbo. O núcleo do trato solitário é composto por aferências primárias, transmitindo informações viscerais dos pares cranianos VII, IX e X para o núcleo solitário adjacente que circunda o trato e é seu local de terminação.

As vias gustativas divergem a partir do núcleo gustativo. A experiência constante do gosto é presumivelmente mediada pelo córtex cerebral. O caminho para o neocórtex via tálamo é uma via comum para esta e outras informações sensoriais. Neurônios do núcleo gustativo fazem sinapses com um subgrupo de pequenos neurônios do núcleo ventral póstero-medial (núcleo VPM), que é o núcleo do tálamo que lida com as informações sensoriais provenientes de parte da cabeça e para gustação; possui aferências para as porções trigeminais do lemnisco medial e trato espinotalâmico; para o núcleo do trato solitário e eferências para o córtex somatossensorial no giro pós-central; e para o córtex gustativo. Os neurônios gustativos do núcleo VPM enviam axônios ao córtex gustativo primário na área 43 de Brodmann (esta área corresponde ao córtex gustativo na ínsula, visualizada em peça anatômica afastando-se os lobos temporal e parietal – Fig. 3-9) e para as regiões insulo-perculares do córtex (a parte opercular é a porção mais caudal do giro frontal inferior, contendo a metade caudal da área de Broca, áreas 44 e 45 de Brodmann).

As vias gustativas para o tálamo e córtex são primariamente ipsolaterais aos nervos cranianos que as conduzem. Lesões no núcleo VPM ou no córtex gustativo, como resultado de um acidente vascular cerebral, por exemplo, podem causar ageusia (ou ageustia), a perda da percepção gustativa (Fig. 3-10).[1,10,12,15]

A gustação é importante para os comportamentos básicos, como o controle da alimentação e da digestão, as quais

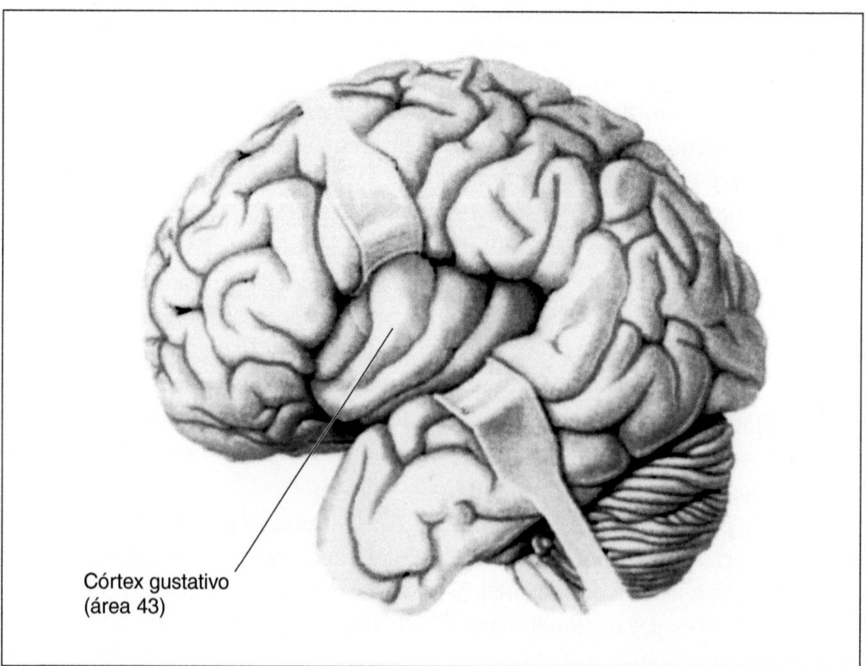

Fig. 3-9. Córtex gustativo: na ínsula, região que pode ser visualizada em peça anatômica afastando-se os lobos temporal e parietal. (Adaptada de Bear, Connors & Paradiso, 2002.)

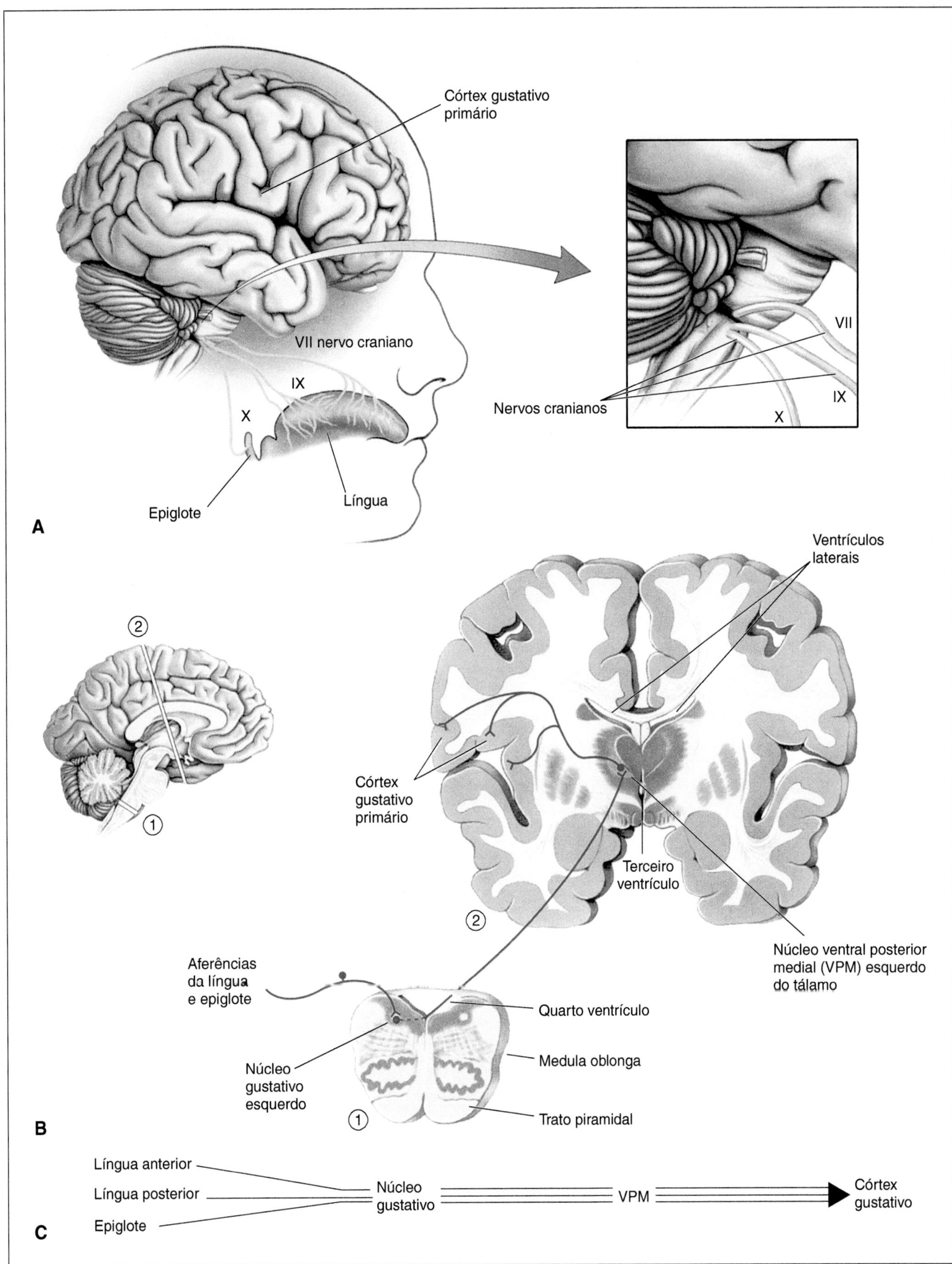

Fig. 3-10. Via da gustação. (Bear, Connors & Paradiso, 2002.) (Ver *Prancha* em *Cores*.)

envolvem vias gustativas adicionais. As células do núcleo gustativo projetam-se para uma variedade de regiões do tronco encefálico, principalmente no bulbo, envolvidas na deglutição, na salivação, no vômito e nas funções fisiológicas básicas, tais como a digestão e a respiração. Além disso, a informação gustativa é distribuída ao hipotálamo e regiões relacionadas na base do telencéfalo. Estas estruturas parecem estar envolvidas na palatabilidade dos alimentos e na motivação para comer. Lesões localizadas no hipotálamo ou no complexo amigdalóide (na amígdala – conjunto de núcleos situados na região rostral do lobo temporal) podem levar o animal a um estado de voracidade crônica, ou ao desinteresse pelos alimentos, ou à alteração de suas preferências alimentares.[1]

Muitos estudos têm mostrado que o *aprendizado de gosto aversivo* resulta de uma forma particular e robusta de memória associativa. Ela é mais efetiva para estímulos alimentares (ambas, gustação e olfato, contribuem); requer comumente uma pequena experiência (tão curta como uma única sessão); pode durar um longo tempo – mais de 50 anos em algumas pessoas. E o aprendizado acontece mesmo que haja uma longa demora entre o alimento e a náusea. Isto é obviamente uma forma útil de aprendizado. Um animal não pode correr o risco de ser um aprendiz lento quando novas comidas podem ser venenosas. Aversão por alimento pode ser um sério problema para pacientes sob quimioterapia ou radioterapia, quando a náusea induzida por estes tratamentos torna muitos alimentos não-palatáveis; e para bebês e adultos disfágicos e/ou portadores de refluxo gastroesofágico que têm experiências desagradáveis durante e/ou após as refeições.[1]

▶ REFERÊNCIAS BIBLIOGRÁFICAS

1. Bear MF, Connors BW, Paradiso MA. *Neurociências desvendando o sistema nervoso.* 2. ed. Porto Alegre: Artes Médicas, 2002.
2. Carpenter MB. *Core text of neuroanatomy.* 2. ed. Baltimore: Williams and Wilkins, 1978.
3. Fromm GH. *The medical and surgical management of trigeminal neuralgia.* New York: Futura Publishing Company, 1987.
4. Furness JB, Costa M. *The enteric nervous system.* London: Churchill Livingstone, 1987.
5. Guyton AC, Hall JE. *Textbook of medical physiology.* 10. ed. Philadelphia: WB Saunders Company, 2000.
6. Kandel ER, Schwartz JH, Jessell TM. *Principles of neural science.* 4. ed. New York: McGraw-Hill, 2000.
7. Macgilchrist AJ, Christensen J, Rick GA. The distribution of myelinated nerve fibers in the myenteric plexus of the opossum esophagus. *Journal of the Autonomic Nervous System* 1991;35:227-36.
8. Machado A. *Neuroanatomia funcional.* 2. ed. São Paulo: Atheneu, 1993.
9. Madeira MC. *Anatomia da face: bases anátomo-funcionais para a prática odontológica.* São Paulo: Sarvier, 1995. p. 147-66.
10. Martin JH. *Neuroanatomia: texto e atlas.* Porto Alegre: Artes Médicas, 1998.
11. Martin RE, Sessle BJ. The role of the cerebral cortex in swallowing. *Dysphagia* 1993;8:195-202.
12. Meneses MS. *Neuroanatomia aplicada.* Rio de Janeiro: Guanabara Koogan, 1999.
13. Miller AJ, Dunmire C. Characterization of the postnatal development of the superior laryngeal nerve fibers in the postnatal kitten. *Journal of Neurobiology* 1976;7:483-94.
14. Miller AJ, Loizzi RF. Anatomical and functional differentiation of superior laryngeal nerve fibers affecting swallowing and respiration. *Experimental Neurology* 1974;42:369-87.
15. Nolte J, Angevine JB. *The human brain.* St. Louis: Mosby, 1995.
16. Pansky B, Allen DJ, Budd GC. *Review of neuroscience.* New York: Macmillan, 1988.
17. Penfield W, Rasmussen T. *The cerebral cortex of man.* New York: Macmillan, 1952.
18. Perlman AL, Schulze-Delrieu KS. (Eds.). *Deglutition and its disorders anatomy, physiology, clinical diagnosis, and management.* San Diego: Singular Publishing Group Inc, 1997. p. 15-97.
19. Samii M, Jannetta PJ. *The cranial nerves.* Berlin: Springer-Verlag, 1981.
20. VanDaele DJ, Perlman AL, Cassel M. Contributions of the lateral hyoepiglottic ligaments to the mechanism of epiglotic downfolding. *Journal of Anatomy* 1995;186:1-15.
21. Vanderhorst VGJM, Terasawa E, Ralston HJ. Monosynaptic projections form the nucleus retroambiguus region to laryngeal motoneurons in the rhesus monkey. *Neuroscience* 2001;107(1):117-25.
22. Williams PL, Bannister LH, Berry MM *et al.* (Eds.). *Gray's anatomy.* 38. ed. New York: Churchill Livingstone, 1995.
23. Zemlin WR. *Princípios de anatomia e fisiologia em fonoaudiologia.* 4. ed. Porto Alegre: Artes Médicas, 2000.

CAPÍTULO

4

Oclusão Dentária e Deglutição

Gerto Horsto Arthur Zimmermann ◆ *Alexandre da Silveira Gerzson* ◆ *Solange Arthmar* (In Memoriam)

INTRODUÇÃO

Este capítulo tem como objetivo principal abordar alguns conhecimentos da área odontológica com o intuito de poder contribuir, com as áreas afins, para uma avaliação integrada de diagnóstico, além de uma compreensão interdisciplinar, ampliada, na tomada de decisão de tratamentos a serem oferecidos aos pacientes com disfagia.

A temática principal, a que fazemos referência, é a *oclusão dentária*. Porém, para um maior entendimento da importância dos dentes e sua relação com os processos de mastigação, deglutição, respiração, fonação, entre outros, abordaremos aqui em linguagem simples, mas com pretensão de ser a mais abrangente possível, desde os fenômenos embriológicos que ocorrem durante o desenvolvimento da face, cavidade oral e o surgimento dos dentes, até sua cronologia de erupção, posterior oclusão e seus tipos, bem como causas das perdas dentais, tipos e conseqüências, além de reabilitações protéticas e cirúrgicas. São seis os temas aqui abordados: 1. embriologia; 2. cronologia de erupção; 3. oclusão; 4. perda dental; 5. reabilitação protética; 6. últimas tendências na reabilitação protética.

EMBRIOLOGIA DENTAL

O desenvolvimento inicial da face e de seus tecidos se dá a partir de um movimento integrado de divisões celulares que transformarão o embrião em três camadas de células. A camada mais superior é denominada ectoderma, o folheto médio, mesoderma, e o mais inferior, endoderma. Cada um destes folhetos seguirá um caminho distinto na formação dos órgãos e tecidos do embrião. A partir de uma faixa mediana de células mesodérmicas, que se estende através de todo o comprimento do embrião, haverá a formação da placa neural no ectoderma da superfície. Após o dobramento desta placa ocorre a formação do tubo neural que futuramente dará origem aos principais componentes do cérebro, da medula espinhal e do tubo gastrointestinal.

Segundo Bhaskar (1989), após a migração das células das cristas neurais e da vascularização do mesênquima,* que delas deriva, uma série de excrescências ou protuberâncias, denominadas "proeminências faciais", marca o início do estágio da definição facial. Estas proeminências faciais ao se desenvolverem e fusionarem originarão os palatos primários e secundários.

O palato primário, tecido que surge da fusão destas proeminências, origina o teto da porção anterior da cavidade oral primitiva, assim como forma a separação inicial entre as cavidades oral e nasal. Ao que segue este estágio, os derivados deste palato primário darão origem a porções do lábio superior, maxila anterior, dentes e incisivos superiores.

O palato secundário e suas cristas, originários do crescimento das proeminências maxilares, darão origem à maior parte do palato duro e a todo o palato mole. Ambos os processos palatinos compõem a abóbada palatina, definindo a redução da comunicação entre a boca e as fossas nasais.

O desenvolvimento do maciço facial, segundo Brito (1998), já pode ser notado no início da quarta semana de vida intra-uterina. A boca primitiva será delimitada acima pelo processo nasofrontal, lateralmente pelos processos maxilares e inferiormente pelos processos mandibulares. Estes cinco processos inicialmente observados como saliências resultantes do crescimento mesodérmico formam os primórdios faciais.

Desde a terceira semana do embrião até a oitava semana ocorre o desenvolvimento completo da face. A face é formada pelo arco mandibular e pelo processo frontonasal que origina a fronte, o dorso e a ponta do nariz.

A partir da quarta semana os processos nasais mediais fusionam-se na linha mediana para formar o dorso e a ponta do nariz além do limite do lábio superior. Os processos nasais laterais originam as asas ou abas do nariz. Assim a fosseta olfativa invagina-se e forma as fossas nasais.

---

*O mesênquima é definido por Bhaskar (1989) como um tecido embrionário frouxamente organizado, em contraste com o epitélio,

À medida que os processos maxilares se desenvolvem para formar os maxilares, há, também, uma fusão com os processos nasais laterais para formar parte das bochechas, região malar e lábio superior. Já o processo mandibular, fusionado aos demais desde a quarta semana, constitui uma estrutura única formando a mandíbula, o lábio inferior e a metade inferior das bochechas. Até aqui se pode observar que há uma integração entre os vários processos que formam a face do embrião envolvendo os tecidos do mesoderma e ectoderma. Estes crescem e se diferenciam em estruturas que se unem ou se justapõem, até a oitava semana de vida intra-uterina. Nesta fase constata-se um crescimento menor da mandíbula em relação à maxila, cujo crescimento total ocorrerá até a 12ª semana.

Por volta da oitava semana de desenvolvimento definem-se as estruturas e os limites que constituem as paredes da cavidade bucal: a parede superior composta pelos palatos duro e mole; as paredes laterais pelas bochechas originadas pelos processos maxilares e mandibular; o assoalho da boca com a formação da língua; e a parede anterior formada pelos lábios superior e inferior, além da parede posterior limitada pela formação da membrana epitelial bucofaríngea, originária de células ectodérmicas e endodérmicas justapostas.

Nesta fase constata-se que as estruturas se unem ou justapõem, provenientes dos processos ectodérmicos ou mesodérmicos, para formar a face do embrião. Às uniões destas estruturas, que ocorrem por suas superfícies ectodérmicas, chamamos de suturas epiteliais. Estas suturas completam o desenvolvimento facial e posteriormente são destruídas por ação de células mesodérmicas.

O esquema da Figura 4-1 mostra as várias regiões (processos) que compõem o desenvolvimento completo da face que se dá por volta da 12ª semana de vida do embrião. Os limites entre os já referidos processos indicam as zonas de suturas epiteliais.

Durante o desenvolvimento do embrião poderão ocorrer anomalias nestas suturas, provocando fendas entre estes processos, principalmente alterações nas comissuras labiais, variando a amplitude do orifício bucal, ou mesmo fendas labiais uni ou bilaterais, bem como fendas palatais ou até mesmo fendas faciais oblíquas. Vejamos a Figura 4-2.

Segundo Bhaskar (1989), em qualquer fase do desenvolvimento embriológico podem ocorrer defeitos, porém, no processo facial os mais comuns são os dos palatos primário e secundário. As fendas labiais podem ser uni ou bilaterais decorrentes da redução de tecido mesenquimático entre o

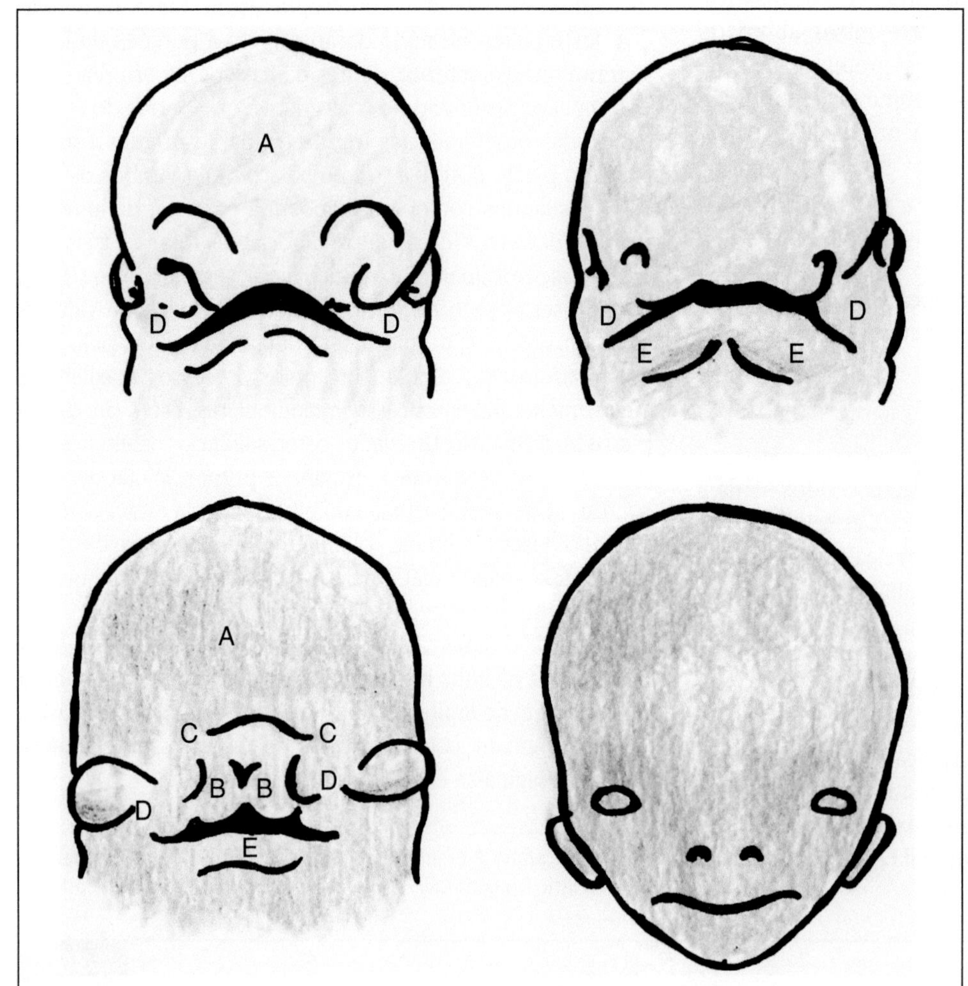

Fig. 4-1. *(A)* Processo frontal; *(B)* processo nasal medial; *(C)* processo nasal lateral; *(D)* processo maxilar e *(E)* processo mandibular. (Modificado de Ferreira FV. *Ortodontia: Diagnóstico e Planejamento Clínico*. Artes Médicas, 2001.)

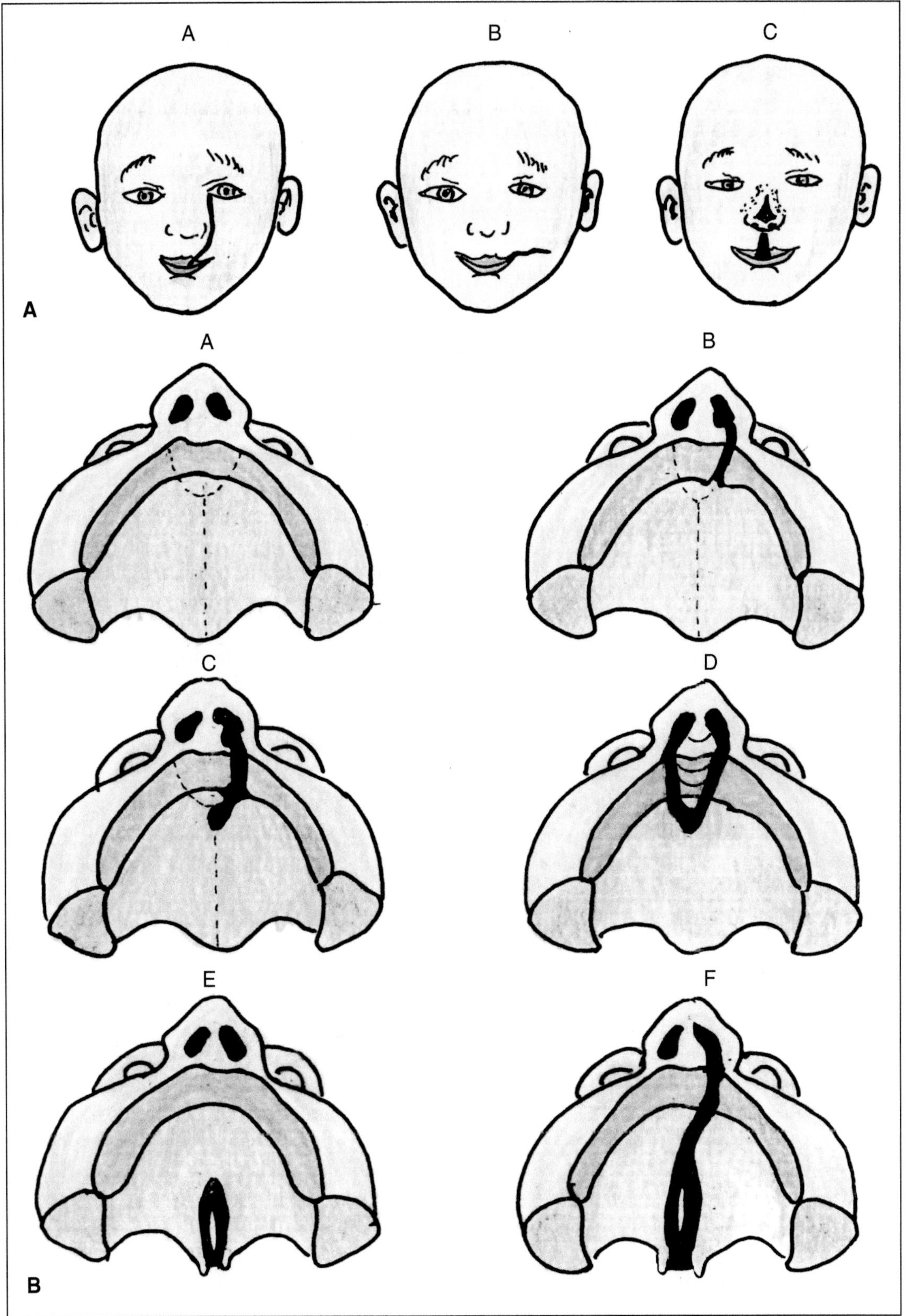

Fig. 4-2. (**A**) *A)* Fenda facial oblíqua; *B)* macrostomia unilateral; *C)* lábio leporino com nariz parcialmente fendido. (Modificado de Ferreira FV. *Ortodontia: Diagnóstico e Planejamento Clínico*. Artes Médicas, 2001.) (**B**) Representação de diferentes malformações congênitas envolvendo os processos palatinos e a pré-maxila. *A)* Aspecto normal; *B)* lábio fendido unilateral com comprometimento nasal; *C)* lábio fendido unilateral, interessando lábio, maxila e estendendo-se até a região da papila incisiva; *D)* lábio fendido bilateral, envolvendo a pré-maxila; *E)* fenda palatina simples; *F)* fenda palatina e lábio fendido unilateral. (Modificado de Ferreira FV. *Ortodontia: Diagnóstico e Planejamento Clínico*. Artes Médicas, 2001.)

ponto de fusão dos processos faciais, no palato primário; são as mais comuns na face. Já as fendas que envolvem o palato secundário, fendas palatais, constituem a segunda mais freqüente malformação facial em humanos.

A falta de união entre a proeminência maxilar e a proeminência nasal lateral origina a fenda facial oblíqua, de forma semelhante à falha na união entre a proeminência maxilar e o arco mandibular, que originam a fenda facial lateral chamada de macrostomia; estas são as mais raras deformidades.

A etiologia do palato ou lábio fissurado não é bem definida, mas segundo algumas pesquisas há possibilidade de existir uma causa hereditária, embora muitos outros fatores tais como doenças infecciosas da mãe, nutrição inadequada e outras alterações no desenvolvimento intra-uterino contribuam para causá-los. A seguir, abordaremos outra anomalia que pode ocorrer durante a junção dos processos ectodérmicos e mesodérmicos que formarão a face do embrião, a displasia ectodérmica.

É uma anomalia que afeta as estruturas ectodérmicas e que consiste na alteração de uma ou mais estruturas derivadas do ectoderma e ocasionalmente as de origem não-ectodérmica (Kupietzky e Houpt, 1995; Maia *et al.*, 1995; Salvatore e Couper, 1991; Tape e Tye, 1995). As mais comuns são a displasia do ectoderma hipoidrótica ou anidrótica, também conhecida como síndrome de Christ-Siemens-Touraine, e a displasia do ectoderma hidrótica. Na primeira observa-se uma desordem genética recessiva ligada ao sexo, enquanto na segunda ocorre uma transmissão genética autossômica dominante. Uma criança afetada por estas síndromes apresenta as seguintes características: uma testa proeminente, cabelo ralo e fino, depressão nasal, hipodontia e dentes cônicos. Tais características faciais podem ser graves ou discretas. A criança ainda poderá apresentar a pele seca devido à deficiência de glândulas sudoríparas. Podemos detectar as anomalias dentais a seguir: ausência completa das dentições decídua e permanente ou, como é mais comum, número reduzido de dentes. Há também a possibilidade de os dentes apresentarem defeitos na sua forma, adquirindo um formato cônico, ou falhas na superfície do esmalte, também conhecidas por hipoplasias, o que aumenta consideravelmente a suscetibilidade às cáries. Quando há muitas falhas de dentes, conseqüentemente o osso alveolar não se desenvolve, conferindo à criança um aspecto de envelhecimento semelhante ao de um idoso desdentado. A mucosa oral poderá apresentar-se seca, com a produção salivar diminuída, devido a deficiências nas glândulas salivares.

O diagnóstico poderá envolver a ausência de germes dentários ou dentes, a morfologia dos dentes, a secreção salivar e até falta de cabelo, dentre outros aspectos já mencionados.

Em virtude da excepcionalidade destes casos, fez-se necessário comentá-los nesta parte do capítulo. Embora raras, estas anormalidades congênitas comprometem a vida do indivíduo em intensidades que vão do discreto, e que permitem uma vida normal, até formas mais graves que podem causar restrições quanto à boa funcionalidade da fisiologia orofaríngea destes pacientes.

Procurando dar continuidade à embriologia da cavidade bucal, descreveremos, a seguir, os processos originários de suas estruturas anexas: língua, glândulas salivares e dentes.

A língua desenvolve-se entre a 4ª e 5ª semana de vida intra-uterina, após o surgimento de uma saliência mediana na superfície interna do arco mandibular, denominada tubérculo lingual medial. Sua origem provém de mitoses das células ectodérmicas de revestimento e do mesoderma do arco mandibular que também constituirão a mucosa lingual.

As glândulas salivares têm origem no ectoderma que reveste a cavidade bucal. Na quarta semana de vida intra-uterina, desenvolvem-se as glândulas parótidas. As glândulas sublinguais e as pequenas glândulas labiais, linguais, palatais e das bochechas diferenciam-se a partir da oitava semana.

Os germes dentários dos dentes decíduos e permanentes originam-se direta ou indiretamente de estruturas epiteliais laminares denominadas de lâmina dentária superior e lâmina dentária inferior. Estas lâminas unem-se ao epitélio da mucosa bucal por vestibular e lingual ou palatino, e direta ou indiretamente delas crescem protuberâncias epiteliais envolvidas por condensações de células ectomesenquimáticas, cada uma constituindo um germe dentário.

O desenvolvimento do germe dentário dá-se através de uma seqüência de estágios embriológicos até que se complete sua formação coronária.

Inicialmente se forma o broto maciço, aglomerado de formato esférico de células ectodérmicas, localizado de espaço em espaço junto ao bordo livre das lâminas sucessórias e no bordo profundo das lâminas acessórias, constituindo o órgão do esmalte. No próximo estágio este aglomerado transforma-se em uma estrutura de forma côncava semelhante a um capuz. Após, em um terceiro estágio de desenvolvimento do germe, onde o mesmo atinge a fase de campânula, o esmalte adquire sua forma mais próxima do que será sua superfície externa futura. No seu interior há uma papila dentária com concentração celular superficial que se constitui na camada odontoblástica responsável pela formação da dentina. No próximo estágio há a modelagem da coroa, onde se diferenciam os ameloblastos e odontoblastos, que formarão a superfície do esmalte com suas características de cúspides e sulcos, bem como formarão dentina e a zona de pré-dentina simultaneamente. Neste estágio a amelogênese estende-se a todo o epitélio interno, enquanto a dentinogênese ocorre em toda a papila dentária, encerrando-se esta etapa quando toda a porção coronária estiver formada de esmalte e dentina, originando uma cavidade central coronária que é a câmara pulpar, contendo a papila dentária reduzida, que mais tarde será transformada em polpa dentária da coroa (Fig. 4-3).

A formação da dentina envolve a produção de uma matriz orgânica colágena com posterior mineralização.

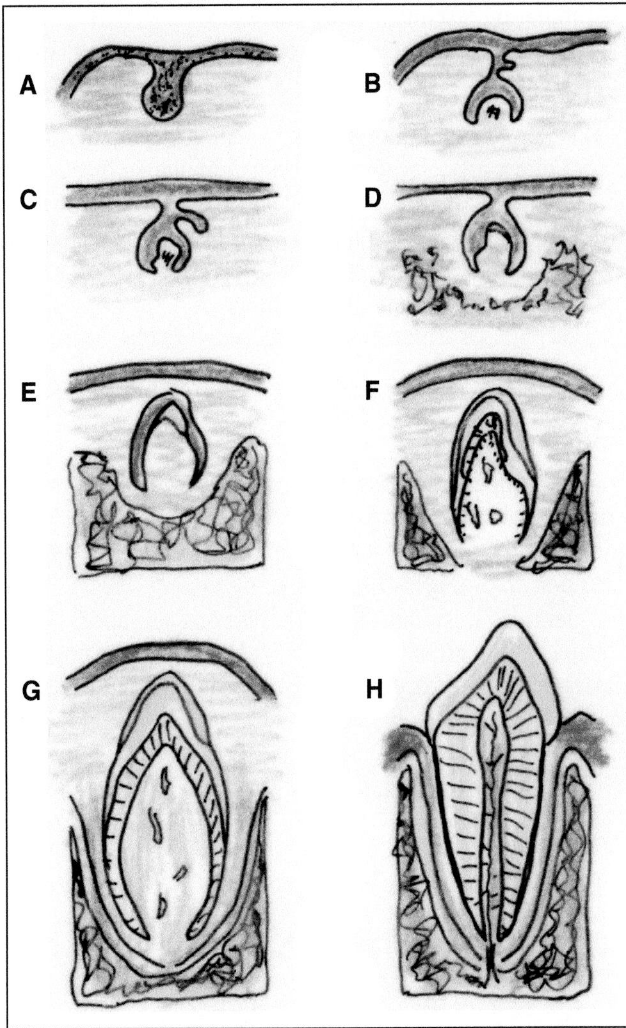

Fig. 4-3. Estágio inicial de formação dentária (**A-F**), seguido pelo estágio de erupção e irrompimento (**G-H**). Período aproximado de: (**A**) oito semanas; (**B**) dez semanas; (**C**) 11 semanas; (**D**) 12 semanas; (**E**) quatro meses; (**F**) seis meses; (**G**) oito meses. (Modificado de Moyers RE. *Ortodontia*. 4. ed. Rio de Janeiro: Editora Guanabara Koogan S.A., 1991.)

Ao final da fase de modelagem da coroa do germe dentário, inicia-se a atividade modeladora (bainha de Hertwig) na formação da porção radicular do dente, que é simultânea à erupção do dente. Portanto, durante a erupção dental ocorre, concomitantemente, a dentinogênese (formação) radicular, bem como vai se diferenciando a polpa radicular. Quando o dente entra em oclusão, apenas dois terços de sua raiz estão formados.

A camada de esmalte dentário, tecido de origem ectodérmica, diferencia-se dos demais tecidos duros, que são de origem mesenquimática. Caracterizado como o tecido mineralizado do organismo de maior dureza, compõe-se de 96% de substância mineral produzida pelos ameloblastos integrantes do epitélio interno do órgão de esmalte, a amelogênese, com posterior mineralização da matriz orgânica dos prismas.

Os cristais de apatita, durante sua formação na superfície externa, incorporam fluoretos, chumbo e zinco na sua estrutura molecular, o que os torna menos solúveis em água e mais resistentes a ácidos e com maior dureza. Na maturação do esmalte estes fatores são muito importantes em relação à prevenção das cáries.

Enfatizamos a importância da dieta da gestante de forma equilibrada e com alimentos ricos em sais minerais, garantindo assim a saúde futura do bebê. Após seu nascimento, outro fator importante para o perfeito desenvolvimento da cavidade oral e do aparelho respiratório é a amamentação que, através do reflexo de sucção, fortalecerá a musculatura que compõe a cavidade bucal, bem como auxiliará na definição da conformação dos ossos adjacentes.

CRONOLOGIA DE ERUPÇÃO DENTAL

Por volta dos seis ou sete meses de vida do bebê, erupciona no rebordo anterior da mandíbula, o primeiro dente decíduo (incisivo central) determinando desta forma o início da cronologia de erupção dentária.

A formação do dente é chamada de odontogênese e, ao iniciar-se a formação dos dentes decíduos, simultaneamente ocorre a odontogênese de alguns dentes permanentes. O fenômeno relacionado à erupção dos decíduos também é válido para as duas dentições e compreende todos os movimentos que o dente realiza durante o seu ciclo vital.

A erupção compreende, segundo Helson José de Paiva (1997), três fases: pré-funcional, funcional e pré-eruptiva. A fase pré-funcional inicia-se com a formação da raiz ou das raízes, e termina quando o dente atinge o seu antagonista. A fase eruptiva funcional parte da oclusão do dente com seu antagonista e da formação da raiz no seu terço mais apical e continua por toda a vida, com desgastes pelo uso contínuo. Já a fase pré-eruptiva ocorre quando os dentes decíduos e ou permanentes adquirem seu tamanho máximo e procuram ajustar-se nos alvéolos da mandíbula ou maxila, movimentando-se e colocando-se na posição ideal de erupção.

Dentição decídua

A seguir, apresentamos a cronologia de erupção dos dentes decíduos (de Logan e Kronfeld, modificado por Schour).

Dentes	*Mandíbula*	*Maxila*
Incisivos centrais	6,5 meses	7,5 meses
Incisivos laterais	7 meses	8 meses
1º molar	12-16 meses	12-16 meses
Canino	16-20 meses	16-20 meses
2º molar	20-30 meses	20-30 meses
Total	20 dentes decíduos	

Fonte: Serra OD, Ferreira FV. *Anatomia Dental.* 3. ed. São Paulo: Artes Médicas, 1981.

A dentição decídua caracteriza-se por suas peculiaridades: possui 20 elementos dentários, não apresenta curvatura em sua disposição no arco, não há muitas variáveis, em comparação à permanente, nas relações oclusais, e apresenta algo peculiar, os "espaços primatas", diastemas localizados entre os caninos e os primeiros molares na mandíbula e entre caninos e incisivos laterais na maxila (Fig. 4-4).

Segundo Baume LJ (1950), a dentição apresenta dois tipos de arcos.

- *Arco tipo I*: além dos espaços primatas, apresenta diastemas (espaços) na região anterior.
  - Diastemas na região anterior.
  - Mais favorável a um bom posicionamento dos permanentes anteriores.
- *Arco tipo II:* não apresenta diastemas, somente os espaços primatas.
  - Sem diastemas na região anterior.
  - Maior tendência de apinhamento na região anterior.

As funções dos dentes decíduos são as seguintes:

- Preparação mecânica dos alimentos.
- Manutenção de espaço para os dentes permanentes.
- Estimular o crescimento dos maxilares.
- Desenvolvimento da fonação e mastigação, além da estética.

O desenvolvimento muscular, concomitante ao dentário, faz com que a articulação temporomandibular se estabeleça numa posição mais vertical. A articulação dental inicia-se com a erupção dos incisivos na região anterior. Logo após, com o surgimento dos demais dentes decíduos, os músculos aprendem a efetuar os movimentos mandibulares funcionais, necessários para determinar as corretas relações maxilo-mandibulares.

Dentição mista

Durante a erupção dos dentes permanentes, há a fase mista da dentição na qual ocorre a esfoliação, ou seja, a troca dos decíduos pelos permanentes, e ambos os dentes são encontrados nos arcos (Fig. 4-5).

A dentição mista inicia-se por volta dos seis anos, quando erupcionam atrás dos molares decíduos os primeiros molares permanentes, tendo esfoliado ou não algum dente decíduo. Posicionados bem posteriormente nas arcadas den-

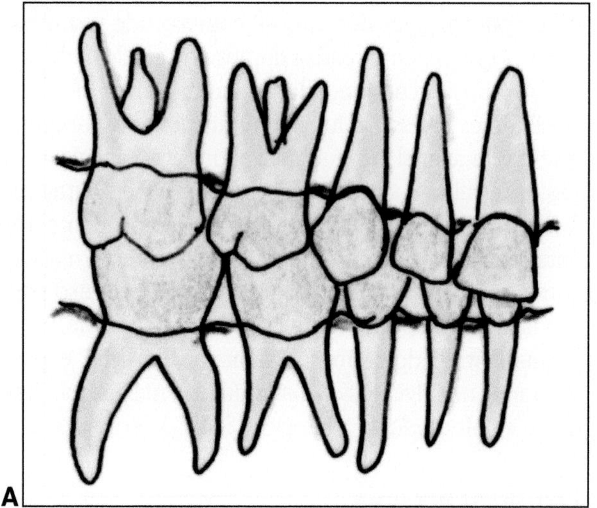

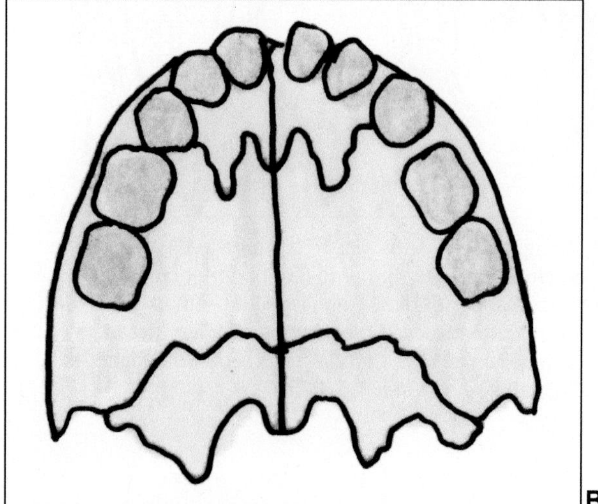

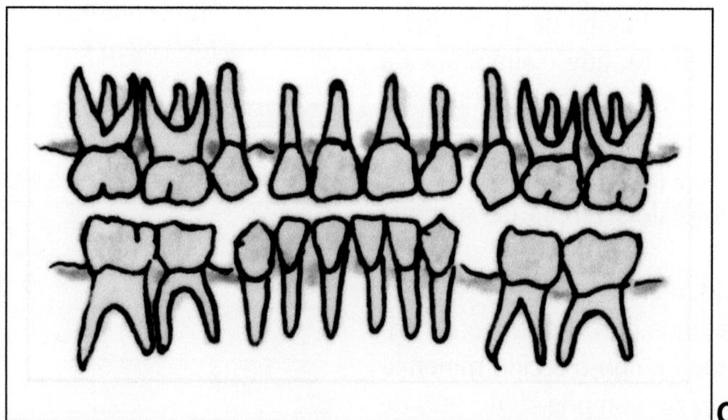

Fig. 4-4. (**A**) Dentes decíduos vistos lateralmente (por vestibular) em oclusão. (**B**) Arco dentário decíduo (Superior). (**C**) Espaços primatas em maxila e mandíbula. (Modificados de Ferreira FV. *Ortodontia: Diagnóstico e Planejamento Clínico.* Artes Médicas, 2001.)

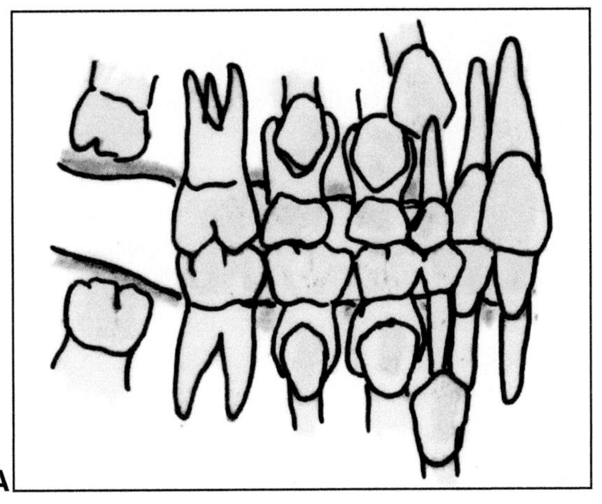
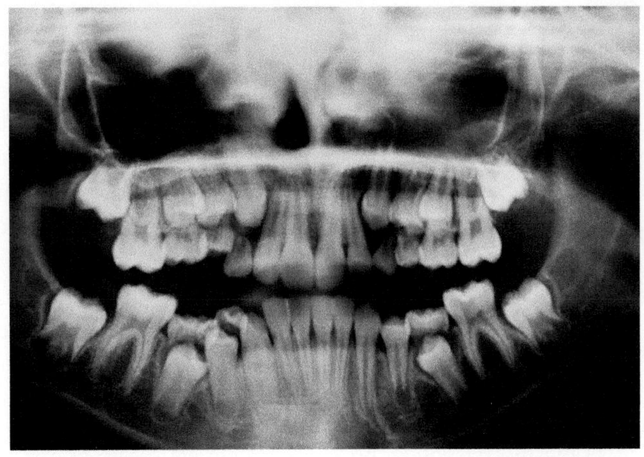

Fig. 4-5. (**A**) Pode-se visualizar, no aspecto radiográfico, a presença de dentes decíduos, germes dos permanentes e alguns dentes permanentes já irrompidos. (**B**) Esquema da dentição mista.

tais decíduas, os primeiros molares permanentes são os dentes mais importantes quando da definição da oclusão e sua normalidade. Os primeiros molares permanentes ficam assim definidos como os "dentes-chave" da oclusão dentária final.

A fase mista da dentição caracteriza-se por:

- Determinar a curva de Spee e Wilson.
- Modificar a articulação temporomandibular em função dos trespasses verticais e horizontais.
- Aumento em largura do arco dentário.

Nesta fase há o crescimento ósseo da maxila e mandíbula e o mesmo completa-se quando erupcionam os segundos molares permanentes, aproximando-se, assim, das características da dentição permanente.

Cabe aqui lembrar que, simultaneamente à erupção dental dos permanentes, ocorrem atividades fisiológicas de reabsorção da raiz dos dentes decíduos (onde a sua coroa dental cai posteriormente) ao mesmo tempo que se completa a formação da raiz do germe dental permanente, orientando o movimento do mesmo através do alvéolo ósseo.

Nesta fase de trocas dentais para definir a dentição permanente, em condições normais, há uma grande tendência dos dentes irrompidos a serem movimentados: pelos lábios, principalmente pelo músculo orbicular; pelas bochechas, pela atuação do músculo bucinador; pela língua, por objetos levados à boca (como a chupeta, por exemplo) ou outros hábitos parafuncionais, como veremos mais adiante.

Dentição permanente

A seguir, apresentamos o quadro demonstrativo de cronologia de erupção dos dentes permanentes (de Logan e Kronfeld, modificado por Schour).

Dentes	*Mandíbula*	*Maxila*
Incisivo central	6-7 anos	7-8 anos
Incisivo lateral	7-8 anos	8-9 anos
Canino	9-10 anos	11-12 anos
1º pré-molar	10-12 anos	10-11 anos
2º pré-molar	11-12 anos	10-12 anos
1º molar	6-7 anos	6-7 anos
2º molar	11-13 anos	12-13 anos
3º molar	17-21 anos	17-21 anos

Fonte: Serra OD, Ferreira FV. *Anatomia Dental.* 3. ed. São Paulo: Artes Médicas, 1981.

Completada a erupção de todos os dentes definitivos, teremos, então, a dentição permanente, que se caracteriza por possuir 32 elementos dentários. Há a possibilidade de ocorrer, em alguns indivíduos, agenesias (ausência congênita de um ou mais dentes) ou o surgimento de dentes supranumerários (dentes a mais na boca), o que é mais raro.

A dentição permanente adquire estabilidade quanto ao trespasse vertical e horizontal, a curva de Spee acentua-se e a inclinação dos dentes no sentido transversal define a chamada curvatura de Wilson.

No transcorrer desta fase de trocas dentais, de desenvolvimento e conformação da face e estruturas anexas, a criança, ou o adolescente na caminhada para a maturidade pode, através da idade dental, informar com melhor precisão, sob o ponto de vista clínico, a sua idade biológica e algumas implicações quanto à normalidade ou não do seu desenvolvimento.

Na dentição permanente se estabelecem os contatos dentários de oclusão e as implicações dos mesmos na funcionalidade dos movimentos da articulação temporomandibular além das implicações morfológicas que envolvem o sistema mastigatório (Fig. 4-6).

▶ OCLUSÃO DENTAL

Várias definições sobre oclusão, de diferentes autores, foram pesquisadas, porém, para facilitar o entendimento deste conceito utilizaremos a descrição de Angle na citação de Ramfjord/Ash (1987) onde oclusão é definida como as relações normais dos planos inclinados oclusais dos dentes, quando as maxilas são fechadas. O mesmo baseou-se no que considerava serem as relações morfológicas ótimas entre os dentes maxilares e mandibulares numa conotação estática e também funcional, já que ficam envolvidos os dentes e outros elementos do sistema mastigatório, quando ocorrem os vários movimentos. Para o autor Flavio Vellini Ferreira (2001), a oclusão normal ocorre quando os 28 dentes permanentes estão corretamente ordenados no arco, em harmonia com as forças dinâmicas e estáticas que sobre eles atuam; enfim, uma oclusão funcional, sadia e esteticamente atrativa.

A oclusão dentária normal é entendida como um complexo morfológico funcional constituído fundamentalmente pelos dentes em uma relação correta quanto aos aspectos oclusais e proximais, em harmonia com os ossos basais e demais ossos da face e do crânio e em equilíbrio com os órgãos e tecidos circundantes, principalmente com a articulação temporomandibular. Estas condições, acima descritas, são observadas tanto na dentição decídua quanto na permanente. Na fase que antecede à dentição decídua, fase pré-dental e na fase da dentição mista, a criança apresenta uma indefinição da oclusão.

O período que compreende desde o nascimento do bebê até o surgimento do primeiro dente decíduo é chamado período pré-dental. Nesta fase observam-se na cavidade oral rodetes gengivais da maxila e mandíbula que, ao se tocarem, mais posteriormente, determinam uma "mordida aberta" ou seja, nota-se um espaço entre eles na porção anterior. Ao alimentar-se, o bebê apresenta a língua entre estes rodetes gengivais, movimenta repetidas vezes o bolo alimentar entre eles, contraindo com grande intensidade os músculos faciais.

Quanto às características ósseas, a maxila está um pouco avançada na sua relação ântero-posterior com a mandíbula, a isto chamamos de retrognatismo mandibular fisiológico. É importante salientar que, com a amamentação, a mandíbula tende a se desenvolver. A articulação temporomandibular, neste caso, é plana. Posteriormente, com a erupção dos primeiros elementos dentários, há uma regulação neuromuscular em que os músculos adquirem funções, efetuando os movimentos fisiológicos necessários e definindo conseqüentemente a articulação temporomandibular.

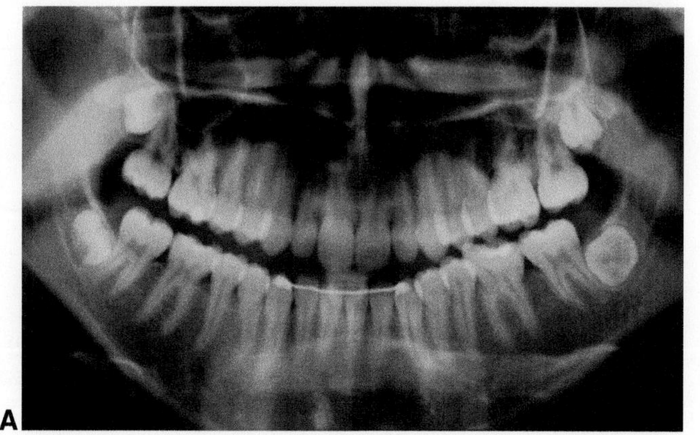

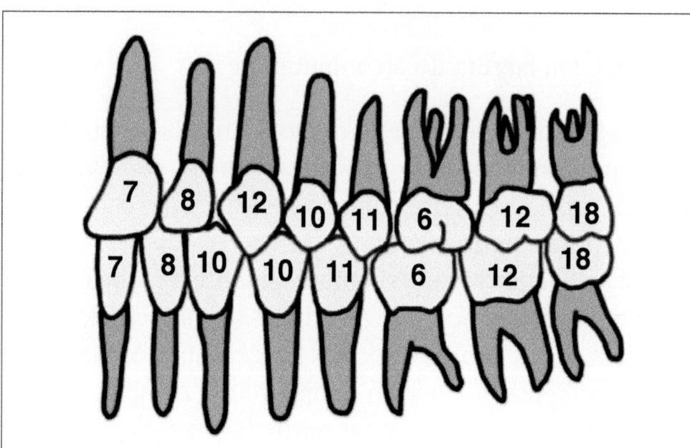

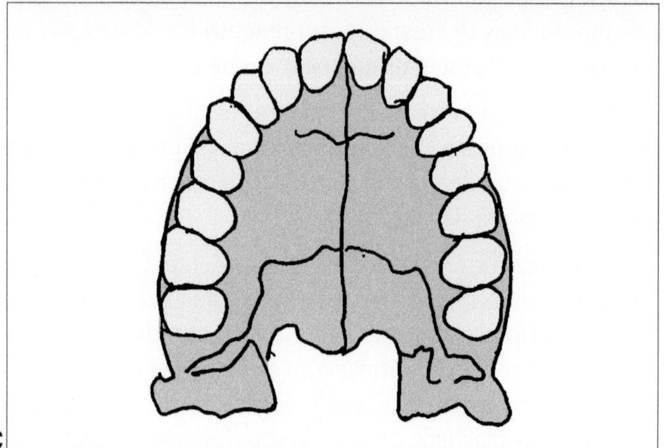

Fig. 4-6. (**A**) Radiografia panorâmica da dentição permanente. (**B**) Dentes permanentes vistos lateralmente (por vestibular) em oclusão. Os números representam a seqüência média de erupção dentária (em anos de idade). (Modificado de Ferreira FV. *Ortodontia: Diagnóstico e Planejamento Clínico*. Artes Médicas, 2001.) (**C**) Arco dentário permanente (superior). (Ver *Prancha* em *Cores*.)

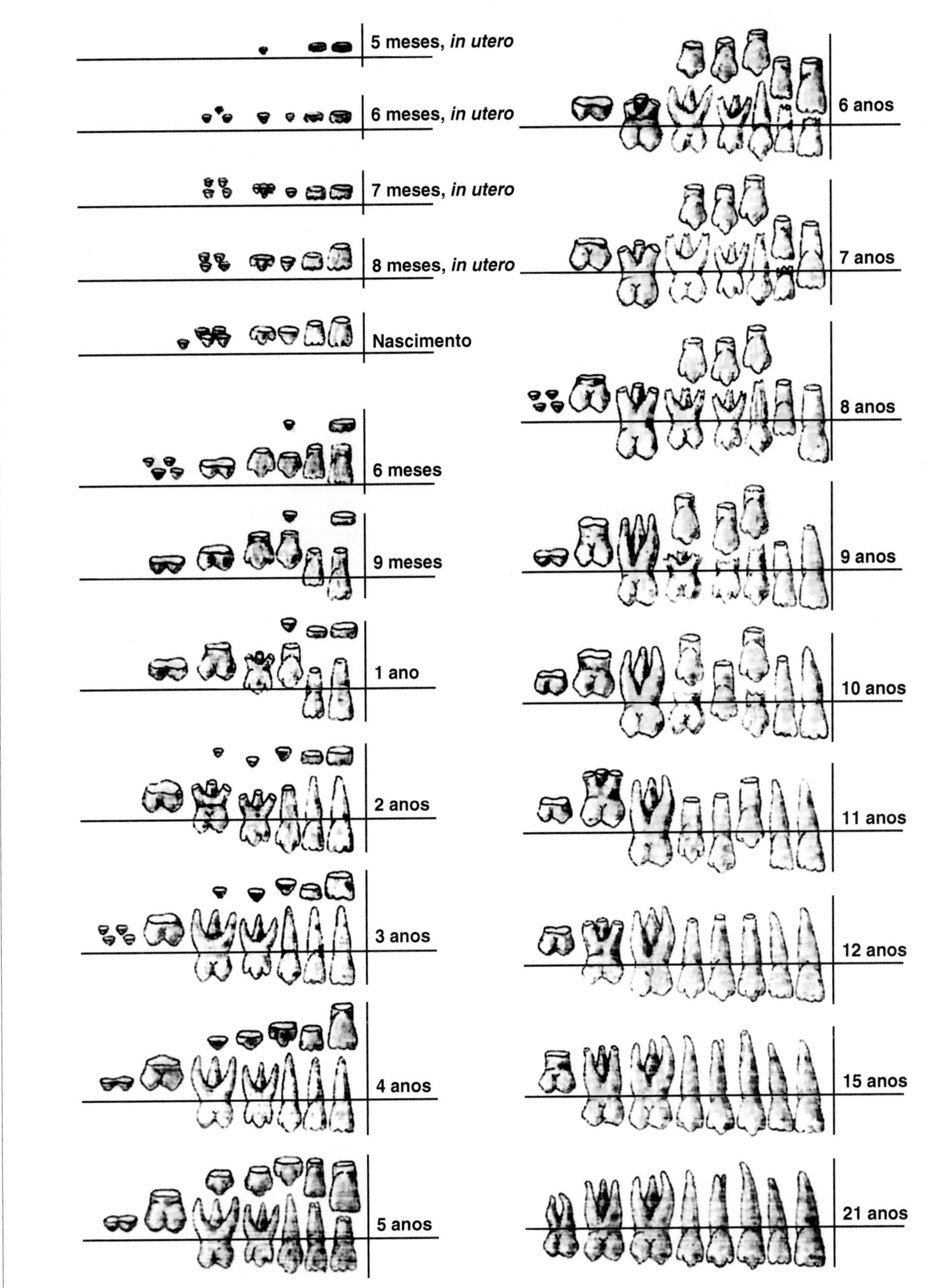

Fig. 4-6. *(Continuação)* (**D**) Estágios de formação dentária, da vida uterina até os 21 anos. (Modificado de Drum, W, Zahnmedizin Für Ärzte. Quintessence. 1972.) (Ver *Prancha* em *Cores*.)

Tipos de oclusão – características

Angle, segundo Ramfjord/Ash (1987), classificou as más oclusões sob o padrão dentário, porém há o padrão esquelético, somente visível pela análise cefalométrica. O padrão dentário orienta-se pelo padrão de relacionamento ântero-posterior da maxila e mandíbula. São três tipos distintos denominados de:

- *Classe I:* neutroclusão.
- *Classe II:* distoclusão.
- *Classe III:* mesioclusão.

A classe I, ou neutroclusão, abrange 50% da população, com má oclusão. Nota-se neste caso um bom relacionamento da maxila com a mandíbula, estabelecendo-se um perfil harmônico bem como uma relação molar normal, a cúspide mesiovestibular do primeiro molar superior permanente oclui no sulco mesiovestibular do primeiro molar inferior permanente. Pode existir neste tipo de oclusão uma diferença hereditária entre o tamanho da arcada e o tamanho dos dentes, além de: sobressaliência aumentada (*overjet*), giroversão (dente que girou ao erupcionar), apinhamento, diastemas (espaços entre os dentes), mordida aberta, mordida cruzada, sobremordida aumentada (*overbite*). O indivíduo, neste caso, apresenta uma musculatura facial normal, onde a dimensão vertical de oclusão e transversal da face, ou seja, a altura entre as duas arcadas em oclusão, é harmônica, apresentando um mínimo de complicações durante tratamento ortodôntico, como visto na Figura 4-7.

A classe II, ou distoclusão, tem por característica uma relação ântero-posterior anormal da maxila com a mandíbula. Observa-se uma maxila que cresceu muito ou uma mandíbula que não cresceu o suficiente. Esta alteração abrange 42% das más oclusões. O perfil do indivíduo é convexo e a relação dos molares está distalizada, onde o sulco mesiovestibular do primeiro molar permanente inferior oclui posteriormente a cúspide mesiovestibular do primeiro molar permanente superior, conforme Figura 4-8.

A classe II, de Angle divide-se em dois tipos: Classe II divisão 1 e classe II divisão 2. Na distoclusão divisão 1 observam-se incisivos superiores com bastante inclinação para vestibular. Os incisivos inferiores encontram-se em supraversão em direção ao palato onde a musculatura peribucal está anormal, com o lábio superior hipotônico e o inferior hipertônico. A face apresenta-se estreita e comprida e os arcos dentários, atrésicos, com a abóbada palatina ogival. Outras desarmonias podem estar associadas a este tipo de má oclusão, são elas: lábio superior curto, arco superior de formato triangular, aumento da sobressaliência, musculatura peribucal hipotônica, paciente respirador bucal, corpo da mandíbula encurtado e tendência de crescimento vertical. Quanto ao tratamento, a classe II divisão 1 apresenta-se mais complicada que a classe I.

Na classe II divisão 2 observa-se uma palatoversão dos incisivos centrais superiores e uma vestibuloversão dos incisivos laterais superiores e uma sobremordida profunda com uma curva de Spee acentuada. Neste caso, a musculatura facial não apresenta nenhuma anormalidade e o potencial de crescimento da mandíbula é normal, há somente uma diminuição da dimensão vertical de oclusão (sobremordida). A conformação facial é curta e larga.

A classe III de Angle, também definida como mesioclusão, caracteriza-se por um prognatismo mandibular ou uma retrusão maxilar com a mandíbula normal. Este caso é encon-

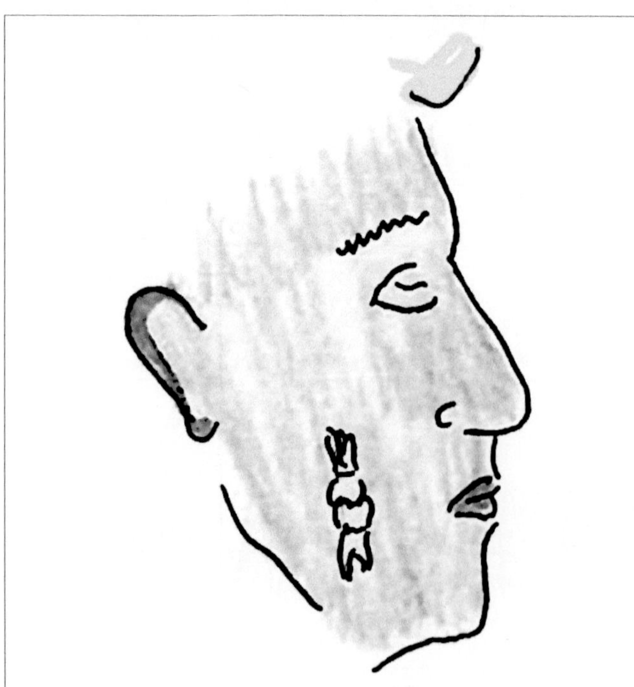

Fig. 4-7. Relação molar e aspecto facial da classe I de Angle.

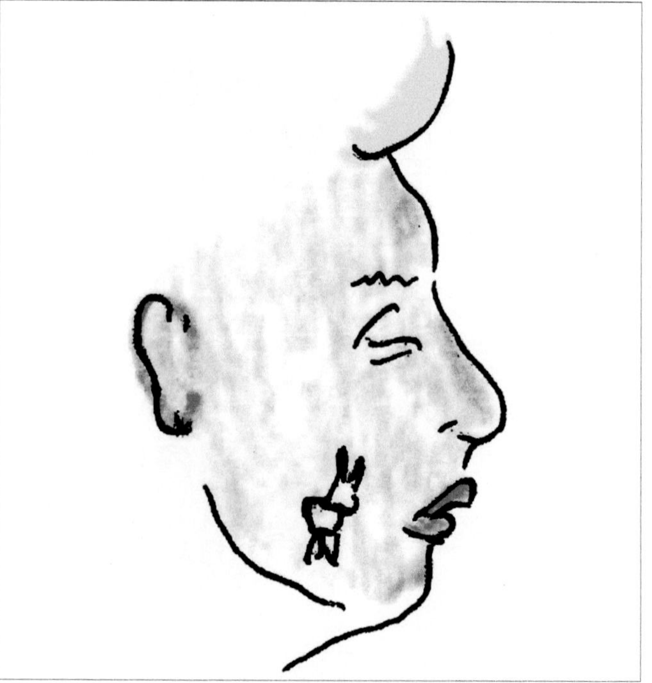

Fig. 4-8. Relação molar e aspecto facial da classe II de Angle.

trado em 3% dos indivíduos com má oclusão. Neste caso, o sulco mesiovestibular do primeiro molar permanente inferior oclui anteriormente à cúspide mesiovestibular do primeiro molar permanente superior, determinando a mordida cruzada anterior e/ou posterior, arcadas atrésicas e a musculatura labial alterada, o lábio superior hipertônico e o inferior hipotônico. A face do indivíduo é longa e estreita com o perfil tegumental côncavo (ver Fig. 4-9). Associadas a estas alterações podemos encontrar ainda as seguintes características: a língua encontra-se em uma posição mais baixa que o normal, mordida cruzada anterior com sobressaliência negativa, lábio inferior com hiperatividade, aumento do tônus muscular na região mentoniana, maxila hipodesenvolvida, e postura da língua expandida no assoalho bucal. É importante lembrar que a má oclusão classe III pode ser dividida em verdadeira, quando há o comprometimento das bases ósseas, e falsa, quando apenas há o comprometimento de estruturas dentárias.

As desarmonias na oclusão dentária podem ocorrer em apenas um dos lados da arcada. Algumas vezes observamos uma oclusão normal de um lado e uma alteração para mesial ou distal, ou de lateralidade, em outro. Nestes casos trata-se de uma subdivisão que poderá ser direita ou esquerda, como exemplo citamos: paciente classe II no lado esquerdo, e classe I no lado direito.

O tratamento para qualquer destas alterações de oclusão dependerá de diagnósticos clínicos e radiográficos e o mesmo poderá variar entre correções ortodônticas, quando são movimentados os dentes, cirurgias ortognáticas, quando são corrigidos os ossos, e soluções protéticas, além de um ou mais destes tratamentos estarem, algumas vezes, associados em um único caso. Salientamos que a boa oclusão dentária é muito importante para todas as especialidades de saúde, tanto quanto para a área odontológica, pois além da questão estética, distúrbios funcionais podem ser decorrentes da má oclusão, e muitos destes distúrbios podem ocorrer na deglutição, na respiração e na fonação.

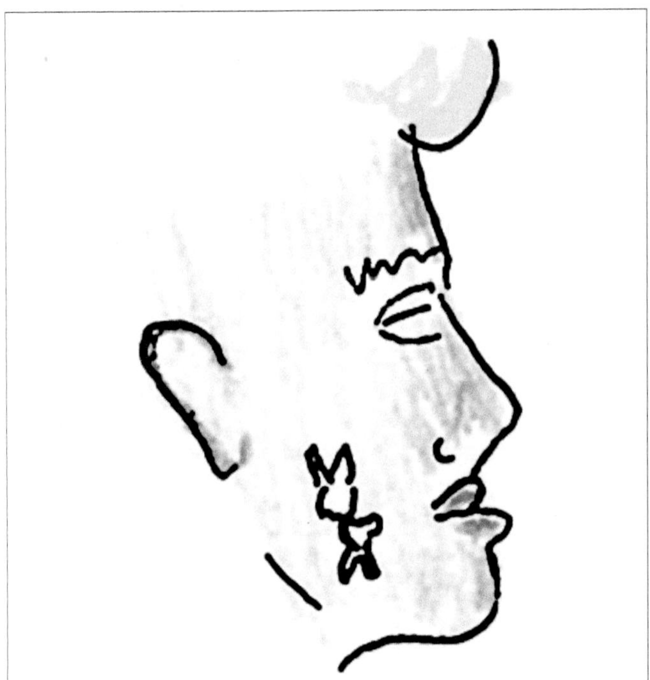

Fig. 4-9. Relação molar e aspecto facial da classe III de Angle.

Sabe-se que, aproximadamente, 70% das causas orais de disfagia estão relacionadas com a má oclusão dentária. Sabemos que apesar de termos o envolvimento de cinco pares cranianos no processo de deglutição, uma dentição harmônica e equilibrada se faz necessária. No momento que ocorrem falhas dentais, a língua tende a preencher os espaços vazios, podendo alterar a dinâmica da fala, levando a uma fonação com esforço. Esta fonação torna-se ainda mais dificultada quando são colocadas próteses mal adaptadas. Cabe aqui ressaltar o advento dos implantes dentários que perfazem, de maneira mais aproximada possível, as funções dos dentes naturais.

É importante comentarmos que muitos fatores podem originar transtornos oclusais, tais como: restauração e aparelhos protéticos ou ortodônticos inadequados, ajuste oclusal incorreto, deslocamento de dentes devido a processos inflamatórios ou proliferação tecidual neoplásica, fraturas acidentais, forma e posição inadequada de dentes, hábitos parafuncionais (que serão apresentados em uma abordagem especial a seguir), forma e posição atípicas de dentes, além de disfunções miofuncionais (dos tecidos moles). Neste caso, no desenvolvimento das más oclusões é importante observarmos o papel dos tecidos moles. A língua, os lábios e a maneira de respirar podem determinar a forma do arco e o alinhamento dental. No entendimento de Angle, as características da função do lábio podem constituir a causa do deslocamento dos dentes na posição de má oclusão que eles ocupam. Apenas poucos gramas de força são necessários para mover os dentes anteriores, porém a língua e os lábios exercem centenas de gramas de força sobre a dentição. A posição dos dentes pode ser, muitas vezes, reflexo do equilíbrio de forças entre eles. Várias pesquisas mostram que hábitos miofuncionais deletérios como má postura da língua e interposição lingual, respiração bucal e outros podem interferir negativamente na relação da intercuspidação dental. Portanto, tratar o mais precocemente possível as disfunções dos tecidos moles, ou seja, tão logo o problema se evidencie, também faz parte dos tratamentos padrões que serão adotados futuramente. A reeducação da musculatura oral poderá gerar uma maior estabilidade aos tratamentos ortodônticos, evitando recidivas após a remoção das contenções.

Hábitos parafuncionais prejudiciais à oclusão dental

A seguir, comentaremos alguns hábitos parafuncionais importantes e que podem, muitas vezes, ser observados clinicamente, quando detectamos casos de má oclusão.

Segundo Helson de Paiva (1997), as alterações de oclusão e suas conseqüências estão assim descritas:

A) **Sucção digital**: acarreta mordida aberta, e conseqüentemente deglutição atípica, protrusão maxilar, deformidade do palato duro com estreitamento dos assoalhos nasais (Fig. 4-10).

B) **Sucção de chupeta**: ocasiona diminuição da tonicidade dos lábios, língua protrusa, mordida aberta, palato ogival, pequeno desenvolvimento da mandíbula e protrusão dos incisivos superiores.

C) **Interposição lingual**: acarreta problemas nas funções lingual e labial durante fonação e deglutição, além de interferir na posição dos dentes e forma das arcadas, bem como seu crescimento. Neste caso pode ocorrer mordida aberta, mordida cruzada lateral, más oclusões classe II e III, sobremordida, diastemas e hiperplasia mandibular.

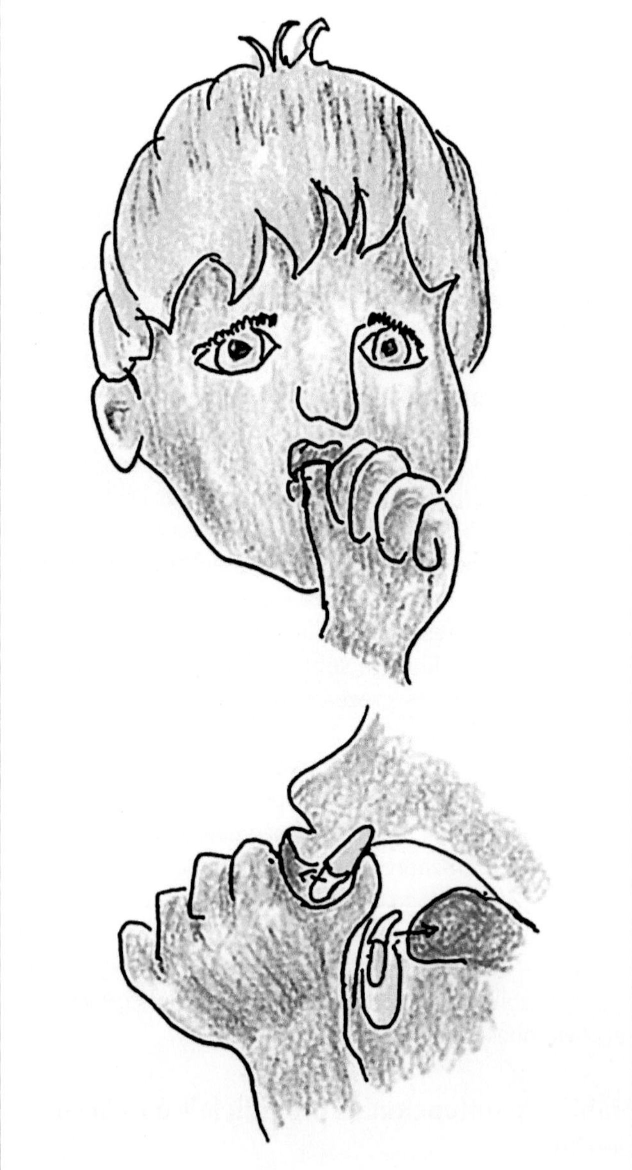

Fig. 4-10. Hábito de sucção digital. (Modificado de Ferreira FV. *Ortodontia: Diagnóstico e Planejamento Clínico.* Artes Médicas, 2001.)

D) **Deglutição atípica**: caracteriza-se pela pressão constante da língua contra os dentes, tanto anteriores quanto laterais, em uma ou ambas as arcadas. Muitos são os fatores que acarretam esta alteração, que podem ser: amígdalas ou adenóides hipertrofiadas ou infectadas, desvios de septo nasal, alergias respiratórias, sucção digital, de língua, lábio ou bochecha, freio lingual curto, alterações morfológicas das arcadas e outros. Observa-se, nestes casos, dificuldade do paciente em pronunciar corretamente o som de alguns fonemas como, "te", "de", "ne", "se" e "ze".

E) **Onicofagia**: hábito de roer unhas geralmente aparece na infância e denota ansiedade, ocasionando estalidos na articulação temporomandibular (por deslocamento anterior do disco) ou dor pré-auricular, além de desgastes nos bordos incisais.

F) **Mordedura e sucção dos lábios**: hábito este decorrente, também, de estados de ansiedade, podendo estar associadas à respiração bucal quando os lábios se encontram excessivamente secos; às vezes observamos desgaste, no nível das bordas incisais dos dentes anteriores, devido à pressão sobre os lábios e até mesmo sua vestibularização.

G) **Hábitos posturais**: tais como o apoio da face sobre a palma da mão enquanto a pessoa está distraída ou suporte facial sobre objetos, constituem exemplos de atitudes danosas ao aparelho estomatognático, por causar forças inadequadas sobre a articulação temporomandibular.

H) **Bruxismo**: apertamento ou ranger dos dentes durante movimentos não-funcionais do sistema mastigatório, podendo ocorrer durante o sono, constituindo-se em uma das parafunções mais comuns entre os pacientes, atualmente.

Considerado como uma conseqüência psicossomática, o bruxismo é um dos mais destrutivos hábitos da cavidade bucal, porque ocorre de forma constante disfuncional e utiliza forças excessivas para os tecidos dentais e periodontais em maior ou menor grau, dependendo da persistência, duração e intensidade do hábito. Observam-se severos desgastes oclusais, ou fratura de dentes que acarretam mudanças adaptativas das articulações temporomandibulares: efeitos na musculatura também são detectáveis. Podem ocorrer, em casos mais intensos, dores de cabeça, principalmente na região temporal, por compressão dos tecidos moles que envolvem a ATM, hipertonismo dos músculos elevadores da mandíbula, bem como hipertrofia dos masseteres, além do aparecimento de ruídos articulares durante abertura e fechamento da boca e ação mastigatória.

l) **Respiração bucal:** mais comum na infância, esta síndrome, se não diagnosticada logo cedo, poderá acarretar graves alterações oclusais.

O aspecto facial do respirador bucal é bastante característico, em que a posição lingual é bastante baixa e protrusiva, os lábios não se tocam e a boca está permanentemente aberta; a face está aumentada em seu terço inferior, há o aspecto de olhar caído e nítida elevação das narinas. Na observação intra-oral verificam-se palato alto e profundo, lábios hipotônicos e ressequidos, incisivos superiores com uma inclinação vestibular, arcada superior atrésica (estreita), língua hipotônica, queixo para trás. Podem ocorrer nos indivíduos, em decorrência deste hábito, doenças respiratórias, otites, ronco, apnéia, alterações comportamentais tais como ansiedade, irritabilidade, dificuldade de concentração, distúrbios do sono, problemas posturais, além de distúrbios alimentares, já que comer e respirar pela boca torna-se muito complexo.

As causas que originaram a respiração bucal podem estar relacionadas com o uso inadequado da mamadeira, principalmente quando substitui o aleitamento materno, além de rinites, reações alérgicas, hipertrofia das adenóides ou desvio de septo. O tratamento, neste caso, é interdisciplinar, há a necessidade de correção ortodôntica e/ou ortopédica facial para adequar as estruturas ósseas e respiratórias a uma conformidade que facilite a respiração, além da correção dos dentes em uma oclusão normal, associados ao tratamento de médicos, fonoaudiólogos e fisioterapeutas.

No que se refere à terapêutica dos hábitos descritos anteriormente, podemos sugerir correção ortodôntica no caso da interposição lingual; aparelhos de contenção de força, placas miorrelaxantes e protetoras, no bruxismo; e orientar o paciente, reduzindo sua ansiedade e conscientizando-o da existência do hábito, a fim de eliminá-lo.

O fundamental, além da terapêutica destes hábitos, é tentar preveni-los.

Orientação aos futuros pais sobre as causas que levam uma criança a adquirir tais hábitos pode amenizar os possíveis danos à dentição e à oclusão, além dos agravos à saúde em geral, que deles decorrem.

Os hábitos de sucção surgem do reflexo de sucção que se manifesta ainda na vida intra-uterina, pois é um dos primeiros padrões comportamentais exibidos tanto pelo feto, quanto pelo recém-nascido.

Sabe-se que muitos exames de ultra-som registram a partir do sétimo mês de gravidez imagens de fetos sugando o dedo, lambendo o cordão e até deglutindo líquido amniótico. Portanto, sugar é um instinto básico de sobrevivência que visa a busca pelo alimento, ou seja, o leite materno através da amamentação. Também há uma associação entre este instinto e a saciedade de uma necessidade, gerando fonte de prazer e segurança à criança. Além disto, durante os primeiros meses de vida a criança inicia os movimentos de coordenação entre mãos (tato) e aquilo que vê (visão) e procura investigá-los, junto à boca. Esta é a fase oral em que o bebê descobre os objetos levando-os até a boca, devido à intensa sensibilidade dos lábios e da língua ao toque.

Em virtude destas sensações agradáveis, o bebê procura experimentar os objetos através da cavidade oral. O ato de sugar e seu uso contínuo sem o objetivo de alimentar-se podem se transformar em um hábito nocivo de chupar chupetas, dedo, mamadeira por muitas horas diárias, durante longos anos, suprindo muitas vezes carências emocionais ao conferir-lhe momentaneamente prazer e tranqüilidade diante de frustrações e adversidades. Alguns hábitos bucais podem ser dele decorrentes, anteriormente já comentados, tais como projeção da língua, respiração bucal, interposição e mordedura de lábios.

O grau dos agravos decorrentes destes hábitos dependerá da continuidade com que são manifestos, da freqüência e do tempo desta atividade, da intensidade do ato de sugar, da idade da criança, do grau de tonicidade de sua musculatura perioral e de suas características de crescimento em geral.

Todos estes fatores podem resultar em diferentes tipos de má oclusão, com efeitos deletérios na dentição, na musculatura perioral e nas estruturas físicas envolvidas. Observa-se, nestes casos, mordida aberta anterior, inclinação vestibular dos incisivos centrais superiores com diastemas e retroinclinação dos incisivos inferiores, hipotonicidade do lábio superior, mordida cruzada posterior, aumento da sobremordida, estreitamento do arco dental superior, com conseqüente aprofundamento do palato duro em função da alta atividade muscular na região de molares durante a sucção, desenvolvimento da interposição lingual e alteração nos padrões de deglutição, além de efeitos sobre a respiração e alteração na articulação e pronúncia das palavras.

O hábito da sucção digital é mais nocivo que o da chupeta, bem como mais difícil de ser removido. Se estes hábitos forem extintos antes dos três anos de idade, ainda durante a primeira dentição da criança, há maior possibilidade de revertermos uma mordida aberta. Neste caso de hábito de sucção digital, geralmente a polpa do dedo polegar está voltada para o palato, estando apoiado sobre os incisivos inferiores atuando como uma alavanca, em que a língua com seus movimentos de pressão se posiciona entre o polegar e os incisivos inferiores. Pode-se encontrar mais raramente este hábito com o dedo polegar voltado para os dentes inferiores, forçando-os para vestibular.

Os problemas decorrentes são tão danosos aos dentes, lábios, arcadas e tecidos periorbiculares que há possibilidade de interferir no desenvolvimento craniofacial da criança. Portanto, a remoção destes hábitos antes mesmo dos 3 ou 4 anos faz-se necessária. Quanto mais previamente os pais agirem para remover o hábito já instalado, mais benéfica será a reestruturação dentária, óssea e muscular da criança.

Por volta dos 6 a 7 meses, quando erupcionam os primeiros dentinhos decíduos do bebê, estabelece-se um marco importante na sua alimentação, onde se inicia o ato de mastigar alimentos mais sólidos. Neste momento é propício reduzir o uso freqüente de chupetas e mamadeiras, introduzindo o uso de copos e colherinhas para alimentá-lo. A atividade constante da mastigação e deglutição concomitante à respiração, nesta fase, auxiliará na maturação da fisiologia de seu sistema estomatognático como um todo.

É importante informar aos pais que o uso da chupeta tem de ser de maneira disciplinada, harmonizando a necessidade com a saciedade, evitando ofertá-la a toda hora ou deixando-a sempre ao alcance da criança, pois se sabe que a mesma por volta dos 18 meses já apresenta suas necessidades e instintos neuromusculares orais supridos, demonstrando um equilíbrio orgânico e maturidade no seu crescimento, não necessitando mais de chupeta e mamadeira.

Quando estimulamos a criança a se alimentar normalmente, há todo um exercício da sua musculatura perioral, da articulação temporomandibular, da articulação dental, essencial para o estabelecimento de uma fisiologia correta de mastigação, deglutição, respiração e fonação.

Enfatizamos que a amamentação fornece através do leite materno os nutrientes necessários ao metabolismo em franco desenvolvimento do lactente, e confere, também, incomparável proteção imunológica. Nesta fase inicial, que vai até os 4 a 6 meses, o bebê praticamente se alimenta de leite materno e pratica, durante este ato de sugar, o exercício natural apropriado para o perfeito desenvolvimento craniofacial e de todos os tecidos moles adjacentes.

Sugere-se que, no caso de aleitamento artificial, sejam utilizadas mamadeiras com bicos anatômicos, com seu formato, como mostrado na Figura 4-11, semelhante ao do seio materno. O aumento da perfuração do "bico" está totalmente contra-indicado, pois a criança não tem o estímulo de sucção adequado ao seu desenvolvimento, podendo ocasionar distúrbios de deglutição.

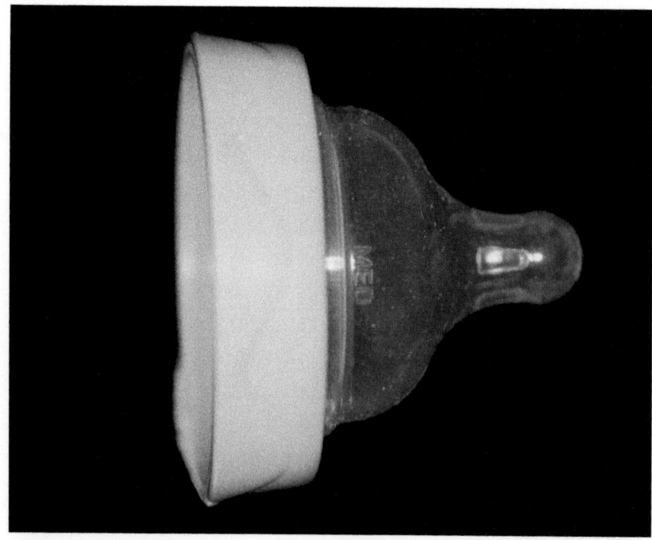

Fig. 4-11. Bico de mamadeira ideal, pois é semelhante ao seio materno, o que proporciona um estímulo de sucção mais adequado ao desenvolvimento.

A chupeta, utilizada como artifício para atender à necessidade de sugar do bebê, deve ser preferencialmente "ortodôntica", com formato anatômico que se adapta à cavidade bucal da criança, permitindo uma adaptação ao palato e à língua acompanhando a anatomia dos movimentos do ato de sucção (Fig. 4-12).

Salientamos que a fase mais oportuna para a remoção de hábitos de sucção não voltados para a nutrição é o período que se caracteriza pela fase do desmame, onde a criança já está apta para beber, mastigar e deglutir os diferentes alimentos, evitando-se os efeitos nocivos aqui já comentados.

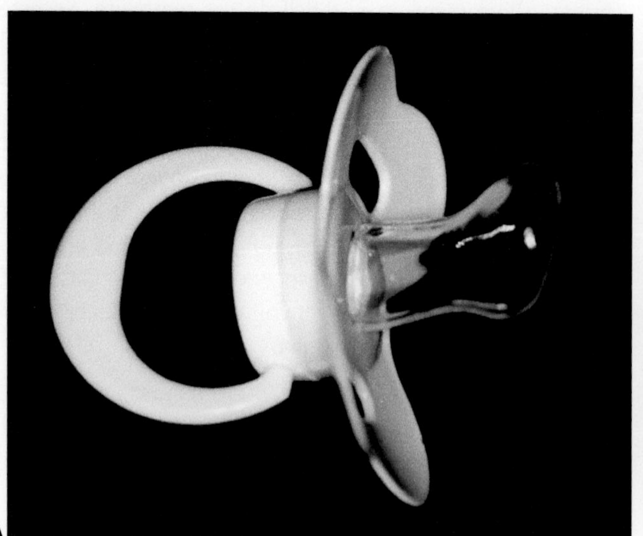

A

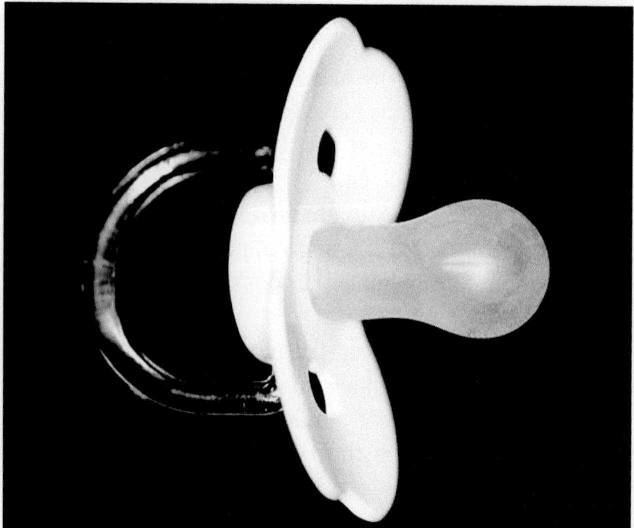

B

Fig. 4-12. (**A**) Bico ortodôntico e (**B**) convencional. A chupeta ortodôntica permite um contato da língua ao palato mais adequado durante a deglutição.

▶ PERDA DENTAL – CAUSAS E CONSEQÜÊNCIAS

Outros fatores, também importantes, que podem causar desarmonia na oclusão dental são as cáries, as perdas dentais e a perda de suporte periodontal.

Uma das causas mais comuns de desarmonia oclusal está relacionada com a perda dental, sem posterior substituição por prótese. São várias as seqüelas que se apresentam após a extração de um elemento dental; podemos detectar alterações no arranjo oclusal dos dentes remanescentes, tais como: inclinação dos dentes vizinhos com a intenção de fechar o espaço da perda, extrusão do dente antagonista, perda de dimensão vertical de oclusão, reabsorção óssea com conseqüente retração gengival dos dentes adjacentes, além de interferência significativa nos arranjos oclusais dos dentes remanescentes, podendo restringir deslizamentos funcionais da mandíbula de lateralidade, protrusivos ou retrusivos. O exemplo mais comum é a perda do primeiro molar permanente superior ou inferior, pois se trata do primeiro dente permanente a erupcionar; é o mais volumoso dos dentes, ocupando um local estratégico na arcada dental, surgindo aproximadamente aos 5 ou 6 anos de idade na criança, logo atrás dos molares decíduos; portanto, também denominado de "chave de oclusão", pois será um marco referencial na definição das relações oclusais. Sua perda, causada por descuido na higiene e por desconhecimento dos pais quando o confundem com um dente decíduo que, posteriormente, será substituído, é irreparável, ver Figura 4-13.

Uma das seqüelas da extração do primeiro molar refere-se à perda da dimensão vertical, também chamada de colapso da mordida. Haverá contatos abertos nos dentes anteriores devido à movimentação dos dentes vizinhos para ocuparem o espaço deixado, bem como a extrusão do dente antagonista, determinando relações oclusais anormais, que induzem a uma alteração dos hábitos mastigatórios e da tonicidade muscular, culminando com a perda da dimensão vertical de oclusão. Também podemos observar, segundo Ramfjord/Ash (1987) que, devido aos contatos abertos, há impactação alimentar, reabsorção das cristas marginais e diminuição da limpeza funcional dos dentes durante a mastigação, com conseqüente perda de suporte periodontal.

Outra razão comum de trauma de oclusão é a perda de vários dentes em uma mesma área da arcada, seja de um ou de ambos os lados da arcada. Quando ocorre nos dentes posteriores, há uma tendência de diminuição da dimensão vertical, já que os mesmos são responsáveis por manter a dimensão vertical, originando choques contra os tecidos moles, causando traumas no encaixe dos dentes anteriores. Já a perda dos dentes anteriores provoca perda do perfil, flacidez do lábio, projeção da língua, bem como migração dos dentes antagonistas e alteração nas relações de guias incisais e caninas.

Após as extrações, a dinâmica das forças oclusais exige um estudo cuidadoso em cada caso individualmente. Em casos excepcionais, a oclusão poderá ser tão balanceada que não se observam as alterações já descritas em outras circunstâncias. As conseqüências da perda dentária podem, após alguns anos, tornar-se estabilizadas e compensadas por um rearranjo das relações oclusais, até que a oclusão não seja mais traumática.

O periodonto, composto por tecidos e fibras que sustentam o dente no alvéolo, pode também ser atingido e danificado quando ocorrem perdas dentais. Sabe-se que as relações funcionais são comumente desfavoráveis quando estão presentes apenas uns poucos dentes para ocorrer a mastigação. Tais relações, quando perturbadas pela perda de dentes, aumentam a tendência para o trauma de oclusão, com conseqüente perda de suporte periodontal. À medida que este suporte é perdido, aumenta a tendência ao movimento ativo de alavanca dos dentes nos movimentos de lateralidade, e o impacto das forças oclusais é concentrado sobre uma área progressivamente menor.

É importante salientar que os dentes realizam funções normais mesmo após ter sido perdida uma grande parte do periodonto, entretanto, atividades funcionais normais pode-

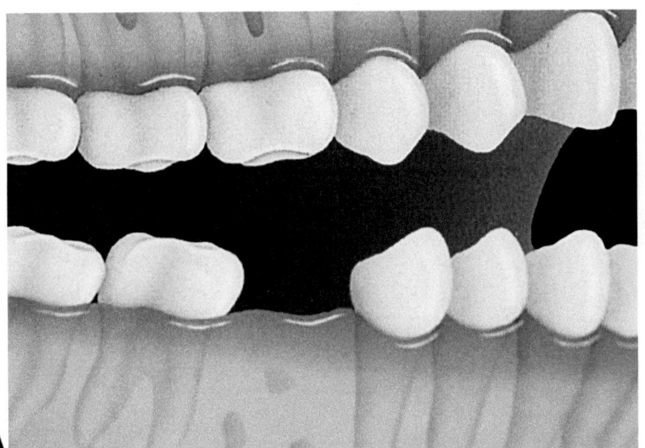

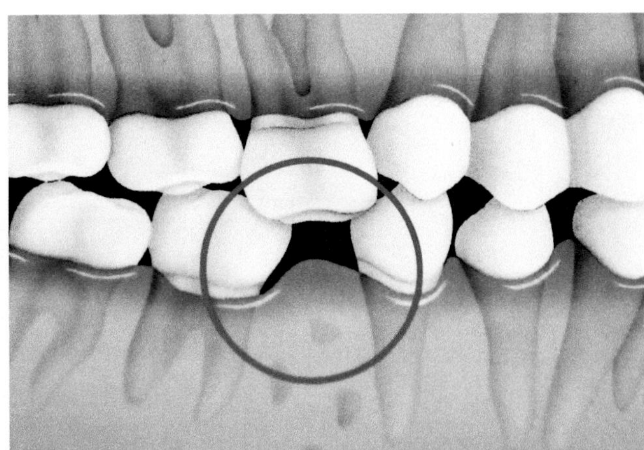

Fig. 4-13. (**A**) Perda dentária. (**B**) Alterações oclusais. (Fonte: Colgate.)

rão acarretar dano traumático ao periodonto já lesionado, mesmo com a mais ideal das relações oclusais.

Da mesma forma que as perdas dentais interferem na normalidade do periodonto, a perda da saúde periodontal constitui-se em uma das causas mais comuns da perda dental. A falta de cuidado com a higiene bucal favorece o acúmulo de placa bacteriana, provocando doenças de gengivas e, posteriormente, de maneira mais avançada, acarretando as doenças periodontais, com perda de inserção, e conseqüente mobilidade dental, podendo culminar com a perda do dente (Fig. 4-14).

A cárie dentária também é outra doença decorrente da falta de cuidados de higiene oral e que pode socavar e eliminar áreas de contato oclusal, quando em funcionalidade cêntrica, ou ainda devido à perda de contato interproximal (quando a cárie se instala entre os dentes) pode ocorrer alteração na posição dentária. No entender dos autores Ramfjord/Ash (1987), as cáries também interferem no trajeto preferencial dos movimentos oclusais, pois, se a dor estiver presente em um determinado local, o paciente se vê forçado a morder em outra área da arcada, além disto a dor tende a aumentar a tonicidade dos músculos mastigadores e os predispõem a uma contração anormal, injuriando os tecidos periodontais.

Mesmo com o avanço tecnológico dos produtos de higiene dental, tais como dentifrícios fluoretados e fluoretação das águas de consumo, a cárie dentária ainda acomete uma grande parcela da população.

Cabe aqui ressaltar a importância de se transmitir informações sobre os cuidados com a higiene bucal como forma de evitar cáries, problemas periodontais e até mesmo perdas dentais, que interferem indiscutivelmente nas relações oclusais e na saúde geral do aparelho estomatognático.

REABILITAÇÃO DENTAL – PRÓTESES E SEUS TIPOS

Quando observamos a cavidade oral de um paciente, podemos detectar falhas dentais e elaborar um plano de tratamento para substituir com próteses os dentes ausentes. Normalmente, quando a falha é anterior, torna-se evidente para o paciente a necessidade de reconstituição, já que envolve a estética, porém, na região posterior a reabilitação é igualmente importante, pois a relação oclusal entre as arcadas está alterada no seu equilíbrio dinâmico.

Na reabilitação bucal podemos usar um dos três tipos de prótese a seguir, prótese total, prótese parcial removível, prótese fixa sustentada por dente e/ou fixa sustentada por implante. A escolha de uma delas depende da quantidade de dentes perdidos e sua localização, de fatores biomecânicos, periodontais, estéticos e financeiros. Pode haver a combinação de um ou mais tipos de próteses em um único caso.

Quando a ausência dentária é total, seja em uma arcada ou em ambas, reabilitamos o paciente com a chamada "dentadura", ou seja, prótese total superior ou inferior.

Atualmente, podemos apresentar ao paciente totalmente desdentado a alternativa de confeccionarmos uma prótese total sobre implantes, restituindo ao paciente maior conforto quanto à estabilidade da mesma, além de oferecer-lhe maior semelhança estética e, sobretudo, confiança na fixação da reabilitação protética, aumentando sua auto-estima.

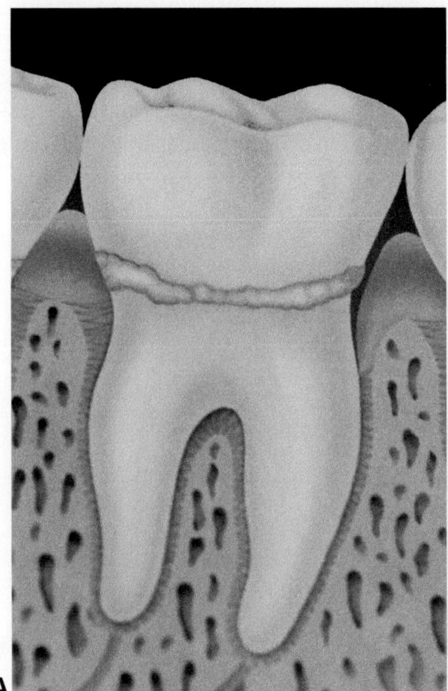

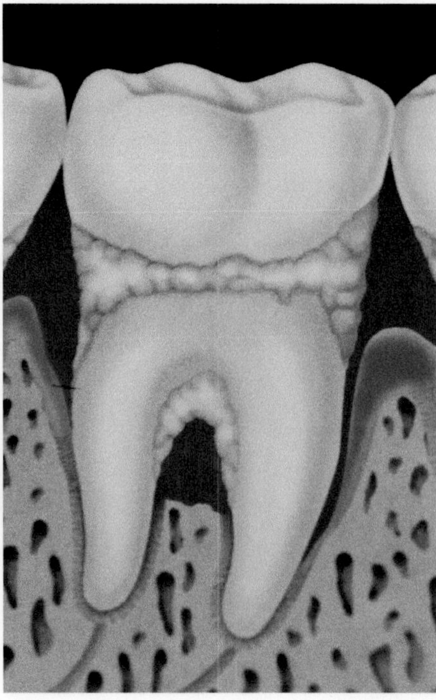

Fig. 4-14. (**A**) Problema periodontal em estágio inicial. (**B**) Periodontite em estágio avançado. (Fonte: Colgate.)

A reabilitação com próteses é recomendada em ambas as arcadas mutuamente, quando as faltas existem nos dois arcos, superior e inferior, já que pretendemos restabelecer o equilíbrio dinâmico entre os arcos em oclusão. A prótese parcial removível caracteriza-se por uma armação metálica com grampos que abraçam dentes, pilares naturais, associada a uma complementação acrílica onde estão colocados os dentes. Mais freqüentemente estão indicadas as próteses parciais removíveis para grandes espaços edentados, espaços sem pilar posterior, dentes com pouco suporte periodontal, casos em que há um número insuficiente de pilares, grande perda de tecido nos rebordos etc. Esta prótese pode e deve ser removida para ser higienizada sempre após as refeições.

As próteses parciais removíveis podem estar associadas à prótese parcial fixa (Fig. 4-15).

A prótese parcial fixa convencional é aquela que se caracteriza por substituir um ou mais dentes ausentes, valendo-se de dois ou mais dentes adjacentes à falha, que serão os pilares de sustentação. Nestes dentes pilares, faremos desgastes onde será fixada de forma permanente, por cimentação, a prótese parcial fixa. Quando os dentes pilares têm boa sustentação periodontal e se as próteses forem bem projetadas, executadas e fixadas, pode-se esperar uma vida funcional longa neste tipo de prótese (Fig. 4-16).

Os cuidados de higiene para com este tipo de prótese necessitam de uma dedicação maior, já que a placa bacteriana inicia-se junto ao bordo livre da gengiva que contorna a região cervical dos dentes. A adaptação desta prótese fixa, nos dentes pilares, dá-se nesta região; portanto, a higienização complementar com escovas interdentais e fio dental é indispensável.

Atualmente, a implantodontia representa a mais moderna alternativa para substituição de dentes faltantes. Os implantes dentários atuam como suporte, ou seja, raízes artificiais que permitem a confecção de prótese fixa sobre eles, e podem proporcionar uma maior retenção e estabilidade em próteses removíveis.

A osseointegração é alcançada através do íntimo contato entre o osso e a superfície do implante confeccionado de titânio, um material biocompatível, permitindo desta forma o uso do mesmo para sustentação de próteses dentárias.

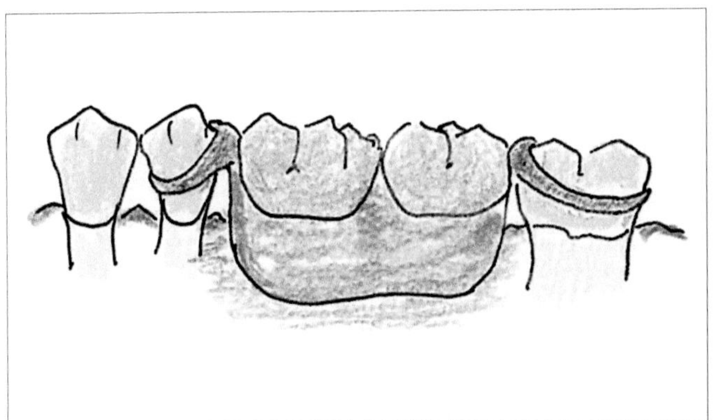

Fig. 4-15. Prótese parcial removível.

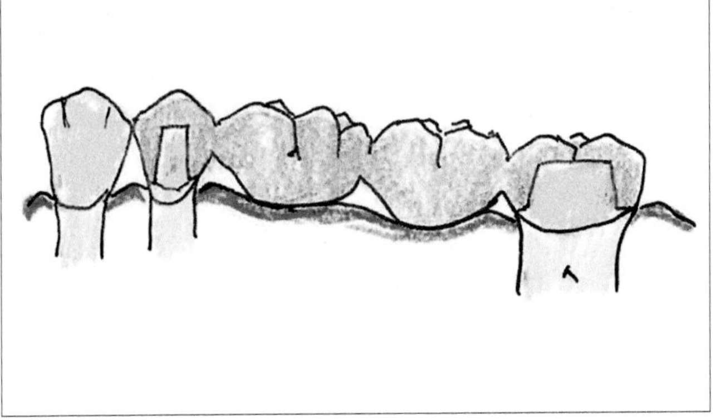

Fig. 4-16. Prótese parcial fixa.

O tratamento caracteriza-se por uma etapa cirúrgica, em que os implantes são cuidadosamente colocados em uma posição ideal ou mais favorável possível. E uma etapa protética, onde os implantes são utilizados juntamente com componentes específicos para a confecção da prótese indicada para a situação do paciente. Estas etapas são sempre planejadas em conjunto, para que se obtenha um bom resultado final.

O número de implantes instalados, e o tempo de espera até a finalização do trabalho protético, varia de acordo com cada situação, podendo levar de semanas a alguns meses, e em casos bem selecionados, poucos dias ou horas para utilização dos implantes para a sustentação de uma prótese em caráter provisório ou definitivo.

A utilização desta forma de tratamento permite a reposição para perda de um **único elemento dentário**, desta forma, evitamos o desgaste de dentes adjacentes e podemos confeccionar uma coroa individual; **perdas parciais**, onde podemos realizar pontes fixas sobre os implantes e em muitos casos, dentes individuais lado a lado; e **reabilitações totais**, onde todos os elementos dentários foram perdidos. A aceitação e satisfação por parte dos pacientes devido ao ganho de estabilidade, retenção/fixação e estética neste tipo de prótese é enorme (Fig. 4-17).

As reabilitações orais através de implantes osseointegrados têm demonstrado resultados bastante previsíveis e com um alto índice de sucesso. Brånemark (1977), Adell (1981) e Albrektsson (1987) comprovam esta afirmação, com trabalhos publicados há mais de 20 anos.

A confecção de uma prótese dental, independente do seu tipo e de suas características, deve prever o restabelecimento das relações maxilo-mandibulares de tal forma que recomponha o mais aproximado possível, a fisiologia de oclusão.

É importante que o profissional faça um correto planejamento para a execução das próteses, avaliando, através de exame clínico, a face, a articulação temporomandibular, todos os movimentos mandibulares, músculos, dentes, mucosas,

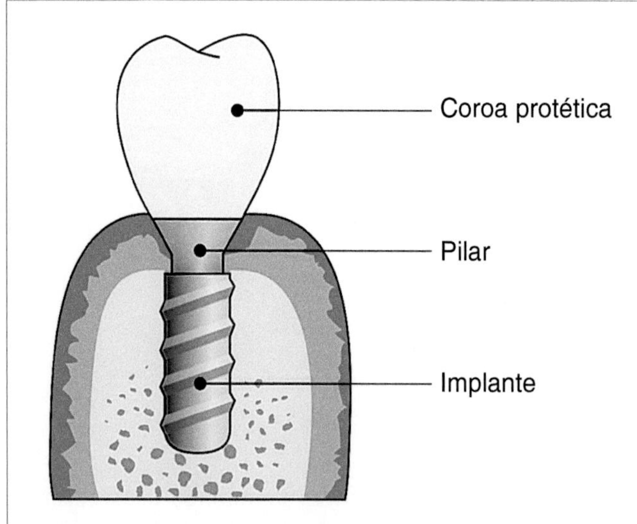

Fig. 4-17. Implante dentário unitário e seus componentes.

tecido periodontal, além de seu histórico médico completo e interdisciplinar, radiografias, modelos de estudo e até mesmo a existência de hábitos mastigatórios ou parafuncionais. Todos estes fatores deverão ser analisados para que haja um planejamento correto da reconstrução protética elegendo-se, assim, aquele tipo mais adequado ao caso estudado, a fim de que o paciente readquira uma oclusão fisiológica normal, tanto em estática quanto em dinâmica, aproximando-se ao máximo da oclusão ideal e restabelecendo seu conforto.

Segundo Nunes (1997), quando uma oclusão fisiológica é restaurada adequadamente, observam-se: contatos bilaterais simultâneos com correta distribuição das forças de oclusão de forma axial, movimentação mandibular livre e fácil, sem obstáculos, espaço livre interoclusal adequado, além de anatomia oclusal voltada para a função, mais do que para a morfologia.

A perfeita reconstrução protética objetiva não só a estética, como a arte de confeccionar a peça protética o mais próxima possível da forma genuína dos dentes naturais em termos de cor, textura e forma, mas também restabelecer o equilíbrio das forças oclusais, da estabilidade mandibular, de forma que os dentes e os tecidos de sustentação se harmonizem com estas forças sem que sofram danos, restituindo ao paciente a saúde do seu sistema estomatognático, articular e neuromuscular, favorecendo as funções de mastigação, deglutição e fonação.

Os diferentes tipos de próteses não se restringem apenas aos casos de perdas dentárias por cárie, doenças periodontais ou traumatismos; também são utilizados como tratamento alternativo para os casos já comentados anteriormente de displasia ectodérmica e anomalias dos processos maxilares.

Em situações nas quais há ausência congênita de germes dentais, é necessário acompanhar e adequar o tratamento da criança. É um tratamento que precisa adaptar-se a este desenvolvimento ósseo e à troca dos dentes decíduos pelos permanentes, onde podemos utilizar próteses removíveis, próteses fixas e, futuramente, implantes osseointegrados, podendo estar associado a procedimentos ortodônticos. A finalidade nestes casos é restituir a funcionalidade e a estética, permitindo que a criança se desenvolva tanto física, emocional e socialmente, visto que a construção da prótese se adapta às constantes mudanças próprias de seu ciclo de crescimento e às fases da dentição.

Para que seja possível tratar de forma integral os pacientes com fissuras de palato e lábio, é necessário que haja um diagnóstico multidisciplinar entre várias especialidades de saúde, já que estas anomalias envolvem diferentes processos fisiológicos, como respiração, fonação, mastigação e deglutição.

Segundo os autores Henderson e Steffel (1979), a fala é decorrente da integração das funções respiratória, de fonação (pregas vocais), ressonância e articulação, todas de forma integrada.

Para que possamos restituir ao paciente fissurado de palato e lábio, a conformidade da cavidade oral, nasal e faríngea (onde ocorre a ressonância da voz e vibrações do som produzido pelas pregas vocais) necessitamos recompor dentes faltantes, pois os mesmos servem como mecanismos auxiliares na articulação de alguns fonemas. Lançamos mão de procedimentos combinados de cirurgias para correção do palato fissurado, cirurgias plásticas para lábio, tratamento ortodôntico, e próteses parciais removíveis com armação de metal com um bulbo que preencherá a fenda. O importante é restabelecer a funcionalidade da fisiologia orofaríngea, além de restituir a estética do sorriso e da face do paciente. É importante salientar que a reabilitação protética final, em qualquer situação, será realizada somente após os demais procedimentos (ortodontia, cirurgias, endodontia, tratamento periodontal...), pois desta forma se pode planejar a reabilitação ideal. Muitas vezes, a ortodontia pode contribuir no planejamento da instalação dos implantes, otimizando espaços. O contrário também é verdadeiro, os implantes dentários são excelente alternativa para ancoragem durante o tratamento.

Atualmente existem miniimplantes específicos para ancoragem ortodôntica. Os miniimplantes apresentam algumas vantagens que os tornam uma interessante alternativa no tratamento ortodôntico. Possuem fácil inserção e remoção, além de poderem ser instalados em diversas regiões, inclusive entre raízes dentárias (Costa *et al.*, 1998; Park *et al.*, 2003; Bae *et al.*, 2002). A força pode ser aplicada com maior controle de direção e da quantidade usada, além de poder ser aplicada quase que imediatamente após a cirurgia (Park *et al.*, 2003).

Após todas estas considerações, verificamos que o planejamento das próteses que serão confeccionadas para restabelecer a função, a estética e a saúde do paciente deve estar definido previamente pelo dentista, antecedendo a todo e qualquer procedimento cirúrgico, para que haja pleno sucesso na reabilitação final deste paciente, vindo a reforçar a importância do trabalho articulado entre as várias especialidades que interferem nestes casos já abordados.

Concluindo, esperamos que o tema odontológico *oclusão*, aqui tratado, possa integrar-se à proposta comum deste trabalho articulando-se de forma interdisciplinar com as temáticas das demais áreas envolvidas, oferecendo informações complementares, bem como alternativas reabilitadoras que contribuam para o planejamento terapêutico integrado do paciente disfágico, oferecendo-lhe uma melhor qualidade de vida.

Salientamos que qualquer procedimento odontológico, seja preventivo ou de reabilitação, que objetive a uma oclusão normal ou que impeça seu agravamento, também será um tratamento complementar indispensável para prevenir ou amenizar os distúrbios de deglutição, de respiração ou de fala.

▶ BIBLIOGRAFIA

Adell R *et al.* A 15-year study of osseointegrated implants of the edentulous jaw. *Int J Oral Maxillofac Surgery* 1981;6:387-416.

Albrektsson T, Albrektsson B. Osseointegration of bone implants: a review of an alternative mode of fixation. *Acta Orthop Scand* 1987;58(5):567-77.

Bae SM, Park HS, Kyung HM *et al.* Clinical application of micro-implant anchorage. *J Clin Orthod* 2002 May;36(5):298-302.

Bhaskar SN. *Histologia e embriologia oral de Orban.* 10. ed. Porto Alegre: Artes Médicas, 1989.

Brito JHM. *Fundamentos de embriologia odontológica.* Porto Alegre: Edipucrs, 1998.

Brito M. *Fissuras labiopalatais: equilíbrio entre equipes multidisciplinares é promessa de sucesso no tratamento.* São Paulo: Jornal da APCD, 2002 jul.

Cavalcanti AL, Santos E, Altavista O. *Displasia ectodérmica hereditária: etiologia, diagnóstico e tratamento.* São Paulo: Revista Paulista de Odontologia, 1998. n. 6.

Corrêa MSNP. *Odontopediatria na primeira infância.* São Paulo: Santos, 1998.

Costa A, Raffaini M, Melsen B. Miniscrew as orthodontic anchorage: a preliminary report. *Int J Adult Orthod Orthognath Surg* 1998;13(3):201-9.

das Neves JB. *Estética em implantodontia – Uma abordagem dos tecidos moles e duros.* Santos: Quintessence, 2006.

Drum W. *Zahnmedizin Für Ärzte.* Quintessence, 1972.

Ferreira FV. *Ortodontia: diagnóstico e planejamento clínico.* 4. ed. São Paulo: Artes Médicas, 2001.

Guedes PAC. *Odontopediatria.* São Paulo: Santos, 1998.

Moyers RE. *Ortodontia.* 4. ed. Rio de Janeiro: Guanabara Koogan, 1991.

Paiva HJ. *Oclusão: noções e conceitos básicos.* São Paulo: Santos, 1997.

Park YC, Lee SY, Kim DH *et al.* Intrusion of posterior teeth using mini-screw implants. *Am J Orthod Orthop* 2003 June;123(6):690-94.

Pinto NF. *Fissuras labiopalatais: uma revisão histórica e tratamento.* Belo Horizonte: Novo Milênio, 2000.

Ramfjord SP, Ash MM. *Oclusão.* 3. ed. Rio de Janeiro: Guanabara, 1987.

Sammartino G, Marenzi G, di Lauro AE *et al.* Aesthetics in oral implantology: biological, surgical and prosthetic aspects. *Implant Dentistry* 2007;16(1):54-59.

Serra OD, Ferreira FV. *Anatomia dental.* 3. ed. São Paulo: Artes Médicas, 1981.

Shillingburg HT Jr, Hobo S, Jacobi R *et al.* *Fundamentos de prótese fixa.* 3. ed. São Paulo: Quintessence, 1998.

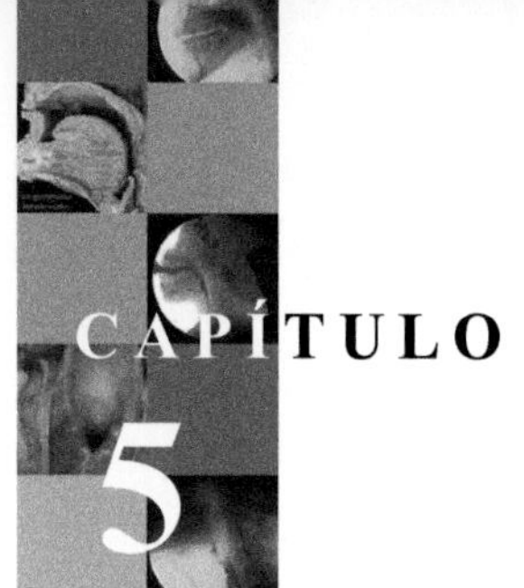

CAPÍTULO 5

Deglutição e Processo de Envelhecimento

Fabiana Estrela ◆ Ligia Motta ◆ Vanessa Santos Elias

INTRODUÇÃO

A longevidade se torna mais comum nos dias de hoje, época na qual se observa a presença, cada vez mais freqüente na sociedade, de pessoas com idades cada vez mais avançadas. Torna-se eminente compreender as pessoas idosas como seres singulares, complexos e diferenciados e, por isso, medidas atuantes nas áreas sociais, educacionais e da saúde são necessárias para garantir que, aos anos, some-se qualidade de vida. O grande impasse na compreensão do processo do envelhecimento do ser humano está associado à variável tempo, ou seja, a observação daquilo que acontece com as variáveis biológicas à medida que os anos decorrem. Quanto mais atentos para as transformações e mudanças sinalizadoras do processo do envelhecimento, as quais surgem de distintas formas em cada parte do corpo, tanto melhor poder-se-á aprender a conviver com essas limitações, e medidas de prevenção poderão ser tomadas, contribuindo para um envelhecimento bem-sucedido.

Destarte, atenção também deve ser dada aos aspectos da alimentação e nutrição do idoso. Com o passar dos anos, devido às modificações anatômicas e fisiológicas decorrentes do processo do envelhecimento do indivíduo, modificações no sistema sensitivo-motor oral podem ser percebidas, observando-se inadequações nas fases oral, faríngea e esofágica da deglutição e, como conseqüência, uma deglutição menos eficiente no idoso. As queixas mais freqüentes referidas pelos idosos durante as refeições são engasgos freqüentes, tosse, pigarro, sensação de "bolo" na garganta, dificuldade para deglutir comprimidos, grãos, farelo de pão, dentre outros exemplos, ao que se denomina **presbifagia.** Doenças comuns ao envelhecimento podem causar distúrbios de deglutição importantes, as denominadas **disfagias.** Pode-se prevenir e/ou tratar os problemas de deglutição no idoso. O fonoaudiólogo, especialista na área, inserido na equipe da gerontologia, realiza a avaliação da deglutição atuando nos aspectos de prevenção, orientações e reabilitação, sempre com a intenção de promover maior eficácia e eficiência na deglutição do idoso, o que permite uma condição de alimentação prazerosa e integrada ao seu convívio familiar e social.

PROCESSO DO ENVELHECIMENTO E ASPECTOS RELACIONADOS COM A DEGLUTIÇÃO

O envelhecimento é um processo natural, o qual ocorre de forma gradual e acumulativa, pertinente ao desenvolvimento, sendo eminentemente multifatorial e heterogêneo, caracterizando-se por modificações permanentes, sejam morfológicas, fisiológicas ou de conduta.[8,9] Apesar de haver vastas diferenças individuais na velocidade e na extensão no processo do envelhecimento humano, algumas características são manifestadas por todos aqueles que envelhecem. Modificações de certos parâmetros somáticos transformando as dimensões corpóreas externas, textura da pele, andar e nível de agilidade estão dentre os sinais que, visualmente, fazem reconhecer uma pessoa envelhecida.[3,9] A coordenação motora, identificada como redução na velocidade dos movimentos, é uma das características mais relevantes do envelhecimento. O processo do envelhecimento se traduz em diminuição da plasticidade comportamental e neural, em aumento da vulnerabilidade, em acúmulo dos fatores estressantes, como doenças, traumas físicos e psicológicos. Outrossim, sabe-se que na velhice, de acordo com a "biografia individual", o potencial de desenvolvimento é mais preservado.

Podem-se observar, durante o processo do envelhecimento, reduções, por vezes, sutis, da acuidade sensorial, seja visual, auditiva, gustativa e/ou olfatória. As dimensões faciais podem sofrer modificações, como resultado do crescimento contínuo dos ossos do crânio e do alongamento do nariz e do pavilhão auricular. Modificações estruturais e funcionais acometem o sistema estomatoglossognático, comprometendo as funções da deglutição e, conseqüentemente, muitas vezes, a fala do indivíduo. Isto é justificado pelas modificações que ocorrem com o processo do envelhecimento, na cavidade oral, tais como atrofia dos músculos dos lábios, mudanças hipertróficas na língua, modificações na mucosa oral, diminuição do fluxo de saliva, mudanças de constituição muscular, falhas dentárias, ausência completa ou parcial dos dentes, dentre outras. Vale ressaltar que o avanço da idade, em tese, ainda nos tempos atuais, depara-se com a realidade de idosos portadores de atrofia de alvéolo dentário pela perda precoce dos dentes, conseqüentes de uma condição e história odontológica adversa.

A alimentação, além de ser o principal suporte para a manutenção da vida, está também relacionada com um dos maiores prazeres experimentados pelo homem. Parece natural, e sempre muito prazeroso, degustar de uma boa comida, entretanto, somente se valoriza essa situação quando se percebe alguma dificuldade ao deglutir os alimentos. Com certeza, esta situação, muitas vezes, torna-se constrangedora, não somente para a pessoa que sente o problema, como também para as que estão próximas dela, pois os engasgos, a tosse, a dificuldade associada à falta de ar e mal-estar geral assustam muito e mobilizam a todos que querem ajudar e, muitas vezes, não sabem como proceder. As pessoas idosas sentem dificuldade para se alimentar, muitas vezes devido a uma inadequação de ajustes das próteses dentárias, outras vezes pela condição do próprio comprometimento fisiológico das estruturas envolvidas na função da deglutição. Contudo, não se apercebem que, aos poucos, acomodam-se a esta situação e modificam seus hábitos alimentares. Evitam comer alguns tipos de alimentos, modificam outros, deixam de participar das refeições com familiares ou pessoas estranhas, pois ficam intimidadas com essas situações de dificuldade e constrangimento. Sabe-se que o processo do envelhecimento provoca mudanças fisiológicas associadas que podem interagir, descompensando o mecanismo da deglutição. Um indivíduo pode manifestar leve desconforto durante a deglutição, enquanto outro pode ser incapaz de deglutir qualquer alimento sólido, confortavelmente.

Estudos sugerem que existe um número elevado de idosos saudáveis com queixas de deglutição, o que leva à evidência de que indivíduos idosos apresentam menor eficácia da deglutição quando comparados a sujeitos mais jovens. Em um estudo recente com 114 senhoras idosas de uma Casa de Retiro para Idosos na cidade de Santa Maria-RS, pelas respostas da entrevista realizada, bem como pela observação dos pesquisadores durante a alimentação destas senhoras idosas,verificou-se que aproximadamente 80% delas apresentavam dificuldades de deglutição, principalmente com alimentos sólidos, com sintomas de tosse, pigarro e engasgos durante as refeições.[21] O idoso com dificuldade de deglutição pode, assim, apresentar sinais e sintomas, tais como: acúmulo de alimento na cavidade oral, modificações na mastigação (dificuldade em colocar alimento na base da língua), expelir o alimento durante as refeições, regurgitação nasal, fadiga durante alimentação, tosse após ingestão do alimento, odinofagia, engasgos, dificuldade em deglutir certos alimentos, voz molhada após deglutição, sensação de bolo na região da hipofaringe, intolerância a sólidos e/ou líquidos. Como conseqüência, pode apresentar desidratação, desnutrição, aspiração, pneumonia de repetição, depressão, problemas psicossociais, ansiedade e complicações que, em alguns casos, podem levar a quadros graves de morbidade.

▶ PRESBIFAGIA E DISFAGIA NO IDOSO

O idoso pode apresentar dificuldades de alimentação, conforme visto anteriormente, devido ao processo natural do envelhecimento, qual seja, a redução da reserva funcional dos vários órgãos e sistemas do organismo, com deterioração do sistema sensitivo e da função motora. Foi introduzido pelos pesquisadores e estudiosos no assunto, o termo presbifagia, para explicar assim os distúrbios de deglutição associados ao processo do envelhecimento fisiológico.

Os sintomas da disfagia são freqüentes nas pessoas mais idosas, porque os fatores casuais primários, como os acidentes vasculares encefálicos (AVEs), as doenças esofágicas, doenças neuromusculares e quadros de demência são mais freqüentes nesta faixa etária. Didaticamente, pode-se descrever as principais modificações relacionadas como os distúrbios de deglutição no idoso, nos diferentes estágios.

Estágio oral

- Duração prolongada, trânsito oral lentificado, quando comparados com sujeitos mais jovens.
- Modificações da língua: aumento de tecido conectivo e de depósitos de gordura; redução da massa muscular e diminuição das unidades motoras funcionais, com conseqüiente declínio da força; mobilidade e propulsão do bolo alimentar; perda de importantes papilas gustativas, combinada com a diminuição do olfato (informação sensorial).
- Cavidade oral: dificuldade de vedamento labial; problemas de mastigação causados pela deficiência da arcada dentária ou por próteses dentárias com encaixe imperfeito; diminuição da quantidade de saliva devido ao uso de medicações e doenças associadas.

Estágio faríngeo

- Diminuição do tecido conjuntivo na musculatura infra e supra-hióidea resultando em uma redução do levantamento e da anteriorização laríngea, com conseqüente diminuição do diâmetro de abertura do esfíncter esofágico superior (EES), e ainda, diminuição do fechamento das vias aéreas.
- Diminuição da sensibilidade na região laringofaríngea.
- Modificações de discriminação sensorial da região laringofaríngea pelo aumento do limiar de pressão necessário para o reconhecimento do bolo alimentar e de suas características.

Estágio esofágico

- Duração aumentada devido ao maior tempo de relaxamento do EES.
- Pressão de repouso do segmento faringoesofágico reduzida.
- Atraso do esvaziamento esofágico.
- Aumento da dilatação esofágica.

ASPECTOS DA AVALIAÇÃO DA DEGLUTIÇÃO NO IDOSO

A avaliação fonoaudiológica do paciente idoso que apresenta queixa de distúrbio da deglutição consiste, inicialmente, na realização da anamnese, que deve ser feita, dependendo das condições do paciente, com a participação de seus familiares e/ou cuidadores. Faz-se importante realizar o levantamento do histórico clínico do paciente, como aspectos relacionados com a sua biografia; doenças atuais, infecções de orelha, nariz e garganta, pneumonias de repetição, dentre outras; medicações que estão sendo utilizadas; dificuldade de manter o alimento na boca; tempo que leva para se alimentar em cada refeição; quantidade de alimento ingerido; tipo de dieta e textura dos alimentos; presença de tosse e engasgos; refluxo nasal do alimento; asfixia durante a alimentação; sensação de bolo na garganta; cansaço para comer; sobras de comida em cavidade oral, dentre outros.[1,5,7]

A seguir, realiza-se a avaliação clínica da deglutição, sendo ideal que possa ocorrer durante mais de um momento de alimentação. Deve-se ficar atento à observação dos utensílios utilizados pelo paciente e/ou cuidador, tempo de refeição, tipo de dieta, volume, textura e temperatura dos alimentos, postura adotada, manejo do bolo alimentar, desde sua retirada do utensílio, manuseio intra-oral, momento da deglutição e pós-deglutição. Muito importante, estar atento à presença de tosse, engasgo, fadiga, estresse, sonolência, modificações na qualidade vocal e respiração (apnéia de deglutição), pois são sinais indicativos de aspiração. Outro aspecto importante se relaciona com a observação do meio ambiente enquanto o paciente está se alimentando, pois, muitas vezes, situações como rádio e ou televisão ligados, conversas com outras pessoas, podem tirar a atenção do paciente, e mesmo do cuidador.[4,5]

A avaliação das estruturas do sistema sensitivo-motor oral (SSMO) deve ser realizada pela análise da postura global do paciente, seguida da descrição da situação dentária, oclusão e movimento mandibular; verificação da sensibilidade e tonicidade da musculatura facial; mobilidade de lábios, língua, palato mole e esfíncter velofaríngeo. A avaliação do sistema estomatoglossognático na avaliação clínica da deglutição do idoso abrange as funções da respiração, mastigação, fala e deglutição. Deve-se observar movimentos mandibulares e da deglutição nas diferentes consistências e quantidades possíveis, a fim de detectar sinal clínico de penetração laríngea e/ou aspiração do conteúdo ingerido para as vias aéreas inferiores. Com relação à qualidade vocal, observam-se modificações na emissão da vogal a depois da deglutição, se o paciente apresentar voz com característica "molhada", o que pode ser indicativo de desvio do alimento ou da saliva, sugestivo de penetração e/ou aspiração laríngea.

É recomendado realizar a ausculta cervical antes, durante e depois das deglutições, utilizando-se do estetoscópio, que deve ser posicionado sobre a região laríngea com o intuito de verificar a presença ou não de ruídos durante o repouso, na respiração e deglutição de saliva e alimentos. O auxílio de exames complementares, que permitem a visualização da morfofisiologia da deglutição, é importante para complementação da avaliação clínica do paciente idoso, como o exame dinâmico da deglutição, exame de videofluoroscopia, a nasoendoscopia da fonação e deglutição, endoscopia digestiva, dentre outros. Na videofluoroscopia pode-se verificar esta dinâmica em tempo real, oportunizando um diagnóstico diferencial dos distúrbios funcionais e compensações realizadas pelo paciente, como também, contribui para verificar quais técnicas e manobras poderão ter maior eficiência no tratamento fonoaudiológico.

TRATAMENTO FONOAUDIOLÓGICO NOS PROBLEMAS DE DEGLUTIÇÃO DO IDOSO

O tratamento indicado para os distúrbios da deglutição no idoso envolve uma equipe de profissionais, sendo o fonoaudiólogo o profissional que ensinará o paciente a deglutir, reeducar ou criar condições alternativas de deglutição quando os problemas aparecem nesta área. O fonoaudiólogo, depois de avaliar o paciente, tem dados suficientes para fazer um planejamento terapêutico apropriado ao paciente idoso que está apresentando distúrbio de deglutição leve, moderado e/ou intenso. Pode-se destacar 2 abordagens adotadas no tratamento dos distúrbios de deglutição no idoso, a **direta** e a **indireta**. Na abordagem direta o trabalho é realizado com exercícios de mobilidade e sensibilidade oral, manobras posturais e de reabilitação, com uso de alimentos reais. Já a abordagem indireta consiste em mudanças no ambiente, com adaptações posturais, de utensílios, textura, volume, sabor e, ainda, realização de exercícios de mobilidade das estruturas, como laringe, faringe, língua, bochechas, lábios, palato mole e fechamento de pregas vocais, tendo como objetivo o controle neuromuscular das deglutições oral e faríngea.[1,4,5]

Destarte, o tratamento dos distúrbios de deglutição no idoso deveria, pois, ser realizado preventivamente, haja vista que o processo do envelhecimento fisiológico promove modificações em todos os sistemas envolvidos na deglutição, especificamente a parte central do sistema nervoso. A atuação fonoaudiológica com a população de adultos maduros e idosos, muitas vezes voltada para outras áreas, como especificamente a área da voz, deve também prestigiar orientações, inclusive com indicações de exercícios específicos, que promovam uma melhor sinergia muscular das estruturas envolvidas no processo da deglutição. Na experiência com grupos de profissionais da voz, como professores, atores, cantores, dentre outros, com atividades práticas desenvolvidas em oficinas de voz, pode-se associar as orientações de saúde vocal às situações de prevenção dos distúrbios de deglutição.[17] Da mesma forma, introduzir exercícios vocais e miofuncionais que, justamente, trabalhem as estruturas e os sistemas envolvidos no processo da deglutição, como, por exemplo, exercícios de anterioridade e posterioridade de língua, emissão de sons graves e agudos, exercícios de vibração de língua em escala ascendente e descendente, exercícios de melodia. Deve-se enfatizar que os mesmos também reforçam a musculatura envolvida no processo da deglutição, e ajudam na prevenção dos distúrbios de deglutição causados pelo processo do envelhecimento.[4,18]

Pode-se fazer uma descrição de estratégias e exercícios que poderão ser utilizados no tratamento dos distúrbios de deglutição, especificamente, com pessoas idosas. O objetivo destes é propiciar movimentos necessários para maximizar a dinâmica da deglutição, qual seja, preparação, acomodação e ejeção do bolo alimentar para a faringe, disparo da reação faríngea da deglutição, estimulação dos movimentos de ascensão e descida da laringe, bem como a proteção desta e o favorecimento da abertura do esfíncter esofágico superior (EES):

- Estimulação tátil-térmica de toda a cavidade oral e a orofaringe, com objetivo de adequar a sensibilidade da região por meio de diferentes temperaturas; massagens circulares; toques de pressão; vibração; alongamento dos tecidos em região de lábios, língua, soalho da boca, palato mole, bochechas.
- Anterioridade e posterioridade de língua.
- Movimentos de lábios como "bico e sorriso".
- Varrer o palato com o ápice da língua no sentido póstero-anterior.
- Apoiar o ápice da língua na face lingual dos incisivos centrais inferiores e "jogar" o corpo da língua para fora da cavidade oral.
- Estalos da língua contra o palato duro.
- Massagens faciais extra e intra-orais, utilizando-se de estímulo sensorial, tátil, pressórico (pressão) e vibração.
- Emissão intercalada de sons agudos e graves, como, por exemplo, /i/e/u/, respectivamente, pois esta alternância de freqüência promove a mobilidade vertical da laringe.
- Manobra de Masako, em que o indivíduo é orientado a deglutir com a língua entre os dentes, com o objetivo de proporcionar movimentação da parede faríngea, maior excursão laríngea, e conseqüentemente maior abertura do EES. Recomenda-se esta manobra dependendo das condições dentárias do paciente.
- Técnica do /b/ prolongado de plosão sonora retida, na intenção de possibilitar melhor fechamento glótico, medializar pregas vestibulares, levantar e abaixar a laringe, promover fechamento do esfíncter labial, velofaríngeo e glótico, e, por meio da pressão exercida, solicitar a abertura do esfíncter esofágico superior.
- Manobra de Mendelsohn, com objetivo de favorecer a elevação laríngea e conseqüentemente maior abertura do EES durante a deglutição.
- Deglutições múltiplas; deglutição com esforço, com objetivo de intensificar a ejeção oral, maximizando a deglutição funcional.
- Rotação da cabeça para os lados, seguida de deglutição, a fim de retirar estases em região de seios piriformes (a cabeça deverá ser virada para o lado que se deseja "limpar").
- Exercícios de mobilidade e vibração de laringe: manipulação digital de laringe associada a emissão de sons vocais, utilizando-se da emissão com agudos e graves, na intenção de ajudar nos movimentos de elevação e abaixamento da laringe.
- Exercícios vocais para fortalecimento da musculatura laríngea, especificamente, exercícios baseados no método Lee Silverman, que propiciam maior eficiência glótica.

Pode-se destacar, ainda, cuidados que devem ser indicados e orientados pelo fonoaudiólogo na reabilitação dos distúrbios da deglutição no idoso:

- *Higiene oral:* verificar o estado dentário (pessoas com péssimo estado de conservação dentária estão mais sujeitas à broncopneumonia). Fazer uma boa higienização da boca, sendo a principal condição a escovação dos dentes. Nesse caso, recomenda-se o uso de escovas dentárias de cabeças pequenas, cerdas macias e pontas arredondadas, procurando fazer o uso de pastas menos abrasivas. Deve-se escovar os dentes, a língua e o palato duro. A direção da escova na arcada inferior deve ser de baixo para cima, e na arcada superior, de cima para baixo, para se evitar e prevenir a retração gengival, fator também causador de hipersensibilidade da região. Mesmo se o paciente não se alimentar por via oral, a escovação dentária, 3 vezes ao dia, é necessária.
- *Importante observar as próteses dentárias*, pois, se não estiverem bem adaptadas, podem trazer transtornos, causando descontrole do alimento dentro da boca, tanto com escapes de alimento para fora da boca como, na fase faríngea da deglutição, dificultando a descida do bolo alimentar para o esôfago.
- *Atenção na hora da alimentação:* o idoso algumas vezes apresenta dificuldade de se concentrar, comprometendo o ato da alimentação. Recomenda-se que o ambiente da alimentação seja calmo e tranqüilo, evitando a distração.
- *Consistência dos alimentos:* normalmente, para os indivíduos idosos que apresentam alguma dificuldade para coordenar o alimento dentro da boca, os alimentos pastosos parecem ser mais fáceis de engolir, pois essa consistência não flui tão rápido como o líquido e não tem a necessidade de ser

mastigada. No entanto, em alguns casos, a viscosidade desta consistência pode dificultar os movimentos intra-orais e favorecer a estase do alimento.

- *Alimentação prazerosa:* o sabor dos alimentos deve ser considerado, pois quanto mais prazerosa for a refeição ou o momento de administração da dieta oral, melhores serão os resultados na reabilitação ou eficiência da deglutição.
- *Administração da dieta:* para pacientes que estão em início de terapia ou na reintrodução de dieta, podem ser escolhidos, como opção inicial, alimentos mais frios, com sabores "bem" definidos para melhor percepção do paciente. Estas orientações deverão ser realizadas pelo profissional fonoaudiólogo, dependendo de cada caso.
- *Postura para alimentação:* outros fatores devem ser considerados na reabilitação ou prevenção das disfagias, como a posição da pessoa ao alimentar-se, postura que proporcionará uma melhor adequação para facilitar a deglutição, a quantidade de alimento que deverá ser deglutida cada vez, assim como a consistência, o sabor e a temperatura do alimento.
- *Motivação:* todo trabalho com idoso, ressaltando os distúrbios da deglutição, deverá contar, principalmente, com a motivação do terapeuta, pois ele será o precursor em passar esta motivação para o paciente, seus familiares e/ou cuidadores. Com certeza, a motivação de todos no processo proporcionará as possibilidades de devolver ao idoso o prazer da alimentação.

CONSIDERAÇÕES FINAIS

A longevidade e a condição de promover qualidade aos anos vividos reforçam a necessidade de maior conhecimento dos aspectos relacionados com a alimentação no idoso. Sabe-se que muitas doenças podem evoluir para distúrbios de deglutição (disfagia), mas é importante compreender que algumas dificuldades de alimentação são conseqüências do processo fisiológico do envelhecimento do indivíduo (presbifagia). O trabalho que o fonoaudiólogo desenvolve na reabilitação dos distúrbios da deglutição tem sido uma constante conscientização e valorização, cada vez mais significativa, na área da gerontologia e pela equipe interdisciplinar que atua junto ao idoso. Em contrapartida, a experiência de atuar junto a uma equipe de profissionais da gerontologia e geriatria proporciona ao profissional fonoaudiólogo, especialista nesta área, um crescimento contínuo, haja vista que a discussão de cada caso apresentado não se restringe à conduta clínica mas, principalmente, à avaliação de bem-estar, prazer e satisfação do indivíduo idoso.

REFERÊNCIAS BIBLIOGRÁFICAS

1. Angelis CE, Fúria CLB, Mourão LF, Kowalski LP. *A atuação da fonoaudiologia no câncer de cabeça e pescoço.* São Paulo: Lovise, 2000.
2. Costa M, Castro LP. *Tópicos em deglutição e disfagia.* Rio de Janeiro: MEDSI, 2003.
3. Da Cruz IBM, Schwanke CHA. *Reflexões sobre a biogerontologia como uma ciência generalista, integrativa e interativa.* Estudos indisciplinares sobre o envelhecimento. Porto Alegre: UFRGS, 2003. v. 3.
4. Furkim AM, Santini CS. *Disfagia orofaríngeas.* São Paulo: Editora Pró-Fono, 1999.
5. Furkim AM, Gomes G, Macedo EDF. *Manual de cuidados do paciente com disfagia.* São Paulo: Lovise, 2000.
6. Feijó AV, Rieder CRM. Distúrbios da deglutição em idosos. In: Jacobi JS, Levy DS, Silva LMC. *Disfagia, avaliação e tratamento.* Rio de Janeiro: Revinter, 2003.
7. Groher ME. Distúrbio de deglutição em idosos. In: Furkim AM, Santini CS. *Disfagias orofaríngeas.* São Paulo: Pró-Fono, 1999.
8. Hayflick L. *Como e porquê envelhecemos.* Rio de Janeiro: Campus, 1991.
9. Neri AL. *Qualidade de vida e idade madura.* São Paulo: Papirus, 2000.
10. Pinho SR. *Fundamentos em fonoaudiologia.* Rio de Janeiro: Guanabara Koogan, 2003.
11. Pinho SR. *Tópicos em voz.* Rio de Janeiro: Guanabara Koogan, 2001.
12. Silva RG. Disfagia neurogênica em adultos: uma proposta para avaliação clínica. In: Furkim AM, Santini CS. *Disfagias orofaríngeas.* São Paulo: Pró-Fono, 1999.
13. Silva Netto CR. Disfagia. In: *Deglutição na criança, no adulto e no idoso – fundamentos para odontologia e fonoaudiologia.* São Paulo: Lovise, 2003.
14. Marchezan IQ. Diagnóstico e possibilidades terapêuticas. In: *Fundamentos em fonoaudiologia: aspectos clínicos da motricidade oral.* Rio de Janeiro: Guanabara Koogan, 1998.
15. Marchezan IQ. *Atuação fonoaudiológica no ambiente hospitalar.* Rio de Janeiro: Revinter, 2001.
16. Motta L. Distúrbio de deglutição no idoso. In: *Envelhecimento bem sucedido.* Porto Alegre: PUCRS/Programa Geron, 2002.
17. Motta L. Dificuldade de deglutição no idoso. In: Terra NL. (Org.). *Entendendo as queixas do idoso.* Porto Alegre: PUCRS/Programa Geron, 2003.
18. Motta L, Viegas C. Exercícios vocais na reabilitação da disfagia. In. Jacobi JS, Levy DS, Silva LMC. *Disfagia, avaliação e tratamento.* Rio de Janeiro: Revinter, 2003.
19. Carrillo-Tripp M, Cordero-Morales JF. Dysphagia and nutrition un the acute care geriatric patient. *Top Clin Nutr* 1991;6:60.
20. Vidigal MLN, Rodrigues KA, Nasri F. Efeitos do envelhecimento sadio na deglutição. In: Hernandez AM, Marchesan I. *Atuação fonoaudiológica no ambiente hospitalar.* Rio de Janeiro: Revinter, 2001.
21. Viegas C, Korbes N, Motta L. Distúrbios de deglutição em idosos: um estudo da incidência em 118 indivíduos entre 60 e 104 anos. In: IV Encontro Brasileiro de Disfagia. Curitiba. Anais, 2002. p. 14.

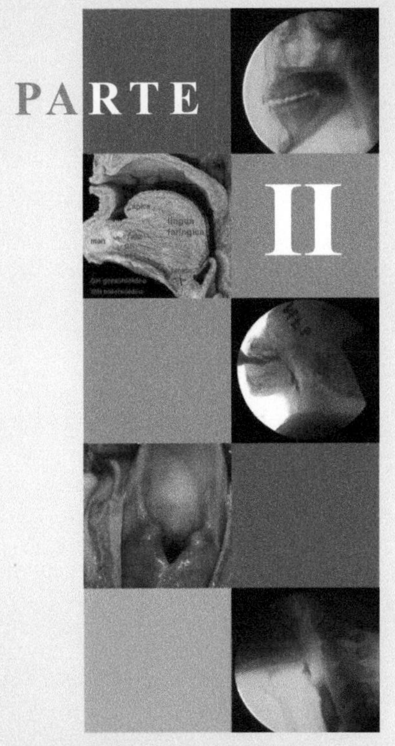

PARTE II

SEMIOLOGIA DA DEGLUTIÇÃO

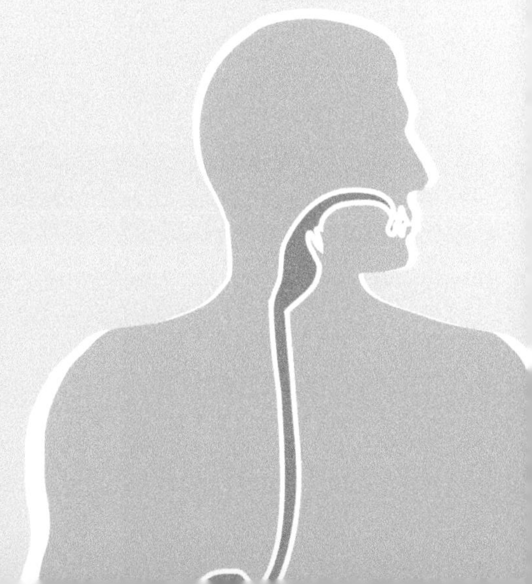

CAPÍTULO

6

Avaliação Clínica Fonoaudiológica das Disfagias

Luciana Passuello do Vale-Prodomo ◆ *Elisabete Carrara-de Angelis* ◆ *Ana Paula Brandão Barros*

▶ INTRODUÇÃO

A deglutição é uma função vital a todos os seres humanos, um processo altamente complexo e dinâmico, de extrema importância para a nutrição do organismo como um todo. Envolve diversas estruturas da boca, faringe, laringe e esôfago e, didaticamente, pode ser dividida em 4 fases, já discutidas em capítulos anteriores.

O termo disfagia refere-se a um sintoma relacionado com qualquer alteração no ato de engolir que dificulte ou impeça a ingestão oral segura, eficiente e confortável (Alves, 2003). Pode ocorrer em diferentes faixas etárias, desde os recém-nascidos até os idosos, decorrente de variadas condições médicas e até psíquicas.

A classificação das disfagias está relacionada com 2 aspectos: causa e comprometimentos das fases da deglutição (Macedo *et al.*, 2000):

Classificação das disfagias segundo a causa

1. ***Disfagias mecânicas:*** podem ser decorrentes do câncer ou de seu tratamento, traumas, infecções, próteses orais mal adaptadas.
2. ***Disfagias neurogênicas:*** relacionadas com alterações do sistema nervoso central ou periférico, podendo estar presente como seqüelas de acidente vascular cerebral, doença de Parkinson, traumatismo cranioencefálico, paralisia cerebral, doenças degenerativas, entre outros.

Classificação das disfagias segundo as fases da deglutição

1. ***Disfagia oral:*** ocorre quando há comprometimentos, essencialmente, dos eventos das fases preparatória oral e oral. Pode estar presente nos casos de apraxia oral, paralisia unilateral de língua ou mesmo em indivíduos com próteses dentárias mal adaptadas.
2. ***Disfagia faríngea:*** quando há comprometimentos, essencialmente, dos eventos da fase faríngea, como nos casos de paralisias faríngeas e/ou laríngeas, ou laringectomias parciais.
3. ***Disfagia orofaríngea:*** sabendo-se da estreita relação entre os eventos das fases oral e faríngea, na maioria dos casos observam-se alterações de ambas as fases. Ocorre, com freqüência, nos casos de ressecções das estruturas da boca, especialmente nas glossectomias, nas laringectomias parciais horizontais com extensão da cirurgia para a base da língua, nas doenças neurológicas como doença de Parkinson, paralisia cerebral, entre outras.

Um indivíduo disfágico manifesta alterações do processo da deglutição, assim como comprometimentos da saúde geral, do estado nutricional e de condições pulmonares, promovendo, sobretudo, impacto em sua qualidade de vida. Desta forma, desordens deste processo devem ser rapidamente diagnosticadas e reabilitadas a fim de prevenir, tratar e impedir estas ocorrências.

Cada vez mais a fonoaudiologia tem se dedicado ao estudo dos distúrbios da deglutição. Tradicionalmente, o principal instrumento utilizado é a avaliação clínica, a qual deve ser objetiva, segura e responder a alguns questionamentos:

- Existe um distúrbio de deglutição?
- A ingestão oral é segura e suficiente para a manutenção do estado nutricional?
- Há a necessidade de outra via de alimentação?
- O distúrbio da deglutição é passível de tratamento, neste momento?
- Qual o prognóstico da reabilitação e em quanto tempo?
- Qual a freqüência necessária para a terapia da deglutição?

Nem sempre estas questões são de fácil resposta. Em quase todas as situações, para a resposta segura destes questionamentos, o trabalho interdisciplinar é necessário. Entretanto, é de competência e dever do fonoaudiólogo traduzir os dados da avaliação clínica, muitas vezes, empírica e subjetiva, em respostas objetivas e com embasamento científico.

AMBIENTE FÍSICO, MATERIAIS UTILIZADOS E PACIENTE

Um ambiente adequado é necessário para o bom desenvolvimento da avaliação clínica: sala isolada, com boa ventilação e iluminação, que possua pia e algum tipo de produto de limpeza para as mãos, cadeiras e mesa para apoio dos materiais e alimentos.

A utilização de uma ficha de registro ou protocolo de avaliação para a anotação dos resultados é de extrema importância, tanto do ponto de vista de acompanhamento terapêutico, assim como facilitador para possíveis pesquisas clínicas. Este protocolo, além de facilitar e direcionar a coleta dos dados, permite o acompanhamento da evolução clínica intra e intersujeitos.

Materiais

Os materiais necessários para os procedimentos da avaliação são:

- Luvas: para proteção do avaliador e como medida de higiene para o paciente.
- Espátulas de plástico ou madeira para visualização das estruturas da cavidade oral e orofaringe.
- Lanterna ou qualquer outro instrumento para iluminação.
- Colheres de plástico, de diferentes tamanhos (a colher de chá corresponde a, aproximadamente, 3 ml, e a colher de sopa, 5 ml).
- Copos de plástico para a oferta de volumes maiores.
- Seringas para controle dos volumes ofertados (3, 5, 10 e 20 ml).
- Paquímetro para medida da abertura bucal máxima.
- Gaze para limpeza da cavidade oral e/ou oclusão da cânula de traqueostomia.
- Espessantes industriais para se obter a consistência desejada para a avaliação.
- Estetoscópio: utilizado na ausculta cervical como importante instrumento na detecção de possíveis estases e penetrações e/ou aspirações laríngeas.

Consistências dos alimentos

As consistências, assim como quantidades e tipos de alimentos utilizados na avaliação clínica, variam de acordo com cada instituição e protocolo. No Departamento de Fonoaudiologia do Hospital do Câncer, freqüentemente são utilizadas as consistências líquida (água), líquido-pastosa (similar a um danone ou vitamina) e pastosa (similar a um purê, danoninho). A consistência sólida, sempre que possível, é avaliada com uma bolacha do tipo *waffer*. Vários tipos de materiais, ao longo dos anos, foram testados, e estes últimos respondem bem à maior parte das avaliações. Obviamente a idéia é sempre se avaliar o mais funcionalmente possível. Queixas específicas, portanto, devem ser avaliadas especificamente, com o material apropriado. Para as consistências líquido-pastosa e pastosa, mistura-se à água algum tipo de suco industrializado em pó, de preferência sem açúcar, engrossado com espessantes industriais. Entretanto, nas sessões seguintes à avaliação, recomenda-se uma reavaliação da deglutição com outros tipos de alimentos, de preferência, mais próximos àqueles ingeridos pelos indivíduos no seu dia-a-dia ou de acordo com o gosto do paciente.

Sempre que possível, uma avaliação clínica da deglutição deve utilizar no mínimo estes 4 tipos de consistências, presentes na rotina da maior parte das pessoas. A escolha da consistência preferencial para iniciar a avaliação clínica da deglutição e, posteriormente, o treino da alimentação por via oral, dependerão das possíveis facilidades e dificuldades do paciente e da etiologia da disfagia, como doenças associadas, local do tumor, tipo de cirurgia e/ou tratamento, condições clínicas e neurológicas. Em geral, a consistência líquido-pastosa tem sido indicada para a maior parte dos casos, pois suas propriedades facilitam o trânsito oral sem comprometer, demasiadamente, a proteção das vias aéreas inferiores.

Em teoria, algumas consistências são facilitadoras para determinados tipos de dificuldades, a partir do raciocínio fisiopatológico das mesmas, ou seja:

- Líquida:
  - Alteração na manipulação do bolo.
  - Dificuldade no trânsito oral ou faríngeo.
  - Dificuldade na abertura da transição faringoesofágica.
- Líquido-pastosa:
  - Alteração na manipulação do bolo.
  - Dificuldade no trânsito oral ou faríngeo.
  - Refluxo nasal.
  - Alteração do fechamento laríngeo.
- Pastosa:
  - Incontinência oral.
  - Alteração no controle motor oral.
  - Refluxo nasal.
  - Alteração fechamento laríngeo.
  - Dificuldade na abertura do esfíncter esofágico superior (pelo efeito pressão).
  - Alteração no início da fase faríngea.

Dificilmente, a consistência sólida será utilizada no início da avaliação clínica, exceto nos casos em que o paciente já se alimenta, exclusivamente, por via oral.

Quantidades de alimentos e utensílios

A quantidade ideal para o início da avaliação da deglutição varia em torno de 5 ml, salvo naqueles pacientes com severos distúrbios das fases oral e faríngea, baixo nível de consciência e colaboração ou com elevado risco de complicações respiratórias e pulmonares.

De maneira geral, sugerimos as seguintes quantidades:

- Pequena (1 a 3 ml):
  - Possibilidade de aspiração laríngea severa.
  - Pacientes com comprometimentos pulmonares.
  - Pacientes com alteração no estado de consciência.
- Média (5 a 10 ml):
  - Possibilidade de aspiração laríngea moderada.
  - Alterações na ejeção oral.
  - Alterações no fechamento laríngeo.
- Grande (acima de 20 ml):
  - Possibilidades de aspirações laríngeas discretas.
  - Quando se deseja aumentar o *input* sensorial.
  - Pacientes que já fazem a alimentação por via oral.

Os utensílios que serão utilizados para a avaliação da deglutição são:

- Colheres de plástico descartável, tamanhos 3 e 5 ml.
- Copo: para administração de volumes maiores (10 e 20 ml, líquido contínuo).

O uso da seringa para a introdução do alimento, exceto como instrumento para o controle do volume oferecido, não é recomendável, pois altera a fisiologia da dinâmica da deglutição, facilitando a ocorrência de alterações do controle motor oral e perda prematura, com possibilidade de penetrações e aspirações laríngeas. Entretanto, pode ser útil nos casos em que se observam severos comprometimentos da abertura bucal e da ejeção do bolo alimentar, além de poder facilitar a avaliação da deglutição nos bebês.

Temperatura, sabor, aparência

As indicações para a temperatura dos alimentos devem respeitar, além da preferência do paciente, o objetivo de avaliação e da terapia. Quando se busca aumentar o *input* sensorial e facilitar a deglutição, indicam-se alimentos na temperatura gelada. Deve-se optar pelo uso de alimentos segundo a preferência de cada paciente. A apresentação dos alimentos em bom estado e aparência, além de despertar o desejo da alimentação, facilita ao paciente perceber, de forma separada, as características de cor, forma e sabor de cada oferta.

Paciente

Para a avaliação da deglutição, o paciente deve preferencialmente estar posicionado sentado. A colocação do alimento na boca também deve ser realizada pelo próprio paciente, seja adulto ou criança, com exceção dos casos com comprometimentos dos membros superiores. Quando a avaliação for realizada em bebês ou em crianças motoramente dependentes, orienta-se que a mãe ou o cuidador ofereçam a alimentação enquanto o avaliador prossegue na coleta dos dados.

Traqueostomia

A presença de traqueostomia é freqüentemente encontrada nos pacientes com distúrbios da deglutição. Erroneamente, ainda hoje se acredita que este utensílio é de extrema importância na prevenção das aspirações laríngeas. Entretanto, acreditamos que a traqueostomia deve estar presente apenas nos casos em que há comprovado comprometimento respiratório, sendo este procedimento necessário para manutenção da função.

Desde que as condições respiratórias permitam, incentivamos a oclusão da cânula de traqueostomia, com êmbolo de seringa ou gaze, facilitando a comunicação oral e a dinâmica da deglutição. Vários são os estudos que relatam os impactos negativos da traqueostomia na deglutição, especialmente quando seu fechamento não é possível. Faria, Vale e Carrara-de Angelis (2002) observaram piora na dinâmica da deglutição na presença da traqueostomia aberta, especialmente em pacientes tratados por tumor de cavidade oral.

Sempre que possível, em discussão com equipe médica, incentivamos a retirada da traqueostomia o mais precocemente possível, liberando a movimentação do complexo hiolaríngeo, assim como o retorno à pressão e sensibilidades anteriores.

Vias alternativas para alimentação

A maior parte dos pacientes disfágicos chega para a avaliação fonoaudiológica com algum tipo de via alternativa de alimentação. As sondas nasoenterais ou nasogástricas são as mais utilizadas. A principal função destas sondas é permitir ao paciente, com problemas de deglutição por via oral, manter seu estado nutricional sem prejuízo da função respiratória e das condições pulmonares. Até que o paciente consiga fazer a ingestão por via oral de forma mais segura possível e, principalmente, mantendo o suporte nutricional, estas sondas serão mantidas.

Vários estudos relacionam o uso das sondas com diferentes traumas laríngeos, como paresias ou paralisias laríngeas, ulcerações, infecções do músculo cricoaritenóideo posterior, entre outras (Sofferman, Hubbel, 1981; Apostolakis *et al.*, 2001). Alguns estudos associam alterações da deglutição ao uso das sondas (Huggins, Tuomi, Young, 1999; Adrião, Barros, Carrara-de Angelis, 2004), especialmente quando a disfagia é persistente (Mekhail *et al.*, 2001). Nossa prática clínica tem nos mostrado que, em muitos pacientes, as sondas causam dor intensa à deglutição, além de provocar piora dos sintomas e sinais de disfagia (alteração da sensibilidade orofaríngea, estase, penetrações e/ou aspirações laríngeas), com eliminação total ou minimização dos mesmos após a sua retirada. Além disso, vários são os estudos que associam o uso da sonda nasogástrica a um maior risco de pneumonias aspirativas.

Uma situação particular diz respeito ao paciente que será submetido à radioterapia. Observa-se piora da deglutição durante e após este tratamento, sendo a odinofagia o sintoma mais freqüente. Em muitos casos, os próprios pacientes relatam melhora instantânea da dor à deglutição com a retirada da sonda, seja com a liberação da alimentação por via oral, seja pela indicação da gastrostomia.

AVALIAÇÃO DAS DISFAGIAS

Didaticamente, dividimos a avaliação clínica em etapas: anamnese, avaliação do sistema sensório-motor oral, avaliação da função mastigatória, da deglutição e da fonoarticulação. Vale ressaltar que avaliar não é um simples processo de coleta de dados. Protocolos bem desenhados não garantem uma avaliação realizada (Carrara-de Angelis, 2005). Avaliar implica num processo de análise crítica dos dados, bem como a determinação dos valores destes no estabelecimento de uma conduta.

Anamnese

Na primeira etapa da anamnese, são coletados os dados para a identificação do indivíduo: nome completo, número de identidade e/ou registro geral (caso o paciente seja atendido em instituições ou hospitais), e endereço para correspondência. A idade do paciente permite-nos inferir se o problema de deglutição tem relação com o envelhecimento das estruturas. O grau de escolaridade norteará a complexidade das informações que serão orientadas, assim como sua forma de apresentação. Em algumas situações, recomenda-se que o avaliador utilize diferentes recursos audiovisuais para as orientações e os exercícios da terapia, assim como solicite que um acompanhante participe das sessões fonoaudiológicas a fim de facilitar a compreensão das orientações de deglutição para casa. A profissão do paciente é também um fator a ser considerado na determinação da freqüência da terapia fonoaudiológica e do impacto das seqüelas na vida profissional. Ainda na identificação do paciente, sugere-se datar e assinalar o local onde os exames complementares foram arquivados, como gravações da voz e da articulação, avaliações videofluoroscópicas, laringológicas, entre outros.

O conhecimento de toda a história médica do paciente é de vital importância para a investigação da causa, evolução e dos tratamentos já realizados para a disfagia. Deve-se investigar, com detalhes, os diferentes tratamentos aos quais o paciente foi submetido, sejam medicamentosos, cirúrgicos, radioterápicos e/ou quimioterápicos. Pacientes portadores de doenças neurológicas e/ou lesões traumáticas, ou quando não há conhecimento da causa, devem ser encaminhados à equipe médica competente para esclarecimento do diagnóstico.

Algumas questões deverão ser esclarecidas:

- *Início e evolução da disfagia:* sintomas e sinais de aparecimento gradual e evolutivo sugerem doenças de longa instalação; aqueles de aparecimento abrupto relacionam-se com processos inflamatórios e/ou traumáticos.
- *Sinais e sintomas associados:* nem sempre os pacientes conseguem relatar, espontaneamente e com clareza, os sinais e sintomas de um distúrbio da deglutição. Em várias doenças neurológicas, o paciente não tem consciência de suas dificuldades de deglutição, a não ser que perguntado especificamente sobre um determinado sintoma. Por esta razão, o fonoaudiólogo deve direcionar seus questionamentos buscando detectar presença de engasgos, tosse, pigarros, espirros, voz de qualidade "molhada" durante e/ou após a deglutição, sensação de alimento "parado", perda de peso, febre sem causa aparente, dores na região das costas e/ou alterações respiratórias, aumento da secreção laringotraqueal.
- *Providências que foram tomadas:* todos os recursos, tratamentos, medicamentos, profissionais consultados anteriormente, assim como os impactos destas intervenções na melhora da deglutição.
- *Saúde geral:* investigar alterações neurológicas prévias e atuais, problemas gástricos, cirurgias anteriores, traumatismos na região de cabeça e pescoço.
- *Antecedentes pessoais e familiares:* ressaltam-se as doenças de caráter hereditário como câncer, doenças neuromusculares e degenerativas.
- *Tabagismo e etilismo:* freqüência, quantidade, tempo de uso.
- Condições pessoais, econômicas, atividades de vida diária e lazer.
- *Acompanhamentos:* médico, fisioterapia, nutrição, psicólogo, entre outros.

Para a investigação da alimentação atual, questiona-se a via de alimentação principal: oral, sonda nasogástrica ou nasoenteral, gastrostomia, alimentação mista, via parenteral. Ainda com relação à alimentação por via oral, caso seja possível, investiga-se consistência e quantidade, utensílios e forma de administração, independência para a alimentação.

Avaliação do sistema sensório-motor oral

Fazem parte do sistema sensório-motor oral as seguintes estruturas: lábios, dentes, mandíbula, bochechas, língua, palato duro, véu palatino, pilares palatoglosso e palatofaríngeo, parede posterior da faringe.

Procura-se avaliar os seguintes aspectos:

- Aspecto geral, simetria e postura.
- Sensibilidade extra e intra-oral.
- Tônus.
- Mobilidade.

A avaliação da simetria facial e postura deve ser realizada com o paciente em repouso. Observa-se a existência de assimetrias de face, especificamente de bochechas e lábios, freqüentes nos casos de paralisia facial ou após cirurgias de cabeça e pescoço. Deve-se observar a postura dos lábios no repouso, que devem se manter ocluídos, sendo este fator importante tanto para a função de deglutição como para a articulação.

A sensibilidade extra-oral será avaliada com toques de diferente pressão (forte e fraca) na região das bochechas e ao redor e sobre os lábios superior e inferior.

A sensibilidade intra-oral exteroceptiva (tátil, térmica) e a gustativa deverão ser exploradas. A sensibilidade tátil deve ser avaliada por meio de toques em diferentes pontos e pressões, utilizando-se espátula. O paciente, de olhos fechados, será solicitado a identificar e localizar toques na região da mucosa jugal, palato duro e palato mole. Possíveis reduções de sensibilidade unilaterais só serão identificadas quando realizadas avaliações comparativas. A sensibilidade térmica deve ser testada utilizando-se algum utensílio, seja espelho 00 de dentista ou cabo de colher, imerso em água gelada e posteriormente colocado na mucosa jugal e língua.

Uma atenção especial deverá ser dada à avaliação da sensibilidade da língua. Esta estrutura recebe a inervação do nervo glossofaríngeo em todo o seu terço posterior, tanto para a sensibilidade exteroceptiva como gustativa. Os 2/3 anteriores, entretanto, recebem inervação de 2 nervos cranianos. O nervo trigêmeo é responsável pela sensibilidade exteroceptiva, e o nervo facial, pela sensibilidade gustativa. Desta forma, deve-se proceder na avaliação da sensibilidade da língua respeitando-se esta diferença de inervação, fazendo-se o raciocínio entre o que está alterado e o possível comprometimento nervoso. A ponta da língua, as bordas, o dorso e a região posterior, na área das papilas valadas, diferenciam, de preferência, os alimentos doces, salgados, amargos e azedos, respectivamente.

Para a avaliação do tônus, orienta-se que o avaliador, usando uma luva, toque a região dos lábios e bochechas, observando-se a tonicidade destas estruturas e classificando-a em adequada, hipotônica ou hipertônica. Para a avaliação da tonicidade de língua, solicita-se que o paciente faça resistência aos movimentos realizados pelo avaliador, por exemplo, quando ele estiver empurrando sua língua com uma espátula para trás, para os lados, para cima ou para baixo.

Para a avaliação da mobilidade do sistema sensório-motor oral, os movimentos com os lábios, língua, bochechas, mandíbula e véu palatino solicitados devem ter correlação com a função que se deseja avaliar. Por exemplo, solicita-se ao paciente que faça movimentos ântero-posteriores com a língua (língua para frente e para trás), buscando-se avaliar a função de ejeção da língua, importante na fase oral da deglutição. O Quadro 6-1 sugere alguns exercícios que poderão ser solicitados na avaliação da mobilidade do sistema sensório-motor oral e seus respectivos objetivos.

Avaliação da voz e da articulação

Há uma correlação direta entre a função da deglutição, a voz e a articulação, pois as estruturas que desempenham estas 3 funções são praticamente as mesmas. Desta forma, alterações na qualidade vocal ou no padrão articulatório podem refletir um possível problema de deglutição.

Com relação à voz, deve-se observar o tipo de voz do paciente, especificamente, se existe a presença de soprosidade e tempos máximos de fonação reduzidos, que refletem diretamente alterações da coaptação glótica e podem estar relacionados com a penetração e/ou aspiração laríngea durante a deglutição. Outro fator importante a ser observado é a presença de secreção e/ou saliva durante a produção vocal, o que caracteriza a qualidade vocal "molhada". Estas secreções não necessariamente estão localizadas sobre as pregas vocais, mas podem estar em todo o trato vocal. Voz de característica hipernasal reflete alterações do fechamento do esfíncter velofaríngeo e pode ter relação com refluxo nasal, especialmente de líquidos. Pacientes que apresentam alterações na modulação vocal, especialmente dificuldades para se atingir tons agudos,

Quadro 6-1. Movimentos para avaliação da mobilidade do sistema sensorimotor oral e funções correlatas

Estruturas	*Movimento*	*Função*
Lábios	Fechamento normal e forçado Estalo Bico aberto e fechado Sorriso fechado	Contenção e pressão intra-oral Articulação fonemas bilabiais Articulação das vogais /o, u/ Articulação de /i, ch, j/
Língua	Lateralização e rotação Estalo, ântero-posterior e varredura Elevação, abaixamento, sucção	Manipulação e preparo do bolo Contato da língua com palato e ejeção do bolo Diversos pontos articulatórios
Bochechas	Sucção, inflar	Higiene oral, ejeção, mastigação Articulação
Véu palatino e faringe	Emissão da vogal sustentada/i/ Emissão alternada de/a, ã/ Emissão do fonema/X/	Isolamento das cavidades nasal e oral Ressonância e articulação Mastigação
Mandíbula	Abertura, fechamento, lateralização Abertura máxima (medida com paquímetro)	Articulação *Loudness* e projeção vocal

podem apresentar alteração da elevação laríngea. A redução na amplitude, assim como no tempo de elevação laríngea, podem causar impacto na deglutição, como estase, principalmente na região da transição faringoesofágica, e possibilidades de penetração e/ou aspiração laríngea durante e após a deglutição. Particularmente importante é a presença de voz indicativa de alteração de coaptação glótica por paralisia de prega vocal (qualidade vocal rouco-soprosa, bitonalidade, tempos fonatórios reduzidos) associados à hipernasalidade (nem sempre facilmente perceptível nestas condições), pois esta associação indica alterações altas de nervo vago, com comprometimento de laríngeo superior.

Na avaliação da articulação, é necessário observar se o paciente apresenta tipo articulatório fechado, que pode estar relacionado com a redução na abertura bucal (trismo), o que pode dificultar a entrada do bolo alimentar na cavidade oral e prejudicar a função mastigatória. Sinais como fala imprecisa, velocidade de fala aumentada ou diminuída e voz de qualidade pastosa podem ser sugestivos de alteração neurológica, sendo necessário o encaminhamento para um médico especialista. Uma vez diagnosticada uma disartrofonia, o raciocício fisiopatológico dos subsistemas de produção vocal ou fonoarticulatória pode contribuir com muitos dados com relação à função de deglutição.

Avaliação da mastigação e da deglutição

Antes de se iniciar a introdução de alimentos na boca do paciente, sugere-se a limpeza das secreções orais, faríngeas e traqueais, seja através de movimentos voluntários (tosse, pigarros, escarro) ou usando-se a aspiração por via nasal, oral e/ou traqueal.

Escolhidas as quantidades, consistências e utensílios para a avaliação, inicia-se a introdução dos alimentos e a observação das respostas pelo paciente.

Na primeira deglutição, orienta-se o paciente a permanecer com o bolo dentro da cavidade oral e deglutir assim que o avaliador lhe der um comando, como "Pode engolir" ou "Agora" ou "Já". Portanto, para esta primeira impressão, busca-se observar a contenção oral do paciente, assim como, através da ausculta cervical, a ocorrência de sinais indiretos de perda prematura e, portanto, alteração do controle sensório-motor oral, assim como estase e penetrações e/ou aspirações laríngeas. Este teste não deve ser utilizado nos casos de glossectomia total ou paralisia bilateral da língua.

Posteriormente, solicita-se que o paciente faça uma nova deglutição, da mesma consistência e quantidade, voluntariamente, a fim de observar se há desaparecimento dos sintomas e sinais observados anteriormente. Prossegue-se na avaliação da deglutição, aumentando-se o volume da consistência escolhida para o início da avaliação e, sempre que possível, testam-se as demais consistências em diferentes quantidades.

Ao final de cada deglutição, o avaliador pede para que o paciente abra a boca e, através de um instrumento de iluminação, prossegue com a visualização de possível estase na cavidade oral e orofaringe, anotando-se o local e a quantidade de alimento parado, levando-se em conta o bolo total oferecido.

Durante toda a avaliação clínica da deglutição, o avaliador deve estar atento às possíveis alterações observadas, tanto na dinâmica orofaríngea, possibilidade de estase e penetrações e/ou aspirações laríngeas. Sempre que possível, a aplicação de manobras de deglutição é indicada, na tentativa de minimizar ou eliminar os sinais e sintomas de disfagias.

A observação de estase na cavidade oral e/ou orofaringe reflete alteração no controle e/ou ejeção do bolo ou déficits de sensibilidade. Pode ser introduzida a manobra de colocação da cabeça para trás durante a deglutição, facilitando o trânsito do bolo, ou elevar o *input* sensorial, com o aumento da quantidade, ou trocar para consistências mais viscosas. Através da ausculta cervical, pode-se perceber sinais de estase. As manobras de deglutição com esforço e deglutições múltiplas podem ser indicadas a fim de facilitar o trânsito oral e faríngeo. Dependendo do local apontado pelo paciente, quanto à sensação de alimento parado, indicam-se manobras específicas:

- Região cervical anterior, inferiormente à mandíbula, sugere estase na região da base da língua ou valécula e indica-se a manobra de engolir com a língua presa *(tongue holding)* ou Massako.
- Região cervical anterior, inferiormente à quilha da cartilagem tireóidea, sugere estase na região do esfíncter esofágico superior e pode ser testada a manobra de Mendelsohn.
- Na região cervical, lateralmente à cartilagem tireóidea, seja de um ou de ambos os lados, sugere estase na região dos recessos piriformes, que pode ser eliminada com o auxílio das deglutições múltiplas com rotação bilateral de pescoço.

O correto posicionamento da mão do avaliador no pescoço do paciente também auxiliará na detecção de possíveis alterações. Logemann (1983) propõe a técnica dos 4 dedos: dedo indicador posicionado na região anterior, imediatamente abaixo da mandíbula, dedo médio no osso hióide, dedos anular e mínimo na cartilagem tireóidea. Embora subjetivamente, permite uma avaliação do *timing* dos eventos da deglutição orofaríngea. Além de facilitar a observação da presença e o grau de excursão laríngea, permite detectar, caso o paciente tenha tosse ou pigarros, o momento da penetração e/ou aspiração laríngea e as manobras indicadas. A presença de tosse ou pigarros, dependendo do momento de suas ocorrências, sugere os seguintes raciocínios:

- *Antes do início da excursão laríngea:* sinais de alteração do controle sensório-motor oral, sendo indicada manobra de cabeça para frente ou troca para consistências mais espessas.
- *Durante a deglutição (movimentação laríngea):* déficits na elevação e/ou fechamento da laringe; podem ser introduzidas manobras de proteção das vias aéreas inferiores.

- *Após o retorno da laringe para a sua posição de repouso:* sinais de estase e posterior entrada do alimento nas vias aéreas inferiores. São indicadas manobras de limpeza faríngea.

As manobras de proteção de vias aéreas inferiores supraglótica ou supersupraglótica são indicadas quando o paciente apresenta tosse ou pigarro, ao mesmo tempo em que se percebe o movimento do complexo hiolaríngeo durante a deglutição ou quando há saída de alimento pelo orifício da traqueostomia, quando ela estiver aberta, ou ao redor da cânula metálica.

A qualidade vocal do paciente sempre deve ser observada, antes e após a introdução dos alimentos. Embora a sensibilidade e especificidade desta técnica sejam questionáveis, a emissão da vogal sustentada /a/ e a contagem de números de 1 a 10 são tarefas que permitem anotar a ocorrência de voz "molhada", sinal indireto de penetração e/ou aspiração laríngea, assim como estase de alimento ou secreções em todo o trajeto orofaríngeo. Desta forma, pode-se associar o uso do pigarro ou da tosse, logo após a primeira deglutição, seguidos de deglutições múltiplas, buscando-se eliminar a permanência destes resíduos.

A avaliação da mastigação, quando possível, deve ser realizada. Neste caso, observa-se o local da mordida, os movimentos mastigatórios da mandíbula, o preparo do bolo e a contenção oral.

CONCLUSÃO, CONDUTAS, DETERMINAÇÃO DO PROGNÓSTICO

Na maior parte das vezes, o paciente realiza uma avaliação fonoaudiológica para disfagia, encaminhado por algum profissional, principalmente no ambiente hospitalar. É sempre interessante termos muito claro em nossa mente a pergunta subjacente a este encaminhamento, que geralmente abrange:

1. ***Segurança da alimentação oral:*** o paciente está se alimentando via oral e solicitam uma avaliação sobre indicação de via alternativa, ou o contrário, está com via alternativa de alimentação e questionam a segurança de uma alimentação via oral com conseqüiente retirada desta via de entrada.
2. ***Eficiência da alimentação oral:*** por vezes a questão é o quão eficiente a alimentação oral está com relação a quantidades ingeridas, principalmente pacientes com disfagias essencialmente orais, com restrição de consistências, fadiga etc.
3. ***Indicação de reabilitação:*** o paciente pode-se beneficiar de uma reabilitação neste momento?

Estas questões podem ser facilmente respondidas em 2 situações extremas: quando o paciente apresenta uma deglutição normal ou dentro dos limites funcionais, ou o oposto, quando a disfagia é em grau severo.

As grandes dificuldades em concluir-se avaliações e estabelecer condutas estão nos casos intermediários. Até hoje não há consenso quanto aos graus de disfagia, quanto ao que é considerado uma aspiração severa, ou discreta, e muito menos quanto ao critério de conduta de introdução ou reintrodução de alimentação via oral. Embora muito se fale sobre complicações pulmonares decorrentes de aspiração, raríssimos são os estudos prospectivos, ou mesmo retrospectivos, mas metodologicamente bem desenhados, a ponto de se estabelecerem relações definitivas. Desta forma, ainda hoje, as condutas são absolutamente individualizadas e contam, acima de tudo, com o bom senso, a experiência e, acima de tudo, o diálogo entre os diferentes profissionais envolvidos no cuidado ao paciente.

BIBLIOGRAFIA CONSULTADA

Adrião M, Barros APB, Carrara EA. Avaliação videofluoroscópica da deglutição em pacientes submetidos ao tratamento do câncer de cabeça e pescoço. *Revista da Sociedade Brasileira de Fonoaudiologia* 2004;2:29-35.

Alves NSG. O fundamental da avaliação fonoaudiológica do paciente disfágico. In: Costa M, Castro LP. *Tópicos em deglutição e disfagia.* Rio de Janeiro: Medsi, 2003. p. 9-18.

Apostolakis LW, Funk GF, Urdaneta LF, McCulloch TM, Jeyapalan MM. The nasogastric tube syndrome: two cases reports and review of the literature. *Head and Neck* 2001;23:59-63.

Carrara AE, Mourão LF, Furia CLB. Avaliação e tratamento das disfagias após o tratamento do câncer de cabeça e pescoço. In: Carrara AE, Mourão LF, Furia CLB, Kowalski LP. *A atuação da fonoaudiologia no câncer de cabeça e pescoço.* São Paulo: Lovise, 2000. p. 155-162.

Faria AG, Vale LP, Carrara-de Angelis E. Efeito da oclusão da Traqueostomia na deglutição orofaríngea de pacientes submetidos à cirurgia de cabeça e pescoço. *Monografia de Especialização.* São Paulo: Fundação Antonio Prudente, 2002.

Huggins OS, Tuomi SK, Young C. Effects of nasogastric tubes on the young normal swallowing mechanism. *Dysphagia* 1999;14:157-61.

Dikeman KJ, Kazandjian MS. Assessment and management of dysphagia. In: *Communication and swallowing management of tracheostomized and ventilator-dependent adults.* San Diego: Singular Publishing Group, 1995. p. 251-83.

Logemann JA. Anatomy and physiology of normal deglutition. In: *Evalution and treatment of swallowing disorders.* San Diego: College-Hill Press, 1983:11-36.

Macedo EDF, Gomes GF, Furkim AM. Conceito e tipo de disfagia. In: *Manual de cuidados do paciente com disfagia.* São Paulo: Lovise, 2000. p. 29-31.

Marchesan IQ. Deglutição-normalidade. In: Furkim AM, Santini CS. *Disfagias orofaríngeas.* Carapicuíba: Pró-fono, 1999. p. 3-18.

Mekhail TM, Adelstein DJ, Rybicki LA *et al.* Enteral nutrition during the treatment of head and neck carcinoma – Is a percutaneous endoscopic gastrostomy tube preferable to a nasogastric tube? *Cancer* 2001;91:1785-90.

Miller RM. Clinical examination for dysphagia. In: Groher ME. *Dysphagia-diagnosis and management.* Washington: Butterworth-Heinemann, 1997. p. 169-189.

Schulze-Delrieu K, Miller RM. Clinical assessment of dysphagia. In: Perlman AL, Schulze-Delrieu K. *Deglutition and its disorders – anatomy, physiology, clinical diagnosis and management.* San Diego: Singular Publishing Group, 1997. p. 125-152.

Sofferman RA, Hubbel RN. Laryngeal complications of nasogastric tubes. *Ann Otol* 1981;90:465-68.

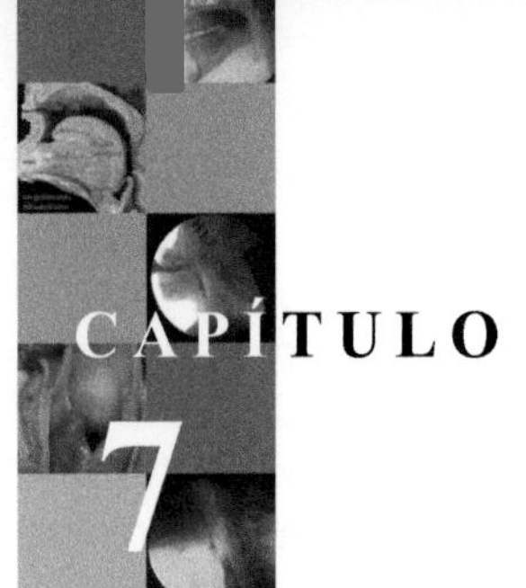

CAPÍTULO 7

AVALIAÇÃO FONOAUDIOLÓGICA À BEIRA DO LEITO

Ana Paula Brandão Barros ◆ Elisabete Carrara-de Angelis

A atuação fonoaudiológica em ambiente hospitalar ocorre há algumas décadas e ainda não é claro o campo de atuação considerado como hospitalar. O atendimento fonoaudiológico ambulatorial dentro do hospital costuma ser réplica do atendimento em clínicas e consultórios particulares, com a vantagem de um trabalho junto à equipe multi e interdisciplinar e recursos de diagnóstico e tratamento dentro de um mesmo âmbito de atuação.

Porém a atuação fonoaudiológica hospitalar, especificamente na área de disfagia, abrange o atendimento à beira do leito, podendo ser em enfermarias, unidades de terapia semi-intensiva e intensiva, estes últimos, campos ainda a serem mais bem compreendidos e explorados pelos fonoaudiólogos.

Esta atuação é caracterizada com objetivos de prevenção, diagnóstico e reabilitação propriamente dita, objetivando, assim, a redução e prevenção de complicações e o adequado restabelecimento da alimentação oral e da comunicação, importantes para o bom prognóstico e qualidade de vida do paciente hospitalizado.

O fonoaudiólogo que atende à beira do leito deve ter conhecimentos básicos das especialidades médicas e de adaptação e/ou reabilitação das seqüelas fonoaudiológicas de diferentes etiologias. Sendo o corpo clínico hospitalar composto de diversas especialidades (neurologia, geriatria, medicina intensiva, pediatria, neonatologia, cardiologia, pneumologia, otorrinolaringologia, oncologia clínica e cirúrgica, radiologia, gastroenterologia, infectologia, odontologia, fisioterapia, enfermagem, farmacologia, nutrição, terapia ocupacional e psicologia), a atuação fonoaudiológica é bastante complexa e exige muita dedicação e estudo do profissional.

▶ CONSIDERAÇÕES GERAIS

O atendimento à beira do leito tem como principais objetivos: a avaliação, a orientação e a reabilitação propriamente dita, e para que isto ocorra são necessárias algumas considerações, cruciais para uma boa atuação.

Sempre devemos saber quais são as especialidades envolvidas no caso e verificar se o especialista responsável pela internação tem conhecimento do pedido da intervenção fonoaudiológica. Pode acontecer de algum membro da equipe solicitar a avaliação fonoaudiológica, porém, devido a fatores que não são de conhecimento de todos, este momento não ser o mais indicado para a atuação. Outro fator importante é o desconhecimento das técnicas de reabilitação fonoaudiológicas por parte dos outros especialistas. Estes fatores podem gerar intercorrências para o paciente, como, por exemplo, iniciar exercícios isométricos como empuxo laríngeo em um paciente cardiopata e/ou hipertenso, ou terapia miofuncional com exercícios isotônicos e isométricos em uma região que está no pós-operatório muito recente. Desta forma, muitas vezes é necessária a explicação do que será orientado ao paciente e deixar claro os riscos e benefícios da fonoterapia naquele momento para cada paciente.

É importante que o fonoaudiólogo possua conhecimentos específicos sobre alguns procedimentos realizados, noções de controle de infecção hospitalar, bem como valores de normalidade e/ou alterações, que são mencionados através dos aparelhos de monitoração.

Conhecer e respeitar as regras do controle de infecção hospitalar é de total importância para a atuação neste âmbito. O controle de infecção hospitalar é o esforço organizado em manipular e controlar o ambiente e a equipe, para eliminar ou minimizar a exposição a microrganismos patogênicos que possam tornar doentes profissionais de saúde ou seus pacientes. O objetivo das medidas de controle de infecção é eliminar ou reduzir a transferência de microrganismos, seja por imunizações, pelo uso adequado de equipamentos de proteção individual ou por desinfecção e esterilização de superfícies e equipamentos.[1]

Após um pedido de avaliação fonoaudiológica, a mesma deve ser feita no menor intervalo possível. Caso decorra um espaço de tempo maior entre o pedido de avaliação do paciente e a realização da mesma, é imprescindível que se verifique o estado geral do paciente no momento da avaliação, para se ter certeza de que o mesmo ainda mantém a indicação de avaliação. Com relação ao estado atual do paciente, é necessário saber como estão suas condições gerais, e questões como nível cognitivo, condições respiratórias e estado nutricional são imprescindíveis para o entendimento do caso.

Pacientes mais graves, que necessitam de monitoramentos, somente por meio do conhecimento das taxas de normalidade dos diferentes parâmetros é que se pode verificar o momento mais adequado para a atuação, ou a necessidade da solicitação de outro profissional da equipe para correta intervenção. Desta forma, nossa avaliação clínica terá que ser fundamentada, no mínimo, em dados como oximetria de pulso, monitoração da freqüência cardíaca e ausculta cervical e pulmonar, para que possamos contribuir de forma efetiva para a evolução do caso, sem colocar em risco a vida do paciente.

O padrão de normalidade de freqüência cardíaca é de 70 a 75 batimentos por minuto. Esta pode apresentar-se diminuída – bradicardia, definida usualmente como sendo menor que 60 bat./min.; ou aumentada – taquicardia, que significa uma freqüência rápida, definida usualmente como acima de 100 bat./min.[2]

A porcentagem de saturação do oxigênio arterial da hemoglobina funcional – oximetria (%SpO_2) – é medida continuamente por um monitor não-invasivo (oxímetro). São esperados, em indivíduos normais, valores que oscilam entre 90 e 100% O_2/min.[2] Estes valores são visualizados em um monitor.

Os valores obtidos pelos aparelhos de monitoração dependem de uma adequada perfusão do aparelho e deve-se sempre desconfiar dos valores em presença de excesso de movimentos do paciente. Todas estas medidas obviamente têm seus parâmetros de normalidade, com variações individuais, desde que se considere o estado geral e metabólico, a patologia de base e os possíveis efeitos do próprio tratamento no momento da avaliação.

Estes parâmetros devem ser observados antes da intervenção fonoaudiológica para o devido conhecimento do caso, durante, servindo como controle do estado geral na avaliação, e após a avaliação, para nos certificarmos de que o paciente apresenta as mesmas condições gerais após a manipulação fonoaudiológica.

A ausculta cervical e pulmonar tem seu valor determinado na tentativa de objetivar a avaliação clínica da deglutição. A ausculta cervical e pulmonar feita pelo fonoaudiólogo não tem o objetivo de diagnosticar a fisiopatologia respiratória, e sim ter o conhecimento das funções das estruturas envolvidas no processo fisiológico ou patológico da deglutição. Da mesma forma que os valores da monitoração cardíaca e de saturação do oxigênio têm que ser verificados antes, durante e após a avaliação fonoaudiológica, a ausculta cervical e pulmonar também, para se ter conhecimento de como o paciente lida com as secreções quando presentes, e como é seu padrão respiratório. É importante saber previamente se o paciente acabou de ser submetido à fisioterapia respiratória e quando foi aspirado pela última vez. Algumas vezes, o padrão respiratório normal e a ausência de secreção são decorrentes da intervenção fisioterápica imediata, e não de uma situação real.

Em alguns casos, devido ao estado geral do paciente, a avaliação clínica não está indicada, e às vezes, apenas com o levantamento do caso e discussão com a equipe, chega-se à conclusão de que a avaliação clínica, naquele momento, pouco contribuiria para o mesmo. Nestes casos, discutem-se com a equipe os riscos e benefícios da indicação da avaliação videofluoroscópica da deglutição e/ou a nasofibrolaringoscopia da deglutição. Assim, quando em comum acordo com a equipe, o paciente será removido para tais avaliações, e alguns cuidados devem ser seguidos.

Nascimento e Shimatai (1997)[3] relatam que o transporte e a remoção de pacientes devem ser valorizados e padronizados, porque qualquer falha no método pode acarretar danos ao paciente ou mesmo aos profissionais da equipe. Todo procedimento de remoção e transporte deve ser realizado em condições de máxima segurança, desde o início até o fim, aplicando-se 3 regras básicas: – manter a vida; – regularidade do deslocamento sobre a rapidez, escolher adequadamente o meio de transporte (maca, cadeira de rodas); e cuidado permanente com a assepsia. É importante ressaltar que pacientes com doenças infecto-contagiosas deverão seguir as normas de isolamento adotadas no leito para o local onde estarão sendo transportados.

ANAMNESE E AVALIAÇÃO DA DEGLUTIÇÃO

A atuação tem início com uma anamnese completa, de preferência com o paciente e, se isto não for possível, com o acompanhante. Uma detalhada descrição da queixa do paciente, sua história médica, como está seu estado de alerta e nível cognitivo (compreensão e expressão – alterações de linguagem); sua capacidade de responder a ordens simples como, por exemplo, tossir; o padrão e tipo respiratório (presença de traqueostomia, cânulas com ou sem *cuff,* ventilação mecânica, história de broncopneumonia de repetição, secreção mucopurulenta e declínio rápido da função respiratória); postura de repouso (se patológica); a via de alimentação e como está se dando o suporte nutricional. Será observada a fonoarticulação (qualidade e intensidade vocal e articulação) com o objetivo de se relacionar alterações anatômicas e/ou funcionais que possam ter correlação com a deglutição.

A disfagia é uma das alterações fonoaudiológicas que mais solicitará a presença do fonoaudiólogo à beira do leito, principalmente quando se fala da unidade de terapia semi-intensiva ou intensiva, em caráter emergencial, devido às sérias complicações que podem gerar no estado de saúde do paciente. O diagnóstico da disfagia e sua etiologia por muitas vezes são complicados de se concluir devido a vários fatores concomitantes do paciente hospitalizado. Desta forma, é muito importante que tanto a anamnese e a avaliação sejam bem direcionadas, e para isto sempre teremos que trabalhar em cima de uma hipótese diagnóstica que justifique o quadro do paciente.

A avaliação da deglutição começa com a anotação de todos os parâmetros de monitoração – saturação do oxigênio, freqüência cardíaca e presença de alterações respiratórias. Segue-se com a ausculta cervical e pulmonar, que é de grande valia.

Investiga-se a presença dos reflexos patológicos e os fisiológicos ausentes, o aspecto da musculatura dos órgãos fonoarticulatórios em repouso e movimento, a sensibilidade peri e intra-oral, mobilidade e tônus, presença e estado da dentição, presença de disartrofonia e avaliação vocal, pois se forem constatadas alterações na linguagem e/ou fonoarticulação, são indicadas avaliações específicas destas funções, o grau de severidade e possível correlação com a disfagia. Somente depois de todos estes dados colhidos e considerados, tem-se noção se este paciente tem potencial para auto-alimentação.

Sempre que possível inicia-se a avaliação da deglutição oral, desde que os possíveis benefícios sejam maiores que o risco, porém sempre monitorando o paciente. A avaliação seguirá os princípios gerais do raciocínio clínico do caso, desta forma será realizada a avaliação com a melhor consistência, quantidade, manobras posturais e de proteção das vias aéreas inferiores, conforme a exigência de cada caso. Após a avaliação da via oral, observa-se a ocorrência de mudanças no estado geral (orgânicas e comportamentais), alterações da qualidade vocal e presença de ruído na região da orofaringe, indicando parada de alimentos em vias aéreas superiores. Após a atuação, deve-se deixar o paciente como este foi encontrado, sem desconforto respiratório ou presença de secreções e/ou alimentos na região da orofaringe, evitando alterações após o término da avaliação. Para que isto ocorra, todas as provas terapêuticas necessárias (manipulação cervical, respirações rápidas e curtas, solicitação de aspiração orotraqueal e nebulização contínua para normalização da troca gasosa) devem ser realizadas.

Concluída a avaliação, discutem-se com a equipe os reais riscos e/ou benefícios que o início da deglutição via oral poderá trazer. Quando a avaliação clínica não dá a real situação do paciente, é prudente a solicitação de exames objetivos que possam auxiliar no diagnóstico preciso e na consecutiva conduta.

Pode-se indicar a fonoterapia indireta e/ou a direta. A fonoterapia indireta é a realização de estimulação tátil-térmica, exercícios isométricos e isotônicos dos órgãos fonoarticulatórios, laringe e faringe, e a associação dos exercícios à função de deglutição propriamente dita. Quando ainda não indicado o início da via oral, deve-se orientar o treino das manobras de deglutição a seco ou com a saliva, associadas às manobras posturais indicadas para o caso.

A fonoterapia direta (treino de via oral) só será iniciada nos casos em que houver participação efetiva do paciente e comum acordo com toda a equipe. Esta visa a adequação da função com adaptações de temperatura, consistência e quantidade indicada para retirada de sonda com segurança e sempre controlando o risco de broncoaspiração, favorecendo e acelerando o processo de alta da hospitalização.

A atuação da fonoaudiologia à beira do leito é um trabalho tanto no sentido de manutenção de vida, porque previne as complicações, quanto de qualidade de vida. Permite que o paciente volte a se alimentar pela boca, mantendo um suporte nutricional adequado, e proporciona ajustes necessários para as alterações da comunicação, quando presentes. Controvérsias entre fonoaudiólogos sobre conceitos, objetivos, métodos e prioridades na atuação em hospital constatam um campo ainda a ser mais bem definido.

REFERÊNCIAS BIBLIOGRÁFICAS

1. Barros APB, Martins NMS, Carrara-de Angelis E, Furia CLB, Lofti CJ. Atuação fonoaudiológica em unidade de terapia intensiva. In: Barros APB, Arakawa L, Tonini M, Carvalho VA. (Eds.). *Fonoaudiologia em cancerologia.* São Paulo: Imprensa Oficial, 2000. p. 115-120.
2. Guyton AC, Hall JE. *Tratado de fisiologia médica.* Rio de Janeiro: Guanabara Koogan, 1997.
3. Nascimento ML, Shimatai Y. Áreas de Apoio no Ambiente Hospitalar. In: Rodrigues EAC, Mendonça JS, Amarante JMB *et al. Prevenção e controle das principais infecções hospitalares.* São Paulo: Sarvier, 1997. p. 477-80.

CAPÍTULO 8

PROTOCOLO DE AVALIAÇÃO CLÍNICA NO LEITO

Elisabete Carrara-de Angelis

A avaliação clínica à beira do leito é uma avaliação estruturada da efetividade com que o paciente manipula a comida ou o líquido ou as secreções nas diferentes fases da deglutição. Deve-se iniciar com o exame da anatomia física e da fisiologia para avaliar a cavidade oral, faringe e laringe para alterações estruturais e qualquer outra alteração física. As condições de saúde geral, habilidades físicas e cognitivas também devem ser observadas. Avaliar não é apenas coletar dados, mas inclui a interpretação dos mesmos na elaboração de hipóteses diagnósticas e da conduta a ser estabelecida. O protocolo de avaliação clínica à beira do leito que apresentamos a seguir é baseado na fisiopatologia das disfagias, e deve ser considerado apenas como um guia para a avaliação completa do paciente disfágico.

Data: ____________ Ficha: ____________ Fita: ____________ Categoria: ____________

Nome: ______________________________ RGH: ____________

Idade: ________DN: ________Local: ________Estado civil: ______(cônj: ____________) Prof.: ____________

Telefone: ____________________Grau de escolaridade: ____________________

HD: ____

Encaminhado por: ____________________Departamento: ____________________

Objetivo da avaliação: ______________________________

DATA DA INTERNAÇÃO: ____________________MOTIVO: ____________________

____

INÍCIO E EVOLUÇÃO DOS SINTOMAS

____

____

____

CARACTERÍSTICAS COMPORTAMENTAIS

( ) alerta ( ) prostrado ( ) cooperativo ( ) não-cooperativo
( ) postura/posicionamento inadequados

PADRÃO RESPIRATÓRIO

História de aspiração ( ) sim ( ) não
Traqueostomia ( ) sim ( ) não
Tipo: ____________Tamanho: ____________
Cuff ( ) sim ( ) não
( ) inflado ( ) parcialmente ( ) desinflado
Necessidade de aspiração ( ) sim ( ) não Freqüência: ____________________

Observações: ______________________________

ALIMENTAÇÃO
( ) Alternativo: ______
Quantidade: ______
Freqüência: ______

( ) Via oral – O que sente especificamente ao deglutir?
( ) Acúmulo do alimento Onde? ______
( ) Dificuldade no trânsito oral
( ) Dificuldade trânsito faringoesofágico
( ) Aspiração ( ) antes ( ) durante ( ) após deglutição
b. Varia com diferentes consistências de comida? Como?

- mais fácil: ______
- mais difícil: ______

TRIAGEM COGNITIVA (DNL = dentro dos limites normais)

Memória a curto prazo	( ) DLN*	( ) alterada: ______
Orientação: Que dia é hoje?	( ) DLN	( ) alterada: ______
Em que mês estamos?	( ) DLN	( ) alterada: ______
Em que ano estamos?	( ) DLN	( ) alterada: ______
Você sabe onde está?	( ) DLN	( ) alterada: ______

TRIAGEM DE COMUNICAÇÃO

LINGUAGEM RECEPTIVA

Ordens verbais simples		
Abra sua boca	( ) DLN	( ) alterado: ______
Levante a sua mão	( ) DLN	( ) alterado: ______
Ordem verbal complexa		
Aponte a porta e depois aponte o teto	( ) DLN	( ) alterado ______
Resposta a perguntas sim/não		
Você está no hospital?	( ) DLN	( ) alterada: ______
As luzes estão acesas?	( ) DLN	( ) alterada: ______

LINGUAGEM EXPRESSIVA

Contar de 1 a 10	( ) DLN	( ) alterada: ______
Falar os dias da semana	( ) DLN	( ) alterada: ______
Falar o nome e endereço	( ) DLN	( ) alterada: ______

INTELIGIBILIDADE:
( ) inteligível ( ) parcialmente inteligível ( ) inteligível com atenção ( ) ininteligível

ARTICULAÇÃO: ( ) precisa ( ) imprecisa: ______

VELOCIDADE DE FALA: ( ) normal ( ) reduzida ( ) aumentada ______

*DLN = dentro dos limites funcionais.

AVALIAÇÃO SENSÓRIO-MOTORA ORAL

LÁBIOS

	DNL	ALT	Comentários	Par craniano	
				Sensório	**Motor**
Vedamento em repouso			Queda D resp. oral Queda E mov. inv.		VII
Protrusão			Queda E sem mov. Queda D mov. parc.		VII
Retração			Queda E sem mov. Queda D mov. parc.		VII
Protrusão/Retração rápida DLN = 2 séries mov. alternados/3 s					VII
Diadococinesia DLN = 6 repetições em 2 s					VII
Força			Bom Reg. Ruim		VII
Sensibilidade ao toque: Superior D Superior E Inferior D Inferior E				V V V V V	

LÍNGUA

	DLN	ALT	Comentários	Par craniano	
				Sensório	**Motor**
Protrusão DLN			Fasciculação desvio: E D		XII
Retração					V, XII
Lateralização E					XII
Lateralização D					XII
Lateralização rápida					XII
Língua na bochecha E					XII
Língua na bochecha D					XII
Elevação de ponta					XII
Língua no lábio superior					XII
Depressão da ponta					XII
Língua no lábio inferior					XII
FORÇA					
Ponta empurrando espátula			Bom Reg. Ruim		XII
Lateral E empurrando espátula			Bom Reg. Ruim		XII
Lateral D empurrando espátula			Bom Reg. Ruim		XII
Língua na bochecha E contra resistência do dedo			Bom Reg. Ruim		XII
Língua na bochecha D contra resistência do dedo			Bom Reg. Ruim		XII
Elevar dorso de língua com a espátula			Bom Reg. Ruim		XII
SENSIBILIDADE					
Terço anterior E				V e VII	
Terço médio E				V e VII	
Terço posterior E				IX	
Terço anterior D				V e VII	
Terço médio D				V e VII	
Terço posterior D				IX	

PALATO MOLE

	DN	AT	Comentários	Par craniano Sensório	Par craniano Motor
Desvio da linha média			Desvio para E D		X
Elevação			Desvio para E D		X
Diadococinesia			Hipernasal Hiponasal		X
Sensibilidade D Sensibilidade E			Ausente dimin. hiper. Ausente dimin. hiper.	IX, X e XI IX, X e XI	X

MANDÍBULA

	DLN	ALT	Comentários	Par craniano Sensório	Par craniano Motor
Abrir a boca			Leve/e restrito Mode/e restrito Grave/e restrito		V
Diadococinesia DLN: 2 rep/s			Fecha/o labial Lento incoor. incomp.		V
Lateralização			Sem movi/o D E Movi/o red. D E		V

LARINGE

	DLN	ALT	Comentários	Par craniano Sensório	Par craniano Motor
Qualidade vocal DLN = Fonação sustentada clara com volume			Molhada, soprosa, rugosa, áspera		X
Tosse voluntária			Forte, fraca Incapaz de tossir		X
TMF/s//z/			Rel./s/ I /z/=		
Altura			Grave, aguda		
Intensidade			Discretamente reduzida Moderadamente reduzida Severamente reduzida		
Emissão/i/modulada			Mod. restrita Mod. adeq.		
TMF/a//i//u/ DLN: masc. 20 s fem. 14 s Infantil = Idade					
Movimento à deglutição			Red. disc. mod. sev.		
Movimento à fonação			Red. disc. mod. sev.		
Contar de 1 a 10			Lento, rápido, adequado		

BOCHECHAS

Aspecto: ______________________ Sensibilidade: ______________________

Mobilidade (VII): ______________________ Tônus ______________________

DENTES/OCLUSÃO/PRÓTESE: ______________________

HIGIENE ORAL: ( ) adequada ( ) resíduos em CO/O ______________________ ( ) halitose ______________________

MASTIGAÇÃO: ______________________

____

DEGLUTIÇÃO

Saliva: ______________________

Líquidos: ______________________

Líquido-pastosos: ______________________

Pastosos: ______________________

Sólidos: ______________________

Deglutição dos 4 dedos

- Mov. submandibular: ( ) adequado ( ) inadequado ______________________
- Mov. hióide: ( ) adequado ( ) inadequado ______________________
- Mov. laríngeo: ( ) adequado ( ) inadequado ______________________
- Tempo de trânsito oral: ( ) adequado ( ) aumentado ______________________

QV pós-deglutição: ( ) normal ( ) alterada

QV pós-respirações rápidas: ( ) normal ( ) alterada

( ) aspiração ( ) antes ( ) durante ( ) após

( ) saída de alimentos pelo traqueostoma ( ) tosse ( ) engasgo ( ) dispnéia ( ) estase: ______________________

Manobras testadas e efetividade: ______________________

( ) possibilidade de aspiração silente

a) melhor consistência: ( ) L ( ) L-P ( ) P ( ) S melhor quantidade: ______________________

b) postura facilitadora da deglutição: ______________________

c) melhor posição do alimento na cavidade oral: ______________________

d) melhor seqüência de instruções: ______________________

AUDIÇÃO: ______________________

COMUNICAÇÃO GRÁFICA: ( ) funcional ( ) não-funcional

PROVAS TERAPÊUTICAS: ______________________

____

CONCLUSÃO: ______________________

____

CONDUTA: ______________________

____

PLANEJAMENTO TERAPÊUTICO: ______________________

____

____

AVALIADOR: ______________________

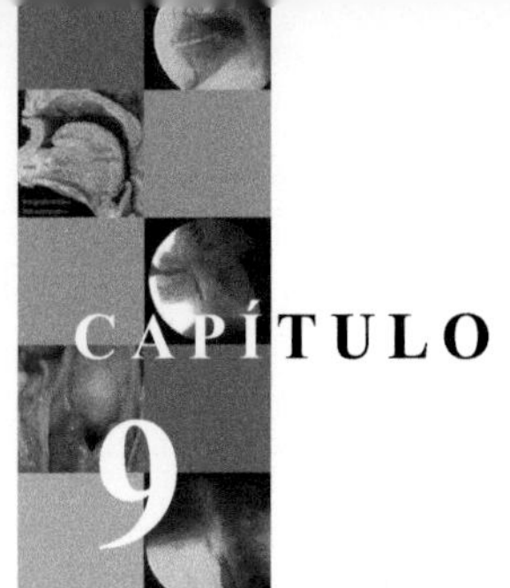

CAPÍTULO 9

AVALIAÇÃO DA DEGLUTIÇÃO COM FIBROENDOSCÓPIO – FEES

Paul B. Swanson ◆ Ricardo L. Carrau ◆ Thomas Murry

INTRODUÇÃO

A avaliação da disfagia orofaríngea tem evoluído de maneira significativa nas últimas décadas. Até o início dos anos 1980, a avaliação da deglutição à beira do leito (BSE) foi o principal método usado na avaliação e desenvolvimento de um plano de tratamento para a disfagia orofaríngea. Embora a *BSE* continue sendo o estágio inicial mais comumente usado na avaliação da disfagia orofaríngea, a videofluoroscopia e a avaliação da deglutição através de fibra óptica (FEES) fornecem informações mais detalhadas e confiáveis do que a BSE sozinha.

A avaliação videofluoroscópica da deglutição se tornou popular no início dos anos 1980, e o termo deglutição de bário modificado descreveu o primeiro teste para avaliar especificamente a fisiopatologia da disfagia acima do nível da transição faringoesofágica. Primeiramente descrita por Logemann, em 1983,[1] a videofluoroscopia rapidamente se tornou o padrão-ouro para o diagnóstico e tratamento da disfagia orofaríngea. A propulsão do bolo alimentar, da boca até a abertura **esofagiana**, pôde ser estudada detalhadamente usando-se uma variedade de consistências de alimentos, permitindo diagnósticos precisos e valiosas informações terapêuticas.

Nos Estados Unidos, a *American Speech and Hearing Association* (ASHA – Associação Americana de Fonoaudiologia), em 1986, formalmente definiu o papel do fonoaudiólogo no gerenciamento da disfagia, adicionando a este profissional, além do papel tradicional na videofluoroscopia, o papel-chave na avaliação à beira do leito. Sob a supervisão de um fonoaudiólogo, diferentes consistências de alimento e técnicas de deglutição poderiam ser empregadas para aprimorar a efetividade e segurança da deglutição. Desta forma, o papel do radiologista continuou o de um diagnóstico anatômico preciso, enquanto o do fonoaudiólogo passou a determinar a fisiopatologia do distúrbio da deglutição e então testar várias estratégias para otimizá-la.

A avaliação da deglutição usando a endoscopia evoluiu ao mesmo tempo que a avaliação videofluoroscópica da fase orofaríngea. A nasofaringolaringoscopia de fibra óptica flexível foi introduzida em 1968 e, no decorrer da década seguinte, tornou-se o padrão-ouro para a avaliação da laringofaringe pelos otorrinolaringologistas.[2] Avanços tecnológicos permitiram o registro dos exames. Este desenvolvimento facilitou a visualização do exame por múltiplos observadores, permitindo uma avaliação colaborativa por um fonoaudiólogo e um otorrinolaringologista.

Em 1988, Langmore descreveu a avaliação endoscópica por fibra óptica da segurança da deglutição (FEESS).[2] Originalmente, como o nome FEESS subentendia, este exame tinha a intenção de avaliar a presença ou ausência de penetração ou aspiração durante a deglutição. Alguns acreditavam que a FEESS era um teste inadequado para a avaliação da disfagia orofaríngea. Subseqüentemente, Bastian[3] publicou um relatório no qual enfatizava sua utilidade em pacientes em pós-operatório ou com alterações nos nervos laríngeos e faríngeos. Bastian[3] também enfatizou o uso do registro videográfico do exame endoscópico, cunhando o termo avaliação videoendoscópica da disfagia (VEED). A publicação de Wilson, em 1992, foi útil em uma variada população de pacientes disfágicos.[4]

Com base na expansão da avaliação videoendoscópica da deglutição, além de simples teste de triagem para avaliar a segurança (isto é, aspiração), o termo FEESS foi modificado para FEES: avaliação endoscópica funcional da deglutição. Esta redefinição da FEES teve reserva de direitos autorais em 1997 e descreveu a FEES tanto como uma ferramenta de diagnóstico quanto de terapêutica. Desta maneira, a FEES evoluiu de um simples teste de triagem para uma ferramenta refinada de diagnóstico completo da disfagia orofaríngea, e finalmente para um teste que auxilia as estratégias de terapia que são feitas individualmente de acordo com as necessidades de

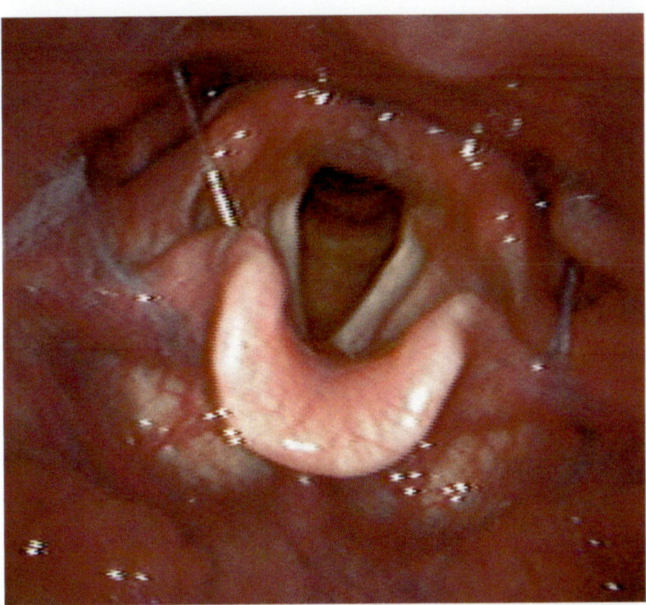

Fig. 9-1. Aparência normal após deglutição.

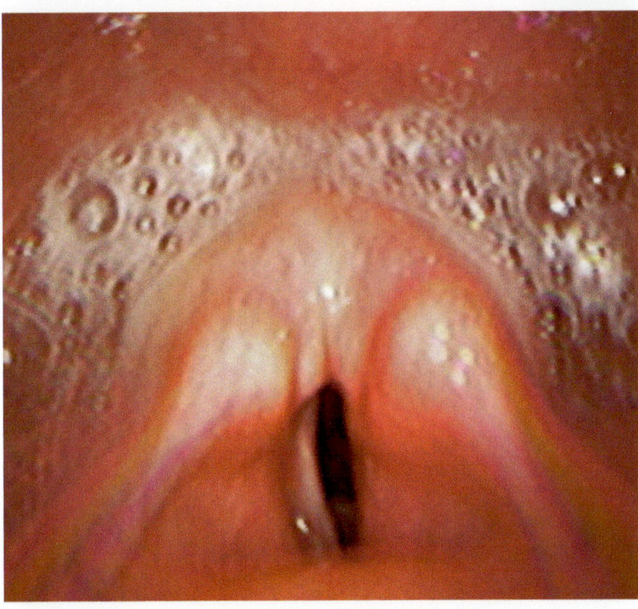

Fig. 9-3. Estase em região pós-cricóide e seios piriformes após a deglutição.

cada paciente. Desta forma, de acordo com esta nova definição, a FEES abrange as seguintes avaliações:

- Anatomia/fisiologia dos músculos/mucosa faringolaríngea.
- Função faríngea da deglutição.
- Efetividade das intervenções comportamentais, de postura e dieta/consistências.

O crescimento da colaboração entre otorrinolaringologistas e fonoaudiólogos no desempenho da FEES levou a uma declaração em conjunto pela *American Academy of Otolaryngology-Head and Neck Surgery* (AAO-HNS – Academia Americana de Otolaringologia – Cirurgia de Cabeça e Pescoço) e a ASHA. A declaração conjunta definiu o papel do médico (otorrinolaringologista ou outro médico treinado) para a avaliação da patologia laringofaríngea/fisiopatologia e diagnósticos clínicos. O papel do fonoaudiólogo foi definido para a avaliação da disfunção de deglutição e implementação de terapia. Nos Estados Unidos, o fonoaudiólogo pode realizar endoscopia independentemente, se permitido pelo estado e pelo hospital.

▶ TÉCNICA DE FEES – PERSPECTIVA PESSOAL

Antes do início do exame, os aspectos técnicos do procedimento, bem como as diferentes manobras de deglutição, são explicadas detalhadamente ao paciente. Pode-se tentar manobras de deglutição antes do início do exame, a fim de asse-

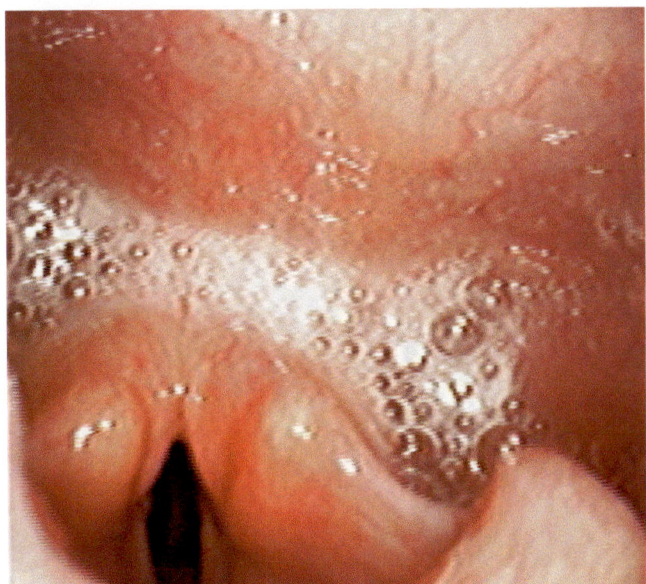

Fig. 9-2. Estase pós-cricóide após a deglutição.

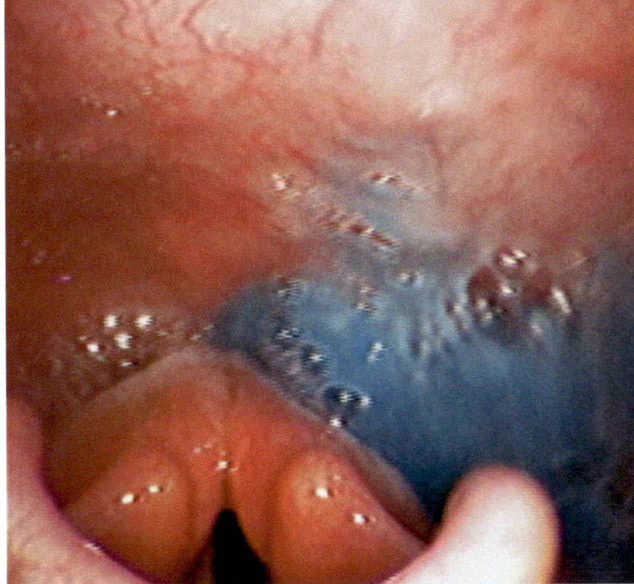

Fig. 9-4. Estase em seio piriforme esquerdo.

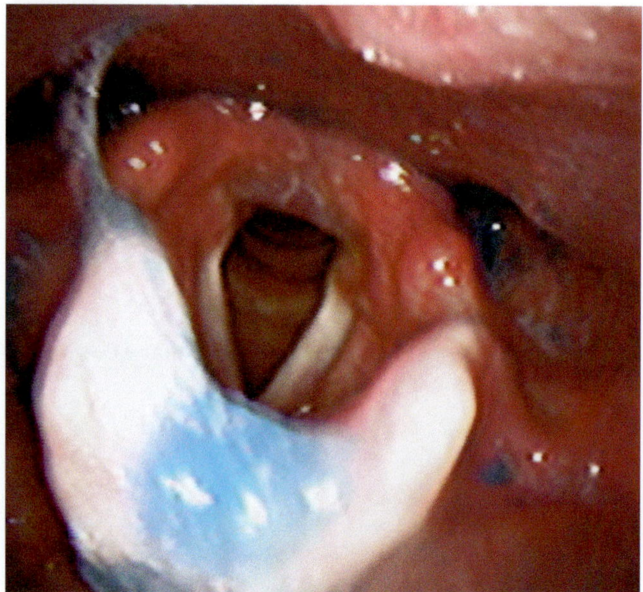

Fig. 9-5. Estase em seios piriformes.

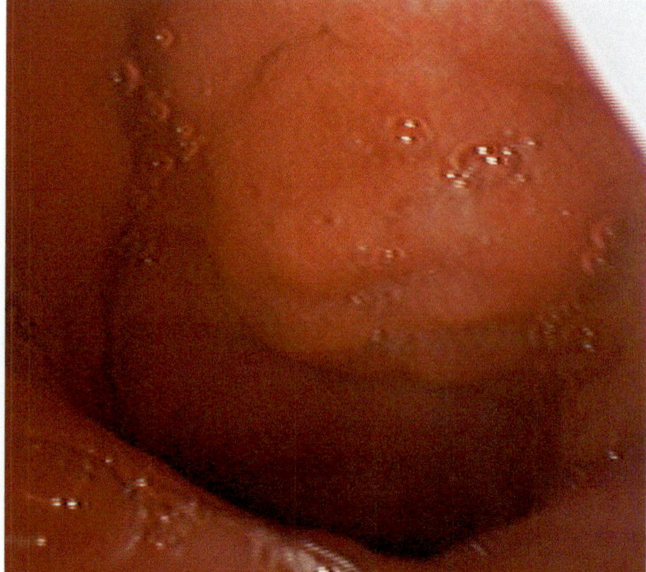

Fig. 9-7. Nasofaringe aberta.

gurar que o paciente compreenda seus mecanismos e que esteja confortável em desempenhá-la durante o mesmo.

Descongestiona-se o nariz com oximetazolina 0,05% e as narinas anteriores são anestesiadas com gel de lidocaína 2%. É importante não aplicar qualquer solução anestésica na faringe, já que isto pode interferir com a sensação, e conseqüentemente com a coordenação da deglutição.

A endoscopia é introduzida através da cavidade nasal mais larga, conforme determinado pelo exame direto. A nasofaringe é avaliada anatômica e funcionalmente. O fechamento do véu palatino e a contração das paredes laterais da faringe são avaliados pedindo-se ao paciente para vocalizar KKKK ou Coca-Cola.

Pede-se então ao paciente para respirar através do nariz ou para inalar. Isto relaxa o palato mole e facilita a passagem do endoscópio pela faringe. Um exame anatômico completo da base da língua, valécula, dos seios piriformes e endolaringe é então realizado (Quadro 9-1).

A função da laringo-faringe é então avaliada durante a deglutição seca, fonação, respiração e tosse. A deglutição é avaliada com a consistência de alimento considerada mais segura para o paciente. Isto é geralmente estabelecido durante a avaliação clínica da deglutição. Se o paciente esteve com via oral suspensa por um período significativo de tempo, damos preferência por começar com pequenas quan-

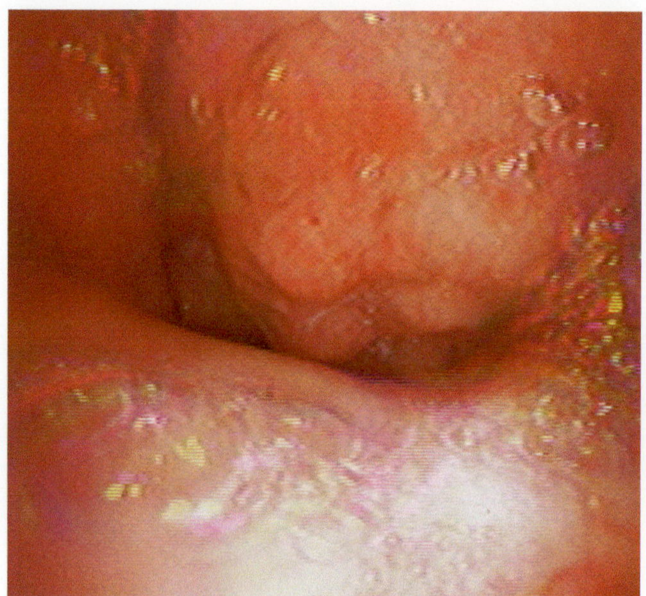

Fig. 9-6. Refluxo velofaríngeo apesar do fechamento.

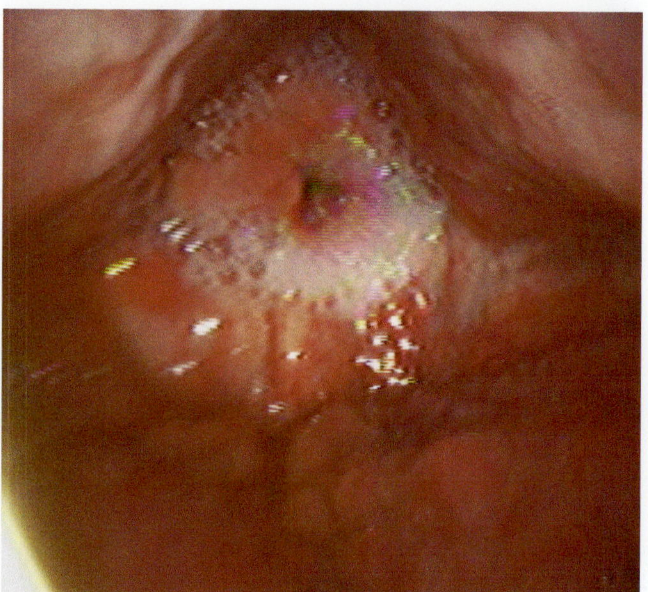

Fig. 9-8. Tosse em paciente submetido à laringectomia supracricóide.

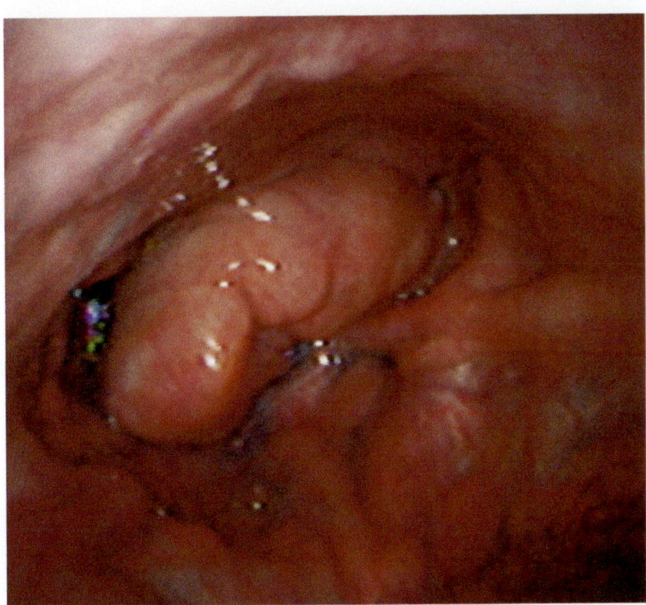

Fig. 9-9. Penetração em paciente submetido à laringectomia supracricóidea.

tidades de água (1-2 ml). Nestes casos, é comum que a primeira deglutição seja extremamente incoordenada e pode haver penetração ou aspiração. Desafios adicionais com pequenos bolos alimentares são necessários para uma avaliação final.

Em pacientes com xerostomia grave, aplicamos uma técnica de assobiar e cuspir antes de iniciar a avaliação de deglutição. Isto ajuda na lubrificação da cavidade oral e permite uma deglutição mais confortável e segura.

Em geral, testamos pacientes usando bolos alimentares de diferentes consistências, e volumes gradativamente maiores. Tipicamente, os bolos alimentares devem incluir uma consistência líquido-pastosa tal como purê; pastosa como pudim; algum tipo de sólido tal como biscoitos torrados, pão ou sanduíche, e líquidos como água. Isto pode ser modificado de acordo com as preferências étnicas ou regionais. Além disso, estas consistências podem ser modificadas ou podem ser utilizados alimentos convencionais de acordo com as necessidades do paciente. Começamos com volumes muito pequenos e progredimos de colheres de chá a colheres de sopa, de acordo com os resultados do exame. Deve-se considerar também que alguns pacientes deglutirão melhor com volumes maiores. Por exemplo, pacientes pós-AVC que apresentam disfunção da transição faringoesofágica.

Cada bolo alimentar é avaliado com relação ao atraso no trânsito oral, observado pelo atraso na visualização do bolo no segmento faríngeo; perda prematura, definida pelo aparecimento do bolo na orofaringe antes que o paciente degluta; presença e duração da fase de obliteração (tempo no qual a faringe é contraída e não pode ser visualizada). Pacientes com problemas neuromusculares, como esclerose lateral amiotrófica (ELA), podem não exibir uma fase de obliteração, já que têm fraqueza na faringe e base da língua. A seguir, a área faringolaríngea é examinada para verificar retenção de secreções ou alimentos, penetração ou aspiração. É solicitado ao paciente produzir sons vocais e tossir, para que se determine a presença de aspiração não visualizada pelo examinador. Isto é comum em pacientes que aspiram pela glote posteriormente, nem sempre visualizado. Semelhantemente, a parede posterior da traquéia também não é visualizada com facilidade durante a endoscopia através de fibra óptica flexível.

Procura-se estimar a extensão da aspiração e a presença e efetividade dos mecanismos de defesa que o paciente apresenta ao tossir ou pigarrear. Usamos a escala de penetração e aspiração descrita por Rosenbeck[5] (ver Quadro 9-2) observando-se se a aspiração ou penetração ocorreu antes da deglutição, durante ou pós-deglutição. Uma vantagem da FEES é que podemos estender a observação das secreções retidas por um tempo mais longo do que aquele possível com o exame de videofluoroscopia e, desta forma, detectar aspirações pós-deglutição com maior sensibilidade. Em pacientes que demonstram penetração, aspiração ou estase, diferentes manobras, tais como as mudanças da posição da cabeça e/ou pescoço, são utilizadas. Outras manobras como Masako, Mendelsohn, supraglótica, supersupraglótica e deglutições com esforço também podem ser usadas de acordo com as avaliações individuais (Figs. 9-1 a 9-9).

COMPARAÇÃO DE TESTES INSTRUMENTAIS – FEES OU VIDEOFLUOROSCOPIA?

De 1991 a 2002, vários estudos comparam FESS com a videofluoroscopia em adultos[6-12] e crianças.[13,14] Aparentemente não há diferenças significantes quanto à habilidade de detectar penetração ou aspiração e estase. Em 1999, a *United States*

Quadro 9-1. Comparação de testes funcionais da deglutição

	Define a anatomia	*Detecta a aspiração*	*Quantifica a aspiração*	*Detecta a etiologia*	*Disponibilidade*	*Custo (5 = custo mais alto)*
Videofluoroscopia	+	++	+	+	+	3
FEES	++		–	+	++	2
Avaliação à beira do leito	–	+/–	–	+/–	++	1
Ultra-som	+/–	=	=	=	+/–	4
Cintilografia	–	++	++	–	+/–	5

Agency for Health Care Policy and Research (AHCP – Agência de Pesquisa e Política de Saúde dos Estados Unidos) comparou os exames e concluiu que não há "padrão-ouro", ambos são igualmente úteis na avaliação da disfagia orofaríngea.[15]

Existem várias questões práticas que devem ser consideradas na descrição da escolha do exame para disfagia orofaríngea. Por exemplo, certos tipos de paciente, tais como paciente com escaras ou contraturas, ou paciente em respiradores artificiais e/ou que exigem monitoramento cardíaco que são difíceis ou impossíveis de se transportar para uma videofluoroscopia. A FEES pode ser realizada à beira do leito, usando uma pequena quantidade de equipamentos portáteis, em locais onde a videofluoroscopia não está disponível, tais como casas de saúde ou instituições de reabilitação. Além destas vantagens práticas da FEES, ela pode oferecer melhor diagnóstico e informação terapêutica do que a videofluoroscopia em determinados grupos de pacientes: pós-cirúrgicos de procedimentos cervicais, torácicos e intracranianos, pacientes com disfonia, naqueles em que há suspeita de aspiração de secreções orofaríngeas e nos que foram intubados recentemente.[16] Indivíduos que apresentam suspeita de redução da sensibilidade são beneficiados pela FEESST por meio da mensuração da pressão de ar exigida para a indução do reflexo laríngeo adutor (o normal é $<$4,0 mmHg de pressão de ar).[17] A deficiência do reflexo laríngeo adutor tem sido associada tanto com a redução da função muscular faríngea quanto com o risco de penetração e aspiração.[18]

Entretanto, há situações clínicas em que a videofluoroscopia é o estudo de escolha, como para a avaliação da fase oral da deglutição, da coordenação de todo o trato aerodigestivo superior, da transição faringoesofágica e quando certos movimentos estruturais não-visíveis na endoscopia devem ser avaliados para melhor diagnóstico diferencial.[19] As vantagens e desvantagens de ambos os exames são resumidas nos Quadros 9-2 e 9-3.

Conforme afirmado anteriormente, embora a videofluoroscopia possa ser mais comumente realizada do que a avaliação endoscópica da deglutição, estes testes têm mostrado eficácia semelhante ao avaliar a disfagia orofaríngea de um largo espectro de pacientes. Para subconjuntos específicos de pacientes com disfagia orofaríngea, um teste pode ser claramente superior ao outro, mas para a maioria, a diferença na efetividade de ambos é mais sutil. A tomada de decisão clínica no gerenciamento da disfagia orofaríngea, desta forma, depende de uma clara compreensão das limitações de ambas as avaliações.

Quadro 9-2. Vantagens e desvantagens da videofluoroscopia

Vantagens	*Desvantagens*
Visualiza todo o trato aerodigestivo superior	Exige fluoroscopia
Quantifica a aspiração	Cognitivo
Testa diferentes consistências e quantidades	Exposição à radiação (limitação do tempo)
Mensura componentes da fase faríngea	Não avalia deglutições secas
Implicações terapêuticas	Não se identifica a deglutição
	Avaliação limitada da função sensorial

Quadro 9-3. Vantagens e desvantagens da FEES

Vantagens	*Desvantagens*
Portátil	Fase de obliteração
Pode avaliar a refeição completa	Dificuldade de quantificar a aspiração
Sem radiação	Não avalia a fase oral da deglutição
Avaliação anatômica	Não avalia a transição faringoesofágica
Avaliação sensitiva e motora	

REFERÊNCIAS BIBLIOGRÁFICAS

1. Logemann JA. *Evaluation and treatment of swallowing disorders.* Austin: Pro-Ed Publishers, 1983.
2. Langmore SE, Schatz k, Olsen N. Fiberoptic endoscopic examination of swallowing safety: a new procedure. *Dysphagia* 1988;2:216-19.
3. Bastian RW. Videoendoscopic evaluation of patients with dysphagia: an adjunct to the modified barium swallow. *Otolaryngol Head Neck Surg* 1991;104:339-49.
4. Wilson PS, Hoare TJ, Johnson AP. Milk nasendoscopy in the assessment of dysphagia. *J Laryngol Otol* 1992;106:525-27.
5. Rosenbek JC, Robbins J, Roecker EB *et al.* A penetration aspiration scale. *Dysphagia* 1996;11:93-98.
6. Langmore SE, Schatz K, Olsen N. Endoscopic and videofluoroscopic evaluations of swallowing and aspiration. *Ann Otol Rhinol Laryngol* 1991;100:678-81.
7. Wu CH *et al.* Evaluation of swallowing safety with fiberoptic endoscope: comparison with videofluoroscopic technique. *Laryngoscope* 1997;107:396-401.
8. Kaye GM, Zorowitz RS, Baredes S. Role of flexible laryngoscopy in evaluating aspiration. *Ann Otol Rhinol Laryngol* 1997;106:705-9.
9. Crary MA, Baron J. Endoscopic and fluoroscopic evaluations of swallowing: comparison of observed and inferred findings. *Dysphagia* 1997;v.12. p. 108.
10. Leder SB, Sasaki CT, Burrell MI. Fiberoptic endoscopic evaluation of dysphagia to identify silent aspiration. *Dysphagia* 1998;13:19-21.
11. Logemann JA *et al.* Normal swallowing physiology as viewed by videofluoroscopy and videoendoscopy. *Folia Phinatr Logop* 1998;50:311-19.
12. Perie S, Lacourreye L *et al.* Role of videoendoscopy in assessment of pharyngeal function in oropharyngeal dysphagia: comparison with videofluoroscopy and manometry. *Laryngoscope* 1998;108:1712-16.
13. Willging JP *et al.* Fiberoptic endoscopic evaluation of swallowing in children: a preliminary report of 100 procedures. *Dysphagia* 1996;11:162.
14. Leder SB, Karas DE. Fiberoptic endoscopic evaluation of swallowing in the pediatric population. *Laryngoscope* 2000;110:1132-36.
15. Agency for Health Care Policy and Research (AHCPR). Evidence Report on Diagnosis and Treatment of Dysphagia/Swallowing Problems in Elderly. AHCPR Publications Clearinghouse, 1999.1-800-358-9295.
16. Langmore SE. *Endoscopic evaluation and treatment of swallowing disorders.* New York: Thieme, 2001. p. 76.
17. Aviv JE *et al.* FEEST: a new bedside endoscopic test of the motor and sensory components of swallowing. *Ann Otol Rhinol Laryngol* 1998a;107:378-87.
18. Aviv JE *et al.* Laryngeal adductor reflex and pharyngeal squeeze as predictors of laryngeal penetration and aspiration. *Laryngoscope* 2002;112:338-41.
19. Langmore SE. *Endoscopic evaluation and treatment of swallowing disorders.* New York: Thieme, 2001. p. 77.

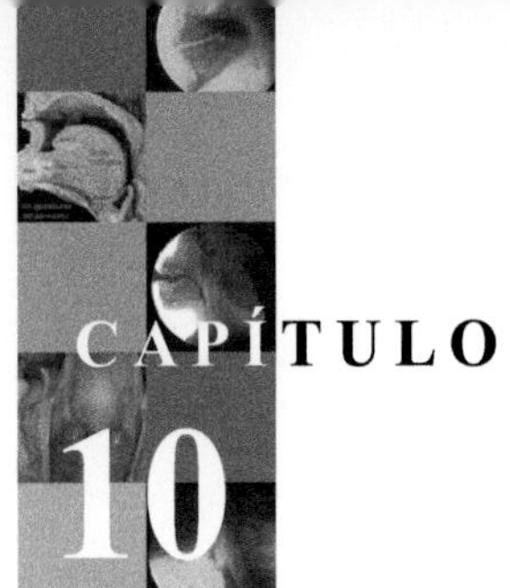

CAPÍTULO 10

PROTOCOLO DE AVALIAÇÃO COM FIBROENDOSCÓPIO – FEES

Geraldo Pereira Jotz ◆ Sílvia Dornelles

Nome: ____

R.G. Hospital:____________ Idade:____________ Sexo: ( ) M ( ) F Peso: ____________ kg

Altura: ________ cm Locomoção: ( ) Caminha sem dificuldades ( ) Caminha com dificuldades

( ) Anda em cadeira de rodas ( ) Paciente acamado (decúbito dorsal/lateral direito ou esquerdo)

História clínica: ____

____

____

____

____

Alteração da deglutição:

( ) Sólidos – Tipo ______________________________

( ) Pastosos – Tipo ______________________________

( ) Líquidos – Tipo ______________________________

Aspiração traqueobronquial

( ) Sólidos – Tipo ______________________________

( ) Pastosos – Tipo ______________________________

( ) Líquidos – Tipo ______________________________

História médica pregressa (Antecedentes: Colocar S – sim ou N – não/e quais doenças):

( ) Neurológico ______________________________

( ) Otorrinolaringológico ______________________________

( ) Gastroenterológico ______________________________

( ) Psiquiátrico ______________________________

( ) Oncológico ______________________________

( ) Odontológico ______________________________

( ) Cirúrgico ______________________________

( ) Outros ______________________________

DEGLUTIÇÃO

Início da deglutição: ________________Duração ________________

Dieta: ______________________________

Perda de peso: ________________ kg (____ – dias – semanas – meses – anos)

Sonda de alimentação: Tipo – __________Número – ________________

RGE ( ) sim ( ) não

Aspiração – Pneumonia ( ) sim ( ) não/Nº de episódios: ________________

AVALIAÇÃO

Videofluoroscopia: ( ) sim ( ) não – Data____/____/____

Comentários (Laudo): ____

____

____

____

Videofibrolaringoscopia: ( ) Alterações anatômicas – Rinofaringe – Orofaringe – Hipofaringe – Laringe

( ) Tumor – Local ____

( ) Estenoses – Local __________ ( ) Inflamação – Local ________________________

( ) Paralisia de p. vocais – Direita/Esquerda ( ) Paresia de p. vocais – Direita/Esquerda

( ) Outras alterações ____

Estudo dinâmico: ( ) Pastoso _____× ( ) Sólido _____× ( ) Líquido espesso_______× ( ) Líquido fino_________× (× – representa o número de repetições que determinado movimento necessita para limpar o alimento daquela sub-região)

( ) **Fase oral:** ____

( ) Resíduo em cav. oral ( ) Escape precoce

( ) **Fase faríngea:** ____

( ) Ausência de tosse reflexa ( ) Redução da mobilidade laríngea ( ) Resíduos em seio piriforme

( ) Resíduos na valécula ( ) Demora na abertura do cricofaríngeo

( ) **Fase esofágica:** ____

( ) Escape precoce (1. Pastoso/2. Sólido/3. Líquido Espesso/4. Líquido Fino)

( ) Penetração na laringe (1. Pastoso/2. Sólido/3. Líquido Espesso/4. Líquido Fino): ( ) Supraglote ( ) Glote ( ) Traqueal

( ) Tosse ao deglutir

( ) Traqueostomizado: ( ) com balonete inflado ( ) com balonete desinflado

Qualidade vocal: ( ) Normal ( ) Anormal Tipo ________________________________

Neurológico:	Motor	Sensitivo
Lábios		
Língua		
Palato		
Laringe		
Traquéia		

CONCLUSÕES: ____

____

____

____

SUGESTÕES: ____

____

____

____

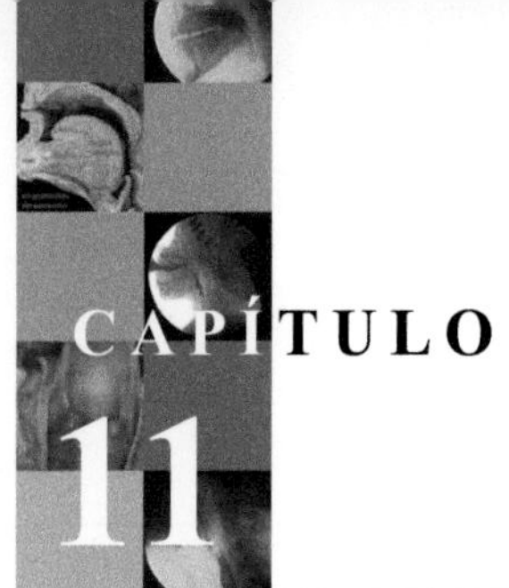

CAPÍTULO 11

VIDEOFLUOROSCOPIA DA DEGLUTIÇÃO OROFARÍNGEA

Ana Paula Brandão Barros ◆ Simone Aparecida Claudino da Silva ◆ Elisabete Carrara-de Angelis

A videofluoroscopia define a anatomia e a fisiologia da deglutição, combinando diferentes consistências, quantidades, posturas e manobras facilitadoras para que a avaliação radiológica contribua substancialmente no entendimento do diagnóstico, no grau de severidade, na etiologia da disfunção, e na reabilitação do paciente disfágico. É um exame que consiste em uma imagem radiográfica dinâmica registrada em fita de vídeo, que possibilita a visualização de todas as estruturas envolvidas no processo da deglutição e da fonoarticulação.[3]

Na rotina clínica de radiologia, utiliza-se a fluoroscopia como indicador de momento para a escolha da imagem que será radiografada. Uma vez observada a estrutura com provável alteração, o radiologista utiliza-se da radiografia, que consiste em uma imagem congelada, a qual possibilita o registro dos dados constatados. A fluoroscopia pode ser dividida em: fluoroscopia de écran/convencional ou fluoroscopia em TV.[9]

Na literatura, há uma vasta diversificação quanto à terminologia utilizada para nomear a videofluoroscopia: estudo cinematográfico de raios X em TV; estudo gravado em vídeo; estudo videofluorográfico; videorradiografia; deglutição modificada com bário; videodeglutograma, e avaliação videofluoroscópica da deglutição.[4,10,15,19,23,24]

Para a realização deste procedimento, os aparelhos necessários constituem-se do equipamento de raios X com monitor conectado a um videocassete de boa qualidade, a imagem fluoroscópica é gravada em fita de vídeo, permitindo análises posteriores, inclusive com utilização de câmera lenta para o auxílio em investigações minuciosas. Deve-se conectar também a um amplificador de som para registrar toda a parte falada do exame: a identificação – data, nome, sexo e idade; a história médica; e, de preferência, toda a descrição das consistências e quantidades a serem testadas e as mudanças de postura e manobras solicitadas no decorrer do exame. A avaliação videofluoroscópica deve ser realizada por um médico especialista em radiologia e por um fonoaudiólogo.

Para a realização deste procedimento, os pacientes são posicionados em pé ou sentados e o foco da imagem fluoroscópica é definido anteriormente pelos lábios, superiormente pelo palato duro, posteriormente pela parede posterior da faringe e inferiormente pela bifurcação de via aérea e esôfago na altura da 7ª vértebra cervical.

Uma vez conhecidos os possíveis déficits que a radiação liberada por este procedimento ocasiona, é de extrema valia a utilização de equipamentos adequados. É necessário que o profissional se proteja da radiação e use capa, luvas e colar protetor da tireóide de chumbo e óculos de proteção. Quanto ao paciente, devem-se proteger as regiões não necessárias à exposição à radiação. Cabe lembrar que o exame deve ser realizado no período de tempo mais curto possível, reduzindo-se, assim, a radiação para o paciente e o examinador.

Segundos dados da Comissão Internacional de Proteção Radiológica – CIPR/OPS, o radiodiagnóstico é a causa mais importante de exposição humana à radiação de fonte artificial. A CIPR/OPS relata que os efeitos temidos são os somáticos, que se manifestam no indivíduo exposto e os hereditários, que afetariam a descendência dos expostos.[18] Entre os efeitos, o somático de surgimento tardio mais freqüentemente discutido é a neoplasia, porém, não se tem definido se uma neoplasia que se evidencia em indivíduos com história de exposição prévia a baixas doses se deve à indução da radiação ou se esta é uma decorrência de outras causas mais freqüentes.[16]

Organizações estudiosas do assunto ressaltam a importância desses efeitos sobre o desenvolvimento fetal, cuja natureza e freqüência dependem da dose recebida pelo feto e o estágio do seu desenvolvimento no qual ocorra a exposição exposta.[18] Desta forma, para a indicação da avaliação videofluoroscópica estabelece-se o sistema de ponderação do risco e benefício.

Antes do exame propriamente dito, é indicada a realização de uma avaliação clínica da deglutição e fonoarticulação para iniciar a videofluoroscopia, com o raciocínio das melhores consistências, quantidades, posturas e manobras que podem ser benéficas para a avaliação e posterior reabilitação. Para um indivíduo com diagnóstico otorrinolaringológico de paralisia de hemilaringe, por exemplo, que evolui com qualidade vocal rouca-soprosa severa, com tempos máximos de fonação menores que 2 segundos e queixando-se de engasgos, é contra-indicado oferecer no 1º momento a deglutição contínua de líquido, pois a chance de ocorrer broncoaspiração é grande. Os dados clínicos podem e devem ajudar no raciocínio para um bom andamento do exame radiológico.

A videofluoroscopia tem por objetivo diagnosticar, caracterizar e definir a conduta terapêutica para os diferentes distúrbios da deglutição, proporcionando ao profissional dados anatômicos e funcionais minuciosos, permitindo a avaliação de diferentes consistências e quantidades, em diferentes visões.[4] Existem vários artigos enfocando a contribuição da videofluoroscopia para a avaliação da deglutição.[2,12-14,20] A videofluoroscopia também é utilizada para avaliação do mecanismo de fechamento do esfíncter velofaríngico durante a fonoarticulação.[1,22]

PROTOCOLO DA AVALIAÇÃO VIDEOFLUOROSCÓPICA

No 1º momento do exame, sugere-se gravar as imagens das estruturas anatômicas e posteriormente inicia-se a avaliação de funções, inicialmente a fonoarticulação e na seqüência a deglutição. Até o momento, ainda não se tem claro o real valor da videofluoroscopia na avaliação da fonoarticulação, ou seja, que dados ela acrescenta à avaliação clínica e acústica.

Gravam-se as estruturas anatômicas para posterior correlação das alterações diagnosticadas. Pode-se verificar se a epiglote é mais horizontalizada aumentando o espaço valecular e facilitando estases alimentares, ou verticalizada, reduzindo o espaço valecular e dificultando a limpeza das estases na valécula, caso ocorram.

O edema das aritenóides, quando em graus severos, também é de fácil visualização na visão lateral. Indivíduos submetidos à radioterapia na região do pescoço podem evoluir com edemas actínicos, podendo acarretar distúrbios na deglutição como a odinofagia e alteração do trânsito faringoesofágico do bolo, principalmente para as consistências mais espessas.

FONOARTICULAÇÃO

Iniciamos o exame na visão lateral, orientando que o indivíduo conte os números de 1 a 10, repita por 3 vezes as seguintes seqüências fonêmicas: /pa ta ka/; /fi si chi/; e /na la ra/ e observamos os diferentes pontos articulatórios (precisão/imprecisão, duração e área de contato, elevação do véu palatino e diadococinesia); emissão das vogais /i/ e /u/ (vogais opostas quanto à altura vocal: agudo e grave) de forma melódica e a deglutição de saliva para a observação da posição da laringe no pescoço e seu movimento vertical na fonoarticulação e deglutição. Na deglutição, conseguimos verificar o movimento vertical e anterior da laringe, e quando constatamos redução destes, é freqüente observarmos estases alimentares nos recessos faríngeos e alteração na abertura da constrição faringoesofágica, podendo levar a penetrações e/ou aspiração após a deglutição. Deve-se avaliar o contato da epiglote com as aritenóides, formando uma das barreiras de fechamento do vestíbulo laríngeo.

Orienta-se que o indivíduo se posicione na visão ântero-posterior e solicita-se a repetição pausada da vogal /a/, para a observação da fonação. Nesta visão é possível observar o comportamento adutor e abdutor das pregas vocais, o nível horizontal glótico, as mudanças na posição vertical da laringe e a movimentação de todo o trato vocal simultaneamente ao processo.[6] Esta visão pode sugerir se a coaptação glótica está adequada ou reduzida. Nos casos de paralisia de hemilaringe, observa-se a predominância de um lado no movimento horizontal.

A vantagem deste procedimento na fonoarticulação é a visualização do comportamento fonoarticulatório na ausência de qualquer equipamento dentro do trato vocal.

Embora com reconhecido valor por vários autores, a videofluoroscopia com freqüência é criticada por ser método que utiliza a radiação X como fonte geradora das imagens. Note-se que usualmente esses mesmos críticos, na defesa da óbvia eficiência de métodos como manometria, pHmetria, faringolaringoendoscopia, e mesmo endoscopia digestiva alta, necessitam e admitem o uso da escopia como apoio a seus procedimentos. Assim, quantificar as doses de radiação produzidas pela escopia é importante não só para a videofluoroscopia, mas também para os demais métodos semióticos empregados para o estudo da dinâmica da deglutição.[7]

DEGLUTIÇÃO

Inicia-se o exame sempre tentando adequar a melhor consistência e quantidade para o indivíduo. Preferencialmente objetiva-se que a primeira deglutição seja sem orientações posturais e de manobras de proteções de vias aéreas (MPVA), para se ter idéia do padrão da deglutição que o paciente está fazendo uso. Em casos nos quais o paciente tenha risco de aspiração, e no momento da avaliação o mesmo não tenha condição broncopulmonar adequada, o exame já deve ser iniciado com todas as adaptações posturais e de MPVA indicadas, para que não seja exposto a riscos desnecessários.

A interpretação dos achados será classificada em alterações da fase preparatória, oral e faríngea, adaptadas de Robbins *et al.*, 1986. Todo o exame é analisado em todas as consistências e quantidades avaliadas, para ao término, concluirmos se existe ou não uma melhor opção de adaptação de consistência e quantidades, posturas e MPVA.

ALTERAÇÕES DA FASE PREPARATÓRIA E ORAL

- *Alteração no início das fases preparatória e oral:* ausência ou aumento do tempo do início da manipulação do bolo.

- *Incontinência labial:* perda de parte ou todo o bolo por alteração do fechamento labial.
- *Alterações da formação do bolo:* ausência da formação de um bolo coeso e único.
- *Perda prematura:* escape do bolo para a orofaringe, ainda no preparo e formação do bolo.
- *Aumento do tempo do trânsito oral:* tempo maior do que 1 segundo para o trânsito do alimento entre seu posicionamento anterior sobre a língua e sua passagem entre as pregas palatofaríngeas.
- *Estase na cavidade oral:* presença de material contrastado na cavidade oral, após a deglutição.

ALTERAÇÕES DA FASE FARÍNGEA

- *Atraso do início da fase faríngea:* elevação e fechamento de laringe ocorre após a passagem do bolo na região de transição de cavidade oral e orofaringe (pilares amigdalianos).
- *Redução do contato da língua contra a faringe:* redução da área de contato entre a base da língua e a parede posterior da faringe.
- *Estase na valécula e nos recessos piriformes:* presença de material contrastado na região da valécula e nos recessos piriformes.
- *Redução da elevação laríngea:* redução da excursão vertical da laringe, limitando o contato das cartilagens aritenóides contra a epiglote e, conseqüentemente, reduzindo o fechamento laríngeo.
- *Estase na constrição faringoesofágica:* presença de material contrastado na transição faringoesofágica.
- *Deglutições múltiplas:* mais de 4 deglutições necessárias para o transporte do bolo até sua entrada no esôfago.
- *Aumento do tempo do trânsito faríngeo:* tempo maior do que 1 segundo para o transporte do alimento através da faringe.
- *Penetração laríngea:* entrada de material contrastado no vestíbulo laríngeo, abaixo da epiglote e acima do nível das pregas vocais.
- *Aspiração:* entrada de material contrastado abaixo do nível das pregas vocais.

Na visão ântero-posterior, é possível a visualização da simetria da descida do bolo para as vias digestivas inferiores, e pode ser observada estase na valécula e nos recessos piriformes, e se está ocorrendo uni ou bilateralmente. Quando presente, fazem-se manobras de rotação do pescoço e deglutições múltiplas na tentativa de limpeza.

Com relação à estase alimentar, esta será classificada em discreta, modera ou grave.

Nos casos em que se observam episódios de penetração, que é a entrada do material alimentar na laringe sem que este ultrapasse as pregas vocais e atinja a traquéia, e aspiração, que é a penetração do alimento na laringe, abaixo das pregas vocais,[5,11] a avaliação radiológica tem especial indicação, por ser o único exame que oferece minuciosos detalhes quanto a estes eventos (momento em que ocorrem: antes, durante e após a deglutição) identificando se a aspiração é audível ou silente, evento que ocorre naqueles indivíduos cuja sensibilidade está reduzida e que aspiram alimentos ou líquidos sem tosse ou outro sinal visível ou audível. Cerca de 40% das aspirações silentes são mal diagnosticadas apenas na avaliação clínica, sendo a avaliação radiográfica, portanto, imprescindível na identificação da presença deste tipo de aspiração.[15] Quanto aos episódios de penetração e/ou aspiração, estes serão classificados segundo a escala sugerida por Robbins *et al.* (1996),[21] onde a pontuação de 1 a 5 classifica diferentes graus de penetração e de 6 a 8, diferentes graus de aspiração, sendo que:

- *1:* o contraste não entra em vias aéreas.
- *2:* contraste entra até acima das pregas vocais, sem permanecer resíduo.
- *3:* contraste permanece acima das pregas vocais, com resíduo visível.
- *4:* contraste atinge pregas vocais, sem permanecer resíduo.
- *5:* contraste atinge pregas vocais, com resíduo visível.
- *6:* contraste passa o nível glótico, mas não há resíduos no nível subglótico.
- *7:* contraste passa o nível glótico com resíduo no subglótico, apesar do paciente responder.
- *8:* contraste passa a glote, com resíduo na subglote, mas o paciente não responde.

E a conclusão sobre o nível da disfagia será interpretada segundo a escala sugerida por O'Neil *et al.*,[17] que classifica a deglutição em 7 níveis diferentes de disfagia, como segue:

- Via oral – dieta normal:
  - *Nível 7:* normal em todas as situações. Nenhuma estratégia ou tempo extra necessário.
  - *Nível 6:* dentro dos limites funcionais/compensações espontâneas. Dieta normal, deglutição funcional. O paciente pode ter discreto atraso oral ou faríngeo, estase ou vestígio cobrindo a epiglote, mas o paciente consegue clarear espontaneamente. Pode necessitar de tempo extra para as refeições. Não há aspirações ou penetrações em todas as consistências.
- Via oral – dieta modificada e/ou independência:
  - *Nível 5:* disfagia discreta: supervisão distante, pode necessitar de restrição de uma consistência.

    O paciente pode apresentar: aspiração somente de líquidos, mas com forte reflexo de tosse para completo clareamento; penetração suprapregas vocais, com clareamento espontâneo; estase em faringe que é clareada espontaneamente e discreta disfagia oral com redução da mastigação e/ou estase oral, que é clareada espontaneamente.
  - *Nível 4:* disfagia discreta/moderada: supervisão intermitente (assistemática), restrição a 1 ou 2 consistências. O paciente pode apresentar: estase na faringe, clareada

com orientação; aspiração com uma consistência, com reflexo de tosse fraco ou ausente; ou penetração no nível das pregas vocais sem tosse com 1 ou 2 consistências.

- *Nível 3:* disfagia moderada: total assistência, supervisão ou estratégias, restrição a 2 ou mais consistências. Estase moderada na faringe, clareada por orientação; estase moderada na cavidade oral, limpa por orientação; penetração no nível das pregas vocais sem tosse com 2 ou mais consistências; ou aspiração com 2 consistências com reflexo de tosse fraco ou ausente ou aspiração com 1 consistência sem tosse na penetração.

- Via oral suspensa – necessidade de nutrição não-oral:
  - *Nível 2:* disfagia moderada/severa: máxima assistência ou uso de estratégias com via oral parcial. O paciente pode apresentar: estase severa na faringe sendo incapaz de clarear, ou são necessários vários comandos; estase severa ou perda do bolo na fase oral, sendo incapaz de limpar, ou são necessários vários comandos; aspiração com 2 ou mais consistências, sem reflexo de tosse voluntário ou fraco; ou aspiração de uma ou mais consistências.
  - *Nível 1:* disfagia severa: via oral suspensa. O paciente pode apresentar estase severa na faringe, sendo incapaz de clarear; estase ou perda do bolo severa na fase oral, sendo incapaz de limpar; aspiração silente com 2 ou mais consistências com tosse voluntária funcional ou incapaz de deglutir.

Costa *et al.*, 2003 referem que a admitida eficiência permitida pelo método videofluoroscópico na observação das fases oral e faríngea[8] estende-se de maneira inquestionável à observação dinâmica e da morfologia esofágica. Observar as 3 fases da deglutição é essencial para evitar que se deixe passar despercebida uma associação ou mesmo causa preponderante no nível do esôfago, que pode estar presente mesmo na ausência de queixas formais. Incluir o estudo da fase esofágica, a despeito do aumento do tempo do exame e, conseqüentemente, da exposição à radiação X é verdadeiramente importante. Não raro, uma disfagia suspeita como sendo resultante de alterações orofaríngeas deixa transparecer uma associação com alguma alteração morfológica ou funcional do esôfago, em especial nos pacientes idosos. Devemos lembrar que pacientes com disfagia de origem baixa podem, por aumento da resistência ao fluxo no esôfago, referir queixas semelhantes às das disfagias de origem alta. É nossa convicção que estes fatos justificam, de modo mais do que suficiente, a inclusão da fase esofágica em protocolos de avaliações videofluoroscópicas das doenças disfágicas. A avaliação esofágica aumenta o tempo de exposição à radiação, mas na relação custo/benefício certamente o benefício prevalece.

Sem dúvida, a avaliação videofluoroscópica da deglutição é um exame padrão-ouro na investigação das disfagias, entretanto não podemos esquecer que o exame é realizado em um momento único, e as informações que são obtidas nele podem não caracterizar a realidade do paciente; por este motivo, além deste exame, temos que levar em consideração o estado clínico do paciente, bem como os achados da avaliação clínica. Dentre todos estes fatores, devemos ressaltar a importância da dinâmica do exame, que permite a realização de diferentes estratégias, uma vez verificadas alterações. Muitas vezes, através dos achados obtidos durante a avaliação videofluoroscópica, podemos, junto com a equipe multidisciplinar, desvendar outras alterações, pois existem casos em que as alterações encontradas por meio do exame são apenas sinais de alterações maiores, ainda ocultas.

REFERÊNCIAS BIBLIOGRÁFICAS

1. Altman EBC, Lederman H. Videofluoroscopia da deglutição e do esfíncter velo-faríngeo: padronização do exame. *Revista Atual Cient – Pró-fono* 1990;1:9-16.
2. Baikie G, South MJ, Reddihough *et al.* Agreement of aspiration tests using barium videofluoroscopy, salivagram, and milk scan in chidren with cerebral palsy. *Developmental Medicine Child Neurologogy* 2005;47(2):86-93.
3. Barros APB, Martins NMS. Videofluoroscopia (contribuição da avaliação videofluoroscópica nas alterações anatômicas e/ou funcionais da laringe). In: Dedivitis RA, Barros APB. (Eds.). *Métodos de avaliação e diagnóstico de laringe e voz.* São Paulo: Lovise, 2002. p. 137-43.
4. Carrara-De Angelis E, Barros APB, Furia CLB *et al.* Rumos atuais da fonoaudiologia em oncologia. *Revista Fonoaudiologia Brasil* – Conselho Federal de fonoaudiologia – São Paulo 1998;1:43-56.
5. Carrara-De Angelis E, Mourão LF, Furia CLB. Disfagias associadas ao tratamento do câncer de cabeça e pescoço. *Acta Oncol Bras* 1997;17:77-72.
6. Colton RH, Casper JK. *Compreendendo os problemas de voz: uma perspectiva fisiológica ao diagnóstico e ao tratamento.* Porto Alegre: Artes Médicas, 1996.
7. Costa MMB, Canevaro LV, Azevedo ACP *et al.* Valores típicos do "produto dose-área" (DAP) obtidos durante o estudo videofluoroscópico da deglutição. *Radiol Bras* 2003;36(1):17-20.
8. Costa MMB. Uso do bolo contrastado sólido, líquido e pastos no estudo videofluoroscópico da dinâmica da deglutição. *Radiol Bras* 1996;29:35-39.
9. Costa MMB, Da Nova JLL, Carlos MT *et al.* Videofluoroscopia – um novo método. *Radiol Bras* 1992;25:11-18.
10. Curtis DJ, Sepulveda GU. Epiglottis motion: video-record of muscular dysfunction. *Radiology* 1983;148:473-77.
11. DeMatteo C, Matovich D, Hjartarson A. Comparison of clinical and videofluoroscop evaluation of children with feeding and swallowing difficulties. *Developmental Medicine Child Neurologogy* 2005;47:149-57.
12. Jones B, Kramer SS, Donner MV. Dynamic imaging of pharynx. *Gastrointest Radiol* 1985;10:213-4.
13. Linden P. Videofluoroscopy in the rehabilitation of swallowing dysfunction. *Dysphagia* 1989;3:189-91.
14. Linden P, Siebens AA. Dysphagia: prediction laryngeal penetration. *Arch Phys Med Rehab* 1983;64:281-144.
15. Logemann JA. Anatomy and physiology of normal deglutition. In: *Evaluation and treatment of swallowing disorders.* San Diego: College-Hill, 1983.

16. National Council on Radiation Protection Measurements. *Radiation protection for medical and allied health and measurements n. 105.* Bethesda, 1989.
17. O'Neil KH, Purdy M, Falk J *et al. The dysphagia outcome and severity scale. Dysphagia* 1999;14:139-45.
18. Organization Panamericana de La Salud. Protección del paciente en radiodiagnóstico. *Cuaderno técnico* 1987. p. 3.
19. Palmer JB, Tanaka E, Siebens AA. Motions of the posterior pharyngeal wall swallowing. *Laryngoscope* 1988;998:414-17.
20. Robbins JA, Logemann JA, Kirsshiner HS. Swallowing and speech production in Parkinson's disease. *Ann neurol* 1986;19(3):283-87.
21. Robbins KT, Fontanesi J, Wong FSH *et al.* A novel organ preservation protocol for advanced carcinoma of the larynx and pharynx. *Arch Otolaryngol Head Neck Sur* 1996;122:853-57.
22. Skolnick ML. Videofluoroscopy examination of the velopharyngeal potal during phonation in lateral and base projection – a new technique for studying the mechanics of closure. *Cleft Palete J* 1970;7:803-16.
23. Yotsuya H. An x-ray TV cinematographical study on relation of the movements of the hyoid bone, the tongue radix, the epiglottis and the soft palate during deglutition. *Shikwa Gakuuho* 1981;81:1-46.
24. Winnberg A, Pancherz H, Westesson PL. Head posture and hyomandibular function in man. A synchronized electromyography and videofluorographic study of the open-closed clench cycle. *Am J Orthod Dentofacial Orthop* 1988;94:393-404.

CAPÍTULO 12

Protocolo de Avaliação Videofluoroscópica da Deglutição

Elisabete Carrara-de Angelis ◆ Luciana Passuello do Vale-Prodomo ◆ Simone Aparecida Claudino da Silva

A seguir, apresentaremos uma sugestão de protocolo de avaliação videofluoroscópica da deglutição, por nós utilizado no Hospital A. C. Camargo. Há 12 anos realizando exames nesta instituição, este protocolo sofreu muitas modificações em sua concepção inicial e, embora longe de estar em sua apresentação ideal, reflete as necessidades da clínica fonoaudiológica. Embora cada vez mais se discuta a "irrealidade" da divisão da deglutição em fases, ainda optamos pelo protocolo neste formato, por facilitar o raciocínio clínico nas condutas sobre ele estabelecidas.

Data: ______________________ Fita: ______________________

1. Identificação
   Nome: ______________________ RGH: ______________________
   Idade: __________ D.N.: ________ Categoria: ______________________
   Encaminhamento: ______________________
   Diagnóstico: ______________________

2. Tratamentos
   a) Data: __________ Tipo de cirurgia: __________ Intercorrências: __________
   b) Radioterápico – dose: ____ Período: __________ Complicações: __________
   c) Quimioterápico – período: ______________________
   Queixa: ______________________

3. História pregressa da enfermidade atual: ______________________
____
____
____

4. Avaliação fonoaudiológica clínica
   a) SSMO: ______________________
   ____
   ____
   b) Comunicação oral: ______________________
   ____
   ____
   c) Deglutição: ______________________
   ____

Visão lateral	***L (mL)***			***LP (mL)***			***P***			***S***
Fase preparatória	**5**	**10**	**20**	**5**	**10**	**20**				
Incontinência oral										
Alteração na formação do bolo										
Perda prematura do bolo										
• Penetração antes da deglutição										
• Aspiração antes da deglutição										
• Aspiração silente										
Estase no sulco anterior										
Estase no sulco lateral										
Estase no palato duro										
Visão lateral	***L (mL)***			***LP (mL)***			***P***			***S***
Fase oral										
Atraso no início da deglutição oral										
Estase no sulco anterior										
Estase no sulco lateral										
Estase no assoalho da boca										
Estase no palato duro										
Estase na língua										
Estase na reconstrução										
Estase na estrutura remanescente										
Redução movimento AP língua										
• Penetração antes da deglutição										
• Aspiração silente										
Aumento tempo de trânsito oral										
Fase faríngea										
Atraso no início deglutição faríngea										
Deglutição iniciada em										
• Penetração antes da deglutição										
• Aspiração antes da deglutição										
• Aspiração silente										
Penetração nasal										
Redução do contato língua × faringe										
Estase no palato mole										
Estase na base da língua										
Estase parede posterior da faringe										
Estase na valécula										
• Penetração após deglutição										
• Aspiração após deglutição										
• Aspiração silente										
Redução da elevação laríngea										
Estase nas aritenóides										
Estase e constrição faringoesofágica										
• Penetração após deglutição										
• Aspiração após deglutição										
• Aspiração silente										

Visão lateral	*L*			*LP*			*P*			*S*
Estase nos recessos piriformes										
• Penetração após deglutição										
• Aspiração após deglutição										
• Aspiração silente										
Alteração do fechamento do vestíbulo laríngeo										
Alteração do fechamento laríngeo										
• Penetração durante a deglutição										
• Aspiração durante a deglutição										
• Aspiração silente										
Aumento do tempo do trânsito faríngeo										
Alteração da sensibilidade laríngea										
• Aspiração silente										

Visão ântero-posterior	*sólido*	
Alteração na lateralização do bolo		
Alteração na mastigação U/B		
Estase no sulco lateral		
Estase no assoalho da boca		
Estase na valécula U/B		
Estase no recesso piriforme U/B		
Redução mov. medial de laringe		
Deglutição funcional		

Número de deglutições para limpar a valécula: ☐

(1) não limpa (2) 2 a 3 (3) 4 a 5 (4) mais que 5

Manobras espontâneas: ______________________________

Postura de cabeça: (1) frente (2) trás (3) virada E (4) virada D (5) inclinada E (6) inclinada D ☐ ☐

Manobra de proteção: (1) SG (2) SSG (3) Mendelsohn (4) deglutições múltiplas (5) esforço ☐ ☐

Efetividade das manobras: ______________________________

Conclusão: ______________________________

____

____

____

____

____

ESCALA DE SEVERIDADE DA DISFAGIA:
(7) (6) (5) (4) (3) (2) (1)

ESCALA DE PENETRAÇÃO/ASPIRAÇÃO (1) (2) (3) (4) (5) (6) (7) (8)

Examinadores:

Fonoaudiólogo: ______________________ Radiologista: ______________________

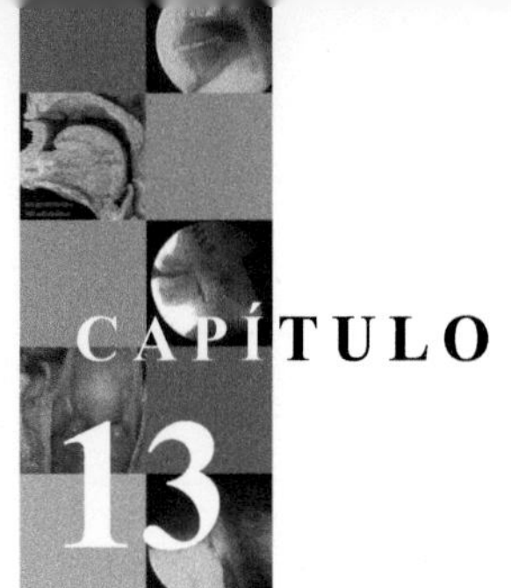

CAPÍTULO 13

ESCALAS DE AVALIAÇÃO DAS DISFAGIAS

Elisabete Carrara-de Angelis

Avaliar a deglutição, como já anteriormente ressaltado, é uma tarefa complexa e requer, idealmente falando, a realização de uma avaliação clínica associada a uma avaliação instrumental, atualmente o *gold-standard*, ou seja, o padrão-ouro de avaliação das disfagias. Como a própria fisiologia da deglutição ainda não é completamente compreendida, assim também acontece com seus parâmetros fisiopatológicos – o que considerar?, quais os graus de severidade de cada achado?, e o mais difícil deles, a meu ver – qual a severidade da entrada de alimentos na via aérea e qual a severidade da disfagia? Vários estudos vêm sendo apresentados com relação à normalidade da deglutição, incluindo dados quantitativos. Apesar disso, a clínica dos pacientes disfágicos, mesmo que utilizando avaliações instrumentais, ainda é essencialmente qualitativa, ou seja, depende em grande grau da interpretação do avaliador, e de todas as possíveis variabilidades intra e interindividuais.

Para minimizar estas questões, algumas escalas têm sido propostas. Apresentaremos, a seguir, a tradução e adaptação para a língua portuguesa, das escalas de Penetração e Aspiração[1] e de Severidade das Disfagias.[2]

Escala de Penetração e Aspiração

Categoria	*Pontuação*	*Descrição*
Penetração	1	Contraste não entra em VA
	2	Contraste entra até acima das ppvv, sem resíduo
	3	Contraste permanece acima das ppvv, visível resíduo
	4	Contraste atinge ppvv, sem resíduo
	5	Contraste atinge ppvv, resíduo visível
Aspiração	6	Contraste passa o nível glótico, mas não há resíduos no nível subglótico
	7	Contraste passa o nível glótico, com resíduo no subglótico, apesar de o paciente responder
	8	Contraste passa a glote com resíduo na subglote, mas o paciente não responde

Escala de Severidade das Disfagias

VO Dieta normal

Nível 7 – *Normal em todas as situações*. Nenhuma estratégia ou tempo extra necessário.

Nível 6 – *Dentro dos limites funcionais*/compensações espontâneas.

- Dieta normal, deglutição funcional.
- O paciente pode ter: discreto atraso oral ou faríngeo, estase ou vestígio cobrindo a epiglote, mas consegue clarear espontaneamente.
- Pode necessitar de tempo extra para as refeições. Não há aspirações ou penetrações em todas as consistências.

VO Dieta modificada e/ou independência

Nível 5 – *Disfagia discreta:* supervisão distante, pode necessitar de restrição de uma consistência. O paciente pode apresentar:

- Aspiração somente de líquidos, mas com forte reflexo de tosse para completo clareamento.
- Penetração supra ppvv com uma ou mais consistência, ou sobre ppvv com uma consistência, mas com clareamento espontâneo.
- Estase na faringe, que é clareada espontaneamente; discreta disfagia oral com redução da mastigação e/ou estase oral, que é clareada espontaneamente.

Nível 4 – *Disfagia discreta/moderada*: supervisão intermitente, restrição a uma ou 2 consistências. O paciente pode apresentar:

- Estase na faringe, clareada com orientação.
- Aspiração com 1 consistência, com reflexo de tosse fraco ou ausente:
  - Ou penetração no nível das ppvv com tosse com 2 consistências.
  - Ou penetração no nível das ppvv sem tosse com 1 consistência.

Nível 3 – *Disfagia moderada:* total assistência, supervisão ou estratégias, restrição a 2 ou mais consistências. Pode apresentar:

- Estase moderada na faringe, clareada por orientação.
- Estase moderada na cavidade oral, clareada por orientação.
- Penetração no nível das ppvv sem tosse com 2 ou mais consistências.
  - Ou aspiração com 2 consistências, com reflexo de tosse fraco ou ausente.
  - Ou aspiração com 1 consistência, sem tosse na penetração.

VO Suspensa – necessidade de nutrição não-oral

Nível 2 – *Disfagia moderada/grave:* máxima assistência ou uso de estratégias com V.O. parcial (tolerância ao menos a 1 consistência com segurança, com uso total das estratégias). O paciente pode apresentar:

- Estase grave na faringe, incapaz de clarear ou necessita de vários comandos.
- Estase grave ou perda do bolo na fase oral, incapaz de limpar ou necessita de vários comandos.
- Aspiração com 2 ou mais consistências, sem reflexo de tosse, tosse voluntária fraca.
  - Ou aspiração de 1 ou mais consistências, sem tosse e penetração até ppvv com 1 ou mais consistências, sem tosse.

Nível 1 – *Disfagia grave:* V.O. suspensa. O paciente pode apresentar:

- Estase grave na faringe, sendo incapaz de clarear.
- Estase ou perda do bolo grave na fase oral, sendo incapaz de clarear.
- Aspiração silente com 2 ou mais consistências, com tosse voluntária não-funcional ou incapaz de deglutir.

REFERÊNCIAS BIBLIOGRÁFICAS

1. Rosenbek JC, Robbins J, Roecker EB. *et al.* A penetration – aspiration scale. *Dysphagia* 1996;11:93-98.
2. O'Neil KH, Purdy M. Falk J *et al.* The Dysphagia outcome and severity scale. *Dysphagia* 1999;14:139-45.

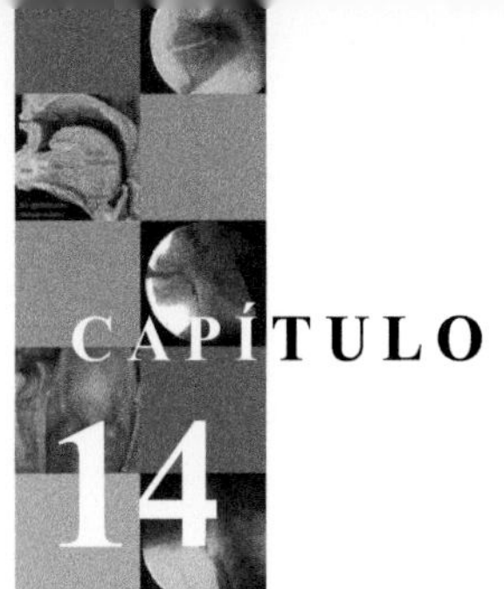

CAPÍTULO 14

VIDEOFLUOROSCOPIA DA DEGLUTIÇÃO EM CRIANÇAS

*Francisco Veríssimo de Mello-Filho ◆ Rui C. Martins Mamede ◆ Ana Paula Duca-Silva
Danielle Ramos Domenis ◆ Lílian Aguiar Ricz ◆ Paula de Carvalho Macedo Issa*

▶ INTRODUÇÃO

A alimentação adequada, desde o nascimento, proporciona à criança melhores condições para o crescimento físico, desenvolvimento neuropsicomotor e sócio-emocional. O ato de alimentar é um dos mecanismos iniciais para o desenvolvimento da comunicação e qualidade na interação entre os pais e a criança.[1,2] O processo alimentar pode ser considerado como elemento de organização emocional e de aprendizado da criança, além de ser o principal suporte para a manutenção da vida e promoção da saúde.[1,3,4] Dessa forma, não só a função intacta, como a introdução de vias alternativas de alimentação para o suprimento do suporte calórico necessário, recomendam maior cuidado e atenção às crianças com transtornos da deglutição.

Diversas são as enfermidades que podem levar às alterações da deglutição em crianças. Entre elas, a prematuridade, causando incoordenação da função, anomalias do trato aerodigestivo alto, como alterações congênitas da face e do pescoço com envolvimento da cavidade nasal, boca, faringe, laringe, traquéia e esôfago, alterações anatômicas adquiridas, alterações neurológicas, doenças do sistema nervoso periférico, doenças neuromusculares, alterações associadas e a presença de disfagia por indução de drogas.[5-8] Em razão das alterações da deglutição cruzarem as linhas das especialidades, a abordagem multidisciplinar é, freqüentemente, requerida para o diagnóstico e tratamento desses pacientes.[9]

Quando existe uma grave disfagia na criança, em geral o problema é rapidamente reconhecido e medidas de suporte são tomadas, entretanto nem sempre o correto diagnóstico é feito ou o problema de base é resolvido. Em outras situações, a alteração da deglutição é mais sutil e seu diagnóstico, mais complexo, casos em que pode ser observada apenas tosse ou dificuldade para ganhar peso. A presença de intercorrências clínicas, como o fato de tossirem e engasgarem durante a alimentação é, freqüentemente, desconsiderada e aceita como normalidade. Nestas situações, cabe à equipe multidisciplinar avaliar, diagnosticar, orientar, habilitar, reabilitar e definir condutas quanto às dificuldades apresentadas por sujeitos disfágicos.[10,11]

A avaliação da criança disfágica passa por anamnese e exame físico habitual, entretanto é a observação cuidadosa da alimentação em crianças que oferece a "chave" para o correto diagnóstico. Confirmada a presença de qualquer dificuldade na deglutição, devemos identificar se esta dificuldade é anatômica e/ou funcional no trato aerodigestivo alto. A visualização da anatomia do trato aerodigestivo pode ser realizada por estudo de imagens, como a tomografia computadorizada ou a ressonância magnética. A endoscopia rígida sob anestesia geral também permite um estudo detalhado da anatomia regional. Porém, estes métodos não oferecem um estudo da função, tornando estes exames muito restritos ou ineficazes para avaliar a deglutição. Para a visualização anatômica e funcional do complexo sistema da deglutição, desde a cavidade oral até atingir o estômago, podemos utilizar a endoscopia flexível ou o videodeglutograma, acompanhado da deglutição de alimentos com diferentes consistências. Na criança, sem dúvida alguma, o videodeglutograma oferece grandes vantagens sobre o estudo endoscópico. O videodeglutograma, além de ser tecnicamente mais factível, reproduz praticamente uma situação real da deglutição. Enquanto a criança se alimenta, apenas observamos e registramos desde a fase oral até a chegada do alimento na cavidade gástrica. O exame endoscópico produz desconforto com a passagem do aparelho, fato que pode impedir qualquer colaboração por parte da criança em deglutir normalmente, além de não ser possível estudar a fase oral.

▶ VIDEODEGLUTOGRAMA

O nome mais apropriado para essa avaliação radiológica ainda é muito discutido. O método é conhecido por diferentes nomes nos vários grupos que trabalham com disfagia. Os termos mais utilizados são: videofluoroscopia da deglutição, avaliação e/ou estudo radiológico da deglutição, faringoesofagograma, deglutição com bário modificado e videodeglutograma.[12] Preferimos o termo videodeglutograma pela maneira direta e simples que retrata o exame, que utiliza um sistema dinâmico de imagens da deglutição gravadas e reproduzidas através do vídeo.

O videodeglutograma possibilita uma avaliação dinâmica das fases oral, faríngea e esofágica da deglutição (Fig. 14-1). Para sua realização é necessário dispor de um sistema composto por uma unidade blindada de fluoroscopia, videogravador, monitor de vídeo, uma cadeira que possibilita estabilizar o paciente, bem como girar e mudar sua altura de acordo com a área e posição a ser examinada,[13,14] alimentos com consistência variável, do líquido ao sólido, que permitam serem misturados ao bário e a equipe de execução do exame, que deve conter um radiologista, um fonoaudiólogo e um técnico em radiologia.

A avaliação multidisciplinar da alimentação, juntamente com o videodeglutograma, é geralmente capaz de estabelecer os detalhes envolvidos na deglutição, podendo esclarecer diferentes mecanismos relacionados com os estágios de normais a patológicos da deglutição. O videodeglutograma obtém evidências mais objetivas que a avaliação clínica. Elucida a etiologia da disfunção da deglutição e determina o manejo ou tratamento da disfagia.[15]

Vários autores ressaltam que os objetivos do exame são o diagnóstico e o direcionamento da terapêutica dos distúrbios da deglutição. O exame deve possibilitar identificar o(s) local(is) do(s) problema(s), sendo considerado o mais sensível para detectar a aspiração, bem como os efeitos das manobras designadas para reduzir este problema.

Costa[16,17] cita que o videodeglutograma registra, com baixo índice de exposição à radiação, todo o processo da dinâmica da deglutição, permitindo que se analisem e reanalisem os eventos registrados, até que sejam compreendidos de modo ade-

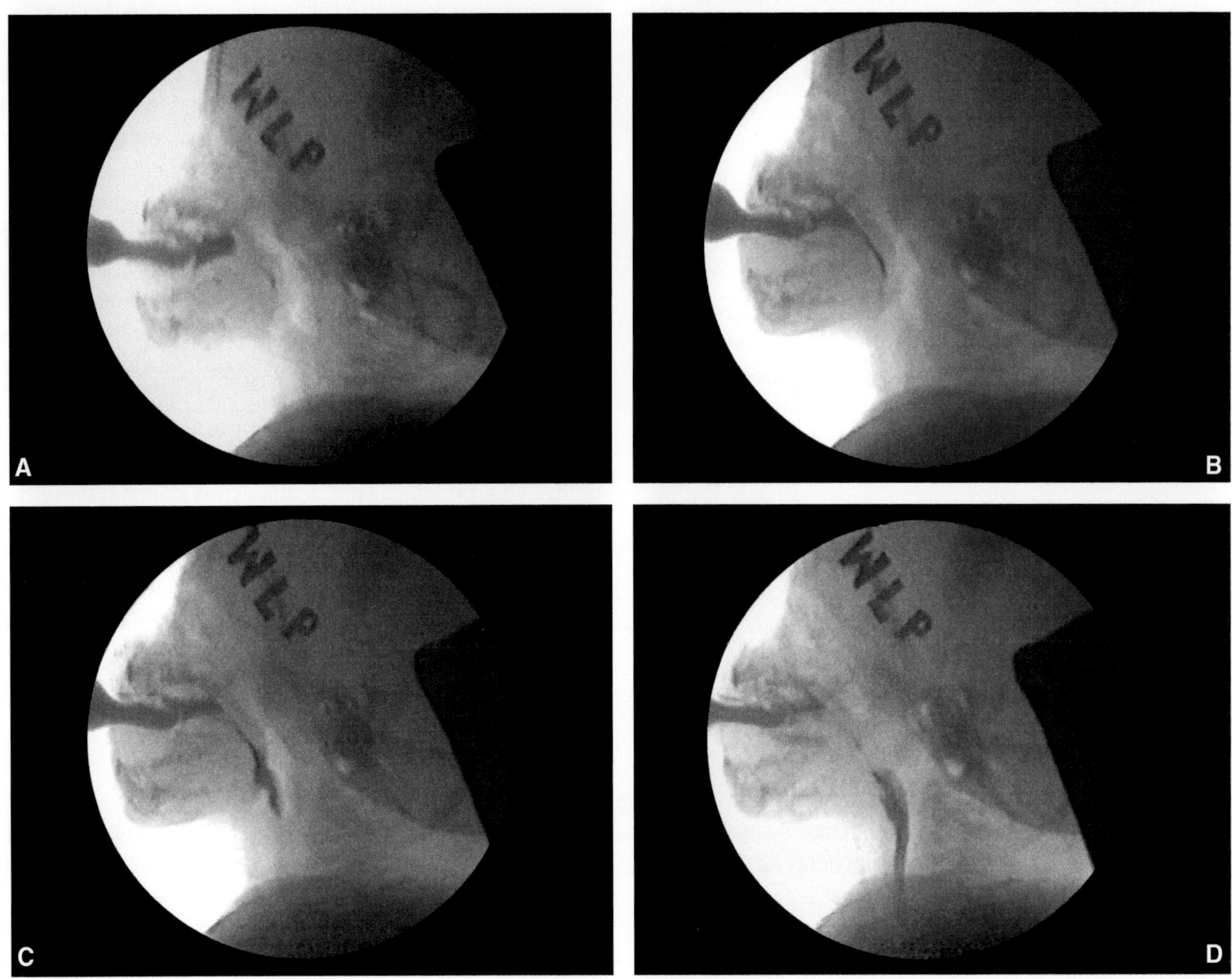

Fig. 14-1. Videodeglutograma das principais fases da deglutição de uma criança normal. Vista lateral da deglutição de leite contrastado com bário, de uma criança de 7 meses, oferecido com mamadeira. Observar as diferentes fases: oral (**A**), orofaringe (**B**), hipofaringe (**C**) e esofagiana (**D**).

quado, sem a necessidade de novas exposições à radiação. Ele tem sido considerado como "padrão-ouro" para a avaliação da deglutição, principalmente em crianças. É durante o exame que o fonoaudiólogo observa as dificuldades apresentadas pelo paciente e, muitas vezes, visualiza qual manobra facilitadora é eficaz durante a deglutição, qual consistência alimentar é mais adequada ao paciente, evitando riscos de aspiração durante a alimentação cotidiana.

O exame apresenta vantagens como análise dinâmica, precisa e imediata da deglutição antes, durante e após o início da fase faríngea, baixo custo, procedimento não-invasivo, possibilidade de análise posterior e mensuração objetiva em programas computadorizados; e desvantagens, como: exposição à radiação, utilização do contraste de bário que, se aspirado, não é absorvido pela corrente sanguínea, e o fato de não ser um exame adequado à avaliação de anormalidades estruturais e avaliação funcional da laringe, quando a indicação de outros exames se torna necessária.[18,19]

▶ AVALIAÇÃO DE CRIANÇAS DISFÁGICAS NO AMBULATÓRIO

As queixas mais freqüentes pelas quais as crianças são encaminhadas para o videodeglutograma são: insucesso na alimentação, vômitos durante a alimentação, regurgitação nasofaríngea, desnutrição, deficiência do desenvolvimento, suspeita de aspiração com tosse ou engasgo durante a alimentação, pneumonias de repetição ou infecções do trato respiratório superior e suspeita de refluxo gastroesofágico.[20]

O videodeglutograma é indicado para diagnóstico e conduta; podemos verificar se o paciente pode alimentar-se de modo seguro, por via oral, se apresenta condições de suprir suas necessidades nutricionais e de hidratação, ou se é necessária a indicação de meios alternativos de alimentação. É importante para o esclarecimento da presença de aspiração ou microaspiração, e também para a verificação do resultado das manobras facilitadoras posturais de limpeza de recessos faríngeos, assim como para a escolha da consistência e do volume de alimento mais adequados ao paciente. O videodeglutograma é contra-indicado nos pacientes que, na avaliação clínica, apresentam: sinais claros da existência de aspiração em grande quantidade, comprometimento respiratório grave, ausência de reflexo faríngeo e de tosse, nível de consciência rebaixado e instabilidade clínica importante.[18]

O videodeglutograma possibilita de maneira muito precisa a análise da fase faríngea quanto ao momento da aspiração. É possível verificar se a aspiração aconteceu antes da deglutição, por falta de controle oral do bolo alimentar que escapa para a faringe e pode penetrar na laringe, ou atraso no início da fase faríngea durante a deglutição; se a elevação laríngea ou o fechamento glótico está atrasado ou ocorre depois da deglutição; e se resíduos importantes permanecem na faringe, quando a laringe desce e as pregas vocais abduzem, também ocorre a aspiração. A diferenciação destas modalidades possibilita um tratamento mais adequado para cada caso.

Realização do exame

O exame é realizado em sala blindada de raios X, com equipamentos radiológicos. Os pacientes são colocados em posição ortostática lateral no equipamento, com adaptação de assento, muitas vezes no colo das mães ou de um dos examinadores, com ajustamento através de coletes, colabando a criança ao corpo do condutor, visando um melhor posicionamento. O equipamento deve ser colimado no tamanho necessário para a obtenção de melhor imagem da região orofaríngea e proteção contra maior radiação. Após a análise completa dessa região, o aparelho é direcionado à região esofágica para a observação de eventos ocorridos. Utilizamos o equipamento Telemando Super M-80, marca Philips®, que é comandado, externamente, pelo técnico em radiologia, por controles próprios. Um videocassete SVO-9500 MD, marca Sony®, é utilizado para gravar as imagens.

Inicialmente, faz-se uma tomada da imagem com a criança em repouso, visando à calibração e gravação da identificação. A seguir, são oferecidos alimentos nas consistências líquida, pastosa e sólida em quantidades variáveis. A consistência líquida utilizada é a própria água; a pastosa é obtida por meio do preparo de água adicionada ao espessante Thick and Easy®, em medida preestabelecida, sendo, para o sólido, utilizada a bolacha. Todas as consistências são adicionadas ao contraste de bário oferecido nos volumes e nas quantidades indicadas pelos resultados da avaliação clínica, sendo mais freqüente, 3, 5, 7 e 10 ml de alimento e/ou volume livre. Caso a família do paciente nos forneça seu alimento habitual, apenas obtemos as consistências indicadas somando ao contraste baritado.

Os utensílios empregados no procedimento são variáveis e selecionados, mais uma vez, durante a avaliação clínica. Dentre eles, podemos citar: mamadeiras (com diferentes formatos de bicos), seringa, espátula e colher.

No decorrer do procedimento, são solicitadas provas diagnósticas e terapêuticas, tais como manobras posturais, de proteção das vias aéreas ou de sucção não-nutritiva, sendo observada sua facilitação ou não.

Os achados mais comuns, observados e analisados durante o exame na fase oral, são:

1. Diminuição do vedamento labial.
2. Contato da língua no palato duro.
3. Força propulsora e movimentação ântero-posterior da língua; dificuldade de programação motora, visto o ineficiente controle oral do bolo alimentar.
4. Perda prematura do bolo alimentar para a hipofaringe, inferindo uma diminuição da sensibilidade oral e o reconhecimento deficiente do estímulo alimentar.
5. Atraso no início da fase faríngea.
6. Movimentos compensatórios.

Na fase faríngea, são observados:

1. Trânsito faríngeo: presença ou ausência de alterações morfológicas da faringe e da região proximal do esôfago.
2. Regurgitação nasal.
3. Dismotilidade da faringe e do músculo cricofaríngeo.
4. Excursão do hióide e da laringe, movimentos múltiplos de anteriorização e posteriorização da laringe na tentativa de iniciar a deglutição.
5. Movimentação da parede posterior da faringe.
6. Resíduos em valécula e seios piriformes, associando-se a falta de coordenação entre a ejeção oral e a abertura da transição faringoesofágica.
7. Necessidade de deglutições múltiplas para o clareamento da hipofaringe.
8. Penetração laríngea (alimento na laringe não ultrapassando o ventrículo) e/ou aspiração do conteúdo alimentar (conteúdo alimentar contrastado além do ventrículo laríngeo, ou seja, alimento na traquéia).

Na fase esofágica, são observados:

1. Alteração morfológica do corpo do esôfago proximal.
2. Abertura e fechamento do segmento cricofaríngeo.
3. Presença de refluxo gastroesofágico.

REFERÊNCIAS BIBLIOGRÁFICAS

1. Quintella T, Silva AA, Botelho MIMR. Transtornos da Deglutição e aspiração na Infância. In: Furquim AM, Santini CS. *Disfagias orofaríngeas.* Carapicuíba: Pró-Fono, 1999. p. 61-96.
2. Ram M, Stein M. Desenvolvimento do comportamento alimentar infantil. *Jornal de Pediatria,* 2000 Dez.; 76: 229-37.
3. Arvedson JC, Brodsky L. *Pediatric swallowing and feeding: assessment and management.* San Diego: Singular Publishing Group, 1993.
4. Hernandez AM. Atuação fonoaudiológica com recém-nascidos e lactentes disfágicos. In: Hernandez AM, Marchesan I. *Atuação fonoaudiológica em ambiente hospitalar.* Rio de Janeiro: Revinter, 2001. p. 1-37.
5. Bluestone CD, Stool SF. (Eds.). *Pediatric otolaryngology.* Philadelphia: WB Saunders, 1983.
6. Dantas R. O. Disfagia induzida por drogas. In: Macedo Filho E, Pissani JC, Carneiro J *et al. Disfagia: abordagem multidisciplinar.* 2. ed. São Paulo: Frontis Editorial, 1999. p. 63-66.
7. Vandenplas Y. Dysphagia in infants and children. *Acta Otorhinolaryngologica* 1994;48:201-6.
8. Mendelsohn M. New concepts in dysphagia managent. *J Otolaryngol,* 1993;22(1):5-24.
9. Domenech E, Kelly J. Swallowing disorders. *Med Clin North Am* 1999;83:97-113.
10. Furkim AM. Deglutição de crianças com paralisia cerebral do tipo tetraparética espástica: avaliação clínica fonoaudiológica e análise videofluoroscópica. Dissertação – Curso de Pós-Graduação da Universidade Federal de São Paulo – EPM – para obtenção do título de mestre em ciências dos transtornos da comunicação humana-campo fonoaudiológico. São Paulo, 1999. p. 171.
11. Morton RE, Bonas R, Fourie B *et al.* Videofluoroscopy in the assessment of feeding disorders of children with neurological problems. *Dev Med Child Neurol* 1993;35:388-95.
12. Macedo Filho ED, Gomes GF, Furkim AM. Métodos instrumentais de avaliação do paciente disfágico. In: *Manual de cuidados do paciente com disfagia.* São Paulo: Lovise, 2000. p. 37-45.
13. Newman LA, Petersen M. Clinical evaluation of swallowing disorders: the pediatric perspective. In: Carrau RL, Murry TC. (Eds.). *Comprehensive management of swallowing disorders. Singular publishing group.* San Diego: Singular, 1999. p. 43-46.
14. Reilly S, Carroll L, Barnett S. Videofluoroscopy in the assessment of feeding disorders. *Dev Med Child Neurol* 1993;35(10):932-33.
15. Palmer JB, Kuhlemeier KV, Tippett DC *et al.* A protocol for videofluorographic swallowing. *Dysphagia* 1993;8:209-14.
16. Costa MMB, Nova JLL, Carlos MT *et al.* Videofluoroscopia: um novo método. In: Macedo Filho E, Pissani JC, *et al.* Gomes G. *Disfagia: abordagem multidisciplinar.* 2. ed. São Paulo: Frontis Editorial, 1999. p. 85-100.
17. Costa MMB. Como proteger fisiologicamente as vias aéreas durante a deglutição. In: Castro LP, Savassi-Rocha PR, Melo JRC *et al. Tópicos em gastroenterologia. Deglutição e disfagia.* Rio de Janeiro: Medsi, 2002. p. 37-48.
18. Gonçalves MIR, Vidigal MLN. Avaliação videofluoroscópica das disfagias. In: Furquim AM, Santini CS. (Org.). *Disfagias orofaríngeas.* Carapicuíba: Pró-Fono, 1999. p. 189-202.
19. Groner ME. The detection of aspiration and videofluoroscopy. *Disphagia* 1994;9:147-48.
20. Kramer SS. Special swallowing problems in children. *Gastrointest Radiol* 1985;10:241-50.

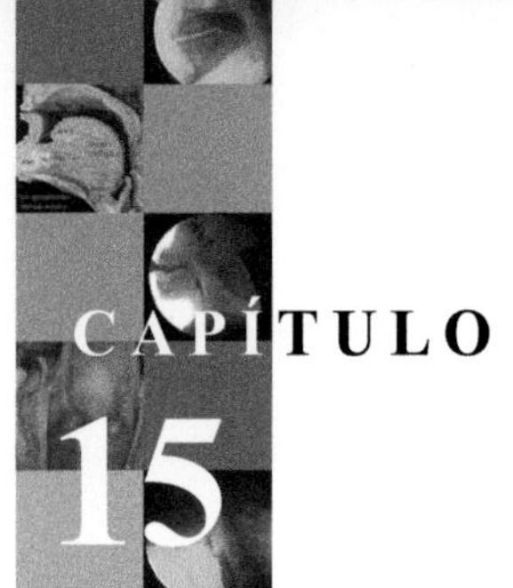

CAPÍTULO 15

PHMETRIA E MANOMETRIA ESOFÁGICA

Antonio Carlos Grüber ◆ Sérgio Gabriel Silva de Barros ◆ Loreno Brentano

A função primária do esôfago é transferir alimento da faringe para o estômago. Qualquer desordem afetando o esôfago pode interferir com esta função. A disfagia pode resultar de obstrução mecânica ou de função ou sensação neuromuscular anormal. A deglutição envolve a transferência do conteúdo oral para o esôfago. É acompanhada por controle central muscular reflexo da língua e da laringe, envolvendo atividade muscular voluntária e involuntária.

Neste capítulo, estaremos estudando as principais alterações da motilidade esofágica que podem levar a disfagia não-obstrutiva esofágica e orofaríngea.

▶ DOENÇA DO REFLUXO GASTROESOFÁGICO

O problema esofágico mais freqüente é a doença do refluxo gastroesofágico (DRGE), resultante do refluxo do conteúdo gastroduodenal para o esôfago. Os sintomas típicos esofágicos são a pirose e a regurgitação. São sintomas atípicos disfagia, dor torácica retroesternal, tosse crônica, disfonia ou broncoconstrição. A disfagia é geralmente percebida na área torácica correspondente ao esôfago proximal ou medial. Pode estar presente entre 15 a 50% dos pacientes com DRGE. No Hospital de Clínicas de Porto Alegre, está presente em 20,9% dos pacientes atendidos com DRGE. A disfagia na DRGE pode ser devida a estenose péptica, adenocarcinoma do esôfago ou alteração na função motora secundária a inflamação da mucosa esofágica. A alteração motora mais prevalente na DRGE é a motilidade esofágica ineficaz (MEI), descrita por Leite e Castell, em 1997, caracterizado por ondas com amplitude abaixo de 30 mmHg em 30% ou mais dos complexos de deglutição estudados (Fig. 15-1).

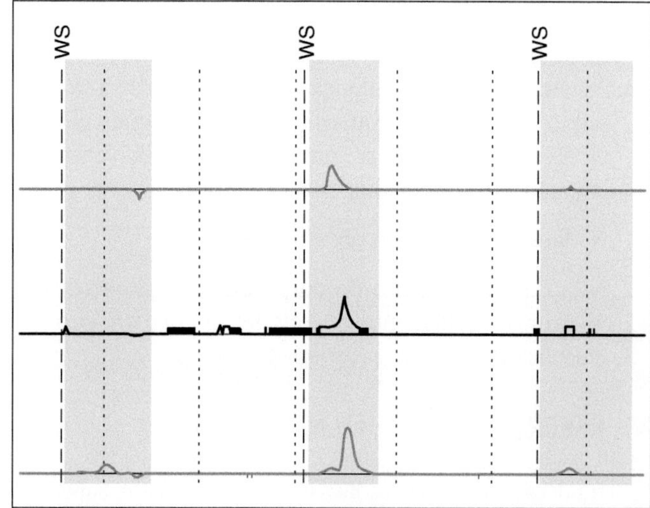

Fig. 15-1. Motilidade esofágica ineficaz.

Apesar de não haver consenso na literatura de que MEI seria responsável por disfagia, alguns autores defendem esta idéia na literatura mundial. O diagnóstico de DRGE pode ser confirmado pela esofagoscopia, pela presença de esofagite ou estenose péptica. Quando estes achados estão ausentes, a pHmetria esofágica prolongada é utilizada para confirmar o diagnóstico, demonstrando presença de pH ácido no esôfago (< 4) em mais de 4% do tempo total do exame (Fig. 15-2).

Os exames de pHmetria e manometria esofágica são realizados em nível ambulatorial, sem necessidade de sedação do paciente. É necessário jejum de 6 horas, sendo o paciente orientado a suspender medicações procinéticas e inibidoras da secreção ácida gástrica. Tanto a sonda da pHmetria quanto a da manometria são introduzidas, preferencialmente, via nasal. No estudo da pHmetria o paciente permanece com sonda no período de 16 a 24 h. Na Figura 15-3 apresentamos os equipamentos usados na realização dos exames.

▶ OUTRAS DISMOTILIDADES ESOFÁGICAS

Acalasia

É caracterizada por obstrução funcional da junção esofagogástrica e retenção de alimentos no esôfago. Esta anormalidade motora consiste de ausência de peristalse na musculatura lisa esofágica, associada ou não a relaxamento incompleto do

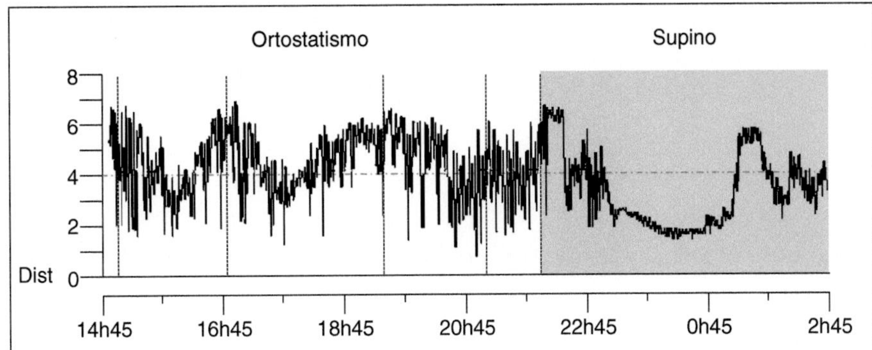

Fig. 15-2. pHmetria esofágica prolongada demonstrando refluxo gastroesofágico em posição supina e ortostática.

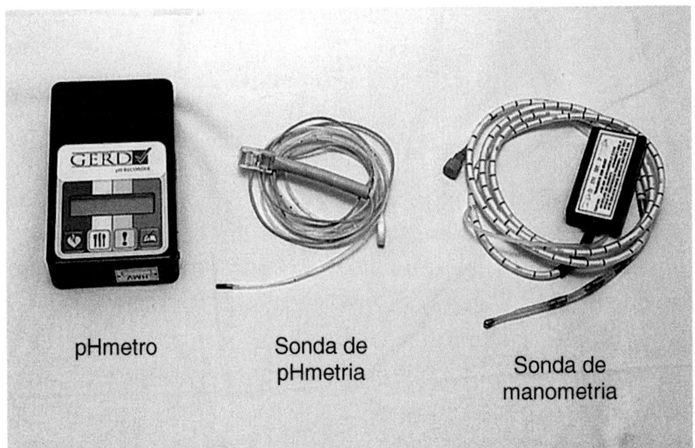

Fig. 15-3. Equipamento utilizado para a realização de pHmetria e manometria esofágica.

esfíncter esofágico inferior (EEI). A acalasia pode ser idiopática ou causada pela doença de Chagas.

A disfagia é a queixa mais freqüente desta doença (90-97%), sendo percebida na área torácica correspondente ao terço inferior do esôfago, iniciando para sólidos e evoluindo para líquidos. Outras queixas são constatadas na acalasia, como regurgitação, dor torácica, pirose e emagrecimento. A regurgitação é a mais prevalente destas queixas, sendo comum os pacientes regurgitarem alimentos não-digeridos, demonstrando sua estase no esôfago. Também é comum que os pacientes acordem com tosse e sensação de sufocação gerada por regurgitação de alimentos para a via aérea. A perda de peso é comum e reflete piora na qualidade de vida e evolução da doença.

O diagnóstico da acalasia somente é confirmado pela manometria esofágica (Fig. 15-4). O principal achado manométrico nesta doença é a ausência de peristalse esofágica, que é demonstrada por complexos de deglutição simultâneos no esôfago médio e distal. O EEI pode ser hipertônico ou ter pressão dentro da normalidade, com relaxamento incompleto ou completo.

Espasmo esofágico difuso

É uma doença de etiologia desconhecida, caracterizada clinicamente por disfagia e dor torácica, radiologicamente por contrações terciárias no esôfago, e manometricamente por atividade incoordenada (espástica) na musculatura lisa do esôfago. As características manométricas propostas para o diagnóstico de espasmo difuso do esôfago são: 1. contrações simultâneas associadas com > 10% (mas < 100%) das deglutições úmidas e 2. amplitude das contrações simultâneas > 30 mmHg (Fig. 15-5).

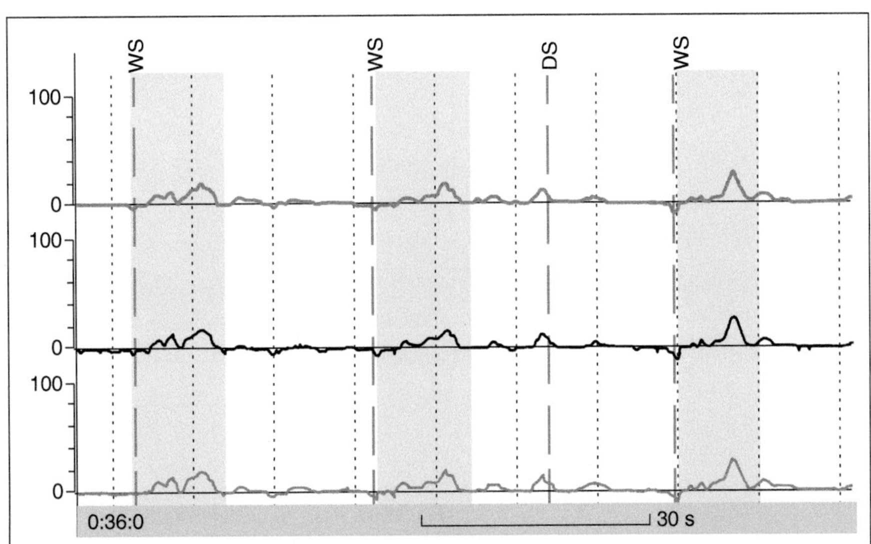

Fig. 15-4. Traçado manométrico de acalasia. Observa-se ausência de peristalse no corpo esofágico, demonstrada por ondas simultâneas.

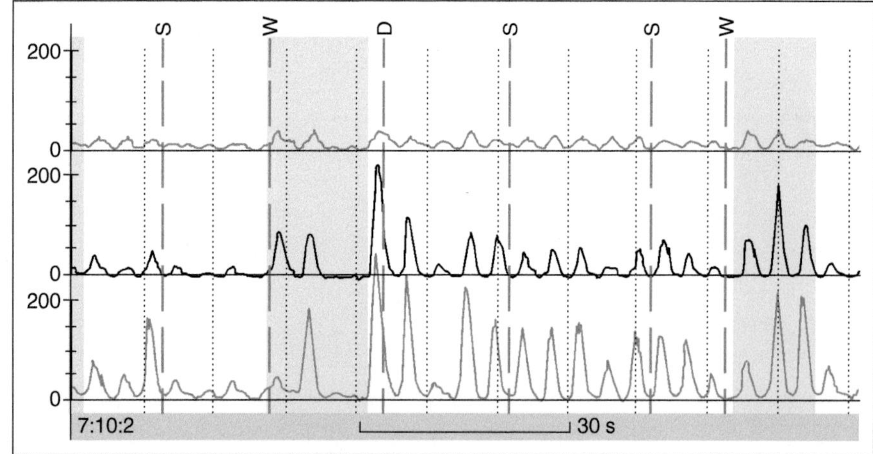

Fig. 15-5. Traçado manométrico demonstrando contração esofágica não-coordenada, observada no espasmo esofágico difuso.

Esôfago em quebra-nozes (*nutcracker esophagus*)

Consiste na ocorrência de contrações peristálticas de grande amplitude, usualmente maiores que 180 mmHg, predominantemente vistas no terço inferior do esôfago (Fig. 15-6). Pode ser encontrada mais freqüentemente em pacientes com disfagia e dor torácica. A importância clínica e fisiológica desta dismotilidade tem sido debatida.

Esfíncter esofágico inferior hipertônico isolado

Esta é uma rara condição em que a pressão de repouso do EEI está acima dos limites da normalidade (> 45 mmHg), mas com peristalse normal no esôfago (Fig. 15-7). Permanece controverso se esta condição, *per se*, tem alguma conseqüência clínica ou fisiológica. Disfagia é um sintoma predominante nestes pacientes.

Esfíncter esofágico superior e faringe

A manometria esofágica é utilizada para diagnosticar as desordens da motilidade do esôfago. É um teste diagnóstico que mede a pressão intraluminal e a coordenação dos músculos do esôfago. Foram desenvolvidos transdutores que medem a pressão circunferencial e avaliam as pressões assimétricas geradas pelos esfíncteres, permitindo a investigação manométrica do esfíncter esofágico superior (EES) e da faringe. Estes avanços tecnológicos proporcionam informação a respeito da pressão na faringe e a habilidade do EES em relaxar de uma maneira coordenada.

A fisiologia da região depende de uma interação bem coordenada dos músculos estriados da faringe e do EES, e seu controle através de nervos cranianos aferentes e eferentes interagindo com o centro de deglutição localizado na medula. No indivíduo saudável, a atividade coordenada nesta região é responsável pela transferência do bolo alimentar ingerido da boca para o esôfago. Além disso, o EES mantém um

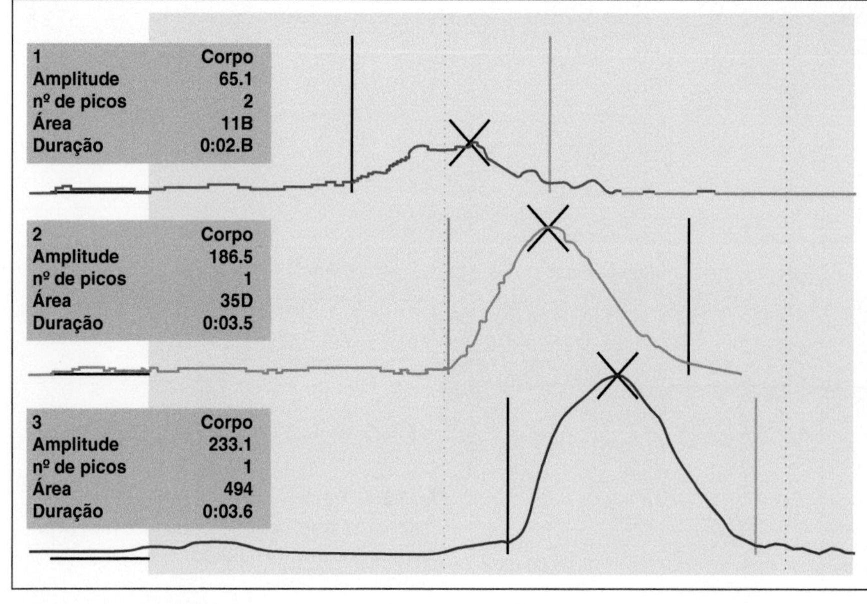

Fig. 15-6. Esôfago em quebra-nozes. Amplitude elevada no corpo esofágico.

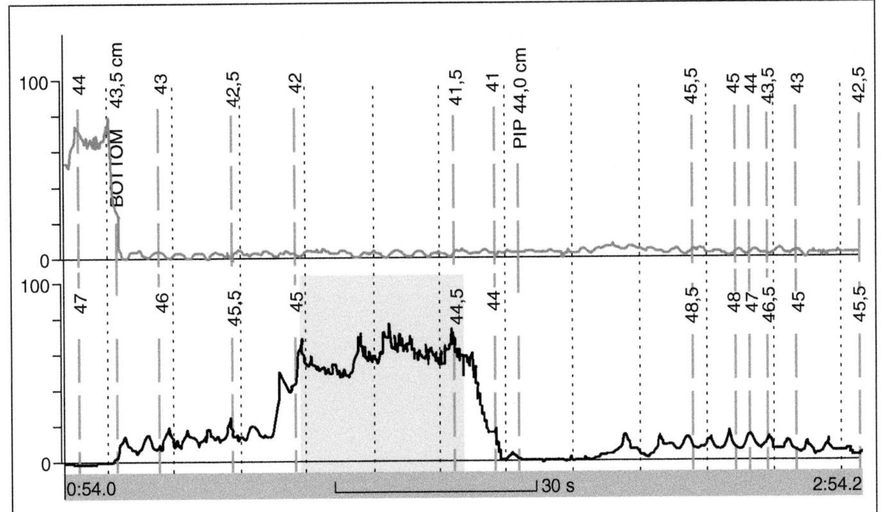

Fig. 15-7. Esfíncter esofágico inferior hipertônico.

nível de fechamento tônico, prevenindo o movimento de ar para dentro do esôfago durante a respiração e de refluxo do conteúdo esofágico para dentro da traquéia ou faringe.

O paciente com disfagia orofaríngea poderá apresentar disfunções orais, faríngeas ou ambas. A disfagia secundária a lesão proximal do esôfago é chamada de disfagia orofaríngea. Este sintoma inespecífico é também chamado de disfagia de transferência, porque é produzido por um grupo de desordens no qual os pacientes têm problemas para transferir o bolo alimentar da boca para o esôfago, para iniciar a fase involuntária da deglutição enquanto a via aérea é protegida da aspiração. A transferência anormal do bolo alimentar pode resultar de qualquer um dos seguintes defeitos: preparação oral pobre, contração faríngea fraca, inadequada abertura do EES ou incoordenação entre a contração faríngea e o relaxamento do EES. Quando ocorre obstrução no esôfago distal, o paciente pode ter uma sensação de disfagia na região cervical ou na região retroesternal em 15 a 30% dos casos. A percepção pelo paciente de uma aparente parada do bolo alimentar na região do pescoço tem baixa especificidade diagnóstica, não ajudando o médico a distinguir entre a disfagia faríngea e esofágica na maioria dos casos.

A avaliação manométrica do paciente com disfagia pode quantificar a força de deglutição da faringe, detectar uma falha no relaxamento do EES e avaliar a coordenação da contração faríngea com o relaxamento do EES (Fig. 15-8).

A manometria esofágica de estado sólido com análise computadorizada tem ajudado no entendimento do tempo específico dos eventos de pressão durante a contração faríngea e o relaxamento do EES. Existem 4 componentes que têm um papel crítico na efetiva abertura do EES durante a deglutição: 1. relaxamento do músculo cricofaríngeo; 2. elevação do osso hióide; 3. pressão gerada na faringe e 4. elasticidade cricofaríngea.

A assimetria radial do EES tem sido demonstrada através de estudos com cateter de múltiplos canais. As pressões registradas nas direções anterior e posterior usualmente são 2 ou 3 vezes maiores que as pressões registradas lateralmente. Devido à dificuldade para controlar esta assimetria durante a manometria do EES, acredita-se que os valores para a pressão do EES são mais bem obtidos usando transdutores circunferenciais de estado sólido, em vez de usar transdutores radiais com perfusão de água. Para os pacientes com disfagia orofaríngea, assim como para aqueles com disfagia esofágica, o estudo contrastado do esôfago com bário e a manometria são complementares. Quando usados em conjunto, melhoram nossa compreensão sobre o processo fisiopatológico causador dos sintomas do paciente. O estudo videorradiográfico proporcionará informação qualitativa do movimento do bolo alimentar, da abertura do EES, com relação à aspiração e o movimento das estruturas, tais como osso hióide, laringe, epiglote, palato mole e língua. A manometria proporcionará informação quantitativa da faringe relacionado com a pressão e o relaxamento do EES, e o tempo de coordenação entre a contração faríngea e o relaxamento do EES (Fig. 15-8).

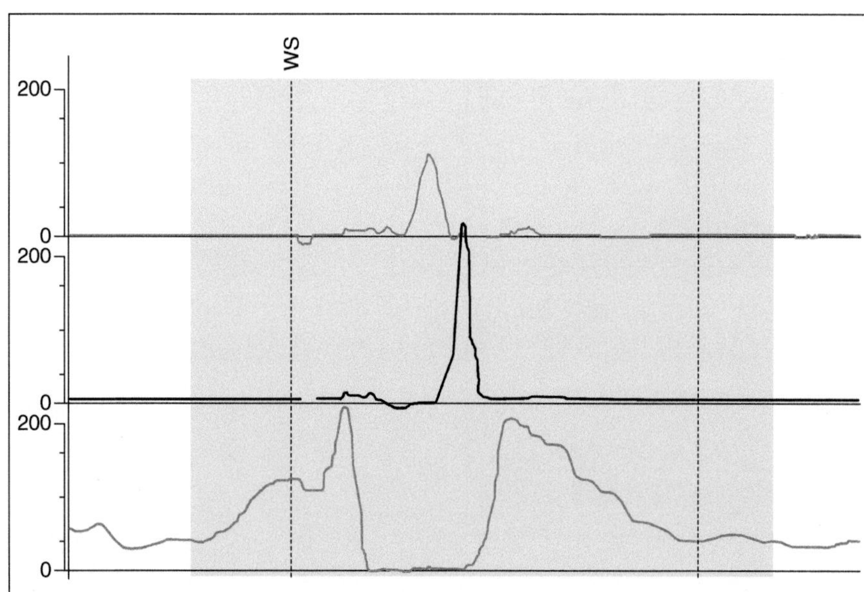

Fig. 15-8. Traçado manométrico mostra o transdutor circunferencial registrando a típica conformação em "M", com relaxamento normal do EES.

▶ BIBLIOGRAFIA CONSULTADA

Castell DO, Richter JE. (Eds.). *The esophagus.* 3. ed. Philadelphia: Lippincott, Williams and Wilkins, 1999.

Castell J, Castell DO. Recent developments in the manometric assesment of upper esophageal sphincter function and dysfunction. *Dig Dis* 1997;15(Suppl 1):28-29.

Hila A, Castell J, Castell D. Pharyngeal and upper esophageal sphincter manometry the evaluation of dysphagia. *J Clin Gastroenterol* 2001;33(5):355-61.

Wilcox CM, Alexander LN, Clark WS. Localization of an obstructing esophageal lesion. Is the patient accurate? *Dig Dis Sci* 1995;40:2192-96.

CAPÍTULO 16

ELETROMIOGRAFIA LARÍNGEA

Carlo Domênico Marrone

▶ INTRODUÇÃO

A eletroneuromiografia (ENMG) é uma ferramenta utilizada como extensão do exame neurológico, sendo útil na avaliação dos transtornos do sistema nervoso periférico (SNP). Clinicamente, o SNP é compreendido por doenças que afetam os neurônios motores inferiores, os neurônios sensitivos primários (gânglios sensitivos), as raízes nervosas, os plexos (cervical, braquial, lombossacro), os nervos periféricos, a junção neuromuscular e os músculos.

A ENMG é composta da neurocondução (condução nervosa), eletromiografia (exame de agulha) e teste de estimulação repetitiva (feito com técnica especial de neurocondução para avaliação da junção neuromuscular). Para tanto é necessário aparelhagem específica (eletromiógrafo) que estimule eletricamente, capte os potenciais (tanto da neurocondução como do exame de agulha), amplifique os sinais obtidos, separando o ruído do sinal, transformando-os de analógico para digital, para serem ouvidos através de um alto-falante e vistos em uma tela. São utilizados, para a neurocondução, estimuladores e captadores, geralmente de superfície, e, para eletromiografia, eletrodos de agulha. A finalidade dos primeiros é captar potenciais elétricos gerados por nervos após estímulo (choque elétrico) sem que se cause dano ao paciente, a não ser um desconforto suportável. Já as agulhas para eletromiografia são de 2 tipos principais (coaxial ou monopolar) e são responsáveis pela captação dos potenciais oriundos dos músculos, quando o músculo está em repouso ou quando está sob contração.

Como foi mencionado acima, a ENMG é composta de neurocondução, eletromiografia e teste de estimulação repetitiva. A neurocondução e o teste de estimulação repetitiva, na área otorrinolaringológica, têm grande dificuldade técnica, além de pouco valor diagnóstico, localizatório e preditivo.

Já a eletromiografia (EMG), em termos de laringológicos, tem lugar como auxílio diagnóstico e manejo dos distúrbios neurolaringológicos, dos transtornos da deglutição, das disfonias espasmódicas e lesões das articulações laríngeas pós-intubações.

▶ INDICAÇÕES DA EMG LARÍNGEA

A EMG laríngea (EMGL) é útil em diagnosticar e caracterizar paralisia da prega vocal, além de diferenciar paralisia laríngea de fixação. Auxilia também a localizar onde se deve injetar toxina botulínica, além de verificar anormalidades do sistema nervoso periférico, tais como miastenia grave, neuropatias e miopatias que acometam a área otorrinolaringológica. Pode ser de grande valia em casos conversivos, quando não há motivos anatômicos para a perda ou qualidade anormal da voz.

▶ TÉCNICAS

A idéia e a realização das primeiras EMG laríngeas não é nova, pois na metade da década de 1940 e na década de 1950 já tinha sido utilizada, portanto, não existe uma técnica, mas várias.

O que se pretende é atingir, através de eletrodos de agulha (monopolar ou coaxial, dependendo da experiência do examinador), alguns músculos responsáveis pela fonação. Para tanto, o paciente pode estar deitado ou sentado, devendo ser explicado ao examinado os procedimentos e o que deverá fazer para que o eletromiografista atinja seus objetivos.

O músculo tireoaritenóideo é alcançado através da introdução de agulha, primeiramente através do ligamento cricotireóideo. Após, o eletrodo é voltado em um ângulo de 45° superiormente, e lateralmente cerca de 20°, assim como aprofundado cerca de 2 cm. Depois, uma manobra de Valsalva pode ser realizada ou sustenta-se o som de uma vogal (emissão prolongada do /e/ em *pitch* habitual). Deve-se ter o cuidado de não se introduzir o eletrodo profundamente, pois poderá haver reflexo de tosse.

O músculo cricotireóideo pode ser atingido pela inserção da agulha fora da linha média, próximo à borda inferior da cartilagem tireóidea. Além disso, pode-se tentar acessar esse músculo introduzindo o eletrodo 1 cm lateralmente à linha média, angulando-a diretamente à cartilagem cricóidea. A ativação pode ser feita quando o paciente vocaliza a escala musical ou uma vogal (emissão prolongada do /i/ em *pitch* agudo). Assim haverá movimento da cartilagem cricóidea com relação à cartilagem tireóidea. Pode ser necessária a recolocação da agulha alguns milímetros durante a execução da vocalização descrita anteriormente. Para tanto, o som que o aparelho faz deverá ser bem audível, sem estar "sufocado".

O músculo cricoaritenóideo posterior, que é o maior músculo que abduz a prega vocal, também pode ser avaliado. Porém, sabe-se que é tecnicamente mais difícil atingi-lo, além de ser mais desconfortável para o paciente. Mas o mais importante, em termos de diagnóstico e prognóstico, como ele é inervado pelo nervo laríngeo recorrente, o mesmo que inerva o tireoaritenóideo, pode não necessário acessá-lo para o topodiagnóstico.

PASSOS DA EMG LARÍNGEA

A EMG laríngea, assim como qualquer músculo de outra parte do corpo a ser examinada, deverá ser avaliada durante 3 situações. Durante a inserção, na atividade de repouso (ou espontânea) e durante a atividade voluntária.

1. A atividade de inserção é aquela observada durante a colocação da agulha (mais bem verificada após a introdução da mesma, durante um leve movimento "peteleco"). Do ponto de vista prático, enquanto a agulha está em movimento, produzirá som que, em condições normais, cessará quando cessar o movimento. Caso ocorra, na introdução (ou na "petelecada") do eletrodo, pouco ou nenhum som (sendo o músculo corretamente alcançado), provavelmente se deve ao fato de ter havido substituição do tecido muscular por fibrose ou tecido adiposo. Quando há parada do movimento do eletrodo e ainda se verifica continuidade de som, geralmente isso se deve a irritabilidade de fibras musculares ou de unidades motoras (p. ex., desinervação após lesão recente de nervo).
2. A atividade de repouso é de fundamental importância e, quando o músculo está em repouso há o silêncio mioelétrico, portanto, o esperado é nenhuma atividade, traçado isoelétrico, sem som algum no alto-falante. Isso não é verdadeiro quando há atividade de placa motora; ou seja, as placas motoras normalmente disparam pequenos potenciais, caracterizados, na sua maioria, por conjunto de pontas negativas (em neurofisiologia, negatividade é um conceito visual de elementos que estão para cima da linha de base) e com sons característicos. Já músculos desnervados agudamente não ficam em silêncio, sendo observados, principalmente, potenciais de fibrilação, ondas positivas. Nas situações em que há desnervação crônica, poderão ser encontrados complexos de ondas de alta freqüência, as também chamadas descargas repetitivas complexas. Existem outras anormalidades menos comuns, mas bem caracterizadas, tais como descargas mioquímicas, fasciculações etc., que, para o eletromiografista são facilmente reconhecidas.
3. Durante o esforço voluntário, pode-se colher várias informações valiosas. Inicialmente, com movimentos leves e pouco intensos, pode-se visualizar 1, 2 ou 3 potenciais de ação de unidade motora (PAUM). Assim, pode-se avaliar a morfologia dos potenciais (que nada mais são do que o somatório de um número de fibras musculares de uma unidade motora que está sendo ativada). Cada PAUM geralmente é composto de 2 a 3 fases, podendo alcançar, em determinados casos, 4 . Além disso, o potencial tem um tamanho, tanto no sentido horizontal (duração), quanto no sentido vertical (amplitude) que varia de acordo com o músculo e a idade do paciente. Sabe-se que, no caso dos músculos laríngeos em estudo, a duração é de cerca de 4-5 milissegundos (ms) com amplitudes menores que 1 milivolt (mV). Durante a contração muscular ocasionada pela fonação descrita, os PAUMs disparam a uma certa freqüência. Quando se ultrapassa uma certa freqüência, há a chamada de outra unidade motora para poder auxiliar na contração, é o que se denomina de recrutamento. Com relação às anormalidades, pode-se saber se há processo miopático, se os PAUMs tiveram durações e amplitudes diminuídas, com recrutamento precoce (ou seja, para pequenos esforços, são chamadas mais unidades motoras). Já quando há PAUMs com durações e amplitudes aumentadas, geralmente polifásicos (mais de 4 fases) e recrutamento diminuído (neurogênico), verifica-se reinervação. Em um músculo normal, o recrutamento de novas unidades motoras se dá quando a primeira está espocando por volta de 5-10 Hz. No momento em que os PAUMs estão disparando a cerca de 15-20 ou mais Hz, há recrutamento diminuído com freqüência neurogênica, pois poucas unidades motoras são recrutadas no momento em que se faz necessário maior força. Em uma reinervação há o aumento da duração e da amplitude do PAUM, bem como polifasia, ou seja, houve lesão axonal e conseqüente degeneração axonal e há tentativa de reparo das unidades motoras que foram lesadas pela neoformação de colaterais axônicas. Isso se dá em algumas semanas – 6 a 12 semanas –, caracterizando processo crônico.

INTERPRETAÇÃO DOS ACHADOS DA EMG LARÍNGEA

Em paciente com anquilose cricoaritenóidea ou luxação, a EMG laríngea é normal, assim como em pacientes conversivos. Em pacientes com alterações desinervatórias, sugere-se que haja comprometimento de periférico (geralmente nervo). Padrão eletromiográfico sem desinervação, com recrutamento diminuído, porém com PAUMs com morfologia normal, deve-se pensar em comprometimento do sistema nervoso central. Nos pacientes com PAUMs com durações e amplitudes diminuídas e recrutamento precoce (padrão miopático), pode-se pensar em miopatia.

Paralisia dos nervos laríngeo superior e laríngeo recorrente pode ser diferenciada pela testagem dos músculos descritos anteriormente. O músculo cricotireóideo é inervado pelo laríngeo superior e o tireoaritenóideo pelo laríngeo recorrente, assim, a lesão de um e não do outro dá indicação da origem nervosa da lesão.

Pacientes com disfonia espasmódica geralmente mostram unidades motoras disparando em grupos.

PROGNÓSTICO DA EMG LARÍNGEA

O prognóstico das lesões laríngeas através da EMG depende do tempo em que os músculos foram analisados após a lesão. Assim como na EMG convencional, há um tempo adequado para melhor avaliar uma lesão com relação ao seu prognóstico. Isso se deve ao fato de que as anormalidades eletromiográficas têm um tempo para aparecerem. Por exemplo, as desinervações ativas vistas na atividade de repouso (fibrilação e ondas positivas), em geral aparecem após poucos dias das lesões, e a reinervação acontece depois de algumas semanas (6-12 semanas). Além disso, de um modo geral, quanto maior tempo persistirem as fibrilações e ondas positivas, maior a severidade da lesão. Para tanto é necessário realizar EMGL seriadas, sendo a 1ª a partir da 2ª semana e, dependendo do quadro clínico, até antes dos 6 meses. Antes de 2 semanas os achados já podem existir, mas podem não ser de valor prognóstico, e depois dos 6 meses há limitado valor de interpretação.

De um modo geral, as anormalidades podem ser graduadas em leves, moderadas e severas, de acordo com os achados eletromiográficos seriados comparados entre 2 e 3 semanas e 6 meses.

Portanto, se há recrutamento diminuído e ausência de desinervação em atividade (fibrilação/ondas positivas) antes dos 21 dias, significa que há comprometimento da mielina, ou seja, neuropraxia, tendo em 6 meses uma melhora importante com excelente prognóstico, sem necessidade de cirurgia corretiva.

Nos casos moderados, há desinervação em atividade, porém com fibrilações e ondas positivas em pouca quantidade nos primeiros 21 dias, além de, nesse período, haver recrutamento neurogênico. Nos exames seriados até 6 meses, pode haver ainda recrutamento neurogênico e discretos potenciais desinervatórios, com possibilidade de potenciais reinervatórios (polifásicos com durações e amplitudes aumentadas). O prognóstico ainda é favorável, devendo o médico assistente pensar na possibilidade de tratamento ainda não cirúrgico (injeção de "gelfoam", fonoaudiologia etc.).

Já nos casos graves, geralmente não há PAUM, ou há poucos com configurações reinervatórias, havendo desinervação em atividade abundante (fibrilação/onda positiva e descargas repetitivas complexas, estas últimas mostrando uma desinervação com maior duração). Nestas circunstâncias, o prognóstico é pobre, sendo que o médico assistente deve pensar em cirurgia após os 6 meses.

CONCLUSÃO

A EMGL é útil como teste diagnóstico, pois avalia a fisiologia das estruturas do sistema nervoso periférico envolvidas na área. É mais uma peça no quebra-cabeças da formação da hipótese diagnóstica, em especial na paralisia ou paresia da prega vocal. Não substitui nada, mas vem se somar a outros instrumentos diagnósticos a disposição do médico otorrinolaringologista.

Para tanto, deve haver uma boa integração entre o eletromiografista e o laringologista. O primeiro sabe interpretar os achados específicos do exame, além de estar intimamente habituado com o aparelho, enquanto o segundo está mais do que familiarizado com os aspectos clínico-cirúrgicos das patologias e a anatomia da região, bem como o adequado exercício vocal, para que certo músculo seja ativado.

BIBLIOGRAFIA CONSULTADA

Crespo AN, Wolf AE, Kimaid PA *et al.* Eletromiografia da laringe: estudo da contribuição diagnóstica em 30 pacientes com imobilidade de prega vocal. *Rev Bra Otorrinolaringo* 2002 Maio;68(3):369-75.

Mostafá BE, Gadallah NA, Nassar NM *et al.* The role of laryngeal electromyography in vocal fold immobility. *ORL J Otorhinolaryngol Relat Spec* 2004;66(1):5-10.

Munnin MC, Murry T, Rosen CA. Laryngeal electromyography. Diagnostic and prognostic applications. Voice disorders and phonosurgery I. *Otolaryngologic Clinics of North America* 2000 Aug.;33(4).

Sataloff RT, Mandel S, Mann EA *et al.* Practice parameter: laryngeal electromyography (an evidence-based review). *Otolaryngol Head Neck Surg* 2004 June;130(6):770-79. Review.

Sataloff RT, Mandel S, Mann EA *et al.* Practice parameter: laryngeal electromyography (an evidence-based review). *J Voice* 2004 June;18(2):261-74.

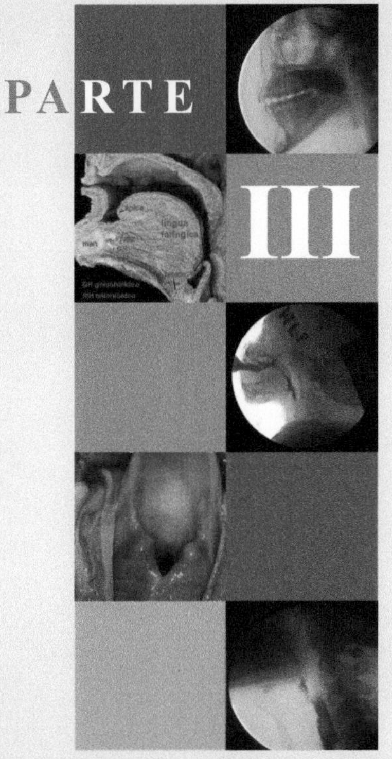

PARTE III

DISFAGIAS

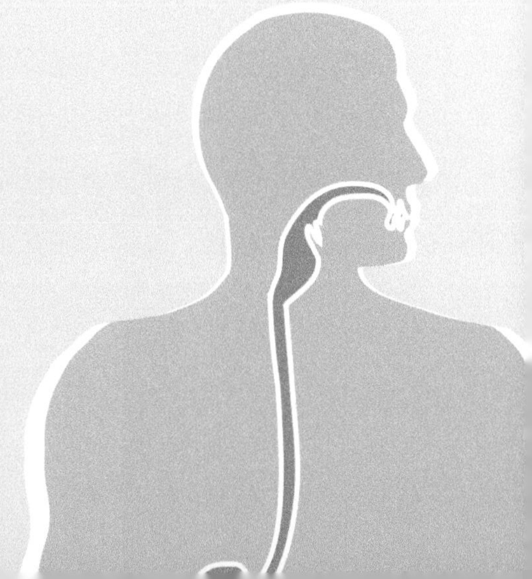

CAPÍTULO 17

DISTÚRBIOS DA ARTICULAÇÃO TEMPOROMANDIBULAR

Sérgio Luís de Miranda ◆ Luciana Piacente Pap

INTRODUÇÃO

Os distúrbios temporomandibulares são relativamente comuns na população e caracterizam-se por uma série de sinais e sintomas que incluem dores faciais, limitação dos movimentos mandibulares e ruídos articulares que acometem a articulação temporomandibular (ATM).

O termo distúrbios da ATM compreende 2 doenças: o desarranjo interno da articulação temporomandibular (DI), em que os pacientes apresentam problemas na ATM propriamente dita, e a disfunção da articulação temporomandibular (DTM), em que a etiologia está relacionada com os músculos da mastigação e a oclusão dental.

Para estes distúrbios, são diversos os tipos de tratamentos preconizados, desde conservadores até cirúrgicos.

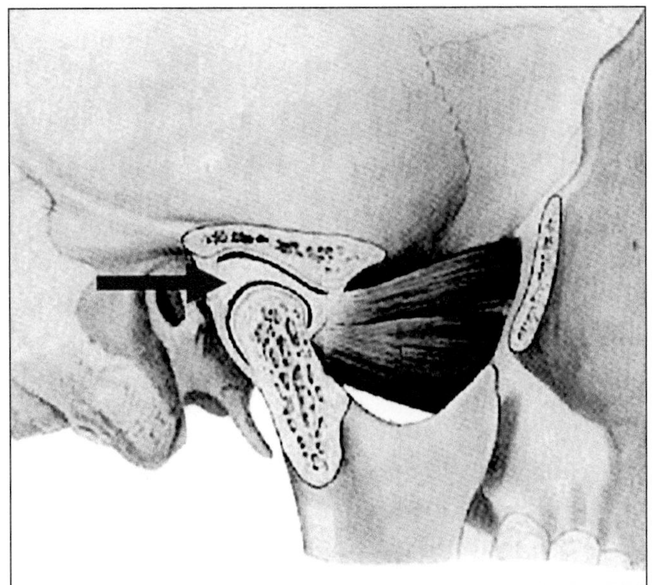

Fig. 17-1. Disco articular.

ANATOMIA DA ATM

A ATM é uma articulação bilateral e sinovial verdadeira com movimentos de deslizamento e rotação entre a mandíbula e a base do crânio. É delimitada pelo processo zigomático do osso temporal lateralmente, eminência articular do osso temporal anteriormente, fissura escamotimpânica posteriormente e processo espinhoso do temporal medialmente. Diferente das demais articulações, as superfícies articulares da ATM não são revestidas por cartilagem hialina, e sim por fibrocartilagem.

É dividida em 2 compartimentos sinoviais superior e inferior, separados por um disco bicôncavo fibrocartilaginoso (disco articular) unido ao processo condilar pelos ligamentos lateral e medial. O disco articular em sua porção central é composto de um tecido conjuntivo denso fibroso, destituído de vasos sanguíneos ou fibras nervosas, e que recebe o nome de zona intermediária. Suas 2 outras porções são chamadas de banda anterior e banda posterior (Figs. 17-1 e 17-2).

A banda posterior também recebe o nome de tecido retrodiscal ou zona bilaminar, pois é uma região composta por 2 áreas: a lâmina retrodiscal superior, que é constituída de tecido conjuntivo com muitas fibras elásticas que prendem o disco articular posteriormente à porção timpânica, e a lâmina retrodiscal inferior, que prende a borda inferior do limite posterior do disco articular à margem posterior da superfície articular do côndilo, e que é composta principalmente por fibras colágenas. A zona bilaminar é uma região ricamente inervada (ramos do nervo auriculotemporal – sensitivo) e vascularizada (artérias timpânica anterior, auricular profunda e temporal superficial) que ajuda na retração do disco articular durante o fechamento da boca. Durante a abertura, esta região torna-se altamente irrigada, praticamente dobrando seu volume e sendo responsável pela nutrição das zonas articulares, participando da formação do líquido sinovial.

A ATM é circundada por uma cápsula fibrosa bastante frouxa (cápsula articular), que permite os amplos movimentos da articulação e possui abundante inervação sensitiva, relacionando-se com os nervos auriculotemporal, massetérico e temporal profundo posterior (Fig. 17-3).

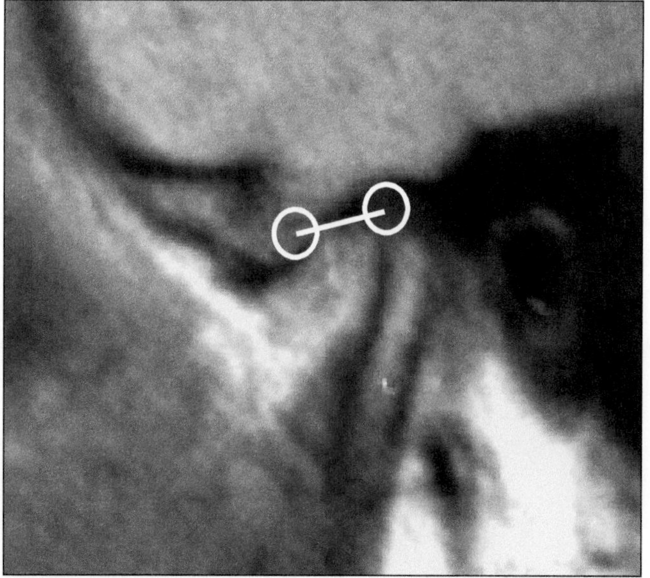

Fig. 17-2. Exame de RNM mostrando a zona intermediária.

A membrana sinovial reveste internamente a cápsula articular e não recobre o disco ou a cartilagem articular. Elabora a sinóvia, um líquido viscoso nutritivo e lubrificante que é composto por uma solução aquosa de sais retirados do sangue, glicose e pequenas quantidades de proteína, que com esses elementos, penetra e nutre as fibrocartilagens. Possui em sua composição o ácido hialurônico, um mucopolissacarídeo, que dá viscosidade ao líquido sinovial e com isso a fricção fica reduzida facilitando os movimentos articulares.

A superfície temporal da ATM é dividida em uma porção côncava, denominada cavidade articular, e uma convexa mais anterior, denominada eminência articular. Durante o movimento de abertura máxima de boca, o côndilo translada até a crista da eminência articular, que se divide em 2 paredes: a parede posterior (mais íngreme) e a anterior (menos íngreme).

Em uma oclusão correta, os côndilos estarão em suas posições mais ântero-superiores, apoiados contra as vertentes posteriores da eminência articular, com os discos apropriadamente interpostos, assim haverá um contato uniforme e simultâneo de todos os dentes com as forças se dirigindo através de seus longos eixos. A partir desta posição, quando a mandíbula se move excentricamente, os dentes anteriores se contatam e desocluem os dentes posteriores.

O côndilo mandibular apresenta a forma aproximada de um cilindro, medindo de 7,0 a 10 mm no sentido ântero-posterior e látero-medialmente 15 a 20 mm, sendo o pólo medial geralmente mais proeminente que o lateral. É revestido por uma camada de tecido fibrocartilaginoso denso (cartilagem articular), formada principalmente por fibras colágenas e poucas fibras elásticas, e esse revestimento é mais espesso em áreas de maior demanda funcional, fornecendo as condições biológicas adequadas para receber carga durante a mastigação.

O acompanhamento do disco articular ao côndilo mandibular é devido ao ligamento lateral, que se insere no limite lateral do tubérculo articular, de onde suas fibras convergem para trás e para baixo, fixando-se na face lateral do colo da mandíbula. Esta relação faz com que, na fase de abertura mandibular, o côndilo mandibular faça um movimento de rotação pura, com o disco articular permanecendo imóvel, e somente na fase translatória do movimento condilar é que o disco articular deve transladar com relação à eminência temporal, junto ao côndilo (Fig. 17-4).

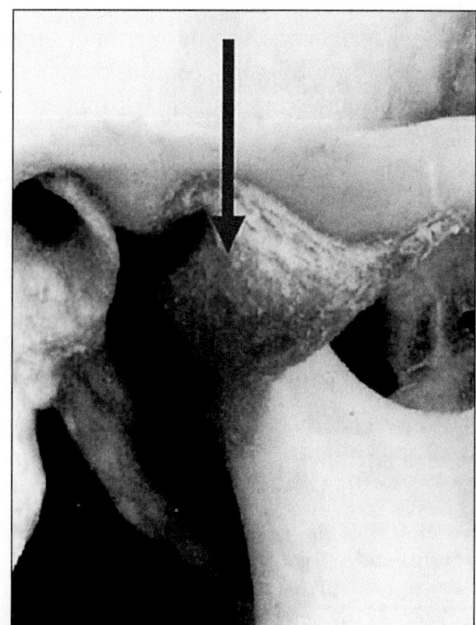

Fig. 17-3. Cápsula articular.

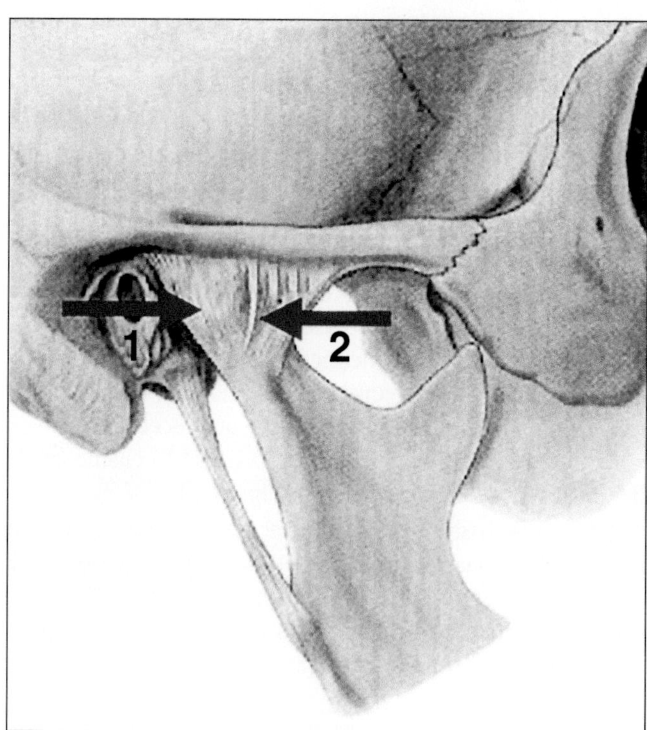

Fig. 17-4. Cápsula articular (1) e ligamento lateral (2).

O ligamento esfenomandibular é passivo durante os movimentos mandibulares, mantendo a mesma intensidade de tensão durante a abertura e o fechamento da boca e o ligamento estilomandibular é frouxo quando as arcadas estão fechadas ou quando a mandíbula está sob repouso, tornando-se tenso somente na postura protrusiva forçada, por isso não são considerados como pertencentes à articulação, pois somente nos casos de movimentos máximos da mandíbula podem ficar tensos, exercendo uma certa limitação nestes movimentos (Fig. 17-5).

O ligamento temporomandibular é o único ligamento verdadeiro da ATM. Cobre quase toda a superfície lateral da cápsula articular e é contínuo a ela. Acima se insere em uma longa linha no processo zigomático do temporal, além da eminência articular até as imediações do processo retroarticular. As fibras convergem em direção inferior para se inserirem no colo da mandíbula em uma pequena área logo abaixo da inserção do disco articular, onde esta convergência das fibras dá ao ligamento um aspecto triangular e deixa descoberta uma pequena porção posterior da cápsula articular. No todo, ele age como ligamento suspensório da mandíbula, mas como suas fibras profundas são muito inclinadas, quase horizontais, servem também para limitar movimentos retrusivos da mandíbula e assim evitar a compressão das estruturas situadas atrás do côndilo mandibular.

Os músculos envolvidos nos movimentos complexos da ATM compreendem o pterigóideo externo, digástrico, milo-hióideo e gênio-hióideo em abertura bucal; a oclusão é produzida pelo masseter, temporal e pterigóideo interno; a protrusão, pela ação simultânea de ambos pterigóideos externos; a retrusão mandibular é produzida pelas fibras posteriores do músculo temporal, e o movimento lateral é produzido por contrações dos músculos pterigóideos (Fig. 17-6).

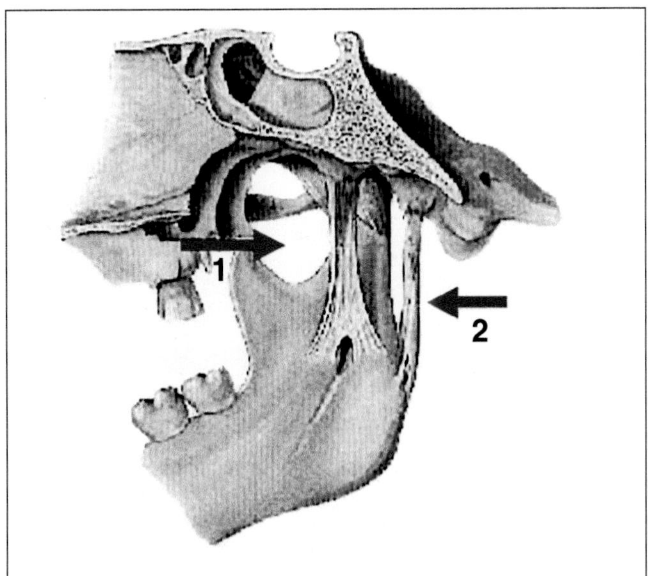

Fig. 17-5. Ligamento esfenomandibular (1) e ligamento estilomandibular (2).

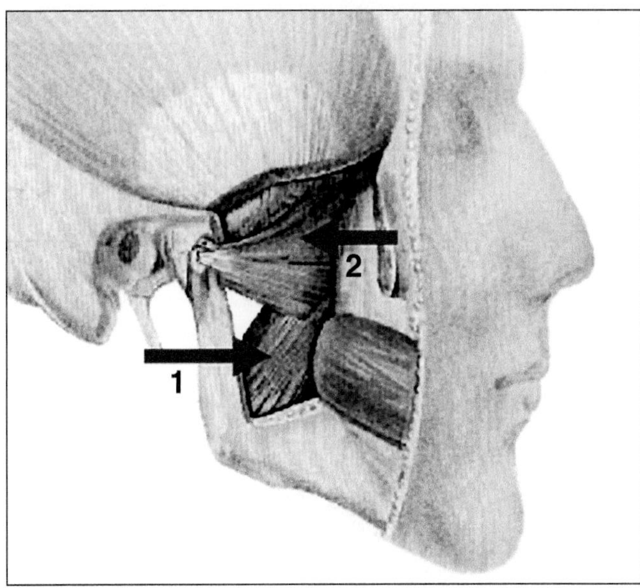

Fig. 17-6. Músculo pterigóideo medial (1) e músculo pterigóideo lateral (2).

DISFUNÇÃO DA ARTICULAÇÃO TEMPOROMANDIBULAR (DTM)

As DTMs são distúrbios articulares e musculares da região buco-maxilo-facial e cervical, que promovem dores, ruídos e desvios mandibulares.

A maioria das DTMs tem como fatores predisponentes ou coadjuvantes as alterações oclusais e o comprometimento do sistema muscular, além do estresse e de fatores psicológicos. Os contatos prematuros dentais produzem uma posição anteriorizada ou látero-protrusiva da mandíbula, sendo que esse deslizamento pode promover sensibilidade nos músculos pterigóideo lateral e medial, na cápsula articular no lado oposto ao que a mandíbula se moveu e nos músculos masseter e temporal do mesmo lado.

Contatos dessa natureza, além de manterem os músculos pterigóideos laterais contraídos, ainda impedem as fibras posteriores do músculo temporal de relaxar, e este trabalho excessivo muscular (contração muscular) consome muito oxigênio, passando a ser um trabalho anaeróbio que produz ácido lático e seu acúmulo provoca então a dor.

Hábitos parafuncionais como bruxismo (condição audível e ocasionalmente dolorosa de deslizar dos dentes uns sobre os outros durante o sono) ou o apertamento exagerado dos dentes são atos involuntários causados por alterações no estado emocional do paciente, como por exemplo o estresse, que levam a um trabalho contínuo da musculatura da face, levando à sobrecarga funcional da ATM e conseqüentemente desordens internas ou síndromes musculares.

As DTMs podem ser causadas também por postura inadequada: a coluna cervical, a ATM e as articulações entre os dentes estão intimamente relacionadas, assim, a anormalidade funcional ou má posição de uma delas pode afetar a função ou posição das outras. A alteração na posição da cabeça modifica a posição mandibular, acometendo assim a oclusão. O equilíbrio entre os músculos flexores e extensores da cabeça e do pescoço é afetada pelos músculos da mastigação, e a disfunção tanto nos músculos da mastigação quanto nos músculos cervicais pode facilmente alterar este equilíbrio.

Um defeito postural comum é o posicionamento da cabeça anteriormente, em que esta posição leva à hiperextensão da cabeça sobre o pescoço quando o paciente corrige para as necessidades visuais, flexão do pescoço sobre o tórax e posicionamento posterior da mandíbula.

Os sintomas que caracterizam a disfunção na articulação são: dor na ATM durante a movimentação mandibular, cefaléia, dificuldade para deglutir, desvios da mandíbula durante a abertura bucal, modificação na oclusão, sensação de travamento da mandíbula, estalos e ruídos durante a mastigação e ao abrir e fechar a boca, sensação de fadiga mandibular, dores na face, nos ombros e pescoço.

O ruído articular é considerado um sinal de desequilíbrio biomecânico na ATM decorrente da alteração no mecanismo de lubrificação, da relação incorreta entre côndilo mandibular e disco articular, das alterações morfológicas na superfície articular, de deficiência nos ligamentos intracapsulares e da falta de sincronismo entre os músculos levantadores da mandíbula e o músculo pterigóideo lateral superior.

Durante os movimentos de abertura e fechamento bucal, ocorre o "encurtamento" do músculo, e o disco é tracionado para frente e para o plano mediano, posicionando sua borda posterior anteriormente com relação ao côndilo mandibular, assim, ocorre um estalido no início da abertura e no final do fechamento, caracterizando um estágio inicial do desalojamento do disco. Além disso, a dificuldade em movimentar a mandíbula com limitação da função, cefaléias, otalgias e na ATM propriamente dita são freqüentes e advêm da compressão e inflamação da área retrodiscal, da interferência do disco articular ou incompatibilidade estrutural nas articulações, com deslocamento do disco com redução.

No caso da doença articular degenerativa, como a artrose e a osteoartrite, o disco se encontra irregular, perfurado ou gravemente danificado; as superfícies articulares estão achatadas, existem erosões e formação de osteófitos. Normalmente é unilateral e as pessoas com mais de 50 anos são as mais acometidas.

A DTM pode evoluir para problemas intra-articulares, caracterizando o que chamamos de desarranjo interno da articulação temporomandibular.

DESARRANJO INTERNO DA ATM (DI)

O DI é uma desordem intra-articular que ocorre tanto por alterações na dinâmica do funcionamento normal dos elementos intra-articulares, como também pela ruptura das estruturas anatômicas internas, levando a um deslocamento anterior do disco que altera sua relação normal com o côndilo mandibular e a eminência articular, conseqüentemente haverá inflamação e dor devido ao estiramento e/ou compressão da região retrodiscal (zona bilaminar). O desarranjo está geralmente associado a "saltos", crepitações (som múltiplo de triturar) e estalos (som único de curta duração) na ATM.

Com relação à posição do disco articular, podemos encontrar 3 situações de alteração: deslocamento anterior do disco com redução (DADCR), deslocamento anterior do disco sem redução (DADSR) e deslocamento posterior do disco (DPD), que podem ser classificadas de acordo com o critério das 12 h, assim, consideramos a posição normal como estando a banda posterior do disco na posição de 12 h com relação ao côndilo mandibular.

A banda posterior é colocada como referência para esse critério por apresentar dimensão maior e ser de fácil identificação.

O critério constitui-se no seguinte: a partir do centro do côndilo visto em um exame de ressonância magnética, traçam-se 2 retas correspondentes aos ponteiros de um relógio em 11 h e 12 h, e então se localiza a banda posterior do disco articular; se esta estiver entre 11 h e 12 h o posicionamento está correto e se estiver adiante de 10 h há um DAD (Figs. 17-7 e 17-8).

O DADCR é uma disfunção caracterizada por relacionamento anormal entre côndilo mandibular, disco e eminência articular. Este deslocamento poderá ocorrer para anterior, ântero-medial, medial e raramente posterior, assim, uma vez que o disco e côndilo não se articulam mais, ocorre o deslocamento do disco. Se o paciente movimentar a mandíbula de modo a reposicionar o côndilo em cima da borda posterior do disco, este é dito como recuperado.

Observa-se, nestes pacientes, o desvio da mandíbula para o lado ipsolateral, até que ocorra a redução discal e a vibra-

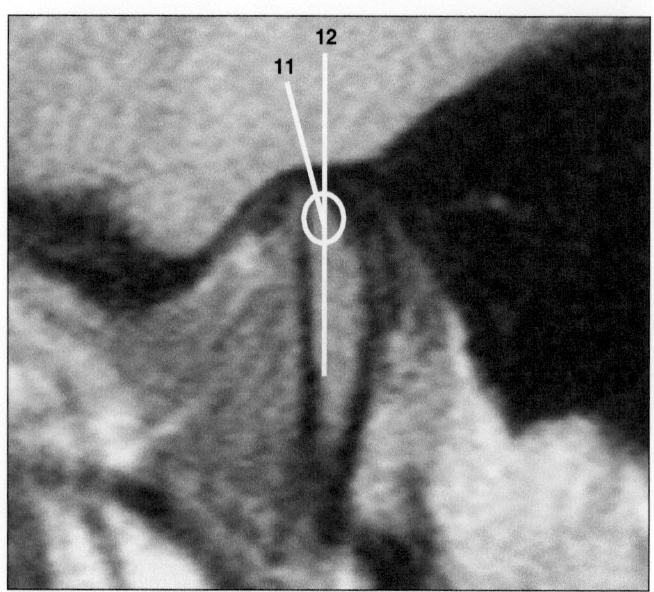

Fig. 17-7. Exame de RNM mostrando a posição de 12 horas.

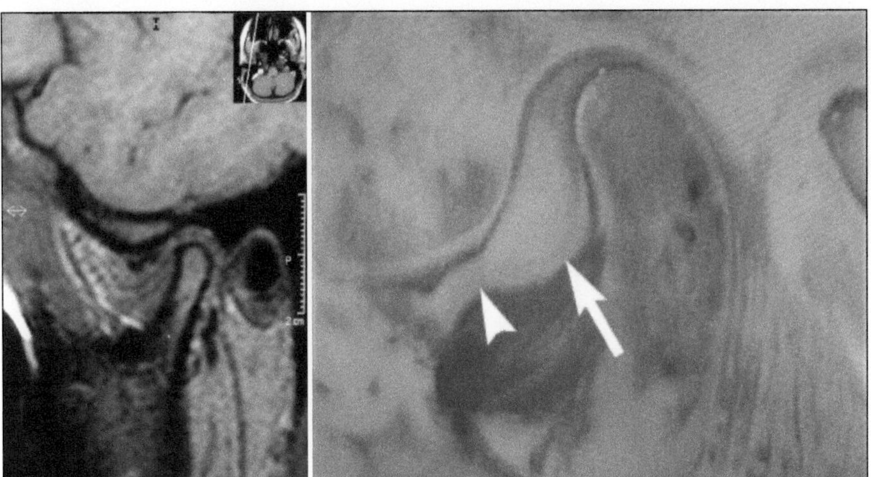

Fig. 17-8. Exame de RNM mostrando o deslocamento anterior do disco.

ção produzida pela redução ou pelo movimento do disco articular durante a excursão mandibular.

Durante o estágio inicial de translação, o côndilo se move para cima sobre a borda posterior do disco e esse movimento pode vir acompanhado de um estalido; no restante da abertura bucal, o côndilo assume uma posição mais normal na zona intermediária do disco, na medida em que o disco rotaciona posteriormente ao côndilo. Durante o fechamento acontece exatamente o contrário; no final do fechamento, o disco é novamente puxado para frente pelo músculo pterigóideo lateral superior e o deslocamento é restabelecido, e algumas vezes isto é acompanhado por um segundo estalido (Fig. 17-9).

No DADSR, o disco articular está localizado à frente do côndilo mandibular e fica preso nesta posição. Existe desvio da musculatura durante a abertura bucal para o mesmo lado da articulação que apresenta o problema. Como a elasticidade da lâmina retrodiscal superior está danificada, a recaptura do disco se torna difícil. Durante o estágio inicial da translação, o côndilo não se move sobre o disco, mas ao contrário, empurra o disco para frente. O disco torna-se comprimido para a frente na articulação, impedindo a condição normal do movimento translatório do côndilo, e esta condição é conhecida clinicamente como travamento.

O limite da abertura bucal é de 25 a 30 mm e a mandíbula se desvia para a articulação envolvida. O ponto máximo de abertura revela uma sensação de rigidez; em outras palavras, se uma pressão suave é aplicada para baixo e para frente nos incisivos inferiores não há aumento da abertura da boca. Os movimentos excêntricos são relativamente normais no lado ipsolateral, mas restritos no lado contralateral. Uma pressão na articulação com manipulação bilateral é freqüentemente dolorosa porque o côndilo está apoiado nos tecidos retrodiscais (Fig. 17-10).

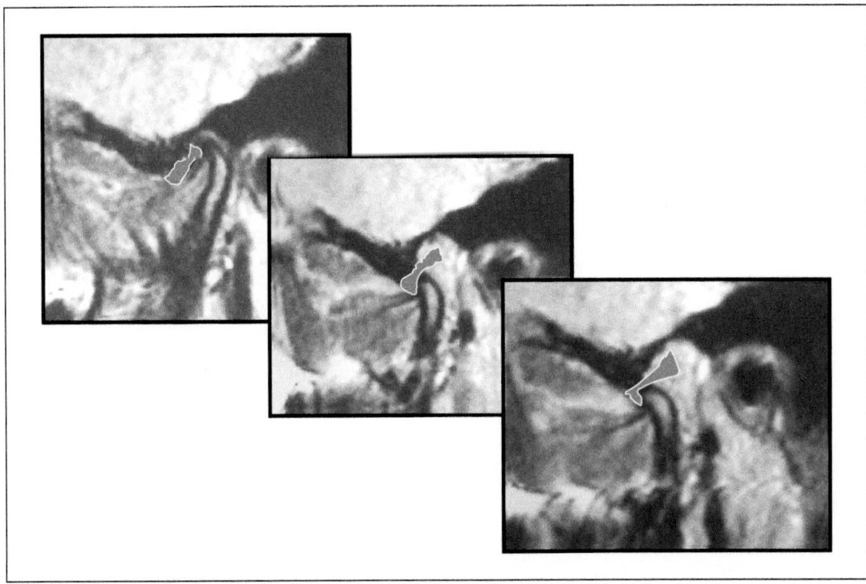

Fig. 17-9. Exame de RNM mostrando o deslocamento anterior do disco com redução.

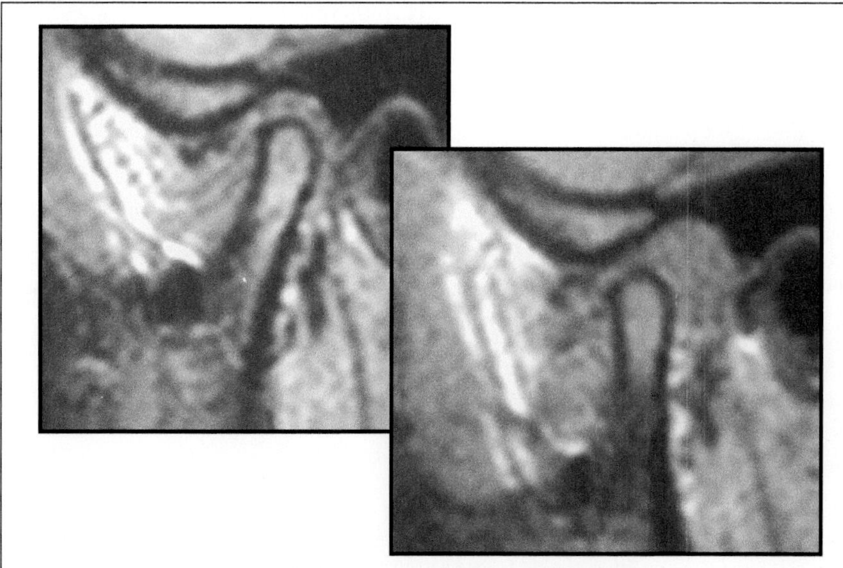

Fig. 17-10. Exame de RNM mostrando o deslocamento anterior do disco sem redução.

O deslocamento posterior do disco é caracterizado pelo fato de existir uma aderência permanente entre o disco e a fossa. Existe um movimento de abertura bucal relativamente normal com pouca ou nenhuma restrição, mas durante o fechamento o paciente sente uma inabilidade de colocar os dentes de volta em oclusão. Em algumas situações ele pode mover a mandíbula excentricamente e restabelecer a oclusão normal. O desvio durante o fechamento representa que o côndilo se move sobre a borda anterior do disco e volta à zona intermediária.

Por incompatibilidade estrutural das superfícies articulares, podem existir vários tipos de desordens de interferência no disco (aderências e alterações de forma) e elas aparecem quando as superfícies do trajeto normalmente deslizantes são de tal forma alteradas que a fricção e aderência inibem a função articular.

O trauma é considerado o principal fator etiológico, pois altera e abrasiona as superfícies articulares, desenvolvendo assim os problemas; se o trauma romper os tecidos retrodiscais, haverá hemartrose (hemorragia dentro da articulação) e a presença de sangue fornece uma matriz para a união das fibras encontradas nas aderências.

Os contatos articulares suaves da ATM são conseguidos através da lubrificação periférica e da lubrificação local, e se por alguma razão a quantidade de fluido sinovial é diminuída, aumenta a fricção entre as superfícies articulares podendo ocorrer abrasão, que leva a um colapso ou à criação de aderências que podem ocorrer entre o disco e o côndilo, assim como entre o disco e a fossa.

Quando as aderências ocorrem no compartimento inferior da ATM, o côndilo e o disco se colam, inibindo o movimento rotatório normal entre eles, embora o paciente possa transladar o côndilo para frente com uma abertura de boca relativamente normal, o movimento tem uma sensação de aspereza e crepitação, além de um enrijecimento articular.

Se as aderências ocorrerem no compartimento superior, o disco e a fossa se unem, inibindo o movimento translatório normal entre eles, e o paciente pode separar os dentes apenas 25 a 30 mm, sendo uma condição similar ao travamento.

As alterações na forma do disco são causadas por mudanças recentes na forma das superfícies articulares que podem ser um achatamento ou aplainamento do côndilo ou da fossa, ou até mesmo uma protuberância óssea do côndilo, e estas estão usualmente ligadas a uma disfunção de longa duração que pode ter apresentado uma condição dolorosa. Freqüentemente o paciente aprende um padrão de movimentação mandibular que evita a alteração na forma, e desta maneira o sintoma doloroso. Mudanças na forma do disco incluem o afinamento das bordas e perfurações.

▶ DIAGNÓSTICO DOS DISTÚRBIOS TEMPOROMANDIBULARES

O diagnóstico dos distúrbios temporomandibulares é feito pela história do paciente, do exame clínico e dos exames complementares.

O exame clínico é realizado testando-se a amplitude dos movimentos mandibulares, com a ausculta dos ruídos articulares, o exame da oclusão dental para se verificar sinais de apertamento ou desgaste dental, com a palpação das articulações e também dos músculos da face e cabeça a fim de pesquisa de assimetria de tecidos moles e hipertrofias musculares.

Os músculos a serem examinados são:

- *Temporal:* palpar em todo seu trajeto, bilateralmente, e procurar sensibilidade ou dor nessas áreas.

- *Masseter:* da borda da mandíbula até o arco zigomático, palpar bilateralmente exercendo a mesma pressão e marcar as regiões sensíveis.
- *Pterigóideo medial:* da maxila até a parte interna da mandíbula – palpação intra-oral, bilateralmente.
- *Pterigóideo lateral:* faz protrusão e retrusão, e a palpação é intra-oral bilateralmente.

A dor ou o desconforto das ATMs são determinados pela palpação digital das articulações durante o movimento estático e o dinâmico, assim, as pontas dos dedos são colocadas sobre os aspectos laterais de ambas as articulações simultaneamente. Deste modo, palpa-se inicialmente a porção lateral, que quando sensível indicará capsulite lateral; depois se palpa a região posterior e, encontrando qualquer tipo de alteração, é indicativo de que existe inflamação na região retrodiscal. Deve-se tomar cuidado ao palpar ou manipular a ATM com inflamação, pois existe a possibilidade de desencadeamento de dor aguda. Por último, palpa-se a região ântero-superior e, ocorrendo sensibilidade ou dor na ATM, pode-se concluir que há inflamação nesta região.

Nos movimentos mandibulares, avaliamos os movimentos de abertura e fechamento, desvios, travamentos, rigidez à manipulação, além de ruídos articulares e crepitação na articulação.

A maioria dos exames complementares é realizada por meio de imagem e realizada pela radiação X como a planigrafia, radiografias convencionais e tomografia computadorizada (TC), que nos mostram somente estruturas ósseas da articulação. O melhor exame por imagem para diagnosticarmos alterações na ATM é a ressonância nuclear magnética (RNM).

Por meio da planigrafia observamos anormalidades de desenvolvimento, traumatismos e processos degenerativos.

As radiografias convencionais são úteis para avaliarmos mudanças morfológicas e processos degenerativos da doença; assim, a radiografia panorâmica é um excelente exame quando uma visão óssea ampla da maxila e mandíbula é desejada, porém, só permite a visualização do pólo mediano do côndilo mandibular.

A radiografia transcraniana para ATM é feita em 3 posições e é usada para analisarmos a porção lateral da cavidade articular e o bordo superior da cabeça do côndilo. Tem-se apenas uma avaliação qualitativa devido à possibilidade de sobreposição de estruturas.

Quanto à tomografia computadorizada (TC) em cortes axial e coronal e em terceira dimensão (3D), temos uma visão limitada do disco articular e dos tecidos moles, mas podemos observar erosão, aplainamento, osteófitos (crescimento ósseo marginal na porção anterior do côndilo mandibular), pseudocisto subcondral, calcificações e fraturas (Figs. 17-11 e 17-12).

A artrografia é indicada para pacientes com diagnóstico positivo de síndrome de dor e disfunção miofacial, ou com história positiva de travamento ou ruídos articulares e aqueles com abertura de boca limitada de etiologia indeterminada. O objetivo do artrograma é avaliar o disco, a extensão do movimento discal e sua integridade, e consiste na injeção de um meio de contraste no espaço supra ou infradiscal da ATM, seguida da avaliação radiográfica simples ou tomográfica para se ver o contorno do disco e superfícies articulares. Apresenta as desvantagens de o paciente poder manisfestar desconforto local por alguns dias após o procedimento, e o exame não poder ser realizado em presença de infecção aguda ou em pacientes com hipersensibilidade ao contraste iodado.

Para o diagnóstico, o tratamento e a investigação de determinadas doenças, a medicina nuclear utiliza-se da aplicação de diferentes isótopos radioativos, em que o elemento químico se fixa onde houver maior atividade osteoblástica e é localizado por um aparelho mapeador. Apresenta as vantagens de não ser invasivo, não ter riscos e ser capaz de detectar lesões muito antes que as radiografias e, além disso, a radiação que o paciente recebe é muito menor com relação às radiografias convencionais. A desvantagem é de não ser específica, requerer freqüentemente outro exame para confirmação da natureza do problema e posterior plano de tratamento.

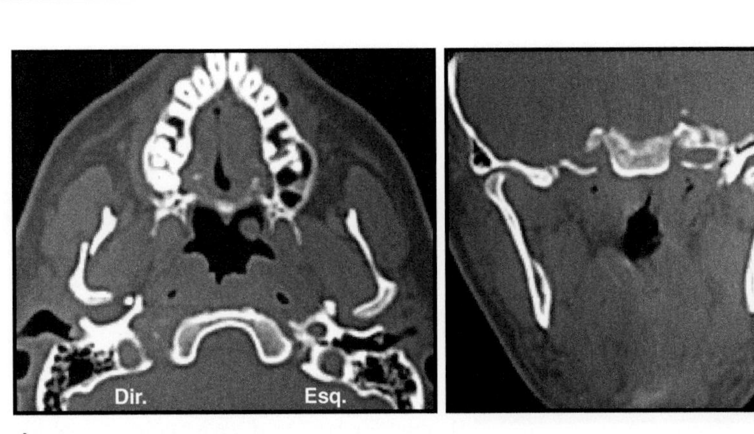

Fig. 17-11. Exame de tomografia computadorizada mostrando corte axial (1) e corte coronal (2).

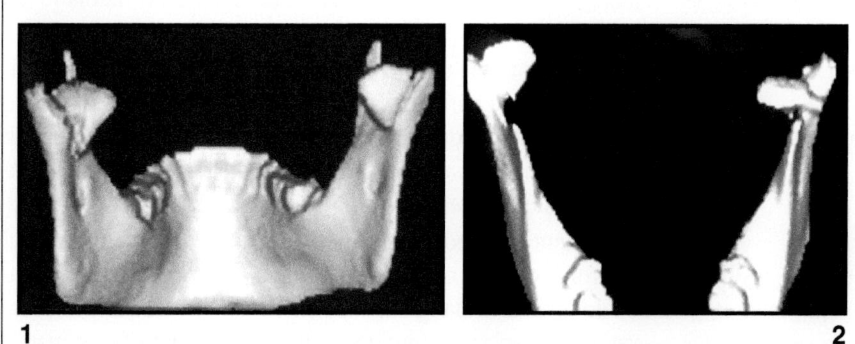

Fig. 17-12. Exame de tomografia computadorizada em 3D mostrando fratura condilar bilateral (1) e fratura condilar (2).

Já a RNM produz imagens detalhadas e precisas do tecido mole e é considerada o melhor método para se estudar a ATM.

É uma técnica não-invasiva que promove a formação da imagem a partir de um campo magnético e pulso de radiofreqüência em vez da radiação ionizante. Tem as vantagens de se ver todos os tecidos (disco, músculos, vasos), ter ponderações diferentes e estudo direcional sem deslocamento do paciente, não causa efeitos secundários conhecidos no organismo e tem um campo magnético muito intenso (Fig. 17-13).

Oferece-nos informações sobre a ATM propriamente dita e uma visão do disco articular em boca aberta e fechada, além de contorno e cortical óssea, anormalidades da medula óssea e do côndilo mandibular, anormalidades dos músculos e tecidos moles vizinhos, incluindo também a presença ou não de fibroses, além de mostrar o deslocamento do disco sem redução, a presença de maior quantidade de líquido na articulação ou mesmo alterações anatômicas do disco, como a perfuração (Fig. 17-14).

A eletrovibratografia ou sonografia avalia os ruídos articulares e permite identificar o momento em que ocorrem na abertura e no fechamento bucal, bem como a amplitude das suas vibrações. A freqüência das vibrações das estruturas da ATM durante os movimentos de abertura e fechamento pode caracterizar desarranjos internos da articulação ou indicar doença degenerativa, como a osteoartrose.

Outro exame complementar que pode ser solicitado é a eletromiografia, que consiste num método seguro, fácil e não-invasivo, que permite a quantificação da energia do músculo, e a técnica permite que o examinador observe a energia do músculo no repouso e durante a função (isotônico, isométrico e fadiga).

Registra qualquer disfunção existente em um músculo mastigador, ou mais e torna a análise muscular mais exata e completa, contribuindo e complementando outras formas de diagnóstico.

A artroscopia diagnóstica consiste em uma visão direta dos tecidos articulares e é usada para diagnosticar mudanças patológicas nas articulações. Suas indicações se baseiam em dores articulares persistentes e também quando se necessita de uma biopsia. Trata-se, portanto, de um exame invasivo e, atualmente, a RNM, sendo um exame complementar não-invasivo, tem sido preconizada pela maioria dos autores.

Os sintomas apresentados pelos pacientes com disfunção da ATM são predominantes nos indivíduos do gênero feminino, com idade média de 30 anos; tenta-se explicar esta alta incidência, devido ao fato de a mulher estar exposta ao estresse emocional, às mudanças hormonais durante o ciclo menstrual ou durante a gravidez, e por alterações anatômicas que produziriam uma má relação do côndilo mandibular com o disco articular.

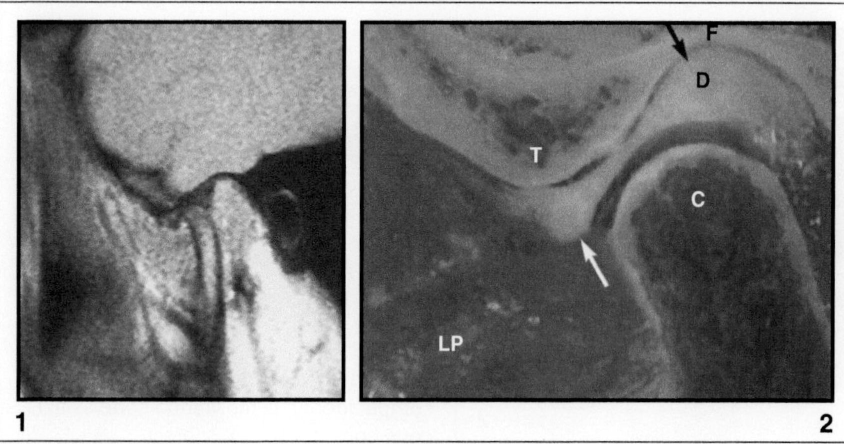

Fig. 17-13. Exame de RNM (1) e ilustração de elementos anatômicos (2). *F* = fossa mandibular; *D* = disco articular; *C* = côndilo mandibular; *T* = região temporal.

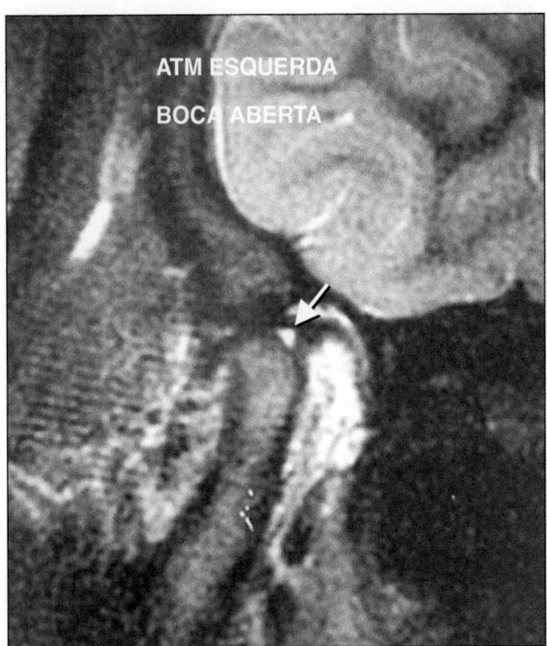

Fig. 17-14. Exame de RNM mostrando derrame articular.

TRATAMENTO DOS DISTÚRBIOS TEMPOROMANDIBULARES

O tratamento conservador para DTM inicia-se com o uso de antiinflamatórios, analgésicos, tranqüilizantes, relaxantes musculares, dieta leve e fisioterapia com calor, além de proporcionarmos ao paciente uma oclusão correta, através de seu reestabelecimento com o uso de próteses, implantes, tratamento ortodôntico e cirurgia ortognática. A partir daí, realizamos ajustes oclusais e placa de mordida, que é confeccionada em resina acrílica com um aumento de 2 mm na oclusão para se aumentar o espaço articular e a dimensão vertical de oclusão (DVO). Tal fato possibilita a melhora do caso e indica a posição ortopédica estável dos côndilos mandibulares através da posição de RC que se constitui na relação central dos côndilos com a fossa mandibular do osso temporal; deve-se observar se está ocorrendo toque de todos os dentes na placa e, se não estiver, faz-se o ajuste oclusal.

A fisioterapia, por meio de exercícios de relaxamento ou pela estimulação elétrica neural transcutânea (TENS), que é um recurso de tratamento que visa ao relaxamento muscular pela estimulação elétrica em baixa freqüência nos nervos periféricos envolvidos nas áreas de dor crônica, além do uso de acupuntura (cumpre salientar que a terapia pela acupuntura deve ser entendida como mais uma opção terapêutica que, obviamente, muito vai contribuir para o bem-estar do paciente, mas será incapaz de propiciar a cura se fatores desencadeantes sistêmicos restritos ao sistema estomatognático se mantiverem presentes), também contribuem para o alívio na sintomatologia dolorosa da ATM.

No caso do DI, o tratamento conservador é o mesmo para DTM, o que irá diferir são as placas de mordida que devem ser mais altas, de uso diurno/noturno, e terão a finalidade de recaptura do disco articular. Se não houver sucesso no tratamento conservador, parte-se para o tratamento cirúrgico através da substituição do disco articular (discectomia) ou a sua fixação através do sistema em âncora (ressutura do disco articular – discoplastia), mas para que este tratamento cirúrgico seja efetivo, a oclusão deve estar correta.

O tratamento cirúrgico é utilizado quando confirmado o comprometimento interno da articulação através de exames por imagem como a RNM, da artroscopia diagnóstica e através de um quadro clínico compatível de dificuldade de abertura de boca e dor.

A cirurgia é feita sob anestesia geral e a incisão é pré-auricular, com extensão temporal. A dissecção é feita por baixo da aponeurose temporal até o arco zigomático, onde é incisada a aponeurose, e assim se atinge a cápsula articular, que também é incisada, esta em forma de cruz, permitindo a visualização do interior da ATM.

Neste momento é importante o cirurgião notar se há líquido em excesso na articulação, o aspecto do disco e a sua posição; devemos lembrar que o disco articular é uma estrutura fibrocartilaginosa avascular de aspecto branco lustroso e que "escorrega" quando pinçado.

Além da fixação do disco, é importante verificar o côndilo, pois a presença de osteófitos ou mesmo de erosões na sua porção articular indicam a necessidade de uma condiloplastia, isto é, uma raspagem de aproximadamente 5 mm na porção mais articular do côndilo.

Se o disco estiver íntegro, mas deslocado, deve-se proceder a sua tração e fixação sobre o côndilo, com o auxílio de um instrumento chamado âncora, um miniparafuso por onde sai um fio de mersilene que é então fixado ao disco e promove a sua tração para a região mais posterior e lateral.

Nos casos em que o disco estiver fragmentado, vascularizado ou rompido, deve ser feita a sua substituição, que pode ser através do músculo temporal, onde devido a sua proximidade e facilidade de execução, quando há indicação, é rodada sua parte posterior, e após a remoção do disco, é fixado sobre o côndilo na parte posterior da cavidade, na região dos ligamentos retrodiscais, com fios vicryl 4-0. A seguir procede-se ao fechamento da cápsula articular com nylon 5-0, e de subcutâneo e pele com nylon 5-0.

O paciente é orientado no pós-operatório a não forçar a movimentação da mandíbula, executando somente exercícios leves e dieta líquida/pastosa por 15 dias.

Ainda para o tratamento de DI, sinovites, doença degenerativa da articulação e casos de hipomobilidade secundária a adesões, pode-se utilizar a artroscopia operativa, que é intervencional. Está contra-indicada em infecção regional ou em caso de audição em ouvido único, devido ao risco de perda auditiva durante este procedimento.

Na artroscopia é passada uma cânula com diâmetro entre 1,9 a 2,5 mm, com uma lente para vídeo no espaço articular superior, através de uma incisão lateral percutânea ou endaural. Pode ser feita uma outra incisão lateral para permitir a introdução de instrumentos para biopsia, remodelação de disco articular e lise de adesões. A anestesia pode ser local, com bloqueio do nervo auriculotemporal e sedação, ou anestesia geral. Os resultados clínicos são satisfatórios e alcançados pela diminuição da dor e do aumento de abertura bucal.

A seqüela mais comum é a persistência dos sintomas; pode ocorrer infecção, má oclusão, fístula sinovial, lesão do ramo temporal do nervo facial, lesão articular e crepitação. As complicações mais graves são as intracranianas (proximidade da fossa articular com o sistema nervoso central) e as otológicas.

A artrocentese envolve simplesmente a irrigação intra-articular com ou sem corticosteróides e a eliminação das adesões através da distensão do compartimento superior da ATM. Durante o procedimento, que pode ser feito sob anestesia local e sedação, é feita a manipulação manual da mandíbula para se conseguir a mobilização do disco e uma melhor relação disco/côndilo.

A artroscopia tem a vantagem sobre a artrocentese quanto a permitir a visão direta da ATM, podendo notar aderências, fibroses, alterações vasculares e degenerativas do disco articular e possibilita ainda a realização de biopsias. Sendo assim, a artroscopia é considerada um método de exame e tratamento, enquanto a artrocentese é somente um método de tratamento.

Os procedimentos invasivos têm a indicação para os casos de adesões e fibroses, e se compararmos a artrocentese e a artroscopia, percebemos o mesmo benefício, mas a artroscopia tem permitido o uso de *laser* para a fulgurização do disco articular e a cauterização do ligamento posterior. Contudo, esses procedimentos somente terão validade se forem esgotados os métodos não-invasivos para o reposicionamento da ATM.

A cirurgia para substituição total da ATM é raramente utilizada.

▶ BIBLIOGRAFIA CONSULTADA

Alpern MC, Wharton MC. The role of arthroscopy in the management of temporomandibular disorders. *Oral Surg Oral Med Oral Pathol Oral Radiol Endod* 1997;83:163-66.

Bassanta AD, Sproesser JG, Paiva G. Estimulação elétrica neural transcutânea ("TENS"): sua aplicação nas disfunções temporomandibulares. *Rev Odontol Univ São Paulo* 1997 Abr./Jun.;11(2):109-16.

Conti PCR, Miranda JES, Ornelas F. Ruídos articulares e sinais de disfunção temporomandibular: um estudo comparativo por meio de palpação manual e vibratografia computadorizada da ATM. *Pesq Odontol Bras* 2000 Out./Dez.;14(4):367-71.

Conway WF, Haynes CW, Campbell RL *et al.* Temporomandibular joint motion: efficacy of fast low-angle shot MR imaging. *Radiology* 1989;172:821-26.

Donegá SHP, Cardoso R, ProcópioASF *et al.* Análise da sintomatologia em pacientes com disfunções intra-articulares da articulação temporomandibular. *Rev Odontol Univ São Paulo* 1997;11:77-83.

Eriksson L, Westsson P. Discectomy as an effective treatment for painful temporomandibular joint internal derangement: a 5-year clinical and radiographic follow-up. *J Oral Maxillofac Surg* 2001;59:750-58.

Farias ACR, Alves RVC, Gandelman H. Estudo da relação entre a disfunção da articulação temporomandibular e as alterações posturais. *Rev Odontol UNICID* 2001 Maio/Ago.;13(2):125-33.

Garcia AR, Madeira MC. Ruídos articulares e o tratamento das desordens temporomandibulares. *Rev APCD* 1999 Mar./Abr.;53(2):109-14.

Garcia AR, Sousa V. Desordens temporomandibulares: causa de dor na cabeça e limitação da função mandibular. *Rev APCD* 1998 Nov./Dez.;52(6):480-86.

Garcia AR, TurcioKHL, Derogis AR *et al.* Avaliação da energia vibratória registrada em ATMs com hipermobilidade condilar. *Rev APCD* 2002 Mar./Abr.;56(2):136-42.

Garcia AR. Energia vibratória em pacientes sob tratamento de DTM. *Rev APCD* 2000 Jul./Ago.;54(4):297-301.

Gynther GW, Dijkgraaf LC, Reinholt FP *et al.* Synovial inflammation in arthroscopically obtained biopsy specimens from the temporomandibular joint: a review of the literature and a proposed histologic grading system. *J Oral Maxillofac Surg* 1998 Nov.;56(11):1281-86.

Haiter-Neto F, Hollender L, Barclay P *et al.* Disk position and the bilaminar zone of the temporomandibular joint in asymptomatic young individuals by magnetic resonance imaging. *Oral Surg Oral Med Oral Pathol Oral Radiol Endod* 2002 Sept.;94(3):372-78.

Huning SV, Chaves MLF. Cefaléias e desordem crânio-mandibular. Porto Alegre: R. Fac. Odontol, 2001 Dez.;43(2);35-40.

Imai T, Okamoto T, Kaneko T *et al.* Long-Term follow-up of clinical symptoms in TMD patients who underwent occlusal reconstruction by orthodontic treatment. *Eur J Orthod* 2000;22(1):61.

Kaplan PA, Tu HK, Sleder PR *et al.* Inferior joint space arthrography of normal temporomandibular joints: reassessment of diagnostic criteria. *Radiology* 1986;159:585-89.

Kirveskari P, Jamsa T, Alanen P. Occlusal adjustment and the incidence of demand for temporomandibular disorder treatment. *J Prosthet Dent* 1998;79:433-38.

Kunjur J, Anand R, Brennan PA *et al.* An audit of 405 temporomandibular joint arthrocentesis with intra-articular morphine infusion. *Br J Oral Maxillofac Surg* 2003 Feb.;41(1):29-31.

Madeira MC. Anatomia da face: bases anátomo-funcionais para a prática odontológica. São Paulo: Sarvier, 1997.

Mazzonetto R, Spagnoli DB. Artroscopia para o tratamento dos desarranjos internos da articulação temporomandibular. *Rev APCD* 2001 Set./Out.;55(5):337-42.

Moreira MMSM, Alencar JRFGP, Bussadori CM. Fatores psicológicos na etiologia da disfunção craniomandibular. *Rev APCD* 1998 Set./Out.;52(5):377-81.

Nebbe B, Major PW, Prasad NGN. Female adolescent facial pattern associated with TMJ disc displacement and reduction in disk length: part I. *Am J Orthod Dentofacial Orthop* 1999;116(2):168.

Nebbe B, Prasad NGN. Male adolescent facial pattern associated with TMJ disk displacement and reduction in disk length: part II. *Am J Orthod Dentofacial Orthop* 1999;116(3):301.

Nitzan DW. The process of lubrication impairment and its involvement temporomandibular joint disc displacemente: a theoretical concept. *J Oral Maxillofac Surg* 2001;59:36-45.

Palacios-Moreno AM, Chilvarquer I, Luz JGC. Achados radiográficos, sinais e sintomas nas disfunções da articulação temporomandibular. *Rev Odontol Univ São Paulo* 1997;11(4):273-78.

Pires DMMM, Alves HHC. Exames complementares em pacientes com disfunção temporomandibular. *Rev ACDSSV* 2002. v. 03-04.

Rodrigues L, Lemos JBD, Tokura M *et al.* Freqüência de hábitos parafuncionais e suas manifestações clínicas em pacientes com disfunções da articulação temporomandibular. *Rev Odontol UNICID* 2001;13(2):113-23.

Rosa RS, Del Bel Cury AA, Garcia RCMR. Terapias alternativas para desordens temporomandibulares. Revista Odonto Ciência – Fac. Odonto/PUCRS 2002 Abr./Jun.; 17(36):187-92.

Salgado JAP, Moraes LC, Moraes MEL *et al.* Mensuração da profundidade da fossa mandibular, em imagens radiográficas da ATM, obtidas pela técnica transcraniana, em pacientes com dentição decídua, mista e permanente. *Pós-Grad Rev Fac Odontol São José dos Campos* 1998 Jul./Dez.;1(1):60-64.

Sasaki K, Tamura H, Watahiki R *et al.* Clinical study of the pumping pressure changes in the temporomandibular joint space before and after arthroscopic surgery. *Bull Tokyo dent Coll* 1999 Aug.;40(3):149-55.

Sicher H, Tandler J. *Anatomia para dentistas.* São Paulo: Atheneu, 1981.

Sorel B, Piecuch JF. Long-term evaluation following temporomandibular joint arthroscopy with lysis and lavage. *Int J Oral Maxillofac Surg* 2000 Aug.;29(4):259-63.

Souza LCM, Barros JJ. *Traumatismo buco-maxilo-facial.* São Paulo: Rocca, 2000.

Toyama M, Kurita K, Koga K *et al.* Magnetic resonance arthrography of the temporomandibular joint. *J Oral Maxillofac Surg* 2000;58:978-83.

Tsuyama M, Kondoh T, Seto K *et al.* Cases of temporomandibular joint arthroscopy: a retrospective analysis of 301 lysis and lavage procedures performed using the triangulation technique. *J Oral Maxillofac Surg* 2000 May;58(5):500-5.

Vasconcelos BCE, Silva EDO, Kelner N *et al.* Meios de diagnóstico das desordens temporomandibulares. *Rev Cir Traumat Buco Maxilo Facial* 2002 Jan./Jun.;1(2):49-57.

Venancio RA, Camparis CM. Estudo da relação entre fatores psicossociais e desordens temporomandibulares. *RBO* 2002 Mai./Jun.;59(3):152-54.

Wadhwa L, Utreja A, Tewari A. A study of clinical signs and symptoms of temporomandibular dysfunction in subjects with normal occlusion, untreated, and treated malocclusions. *Am J Orthod Dentofac Orthop* 1993;103:54-61.

Yoda T, Sakamoto I, Imai H *et al.* A randomized controlled trial of therapeutic exercise for clicking due to disk anterior displacement with reduction in the temporomandibular joint. *Cranio* 2003 Jan.;21(1):10-16.

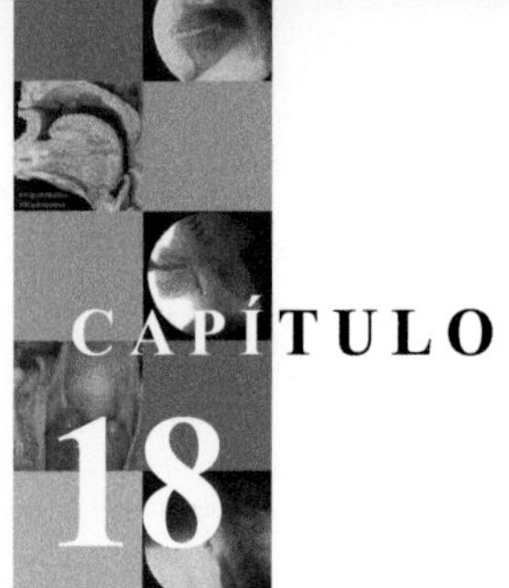

CAPÍTULO

18

DISFUNÇÃO DO MÚSCULO CRICOFARÍNGEO

Rogério A. Dedivitis ◆ André V. Guimarães ◆ Geraldo Pereira Jotz

▶ CONCEITO

Deglutição normal

O músculo cricofaríngeo (MCF), primeiramente descrito por Valsalva, em 1717,[1] é o principal constituinte do esfíncter esofagiano superior (EES), que corresponde à transição faringoesofágica. Algumas fibras dos músculos constritor inferior e esofagiano circular também contribuem para o referido esfíncter (Fig. 18-1). O MCF consiste primariamente em fibras estriadas, inervadas por ramos recorrentes do nervo vago. A progressão do bolo alimentar depende do seu relaxamento, associado à contração dos músculos posteriores da faringe. O MCF normalmente permanece contraído, relaxando durante a deglutição. Durante o estado de vigília, entre as deglutições, esta contração previne a reentrada de material para a faringe, bem como a entrada de ar para o tubo gastrointestinal com a respiração.

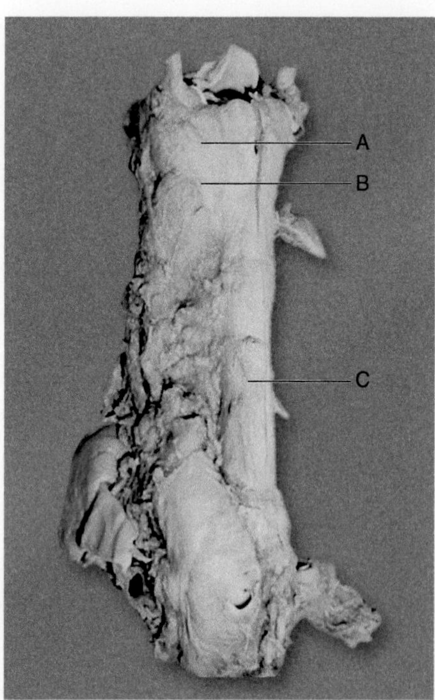

Fig. 18-1. Estrutura anatômica da musculatura constituinte do esfíncter esofagiano superior: (*A*) músculo constritor inferior da faringe; (*B*) músculo cricofaríngeo; e (*C*) esôfago.

O esfíncter faringoesofágico é uma zona de transição anatômica e funcional, situada entre os músculos de ação rápida da faringe e os músculos de ação lenta do esôfago. No ato de deglutir normal, o EES deve abrir na medida em que o bolo alimentar passa da faringe para o esôfago cervical.

São descritas na literatura alterações anatômicas e histológicas do EES, em especial do músculo cricofaríngeo. Tradicionalmente, este esfíncter tem sido descrito como sendo constituído pelas fibras distais do músculo constritor inferior da faringe (MCF) e pelas fibras circulares superiores do esôfago.[2] O músculo cricofaríngeo tem suas fibras ântero-laterais oblíquas inseridas na cartilagem cricóidea, e circundam a faringe na posição posterior, sem ultrapassar a linha média.

O reflexo de deglutição é um ato motor altamente complexo, consistindo de 3 fases que se sobrepõem[3] (Fig. 18-2):

Fase oral. É parcialmente voluntária e parcialmente reflexa. Lábios, língua, mandíbula e dentes movem-se para a mastigação dos alimentos e formação do bolo alimentar, que é projetado dorsalmente para a orofaringe.

Fase faríngea. É predominantemente reflexa. Com a projeção do bolo alimentar para a orofaringe, a laringe eleva-se e anterioriza-se em direção à base da língua. Isso faz a epiglote projetar-se dorsal e caudalmente, guiando o bolo para o esôfago. Simultaneamente, as pregas vocais aduzem-se para prevenir a entrada de alimentos para a glote e o movimento respiratório é interrompido. Ao mesmo tempo, o esfíncter cricofaríngeo, que está no nível da cartilagem cricóidea, relaxa, possibilitando a progressão do bolo.

Fase esofágica. É totalmente reflexa. Os movimentos peristálticos conduzem o bolo até o estômago.

Esta complexa série de movimentos é inervada por fibras aferentes e eferentes. Estímulos sensitivos são conduzidos através do V, VII, IX e X pares cranianos e coordenador no

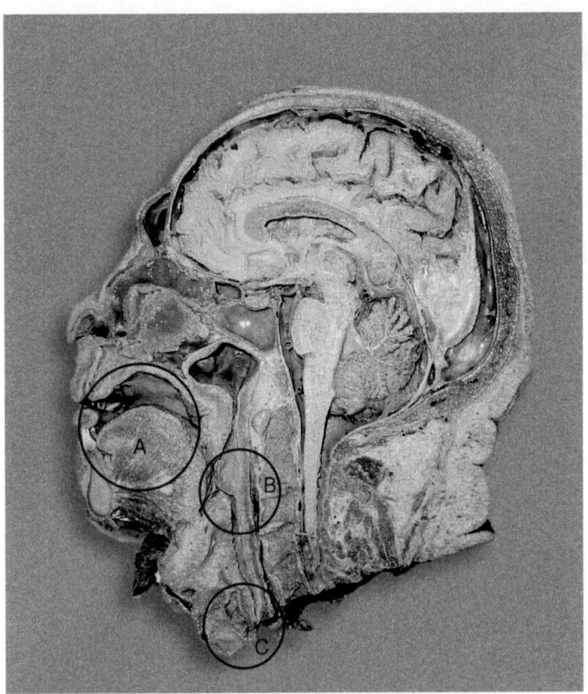

Fig. 18-2. As 3 fases do reflexo de deglutição: (*A*) oral; (*B*) faríngea; e (*C*) esofágica.

centro de deglutição no tronco cerebral baixo. Impulsos motores caminham através dos nervos V, IX, X e XII. O tônus cricofaríngeo ao repouso é controlado pelo nervo vago. A contração é mediada pelo sistema nervoso simpático, enquanto o relaxamento é controlado por estímulo parassimpático. Este relaxamento implicaria na cessação do estímulo simpático, seguida de um relaxamento mediado pelo vago.

A participação do MCF no ato de deglutição envolve mecanismos voluntários e involuntários. Na iniciação voluntária da deglutição, o bolo alimentar é propelido pela língua em direção à orofaringe por uma série de contrações musculares. Quando o bolo chega ao arco das fauces, inicia-se o reflexo de deglutição involuntário. O osso hióide e a laringe elevam-se e a musculatura constritora inicia a peristalse. No pico de máxima contração muscular, ocorre inibição do estado tônico do MCF, permitindo a passagem do bolo.

A atividade do EES apresenta 5 fases:[4]

- *Relaxamento:* ocorre durante a elevação laríngea e antecede a abertura por um período médio de um décimo de segundo.
- *Abertura*: ocorre com a tração do esfíncter pelas aderências musculares ao osso hióide, que se eleva e anterioriza.
- *Distensão*: é modulada pela pressão do bolo alimentar.
- *Colapso*: a geração da pressão do bolo coincide com o impulso posterior da língua que culmina com o contato na parede da faringe e início da peristalse faríngea.
- *Fechamento*: quanto maior o volume deglutido, maior a velocidade da deglutição.

Disfagia

A disfagia orofaríngea é definida como a dificuldade à passagem efetiva de sólidos ou líquidos da orofaringe para o esôfago superior. Disfunção e espasmo cricofaríngeos levam a disfagia ou regurgitação de alimentos para a rinofaringe e laringe. A disfagia apresenta aspectos neuromusculares, mecânicos e funcionais.

Pacientes portadores do diagnóstico arcaico de *globus* histérico, na sua vasta maioria, não apresentavam variações significativas ao exame manométrico esofágico quanto a hipotonicidade, hipertonicidade do EES ou acalasia – falha no relaxamento esficteriano.

Quando o relaxamento do EES durante a deglutição é incompleto ou incoordenado com relação à atividade faríngea, o bolo alimentar pode entrar na laringe ou rinofaringe, retornar para a boca ou ficar retido na faringe até a próxima manobra de deglutição ocorrer.

Três tipos de anormalidades funcionais podem ser reconhecidas na altura da hipofaringe: acalasia (falha no relaxamento), espasmo e hipertrofia muscular.[5]

Em 1950, o termo acalasia foi descrito para definir o relaxamento deficiente do EES.[6] Pacientes com acalasia geralmente têm movimentos orais e a iniciação da deglutição (fase oral) normais, mas a fase faríngea demonstra falha parcial ou total do esfíncter cricofaríngeo em relaxar, bem como das pregas vocais em aduzir. Aspiração pode ocorrer quando existir uma constrição contínua do EES ou quando houve uma falta de sincronismo entre a chegada do bolo alimentar e o relaxamento esofagiano. A acalasia costuma acometer o esfíncter esofagiano inferior, que é uma zona de alta pressão entre o estômago e o esôfago.

▶ ETIOLOGIA E FISIOPATOLOGIA

Disfunção cricofaríngea pode ocorrer por lesões estruturais como trauma, cirurgia, tumores, lesão cáustica, condições congênitas e deformidades adquiridas.[7]

Falha na abertura do EES pode também ocorrer por anomalias na propulsão, como:[8]

Idiopática

Sem causa estabelecida, observando-se hipertrofia do MCF e incoordenação da deglutição. Ocorrem agrupamento anormal de mitocôndrias e divisão das fibras musculares, com aumento do endomísio, quando comparado com o grupo-controle.[2]

A análise histoquímica e ultra-estrutural do MCF foi realizada em 5 pacientes submetidos à miotomia do MCF.[9] Dois destes pacientes apresentavam divertículo de Zenker, um apresentava evidência de miopatia sistêmica através da biopsia muscular esquelética realizada ao mesmo tempo da miotomia e os outros 2 apresentavam um processo miopático de causa indeterminada e localizada. Os autores utilizaram como grupo-controle espécimes de 9 cadáveres.

Pacientes portadores de doença pulmonar obstrutiva crônica (DPOC) comumente apresentam descompensações, com quadros de exacerbação devido a infecção ou aumento da reatividade brônquica. De 25 pacientes com esta condição, foi identificada acalasia cricofaríngea em 21, que foi considerada grave em 17 deles. Correção cirúrgica através de miotomia do MCF realizada em 10 pacientes auferiu melhora clínica definitiva em 8. O papel e a incidência precisos da disfunção cricofaríngea em pacientes com DPOC não são bem estabelecidos. A disfunção pode preceder a obstrução das vias aéreas e contribuir para piora do quadro pulmonar. Alternativamente, a disfunção cricofaríngea pode ser secundária à DPOC em alguns pacientes. Outra possibilidade é que as 2 condições sejam relacionadas com o mesmo fator etiológico.[10]

No **refluxo gastroesofágico** ocorre contração reflexa do músculo por queda do pH esofágico. Apesar de certa controvérsia na literatura, aceita-se que a presença de hérnia hiatal predispõe, devido à cárdia incompetente, ao refluxo gastroesofágico, que leva à disfunção do MCF em 3,5% a 38,5% dos casos.[11,12]

Adicionalmente, a disfunção do MCF pode ser conseqüência da **idade**. O processo de envelhecimento afeta a composição das fibras musculares e causa degeneração generalizada do sistema nervoso. Isso resulta em incoordenação do MCF e leva à disfagia. Alguns dos efeitos incluem um tempo de trânsito peristáltico prolongado e diminuição na complacência do EES.[13]

Neurológica

Apresentando causa neurológica, freqüentemente se associa a espasmo do MCF. A coordenação do MCF e da musculatura do trato digestório é crítica para o processo de deglutição.

As doenças neuromusculares podem ser classificadas em:[14]

Sistema nervoso central

A formação reticular da medula é responsável pela coordenação dos músculos da orofaringe. Disfunção do MCF foi encontrada em 36,6% dos pacientes portadores de distúrbios neurológicos, musculares e neuromusculares, com destaque para a doença de Parkinson dentre as extrapiramidais.[15] Lentificação na preparação do bolo alimentar para o transporte e aspiração são achados freqüentes.

- Acidente vascular cerebral com paralisia pseudobulbar.
- Doença de Parkinson.

Distúrbios da deglutição são especialmente comuns entre portadores da doença de Parkinson, sendo a disfagia sintomática referida em cerca de 50% dos pacientes, em comparação com a incidência de 6% a 12% no grupo-controle pareado para a idade.[16] São descritos distúrbios tanto na fase orofaríngea como na esofágica da deglutição. As alterações predominam na primeira fase e sua gravidade correlaciona-se com a gravidade do Parkinson. Apesar de alterações na fase esofágica serem descritas em aproximadamente 7% dos pacientes, não está bem estabelecido se isso não se relaciona ao grupo etário acometido.[17] As alterações incluem a formação anormal do bolo alimentar e demora na iniciação da deglutição, estase na valécula, refluxo repetitivo e involuntário da valécula e recessos piriformes para a cavidade oral e aspiração. A bradicinesia e a rigidez afetam diretamente a função motora da língua e faringe, no entanto, o uso de medicação dopaminérgica não melhora a disfagia.[18] A disfunção cricofaríngea pode promover a formação de divertículo de Zenker. Tal disfunção inclui prejuízo na ação da língua, incoordenação do relaxamento e da contração do EES e movimento inefetivo ou incoordenado dos grupos musculares responsáveis pelo movimento do osso hióide e pela peristalse faríngea.[19] A manometria é um método mais sensível que os métodos radiológicos na detecção da acalasia, que chega a ser diagnosticada em 30% dos pacientes portadores.[20]

- Coréia de Huntington.
- Esclerose múltipla.
- Esclerose lateral amiotrófica.

Movimentos anormais da língua e da contração faríngea, aspiração e flacidez faríngea são encontrados.[21]

- Tumores do tronco cerebral (primário ou metastático).
- *Tabes dorsalis.*
- Malformação de Chiari: a de tipo I consiste em um deslocamento caudal da amígdala cerebelar abaixo do forame magno. Já a de tipo II consiste no deslocamento caudal da amígdala e do *vermis*, que estão sempre displásicos, acompanhando-se de deslocamento do tronco cerebral caudalmente. Ambos os tipos associam-se à disfagia, com evidência radiográfica de disfunção do EES. A descompressão cirúrgica pode conduzir a uma completa melhora clínica e à manometria da disfagia.[22]
- Miscelânea de distúrbios congênitos e degenerativos do sistema nervoso central.

Sistema nervoso periférico

- Poliomielite bulbar, difteria e botulismo.
- Neuropatias periféricas.

A disfagia deve-se ao acometimento de nervos periféricos aferentes e eferentes envolvidos na deglutição. Na neuropatia alcoólica, apesar do relaxamento normal do EES, pode ocorrer ausência da onda de pressão faríngea.[23] Na neuropatia diabética ocorre significativa redução na pressão faríngea e nas ondas primárias após a deglutição.[24]

Motor e placa

- Miastenia *gravis:* a miastenia *gravis* está relacionada com a fadiga muscular do MCF.[25]

Muscular

- *Doença muscular inflamatória (miosite):* a disfagia é uma queixa comum na polimiosite ou dermatomiosite, resultando do acometimento da porção estriada dos músculos da hipofaringe e do esôfago superior pelo mesmo processo miopático que ocorre na musculatura periférica. O envolvimento primário do MCF foi descrito. O tônus muscular é perdido e o bolo alimentar não pode ser impulsionado para o esôfago. Os sintomas incluem ainda flacidez da língua, dificuldade na elevação do palato mole e rinolalia aberta.[26]
- *Distrofias musculares (miotônica e oculofaríngea):* na distrofia miotônica ocorre diminuição da pressão faríngea e redução generalizada da peristalse e da amplitude da onda. Na distrofia oculofaríngea ocorre a formação de largas bolsas faríngeas, com ausência de atividade muscular faríngea e aspiração.[27]
- *Miopatia metabólica* (tireopatia, mixedema e por uso de corticosteróides).

Lesões estruturais locais

Ressecções cirúrgicas

Ressecção de tumores de orofaringe ocasionam disfagia. Adicionalmente, traqueostomia, laringectomia horizontal supraglótica e esvaziamento cervical radical podem inibir a elevação e anteriorização da laringe durante a deglutição. Como conseqüência, há falha no relaxamento e incoordenação do EES, com aspiração laríngea.[28] Lesão do nervo laríngeo recorrente em cirurgia da glândula tireóidea, paratireóides, em ressecções pulmonares e outras pode resultar em disfunção cricofaríngea.

Carcinoma orofaríngeo

Distúrbios inflamatórios (faringite, abscessos)

Divertículo de Zenker (Fig. 18-3)

Entidade de patogênese incerta, o divertículo de Zenker pode cursar com incoordenação entre o relaxamento do EES e a contração faríngea no sítio da lesão. Ao deglutograma com bário, é freqüentemente difícil e às vezes impossível decidir se a bolsa formada no aspecto posterior da junção faringoesofágica representa um pseudodivertículo formado por uma endentação cricofaríngea ou um divertículo de Zenker. A VFS proporciona o diagnóstico correto, pois o divertículo dilata com o aumento da pressão intraluminal durante a passagem do contraste, enquanto o pseudodivertículo desaparece.

Membranas congênitas do esôfago proximal

Síndrome de Plummer-Vinson

Acometia freqüentemente pacientes suecos do sexo feminino que apresentavam longa história de disfagia, anemia ferropriva, mucosa atrófica e baqueteamento ungueal. A provável etiologia era dieta pobre em vitamina C e ferro. Está associada a aumento de incidência de carcinoma em região pós-cricóidea. A disfagia deve-se à formação de membranas mucosas na junção entre a hipofaringe e o esôfago.[29]

Compressão extrínseca

- Bócio compressivo.
- Hiperostose anquilosante senil da coluna cervical.
- Compressão por adenopatia cervical.

▶ QUADRO CLÍNICO

Devido à complexidade do mecanismo de deglutição, a perda da função de qualquer parte do aparato neuromuscular da orofaringe, hipofaringe e/ou região faringoesofágica resultará

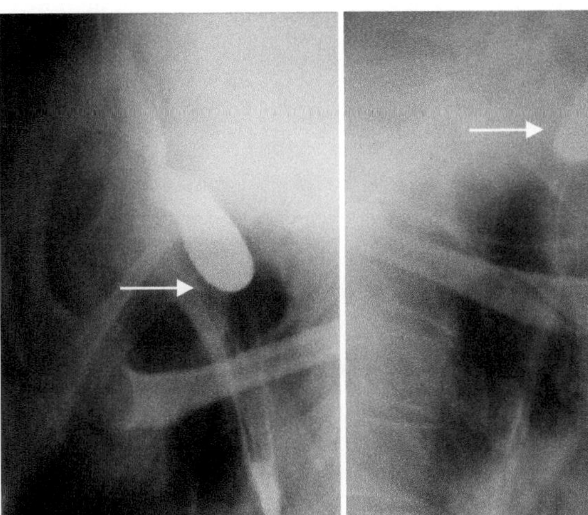

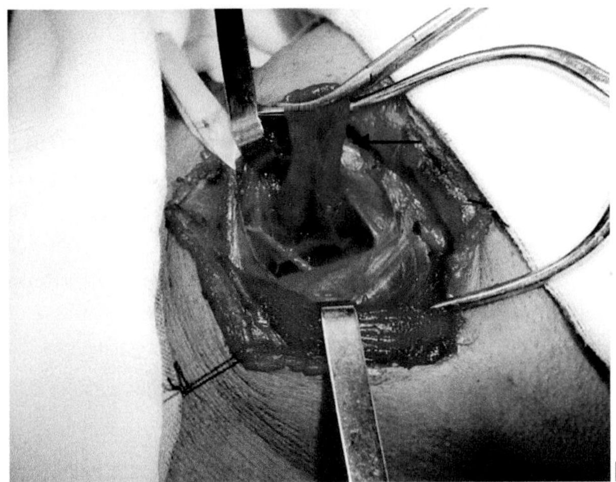

Fig. 18-3. (**A**) Radiografia contrastada evidenciando um divertículo de Zenker *(seta branca)*. (**B**) Aspecto intra-operatório da ressecção, com destaque para o divertículo dissecado *(seta preta)*.

em disfagia. Pacientes em tais condições podem apresentar anormalidades do movimento de boca e língua, diminuição ou ausência da peristalse hipofaríngea, incoordenação do EES e relaxamento incompleto do referido esfíncter (acalasia).

Sintomas podem variar desde uma sensação de corpo estranho na garganta até uma grande dificuldade em deglutir. A disfagia é o sintoma mais freqüente e precoce. Os sintomas que levam à suspeita clínica de disfunção do EES são parada do bolo alimentar, pirose retroesternal, engasgos, disfonia, dor, sensação de *globus* faríngeo e regurgitação de alimentos. Já as anormalidades identificadas à radiografia simples são espasmo ou pouco relaxamento cricofaríngeo, impressão extrínseca, fechamento precoce, membrana, bolsa e impressão venosa.[30] Achados de perda ponderal e pneumonias de repetição são cruciais na indicação de tratamento mais agressivo.

Na investigação propedêutica das causas de disfagia, pode-se dividi-las em: por compressão extrínseca do esôfago devido a um bócio compressivo, adenopatia cervical ou hiperostose de vértebra cervical; e em comprometimento intrínseco da luz esofágica, como ocorre nos casos de neoplasias, membranas e processos inflamatórios.

Sialorréia pode revelar uma dificuldade na deglutição do volume de 1 a 1,5 litro de saliva produzida diariamente. Sua associação com disfonia é um forte indício de disfunção cricofaríngea. A disfonia é causada por 2 mecanismos: a contração do músculo constritor inferior da faringe aduz as asas da cartilagem tireóidea, distendendo e tensionando as pregas vocais, e traciona a cartilagem cricóidea dorsalmente, alongando-as ainda mais.

Na infância, durante a fase oral, os alimentos são transferidos para a porção dorsal da cavidade oral e dificuldades nesta fase apresentam-se habitualmente como sucção deficiente. Já a fase faríngea é caracterizada por fechamento à entrada de alimentos e saliva para a rinofaringe e laringe. Assim, tosse, ânsia de vômito, regurgitação para a rinofaringe e aspiração pulmonar caracterizam as manifestações clínicas nesta faixa etária. Na disfunção cricofaríngea estes mesmos sintomas costumam ocorrer. Anormalidades no EES são muito mais raras entre as crianças que entre os adultos.[31]

A maior parte das crianças afetadas apresenta distúrbios associados, normalmente neurológicos, musculares ou induzidos por drogas. O curso clínico é variável. Os sintomas costumam aparecer logo após o nascimento ou durante os primeiros meses de vida. Aspirações e infecções de repetição podem constituir-se em situação de ameaça. Vômitos são provavelmente secundários a engasgos e reflexo de náusea, e não por obstrução do esfíncter esofagiano inferior.[32]

▶ MÉTODOS DIAGNÓSTICOS

Vários métodos diagnósticos podem ser utilizados e a eficiência na detecção da disfunção do MCF depende da técnica utilizada.

Deglutograma com bário

A primeira investigação radiológica da disfunção do EES de que se tem conhecimento foi realizada em 1931, com o achado de 13 casos de espasmo agudo na boca do esôfago dentre 921 pacientes com queixa clínica de disfagia.[33]

Foram identificadas 3 impressões radiológicas faringoesofagianas: uma irregularidade ventral do esôfago cervical abaixo da cricóide, uma irregularidade ventral causada pela própria lâmina da cartilagem cricóidea e uma impressão cricofaríngea dorsal, cuja proeminência pode relacionar-se com a gravidade da disfagia ou a hipertrofia muscular pós-morte.[34] O método radiográfico contrastado permite ainda diagnosticar alguma obstrução mecânica.

As imagens são obtidas durante a deglutição do bário em projeções póstero-anterior e lateral esquerda. Após a deglutição do bário, são realizados exames nas projeções oblíquas anteriores esquerda e direita. Disfunção do MCF foi definida como uma endentação na parede posterior da junção faringoesofágica causada pelo músculo e notada na projeção lateral no momento em que o bolo alimentar distende o esôfago cervical abaixo do nível da 7ª vértebra cervical. Tal endentação pode ser arbitrariamente dividida em: menos de 25%; menos de 50%; e mais de 50% do diâmetro do esôfago adjacente.[35] Outro achado é a estase do bolo com contraste no nível da valécula.

Achado de divertículo ou endentação pode estar presente não somente em pacientes sintomáticos para disfunção cricofaríngea, mas também em indivíduos assintomáticos.

Endoscopia digestiva alta

Pode mostrar uma dificuldade na transposição do MCF pelo aparelho. Visa descartar a existência de alguma obstrução mecânica. Outra função da esofagoscopia é localizar o EES para fins terapêuticos, como estabelecer o sítio para dilatação ou para aplicação de toxina botulínica.

Laringoscopia

A laringoscopia pode ser realizada com utilização de fibroscópio, preferencialmente locado por via nasal ou por telescópio. Este último dá uma visibilização mais detalhada das estruturas anatômicas, porém a tração da língua não permite uma avaliação funcional tão eficaz, como ocorre com o fibroscópio.[36] Os achados de paralisia de prega vocal (especialmente após realização de cirurgia cervical ou torácica), estase salivar, alteração na sensibilidade da mucosa da supraglote ao toque com o aparelho, refluxo nasal e aspiração devem ser considerados. A aspiração é mais bem avaliada quando, à fibroscopia, o paciente deglute variadas consistências com algum corante.

Manometria

Estudos manométricos demonstram assimetria do EES, que relaxa completamente à deglutição. A coordenação do relaxamento do EES com a contração faríngea ocorre com uma onda peristáltica primária seguindo a contração do EES.

A manometria é realizada pelo posicionamento de um cateter com um transdutor em miniatura no nível do aspecto proximal do EES. Um sensor proximal fica na altura do aspecto distal da hipofaringe, o sensor médio fica na região do EES, e o distal, no esôfago cervical. A distância entre cada sensor é de 3 cm e eles possuem marcadores de metal radiopacos que permitem controlar o posicionamento por radiografia simples.[37]

Permite a avaliação pressórica intraluminal. Pode evidenciar:[38] onda de pressão anormal na contração da hipofaringe; atraso no relaxamento esfincteriano no início da contração da hipofaringe; relaxamento incompleto do EES; pressão de repouso acima de 50 mmHg; e contração precoce do esfíncter após terminar a contração faríngea.

A pressão do EES pode variar dramaticamente, dependendo da orientação do orifício do tubo do aparelho de manometria, o que se constitui em um problema técnico. As pressões no EES são maiores na orientação ântero-posterior (média de 100 mmHg) e menores na orientação látero-lateral (média de 33 mmHg). Esses achados são consistentes com contração extrínseca do MCF, que ocorre mais freqüentemente na direção ântero-posterior.[39]

Há uma discrepância entre os achados radiológicos e manométricos; no entanto, tais métodos são considerados complementares. O exame radiológico revela a extensão de abertura do EES e sua relação com a passagem do bolo alimentar. Alteração no tempo e volume do bolo deglutido ou eventual alteração na mucosa podem não ser distinguidas de hipertonicidade do esfíncter. Somente a manometria pode quantificar a pressão tônica e o relaxamento do esfíncter, contudo, sem fornecer informação sobre o seu grau de abertura.

Eletromiografia

O registro simultâneo da atividade eletromiográfica dos músculos faríngeos e da pressão intraluminal do esfíncter por manometria permite localizar o sítio da lesão, de forma simples e segura. A associação dos métodos possibilita determinar se o distúrbio é do músculo constritor inferior da faringe, do MCF ou de ambos. Geralmente, nos casos patológicos, não há relação entre os eventos elétricos e mecânicos.[40]

Videofluoroscopia

A videofluoroscopia (VFS) permite observar o processo dinâmico da deglutição em tempo real e sob velocidade reduzida. Diferentes consistências de material com bário em diferentes volumes são testadas. Todas as fases da deglutição podem ser visibilizadas, desde a iniciação na cavidade oral. Obstruções mecânicas e disfunções do mecanismo de deglutição no trato digestivo superior podem ser avaliadas. Além disso, penetração laríngea, aspiração traqueobrônquica, estase faríngea e regurgitação nasal são detectadas.

Devem ser observados em cada avaliação: movimento propulsivo dorsal da língua, peristalse e esvaziamento da hipofaringe, o momento de relaxamento e contração cricofaríngea com relação à passagem do bolo alimentar, os mecanismos de proteção que ocluem a laringe e a rinofaringe, e a presença de penetração/aspiração laríngea e regurgitação nasal.

Pacientes com disfagia orofaríngea demonstram diversos graus de relaxamento incompleto e/ou incoordenação do EES com a contração faríngea. Movimento anormal de boca e língua, contração faríngea desorganizada e aspiração podem ser notados à VFS (Fig. 18-4).

Paresia faríngea, dismotilidade epiglótica, entrada do meio de contraste no vestíbulo laríngeo, retenção do contraste acima da endentação cricofaríngea e membranas esofágicas podem ser determinadas pelo método. A parede posterior da hipofaringe na porção imediatamente cranial à porção transversa do MCF deve ser cuidadosamente analisada, já que freqüentemente uma certa quantidade de contraste fica aí depositada após a deglutição, produzindo o chamado pseudodivertículo, que é um recesso ocasional.[33] O estudo da deglutição em voluntários assintomáticos mostra a presença de endentação cricofaríngea em 5% dos casos.[41,42]

Em um estudo de 443 pacientes com queixa de disfagia, a VFS mostrou disfunção cricofaríngea em 5,7% dos pacientes com distúrbios neurológicos, 4,9% daqueles portadores de tumores de cabeça e pescoço, e 8,9% nos pacientes com outros problemas clínicos. O critério de diagnóstico de disfunção do MCF à VFS é um obstáculo horizontal no nível da cartilagem cricóidea, no aspecto dorsal da coluna de bário. A avaliação é melhor com volumes maiores. Volumes menores podem não distender suficientemente a faringe a ponto de provocar espasmo muscular.[43]

A análise manofluorográfica permite realizar simultaneamente a manometria e VFS, documentando as pressões faríngeas segmentares e sua relação com o transporte do bolo alimentar. Vários parâmetros quantitativos podem ser mensura-

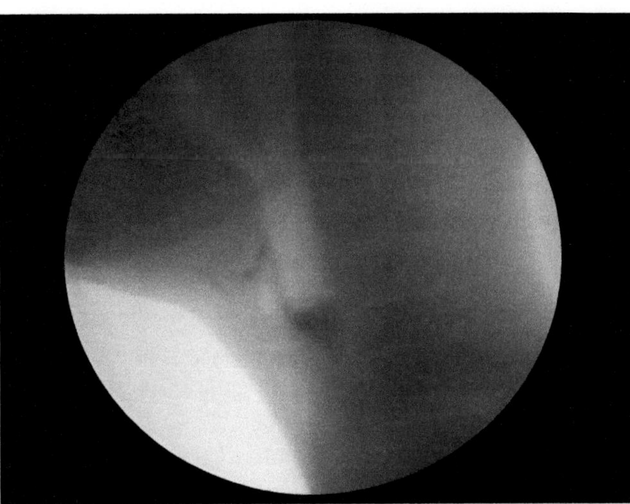

Fig. 18-4. Videofluoroscopia de paciente com disfunção cricofaríngea, em posição lateral, mostrando estase na hipofaringe.

dos, como tempo de trânsito faríngeo, velocidade do bolo, força de condução da língua, força de clareamento faríngeo, bomba de propulsão orofaríngea e a bomba de sucção hipofaríngea.[44]

TRATAMENTO

Incoordenação do MCF leva a uma série de sintomas, incluindo disfagia e aspiração. A terapêutica é difícil, pois a fisiopatologia desta afecção é complexa. É importante definir a etiologia para estabelecer um tratamento dirigido à causa.

O tratamento clínico costuma ser ineficaz. A miotomia do MCF tem sido o tratamento de escolha, apresentando ainda baixos índices de morbidade e mortalidade. O recente uso da toxina botulínica, no entanto, tem-se constituído em interessante arma terapêutica.

Tratamento clínico

Antiespasmódicos e sedativos podem ser administrados como 1ª abordagem terapêutica.

Pacientes com menos de 40 anos de idade que apresentam manifestações típicas (pirose e regurgitação) podem ser considerados para receber terapêutica com inibidores da bomba protônica (IBP) em dose plena diária (omeprazol 20 mg, lanzoprazol 30 mg, pantoprazol 40 mg, rabeprazol 20 mg) por 4 semanas como conduta inicial. Em condições excepcionais nas quais os IBP não podem ser utilizados, podem ser empregados os bloqueadores dos receptores H_2 da histamina (BH_2) em dose plena diária (cimetidina 800 mg, ranitidina 300 mg, famotidina 40 mg, nizatidina 300 mg) ou antiácidos.

Devem ser também promovidas as denominadas medidas comportamentais. A resposta satisfatória ao teste terapêutico permite inferir o diagnóstico de DRGE.[45-47] Recomenda-se a realização prévia de exame endoscópico para o estabelecimento inicial do diagnóstico diferencial com outras afecções (úlcera péptica, gastrite, neoplasia). Pode-se dividir a abordagem terapêutica em medidas comportamentais e farmacológicas que deverão ser implementadas simultaneamente em todas as fases da enfermidade.

É importante que o paciente esteja ciente de que é portador de uma enfermidade crônica e, por isso, sua parceria com o médico é fundamental no sentido de que adote todas as medidas propostas. O tempo mínimo de administração é de 6 semanas, embora o de 4 semanas também possa ser utilizado. O prazo de administração para reavaliação é de 12 semanas. Os pacientes que não apresentarem resposta totalmente satisfatória ao tratamento com IBP por 12 semanas devem ter a dose dobrada por mais 12 semanas antes de serem considerados como insucesso terapêutico. Nos casos em que é requerido o tratamento de manutenção, este deve ser considerado caso a caso.[48,49]

A possibilidade, por exemplo, da redução da dose de medicação anti-secretora gástrica para a mínima eficaz e a tentativa sucessiva da supressão do uso de fármacos com a manutenção das medidas comportamentais devem ser consideradas.

A doença de Parkinson deve ser tratada com o uso de levodopa e outras medicações específicas. Se o quadro for secundário ao uso de medicações antipsicóticas, anticolinérgicos devem ser associados. Outros distúrbios neurológicos merecem abordagem clínica.

Na faixa etária pediátrica, melhora espontânea pode ocorrer com medidas de suporte em alguns casos, especialmente naqueles não associados a alguma outra anormalidade. Abordagem da doença primária é efetiva em alguns pacientes portadores de miastenia *gravis*, tireoidopatia ou disfunção induzida por droga.

Miotomia cricofaríngea

A primeira miotomia cricofaríngea foi realizada em 1951[50] para uma disfunção secundária a poliomielite, e para disfunção idiopática, em 1962.[51] A miotomia visa diminuir a resistência à passagem do bolo alimentar da faringe para o esôfago. A secção das fibras musculares diminui a pressão do esfíncter sem alterar a coordenação, proporcionando bons resultados. As indicações são: falha no tratamento clínico; aspiração e complicação pulmonar; e início da formação de divertículo durante a fase de contração da faringe.

A miotomia do músculo cricofaríngeo é um procedimento cirúrgico que tem por finalidade abrir a região do EES no intuito de facilitar a deglutição. Na teoria, a disfunção do esfíncter esofágico inferior pode ser causada pela falência intrínseca do relaxamento muscular durante a deglutição ou falência dos músculos supra-hióideos em forçar a abertura deste esfíncter. Esta desordem está relacionada com o enfraquecimento muscular supra-hióideo. A existência de uma desordem isolada do MCF ou do EES tem sido discutida. Freqüentemente, ao fazermos exame contrastado com bário, podemos observar falência de continuidade de fluxo no nível do MCF, mesmo naqueles pacientes sem queixas disfágicas. A manometria não tem sido útil na determinação da disfunção do EES.

As indicações de miotomia do cricofaríngeo são pouco claras, apesar de, em alguns casos, ser óbvia esta intervenção, como no caso de portadores de divertículo de Zenker. Em pacientes portadores de quadros disfágicos de origem neurológica, opta-se pela intervenção cirúrgica, por ser a forma de tratamento em que se observam os melhores resultados.[52]

Para pacientes portadores de disfunção cricofaríngea não existe um tratamento curativo, e alguns acabam sendo encaminhados para realização de gastrostomia, evoluindo ainda com pneumonias aspirativas de repetição. A miotomia do MCF proporciona um alívio dos sintomas, inclusive da aspiração. Desde que não haja métodos para melhorar a motilidade hipofaríngea, o tratamento direciona-se para a redução ao impedimento do fluxo no nível cricofaríngeo, através da miotomia. A gravidade é um dos fatores que auxiliam a passagem do bolo alimentar após a miotomia.[53]

Nos pacientes sem a miotomia, a média de pressão era de 60 mmHg e, no grupo que a realizou, a pressão média era de 40 mmHg. A chance de o paciente apresentar fístula faringocutânea era menor naqueles casos em que era realizada a miotomia.[54]

Na falha do tratamento clínico em disfunção de causa idiopática, o tratamento de escolha é a miotomia, que proporciona alívio dos sintomas em 3/4 dos pacientes. Recomenda-se o uso de microscópio cirúrgico.[55] Não se espera sucesso com a miotomia em pacientes com insuficiente propulsão orofaríngea.[56]

O MCF é incisado longitudinalmente e a extensão de incisão inclui fibras do músculo constritor inferior da faringe cranialmente, e as 1as fibras do esôfago, caudalmente.

Após a indução da anestesia geral e intubação endotraqueal, a esofagoscopia rígida pode ser realizada para descartar neoplasia ou doença inflamatória esofágica, e mesmo para esvaziar o conteúdo de um divertículo de Zenker. Em seguida, a cartilagem cricóidea deve ser identificada por palpação, realizando-se uma cervicotomia paralela à borda anterior do músculo esternocleidomastóideo. Na ausência de divertículo, a esofagotomia é realizada desde o nível do corno superior da cartilagem tireóidea até 1 a 2 cm abaixo do nível das clavículas.

A miotomia localiza-se no aspecto póstero-lateral esquerdo do esôfago para evitar lesão do nervo laríngeo recorrente. Na presença de divertículo de Zenker, após a locação do dilatador intra-esofágico, a bolsa é localizada e mobilizada. A artéria tireoidiana inferior é um excelente reparo anatômico, sendo o divertículo invariavelmente encontrado dorsalmente a este vaso, após sua ligadura e secção. O fundo do divertículo é tracionado, ele é dissecado, rafiado e realiza-se, após, a miotomia. No período pós-operatório, uma sonda nasogástrica é mantida em posição gástrica para descompressão, sendo habitualmente removida no pós-operatório imediato, iniciando-se a alimentação por via oral no dia seguinte. Um dreno de Penrose permanece por cerca de 24 horas e, no 2º dia de pós-operatório, o paciente costuma ter alta hospitalar. Em uma série de 40 pacientes assim conduzidos, o divertículo de Zenker foi encontrado em 30%; 85% obtiveram resultado bom ou ótimo e os demais 15% não se beneficiaram do procedimento.[57]

Assim, no tratamento de um paciente com divertículo de Zenker (Fig. 18-3), a parte menos importante é a ressecção da bolsa, que não é a responsável pela disfagia. Segundo alguns autores, na verdade, é a disfunção cricofaríngea que produz o divertículo e, se não for realizada a miotomia, a obstrução funcional não é resolvida e os sintomas podem persistir. A utilização de grampeadores facilita a ressecção do divertículo, com um trauma mínimo. Em outras séries, no entanto, a realização da miotomia não alterou os resultados funcionais pós-operatórios, atribuindo-se isso à ausência de fibras transversas no EES superior de alguns pacientes. No entanto, na impossibilidade de uma classificação pré-operatória e mesmo intra-operatória da anatomia cricofaríngea dos pacientes, recomenda-se a realização rotineira da miotomia, em que pese a possibilidade de lesão mucosa durante o procedimento.[58]

Na faixa pediátrica, a miotomia apresenta resultados menos recompensadores que entre os adultos. A possibilidade de o paciente superar o problema com o crescimento, associada às possíveis complicações da cirurgia em crianças menores, tornam tal abordagem cirúrgica pouco atraente.[59]

O tratamento mais freqüentemente utilizado é a miotomia extramucosa por via aberta. Recentemente, foi descrita a técnica endoscópica por *laser* de KTP *(potassium-titanyl-phosphate)*, que é de contato,[60] e a de CO_2, ambas com bons resultados funcionais.[61] A miotomia deve ser completa, de toda a espessura muscular, até visibilização da gordura do tecido pré-vertebral, para atingir-se bom resultado.

Dilatação

A dilatação foi proposta em 1946 como um método complementar às técnicas cirúrgicas para o tratamento de pacientes com divertículo faringoesofágico.[62]

Dilatação do MCF com o uso de balão pode oferecer, a pacientes idosos, alívio dos sintomas de disfagia.[63]

Distúrbios de deglutição devem ser cuidadosamente avaliados em crianças. Quando a disfunção do MCF for diagnosticada, justifica-se tentar a dilatação esofágica precocemente no curso clínico, visando prevenir a morbidade prolongada e possibilitar um alívio a longo prazo. Mesmo quando a repetição do procedimento é necessária, isso proporcionará retardar a instituição de técnicas mais agressivas e levará a uma melhora clínica, na expectativa de uma resolução espontânea com o crescimento.[64]

No adulto, a dilatação pode ser feita sob sedação e anestesia tópica. Um cateter de balão é passado por endoscopia através do EES. A dilatação pode ser feita inicialmente por um balão de 12 ou 15 m, posicionado através do EES. Se a expansão do esfíncter é feita com facilidade e sem lesão mucosa, pode-se então passar um balão mais calibroso, de 18 ou 20 m. A passagem do balão de maior diâmetro pode ser feita imediatamente ou em um procedimento subseqüente. Após a dilatação, o EES e as estruturas adjacentes devem ser examinados endoscopicamente à procura de eventual lesão mucosa. Os pacientes devem ainda ficar sob observação por cerca de 3 horas. Em uma série, houve melhora clínica e na radiografia com contraste. Após a dilatação, a pressão de repouso média do EES caiu de 88,8 para 43,9 mmHg.[65]

Aplicação de toxina botulínica

Sintetizada pelo bacilo *Clostridium botulinum*, a toxina botulínica A mostrou valor terapêutico em distúrbios distônicos e espásticos. A toxina botulínica é uma exotoxina constituída por uma grande molécula protéica. Após sua injeção intramuscular, ela age nas terminações nervosas colinérgicas pré-sinápticas, bloqueando a liberação da acetilcolina na junção neuromuscular e produzindo uma fraqueza muscular dose-dependente (desnervação química).[66] O efeito clínico é temporário, durando até 6 meses.

As indicações para injeção de toxina botulínica são para pacientes que não responderam previamente a tratamento clínico e terapia para reabilitação de deglutição e que apresentem aumento da pressão intraluminal, hipertonicidade, hipertrofia do EES e portadores de seqüela após acidente vascular cerebral ou ressecção de tumores endocranianos, de orofaringe ou laringe. As vantagens do método são a baixa morbidade do procedimento, devido à sua brevidade e não-invasividade, sendo importante sobretudo em pacientes sob condições clínicas ruins. A principal desvantagem é apresentar efeito temporário, sendo necessárias injeções de repetição em intervalos de 5 meses. Quanto à dose ótima para o efeito desejado, às vezes é estabelecida com a repetição dos procedimentos. O acesso às cegas por via transcutânea não permite uma infiltração precisa nos vários pontos do EES e pode proporcionar problemas adicionais, ao atingir o músculo constritor inferior da faringe.[67]

Outra aplicação da toxina é em casos de laringectomia total com reabilitação vocal por prótese traqueoesofágica e dificuldade de emissão vocal por espasmo muscular.[68]

Recomenda-se a aplicação de uma dose de 25 a 50 unidades. Há 3 possíveis técnicas de injeção de toxina: por endoscopia rígida, com controle por eletromiografia; por endoscopia flexível (que dispensa o uso da anestesia geral, recomendando-se apenas sedação) e técnica aberta (quando se associa a injeção a algum outro procedimento cirúrgico, como tireoplastia).[69] A melhora observada é tanto subjetiva (com aplicação de questionário) quanto por VFS.[70] Em um grupo de pacientes portadores de doença de Parkinson e submetidos à técnica, a melhora é significativa 48 horas após a injeção. Com 8 semanas, os pacientes conseguem deglutir. Estudos de VFS e eletromiografia mostram deglutição e coordenação normais entre o MCF e o constritor inferior da faringe, com marcada redução da hiperatividade cricofaríngea. A melhora começa a desaparecer com 22 semanas.[71]

Indicação cirúrgica no refluxo gastroesofágico

O tratamento cirúrgico da doença do refluxo gastroesofágico é controverso. Está indicado nas situações de complicação: esôfago de Barrett, estenose, úlcera e sangramento esofágico. Na doença não-complicada, devem ser consideradas as seguintes eventualidades:[72] pacientes que não respondem satisfatoriamente ao tratamento clínico orientado segundo as etapas descritas, inclusive aqueles com manifestações atípicas cujo refluxo foi devidamente comprovado; casos em que é exigido tratamento contínuo de manutenção com IBP, especialmente em pacientes com menos de 40 anos; e impossibilidade financeira de arcar com os custos do tratamento clínico a longo prazo.

▶ COMENTÁRIOS

A disfunção do MCF é muitas vezes caracterizada de maneira indireta. O lago de secreção formado na hipofaringe denota falência na passagem do bolo por desordens de relaxamento do MCF ou de funcionamento do EES. Estes músculos ainda são bem avaliados através da radiografia contrastada e da manometria, mas o principal exame atualmente é a videofluoroscopia da deglutição. Cabe ao médico otorrinolaringologista ou cirurgião de cabeça e pescoço avaliar se os métodos diagnósticos concluíram ou não a desordem do MCF e quando deve ou não ser procedida a miotomia extramucosa. Associado a isto, a terapia fonoaudiológica se faz de maneira obrigatória para o sucesso terapêutico.

▶ REFERÊNCIAS BIBLIOGRÁFICAS

1. Ross ER, Green R, Auslander MO *et al.* Cricopharyngeal myotomy: management of cervical dysphagia. *Otolaryngol Head Neck Surg* 1982;90:434-41.
2. Cook T, Blumbergs P, Jamieson G *et al.* Structural abnormalities of the cricopharyngeus muscle in patients with pharyngeal (Zenker) diverticulum. *J Gastroenterol Hepatol* 1992;7:556-62.
3. Schultz AR, Niemtzow P, Jacobs SR *et al.* Dysphagia associated with cricopharyngeal dysfunction. *Arch Phys Med Rehabil* 1979;60:381-86.
4. Jacob A, Kahrilas PJ, Logemann JA *et al.* Upper esophageal sphincter opening and modulation during swallowing. *Gastroenterology* 1989;97:1469-78.
5. Palmer ED. Disorders of the cricopharyngeous muscle: A review. *Gastroenterology* 1976;71:510-19.
6. Asherson N. Achalasia of cricopharyngeus sphincter: Record of cases with profile pharyngograms. *J Laryngol Otol* 1950;64:747-58.
7. Souza MAN, Dantas RO. Cricopharyngeal dysfunction in a patient with achalasia. *J Clin Gastroenterol* 1998;26:216-18.
8. Corsi PR, Freitas ALP, Viana AT *et al.* Disfunção cricofaríngea. *Arq Gastroenterol* 1997;34:217-21.
9. Laurikainen F, Aitasalo K, Halonent P *et al.* Muscle pathology in idiopathic cricopharyngeal dysphagia. *Eur Arch Otorhinolaryngol* 1992;249:216-23.
10. Stein M, Williams AJ, Grossman F *et al.* Cricopharyngeal dysfunction in chronic obstructive pulmonary disease. *Chest* 1990;97:347-52.
11. Belsey R. Functional disease of the esophagus. *J Thorac Cardiovasc Surg* 1966;52:164-88.
12. Henderson RD, Woolf C, Marryatt G. Pharyngoesophageal dysphagia and gastroesophageal reflux. *Laryngoscope* 1976;86:1531-39.
13. Fulp SR, Dalton CB, Castell JA *et al.* Aging-related alterations in human upper esophageal sphincter function. *Am J Gastroenterol* 1990;85:1569-72.
14. Hurwitz AL, Nelson JA, Hadad JK. Oropharyngeal dysphagia. Manometric and cine esophagraphic findings. *Am J Dig Dis* 1975;20:313-24.

15. Silbiger ML, Pikielney R, Donner MW. Neuromuscular disorders affecting the pharynx: cineradiographic analysis. *Invest Radiol* 1967;2:442-48.
16. Edwards LL, Pfeiffer RF, Quigley EMM *et al.* Gastrointestinal symptoms im Parkinson's disease. *Mov Disord* 1991;6:151-56.
17. Logemann JA, Blonsky ER, Boshes B. Dysphagia in Parkinsonism. *JAMA* 1975;231:69-70.
18. Bushman M, Dobmeyer S, Leeker L *et al.* Swallowing abnormalities and their response to treatment in Parkinson's disease. *Neurology* 1989;39:1309-14.
19. Born LJ, Harned RH, Rikkers LF *et al.* Cricopharyngeal dysfunction in Parkinson's disease: role in dysphagia and response to myotomy. *Mov Disord* 1996;11:53-58.
20. Ali GN, Wallace KL, Schwartz R *et al.* Mechanisms of oral-pharyngeal dysphagia in patients with Parkinson's disease. *Gastroenterology* 1996;110:383-92.
21. Bosma JF, Brodie DR. Disabilities of the pharynx in amyotrophic lateral sclerosis as demonstrated by cineradiography. *Radiology* 1969;92:97-103.
22. Putnam PE, Orenstein SR, Pang D *et al.* Cricopharyngeal dysfunction associated with Chiari malformations. *Pediatrics* 1992;89:871-76.
23. Fischer RA, Ellison GW, Thayer WR *et al.* Esophageal motility in neuromuscular disorders. *Ann Intern Med* 1965;63:229-84.
24. Mandelstam P, Siegel CI, Lieber A *et al.* The swallowing disorders in patients with diabetic neuropathy-gastroenteropathy. *Gastroenterology* 1969;56:1-12.
25. Kramer P, Atkinson M, Wyman SM. The dynamics of swallowing: II. Neuromuscular dysphagia of pharynx. *J Clin Invest* 1957;36:589-95.
26. Dietz F, Logeman JA, Sahgal V *et al.* Cricopharyngeal muscle dysfunction in the diferential diagnosis of dysphagia in polymyositis. *Arth Rheumat* 1980;23:491-95.
27. Blakeley WR, Garety EJ, Smith DE. Section of the cricopharyngeous muscle for dysphagia. *Arch Surg* 1968;96:745-60.
28. Litton WB, Leonard JR. Aspiration after partial laryngectomy. Cineradiographic studies. *Laryngoscope* 1969;79:877-908.
29. Dedivitis RA. Etiologia do carcinoma epidermóide de hipofaringe. *Rev Bras Cancerol* 2000;46:183-89.
30. Wilson JA, Pryde A, Allan PL *et al.* Cricopharyngeal dysfunction. *Otolaryngol Head Neck Surg* 1992;106:163-68.
31. Fisher SE, Painter M, Milmoe G. Swallowing disorders in infancy. *Pediatr Clin North Am* 1981;28:845-53.
32. Dinari G, Danziger Y, Mimouni M *et al.* Cricopharyngeal dysfunction in childhood: Treatment by dilatations. *J Pediatr Gastroenterol Nutr* 1987;6:212-16.
33. MacMillan AS. Diseases of the esophagus. *N Engl J Med* 1931;204:104-10.
34. Pitman RG, Fraser GM. The post-cricoid impression on the oesophagus. *Clin Radiol* 1965;16:34-39.
35. Ekberg O, Nylander G. Dysfunction of the cricopharyngeal muscle. *Radiology* 1982;143:481-86.
36. Dedivitis RA. Laringoscopia. In: Dedivitis RA, Barros APB (Eds.). *Métodos de avaliação e diagnóstico de laringe e voz.* São Paulo: Lovise, 2002. p. 53-72.
37. Dantas RO, Cook IJ, Dodds WJ *et al.* Biomechanics of cricopharyngeal bars. *Gastroenterology* 1990;99:1269-74.
38. Skinner DB, Belsey RHR. The pharynx cricopharyngeous, and Zenker's diverticulum. In: Skinner DB, Belsey RHR. (Eds.). *Management of esophageal disease.* Philadelphia: WB Saunders, 1988. p. 409-30.
39. Winan CS. The pharyngoesophageal closure mechanism: a manometric study. *Gastroenterology* 1972;63:844-88.
40. Elidan J, Shochina M, Gonen B *et al.* Manometry and electromyography of the pharyngeal muscles in patients with dysphagia. *Arch Otolaryngol Head Neck Surg* 1990;116:910-13.
41. Seaman WB. Cineroentgenographic observations of the cricopharyngeus. *AJR* 1966;96:922-31.
42. Ekberg O, Nylander G. Cineradiography of the pharyngeal stage of deglutition in 150 individuals without dysphagia. *Br J Radiol* 1982;55:253-7.
43. Baredes S, Shah CS, Kaufman R. The frequency of cricopharyngeal dysfunction on videofluoroscopic swallowing studies in patients with dysphagia. *Am J Otolaryngol* 1997;18:185-89.
44. Mcconnel FMS, Guffin TN Jr, Cerenko D. The effect of asymmetric pharyngoesophageal pressures on manofluorographic measurements. *Laryngoscope* 1991;101:510-15.
45. Moss SF, Arnold R, Tytgat GNJ *et al.* Consensus statement for management of gastroesophageal reflux disease. Result of workshop meeting at Yale University School of Medicine, Department of Surgery, November 16 and 17, 1997. *J Clin Gastroenterol* 1998;27:6-12.
46. Conference de Consensus Franco-Belge. Reflux gastroesophagien de l'adulte – diagnostic et traitment. Paris, France, 21-22 janvier 1999. *Gastroenterol Clin Biol* 1999;23:S1-S320.
47. Katz PO. Treatment of gastroesophageal reflux disease: use of algorithms to aid in management. *Am J Gastroenterol* 1999;94(Suppl):S3-S10.
48. Klinkenberg-Knol EC, Festen HPM, Jansen JBMJ *et al.* Long-term treatment with omeprazole for refractory reflux esophagitis: efficacy and safety. *Ann Int Med* 1994;121:161-67.
49. Vigneri S, Termini R, Leandro G *et al.* A comparison of five maintenance therapies for reflux oesophagitis. *N Engl J Med* 1995;333:1106-10.
50. Kaplan S. Paralysis of deglutition, a post-poliomyelitis complication treated by section of the cricopharyngeus muscle. *Ann Surg* 1951;133:572-73.
51. Sutherland HD. Cricopharyngeal achalasia. *J Thorac Cardiovasc Surg* 1962;43:114-26.
52. McKenna JA, Dedo HH. Cricopharyngeal myotomy: Indications and Technique. *Ann Otol Rhinol Laryngol* 1992;101:216-21.
53. Redmond P, Berliner L, Ambos M *et al.* Radiological assessment of pharyngoesophageal dysfunction with emphasis on cricopharyngeal myotomy. *Am J Gastroenterol* 1982;77:85-92.
54. Horowitz JB, Sasaki CT. Effect of cricopharyngeus myotomy on postlaryngectomy pharyngeal contraction pressures. *Laryngoscope* 1993;103:138-40.
55. Schmid H, Wolfensberger M, Augustiny N *et al.* Cricopharyngeus-myotomie bei Dysfunktion des pharyngo-ösophagealen uberganges. *HNO* 1987;35:425-29.
56. Zügel N, Höpfner W, Wienbeck M *et al.* Operationsindikation bei cricopharyngealer dysfunktion. *Chirurg* 1991;62:677-80.
57. Orringer MB. Extended cervical esophagomyotomy for cricopharyngeal dysfunction. *J Thorac Cardiovasc Surg* 1980;80:669-78.
58. Colombo-Benkmann M, Unruh V, Krieglstein C *et al.* Cricopharyngeal myotomy in the treatment of Zenker's diverticulum. *J Am Coll Surg* 2003;196:370-8.

59. Reichert TJ, Bluestone CD, Stool SE *et al.* Congenital cricopharyngeal achalasia. *Ann Otol Rhinol Laryngol* 1977;86:603-10.
60. Halvorsen DJ, Kuhn FA. Transmucosal cricopharyngeal myotomy with the potassium-titanyl-phosphate laser in the treatment of cricopharyngeal dysmotility. *Ann Otol Rhinol Laryngol* 1994;103:173-77.
61. Brondbo K. Treatment of cricopharyngeal dysfunction by endoscopic laser myotomy. *Acta Otolaryngol Suppl* 2000;543:222-24.
62. Lahey FH. Pharyngoesophageal diverticulum: Its management and complications. *Ann Surg* 1946;124:617-36.
63. Popli RK, Helm JF. Endoscopic images in cricopharyngeal dysfunction. *Gastroint Endosc* 2001;54:752.
64. Lernau OZ, Sherzer E, Mogle P *et al.* Congenital cricopharyngeal achalasia treatment by dilatations. *J Pediatr Surg* 1984;19:202-3.
65. Solt J, Bajor J, Moizs M *et al.* Primary cricopharyngeal dysfunction: Treatment with ballon catheter dilatation. *Gastroint Endosc* 2001;54:767-71.
66. Sellin LC. The action of botulinum toxin at the neuromuscular junction. *Med Biol* 1981;59:11-20.
67. Schneider I, Thumfart WF, Pototschnig C *et al.* Treatment of dysfunction of the cricopharyngeal muscle with botulinum A toxin: introduction of a new, noninvasive method. *Ann Otol Rhinol Laryngol* 1994;103:31-35.
68. Zormeier MM, Meleca RJ, Simpson ML *et al.* Botulinum toxin injection to improve tracheoesophageal speech after total laryngectomy. *Otolaryngol Head Neck Surg* 1999;102:314-19.
69. Shaw GY, Searl JP. Botulinum toxin treatment for cricopharyngeal dysfunction. *Dysphagia* 2001;16:161-67.
70. Moerman M, Callier Y, Dick C *et al.* Botulinum toxin for dysphagia due to cricopharyngeal dysfunction. *Eur Arch Otorhinolaryngol* 2002;259:1-3.
71. Restivo DA, Palmeri A, Marchese-Ragona R. Botulinum toxin for cricopharyngeal dysfunction in Parkinson's disease. *N Engl J Med* 2002;346:1174-75.
72. Moraes-Filho J, Cecconello I, Castro L *et al.* Brazilian consensus on gastroesophageal reflux disease: proposals for assessment, classification, and management. *Am J Gastroenterol* 2002;97:241-48.

CAPÍTULO 19

REFLUXO GASTROESOFÁGICO NA INFÂNCIA

Paulo Jesus Hartmann Nader ◆ Lionel Leitzke ◆ Denise Neves Pereira
Mário Roberto Pereira Gehlen

▶ INTRODUÇÃO

O refluxo gastroesofágico (RGE) é um problema comum em adultos e crianças, sendo muito freqüente entre os lactentes. A prevalência dos sintomas de RGE em crianças saudáveis, menores que 3 meses, está em torno de 40-50%.[8,9,23] Esses números caem na medida em que se aproximam do primeiro ano de vida, chegando a cifras em torno de 5%.

As mais evidentes manifestações clínicas do RGE na infância são o vômito e/ou a regurgitação.[1,9,15-17] Em algumas situações, o RGE alcança as estruturas acima do esfíncter esofágico superior (EES), provocando manifestações como tosse crônica, rouquidão, globo faríngeo, estridor e granuloma de cordas vocais, entre outras.[10,19,20,23,26,27]

Embora não tão freqüente quanto em adultos, o RGE pode se manifestar exclusivamente através da dificuldade na deglutição de alimentos (disfagia), dor retroesternal e dor à deglutição (odinofagia).[1,9,15,16,27]

Os prematuros, as crianças com paralisia cerebral ou as que utilizaram por tempo prolongado vias alternativas de alimentação estão especialmente sujeitos a apresentar esse tipo de manifestação.[18,21] A prevalência de distúrbios de deglutição vem aumentando, devido à maior sobrevida de pacientes com problemas crônicos nas unidades de terapia intensiva.[21]

▶ DEFINIÇÕES

Refluxo gastroesofágico (RGE)

Consiste no transporte retrógrado do conteúdo gástrico para o esôfago, podendo ser um fenômeno fisiológico nos primeiros meses de vida.[1,2] No RGE considerado fisiológico não há complicações decorrentes do refluxo e a melhora ocorre espontaneamente a partir do oitavo mês, quando a criança inicia a alimentação sólida e assume uma posição ereta.[1,2,14,17]

Doença do refluxo gastroesofágico (DRGE)

É definido como o RGE sintomático, complicado, sendo o distúrbio mais comum da motilidade esofágica na infância.[8] Esta entidade pode ocorrer sem regurgitação aparente, porém com algumas manifestações sugestivas, tais como: perda ponderal, irritabilidade, inapetência, recusa alimentar, anemia, broncoespasmo, pneumonia recorrente, apnéia e cianose.[1,9,14]

Disfagia

É um distúrbio da deglutição caracterizado por qualquer dificuldade na ingesta e transporte das secreções endógenas e dos alimentos. Pode ser clinicamente dividida em dois grupos: a disfagia orofaríngea e a disfagia esofágica. É nesta segunda fase, na dificuldade do transporte de secreções e alimentos (geralmente sólidos) pelo esôfago, que o RGE deve ser lembrado como possível fator etiopatogênico.[12,19-21,23]

▶ ETIOPATOGENIA DO RGE

O esôfago é constituído por fibras musculares, organizadas em um formato anatômico tubular. Possui duas estruturas que são encarregadas de impedir o retorno do conteúdo gástrico para o esôfago, a cavidade oral e a laringe: o esfíncter esofágico superior (EES) e o esfíncter esofágico inferior (EEI).[1,2]

A deglutição inicia-se com a elevação da parte posterior da língua, com conseqüente propulsão do bolo alimentar ou líquido para a orofaringe. Paralelamente, ocorre o deslocamento superior e anterior da laringe e o posicionamento da epiglote, protegendo a laringe do material deglutido. A nasofaringe é ocluída pelo palato mole e úvula. Ocorre o relaxamento do EES e os músculos constritores da faringe ajudam a deslocar o alimento para dentro do esôfago. Através de movimentos peristálticos, o alimento chega ao estômago.[7,15]

O principal fator contra o RGE é o EEI, que cria uma barreira funcional com pressão positiva contra o refluxo do conteúdo gástrico.[7,14] Anatomicamente, é indistinto do restante do esôfago, constituindo-se numa extensão de fibras musculares lisas, circulares, fisiologicamente especializadas, na junção gastroesofágica.

A existência de um gradiente de pressão positiva entre o EEI e o estômago mantém a competência do seu funcionamento. Dessa forma, quando há um aumento da pressão intragástrica ocorre a elevação paralela da pressão basal do EEI, poupando o esôfago do refluxo gástrico.[4,14]

O relaxamento fisiológico do EEI é observado em resposta à deglutição, por um mecanismo reflexo. Episódios de relaxamento transitório do EEI são mais freqüentes após a alimentação e mais intensos na presença de retardo do esvaziamento gástrico, assim como na distensão gástrica por gases. O relaxamento do EEI é o fenômeno manométrico mais comumente associado ao RGE.[14]

A posição do corpo exerce influência importante na ocorrência do refluxo. Estudos recentes indicam que na posição de decúbito lateral direito, o RGE é facilitado.[9]

Várias substâncias diminuem a pressão do EEI, tais como: teofilina, cafeína, nicotina, álcool, anticolinérgicos, dopaminérgicos, adrenalina, prostaglandinas E1 e E2, benzodiazepínicos, bloqueadores do cálcio, opióides, entre outras. Alguns hormônios também exercem influência: glucagon, secretina, colecistocinina, progesterona e estrógeno podem reduzir a pressão basal do EEI. Por outro lado, a pressão aumenta em resposta a colinérgicos, antagonistas do receptor de dopamina, serotonina, histamina, noradrenalina, fenilefrina e gastrina.[9,24]

Além da pressão basal do EEI, inicialmente considerada como mecanismo primário para o RGE, outros fatores são importantes na sua fisiopatologia.

Freqüentemente, tanto as crianças quanto os adultos apresentam episódios de RGE relacionados ao aumento da pressão intra-abdominal. Nessa situação, a pressão do EEI não consegue se opor ao aumento da pressão da cavidade abdominal. Isto ocorre quando se elevam as pernas, utilizam-se cintos ou roupas apertadas e se faz a manobra de Valsalva.[1,9]

A habilidade de "limpar" o esôfago do material refluído e retornar ao pH normal é extremamente importante para prevenir a lesão causada pelo refluxo ácido. O *clearance* esofágico constitui-se nesse mecanismo fisiológico de defesa. Essa tarefa é dependente da liberação de saliva, que exerce um efeito de tamponamento do material refluído do estômago. Além disso, constituem-se fatores importantes para o *clearance* esofágico, o peristaltismo esofágico e o efeito gravitacional. Nos pacientes com distúrbios da peristalse, o esvaziamento do esôfago ocorre principalmente na posição ortostática. Entretanto, naqueles em que a atividade motora esofágica é normal, a peristalse pode fazer a limpeza por si só.[18,23]

A complacência gástrica tem uma influência importante no relaxamento do EEI. Pode-se comprovar isso, comparando-se a complacência dos lactentes, que é menor que a dos adultos e desencadeia o relaxamento do EEI com menor volume gástrico. Juntando o fato de que a criança precisa de uma quantidade calórica maior para manter o seu crescimento, os episódios de RGE tornam-se muito mais freqüentes nesse período.[9,10]

A sintomatologia relacionada à exposição esofagiana freqüente ao suco gástrico pode ocorrer por efeito direto deste conteúdo sobre os tecidos adjacentes ou efeito indireto, através de estimulação nervosa.[3]

▶ QUADRO CLÍNICO DO RGE

Na grande maioria das vezes, o RGE é desprovido de sintomas, sendo um processo fisiológico que acontece ao longo do dia, tanto em adultos quanto em crianças. No refluxo fisiológico não há comprometimento do estado nutricional, sendo a sua evolução autolimitada. O vômito e/ou regurgitação constituem-se nos únicos sintomas.[1,9,15,17] O início é geralmente precoce, nos primeiros meses de vida, melhorando com a introdução de alimentos sólidos, por volta dos seis meses. Com a aquisição de uma postura mais ereta, a freqüência dos vômitos diminui, desaparecendo os sintomas do RGE, em 70% dos casos, até o primeiro ano de vida.[1,9]

Quando, além desse período de evolução natural do RGE, houver continuidade ou agravamento dos sintomas, deve-se suspeitar de refluxo patológico. Isso fica bastante evidente quando ocorre ganho pôndero-estatural insuficiente ou outros sintomas que sugiram complicações. Irritabilidade, choro noturno, anemia com sangue oculto nas fezes podem estar associados à esofagite de refluxo. Quando um vaso sanguíneo mais calibroso for comprometido, pode haver hematêmese e/ou melena. Em crianças maiores, as queixas são semelhantes às dos adultos, com aparecimento de dor retroesternal em queimação (pirose), disfagia e, às vezes, queixa de gosto amargo na boca.

O vômito e a regurgitação são as expressões clínicas do RGE mais comumente encontradas na infância.[1,2,4] Os vômitos podem se dar durante, logo após, ou mais tardiamente às refeições, podendo ser constituído pelo próprio leite digerido ou não. Além disso, podem aparecer de forma precoce, ocorrendo diariamente, de forma contínua ou com períodos de acalmia, intercalados com fases de reagudização dos mesmos. Em outros casos, podem iniciar mais tardiamente. A melhora dos sintomas com a postura ereta e a piora com os decúbitos é característica importante.[1,14]

> A disfagia não é reconhecida como um sintoma prevalente na DRGE. Entretanto, sua prevalência deve ser maior, sendo subestimada pela dificuldade de diagnóstico nos primeiros anos de vida, pela visibilidade dos outros sintomas da DRGE e pela falta do seu questionamento na entrevista pediátrica.[4,20,23]

Manifestações respiratórias devidas ao RGE também são observadas em alguns casos. Quando o conteúdo refluído do estômago alcança as vias aéreas, pode provocar vários quadros clínicos, tais como: faringite, laringite, traqueíte, bronquites de repetição, pneumonia recorrente ou crises de apnéia.[19,20] Mais freqüentemente, esses sintomas ocorrem com o decúbito dorsal, sobretudo durante o sono. Crises de tosse e dificuldade respiratória podem ser observadas. Na persistência desses sintomas relacionados ao trato respiratório inferior, deve-se afastar doenças como fibrose cística, imunodeficiências, fístula traqueoesofágica e infecções.[9]

Raramente, a dor esofágica causa movimentos repetitivos, estereotipados, com hiperextensão cervical (síndrome de Sandifer) que podem ser confundidos com crises convulsivas.[1,9,14,17]

Menos freqüentemente podemos encontrar ruminação, enteropatia perdedora de proteínas, manifestações neuropsiquiátricas e a síndrome da morte súbita do lactente,[24] decorrentes do RGE.

A recusa alimentar acompanhada de vômitos ou tosse em crianças menores de um ano, pode ser considerada como disfagia secundária à DRGE.[4] Recente estudo identificou RGE em 56,5% de 61 lactentes menores de dois anos hospitalizados por disfagia.[7]

Os sintomas não-específicos associados aos vômitos, como irritabilidade, "cólicas", choros persistentes e distúrbios do sono nos lactentes menores de 1 ano podem ser causados pela dor esofágica secundária ao RGE.[9,25]

EXAMES COMPLEMENTARES

Na maioria das crianças o diagnóstico é feito pela história e pelo exame físico. Porém, em algumas situações precisamos nos cercar de informações complementares para o diagnóstico e tratamento adequados da DRGE.

Nas crianças com recusa alimentar, disfagia ou odinofagia é recomendado sempre a REED como exame inicial para investigar a presença de RGE. Se a criança com disfagia também apresentar pirose, dor retroesternal ou outros sintomas de esofagite, a endoscopia digestiva alta com biopsia deve ser realizada. O tratamento empírico, sem avaliação diagnóstica prévia, não é recomendado, pois estudos ainda não comprovaram uma relação causa-efeito direta entre as dificuldades alimentares e a DRGE, e nem que as dificuldades alimentares melhorem com o tratamento da DRGE. Como uma ampla variedade de patologias pode contribuir para a disfagia, o tratamento clínico empírico por um curto período de tempo somente deve ser considerado se existirem outros sinais e/ou sintomas da DRGE e houver dificuldade na realização dos exames complementares.[24]

Os exames complementares mais utilizados são:

Ecografia abdominal

Nas mãos de um ecografista pediátrico experiente, com equipamento adequado e perseverança no exame, pode-se confirmar o refluxo de conteúdo gástrico para o esôfago, e visualizar hérnia de hiato, estenose hipertrófica de piloro, pâncreas anular e rotação intestinal incompleta. Avalia apenas o período pós-prandial imediato.[24]

Radiografia contrastada de esôfago, estômago e duodeno (REED)

Possibilita avaliar alterações anatômicas (estenose esofágica, hérnia de hiato, estenose hipertrófica de piloro, pâncreas anular, rotação intestinal incompleta). É um exame que exige a ingestão de contraste, de sabor não muito agradável, e avalia apenas o período pós-prandial imediato. O estudo deve ser realizado avaliando a deglutição e o peristaltismo, a presença ou não de RGE, e observando o esvaziamento gástrico.

Sua sensibilidade e especificidade no diagnóstico do RGE, comparada à monitoração do pH esofágico, variam respectivamente de 31 a 86%, e de 21 a 83%. Devido à sua baixa sensibilidade, não é considerado o teste mais adequado para o diagnóstico do RGE, apesar de ser extremamente difundido. Só distingue entre RGE patológico e fisiológico quando houverem alterações anatômicas (p. ex., estenose esofágica ou grande hérnia de hiato).[1,14,9,24]

Monitoração do pH esofágico (pHmetria)

Mede a freqüência e duração dos episódios de refluxo ácido para o esôfago distal durante 24 horas. É considerado o "padrão-ouro" no diagnóstico do RGE, para confirmar a associação temporal entre o refluxo ácido e os sintomas, e para avaliar a resposta ao tratamento de supressão ácida.[1,2,9,14,17,21,24] A porcentagem de tempo em que o esôfago fica exposto cumulativamente ao ácido, com pH < 4,0 é chamada de índice de refluxo, sendo considerado normal até 12% no primeiro ano de vida e 6% após o primeiro ano de vida. Pode apresentar falso-negativo em patologias respiratórias e nos refluxos alcalinos.

Esse método tem a vantagem de estabelecer uma relação temporal com sintomas atípicos de RGE, tais como apnéia, sendo muito útil em crianças com sintomas respiratórios e neurocomportamentais.[9,20,24]

A colocação exata do sensor de pH é de extrema importância, devendo estar localizado, em crianças, por volta de 3 cm acima do EEI. É essencial confirmar a posição através dos raios X ou fluoroscopia, antes de iniciar o exame.

Apesar da alta sensibilidade e especificidade (em torno de 90%), a pHmetria nem sempre é a primeira escolha no diagnóstico de RGE. Deve ser recomendada em algumas situações, tais como: demonstrar relação temporal com sintomas atípicos (p. ex., sintomas laríngeos e dor torácica atípica); detectar RGE oculto nos casos de pneumonias de repetição; avaliar a adequação do tratamento nos casos graves de RGE e esôfago de Barrett; demonstrar a relação com apnéia em estudos polissonográficos; avaliação prévia a fundoplicatura nos casos de difícil controle e em pacientes com dúvidas da presença de RGE.[24]

Esse exame não é adequado para a avaliação de disfagia e não é recomendado para crianças com regurgitação simples.

Endoscopia digestiva alta com biopsias (EGDscopia)

Indicada na suspeita de esofagite, estenoses, esôfago de Barrett, hérnia de hiato, para pesquisa de *Helicobacter pylori* e para afastar outros diagnósticos (esofagite eosinofílica ou infecciosa).

Na criança com DRGE grave sintomático, assim como naquelas com suspeita de esofagite, a endoscopia digestiva alta é mandatória. Como a correlação entre a endoscopia e histologia não é perfeita, a biopsia deve ser feita em todos os casos.

A endoscopia é diagnóstica de DRGE quando se encontra esofagite erosiva ou esôfago de Barrett. É útil para excluir outras doenças ou complicações nos pacientes em que os sintomas são indefinidos (gastrite, úlcera) e direcionar a terapêutica.

Como limitações do método estão os fatos de ser o exame mais invasivo, necessitar anestesia geral, e da graduação das esofagites sofrer ampla variação entre os examinadores, pois não há consenso na descrição dessas lesões.[9,24]

Videofluoroscopia

É superior à REED na avaliação da disfagia e dos demais distúrbios da motilidade esofágica, mas avalia mal o RGE, por ser rápida e usar pouco contraste.[7,18,20]

Manometria esofágica

É o melhor método para o estudo das alterações motoras do esôfago, permitindo aferir as pressões intraluminares do EES, EEI e corpo esofagiano durante o repouso, em condições de estresse e durante a deglutição. Está indicada na suspeita de distúrbios primários da motilidade, como a acalasia,[13] e na dismotilidade esofágica associada ao RGE, na qual a disfagia e a odinofagia são sintomas sugestivos.[9]

Cintilografia gastroesofágica

Após a administração por via oral de um contraste radioativo (geralmente tecnécio 99m) diluído em líquido bem aceito pelo paciente (p. ex., mamadeira de leite), são obtidas imagens durante 30 a 60 minutos. Cerca de quatro horas após, pode ser feito rastreamento torácico para identificar microaspiração pulmonar, sendo esta a sua maior vantagem. Não diferencia o RGE ácido do não-ácido, mas avalia quantitativamente o esvaziamento gástrico.

Sua sensibilidade varia entre 50 a 80%, e assim como a REED, avalia apenas o período pós-prandial.[9,20,24]

Impedanciometria elétrica intraluminal

É um exame útil e complementar à pHmetria esofágica, nos casos em que o refluxo é alcalino ou tamponado por alguma refeição, já que esta avalia apenas o RGE ácido. Isto pode significar que a porcentagem de tempo que o pH é menor que 4 (índice de refluxo) pode não ser adequada para medir refluxo e, que, em certos pacientes submetidos à pHmetria, o grau de RGE pode ser subestimado.

A impedanciometria analisa o material refluído do estômago para o esôfago através da avaliação da variação da impedância elétrica, que diminui após a passagem do material gástrico que foi refluído.[9]

> Quanto à abordagem diagnóstica do RGE, a Sociedade Norte-Americana de Gastroenterologia Pediátrica e Nutrição declara que a anamnese e o exame físico são geralmente suficientes para o diagnóstico e tratamento da DRGE; a REED é útil para avaliar anormalidades anatômicas no lactente, bem como para verificar a presença de hérnia de hiato e estenose esofágica na criança maior; a pHmetria é válida para diagnóstico de refluxo ácido; a endoscopia e biopsia podem determinar a presença e a gravidade da esofagite, da estenose e esôfago de Barrett, além de excluir outras alterações. A biopsia deve ser realizada sempre; a cintilografia não possui um papel claro no diagnóstico e tratamento da DRGE.[24]

TRATAMENTO

O RGE nos primeiros meses de vida, quando não for acompanhado de complicações secundárias, é autolimitado, sendo considerado fisiológico. O lactente tem somente regurgitações e/ou vômitos, os quais, sem tratamento, tendem a melhorar no segundo semestre de vida e desaparecer no segundo ano, acompanhando o amadurecimento dos mecanismos fisiológicos anti-refluxo. Nestes casos, pode não haver a necessidade de se instituir terapêutica específica, mas pode haver a indicação de medidas gerais, inespecíficas, tais como alterações na dieta e posicionamento correto.

O tratamento de crianças e adolescentes com disfagia causada pela DRGE é individualizado e baseado em mudanças do estilo de vida, na administração de medicamentos procinéticos e/ou supressores da produção gástrica de ácido clorídrico e, em casos selecionados, na terapêutica cirúrgica. Alimentar o paciente com segurança, sem risco de aspiração pulmonar, deve ser o objetivo primordial, ao lado da obtenção de uma nutrição adequada. A alimentação por via oral nem sempre será possível.[1,9,14,17,24,26]

O tratamento dos casos mais complicados deve ser realizado por uma equipe interdisciplinar, para maximizar os resultados. É importante que nesta equipe possamos contar com a opinião de pediatras, nutricionistas, gastroenterologistas, pneumologistas, cirurgiões pediátricos, otorrinolaringologistas, enfermeiros(as), fonoaudiólogos(as), psicólogos(as), fisiatras e neurologistas.[21]

Tratamento geral

Na maioria das vezes, o RGE não necessita de tratamento específico. Nos lactentes, o refluxo é mais evidente por fatores próprios da idade e do tipo de alimentação. Medidas simples, tais como posicionamento adequado, correção de hábitos alimentares ou o espessamento de fórmulas são suficientes na maioria dos pacientes sem complicações.[1,7,9,14,17,24]

- *Posicionamento adequado:* a posição prona é a mais efetiva para diminuir o RGE em lactentes, reduzindo em 80% o refluxo ácido, quando comparada com a posição supina ou o decúbito lateral. Entretanto, como há uma associação com síndrome da morte súbita, a Academia Americana de Pediatria recomenda a posição supina durante o sono, no primeiro ano de vida, por conferir menor risco de síndrome da morte súbita no lactente. A posição prona deve ser aconselhada somente se o risco de morte súbita por apnéia induzida por refluxo for maior que o risco de morte súbita.[4] A posição prona é aceitável quando o lactente está acordado, principalmente na primeira hora pós-prandial. Nas crianças maiores e nos adultos, permanece a recomendação de elevar a cabeceira da cama e dormir em decúbito lateral esquerdo, apesar da eficácia da posição nas crianças maiores de um ano ainda não ter sido comprovada.[24]

- *Dieta:* as fórmulas anti-refluxo, com espessantes à base de cereais ou artificiais, constituem-se numa boa solução contra o RGE, já que foi demonstrado que o espessamento da dieta diminui o número e o volume dos episódios de vômitos ou regurgitações. Entretanto, não se verificam modificações nos parâmetros de pHmetria esofágica (índice de refluxo), com o uso dessas fórmulas. O oferecimento da dieta em menor quantidade e em maior freqüência também diminui o número de vômitos, mas não melhora o índice de refluxo.

  Nas crianças mais velhas e adolescentes há muitos desencadeantes do RGE, como o estilo de vida e a dieta. Deve-se orientar que evitem a ingestão de gorduras, condimentos, chocolate, chá, café e bebidas gasosas, os quais retardam o esvaziamento gástrico e relaxam o EEI.

  A eliminação de alimentos que contenham proteínas do leite de vaca e a sua substituição por fórmulas hipoalergênicas deve ser lembrada, pela possibilidade da alergia ao leite da vaca ser causadora do RGE. Isto pode ser feito como teste terapêutico, por 1 a 2 semanas.

  Crianças obesas freqüentemente têm refluxo, sendo que a redução calórica e o aumento de exercícios oferecem uma melhora nos sintomas. Deve-se, além disso, evitar as roupas justas, o uso de álcool ou de cigarros e não comer algumas horas antes de dormir.

- *Outros cuidados:* algumas medidas são bastante importantes no manejo dos sintomas de RGE, tais como trocar as fraldas antes das mamadas e evitar contato com a fumaça de cigarro ou com alguma droga que facilite o RGE. Em crianças com desnutrição severa, provocada por disfagia decorrente de DRGE, podem ser necessários tratamentos iniciais mais agressivos, como a alimentação noturna durante o sono por sonda nasogástrica ou, mais raramente, a alimentação enteral por sonda nasojejunal, com a finalidade de corrigir a desnutrição e diminuir os riscos de aspiração brônquica ou vômitos. Nos casos com indicação de tratamento cirúrgico, a alimentação enteral pré-operatória por no mínimo 15 a 30 dias pode diminuir os riscos de deiscência das suturas e infecção cirúrgica.

Tratamentos específicos

O tratamento farmacológico deve ser prescrito apenas para aqueles pacientes com RGE patológico. Em poucas situações estamos autorizados a utilizar a medicação profilática anti-refluxo, tais como: ventilação mecânica, alimentação intragástrica para reabilitação nutricional e prevenção da piora da DRGE por exacerbações importantes de doenças respiratórias.

As drogas recomendadas para o tratamento do RGE são os antiácidos, quando os sintomas estão associados à presença de ácido no esôfago, e as drogas procinéticas que, ao reduzirem o RGE, melhoram os sintomas.[1,9,14,24]

Antiácidos

São medicamentos efetivos, que melhoram sintomas como pirose ou distúrbios respiratórios associados a estímulo vagal, sendo recomendados na presença de esofagite ou quando existem sintomas eventuais.

Quando ingeridos em jejum, neutralizam a secreção gástrica por aproximadamente 30 minutos. Se ingeridos uma hora após a alimentação, reduzem a acidez por cerca de três horas. A quantidade utilizada é de 0,5 mL/kg/dose, durante 6 a 8 semanas. Podem ser adicionados aos alimentos. A suspensão líquida ou os tabletes podem ser utilizados por crianças mais velhas.

O tratamento com antiácidos que contenham alumínio aumenta significativamente o seu nível sérico, podendo causar anemia microcítica, osteopenia e neurotoxicidade. Portanto, devem ser utilizados apenas por períodos curtos no alívio de sintomas intermitentes do RGE (inclusive disfagia), em crianças maiores e adolescentes.[24]

Agentes bloqueadores da secreção ácida

Bloqueadores dos receptores H_2 de histamina

Essas drogas são muito efetivas no tratamento da DRGE em crianças. Agem diminuindo a secreção gástrica de ácido clorídrico pela inibição dos receptores H_2 das células parietais do estômago. A droga mais utilizada é a cimetidina. Estudos mostram que a ranitidina reduz em 90% a hiperacidez por até 9-10 horas. Entretanto, já foram observados a tolerância aumentada a ranitidina intravenosa e o escape após seis semanas de tratamento. A famotidina e a nizatidina parecem ter igual eficácia.

Podem ser usadas em refluxo sintomático leve, visando à melhora dos sintomas de esofagite. Ranitidina, na dose de 5 mg/kg/dose de 12/12 h ou 3 mg/kg, 3 × dia, tem sido usada em pediatria.[9]

Bloqueador da bomba de prótons (BBP)

São os mais efetivos supressores da produção ácida no estômago, sendo recomendados especificamente no tratamento da esofagite por refluxo e suas complicações (inclusive na disfagia), mas não diminuem os vômitos. Como requerem a presença de ácido nos canalículos das células parietais, o ideal é administrá-los meia hora antes das refeições. Apenas atingem um patamar fixo de supressão ácida após alguns dias de uso.

As crianças com esofagite comprovada ou sintomas graves de RGE deveriam ser tratadas com este tipo de medicação. Os BBP disponíveis são o omeprazol, lanzoprazol, rabeprazol e pantoprazol. Em pediatria, o mais utilizado tem sido o omeprazol, sendo bem tolerado, seguro e eficaz para o tratamento de esofagite erosiva e sintomas de RGE em crianças e adolescentes.

A dose recomendada para o omeprazol é de 0,7 a 3,3 mg/kg/dia, nas esofagites graves ou naqueles casos que não responderam ao tratamento com bloqueadores H_2. Deve ser usado imediatamente antes ou junto com a primeira refeição do dia. Pode ser utilizado em qualquer idade, através do uso de formulações dispersíveis.

Drogas procinéticas

Essas drogas aumentam a pressão do EEI, melhoram o *clearance* esofágico e o esvaziamento gástrico. Nenhuma delas se mostrou eficaz em diminuir a freqüência dos episódios de relaxamento transitório do EEI, considerado o mecanismo mais importante para a ocorrência do RGE. Exemplos dessas drogas são a cisaprida, metoclopramida, domperidona, bromoprida e eritromicina. A domperidona e o betanecol têm uso limitado em pediatria. A eritromicina é raramente utilizada em crianças, devido aos seus efeitos colaterais importantes, como náuseas, indução de resistência bacteriana, interferência com o metabolismo da teofilina, reações de hipersensibilidade e hepatotoxicidade.

Cisaprida

É uma droga efetiva no tratamento do RGE, agindo como agonista dos receptores 5HT-4 (5-hidroxitriptamina). Seu mediador final é a acetilcolina, agindo através do estímulo da motilidade em todo o tubo digestivo. O pico plasmático de absorção é alcançado dentro de 2 horas da sua administração, sendo proporcional à dose utilizada.

O uso dessa droga tem restrições em pediatria, particularmente no período neonatal, sobretudo em prematuros, pois tem um efeito sobre o intervalo QT. Esse efeito colateral parece ocorrer em crianças com história prévia de intervalo QT longo, no uso de doses acima das terapêuticas (0,8 mg/kg/dia) ou com o uso concomitante de outras drogas que provoquem essa mesma alteração ou que interfiram no metabolismo hepático da cisaprida.[9,10,24]

Metoclopramida

Essa droga é um antagonista dopaminérgico que possui uma estreita margem entre os efeitos terapêuticos e os efeitos no sistema nervoso central (efeitos extrapiramidais). Seu uso é limitado em pediatria.

Bromoprida

É uma droga sintética derivada do grupo das benzamidas, tendo uma estrutura semelhante à da metoclopramida. Além dos efeitos centrais, mais sutis que os da metoclopramida, age sobre o tônus e a motilidade intestinal do tubo digestivo alto, e aumenta o tônus do EEI.

A dose oral recomendada em pediatria é de 0,5 a 1 mg/kg/dia, fracionada em intervalos regulares ao longo do dia. A quase ausência de efeitos colaterais tem tornado essa droga uma boa opção para o tratamento do RGE.

No Quadro 19-1, estão listados medicamentos utilizados no tratamento da DRGE, dose oral recomendada, seus efeitos colaterais e suas precauções.

TRATAMENTO CIRÚRGICO

A terapia cirúrgica da doença por refluxo gastroesofágico testemunhou mudanças extraordinárias nas últimas décadas. Primeiramente, como resultado de investigações fisiológicas importantes, foi feito um progresso substancial em nossa compreensão dos mecanismos que controlam a competência da cárdia. Isso deu origem a aprimoramentos nas técnicas operatórias, tornando as cirurgias de correção do refluxo mais efetivas e com menos efeitos colaterais. Além disso, o uso de abordagens minimamente invasivas tornou a cirurgia mais aceitável para os pacientes e seus familiares.[3,5,6,8,10,11,13,16,22]

Em 1991, Dallemagne realizou a primeira fundoplicatura gástrica pela técnica de Nissen por videolaparoscopia, com sucesso. Atualmente esta técnica é considerada o "padrão-ouro" para a cura cirúrgica do RGE, pela confiabilidade, segurança, e pelas vantagens de menos dor no pós-operatório, menor tempo de hospitalização, menor risco de infecção hospitalar e melhores resultados cosméticos.

Os pacientes tratados por meio de abordagem minimamente invasiva são beneficiados pela visualização clara e ampliada, proporcionada por ópticas modernas, câmeras e monitores de alta resolução. A identificação mais fácil das estruturas no campo operatório reduz a incidência de complicações intra-operatórias e permite fazer a construção mais precisa de uma eficaz barreira anti-refluxo. As indicações do tratamento laparoscópico do RGE em crianças são as mesmas da técnica convencional.

Indicações cirúrgicas

As indicações mais freqüentes de cirurgia para a DRGE são:[13]

- Falha no tratamento clínico bem conduzido ou dependência de medicações agressivas anti-refluxo.
- Estenose péptica do esôfago.
- Esofagite severa, resistente ao tratamento clínico.
- Hérnia hiatal.
- Necessidade de gastrostomia alimentar em paciente com déficit neurológico.
- Apnéias com risco de morte súbita.
- Doença pulmonar crônica.
- Pneumonias de repetição.

A impactação aguda por bolo alimentar (p. ex., obstrução esofágica por pedaço de carne), que pode ocorrer em crianças

Quadro 19-1. Medicamentos efetivos no tratamento da DRGE[24]

Tipo de medicação	*Dose oral recomendada*	*Efeitos colaterais e precauções*
Antagonistas dos receptores de histamina		
Cimetidina	40 mg/kg/dia, dividido em 3 a 4 doses (máximo = 800-1.200 mg/dose)	Exantema, bradicardia, tontura, náusea, vômito, hipotensão, ginecomastia, neutropenia, trombocitopenia, agranulocitose. Reduz o metabolismo hepático da teofilina e de outras medicações. As doses devem ser diminuídas na insuficiência renal
Ranitidina	5-10 mg/kg/dia, dividido em 3 doses (máximo = 300 mg)	Cefaléia, tontura, fadiga, irritabilidade, exantema, constipação, diarréia, trombocitopenia, elevação nas transaminases. As doses devem ser diminuídas em pacientes com insuficiência renal
Nizatidina	10 mg/kg/dia, dividido em 2 doses (máximo = 300 mg)	Cefaléia, tontura, constipação, diarréia, náuseas, anemia, urticária. As doses devem ser diminuídas em pacientes com insuficiência renal
Famotidina	1 mg/kg/dia, dividido em 2 doses (máximo = 20 mg)	Cefaléia, tontura, constipação, diarréia, náusea, anemia, urticária As doses devem ser diminuídas em pacientes com insuficiência renal
Inibidores da Bomba de Próton		
Omeprazol	1 mg/kg/dia, dividido em 2 doses (máximo 20 mg)	Cefaléia, diarréia, dor abdominal, náusea, exantema, constipação, deficiência de vitamina B12
Lanzoprazol	Dose pediátrica não definida (adulto = 15 a 30 mg)	Cefaléia, diarréia, dor abdominal, náusea, proteinúria, angina, hipotensão, transaminases elevadas
Pantoprazol	Dose pediátrica não definida (adulto = 40 mg)	Cefaléia, diarréia, dor abdominal, náusea
Rabeprazol	Dose pediátrica não definida (adulto = 20 mg)	Cefaléia, diarréia, dor abdominal, náusea
Procinéticos		
Cisaprida	0,8 mg/kg/dia, dividida em 4 doses (máximo = 10–20 mg/dose)	Raros casos de arritmia cardíaca severa (FDA recomenda ECG antes de administrar). Cuidar com as interações medicamentosas, não devendo ser usada em paciente com anormalidade hepática, cardíaca ou eletrolítica (FDA recomenda dosagem de K, Ca, Mg e creatinina antes de administrar)

Fonte: Rudolph CD, Mazur LJ, Liptak GS *et al.* Pediatric GE Reflux Clinical Practice Guidelines from the North American Society for Pediatric Gastroenterology and Nutrition. *J Pediatr Gastroenterol and Nutrition* 2001;32(2):01-31.

com RGE, deve ser considerada uma forma extrema de disfagia. Cerca de 50% destas crianças necessitam posterior correção cirúrgica para o RGE.[4]

TÉCNICAS CIRÚRGICAS

A fundoplicatura gástrica de Nissen-Rosseti é a mais utilizada. No entanto, outras técnicas (Toupet, Boix-Ochoa ou Thal) têm indicações em casos selecionados. As taxas de sucesso, com alívio completo dos sintomas, variam de 57-92%, com mortalidade cirúrgica variando de 0-4,7%.[13]

A via de acesso preferencial é a videolaparoscópica, com o uso de óptica de 5 mm pela cicatriz umbilical e mais três portais de trabalho de 3 ou 5 mm (em casos excepcionais há necessidade do quinto portal (Fig. 19-1), causando o mínimo trauma na parede abdominal). O acesso por laparotomia fica reservado para aqueles pacientes em que, por motivos técnicos, não for possível a videocirurgia. As vantagens da técnica videolaparoscópica são:

- Menos dor no pós-operatório.
- Início precoce da alimentação enteral.
- Menor tempo de internação hospitalar.
- Diminuição das taxas de infecção da ferida operatória.
- Menor incidência de complicações pulmonares.
- Redução dos índices de obstrução intestinal.
- Melhores resultado estéticos.

Posição dos trocartes na videocirurgia para DRGE

A fundoplicatura de Nissen-Rosseti, descrita em 1959, é universalmente utilizada. Consiste em passar o fundo do estômago por trás do esôfago distal e, à semelhança de um colar, suturá-lo anteriormente ao esôfago e à parede anterior do

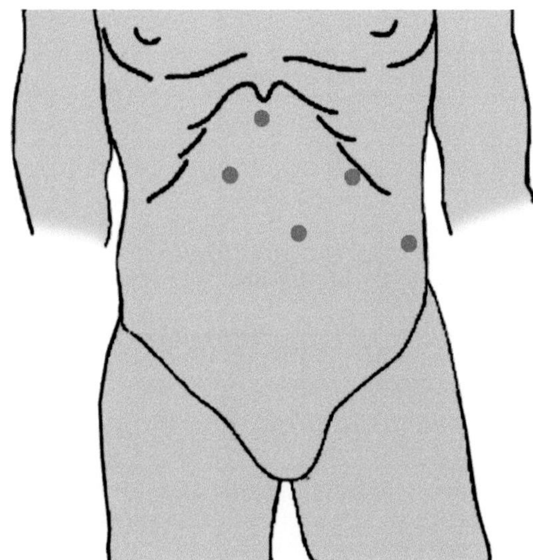

Fig. 19-1. Posição dos trocartes na videocirurgia para DRGE.

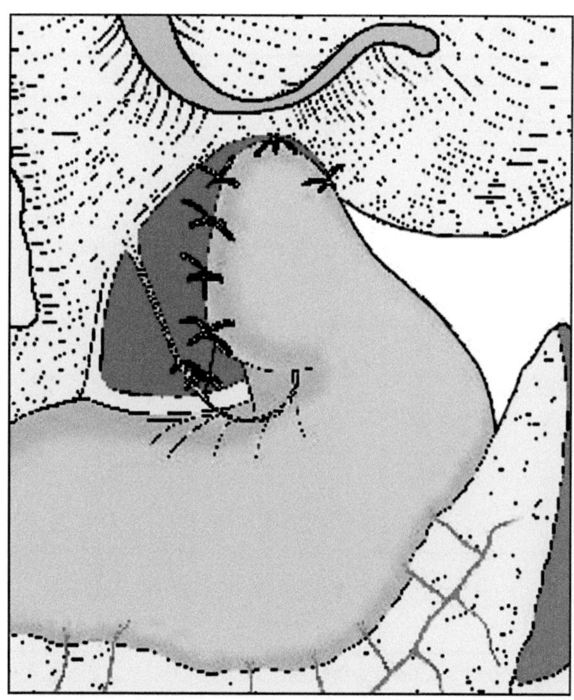

fundo gástrico, criando um mecanismo valvular de 360 graus (Fig. 19-2).

A fundoplicatura de Thal é anterior e parcial, suturando o fundo gástrico sobre as paredes laterais e anterior do esôfago distal, criando um mecanismo valvular de 180 graus (Fig. 19-3).

Nos pacientes em que a disfagia é pós-esofagoplastia (principalmente naqueles submetidos anteriormente ao tratamento cirúrgico da atresia de esôfago) deve ser investigada como causa, além do RGE, a presença de complicações pós-operatórias, como a estenose da anastomose ou fístula traqueoesofágica recidivada. O tratamento cirúrgico da complicação associada ao tratamento cirúrgico do RGE cura a disfagia, exceto se houver distúrbio da motilidade esofágica associado.

Nos casos de disfagia severa com aspirações pulmonares freqüentes comprovadas e distúrbios na fase faríngea da deglutição, deve ser considerada a descontinuidade da alimentação por via oral. Não existe consenso, mas em caso de uma aspiração superior a 10% do bolo alimentar, é indicado o uso de vias alternativas de alimentação.[21] Pode ser por sonda nasogástrica ou nasoentérica, se for temporário. Entretanto, a presença da sonda causa salivação excessiva e incompetência glótica e da cárdia, facilitando o RGE. Nas crianças em que o distúrbio da deglutição tem origem neurogênica ou que possuem severa desnutrição protéico-calórica, cardiopatia congênita ou neoplasia, deve ser utilizada a gastrostomia.

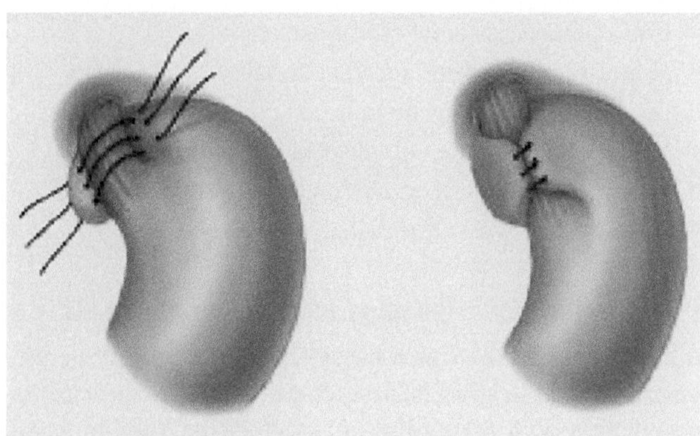

INCIDÊNCIA DE INTERCORRÊNCIAS CIRÚRGICAS

Há muitas séries com grande experiência no tratamento cirúrgico laparoscópico da DRGE.[5,22,26] Porém, as terapêuticas utilizadas antes de se indicar a cirurgia são diferentes, as indicações cirúrgicas são variadas e muitos pacientes tratados cirurgicamente têm retardo mental. As técnicas cirúrgicas utilizadas não são exatamente iguais e, portanto, a incidência de intercorrências cirúrgicas é variável, como veremos a seguir:[13]

- *Reoperações* em 3 a 18,9%, sendo mais freqüentes nos pacientes neuropatas.
- *Deiscência da fundoplicatura* em 0,9 a 13,0%, sendo mais freqüente em pacientes com dismotilidade esofágica.
- *Obstrução intestinal:* 1,3 a 11,0%.
- *Síndrome da bolha de gás*: 1,9 a 8,0%.
- *Infecção*: 1,2 a 9,0%.
- *Atelectasia ou pneumonia:* 4,3 a 13,0%.
- *Perfuração esofágica ou gástrica* em 2,0 a 4,3% dos pacientes. É uma complicação com alto risco de morte, cujo diagnóstico e tratamento devem ser os mais precoces possíveis.
- *Estenose esofágica* em 1,4 a 9,0% dos pacientes. Pode ser a causa da disfagia persistente após o tratamento cirúrgico.

Geralmente é temporária, secundária a esofagite que tinha sido causada pela DRGE, regredindo em poucos meses, mas pode ser uma complicação do tratamento cirúrgico. O diagnóstico diferencial deve ser feito também com as causas congênitas (anéis de Schatzki na junção gastroesofágica, ou compressão extrínseca do esôfago pela artéria subclávia direita, iniciando na aorta descendente e passando atrás do esôfago). A estenose secundária à esofagite ou aos anéis de Schatzki ou ao tratamento cirúrgico deve ser inicialmente manejada com dilatações esofágicas. Se a estenose persistir, está indicada reavaliação cirúrgica da fundoplicatura. Se a estenose for extrínseca, pela artéria subclávia anômala, a correção cirúrgica é mandatória.[12]

- *Obstrução esofágica* – 1,4 a 9,0%.
- *Síndrome de* dumping, *hérnia incisional e gastroparesia* são mais raras.
- *Disfagia – segundo Lundell,*[16] existe esta possibilidade, pois a zona de alta pressão superposta ao esfíncter esofágico inferior na fundoplicatura de Nissen pode causar disfagia ou sintomas da bolha de gás.

CONCLUSÕES

Os objetivos do manejo da criança com disfagia e DRGE devem ser realistas, pois em raros casos, principalmente nos pacientes neuropatas, a via oral não será restabelecida integralmente. Entretanto, o tratamento obterá no mínimo uma melhora da disfagia, da odinofagia e dos vômitos, das aspirações pulmonares e da desnutrição protéico-calórica, melhorando a qualidade de vida do paciente e de sua família.

REFERÊNCIAS BIBLIOGRÁFICAS

1. Beattie RM. Diagnosis and management of gastro-oesophageal reflux. *Current Pediatrics* 2001;11(4):269-275.
2. Boix-Ochoa J *et al.* 24-Hour esophageal pH monitoring in gastroesophageal reflux. *J Pediatr Surg* 1980;15:74.
3. Capella MR. Refluxo gastresofágico. In: Maksoud JG *et al. Cirurgia pediátrica.* Rio de Janeiro: Revinter, 2003. p. 556-571.
4. Catto-Smith Ag, Machida H, Butzner JD *et al.* The role of gastroesophageal reflux in pediatric dysphagia. *J Pediatr Gastroenterol Nutr* 1991;12:159-165.
5. Champault G. Reflux gastro-oesophagien. Traitement par laparoscopie: 940 cas, expérience française. *Annales de Chirurgie* 1994;48:159-64.
6. Dallemagne B, Weerts JM, Jehaes C *et al.* Laparoscopia Nissen fundoplication: Preliminary report. *Surg Laparosc Endosc* 1991;1:138-143.
7. Delgado SE, Almeida ST, Pinto RB, Cruz L. Avaliação e tratamento de crianças hospitalizadas com disfagia. *Temas sobre Desenvolvimento* 2001;9(54):35-39.
8. Di Lorenzo C, Orestein S. Fundoplication: a friend or foe? *J Pediatr Gastroenterol Nutr* 2002;34:117-124.
9. Ferreira CT, Goldani HAS, Vieira SMG, Silveira TR. Refluxo *Gastroesofágico na criança.* São Paulo: Lemos Editorial, 2002.
10. Heloury Y, Indication de la Coeliochirurgie chez L´enfant. *La Presse Médicale* 1995;24(30).
11. Hunter JG, Pellegrini CA. Surgical treatment of gastroesophageal reflux disease. *Surg Clin North Am Oesophageal Surgery* 1997;5:1051-1070.
12. Kahrilas PJ. The anatomy and physiology of dysphagia. In: Gelfant D, Richter J (Eds.) *Dysphagia – Diagnosis and treatment.* New York: Igaku-Shoin, 1989. p. 11-28.
13. Kawahara H, Imura K, Nakajima K *et al.* Motor function of the lower esophageal sphincter in children who undergo laparoscopic nissen fundoplication. *J Pediatr Surg* 2000 nov.;35(11):1666-1671.
14. Koda YKL, Barbieri D. *Refluxo gastroesofágico.* Doenças Gastrentestinal em Pediatria. São Paulo: Atheneu, 1996.
15. Koda YKL, Barbieri D. *Distúrbios da Deglutição. Doenças Gastrointestinais em Pediatria.* São Paulo: Atheneu, 1996.
16. Lundell L, Myers JC, Jamieson GG. The effect of antireflux operations on lower oesophageal sphincter tone and postprandial symptoms. *Scand J Gastroenterol* 1993;28:725-731.
17. Neto YF, Penna FJ. Refluxo gastroesofágico. In: *Gastrenterologia pediátrica.* 2. ed. Rio de Janeiro: MEDSI, 1991. p. 71-75.
18. Newman LA, Kecley C, Peterse MC, Hamner A. Swallowing function and medical diagnoses in infants suspected of dysphagia. *Pediatrics* 2001 Dec.;108(6):E106.
19. Orenstein SR. *An overview of reflux-associated disorders in infants: apnea, laryngospasm, and aspiration. The American Journal of Medicine* 2001;11:60-63.
20. Paustian G, Holinger LD. Feeding, swallowing, dysphagia and aspiration. In: Holinger LD, Lusk RP, Green CG, ed. *Pediatric laryngology and bronchoesophagology.* Philadelphia: Lippincott-Raven Publishers, 1997. p. 305-316.
21. Pinto RB, Almeida ST, Delgado SE, Cruz L. Avaliação multidisciplinar da criança com disfagia. *Rev Brasil Nutri Clin* 2001;16:139-143.
22. Rothenberg SS. Experience with 220 consecutive laparoscopic Nissen fundoplication in infants and children. *J Pediatr Surg* 1998;33(2):274-278.
23. Roy DC, Silverman A, Alagille D. *Sucking and swallowing disorders and diseases of the esophagi – pediatric clinical gastroenterology.* 4. ed. Mosby, 1995. p. 163-169.
24. Rudolph CD, Mazur LJ, Liptak GS *et al.* Pediatric GE Reflux Clinical Practice Guidelines from the North American Society for Pediatric Gastroenterology and Nutrition. *J Pediatr Gastroenterol and Nutrition* 2001;32(2):1-31.
25. Sutphen JL. Is it colic or is it GER? *J Pediatr Gastroenterol Nutr* 2001;33:110-111.
26. Tovar JA, Oliveira P, Dias M *et al.* Functional results of laparoscopic fundoplication in children. *J Pediatric Gastroenterology and Nutrition* 1998;26:429-31.
27. Ulalp SO, Toohill RJ. Laryngopharyngeal reflux. State of the art diagnosis and treatment. *Otolaryngol Clin North Am* 2000;33:785-801.
28. Yellow RF. The spectum of reflux-associated otolarygologic problems in infants and children. *Am J Med* 1997;103:125S-129S.

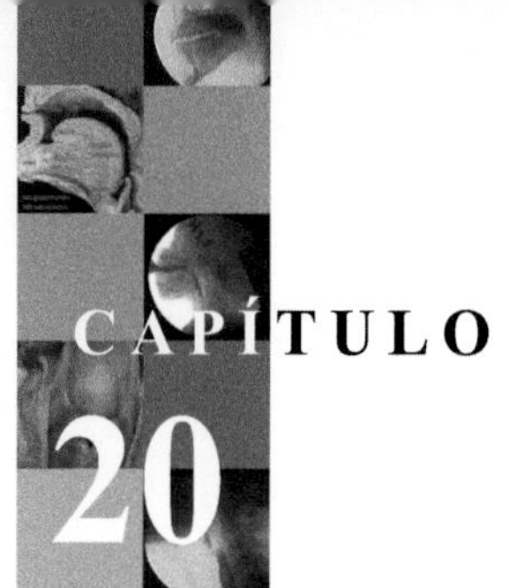

CAPÍTULO 20

REFLUXO GASTROESOFÁGICO NO ADULTO

Raul Melere ◆ Geraldo Pereira Jotz ◆ Eduardo Emerim ◆ Vanessa Petry

CONCEITO

A doença do refluxo gastroesofágico (DRGE) no adulto é freqüentemente encontrada na prática clínica. Nos últimos anos, houve crescente aumento do número de diagnósticos e internações por suas complicações. Os métodos propedêuticos, a terapêutica, bem como o reconhecimento de sintomas e alterações extra-esofágicas nem sempre foram uniformes, desta forma surgiu a necessidade de se realizarem reuniões de consenso para melhor abordagem desta doença.

No Brasil, no ano de 2000, houve o Consenso Brasileiro da Doença do Refluxo Gastroesofágico, que definiu esta entidade como sendo uma afecção crônica decorrente do fluxo retrógrado de parte do conteúdo gastroduodenal para o esôfago ou órgãos adjacentes a ele, acarretando um espectro variável de sintomas e sinais esofagianos, bem como extraesofagianos, associados ou não a lesões teciduais.

EPIDEMIOLOGIA

Dados de 1988 do Instituto Gallup relatam a ocorrência de pirose pelo menos uma vez por mês em 44% da população americana. Cerca de 4% a 9% dos adultos têm este sintoma diariamente e 10% a 15% o sentem pelo menos uma vez por semana, sendo a causa de cerca 2,5 milhões de visitas ao ano nos consultórios médicos nos Estados Unidos.

Um estudo na Suécia demonstrou que pessoas que apresentam episódios de pirose durante muitos anos têm risco de desenvolver adenocarcinoma de esôfago cerca de 43,5 vezes maior com relação à população-controle.

Apesar desta relevante estatística, há evidência de que 90% das pessoas com sintomas de refluxo são tratadas por médicos generalistas e que somente 10% são tratadas adequadamente.

Durante o Consenso Brasileiro, revelou-se uma escassez de trabalhos estatísticos nacionais, principalmente de epidemiologia e terapêutica. Desta forma optou-se por considerar os possíveis agentes determinantes da DRGE em outros países ocidentais válidos para o nosso meio.

ETIOLOGIA

Aparentemente, a DRGE tem início com a perda da integridade funcional do esfíncter esofágico inferior (EEI), podendo haver aumento do número de relaxamentos transitórios que permitem o refluxo ácido, ou por redução de sua pressão basal em repouso ou aos esforços. O contato demorado do conteúdo refluído com a mucosa esofagiana é responsável pela lesão da mucosa conhecida como esofagite de refluxo.

Em muitos casos ocorre ainda o comprometimento da peristalse esofagiana em fazer o clareamento do conteúdo ácido refluído. Quando o hiato diafragmático está alargado e/ou frouxo, a região do EEI pode migrar para dentro do tórax, dando formação a uma hérnia que favorece o refluxo. Outros fatores podem promovê-lo, entre esses algumas drogas como a atropina, os bloqueadores de canais de cálcio, a nicotina e os estrógenos bem como o retardo do esvaziamento gástrico.

SINTOMAS DA DOENÇA DO REFLUXO GASTROESOFÁGICO

As manifestações clínicas da DRGE podem variar muito, sendo as mais comuns a pirose e a regurgitação de material ácido. Estes são chamados de sintomas típicos. A pirose é definida como uma sensação de queimação retroesternal que se irradia do epigástrio até o pescoço ou a garganta. A população leiga, muitas vezes, define queimor epigástrico como "azia", sendo importante que o investigador solicite ao paciente que descreva o sintoma. A pirose costuma ocorrer mais freqüentemente após as refeições, geralmente entre 30 e 60 minutos. Pode também estar relacionada com refeições volumosas, ricas em gordura, cítricos e condimentos. Alguns pacientes relatam piora ao deitar e/ou nas situações em que a pressão abdominal aumenta, como ocorre nos exercícios.

Na anamnese de paciente com suspeita clínica de DRGE, deve ser avaliado o hábito de fumar e a ingestão de bebidas alcoólicas, o tipo de alimentação, a utilização de roupas apertadas, o estilo de vida, respeitando-se as peculiaridades de cada região, por exemplo, o hábito do uso de chás quentes. A duração dos sintomas e a sua freqüência devem ser pesquisadas, uma vez que estes podem estar relacionados com a presença e a gravidade de lesões inflamatórias propiciadas pelo refluxo, a esofagite.

Os sintomas extra-esofágicos têm recebido cada vez mais atenção por fazer parte do diagnóstico diferencial de várias outras doenças. Em pacientes com estas queixas, consideradas atípicas, as atenções deverão estar voltadas principalmente para os sinais e sintomas associados às vias aerodigestivas superiores, que ocorrem como conseqüência direta do efeito do ácido gástrico no tecido ou, indiretamente, por estimulação neural, principalmente a vagal. Destaca-se a dor torácica retroesternal, sendo este um importante diagnóstico diferencial de dor torácica não-cardíaca; a asma refratária; a tosse crônica; pneumonias de repetição; a rouquidão; o pigarro; a dor de garganta; a sensação de corpo estranho *(globus faringeus)*; os sintomas de sinusite crônica; o desgaste do esmalte dentário e a halitose e aftas. Jotz (1995) já afirmara que o pigarro, a tosse seca e o *globus faringeus* eram os principais sintomas otorrinolaringológicos da DRGE.

Em geral, pacientes com estes sintomas são encaminhados ao médico gastroenterologista por outros especialistas, destacando-se a clínica otorrinolaringológica, que por várias vezes tem se deparado com pacientes com queixas de faringites de repetição, com passagem em diversos serviços de otorrinolaringologia, sem receberem um diagnóstico da etiologia. Analisando-se retrospectivamente, pode-se observar que mais de 60% destes casos apresentavam quadro sugestivo de DRGE, com sintomas e sinais específicos, ressaltando-se entre eles a disfagia acompanhada ou não da disfonia e da dispnéia. Muitos destes sintomas passam despercebidos na prática clínica diária, principalmente quando não são lembrados como decorrentes do refluxo gastroesofágico.

Em crianças, deve também ser investigado na presença de estridor laríngeo, principalmente antes de completar 1 ano de vida. A regurgitação, acompanhada ou não de pirose, pode fazer com que o conteúdo gástrico reflua para dentro da boca e, também, para dentro da árvore brônquica, cujas manifestações clínicas podem apresentar-se como sibilos noturnos, rouquidão, tosse crônica, pigarro e uma sensação de pressão profunda na base do pescoço ou dor cervical.

A disfagia pode ser observada para alimentos sólidos, sendo superada em geral ao deglutir repetidamente o bolo alimentar associado a algum líquido. Devemos, nesta situação, estar bastante atentos para manifestações de alarme tais como a anorexia e o emagrecimento, pois podem traduzir uma complicação mais grave da doença do refluxo, como estenose ou adenocarcinoma.

A sensação de "bolo" na garganta, que se manifesta independente das refeições, sendo denominada de *globus faringeus*, também pode estar relacionada com DRGE, ainda que aspectos emocionais também possam estar envolvidos neste sintoma.

Algumas outras afecções são atribuídas e aceitas por muitos autores ao refluxo gastroesofágico, como a artrite da articulação cricoaritenóidea, a estenose subglótica, o laringoespasmo, a esofagite cervical, a síndrome de Plummer-Vinson, o divertículo de Zenker, a cárie dentária, a ulceração bucal, o granuloma laríngeo e o carcinoma da laringe.

MÉTODOS DIAGNÓSTICOS

Anamnese e exame físico

A anamnese é fundamental, devendo ser explorado o tempo, a freqüência e a intensidade dos sintomas, bem como os hábitos alimentares e de vida, e o uso de drogas capazes de facilitar o RGE. No entanto, o exame físico, excetuando-se o exame otorrinolaringológico, não corrobora o diagnóstico de doença do refluxo gastroesofágico. Entretanto, pode fornecer dados sobre a eventual existência de outras condições patológicas. O diagnóstico é facilitado quando manifestações típicas se associam a fatores desencadeantes.

Teste terapêutico

A melhora dos sintomas em resposta aos medicamentos que inibem a secreção de ácido pode ser útil para o diagnóstico de DRGE, e o teste pode ser realizado principalmente em pacientes jovens.

Deve ser utilizado um inibidor da bomba de prótons (IBP) em dose dupla por 1 semana, aumentando este período para 2 a 4 semanas no caso de sintomas atípicos, principalmente os respiratórios.

Radiografia contrastada

Pode ser utilizada para o diagnóstico de hérnias e estenoses, especialmente nos pacientes que se queixam de disfagia. Seu uso é limitado porque não permite a adequada observação das alterações inflamatórias na mucosa, a esofagite, nem a coleta de material para estudo citoistológico. Não tem sido muito utilizada na prática clínica.

Endoscopia digestiva alta

É, sem dúvida, o exame mais solicitado para avaliação de pacientes com queixas de DRGE.

Ela permite avaliar diretamente as alterações na mucosa (hiperemia, erosões e úlceras) bem como as complicações (estenoses, hemorragias e esôfago de Barrett). Ainda, se a esofagite estiver presente, o diagnóstico de DRGE pode ser firmado.

No entanto, deve-se salientar que, em média, em até 50% dos pacientes com sintomas de DRGE o aspecto endoscópico pode ser normal.

Manometria

Não é útil para o diagnóstico de DRGE e esofagite, podendo, todavia, servir para os casos de indicação cirúrgica para avaliar a motilidade esofágica. Será mais bem discutida em outro capítulo.

PHmetria de 24 horas

É considerado o melhor procedimento para diagnóstico do refluxo gastroesofágico. Permite quantificar a intensidade da exposição ácida da mucosa esofágica e estabelecer a correlação entre os sintomas e os episódios de refluxo. Será mais bem discutida em outro capítulo.

Exame cintilográfico

Está reservado para casos em que a suspeita de aspiração pulmonar de conteúdo gástrico, para pacientes que não toleram a pHmetria e quando há necessidade de determinar o tempo de esvaziamento gástrico.

▶ TRATAMENTO

O tratamento da DRGE tem o objetivo de aliviar os sintomas, cicatrizar as lesões e prevenir recidivas e complicações. Este pode ser clínico e/ou cirúrgico.

O tratamento clínico abrange terapia medicamentosa e medidas comportamentais. As medidas comportamentais devem ser adequadas individualmente a cada paciente. Abaixo, estão listadas as medidas sugeridas durante o consenso Brasileiro da DRGE:

- Elevação da cabeceira da cama (15 cm).
- Moderar a ingestão dos seguintes alimentos, na dependência da correlação com os sintomas: gordurosos, cítricos, bebidas alcoólicas, bebidas gasosas, bebidas cafeinadas, menta, hortelã, produtos à base de tomate, chocolate.
- Cuidados especiais com medicamentos potencialmente de risco, como anticolinérgicos, teofilina, bloqueadores de canais de cálcio, alendronato.
- Evitar deitar-se nas 2 horas posteriores às refeições.
- Evitar refeições copiosas.
- Abstenção do fumo.
- Redução do peso corporal em obesos.

O tratamento medicamentoso pode empregar 4 grupos de fármacos: antiácidos, bloqueadores dos receptores H_2, inibidores da bomba de prótons e pró-cinéticos.

Os antiácidos são muito utilizados como automedicação, por promover temporariamente o aumento do pH gástrico, mas não são eficientes para cicatrizar as lesões.

Os bloqueadores H_2 da histamina (cimetidina, ranitidina, famotidina e nizatidina) promovem a cicatrização da esofagite em 50% dos casos após 4 a 8 semanas de uso. Apresentam efeito de tolerância podendo, com o decorrer do uso, ter sua eficácia diminuída.

Os inibidores da bomba de prótons são medicamentos que promoveram importante avanço no tratamento das doenças ácido-pépticas. Na DRGE eles aliviam rapidamente os sintomas e promovem a cicatrização da esofagite em mais de 90% dos pacientes em 8 semanas.

Os pró-cinéticos (domperidona, metoclopramida, bromoprida) são fármacos que aceleram o esvaziamento gástrico e promovem aumento do tônus do EIE, podem aliviar os sintomas de dismotilidade e pirose, no entanto, não apresentam eficácia em cicatrização. Deve-se ressaltar que a metoclopramida é a única droga pró-cinética que pode ser usada na gravidez, situação em que o refluxo aumenta por uma condição fisiológica.

Tratamento cirúrgico

A indicação cirúrgica para a DRGE é feita nas seguintes situações:

- Pacientes dos quais é exigido tratamento de manutenção com IBP, principalmente aqueles com menos de 40 anos de idade.
- Pacientes sem resposta satisfatória ao tratamento clínico, incluindo aqueles com manifestações atípicas, com refluxo devidamente comprovado.
- Casos em que não é possível a continuidade de tratamento de manutenção com IBP, como por exemplo, motivos econômicos.

A intervenção cirúrgica consiste na hiatoplastia e fundoplicatura, que podem ser realizadas pela via aberta ou laparoscópica, cujos resultados dependem basicamente da experiência do cirurgião.

▶ BIBLIOGRAFIA CONSULTADA

A Gallup Organization National Survey. *Hertburn Across America*. Princeton: The Gallup Organization, 1988.

Allescher HD. Diagnosis of gastroesophageal reflux. *Schweiz Rundsch Med Prax* 2002 May 1;91(18):779-90.

Armstrong D. Motion-All patients with GERD should be offered once in a lifetime endoscopy: arguments for the motion. *Can J Gastroenterol* 2002;16(8):549-51.

Baldi F, Morselli-Labate AM, Cappiello R *et al*. Daily low-dose versus alternate day full-dose lansoprazole in the maintenance treatment of reflux esophagitis. *Am J Gastroenterol* 2002;97(6):1357-64.

Bell NVJ, Burget D, Howden CW *et al*. Appropriated acid supression for the management of gastroesophageal reflux disease. *Digestion* 1992;51:59-67.

Carr MM, Nagy ML, Pizzuto MP *et al*. Correlation of findinfs at direct laryngoscopy and bronchoscopy with gastroesophageal reflux disease in children: a prospective study. *Arch Otorryno Head Neck Surg* 2001;127(4):369-74.

Champault G, Volter F, Rizk N *et al*. Gastroesophageal reflux: contentoral surgical treatment versus laparoscopic. A prospective study of 61 cases. *Surg Laparosc Endosc* 1996;6:434-40.

Cohen JT, Bach KK, Postma GN *et al*. Clinical manifestions of laryngopharyngeal reflux. *Ear Nose Throat J* 2002;81(9):19-23.

Cohen S, Pakman HP. Heartburn – A serius syntom. *N Engl J Med* 1990;340:878-79.

Comissão organizadora do CBDRGE. In: I Consenso Brasileiro da doença do refluxo gastroesofágico. IV Semana do Aparelho Digestivo. Foz do Iguaçu, 2000.

D'Urzo A, Jugovic P. Chronic cough. Three most causes. *Can Fam Physician* 2002;48:1311-16.

Dantas RO, Aben-Athar CG. Aspects os sleep effects on the digestive tract. *Arq. Gastroenterol* 2002;39(1):55-59.

Denoyelle F, Garabroan EM, Roger G *et al.* Laryngeal dyskinesia as a cause of stridor in infants. *Arch Otorrynolaryngo Head Neck Surg* 1996;122(6):612-16.

Dent J, Brumm J, Fendrick AM *et al.* An evidence based appraisal of reflux disease management – the genval workshop report. *Gut* 1999;44:S1-S16.

Dent J. The role of the specialist in the diagnosis and short and long term care of patients with gastroesophageal reflux disease. *Am J Gastroenterol* 2001;96(8):S22-S26.

Donato L, Livolsi A, Gaugler C *et al.* Role os gastroesophageal reflux in asthma in infants and young children. *Arch Pediatr* 2002;9(3):396S-401S.

Dunmore F. Care modes for the older adult with gastroesophageal reflux disease. *Geriatr Nurs* 2002;23(4):212-16.

Fendrick AM. Management of patients with symptomatic gastroesophagel reflux disease: A primary care perspective. *Am J Gastroenterol* 2001;96(8):S29-S33.

Galli J, Cammarota G, Calo L *et al.* The role of Acid and alkaline reflux in laryngeal squamous cell carcinoma. *Laryngoscope* 2002;112(10):1861-65.

Galmiche JP, Zerbib F. Laparoscopic fundoplication is the treatment of choice for gastro-esophageal reflux disease. *Gut* 2002;51(4):472-74.

Gardner JD, Rodriguez-Stanley S, Robinson M *et al.* Cisapride inhibits meal-stimulated gastric acid secretion and post-prandial gastric acidity in subjects with gastro-oesophageal reflux disease. *Aliment Pharmacol Ther* 2002;16(10):1819-29.

Giacchi RJ, Sullivan D, Rothsten SG. Compliance with anti reflux therapy in patients with otolaryngologic manifestations of gastroesophageal reflux disease. *Laryngoscope* 2000;110(1):19-22.

Glenn E. The epidemiology of fastroesophageal reflux disease: what we know. *Am J Gastroenterol* 2001;96(8):S16-S18.

Issing WJ, Tauber S. Respiratory manifestations of reflux disease. Gastric acidity – poison for larynx teeth and respiratory tract. *MMW Fortschr Med* 2002 June 6;144(23):26-30.

Jotz GP. *Doença do refluxo gastroesofágico: aspectos laringológicos.* Tese de Mestrado. São Paulo: UNIFESP-EPM, 1995. 59 p.

Katz PO. Gastroesophageal reflux disease – State of the art. *Rev Gastroenterol Dis* 2001;1(3):128-38.

Kiljander TO, Saloma ER, Hietanen EK *et al.* Gastroeophageal reflux and bronchial responsiveness: correlation and the effect of fundoplication. *Respiration* 2002;69(5):434-39.

Koufman JA, Befalky PC, Bach KK *et al.* Prevalence of Esophagitis in patiets with pH-documented laryngopharyngeal reflux. *Laryngoscope* 2002;112(9):1606-9.

Lagergren J, Bergstrom R, Linolgren A *et al.* Syntomatic gastroesophageal reflux as a risk factor for esophageal adenocarcionoma. *N Engl J Med* 1999;340:825-31.

Lenor EMO. *Terapêutica da doença do refluxo gastroesofágico.* Terapêutica em gastroenterologia – Temas de atualização do Curso Pré-Congresso XXXVII. Congresso Brasileiro de Gastroenterologia. Rio de Janeiro, 2002. p. 11-22.

Lindstrom DR, Wallace J, Loehrl TA *et al.* Nissen fundoplication surgery for extraesophageal manifestations of gastroesophageal reflux (EER). *Laryngoscope* 2002;112(10):1762-65.

Luketich JD, Fernando HC, Christie NA *et al.* Outcomes after minimally invasive reoperation for gastroesophageal reflux disease. *Ann Thorac Surg* 2002;74(2):328-31.

Magalhães AFN, Montes CG. *Doença do refluxo gastroesofágico.* Endoscopia digestiva SEBED. 3. ed. Rio de Janeiro: Medsi, 2000.

Mantilla L. Clinical usefulness of pH-measurement and esophageal manometry. *Rev Gastroenterol Peru* 1998;18(1):15-28.

Mantynen T, Farkkila M, Kunnamo I *et al.* The impact of upper GI endoscopy referral volume on the diagnosis of gastroesophageal reflux disease and its complications: a 1-year cross-sectional study in a referral area with 260,000 inhabitants. *Am J Gastroenterol* 2002;97(10):2524-29.

Mastrorilli M, Benassai G, Quarto G *et al.* Techniques and outcomes of laparoscopic surgery in the gastroesophageal reflux disease. *Minerva Chir* 2002;57(5):635-40.

Mincis M. *Gastroenterologia & hepatologia – diagnóstico e tratamento.* 2. ed. São Paulo: Lemos, 1998. cap. 19.

Pandak WM, Arezo S, Everett S *et al.* Short course of omeprazole: A better first diagnostic approach to noncardiac chest pain than endoscopy, manometry, or 24-hour esophageal ph monitoring. *J Clin Gastroenterol* 2002;35(4):307-14.

Postma GN, Belafsky PC, Aviv JE *et al.* Laryngopharyngeal reflux testing. *Ear Nose Throat J* 2002;81(9 Suppl 2)14-8.

Postma GN, Johnson LF, Koufman JA. Treatment of laryngopharyngeal reflux. *Ear Nose Throat J* 2002;81(2):24-6.

Ray SW, Secrest J, Ch'ien AP *et al.* Managing gastroesophageal reflux disease. *Nurse Pract* 2002;27(5):36-53.

Stephan AD. Diagnosis and dental treatment of a young adult patient with gastroesophageal reflux: a case report with 2-year follow-up. *Quintes Int* 2002;33(8):619-26.

Vanderhoff BT, Tahboub RM. Proton pump inhibitors: an update. *Am Fam Physician* 2002 15;66(2):273-80.

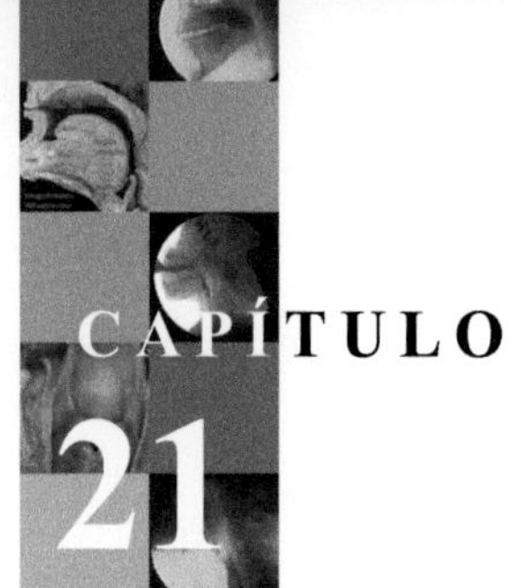

HÉRNIA DE HIATO E CIRURGIA DE VÁLVULA ANTI-REFLUXO

Luciano Bastos Moreira ◆ Leandro César Dias Gomes ◆ Fernando Rogério Beylouni Farias
Leandro Totti Cavazzola ◆ Ricardo Boose Rodrigues

▶ CONSIDERAÇÕES GERAIS

A doença do refluxo gastroesofágico (DRGE) é uma das mais comuns patologias encontradas em nosso meio e a mais freqüente do esôfago, correspondendo a uma grande procura de consultas ambulatoriais e causa de hospitalizações.

Embora a hérnia de hiato e o refluxo gastroesofágico possam ocorrer independentemente, acredita-se hoje que em cerca de 50% a 94% dos pacientes com DRGE a hérnia hiatal seja o fator fisiopatológico mais relevante. Conforme relatos na literatura, as hérnias hiatais estão presentes em aproximadamente 10% da população adulta americana, enquanto o refluxo gastroesofágico patológico pode ser encontrado em torno de 5% da mesma amostra.

O RGE é normal em algumas situações diárias, como após refeições ou eructações, contudo, a permanência de azia e regurgitação merece atenção médica. Em um grande estudo realizado com a população americana, sintomas diários foram relatados por 11% dos entrevistados, sintomas semanais por 12% e mensais por aproximadamente 15%. A freqüência foi maior em mulheres entre a 5ª e a 6ª décadas de vida.

Embora a maioria das pessoas não necessite de tratamento, a doença do refluxo com ou sem hérnia de hiato merece certamente a atenção devida.

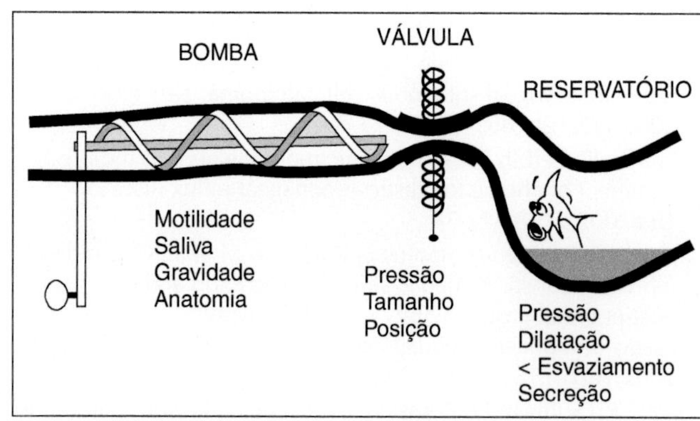

Fig. 21-1. Aspectos fisiológicos e anatômicos representativos da barreira anti-refluxo. (Figura reproduzida de Stein HJ, DeMeester TR *et al. Curr Probl Surg* 1992;29:415.)

▶ FISIOPATOLOGIA

O mecanismo anti-refluxo é constituído basicamente pelo esfíncter esofágico inferior (EEI) e elementos anatômicos (pilares do diafragma e ligamento frenoesofágico) (Fig. 21-1).

Dentre os mecanismos anti-refluxo, o EEI figura como o mais importante. Em pessoas normais, como já foi dito, episódios de refluxo são esperados após relaxamentos transitórios do EEI, entretanto podem existir 3 anormalidades conhecidas em sua função que permitem o refluxo a ponto de causar esofagite. A primeira é o relaxamento transitório do esfíncter na presença de pressão de repouso normal, comumente não relacionados com a deglutição. A segunda é o refluxo espontâneo na presença de baixa pressão de repouso. E a terceira é o aumento transitório na pressão intra-abdominal que ultrapassa a baixa pressão de repouso do esfíncter. Três quartos dos episódios de refluxo em pacientes com esofagite requerem relaxamento transitório do esfíncter. Outros fatores que também favorecem o refluxo são a presença de conteúdo de maior volume no estômago e o tempo de esvaziamento gástrico prolongado.

A maioria dos pacientes com esofagite experimenta refluxo durante a noite, um achado não encontrado em pessoas normais. Isso está relacionado com o aumento da freqüência do relaxamento transitório do esfíncter. Esse dado tem sua devida importância, uma vez que é durante a noite que o conteúdo gástrico está mais concentrado, ao contrário do dia, quando o refluxato contém alimento.

Cerca de 80% dos pacientes com refluxo clinicamente significante têm hérnia de hiato. Nesses pacientes a junção cardioesofágica está deslocada para cima do diafragma, o que expõe o EEI à pressão intratorácica. A perda da pressão extrínseca intra-abdominal está relacionada com a associação do refluxo à hérnia hiatal. Em resumo, a competência do esfíncter depende da sua pressão, de seu comprimento e da quantidade exposta à pressão intra-abdominal.

DIAGNÓSTICO

Clínica

Basicamente os sinais e sintomas da DRGE podem ser divididos em sintomas típicos, relacionados diretamente com o esôfago, e sintoma atípicos, considerados supra-esofagianos e pulmonares.

Os sintomas típicos correspondem à dor em ardência ou queimação subesternal, ou epigástrica agravada pela postura, ou durante a noite, disfagia, odinofagia e regurgitação ácida, acompanhados ou não de náuseas e vômitos. Esses sintomas podem simular dor de origem cardíaca. Contudo, a ausência de sintomas típicos não exclui a presença de refluxo patológico, podendo coexistir com a doença apenas sintomas atípicos.[7]

Os sintomas atípicos incluem halitose, rouquidão, laringite, tosse, sinusite, bronquite ou bronquiolite, asma, pneumonia recorrente e dor de ouvido. Dados epidemiológicos mostram que pouco menos de 50% dos pacientes com DRGE têm sintomas supra-esofagianos e propõem 2 hipóteses para isso: a 1ª seria o efeito direto de microaspirações de sucos gástrico e duodenogástrico, especialmente durante o sono. A 2ª, que o refluxo pode desencadear reflexos vagais esofagopulmonares-laringeanos, de forma a desencadear resistência de via aérea.[16] Contudo, a hipótese de DRGE deve ser muito bem investigada antes de conferir a ela a causa desses sintomas.

Radiologia

Este exame, embora disponível e de baixo custo, está cada vez sendo menos usado devido a sua diminuta sensibilidade para DRGE isolada, particularmente na esofagite leve. É mais importante para documentar lesões grosseiras como estenoses e identificação de distúrbios motores, como ondas terciárias e espasmos. Disfagia e odinofagia são suas indicações usuais.

Nos casos de concomitância da DRGE com a hérnia de hiato, o exame radiológico tem papel importante na definição da anormalidade anatômica. Pode-se documentar a porção de estômago dentro do tórax e caracterizá-la como de deslizamento ou paraesofágica, e determinar seu tipo (Fig. 21-2).

A hérnia por deslizamento ou tipo I é definida como aquela em que a membrana frenoesofágica está apenas frouxa, possibilitando a subida da transição esofagogástrica para dentro do tórax. A hérnia paraesofágica ou tipo II ocorre quando há um defeito na membrana frenoesofágica que possibilita uma protrusão do restante do estômago para dentro do tórax, mantendo a junção GE em seu lugar. A tipo III constitui uma combinação dos tipos I e II, e a tipo IV se caracteriza por um grande defeito hiatal por deslizamento e/ou paraesofágico, acompanhados por um outro órgão abdominal (baço, cólon, pâncreas, intestino delgado) (Fig. 21-3).

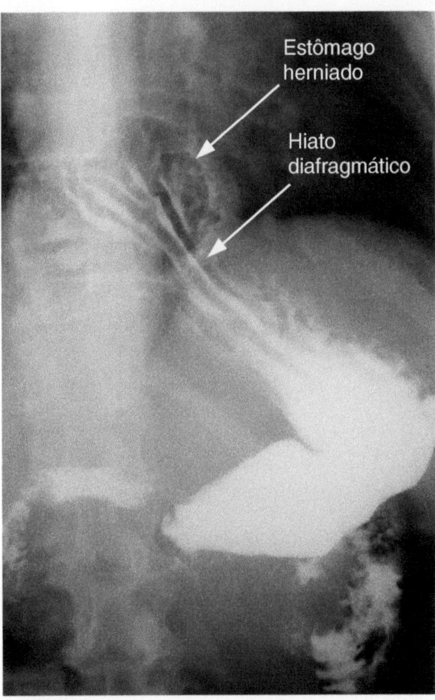

Fig. 21-2. Hérnia hiatal de deslizamento. O estômago herniado é apontado acima do diafragma.

Endoscopia digestiva alta e biopsia

Desde o início das descrições endoscópicas do esôfago, evidenciou-se a necessidade de uma classificação para as lesões encontradas a fim de um relato uniforme, evitando variações importantes entre os diferentes endoscopistas. Há várias classificações endoscópicas para a esofagite (Savary-Miller, MUSE, Los Angelis, Alisson, Tytgat, entre outras), entretanto, não há um consenso quanto à melhor proposta. As classificações Savary-Miller (Quadro 21-1) e de Los Angeles (Quadro 21-2) são simples e largamente utilizadas.

Quadro 21-1. Classificação endoscópica de esofagite: Savary-Miller

- Grau I: erosão em uma prega, enantema ou exsudação
- Grau II: erosões em múltiplas pregas, isoladas ou não-confluentes, não-circulares
- Grau III: erosões confluentes e circulares
- Grau IV: úlcera, estenose, esôfago curto
- Grau V: Barrett

Quadro 21-2. Classificação endoscópica de esofagite: Los Angeles

- Grau A: uma (ou mais) prega de mucosa, não mais que 5 mm
- Grau B: uma (ou mais) prega de mucosa envolvendo mais que 5 mm
- Grau C: uma (ou mais) prega de mucosa contínua envolvendo menos de 75% da circunferência
- Grau D: uma (ou mais) prega de mucosa contínua envolvendo menos de 75% da circunferência esofagiana

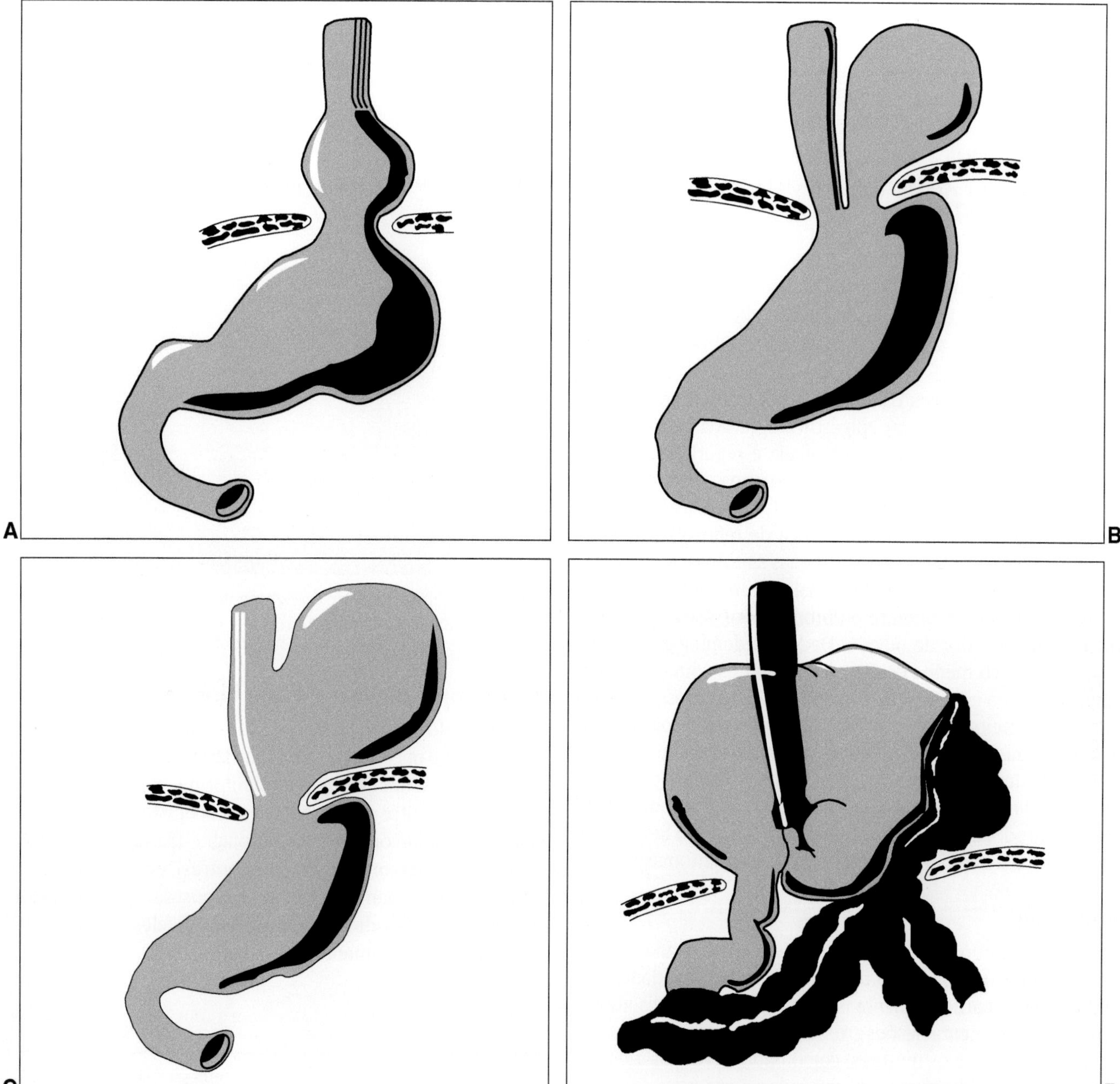

Fig. 21-3. (**A**) Hérnia hiatal por deslizamento (tipo I). (**B**) Hérnia paraesofágica (tipo II). (**C**) Hérnia hiatal com deslocamento da junção esofagogástrica juntamente com o fundo gástrico para dentro do tórax (tipo III). (**D**) Herniação do estômago e de outro órgão abdominal (tipo IV).

O esôfago normal tem epitélio escamoso com uma camada basal amparada por uma lâmina própria e a muscular da mucosa. Eventos iniciais da lesão da mucosa envolvem aumento da camada basal para formar mais 15% da espessura do epitélio. A alteração da lâmina própria, considerada como melhor indicador de lesão por refluxo, é a presença de neutrófilos e eosinófilos. A progressão da lesão resulta na destruição do epitélio com erosões e ulcerações.

Quando existe ulceração, o tecido de granulação com inflamação e fibrose torna-se parte do processo de cura, que termina com a reepitelização. Agressões repetidas podem resultar em úlceras recobertas por mucosa colunar. Esse epitélio tem função anormal e pode apresentar 3 tipos de células colunares: gástricas, juncionais ou intestinais.

A lesão da mucosa é classificada de acordo com os achados nos fragmentos de biopsia. Inflamação aguda, ulceração, estenose fibrótica e mucosa colunar do epitélio de Barrett são todas as alterações claras de lesão por refluxo.

Manometria

Entre os exames que estudam a função motora do esôfago, a manometria é o que melhor evidencia anormalidades fisiológicas desse órgão. Conforme já citado anteriormente, pressões basais baixas do EEI estão associadas a episódios espontâneos de refluxo, e a incidência de lesões por refluxo aumenta à medida que essa pressão cai ainda mais, finalmente culminando com estenoses e epitélio colunar (freqüentemente ausência do tônus).

Por outro lado, a lesão ativa altera a função esofágica de maneira proporcional a sua gravidade. Pacientes com esofagite grave costumam apresentar peristalses débeis ou falhas.

Considerando que uma pressão do EEI acima de 6 mmHg represente uma evidência equívoca de anormalidade funcional associada ao refluxo, gradientes de esfíncter menores ou iguais a 6 mmHg ou ausentes indicam um paciente com risco significativo para o refluxo e com prognóstico pior com a terapia clínica a longo prazo. A peristalse e o tônus do EEI ausentes acompanham as piores categorias de doença do refluxo, conforme é observado em pacientes com esclerodermia e esôfago com epitélio colunar.

PHMETRIA

Considerada a maneira mais precisa de monitorar a presença de ácido na luz esofágica, a pHmetria de 24 horas é capaz de informar dados como a quantidade, a freqüência e o tempo de exposição ao agente agressor. Através de um eletrodo de vidro ou de antimônio colocado a 5 cm do EEI ou mais proximal, é possível correlacionar episódios de refluxo ácido ou alcalino com sintomas de dor torácica atípica, asma, tosse e outros sintomas orofaríngeos, sugerindo desta forma sua real etiologia.[22]

Considerando que o tempo de exposição normal ao ácido no esôfago varia de 4,2% a 7,0% em 24 horas, o tempo de contato com o ácido é uma excelente indicação de possível agressão por refluxo. Exposições ao ácido entre 7% e 12% sugerem probabilidade de agressão da mucosa, enquanto um refluxo ácido acima de 12% pode ser encontrado nas formas mais graves.

▶ TRATAMENTO

Manejo clínico

De um modo geral, os princípios do tratamento no refluxo gastroesofágico patológico são o alívio dos sintomas, a cicatrização da mucosa e a prevenção das complicações. Do ponto de vista prático, muitas vezes é difícil determinar quais as alterações fisiopatológicas predominantes, e por esta razão o tratamento objetiva corrigir ou minimizar as conseqüências da doença.

A abordagem terapêutica inicial pode ser dividida em medidas comportamentais (Quadro 21-3) e farmacológicas, as quais podem ser suplementadas simultaneamente em qualquer fase da evolução. É importante que o paciente saiba que tem uma doença crônica. A aderência ao tratamento é crucial para o seu sucesso e a relação médico–paciente é de fundamental importância.

A identificação da esofagite via endoscopia deve indicar o uso de inibidores da bomba de prótons (IBP). Alguns autores[14] propõem doses dobradas para esofagites graus IV e V (Savary-Miller) ou C e D (Los Angeles), reservando doses habituais para graus menores. Em estágios grau I (Savary-Miller) ou A (Los Angeles), por razões financeiras ou outras que não possibilitem o uso de IBP, pode-se considerar o uso dos receptores de H_2. O insucesso terapêutico sugere a necessidade do uso de IBP.[7]

O tempo mínimo proposto é de 6 semanas, podendo se estender até 12 semanas. Em geral, apenas pacientes cujo diagnóstico inicial era de graus III a V (Savary-Miller) ou C e D (Los Angeles), os quais representam intensidades moderadas ou graves de esofagite, devem repetir a endoscopia digestiva alta, e isso se deve porque nem sempre o alívio da dor indica a cicatrização da mucosa. Pacientes que não respondem satisfatoriamente após 12 semanas de IBP devem receber o dobro da dose por mais 12 semanas antes da terapia ser considerada falha.[1,15,17,20]

As indicações para o uso de receptores agonistas de H_2 em pacientes tratados com IBP e que têm sintomas noturnos persistentes, embora apoiadas na literatura[19], ainda são consideradas controversas em nosso meio.

Manejo cirúrgico

O tratamento cirúrgico está indicado: quando o paciente não responde ao manejo clínico de acordo com a estratégia proposta anteriormente, incluindo permanência de manifestações atípicas na presença de refluxo documentado; casos em que o paciente não tolera a terapia contínua de manutenção, especialmente pacientes jovens; impedimento financeiro, que não permite o tratamento a longo prazo, particularmente quando do uso de IBP.

Quadro 21-3. Mudanças comportamentais no tratamento da DRGE

- Elevar cabeceira da cama (aproximadamente 15 cm)
- Mudar hábitos alimentares, evitando alimentos que estejam relacionados com episódios de refluxo: café, chocolate, bebidas ácidas ou alcoólicas, gorduras, condimentos picantes
- Evitar algumas medicações de risco como anticolinérgicos, teofilina, antidepressivos tricíclicos, bloqueadores do canal de cálcio, agonistas beta-adrenérgicos, alendronato
- Evitar deitar-se antes de 2 horas após as refeições
- Evitar o tabagismo
- Reduzir o peso corporal, se obeso
- Evitar refeições copiosas

O objetivo da cirurgia é restaurar a anatomia funcional através do restabelecimento de um segmento intra-abdominal do esôfago, recriando uma zona de alta pressão apropriada na junção esofagogástrica, e manter esse reparo em sua posição. Basicamente a técnica consiste em recolocar o esôfago abdominal de volta na cavidade (5 cm), aproximar os pilares do hiato (hiatoplastia), e fixar o fundo gástrico em volta do esôfago abdominal (fundoplicatura).

Ambos os acessos, aberto ou videolaparoscópico, são equivalentes em termos de alívio dos sintomas[6,21] e morbimortalidade.[4] Em um curto tempo de *follow-up* não existe diferença significativa com relação ao controle completo do refluxo e à qualidade de vida. Cirurgias prévias no andar superior do abdome ou história de peritonite prévia são contra-indicações relativas para a técnica videolaparoscópica.

A fundoplicatura total de Nissen consiste em envolver 3-4 cm de esôfago abdominal com o fundo gástrico. O reparo deve ficar relativamente frouxo, podendo ser moldado com uma sonda intra-esofágica de 56 F. A porção proximal do reparo deve ser suturada na parede esofágica e prevenir o deslizamento da válvula.[27]

A fundoplicatura parcial de Lind é uma técnica semelhante, porém nesse caso a válvula envolve apenas 270° do esôfago abdominal. Esta válvula é preferencialmente indicada quando a peristalse esofágica for relativamente débil.

A técnica de Belsey-Mark IV consiste na cirurgia via torácica e é usada nos casos em que coexiste estenose, estreitamento, obesidade, cirurgia anti-refluxo prévia e esôfago curto, havendo necessidade de liberação do esôfago torácico.

Embora os resultados do tratamento cirúrgico para a DRGE sejam promissores, os resultados da fundoplicatura são altamente dependentes da experiência do cirurgião com a técnica empregada.

COMPLICAÇÕES

As complicações mais comuns e importantes da DRGE são o esôfago de Barrett, estenoses, úlceras e sangramentos esofágicos.

O esôfago de Barrett é definido como a substituição do epitélio escamoso tubular pelo epitélio tipo intestinal colunar, secundário à agressão esofágica crônica. Esta substituição é observada na EDA e confirmada pelo exame histopatológico. Tais alterações têm sido documentadas em 10-15% dos indivíduos com sintomas crônicos de refluxo submetidos à EDA.

Um aspecto importante no seguimento do Barrett é sua evolução para adenocarcinoma de esôfago. Os riscos variam de 0,2% a 2,1% por ano e sua incidência aumenta de 30 a 125 vezes mais do que na população geral.[2]

Não existe evidência de que a terapia medicamentosa ou a cirurgia induzam a regressão do esôfago de Barrett, e sim apenas controle o refluxo e diminua o processo inflamatório subseqüente.[5]

O manejo clínico do esôfago de Barrett deve ser obtido com IBP, sendo que a ressecção cirúrgica está indicada em casos de alto grau de displasia, confirmada pelo exame histopatológico.[18]

Considerando o alto risco de malignização do esôfago de Barrett, esses pacientes devem se submeter a um acompanhamento clínico periódico. Nos casos em que não foi encontrada displasia, uma nova EDA com biopsia deve ser realizada em 1 ano; nos casos de baixo grau de displasia o exame deve ser repetido em 6 meses.[13]

A estenose do esôfago distal já pode ser considerada uma indicação formal de intervenção cirúrgica. A esofagectomia deve ser apenas indicada em casos severos e extensos ou estenoses associadas a distúrbios motores, como a acalasia e a esclerose sistêmica. O Consenso Brasileiro da DRGE recomenda que o paciente em boas condições clínicas seja inicialmente manejado com terapia medicamentosa para reduzir o processo inflamatório. Após, dilatação com balão pré ou intra-operatório de cirurgia anti-refluxo.

O sangramento esofágico devido à DRGE é tipicamente lento e insidioso, sendo freqüentemente caracterizado por anemia crônica. Nesses casos a terapia medicamentosa é a melhor opção.

REFERÊNCIAS BIBLIOGRÁFICAS

1. Booth M, Stratford J, Dehn TC. Preoperative esophageal body motility does not influence the outcome of laparoscopic nissen fundoplication for gastroesophageal reflux disease. *Dis Esophagus* 2002;15:57-60.
2. Cameron AJ. Epidemiology of columnar lined esophagus and adenocarcinoma. *Gastroenterol Clin North Am* 1997;26:487-94.
3. Campos GM, DeMeester SR, DeMeester TR *et al.* Predictive factors of Barrett esophagus: multivariate analysis of 502 patients with gastroesophageal reflux disease. *Arch Surg* 2001;136:1267-73.
4. Champault G, Volter F, Rizk N *et al.* Gastroesophageal reflux: conventional surgical treatment versus laparoscopy. A prospective study of 61 cases. *Surg Laparosc Endosc* 1996;6:434-40.
5. DeMeester S, DeMeester T. Columnar mucosa and intestinal metaplasia of esophagus: fifty years of controversy. *Ann Surg* 1999;231:303-21.
6. DeMeester TR, Bonavina L, Albertucci M. Nissen fundoplication for gastroesophageal reflux disease. Evaluation of primary repair in 100 consecutive patients. *Ann Surg* 1986;204:9-20.
7. Dent J. Management of reflux disease. *Gut* 2002;50:67-71.
8. Dhiman RK, Saraswat VA, Naik SR. Ambulatory esophageal pH monitoring: technique, interpretations, and clinical indications. *Dig Dis Sci* 2002;47:241-50.
9. Duranceau A, Jamieson GG. Hérnia hiatal e cirurgia do refluxo gastroesofágico. In: Sabiston Jr DC. *Sabiston: tratado de cirurgia.* Rio de Janeiro: Guanabara Koogan, 1997:717-31.
10. Falk GW. Barrett's esophagus. *Gastroenterology* 2002;122:1569-91.
11. Granderath FA, Schweiger UM, Kamolz T *et al.* Laparoscopic antireflux surgery with routine mesh-hiatoplasty in the

treatment of gastroesophageal reflux disease. *J Gastrointest Surg* 2002;6:347-53.

12. Herbella FA, Del Grande JC. Human cadavers as an experimental model for esophageal surgery. *Dis Esophagus* 2001;14:218-22.
13. Kahrilas PJ. Supraesophageal complications of reflux disease and hiatal hernia. *Am J Med* 2001;111:51S-55S.
14. Kamolz T, Granderath FA, Bammer T *et al.* Dysphagia and quality of life after laparoscopic Nissen fundoplication in patients with and without prosthetic reinforcement of the hiatal crura. *Surg Endosc* 2002;16:572-7.
15. Katz PO. Gastroesophageal reflux disease: new treatments. *Rev Gastroenterol Disord* 2002;2:66-74.
16. Klaus A, Swain JM, Hinder RA. Laparoscopic antireflux surgery for supraesophageal complications of gastroesophageal reflux disease. *Am J Med* 2001;111:202S-206S.
17. Mincis M, Mincis R, Baroni MAG. Doença do refluxo gastroesofágico e suas complicações. In: Mincis M. *Gastroenterologia e hepatologia.* São Paulo: Lemos-Editorial, 1997:205-212.
18. Moraes-Filho J, Cecconello I, Gama-Rodrigues J *et al.* Brazilian consensus on gastroesophageal reflux disease: proposals for assessment, classification, and management. *Am J Gastroenterol* 2002;97:241-48.
19. Peghini PL, Katz PO, Castell DO. Ranitidine controls nocturnal gastric acid breakthrough on omeprazole: a controlled study in normal subjects. *Gastroenterology* 1998;115:1335-39.
20. Pellegrini CA, Way LW. Esophagus & diaphragm. In: Way LW. Current: surgical diagnosys & treatment. Connecticut: Appleton & Lange, 1994:411-28.
21. Richardson WS, Trus T, Unter JG. Laparoscopic antireflux surgery. *Sur Clin North Am* 1996;76:437-50.
22. Sarani B, Gleiber M, Evans SR. Esophageal pH monitoring, indications, and methods. *J Clin Gastroenterol* 2002;34:200-6.
23. Shaheen N, Ransohoff DF. Gastroesophageal reflux, barrett esophagus, and esophageal cancer: scientific review. *JAMA* 2002;287:1972-81.
24. Shaheen NJ, Provenzale D, Sandler RS. Upper endoscopy as a screening and surveillance tool in esophageal adenocarcinoma: a review of the evidence. *Am J Gastroenterol* 2002;97:1319-27.
25. Soot SJ, Eshraghi N, Farahmand M *et al.* Transition fron open to laparoscopic fundoplication. *Arch Surg* 1999;134:278-82.
26. Vaezi MF, Shay SS. New techniques in measuring nonacidic esophageal reflux. *Semin Thorac Cardiovasc Surg* 2001;13:255-64.
27. Willian SR, Hunter JG. Laparoscopic floppy nissen fundoplication. *The Am Journal of Surg* 1999;177:155-57.

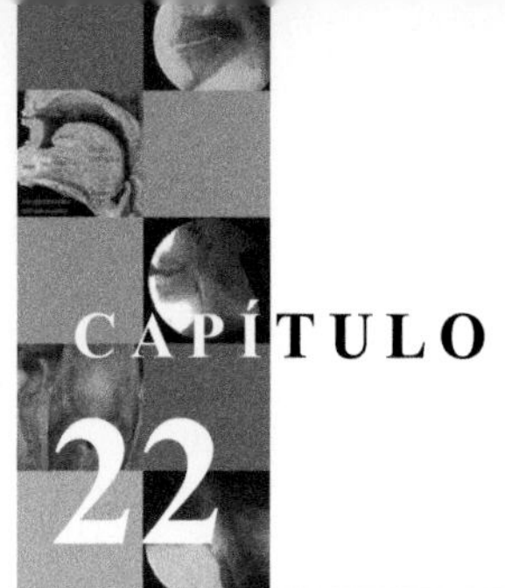

CAPÍTULO

22

Cirurgia Anterior da Coluna Cervical

Orlando Righesso Neto ◆ Asdrubal Falavigna ◆ Geraldo Pereira Jotz

INTRODUÇÃO

A maioria das doenças da coluna cervical é traumática, neoplásica ou degenerativa, e desencadeiam compressões medulares e/ou radiculares, sendo tratadas cirurgicamente através da abordagem pela via anterior, em virtude da possibilidade de acesso rápido e seguro. As complicações após a utilização dessa abordagem normalmente dizem respeito a sintomas otorrinolaringológicos, sendo a disfagia e a disfonia as queixas mais comuns. A disfagia é uma complicação freqüente na abordagem anterior da coluna cervical (AACC), em razão do número das estruturas nervosas, digestivas e respiratórias que se apresentam no campo cirúrgico de acesso à porção anterior da coluna cervical. Sua incidência aumentou nos últimos anos, em virtude da utilização de placas e parafusos cervicais, cujo intuito era o de viabilizar melhor a união óssea (artrodese) e evitar o uso de imobilização externa ou de procedimento cervical pela via posterior para fixação interna.

Por serem a disfagia e a disfonia complicações relativamente comuns na abordagem cirúrgica da coluna cervical, os pacientes devem ser informados pré-operatoriamente. Mesmo com boa técnica operatória, este tipo de sintoma ocorre em aproximadamente 20% dos pacientes, podendo persistir por 1 a 2 meses no pós-operatório. Winslow & Wax observaram que 51% e 60% dos pacientes apresentavam disfonia e disfagia pós-operatória, respectivamente, sendo que nesse mesmo grupo de pacientes foi diagnosticado refluxo gastroesofágico em 27% dos casos.

INCIDÊNCIA

A disfagia transitória é uma das queixas mais comuns após AACC. Sua incidência varia entre 2% a 80% dos casos, sendo que 12% dos pacientes permanecem com sintomas por mais de 6 meses.

ANATOMIA E TÉCNICA CIRÚRGICA

A preocupação com complicações na área otorrinolaringológica após AACC está presente antes mesmo da incisão cutânea, quanto à decisão de abordagem do lado esquerdo ou direito, pelo qual se fará o acesso cirúrgico. Os autores que preconizam o acesso cirúrgico pelo lado esquerdo têm sua decisão fundamentada nos aspectos anatômicos do nervo laríngeo recorrente que, neste lado, é longo e mais lateralmente situado com relação ao lado direito, diminuindo o risco de lesão. Além disto, a localização do esôfago é mais facilitada deste lado, minimizando o risco de lesão iatrogênica. Em contrapartida, os autores que utilizam o lado direito para abordagem fazem-no pelo maior conforto técnico para o cirurgião destro e por evitar o ducto torácico. Os resultados dos estudos comparativos de lesão do nervo laríngeo recorrente não mostraram diferença significante, quando comparadas as 2 vias de acesso.

Uma vez decidido o lado da abordagem cirúrgica, procede-se à incisão cutânea, que pode ser transversa ou oblíqua, esta última acompanhando a borda anterior do músculo esternocleidomastóideo. Após a incisão do músculo platisma, desloca-se posteriormente o músculo esternocleidomastóideo e secciona-se ou traciona-se o músculo omo-hióideo, a fim de se visualizar a bainha carotídea e os nervos cranianos adjacentes. A fáscia pré-vertebral é identificada depois do afastamento lateral da bainha carotídea, do nervo vago, com seus ramos faríngeo e o nervo laríngeo superior, do nervo glossofaríngeo e do nervo hipoglosso, e do afastamento medial das estruturas respiratórias (epiglote, laringe e traquéia), digestivas (faringe e esôfago) e do nervo laríngeo recorrente. Segue-se com abertura da fáscia pré-vertebral e desinserção do músculo *longus coli,* a fim de colocar subjacentes a ele as espátulas do afastador. Finalizada a descompressão da medula espinal cervical ou das raízes nervosas cervicais através da retirada do disco intervertebral, do osteófito ósseo e/ou do corpo vertebral, faz-se a colocação do enxerto ósseo, o qual deve ocupar plenamente o espaço deixado. A seguir, realiza-se a colocação da placa cervical para manter imóvel o enxerto ósseo, diminuindo assim a chance de disfagia por deslocamento do enxerto. O sistema ideal de fixação interna, a placa cervical e os parafusos devem ser de baixo perfil, apresentar um sistema de bloqueio que impeça o recuo dos parafusos e o instrumental cirúrgico adequado, com o intuito de guiarem a entrada dos parafusos em angulação específica para dificultar a saída dos mesmos. Essas características do sistema de fixação interno cervical são importantes, pois diminuem a probabilidade de compressão da faringe e do esôfago pelo deslocamento da placa e dos parafusos (Fig. 22-1).

A ocorrência de disfagia após AACC não é incomum, em razão da existência de uma anatomia complexa, onde se observam estruturas nervosas e aerodigestivas no trajeto cirúrgico. As estruturas nervosas vulneráveis à lesão são os nervos hipoglosso e laríngeo superior na exposição de C3-C4, e o laríngeo recorrente na abordagem no nível de C6.

ETIOLOGIA

Poucos estudos abordam a etiologia específica da disfagia após AACC, sendo a maioria deles embasada exclusivamente em queixas dos pacientes e relatos médicos.

Abaixo, estão descritas as causas mais comuns de disfagia secundária a AACC.

1. ***Hematoma pré-vertebral:*** ocasionado pela manipulação do tecido pré-vertebral, com formação de coleção sanguínea que aumenta de volume e comprime a faringe e o esôfago.
2. ***Lesão tecidual transoperatória com edema secundário:*** a manipulação e a retração cirúrgica da parede lateral da faringe e do esôfago podem causar edema dessas estruturas, cuja intensidade resulta em sintomas de disfagia mínima até obstrução completa do interior do esôfago e da faringe. A disfagia é ocasionada por deslocamento anterior da faringe e do esôfago em direção à epiglote e à laringe, deflexão incompleta da epiglote, limitação da mobilidade da parede posterior da faringe e disfunção do esfíncter esofagiano superior. O grau de edema do esôfago está diretamente relacionado com o tempo de duração da cirurgia, com a quantidade de níveis vertebrais a serem abordados, bem como o tipo de material utilizado para fixação interna.
3. ***Infecção:*** contaminação bacteriana direta no transoperatório, ou devida à perfuração inadvertida do esôfago e/ou da faringe, causando infecção do local do manejo cirúrgico, do enxerto ósseo e do sistema de fixação interna, que ocasiona disfagia por estenose em razão da compressão pelo deslocamento do enxerto ósseo ou do sistema de fixação, ou por fibrose secundária à infecção. Quando ocorrem, estes quadros são considerados graves e ocasionam perda do enxerto e necrose tecidual. Este quadro normalmente apresenta sinais nas primeiras 12-24 horas de pós-operatório, com saída de secreção achocolatada pelos drenos cervicais em grande quantidade, já que temos uma produção de saliva maior que 1 litro por dia.
4. ***Desnervação do esôfago:*** a lesão das estruturas neurais pode ocorrer durante retração ou dissecção do complexo esofagofaríngeo. Deve-se fazer a identificação do nervo vago e do nervo laríngeo recorrente do lado contralateral ao da intervenção cirúrgica, para termos uma abordagem mais tranqüila da região.
5. ***Perfuração do esôfago:*** sua incidência é baixa, variando de 0,2% a 1,49%, porém potencialmente devastadora. Comumentemente é de origem iatrogênica durante a abordagem, devido à colocação inadequada ou ao deslocamento das espátulas, retração intensa dos tecidos adjacentes e erosão crônica secundária a migração do sistema de fixação interna, placa ou parafusos cervicais e/ ou pelo deslocamento do enxerto ósseo.

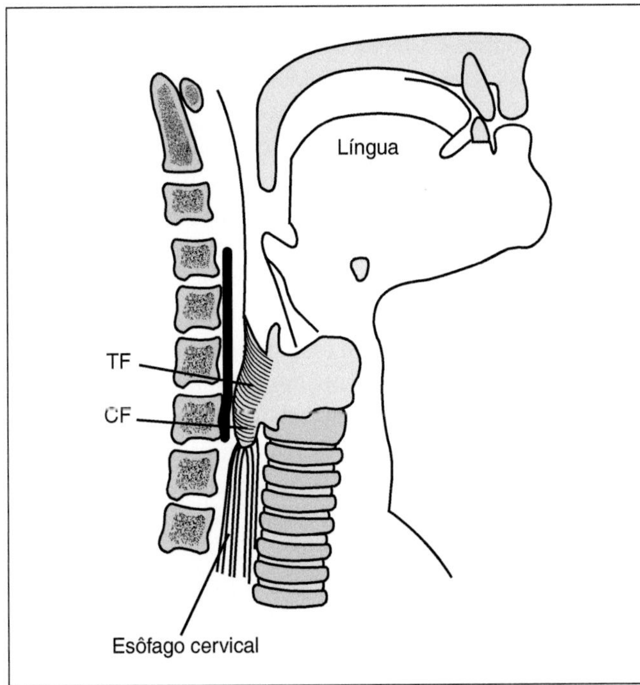

Fig. 22-1. Local de inserção de prótese na região anterior da coluna cervical – vista lateral. TF = músculo tireofaríngeo; CF = músculo cricofaríngeo. Entre as vértebras C3-C6 pode-se observar, posteriormente à faringe, o modelo de fixação de uma placa de titânio na coluna cervical com a inserção de enxerto ósseo entre as vértebras.

DIAGNÓSTICO

A investigação radiológica da disfagia através de exame contrastado de esôfago apresenta, na maioria das vezes, resultado normal, sendo a medida da pressão esofagiana e o estudo da deglutição assistido por vídeo as investigações de escolha. Os pacientes com disfagia costumam apresentar pressão elevada na transição faringoesofagiana, quando comparados com grupo-controle.

O estudo da deglutição por videofluoroscopia nos pacientes com disfagia costuma mostrar edema pré-vertebral de partes moles, redução do movimento das paredes do esôfago, mau funcionamento do esfíncter esofagiano superior, deflexão incompleta da epiglote, movimento deficiente da base da língua em direção à parede posterior da faringe e resíduo de saliva e alimento na valécula, seio piriforme e parede faríngea posterior. Pode-se detectar desvio importante da hipofaringe e do esôfago cervical para o lado direito, sendo referido pelo paciente como disfagia ao virar sua cabeça lateralmente à direita. Não existe uma relação direta entre os achados nos exames diagnósticos e o grau de alteração anatômica pós-operatória; ao contrário, a maioria desses achados é identificada nos pacientes com dificuldade de deglutição que não apresentaram complicações trans ou pós-operatórias.

O diagnóstico das principais complicações cirúrgicas que resultam em disfagia é descrito a seguir:

1. ***Falência do sistema de fixação interna ou deslocamento do enxerto ósseo:*** o deslocamento da placa cervical e de parafusos e a ântero-pulsão do enxerto ósseo são visualizados através dos exames de raios X simples e tomografia computadorizada da coluna cervical.
2. ***Edema de partes moles:*** identificado através do aumento do espaço pré-vertebral nos raios X de coluna cervical e por videofluoroscopia.
3. ***Infecção localizada:*** dor na coluna cervical que persiste apesar de tratamento e imobilização adequada da fratura de coluna cervical associada a dor à palpação, edema de partes moles e eritema cutâneo. Febre, leucocitose e taquicardia no pós-operatório de AACC também podem ser indicativas de lesão do esôfago. A tomografia computadorizada da região cervical permite o diagnóstico de abscesso retrofaríngeo e retroesofagiano e determina sua possível extensão no espaço pré-vertebral.
4. ***Perfuração do esôfago:*** lesões do esôfago são de difícil diagnóstico. Além do alto índice de suspeição, deve-se ficar atento à presença de cirurgia prévia com uso de instrumentação, febre, leucocitose, taquicardia persistente e sem causa definida, evidência radiológica de ar ou líquido na região cervical ou mediastino. O sucesso do tratamento está condicionado ao diagnóstico precoce e à imediata instituição do tratamento. O diagnóstico radiológico de perfuração de esôfago tradicionalmente é feito através de contrastação do esôfago pela ingestão de solução com bário, esofagografia e endoscopia. A ingesta de solução contrastada pode determinar a localização da perfuração e a extensão do extravasamento. Entretanto, um resultado negativo não deve diminuir a suspeita e o seguimento da investigação se os sintomas clínicos estiverem presentes.
5. ***Desnervação esofágica:*** o seu diagnóstico muitas vezes está associado à paralisia das pregas vocais, em razão da lesão do nervo laríngeo inferior ou do nervo vago, visto que ambos distribuem ramos para a região cervical do esôfago. O diagnóstico pode ser realizado através da videoendoscopia laríngea tradicional, testando-se a deglutição com a ingesta de alimentos corados.

▶ TRATAMENTO

A disfagia, quando severa, pode ser amenizada mediante tratamento cirúrgico do tipo miotomia cricofaríngea, injeção de toxina botulínica na musculatura cricofaríngea, exercícios de reabilitação da deglutição ou dilatação faríngea por balão, principalmente se as causas forem cervicais.

As principais causas de disfagia, como falência do sistema de fixação interna ou deslocamento do enxerto ósseo, infecção localizada e laceração esofagiana, requerem manejo específico.

1. ***Falência do sistema de fixação interna ou deslocamento do enxerto ósseo:*** a compressão do esôfago e da faringe pelo sistema de placa e parafusos ou pelo enxerto ósseo deve ser manejada através do reposicionamento do enxerto e da placa, caso não tenha decorrido tempo suficiente para haver a artrodese. Existindo sinais radiológicos de artrodese, opta-se pela retirada do sistema de fixação interna e, havendo compressão esofagiana pelo enxerto ósseo, procede-se à retirada do segmento ósseo saliente. No caso de infecção localizada associada ao deslocamento do sistema de fixação interna e ao enxerto ósseo, realiza-se a exploração cirúrgica com limpeza, desbridamento do tecido ósseo, fusão cervical posterior ou colocação de imobilização externa rígida do tipo halo-colete e antibioticoterapia de amplo espectro.
2. ***Infecção localizada:*** indica-se o tratamento cirúrgico através de dissecção dos planos cirúrgicos da exposição prévia ou pelo trajeto da fistula, evitando assim disseminação do material infectado entre os tecidos não expostos à infecção. Devem ser considerados a remoção precoce da placa cervical de fixação anterior e o desbridamento adequado, o qual inclui a remoção do osso exposto à contaminação. Os microrganismos usualmente presentes nas osteomielites cervicais ou nos abscessos retrofaríngeos ou pré-vertebrais após lesão esofagiana são do tipo *Streptococcus sp.*, *Staphylococcus aureus* e *Pseudomonas aeruginosa*.
3. ***Laceração do esôfago:*** em caso de solução de continuidade no esôfago, há várias opções de tratamento, tanto clínico quanto cirúrgico. A escolha dependerá da severidade dos sintomas, das condições clínicas do paciente e da presença ou ausência de complicações. Caso uma pequena laceração seja detectada, procede-se ao reparo primário com fio absorvível, alimentação por sonda nasogástrica/nasoenteral por no mínimo 10 dias e administração de antibiótico intravenoso com abrangência para germes anaeróbios, Gram-positivos e Gram-negativos. Naquelas lesões onde é possível realizar a sutura primária, opta-se por esta alternativa, utilizando-se fio absorvível (Vicryl®) com sutura em 2 planos. Nos casos mais complexos de lesão esofágica, não é recomendado apenas o fechamento primário, em razão da elevada incidência de estenose esofagiana. Nesses casos é indicada

liberação do esôfago seguida pela sutura primária ou mioplastia através da utilização do músculo esternocleidomastóideo para fechamento de lacerações mais complexas. De um modo geral, o tratamento clínico da perfuração do esôfago apresenta alta mortalidade, entretanto existe diferença entre as perfurações localizadas na região cervical superior e na inferior. As perfurações da porção superior do esôfago podem ter resolução completa com antibioticoterapia de amplo espectro (clindamicina + aminoglicosídeo) e suporte nutricional extraoral. Entretanto, o tratamento cirúrgico com fechamento da perfuração com desvio do trânsito salivar (faringostomia) permanece como o método de escolha. É imperativa a realização de faringostomia com a utilização do tubo de Petzer®esquerdo, conectado a um aspirador contínuo, a fim de diminuir o volume de saliva que passaria pelo esôfago. Recomendamos, ainda, a utilização de cola biológica no local da sutura.

PREVENÇÃO

O conhecimento anatômico da região é fundamental no tratamento cirúrgico da coluna cervical, a fim de evitar lesões indesejáveis. A prevenção da lesão esofagiana pode ser feita através da colocação de uma sonda nasogástrica nº 22 antes do início do procedimento, para poder localizar melhor o esôfago, e de medidas do tipo afrouxamento intermitente dos afastadores, inspeção intra-operatória da faringe e do esôfago a fim de diagnosticar e tratar uma possível perfuração. Adotam-se como uso preferencial as placas cervicais com perfil baixo e de bordas rombas, e a colocação das espátulas dos afastadores autostáticos sob o músculo *longus coli*.

COMPLICAÇÕES

A disfagia é uma complicação importante da AACC. Sua pior conseqüência é a infecção pulmonar pela aspiração contínua de alimentos e saliva. Outras complicações observadas são atelectasia, obstrução de via aérea, traqueobronquite e embolia pulmonar, além da lesão do nervo frênico.

PROGNÓSTICO

O paciente acometido por uma lesão esofágica tem um prognóstico imprevisível que irá depender do tipo e da localização da lesão. Apresenta elevada morbidade e mortalidade, alem de longa permanência hospitalar.

CONCLUSÃO

A disfagia é uma complicação freqüente após AACC, devendo ser investigada em todos os pacientes se a dificuldade de deglutição persistir por mais de 48 horas; se vier acompanhada de febre, faz-se necessária uma avaliação mais intensiva, com coleta de cultura de secreções e hemocultura (3 amostras), além de exames de rotina como hemograma. Nesses casos, deve-se avaliar a deglutição por meio da videofluoroscopia, a fim de decidir se a alimentação pode ser administrada por via oral ou se é preciso uma via extra-oral. Entretanto, conforme o estado geral do paciente, prefere-se introduzir uma sonda nasoenteral (confirmando a sua presença no estômago) para fazer a nutrição do paciente.

BIBLIOGRAFIA CONSULTADA

Balmaseda M, Pellioni D. Esophagocutaneous fistula in spinal cord injury: a complication of anterior cervical fusion. *Arch Phys Med Rehabil* 1985;66:783-84.

Bernemann D, Harbrecht M. Pharyngeale komplikationen nach ventralen fusions operationenim Bereiche der halswirbelsaule. *Laryngo-Rhino-Otol* 1989;68:128-29.

Bertalanffy H, Eggert H. Complications of anterior cervical discectomy without fusion in 450 consecutive patients. *Acta Neurochirurgica* 1989;99:41-50.

Buccholz D, Jones B, Ravich W. Dysphagia following anterior cervical fusion. *Dysphagia* 1993;8:390.

Bulger R, Rejowski J, Beatty R. Vocal cord paralysis associated with anterior cervical fusion: considerations for prevention and treatment. *J Neurosurg* 1985;62:657-61.

Capen D, Garland D, Waters R. Surgical stabilization of the cervical spine: a comparative analysis of anterior and posterior spine fusions. *Clin Orthop* 1985;196:229-37.

Clements D, O'Leary P. Anterior discectomy and fusion. *Spine* 1990;15:1023-25.

Cloward R. The anterior approach for removal of ruptured cervical discs. *J Neurosurg* 1958;15:602-17.

Daniels S, Mahoney M, Lyons G. Persistent dysphagia and dysphonia following cervical spine surgery. *Ear Nose Throat J* 1998;77:473-75.

Elies W. Oesophageale komplikation nach cervikaler ventraler fusionsoperation. *HNO* 1979;27:380-81.

English G, Hsu S, Edgar R *et al.* Oesophageal trauma in patients with spinal cord injury. *Paraplegia* 1992;30:903-12.

Flynn T. Neurologic complications of anterior cervical interbody fusion. *Spine* 1982;7:536-9.

François J, Castagnera L, Carrat X *et al.* A prospective study of ENT complications following the anterior approach to the cervical spine. *Rev Laringol Otol Rhinol* 1998;119:95-100.

Gaudinez R, English G, Gebhard J *et al.* Esophageal perforations after anterior cervical surgery. *J Spinal Disord* 2000;13:77-84.

Goffart Y, Lenelle J, Moreau P *et al.* Traction diverticulum of the hypopharynx following anterior cervical spine surgery. *Ann Otol Rhinol Laryngol* 1991,100.852-55.

Graham J. Complications of cervical spine surgery: a five year report on the survey of the membership of the cervical spine research society by the morbidity and morbidity committee. *Spine* 1989;14:1046-50.

Hanci M, Toprak M, Sarioglu A *et al.* Oesophageal perforation subsequent to anterior cervical spine screw/plate fixation. *Paraplegia* 1995;33:606-9.

Kelly M, Rizzo K, Spiegel J *et al.* Delayed pharyngoesophageal perforation: a complication of anterior spine surgery. *Ann Otol Rhinol Laryngol* 1991;100:201-5.

Krespi Y, Har-El G. Surgery of the clivus and anterior cervical spine. *Arch Otolaryngol Head Neck Surg* 1988;114:73-78.

Kuriloff D, Blaugrund S, Ryan J *et al.* Delayed neck infection following anterior spine surgery. *Laryngoscope* 1987;97:1094-97.

Loop P, Groves L. Collective review, esophageal perforations. *Ann Thorac Surg* 1970;10:571-87.
Martin R, Neary M, Diamant N. Dysphagia following anterior cervical spine surgery. *Dysphagia* 1997;12:2-8.
Morpeth J, Williams M. Vocal fold paralysis after anterior cervical diskectomy and fusion. *Laryngoscope* 2000;110:43-46.
Netterville J, Koriwchak M, Winkle M *et al.* Vocal fold paralysis following the anterior approach to the cervical spine. *Ann Otol Rhinol Laryngol* 1996;105:85-91.
Newhouse K, Lindsey R, Clark C *et al.* Esophageal perforation following anterior cervical spine surgery. *Spine* 1989;14:1051-53.
Ogle K, Palsingh J, Hewitt C *et al.* Osteoptysis: a complication of cervical spine surgery. *Br J Neurosurg* 1992;6:607-9.
Reddin A, Mirvis S, Diaconis J. Rupture of the cervical esophagus and trachea associated with cervical spine fracture. *J Trauma* 1984;27:564-66.
Ripa D, Kowall M, Meyer P *et al.* Series of ninety-two traumatic cervical spine injuries stabilized with anterior ASIF plate fusion technique. *Spine* 1991;16:46-55.
Robinson R, Smith G. Anterolateral cervical disc removal and interbody fusion for cervical disc syndrome. *Bull Johns Hopkins Hosp* 1955;96:223-24.
Rubin J. Sternocleidomastoid myoplasty for the repair of chronic cervical esophageal fistulae. *Laryngoscope* 1986;96:834-36.
Shockley W, Tate J, Stucker F. Management of perforations of the hypopharynx of the cervical esophagus. *Laryngoscope* 1985;95:939-41.
Skinner D, Little A, DeMeester T. Management of esophageal perforations. *Am J Surg* 1980;139:760-64.
Smith M, Bolesta M. Esophageal perforation after anterior cervical plate fixation: a report of two cases. *J Spinal Disord* 1992;5:357-62.
Southwick W, Robinson R. Surgical approaches to the vertebral bodies in the cervical and lumbar regions. *J Bone Joint Surg* 1957;39A:631.
Stewart M, Johnston R, Stewart I, Wilson J. Swallowing performance following anterior cervical spine surgery. *Br J Neurosurg* 1995;9:605-9.
Tew J, Mayfield F. Complications of surgery of the anterior cervical spine. *Clin Neurosurg* 1976;23:424-34.
Henegouwen VBD, Roukema J, Nie J *et al.* Esophageal perforation during surgery on the cervical spine. *Neurosurg* 1991;29:766-68.
Weisberg N, Spengler D, Netterville J. Stretch induced nerve injury as a cause of paralysis secondary to the anterior cervical approach. *Otolaryngol Head Neck Surg* 1997;116(3):317-26.
Welsh L, Welsh J, Chinnici J. Dysphagia due to cervical spine surgery. *Ann Otol Rhinol Laryngol* 1987;96:112-15.
Winslow C, Meyers A. Otolaryngologic complications of the anterior approach to the cervical spine. *Am J Otolaryngol* 1999;20:16-27.
Winslow C, Winslow T, Wax M. Dysphonia and dysphagia following the anterior approach to the cervical spine. *Arch Otolaryngol Head Neck Surg* 2001;127:51-55.

CAPÍTULO 23

Divertículo de Zenker

Luciano Bastos Moreira ◆ Fernando Rogério Beylouni Farias ◆ Leandro Totti Cavazzola ◆ Betina Wächter

INTRODUÇÃO

Os verdadeiros divertículos são dilatações saculares, de qualquer porção do tubo digestivo, cuja parede contém todas as camadas do órgão envolvido (serosa, muscular, submucosa e mucosa). Alguns, também chamados divertículos, são na realidade pseudodivertículos ou falsos divertículos, isto é, apenas uma protrusão de mucosa e submucosa, devido a defeitos adquiridos, através da camada muscular própria, formando uma invaginação. Eles se classificam assim em falsos ou verdadeiros de acordo com sua composição histológica; em congênitos ou adquiridos com relação ao seu tempo de formação; em divertículos de pulsão ou tração com base em sua etiologia e, ainda, conforme sua localização anatômica.

Dentre os divertículos que afetam o esôfago, o de Zenker é o que se manifesta mais freqüentemente, o que dará relevância ao presente estudo. Abordar-se-á, rapidamente, a evolução histórica de sua descoberta, citando suas principais características epidemiológicas.

Ao longo dos anos, numerosas são as hipóteses desenvolvidas e teorias propostas na tentativa de explicar os mecanismos envolvidos na patogênese do divertículo faringoesofágico. Serão mencionados os principais fatores anatômicos que contribuem para sua formação, apesar de ainda não se conhecer o exato mecanismo envolvido nesse processo. Estudos recentes tentam elucidar os fenômenos fisiopatológicos relacionados com alterações da musculatura faringoesofágica.

Muitos dos divertículos de Zenker são descobertos acidentalmente durante avaliações radiológicas, já que alguns pacientes se encontram assintomáticos. Em geral, os sintomas dependem do estágio da doença, ou seja, da progressão e do desenvolvimento da invaginação. Será descrito o quadro clínico desses pacientes e as sérias complicações associadas a esta doença quando não tratada.

Sabe-se que o tratamento de escolha, em casos de divertículos sintomáticos, é o cirúrgico, pois não existe nenhum tratamento medicamentoso eficaz. Abordar-se-ão as técnicas cirúrgicas e endoscópicas existentes para o divertículo de Zenker, suas indicações e complicações em cada caso, comparando-as entre si, avaliando riscos e benefícios existentes.

Assim, os objetivos específicos deste trabalho são enfatizar o histórico, a epidemiologia, a fisiopatogenia, o quadro clínico, as complicações e o tratamento do divertículo de Zenker. Revisando a literatura, pretende-se ampliar os conhecimentos e adquirir experiência sobre esta doença.

DEFINIÇÃO

Divertículo de Zenker é definido como uma herniação da mucosa hipofaríngea em uma zona de debilidade da parede posterior do esôfago no nível da região cervical. A transição entre a faringe e o esôfago é marcada pelo músculo cricofaríngeo, o qual é componente (porção inferior) do músculo constritor inferior da faringe. A localização das fibras contínuas do cricofaríngeo, sem rafe mediana, pode ser bem reconhecida, mas suas fibras inferiores se combinam com as fibras musculares da parede esofagiana. Há 3 locais fracos na parede muscular da faringe: a) triângulo de Killian, localizado entre as fibras horizontais do músculo cricofaríngeo e as fibras oblíquas do músculo constritor inferior da faringe; b) área de Killian-Jamieson, entre as fibras oblíquas e transversas do músculo cricofaríngeo; c) triângulo de Laimer, formado entre as fibras horizontais do músculo cricofaríngeo e as fibras circulares superiores do músculo esofágico. O triângulo de Killian é a região onde surge esse divertículo na maioria dos pacientes, conforme ilustrado pela Figura 23-1.[1]

Ao longo dos anos, há projeção gradual da mucosa e submucosa, até a formação do saco diverticular. Este usualmente se apresenta à esquerda da linha média. O que propicia esta localização para o lado esquerdo, além da forma ligeiramente convexa do esôfago cervical, é a maior lateralização da artéria carótida esquerda.[1,2] Com o passar do tempo, a dilatação sacular se dá inferiormente.[3] Por estar no mesmo eixo da hipofaringe, torna-se a via preferencial no caminho do bolo alimentar e, somente depois de cheio, o alimento cai na luz esofagiana.

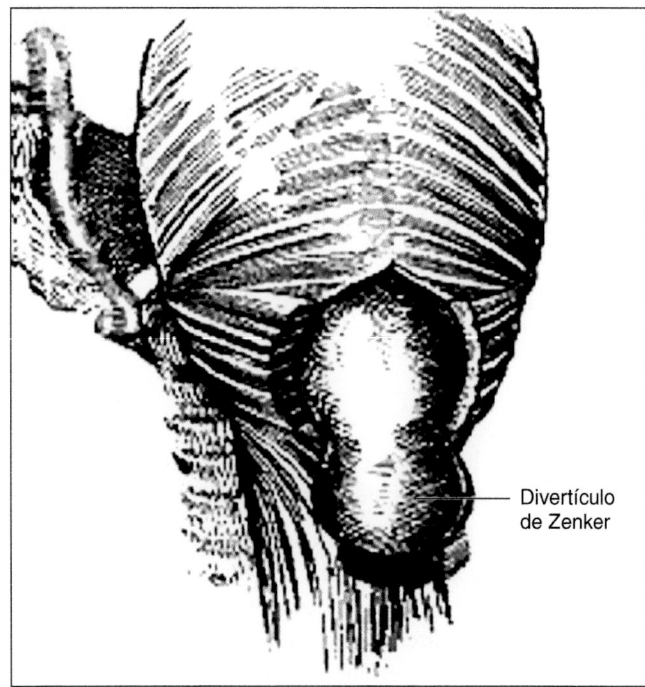

Fig. 23-1. Divertículo de Zenker.

O divertículo de Zenker é classificado como um divertículo de pulsão, devido às forças que o formam, e falso divertículo, por ser revestido somente por mucosa e submucosa, e adquirido, por aparecer numa fase tardia da vida.[4,5]

HISTÓRICO

O primeiro caso de divertículo hipofaríngeo foi descrito como um achado em autópsia, por Abraham Ludlow, em Londres, em 1764. Além de Ludlow, cerca de 20 patologistas descreveram o divertículo hipofaríngeo 100 anos antes de Zenker.[1] Zenker é freqüentemente associado a esse divertículo devido ao seu trabalho clássico de 1867, "Krankheiten des Oesophagus", no qual ele descreve a patogênese e as apresentações clínicas desta herniação na mucosa da parede posterior. Em 1874, Albert Zenker e Von Ziemssen revisaram e publicaram 22 casos desse divertículo e acrescentaram 5 casos próprios, o que levou ao surgimento do epônimo Divertículo de Zenker.[6] A primeira intervenção cirúrgica bem-sucedida foi conduzida por Wheeler, no ano de 1886.[7] Em 1903, Butlin descreveu os sintomas associados a essa patologia (disfagia, regurgitação, tosse, emagrecimento e protrusão do pescoço quando o alimento é deglutido).[8]

EPIDEMIOLOGIA

O divertículo faringoesofágico é responsável por aproximadamente 70% dos casos de divertículo do esôfago e representa 1% de todos os distúrbios que o acometem. A prevalência dessa patologia é estimada em 1:1.500 indivíduos.[9] Ocorre mais comumente em homens com idade superior a 50 anos e é raramente visto em pacientes com menos de 30 anos. É um achado ocasional de 0,1% de todos os estudos radiológicos do trato gastrointestinal superior e está presente em 1,8% a 2,3% dos pacientes com disfagia.[8]

FISIOPATOGENIA

Muitas hipóteses sobre as causas do divertículo de Zenker têm sido postuladas nas últimas décadas. No entanto, o mecanismo fisiopatológico responsável por sua formação não é completamente compreendido. A maioria dos autores concorda que esse divertículo surge devido a um distúrbio motor do esfíncter esofágico superior (EES) e do esôfago superior.[4,6-8,10] O cricofaríngeo é o principal músculo responsável pela função desse esfíncter, mas a porção adjacente do esôfago cervical e o constritor inferior da faringe também contribuem na função esfincteriana.[8]

A atividade do EES no fenômeno de deglutição do bolo alimentar consiste em uma onda de 2 fases. A 1ª fase constitui em uma onda de relaxamento que deve ser adequadamente coordenada com o complexo faríngeo. A 2ª fase, menos estudada, é conhecida como pressão de fechamento e representa a contração que empurra o bolo alimentar pelo esôfago.

Bell é considerado o 1º cientista a enfatizar a complexidade da fisiopatogenia desta doença. De acordo com ele, 2 componentes eram necessários para o desenvolvimento do divertículo: incoordenação entre os músculos e um defeito anatômico preexistentes. Bell publicou seu estudo em 1816, mas sua teoria não foi completamente aceita até o presente século.[1]

A incoordenação entre os músculos faríngeos e o EES foi introduzida como uma possível causa à formação do divertículo por Lahey, em 1946, e Negus, em 1957. Os autores postularam que um atraso no relaxamento do EES, com relação ao relaxamento do músculo cricofaríngeo, acarretava uma maior pressão exercida pelo bolo alimentar contra uma área enfraquecida da parede esofágica, o que seria condição para o surgimento do divertículo. Assim, estes estudos mostravam um relaxamento normal do EES. O que ocorria era apenas um relaxamento incoordenado, em tempo incorreto, em vez da seqüência exata na deglutição. Estudos de cinerradiografia foram controversos em dar suporte a esta teoria.[5,8]

Ellis *et al.* foram os 1os a descrever uma incoordenação entre a contração faríngea e o relaxamento esfincteriano através da demonstração de uma pressão de fechamento prematura do EES, fazendo com que o pico de contração faríngea ocorresse no exato momento em que o EES fosse fechado.[5,6]

Apesar de muitos estudos terem demonstrado algum tipo de anormalidade na coordenação do EES em alguns pacientes, 5 estudos controlados usando manometria não conseguiram demonstrar disfunção significante do mesmo, pois os achados eram inconsistentes.[8,11]

Alterações morfológicas e funcionais do músculo cricofaríngeo também foram relatadas. Lerut *et al.* observaram um padrão de contração alterado: uma curva de contração mais baixa do que o normal, uma baixa amplitude, um tempo mais longo no pico de contração e um tempo de relaxamento das fibras musculares também mais prolongado em um "estudo *in vitro*" nos pacientes com divertículo de Zenker. Anormalidades patológicas grosseiras foram demonstradas: mudança no tipo das fibras, hipertrofia, atrofia, necrose e alterações na estrutura celular do músculo. Havia uma redução de acetilcolinesterase, uma distribuição predominante de fibras tipo I (contrações sustentadas, tônicas, lentas e menos vigorosas) e um aumento de tecido fibrótico. Os resultados deste estudo confirmam uma redução nas fibras musculares do músculo cricofaríngeo. Isso, provavelmente, causa uma reduzida complacência e contratilidade do músculo.

A etiologia desta fibrose não se sabe. Lerut *et al.* também utilizaram amostras de biopsias do músculo esternocleidomastóideo de pacientes com divertículo de Zenker e não encontraram anormalidades, assim excluindo a presença de qualquer miopatia generalizada. Sejam estas mudanças morfológicas e funcionais, fatores de causa primária na gênese da herniação, ou meramente secundária, a compressão pelo próprio divertículo permanece por ser vista. Contudo, a redução dos componentes musculares foi encontrada tanto em sacos diverticulares menores como em maiores, o que torna improvável que um divertículo de 2 cm pudesse causar uma compressão suficiente do músculo para originar tais mudanças.[9,11,12]

Zaninotto *et al.* também mostraram alterações histológicas em seu estudo. A Figura 23-2 compara a média de fibras musculares e tecido conjuntivo do músculo cricofaríngeo em pacientes com divertículo de Zenker e em grupo-controle (peças de cadáveres) sem história de disfagia. A análise histológica revelou um decréscimo na quantia de fibras musculares do cricofaríngeo em pacientes com o divertículo, assim como a razão músculo/tecido conjuntivo foi significativamente mais baixa nos pacientes do que nos controles.[11]

A mais recente explicação para a patogênese do divertículo de Zenker foi fornecida por Cook *et al.*, que estudaram a coordenação faríngea, a abertura do EES e o fluxo de pressões durante a deglutição simultaneamente com manometria e videodeglutograma. Avaliaram 14 pacientes com divertículo faringoesofágico e 9 controles de mesma idade. Eles concluíram que o divertículo de Zenker é uma desordem gerada por uma abertura incompleta do EES e não devido à incoordenação entre os músculos ou falência de relaxamento do esfíncter. Adicionalmente, declararam que a abertura incompleta do EES era a causa para os sintomas e que, junto ao aumento da pressão na hipofaringe durante a deglutição, eram importantes na patogênese do divertículo. Esse estudo bem desenhado, assim como outros,[11] fornece melhores evidências fisiopatológicas, elucidando a patogênese desta herniação. Além disso, o conceito de aumento de pressão na hipofaringe complementa o fato de que o local onde ocorre o divertículo é uma área anatomicamente fraca da parede esofágica.[7,8,13,14]

Zaninotto *et al.* verificaram a pressão hipofaríngea e a pressão de repouso do EES durante a deglutição, através de manometria, em 12 pacientes com divertículo de Zenker e em 9 do grupo-controle, conforme mostra a Figura 23-3. Ambas as medições manométricas diferem significativamente ($p < 0,01$ e 0,001, respectivamente), confirmando o aumento da pressão hipofaríngea e o aumento da pressão de repouso, devido à abertura incompleta do EES, nos pacientes com divertículo faringoesofágico.[11]

CARACTERÍSTICAS CLÍNICAS

Inicialmente, quando o divertículo faringoesofágico é pequeno, os pacientes são assintomáticos, muitos só são descobertos ocasionalmente durante uma avaliação radiológica.[3,5,8] A

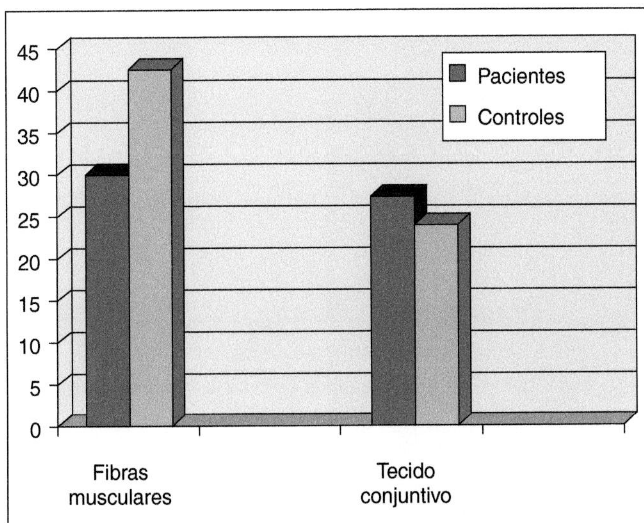

Fig. 23-2. Tabela de análise histológica do músculo cricofaríngeo.[11]

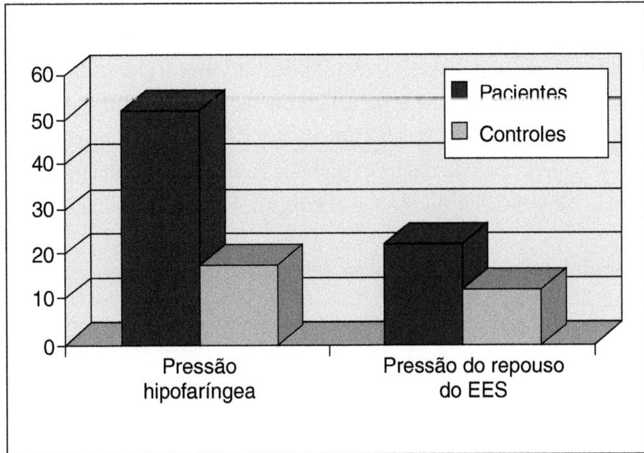

Fig. 23-3. Tabela de pressão hipofaríngea e pressão de repouso do EES durante a deglutição em pacientes com divertículo de Zenker e no grupo-controle.[11]

bolsa diverticular, com o tempo, vai aumentando de tamanho e esse progresso se dá inferiormente.[3] O orifício que comunica o divertículo com o esôfago torna-se cada vez maior de diâmetro e mais horizontalizado, permitindo a passagem de alimentos para o seu interior, e que podem ficar ali retidos por tempo variável.

Dessa forma, os sintomas dependem do estágio da doença. No início, os pacientes podem queixar-se de um desconforto ou sensação vaga na garganta, de presença de um corpo estranho principalmente após as refeições. Eles podem também relatar tosse intermitente, salivação excessiva e disfagia, particularmente para sólidos.[3,5,8]

Quando o divertículo adquire um maior tamanho, os sintomas são mais severos. Com a retenção de alimentos, ocorre regurgitação espontânea desses, que é bem característico dessa patologia. Outros sintomas incluem halitose, respiração ruim, gorgolejos na garganta, dor retroesternal, aparente massa no pescoço e aspiração pulmonar. A aspiração manifesta-se por tosse, sufocação ou chiado, geralmente à noite, fazendo com que o paciente acorde com angústia respiratória. A disfagia torna-se freqüente devido à obstrução do esôfago causada pelo conteúdo do divertículo, que comprime sua parede. Neste estágio, podemos encontrar perda de peso em um terço de todos os pacientes.[3,8]

Crescenzo *et al.*, em seu estudo retrospectivo com 75 pacientes com divertículo faringoesofágico, verificaram a presença de sintomas em todos os pacientes submetidos a cirurgia, como mostra o Quadro 23-1.[4]

Em muitos casos, os pacientes aprendem algum tipo de manipulação física ou manobra que facilite a deglutição, esvaziando o saco diverticular.[8] Uma opção é pressionar o lado esquerdo do pescoço para evitar a passagem dos alimentos até o divertículo.[3]

Complicações do divertículo de Zenker incluem a coexistência de carcinoma dentro da herniação, formação de fístula, úlcera péptica, bronquites, bronquiectasias, abscesso pulmonar, pneumonia por aspiração e sangramento.[3,8] Pneumonias por aspiração e abscessos pulmonares são vistos em menos de 10% dos pacientes.[8] Além da baixa incidência do carcinoma de células escamosas (aproximadamente 1% dos pacientes), o seu diagnóstico é difícil de ser feito no pré-operatório, a menos que achados clínicos e radiológicos o sugiram.[2,8] Os achados clínicos incluem disfagia rapidamente progressiva, perda de peso significativa e regurgitação de sangue. Os achados radiológicos revelam um defeito de enchimento na parede diverticular na radiografia contrastada com bário.[8]

Quadro 23-1. Apresentação dos sintomas em 75 pacientes com divertículo de Zenker[4]

Sintomas	*Nº de pacientes*	*Porcentagem*
Disfagia	69	92%
Regurgitação	61	81%
Pneumonia	9	12%
Halitose	3	4%
Perda de peso	1	1%

As doenças freqüentemente associadas a essa patologia são hérnia de hiato, refluxo gastroesofágico e úlcera gastroduodenal. Divertículo do terço médio, espasmo esofágico difuso, esôfago em quebra-nozes e acalasia são menos freqüentes.[15] Apesar de alguns estudos demonstrarem que até 36% dos pacientes com divertículo de Zenker apresentavam refluxo gastroesofágico, não foi comprovada uma associação causal para as 2 doenças.[1,4]

DIAGNÓSTICO

A investigação diagnóstica é simples. O esofagograma é o exame de escolha, quando bem desempenhado com contraste de bário, deve localizar a presença e a dimensão do divertículo, como mostra a Figura 23-4. Como essa saculação faringeana se projeta para trás e para baixo da parte posterior da junção faringoesofágica, é mais bem visualizada em incidências lateral e ântero-posterior.[3]

A endoscopia digestiva alta não é necessária para diagnóstico e avaliação do divertículo de Zenker, sendo que existe o risco de perfuração, caso o mesmo não seja reconhecido.[3,8] Na Figura 23-5 tem-se uma visão endoscópica do divertículo. Endoscopia e biopsia podem ser necessárias caso a radiografia contrastada revele defeitos de massa ou úlceras na suspeita de malignidade.

O uso de ultra-sonografia, para fazer o diagnóstico, tem sido relatado em pacientes com sintomas de um grande divertículo. A lesão pode ser facilmente identificada pela ultra-sonografia como múltiplos pontos hiperecóicos notados quando o paciente deglute. O diagnóstico era confirmado com esofago-

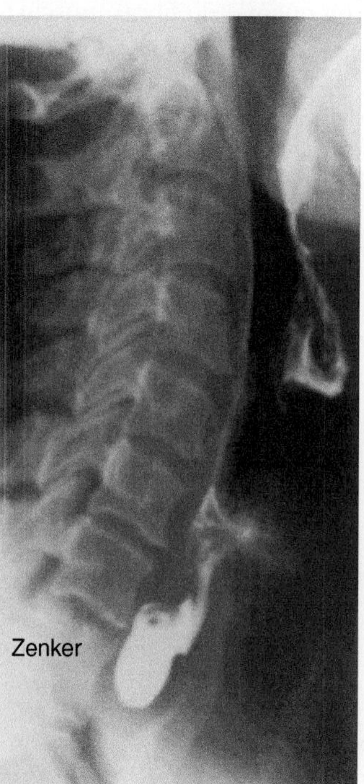

Fig. 23-4. Aspecto radiológico do divertículo de Zenker.

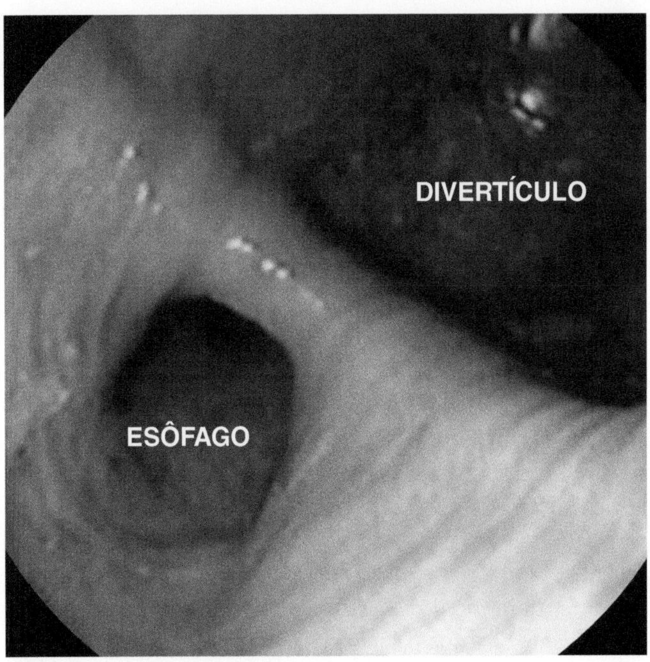

Fig. 23-5. Visão endoscópica do divertículo de Zenker.

grama contrastado com bário.[16] Quando grande em tamanho, ele pode projetar-se para um lado, em proximidade com a tireóide, simulando uma variedade de nódulos desta glândula. Entretanto, as características sonográficas diferem desta entidade, pois em tempo real demonstram o movimento de conteúdos (ar, água, restos alimentares) compatível com divertículo, possibilitando a realização de um diagnóstico correto.[17]

TRATAMENTO

Divertículos pequenos e assintomáticos, achados incidentalmente, não necessitam de tratamento. Algumas complicações como o sangramento da base do divertículo e neoplasias malignas originadas do epitélio estratificado pavimentoso do saco diverticular são descritas, mas não justificam o tratamento profilático, pela sua baixa incidência.[18] Não há medicações que alterem a condição básica da formação do divertículo. Dilatação com balão do EES é inaceitável, devido aos riscos de perfuração.[7]

Nos casos sintomáticos, existem as opções do tratamento cirúrgico ou endoscópico. O primeiro, mais convencional, tem bons resultados e baixa mortalidade.[2,7]

Na maioria das vezes há necessidade de anestesia geral, o que aumenta o risco em pacientes idosos devido à presença de co-morbidades. O tratamento endoscópico pode ser realizado ambulatorialmente, usando-se apenas sedação consciente, e tem resultados equivalentes ao tratamento cirúrgico em casos selecionados.

Tratamento cirúrgico

Muitas são as opções cirúrgicas no tratamento dos sintomas do divertículo de Zenker. O tratamento é diferenciado de acordo com o tamanho do divertículo, mas a via de acesso é sempre por uma pequena incisão cervical lateral esquerda na borda anterior do músculo esternocleidomastóideo.[2,19] Os maiores de 4 cm devem ser excisados com auxílio de *stapler*, procedimento tradicional conhecido como diverticulectomia. Já os menores de 5 cm podem ter seu fundo fixado à fáscia pré-vertebral, procedimento denominado diverticulopexia. Assim, o fundo do divertículo fica acima do seu colo e óstio, sendo incapaz de reter qualquer conteúdo alimentar. A vantagem desse tipo de cirurgia é a menor incidência de fístulas pós-operatórias, com resultados terapêuticos semelhantes aos da diverticulectomia.[2,4,19]

A imbricação consiste na invaginação e sutura em bolsa do saco herniário. É usada associada à miotomia em divertículos menores que 2 cm (pequenos) e de 2 a 4 cm (médios).[15] A cricomiotomia, secção longitudinal do músculo cricofaríngeo de 4 a 5 cm abaixo do colo, tem sido recomendada porque a disfunção do EES tem demonstrado papel fundamental na gênese do divertículo.[2,19,20]

Os excelentes resultados obtidos após o tratamento com cricomiotomia sozinha, em divertículos pequenos (menores que 2 cm), são explicados por múltiplos fatores. Uma resistência menor na passagem do bolo alimentar da faringe para o esôfago e uma área maior na distribuição das forças, de 6 a 7 cm, na zona miotomizada deve ser correlacionada com a diminuição de pressão basal do esfíncter esofágico superior, facilitando o trânsito alimentar.[13] Em divertículos maiores que 4 cm opta-se por diverticulectomia com ou sem miotomia.[8,15]

Shaw *et al.* compararam a pressão na hipofaringe durante a deglutição no pré e no pós-operatório de 8 pacientes com divertículo de Zenker e em 9 pacientes do grupo-controle. A Figura 23-6 demonstra que a pressão na hipofaringe reduz significativamente ($p = 0{,}0001$) depois da cricomiotomia para valores comparáveis aos encontrados nos controles de mesma idade e saudáveis.[13]

No entanto, um estudo recente demonstrou que uma ressecção simples da bolsa sem cricomiotomia leva a mesma chance aos pacientes, a médio prazo, com excelentes resultados, assim como as técnicas abertas que incluem uma miotomia esofagiana.[20] A alta taxa de sucesso, alcançada somente com a res-

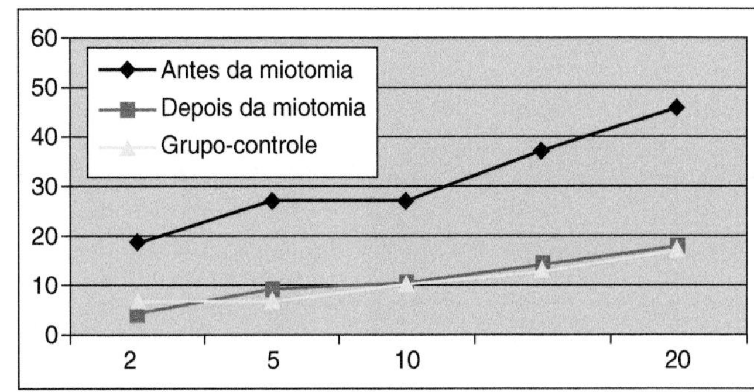

Fig. 23-6. Tabela de pressão hipofaríngea durante a deglutição antes e após cricomiotomia, comparada com a do grupo-controle.[13]

secção do saco, indica que os sintomas faringoesofágicos sejam causados principalmente pela existência dessa herniação, a qual armazena material ingerido e empurra o esôfago cervical para frente, fazendo com que o mesmo colapse contra a traquéia. Esse estudo mostra que a ressecção do divertículo, sem a miotomia, predispõe ao desenvolvimento de fístula cervical pós-operatória e recidiva, a longo prazo, da bolsa. Isso pode ser explicado pela persistência de alta pressão intrafaríngea, que age na parede faríngea posterior próximo ao EES. Apesar de uma taxa de recidiva muito baixa ter sido relatada após a ressecção por certo grupo, o estudo revelou que muitos anos podem passar até que o paciente procure novamente auxílio pela recidiva dos sintomas. A maioria dos pacientes idosos pode morrer mesmo antes de experimentarem sintomas de recidiva clínica.[20] As complicações típicas incluem lesão do nervo recorrente com dificuldade na fonação, hematoma e complicações sépticas como abscesso, infecção da ferida operatória, mediastinites e fístula.[8,9]

As vantagens das cirurgias mais conservadoras (diverticulopexia, imbricação, miotomia) sobre a técnica de ressecção do saco é que nestas a luz da faringe não é aberta, não ocorrendo quebra de integridade da mucosa esofágica. Isso permite restabelecimento da dieta oral mais precocemente e encurta o tempo de internação. A diverticulectomia tradicional causa a ruptura da mucosa esofágica e os pacientes submetidos a esse procedimento são tratados como pacientes laringectomizados, reassumindo a alimentação via oral 7 dias após a cirurgia. Nestes casos, muitas vezes é necessário tubo nasogástrico por algum tempo.[15]

Laccourreye *et al.* compararam o pós-operatório de 14 pacientes submetidos a diverticulectomia com 29 pacientes que realizaram a pexia. Conforme o Quadro 23-2, o tubo nasogástrico era menos usado ($p < 0,0001$) e o tempo de permanência com o tubo era menor ($p < 0,0001$) no acompanhamento do grupo que realizou a diverticulopexia. O tempo de hospitalização e a duração do tratamento com antibióticos também eram significativamente menores ($p < 0,001$) neste grupo, acarretando um menor custo financeiro para a instituição.[21]

Todos os pacientes desse estudo tiveram alívio dos sintomas independente da técnica usada. Esse resultado pode estar relacionado com a cricomiotomia realizada em ambos os procedimentos. Evidência subjetiva de recorrência não foi observada em nenhum dos casos. Contudo, a radiografia contrastada do esôfago, no pós-operatório, revelou 8 divertículos residuais em 16 dos pacientes tratados com a diverticulopexia.[21]

Tratamento endoscópico

Como outra forma de terapia, foi introduzido o conceito da divisão endoscópica, que separa a parede do divertículo do lúmen esofágico, cortando a musculatura que forma o EES. A parede posterior do esôfago e a parede anterior do divertículo são uma estrutura única, composta pelo músculo cricofaríngeo recoberto de mucosa e submucosa dos 2 lados. A divisão longitudinal dessa parede compartilhada pelas 2 estruturas comunica toda a extensão do divertículo com a luz esofagiana, ao mesmo tempo em que secciona as fibras do cricofaríngeo.[4,20]

A diverticulectomia endoscópica pode ser realizada com *laser* ou eletrocautério monopolar (diatermia). O corte deve ser feito até a base do divertículo, para assegurar o sucesso terapêutico e, se necessário, pode ser feito em mais de uma sessão. Também a técnica de *stapling* (grampeamento), mais recente, permite uma sutura endoscópica nas margens da incisão. Apesar de todas as séries publicadas demonstrarem que mais de 90% dos pacientes são substancialmente melhorados após a diverticuloesofagostomia endoscópica,[19] alguns autores têm descrito que um número substancial de pacientes continua a ter sintomas faringoesofágicos residuais.[22]

As técnicas endoscópicas são pouco efetivas e, por isso, contra-indicadas na presença de um divertículo pequeno. Conseqüentemente, a divisão endoscópica deve ser reservada para pacientes com divertículos grandes, ou aqueles com história prévia de cirurgia no pescoço, pelo risco de lesão do recorrente, para aqueles com divertículos gigantes que necessitariam de uma dissecção mediastinal estendida e aqueles pacientes idosos de alto risco que se beneficiariam de um procedimento de curta duração.[20]

Conforme demonstrado na Figura 23-7, o percentual de pacientes assintomáticos (com excelentes resultados) depois do procedimento cirúrgico aberto era significativamente maior que depois do procedimento endoscópico, independente do tamanho do divertículo. Em divertículos menores que 3 cm, a porcentagem de pacientes com excelentes ou bons resultados era significativamente maior após a técnica cirúrgica aberta do que a técnica endoscópica, ao passo que o mesmo não era visto em divertículos maiores ou iguais a 3 cm. Depois do tratamento aberto, não havia diferença estatística em termos de porcentagem ($p = 0,698$), entre excelente ou bom resultado, de acordo com o tamanho do divertículo. Em contraste, a porcentagem após tratamento endoscópico era significativamente maior ($p = 0,007$) em pacientes com di-

Quadro 23-2. Curso no pós-operatório das técnicas cirúrgicas

	SNG			*Antibioticoterapia*			*Hospitalização*	
	%	Δt	*t*	%	Δt	*t*	Δt	*t*
Diverticulectomia	100	6-40	11	100	4-28	12	9-42	15
Diverticulopexia	34	1-17	2	90	1-17	5	3-17	7

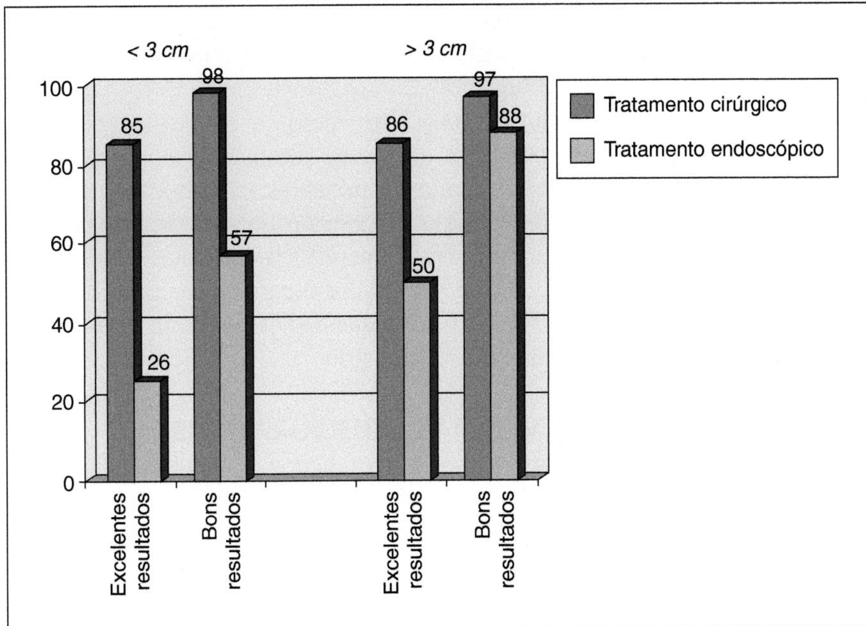

Fig. 23-7. Tabela de sintomas após tratamento de acordo com o tamanho do divertículo.[20]

vertículos maiores ou iguais a 3 cm do que naqueles menores que 3 cm, como avaliado por Gutschow *et al.*[20]

Muito embora a divisão endoscópica da parede entre o divertículo e a luz esofagiana diminua a resistência ao bolo alimentar através da região de Killian, existem 2 causas principais para o alívio sintomático incompleto após o tratamento endoscópico. A primeira causa da falha é a presença de uma parede comum muito curta para incisar (p. ex., aqueles com menos que 3 cm). Essa condição impede uma miotomia longa e uma ampliação da luz esofágica de maneira satisfatória. Isso é amparado pelo fato de que, após o tratamento endoscópico, pacientes com divertículos pequenos (menores que 2 cm) têm pouco alívio sintomático, comparados com aqueles de grande divertículo (maiores que 4 cm).

Uma segunda causa de falha é uma divisão insuficiente da parede comum entre o esôfago e o lúmen diverticular.

Philippsen *et al.*, em estudo com 14 pacientes, quantificaram o alívio dos sintomas em 11 deles que foram submetidos ao tratamento endoscópico com *stapler* (dispositivo de sutura mecânica). Dois pacientes não realizaram o procedimento, porque a visualização do septo comum entre o divertículo e o esôfago era inadequada através da diverticuloscopia. Em outro paciente, o divertículo foi considerado pequeno (< 2 cm) para *stapler*. O Quadro 23-3 mostra que os pacientes tratados

Quadro 23-3. Alívio dos sintomas após tratamento endoscópico no divertículo de Zenker[22]

Alívio dos sintomas	*Pacientes*	*Porcentagem*
Completo	8	57%
Incompleto	3	21%
Sem mudanças	0	0
Não realizaram cirurgia	3	21%

têm alívio completo dos sintomas ou melhoram sua sintomatologia.[22]

Não há estudos que demonstrem qualquer superioridade significante, no alívio sintomático, entre a técnica endoscópica de sutura mecânica e a de *laser*, independente do tamanho do divertículo. Entretanto, a divisão endoscópica por grampeamento com *stapler* parece ser mais segura que a divisão por *laser*. Além de ocorrer em um estágio, em poucos minutos, ainda evita os riscos de perfurações e sangramentos.[19,20,23]

As complicações com a técnica de sutura mecânica são baixas. Philippsen *et al.*, em estudo com 14 pacientes, usando essa técnica, não encontraram no pós-operatório casos de febre, infecção ou fístula. Outros têm relatado baixo índice de morbidade, como Peracchia *et al.*, que relatou zero de morbidade e mortalidade em um estudo de maior coorte, com 95 pacientes.[19,22]

Algumas complicações são descritas com as demais técnicas endoscópicas. As mais comuns são a odinofagia e a dor na região cervical. Sangramento pode ocorrer e o tratamento endoscópico com métodos térmicos, mecânicos (clipes) ou de injeção é eficaz. O enfisema subcutâneo é relativamente freqüente (13%) e, obviamente, é associado a microperfurações e insuflação de ar sob pressão durante o procedimento. Curiosamente, a repercussão clínica dessas microperfurações é mínima, não existindo nas maiores séries nenhum caso de mediastinite e não sendo necessária internação ou antibioticoterapia prolongada. A conduta básica é o uso de antibióticos venosos, dieta zero por 2 a 3 dias e alta hospitalar com acompanhamento ambulatorial.[18]

A alimentação oral é possível de ser estabelecida em 24 horas na maioria das vezes. Comparada com as técnicas cirúrgicas abertas tradicionais, a técnica de grampeamento endoscópico no tratamento de pacientes com divertículo de

Zenker é segura, rápida, minimamente invasiva, sem incisões na pele, eficaz, evita piores complicações, requer anestesia geral leve e curta, devendo ser indicada para pacientes com divertículos grandes.[19,20,22,23] Como a maioria dos pacientes é idosa e geralmente possui outras co-morbidades associadas, isto é bastante relevante na escolha do tratamento.

CONCLUSÃO

Com o desenvolvimento de técnicas que facilitaram a avaliação da região faringoesofágica, pode-se ver que o relaxamento incompleto do EES representava um elemento-chave para o aumento de pressão nessa região e, conseqüentemente, é um dos fatores responsáveis pela formação do divertículo de Zenker. Os estudos têm justificado que a miotomia do músculo cricofaríngeo é essencial no tratamento desse divertículo e, sem sua realização, há maior desenvolvimento de fístulas no pós-operatório e recorrência do mesmo a longo prazo.

Vários são os métodos de tratamento cirúrgico que podem ser usados para a correção do divertículo de Zenker. A escolha da técnica depende das condições clínicas do paciente, dos recursos disponíveis e das habilidades do cirurgião. A diverticulopexia é fácil de desempenhar, não prolonga o procedimento de cricomiotomia e pode ser usada em pacientes com herniações de 1 a 4 cm. É um procedimento que envolve menos riscos cirúrgicos e pode ser realizado em pacientes favoráveis à cirurgia aberta.

Embora seja a diverticulectomia o tratamento cirúrgico tradicional mais efetivo no alívio dos sintomas de pacientes com herniações maiores que 5 cm e com baixa recorrência quando associado a cricomiotomia, deve-se avaliar cada caso minuciosamente, pois essa técnica está associada a um maior número de complicações.

Outros tratamentos, como a divisão endoscópica da parede comum entre o esôfago cervical e o divertículo com eletrocautério, *laser* ou dispositivo de *stapler*, têm sido usados recentemente. A divisão endoscópica é um procedimento inovador, realizado em minutos e com menores complicações. Além de evitar a incisão da pele e restabelecer dieta oral em menos tempo, também limita os dias de hospitalização. No entanto, essa técnica está contra-indicada em divertículos pequenos e até o momento só se tem conhecimento de resultados satisfatórios a curto prazo, sendo necessários mais detalhes clínicos, radiológicos e funcionais que confirmem sua eficácia a longo prazo.

Os pacientes com o divertículo de Zenker devem ser informados do maior risco de sintomas residuais após o tratamento endoscópico do que com o tratamento aberto. As técnicas endoscópicas com *stapler* são muito efetivas e mais seguras que as com *laser* e devem ser indicadas para pacientes selecionados e com divertículos grandes.

Embora ainda limitado, o tratamento endoscópico está desafiando os outros métodos de tratamento do divertículo hipofaríngeo, especialmente nos pacientes idosos, que estão sujeitos a várias co-morbidades associadas e requerem um procedimento rápido sob anestesia geral leve e curta, devido ao risco cirúrgico.

Conclui-se que a intervenção em idosos, independente da técnica utilizada, alivia seus sintomas e melhora a qualidade de vida na maioria dos pacientes. Portanto, a correção do divertículo de Zenker é recomendada, no momento do diagnóstico, não unicamente para aliviar sintomas e melhorar a qualidade de vida, mas também para prevenir a progressão desta herniação e o conseqüente desenvolvimento de aspiração, pneumonia e desnutrição.

REFERÊNCIAS BIBLIOGRÁFICAS

1. Westrin KM, Ergün S, Carlsöö B. Zenker's diverticulum – a historical review a trends in therapy. *Acta Otolaryngol (Stockh)* 1996;116:351-60.
2. Bremmer CG. Zenker diverticulum. *Arch Surg* 1998;133:1131-33.
3. Baker ME, Zuccaro GJ, Achkar E *et al.* Esophageal diverticula: patient assessment. *Seminars in Thoracic and Cardiovascular Surgery* 1999;11(4):326-36.
4. Crescenzo DG, Trastek VF, Allen MS *et al.* Zenker's diverticulum in the elderly: is operation justified? *Ann Thorac Surg* 1998;66:347-50.
5. Hill L, Kozarek R, Mccallum R *et al. The esophagus: medical e surgical management.* Philadelphia: WB Saunders Company, 1988. p. 204-7.
6. Migliore M, Payne H, Jeyasingham K. Pathophysiologic basis for operation on Zenker's diverticulum. *Ann Thorac Surg* 1994;57:1616-21.
7. Sideris L, Chen LQ, Ferraro P *et al.* The treatment of Zenker's diverticula: a review. *Seminars in Thoracic and Cardiovascular Surgery* 1999;11(4):337-51.
8. Castel D. *The esophagus.* 2. ed. New York: Little Brown and Company, 1995. p. 345-59.
9. Bremner CG, Demeester TR, Peracchia A. *Modern approach to benign esophageal diease.* Missouri: Quality medical publishing, 1995. p. 143-153.
10. Schaffner F, Haubrich W. Bockus gastroenterology. 5. ed. Philadelphia: WB Saunders Company, 2001. p. 418-36.
11. Zaninotto G, Costantini M, Boccù C *et al.* Functional and morphological study of the cricopharygeal muscle in patients with Zenker's diverticulum. *British Journal of Surgery* 1996; 83:1263-67.
12. Lerut T, van Raemdonck D, Guelinckx P *et al.* Zenker's diverticulum: is myotomy of the cricopharyngeus useful? How long should it be? *Hepatogastroenterology* 1992;39:127-31.
13. Shaw DW, Cook IJ, Jamieson GG *et al.* Influence of surgery on deglutitive upper esophageal sphincter mechanics in Zenker's diverticulum. *Gut* 1996;38:806-11.
14. Cook Ij, Gabb M, Panagopoulos V *et al.* Pharyngeal (Zenker's) diverticulum is a disorder upper esophageal sphincter opening. *Gastroenterology* 1992;103:1229-35.
15. Nguyen HC, Urquhart AC. Zenker's diverticulum. *Laryngoscope* 1997;107:1436-40.

16. Yahara T, Machi J. Image of the month. *Arch Surg* 2002;137:619-20.

17. Kumar A, Aggarwal S, Pham DH. Pharyngoesophageal (Zenker's) diverticulum mimicking thyroid nodule on ultrasonography: report of two cases. *J Ultrasound Med* 1994;13:319-22.

18. Hashiba K, Paula AL, Silva JGN *et al.* Endoscopic treatment of Zenker's diverticulum. *Gastrointest Endosc* 1999 Jan.;49(1):93-97.

19. Peracchia A, Bonavina L, Narne S *et al.* Minimally invasive surgery for Zenker diverticulum. *Arch Surg* 1998;133:695-700.

20. Gutschow CA, Hamoir M, Rombaux P *et al.* Management of pharyngoesophageal (Zenker's) diverticulum: which technique? *Ann Thorac Surg* 2002;74:1677-83.

21. Laccourreye O, Ménard M, Cauchois R *et al.* Esophageal diverticulum: diverticulopexy versus diverticulectomy. *Laryngoscope* 1994;104:889-92.

22. Philippsen LP, Weisberger EC, Whiteman TS *et al.* Endoscopic stapled diverticulotomy: treatment of choice for Zenker's diverticulum. *Laryngoscope* 2000;110:1283-86.

23. Collard JM, Otte JB, Kestens PJ. Endoscopic stapling technique of esophagodiverticulostomy for Zenker's diverticulum. *Ann Thorac Surg* 1993;56:573-76.

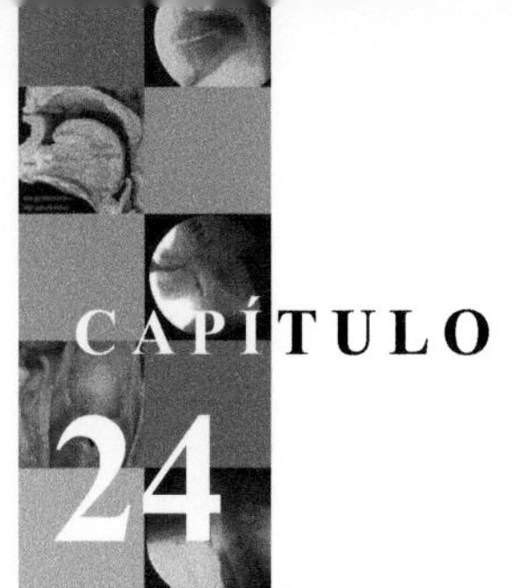

CAPÍTULO 24

Estenose Esofágica - Benigna e Maligna

Rubens Antônio Aissar Sallum ◆ Felipe José Fernández Coimbra ◆ Andre Luis Montagnini

INTRODUÇÃO

As estenoses esofágicas são umas das principais causas de disfagia, promovidas por doenças preexistentes, tumores, ou seqüelas de tratamento. Sua conseqüência principal, a disfagia, é a percepção da dificuldade à passagem normal do material engolido, e pode ser causada por uma variedade de anomalias, benignas ou malignas, envolvendo a orofaringe ou o esôfago. Dependendo da sua forma de aparecimento, pode provocar emagrecimento e desnutrição.

Quanto ao diagnóstico, todas as disfagias devem ser investigadas inicialmente com exame radiológico contrastado e endoscopia digestiva alta. As informações coletadas servirão tanto para o diagnóstico das estenoses, assim como biopsias, e informações sobre localização, extensão e demais dados para planejamento terapêutico. Outros exames serão acrescentados de acordo com a causa da estenose.

O tratamento dependerá, dentre vários fatores, da origem da estenose (benigna ou maligna), localização, presença de complicações associadas e condições clínicas do paciente. Variam desde dilatações esofágicas por endoscopia até cirurgias extensas com morbimortalidades elevadas.

ASPECTOS ANATÔMICOS

A orofaringe se inicia no anel entre o pilar anterior amigdaliano, a úvula e a base da língua. Superiormente, o palato mole separa da rinofaringe, e inferiormente, a epiglote separa da hipofaringe, que é a região de entrada para o esôfago, e inclui o seio piriforme, a parede faríngea posterior e a região póscricóidea.

O esôfago é um órgão tubular que se inicia na cricofaringe e desce pelo tórax ligeiramente à esquerda da linha média, virando para frente na sua porção mais inferior, passando pelo diafragma ao nível da 10ª vértebra torácica. Uma pequena porção intra-abdominal termina na transição esofagogástrica.[18]

Na porção torácica, anteriormente, passam a traquéia, os brônquios, veias pulmonares, pericárdio, átrio esquerdo, pleura e pulmões lateralmente, vértebras, aorta torácica, ducto torácico, veias ázigos e hemiázigos e artérias intercostais, posteriormente.[18]

ASPECTOS CLÍNICOS

A queixa mais comum nas afecções esofágicas é sem dúvida a disfagia. A duração dos sintomas é um parâmetro útil na diferenciação de afecções funcionais ou orgânicas, e dentre estas, lesões malignas ou benignas. De uma maneira geral, as disfagias por causas benignas são de longa duração, intermitentes, não-progressivas, enquanto as malignas são de aparecimento rápido, progressivas, acompanhadas de perda de peso.[9] O local subjetivo da disfagia não é parâmetro confiável para localizar a região de estenose, uma vez que pacientes com estenoses baixas podem queixar-se de disfagia torácica alta ou mesmo cervical. Portanto, todo o esôfago deve ser avaliado com cuidado, independentemente do local da queixa.[17,34]

Dentre as causas benignas, a esofagite crônica e grave, de uma variedade de origens, pode levar a cicatrização e fibrose com o desenvolvimento de estenoses. Assim sendo, a história clínica é crucial na determinação da origem da estenose. Em alguns casos, o correto diagnóstico pode ser sugerido pela relação temporal entre a formação da estenose e o fator precipitante, como radioterapia mediastinal, ingestão de substâncias cáusticas, sondagens nasogástricas etc. Em outros casos, indícios clínicos importantes podem ser dados por achados como hipergastrinemia (síndrome de Zollinger-Ellison), história de alergias ou eosinofilia periférica (esofagite eosinofílica), erupções bolhosas na pele (epidermólise bolhosa ou membranas mucosas benignas penfigóides).[17]

Nos tumores que acometem o esôfago, causadores de estenoses malignas, na grande maioria, a disfagia é tardia e progressiva, já que só é percebida quando pelo menos metade da luz esofágica está comprometida pelo tumor.[9,26] Podem apresentar hemorragias por ulcerações, regurgitação, rouquidão pelo comprometimento do nervo laríngeo recorrente, emagrecimento, dor torácica, abdominal ou cervical, normalmente associados à invasão de estruturas adjacentes, tosse e infecções da árvore traqueobrônquica (por compressão, infiltração ou fístulas aerodigestivas).[9,25,26] Pequenos tumores podem ser assintomáticos ou apresentar sintomas vagos.

O paciente deve ser submetido a exames clínicos geral e específico detalhados, pois grande parte dos pacientes com tumores malignos do esôfago são de idade mais avançada, tabagistas, etilistas, desnutridos e com morbidades associadas. Deve-se investigar também outros tumores sincrônicos ou lesões pré-malignas, especialmente nos órgãos aerodigestivos superiores, brônquios e pulmões. Nos tumores malignos é necessário também, além do estadiamento clínico incluindo palpação de cadeias linfonodais, exames para estadiamento e planejamento cirúrgico, realização de exames complementares, como tomografia computadorizada de tórax e abdome, ultrassonografia endoscópica, exames contrastados etc.

DIAGNÓSTICO

O exame contrastado do esôfago é, junto com a endoscopia, o 1º exame a ser realizado na investigação da disfagia. As estenoses esofágicas são mais bem avaliadas com exame bifásico, que inclui tanto o exame com duplo contraste como o simples. O exame simples (somente com contraste) otimiza a distensão do esôfago, melhorando a detecção de estenoses, enquanto o exame com duplo contraste consegue mostrar melhor lesões da mucosa como úlceras, estenoses, fístulas, massas incluindo lesões muito pequenas (Fig. 24-1). Mostram também a relação com traquéia e a extensão de lesões intransponíveis pela endoscopia. A videofluoroscopia é útil para demonstrar estenoses cervicais ou torácicas superiores, que são difíceis de visibilizar em exames radiológicos rotineiros devido à rápida passagem do meio de contraste.[17,20]

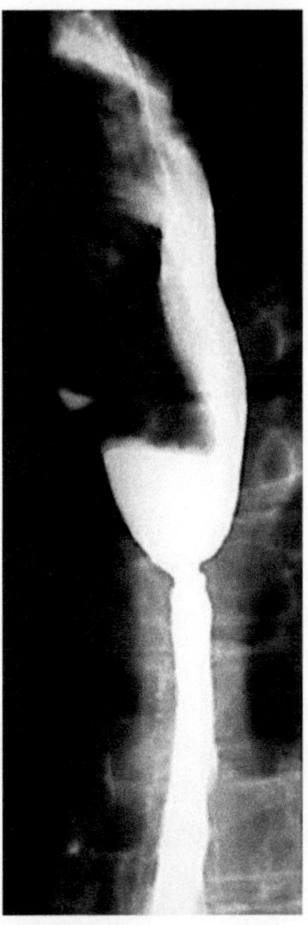

Fig. 24-1. Exame contrastado do esôfago mostrando ponto de estenose.

A endoscopia digestiva alta é essencial para o diagnóstico etiológico das lesões, permitindo avaliação visual e a colheita de material para exame anatomopatológico (Fig. 24-2).[9,26] Em pacientes de maior risco deve-se ter alta suspeição e biopsiar qualquer alteração da mucosa, podendo-se lançar mão de corantes como o lugol para identificar áreas

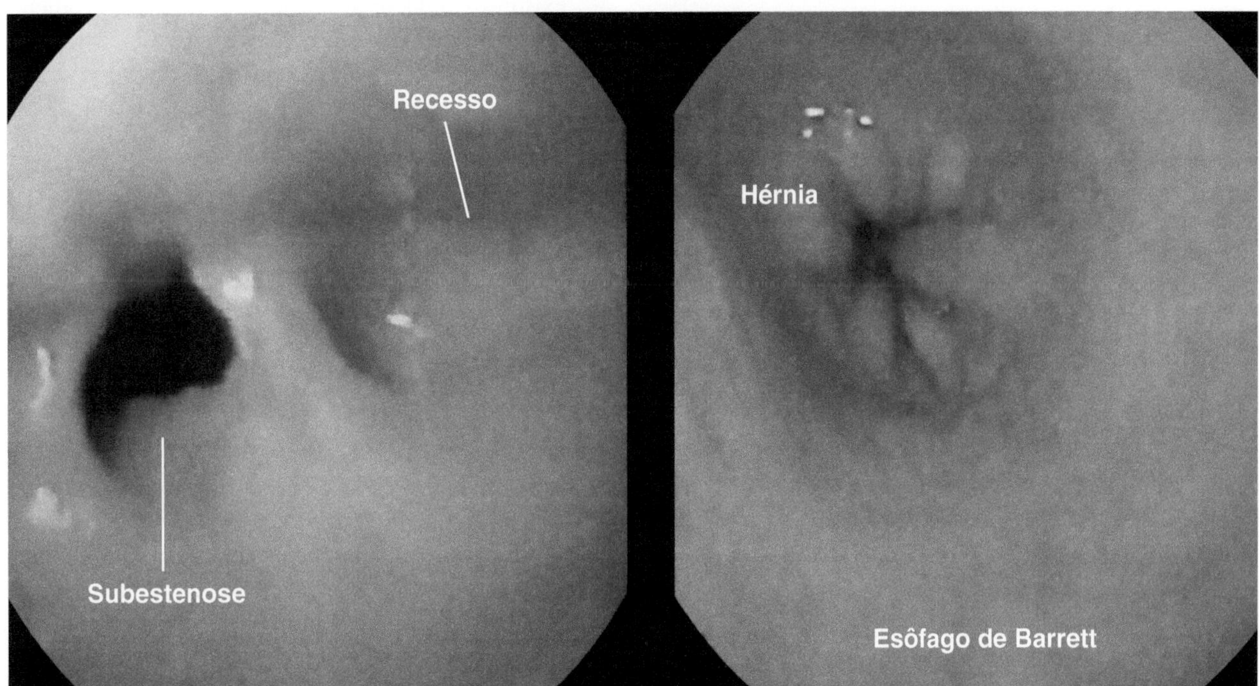

Fig. 24-2. Endoscopia mostrando área de subestenose em paciente com esôfago de Barrett.

suspeitas para biopsia, aumentando a sensibilidade do método. Assim, para todos os grupos de risco para câncer do esôfago, especialmente para pacientes com tumores prévios das vias aerodigestivas altas, o exame endoscópico com cromoscopia é recomendado.

Tomografia computadorizada (TC) ou ressonância nuclear magnética, torácica e de abdome superior (ou ultra-sonografia abdominal) devem ser realizadas rotineiramente nos pacientes com suspeita de tumor do esôfago. Pode-se observar normalmente o espessamento da parede do esôfago, avaliando-se também a invasão de outros órgãos e o comprometimento linfonodal (Fig. 24-3). Tem a finalidade também de afastar metástases em outros órgãos como fígado, adrenal, pulmão, e visibilizar evidência grosseira de irressecabilidade, por invasão extensa de vias aéreas e grandes vasos.[26]

A ultra-sonografia endoscópica surgiu como coadjuvante à tomografia computadorizada. É superior com relação ao diagnóstico da profundidade da penetração da lesão e a presença ou não de metástases em linfonodos. A acurácia para o *status* do T é de 80% e de 60% a 70% para o N.[26] Podendo-se também utilizar a biopsia guiada via transesofágica. Pode ser utilizada para se avaliar melhor a parede do órgão, quando se tem dúvida da origem e profundidade da lesão. É fundamental para tratamentos conservadores em tumores iniciais da mucosa.

A laringotraqueobroncoscopia deve ser sempre feita nos tumores malignos. Permite avaliação da invasão ou compressão das vias aéreas pelo tumor e confirmação com biopsia, além de avaliar a presença de tumores sincrônicos nesses pacientes. Achamos que a broncoscopia deve ser realizada em todos os carcinomas espinocelulares do esôfago, não só para estadiamento mas também para afastar a presença de segundo tumor primário.

No caso de tratamento cirúrgico ser indicado, deve-se fazer avaliação clínica com exames laboratoriais incluindo hemograma, bioquímica, provas de função hepática e renal, nutricionais, coagulograma e avaliação cardiopulmonar detalhada. É nossa rotina a avaliação pelas equipes de anestesia, fisioterapia e fonoaudiologia no pré-operatório e por outras especialidades, de acordo com a necessidade.

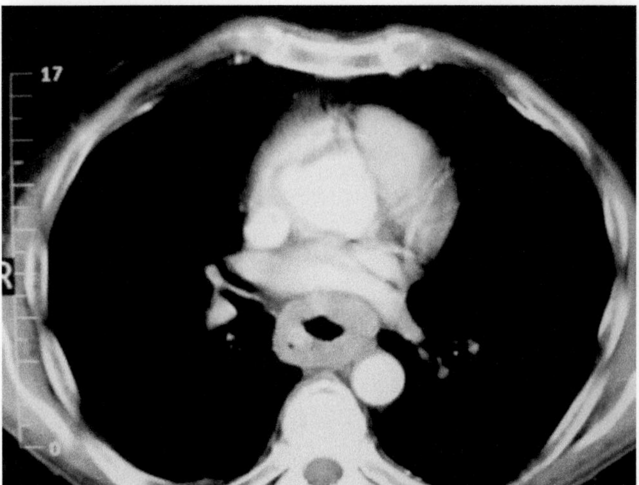

Fig. 24-3. Tomografia computadorizada de tórax mostrando espessamento da parede esofágica e a relação com órgãos vizinhos.

Outros exames como a cintilografia óssea, tomografia computadorizada ou ressonância nuclear magnética de crânio, biopsia de linfonodos e outros serão realizados de acordo com a necessidade de cada caso. A tomografia por emissão de pósitrons pode ser utilizada como método investigacional para pesquisa de metástases a distância, resposta à rádio e quimioterapia e pesquisa de linfonodos metastáticos.[26]

CAUSAS DE ESTENOSE

Estenoses malignas

Tumores malignos do esôfago

O câncer de esôfago é raro, tem um pobre prognóstico, e é responsável por aproximadamente 1,5% dos casos novos de todas as neoplasias malignas. A incidência mundial varia agudamente nos diferentes países. Alguns têm maior incidência, como no sudeste e na região central da Ásia (China, Irã, Rússia), onde pode chegar a 100 casos por 100.000 habitantes.[27,33]

O câncer de esôfago é o 6º tumor em causa de óbitos no Brasil e sua distribuição absoluta e proporcional de óbitos em 2000 foi de 5.307 e 4,56, respectivamente, sendo a incidência e mortalidade por 100.000 habitantes para o ano de 2003 de 7,81 e 4,97 para homens e 2,33 e 1,39 para mulheres, observando-se maior incidência na região sul, com previsão de até 15,4 casos novos por 100.000 habitantes.[6]

Existem 2 tipos principais de tumores que acometem o esôfago: o carcinoma espinocelular (CEC) e o adenocarcinoma, sendo o primeiro mais comum na maioria dos países, no entanto observando-se aumento significativo dos adenocarcinomas, provenientes do esôfago de Barrett, principalmente no esôfago distal.[4,7,26]

Nos Estados Unidos nota-se maior risco para carcinoma espinocelular em afro-americanos que em brancos (5 vezes maior); enquanto os adenocarcinomas ocorrem de 3 a 4 vezes mais freqüentemente em brancos, especialmente homens. Ambos os tipos são raros antes dos 40 anos, mas a incidência aumenta daí em diante.[4,8]

Aproximadamente 15% dos tumores esofágicos atingem o terço superior, 50%, o médio, e 35%, o inferior. Os adenocarcinomas geralmente estão associados a tumores da transição esofagogástrica. O CEC raramente invade o estômago, e normalmente há um segmento de mucosa normal entre o tumor e o cárdia. Em contraste, cerca de 90% dos adenocarcinomas desenvolvem-se no esôfago distal, e muitos se estendem até o estômago. Os adenocarcinomas que se originam do esôfago de Barrett correspondem de 20% a 50% dos adenocarcinomas que acometem a transição esofagogástrica.[7]

Muitos fatores de risco ambientais e genéticos têm sido relacionados como causas potenciais para o câncer de esôfago, particularmente o CEC, como dietas pobres em vitaminas A, C, riboflavina, betacaroteno, zinco, molibdênio, cobalto, cobre e proteínas; dietas com excesso de nitratos e nitrosaminas; contaminação fúngica de alimentos; comidas e bebidas consumidas em altas temperaturas; esofagites crônicas, acalasia, estenoses cáusticas esofágicas, divertículo de Zenker, tilose, doença celíaca, síndrome de Plummer-Vinson, exposição a radiações, asbesto, exposição ao HPV e outras malignidades aerodigestivas. A combinação do tabagismo ao álcool tem efeito sinergístico mortal no desenvolvimento do CEC, aumentando o risco em até 44 vezes.[4,7,26,34] Esôfago de Barrett e a doença do refluxo gastroesofágico (DRGE) são fatores relacionados na literatura com o maior risco para adenocarcinoma do esôfago distal.[26]

A disfagia progressiva é o sintoma mais freqüente nesses tumores, porém muito tardia no curso da doença, impedindo o tratamento precoce, e normalmente só surgindo quando há comprometimento de mais que 2/3 da luz do esôfago, acompanhado de emagrecimento até à caquexia. Odinofagia ocorre em 20% dos casos e às vezes é o único sintoma. Dor torácica e desconforto retroesternal podem indicar penetração de estruturas do mediastino. Outros sintomas podem estar relacionados com invasão de órgãos adjacentes como rouquidão (invasão de laríngeo recorrente), tosse (fístula traqueoesofágica), sangramento etc. Ao exame físico podemos observar tumor cervical ou abdominal e sinais indiretos da doença, como emagrecimento, paralisia de cordas vocais, linfonodomegalias, déficits neurológicos etc. Deve-se lembrar que o exame físico deve ser completo, incluindo boca, orofaringe, laringe e sítios linfonodais regionais e a distância.[9]

Na investigação da disfagia, o exame contrastado de esôfago, estômago e duodeno, com duplo contraste, juntamente com a endoscopia, são os primeiros exames a serem realizados, e conseguem mostrar até pequenas lesões ulceradas da mucosa e submucosa, estenoses, fístulas e massas, além de mostrar a relação com a traquéia e a extensão de lesões intransponíveis pela endoscopia (Fig. 24-4).[17,20,26]

A endoscopia digestiva alta é essencial para o diagnóstico, permitindo avaliação visual da lesão e a colheita de material para exame anatomopatológico (Fig. 24-5). A cromoscopia tem especial importância para pacientes com tumores prévios das vias aerodigestivas, nos quais o exame endoscópico deve ser realizado. A ultra-sonografia endoscópica é superior com relação ao diagnóstico da profundidade da penetração da lesão e a presença ou não de metástases em linfonodos, mas não substitui a tomografia, enquanto a laringotraqueobroncoscopia é indicada nos tumores do esôfago cervical e dos 2/3 superiores, permitindo avaliação da invasão da laringe e dos brônquios pelo tumor e confirmação com biopsia, além de avaliar a presença de tumores sincrônicos.[26]

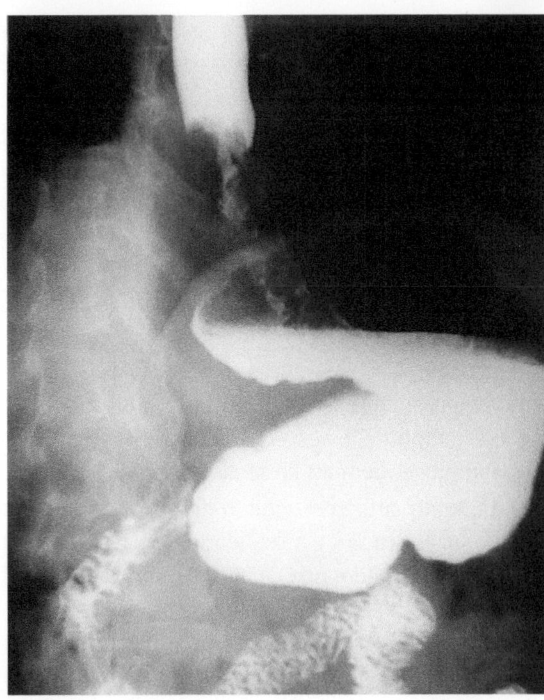

Fig. 24-4. Área de afilamento abrupta e irregular do esôfago inferior, correspondente a tumor de transição esofagogástrica.

A tomografia computadorizada (TC) de tórax e abdome deve ser realizada rotineiramente nos pacientes com tumores do esôfago. Observa-se normalmente o espessamento da parede do esôfago e avalia-se a invasão de outros órgãos e o comprometimento linfonodal. Tem a finalidade também de afastar metástases em outros órgãos como fígado, adrenal, pulmões e visualizar evidência grosseira de irressecabilidade por invasão

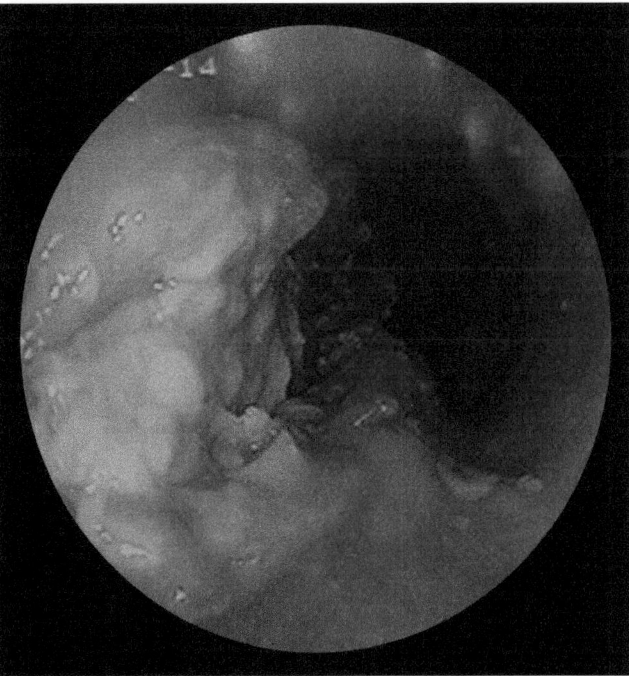

Fig. 24-5. Diminuição da luz esofágica por carcinoma.

de vias aéreas e grandes vasos. Outros exames serão realizados de acordo com a necessidade de cada caso.[26]

O sistema de estadiamento mais aceito por grupos ocidentais é a classificação do tumor pelo TNM e, em muitos casos, sua correta avaliação só é alcançada após tratamentos cirúrgicos, pois se observa importante subestadiamento clínico.[23]

Vários são os fatores implicados no prognóstico desses tumores, dentre eles destacamos: agressividade biológica do tumor; diagnóstico tardio; co-morbidades associadas, dentre elas desnutrição; riscos inerentes ao tratamento radical curativo; linfadenectomias extensas; íntimo contato com estruturas nobres; complicações pós-operatórias, dentre elas fístulas de anastomose, demora na realimentação e disfagia.

O tratamento cirúrgico seguido de tratamentos adjuvantes, quando há indicação, é a seqüência de modalidades terapêuticas-padrão adotadas no Departamento de Cirurgia Abdominal do Hospital do Câncer A. C. Camargo. No entanto, a cirurgia radical, potencialmente curativa, é associada a morbimortalidades significantes, podendo chegar a taxas de mortalidade de aproximadamente 10%, considerando-se os fatores já citados.[8,23,26,32]

As técnicas operatórias mais comuns são a esofagectomia subtotal por via transdiafragmática e cervical, esofagectomia subtotal por via toracoabdominal, esofagectomia subtotal por via abdominal, torácica e cervical, e esofagectomia total com ressecção em bloco da faringe e laringe, para tumores do esôfago cervical. O acesso transdiafragmático é mais utilizado para tumores da transição esofagogástrica e para pacientes que não tolerem a via torácica.[8,16,23,26,32]

As formas de reconstrução são restritas. O método mais utilizado na maioria dos centros de cirurgia esofágica é a reconstrução com o estômago, que pode ser com o órgão inteiro ou com a confecção de um tubo gástrico, e que são levados ao pescoço pelo próprio leito esofágico ou retroesternal. Na impossibilidade do uso do estômago como conduto, pode-se utilizar o cólon, ou mesmo retalhos microcirúrgicos de delgado.[8,16,26,32,34]

Quando a cura está fora de questão, a paliação dos sintomas, permitindo ao paciente ingestão de alimentos, controle da dor e melhor qualidade de vida são os objetivos. As alternativas mais utilizadas são a cirurgia, a rádio e/ou quimioterapia, a colocação de próteses esofágicas ou a permeação do tumor com *laser*.[29,30]

Estenoses benignas

Tumores benignos do esôfago

Tumores benignos esofágicos podem ter origem em qualquer camada da parede do órgão e a disfagia, apesar de freqüente, é normalmente leve. Em algumas situações pólipos inflamatórios ou granulomas estão ocasionalmente associados a esofagite e podem ser interpretados como neoplasias esofágicas. Papilomas da mucosa esofágica são tanto pediculados quanto sésseis e, embora, na maioria das vezes, sejam lesões pequenas, podem-se tornar volumosas o suficiente para causarem sintomas de obstrução.[11,34]

O leiomioma é o tumor benigno do esôfago mais comum. Origina-se na musculatura lisa do órgão, e à medida que cresce, estreita a luz esofágica. A mucosa que recobre a lesão é geralmente intacta, mas pode se tornar ulcerada. Não é relacionado com o desenvolvimento de câncer. Outros tumores como fibromas, lipomas, fibromiomas e mixomas são raros.[11,17,34]

A maioria dos tumores esofágicos benignos é assintomática e, ao causarem disfagia, já se encontram com volume considerável. Nestas situações aparecem como lesões densas, normalmente arredondadas, no mediastino, aos raios X simples. Exames contrastados normalmente mostram lesões "extrínsecas" comprimindo a mucosa esofágica. A endoscopia é essencial para se obter material para exame anatomopatológico e diferenciar de lesões malignas e, em muitas situações, pode ser terapêutica.[11,17,34]

Congênitas

São pouco freqüentes e, na maioria das vezes constituem estenoses anulares que acometem qualquer região esofágica. Podem ser de 3 tipos. Mucosa traqueobrônquica heterotópica (presença de material da árvore traqueobrônquica na parede do esôfago, como cartilagem e epitélio ciliado), são na maior parte distais, e os estudos baritados podem mostrar diminuição súbita ou suave da luz esofágica.[22] Nestes casos, a maioria das crianças tem alimentação normal até a introdução de alimentos sólidos. A ressecção do segmento de esôfago acometido e a anastomose primária são o tratamento mais realizado. Podem estar associados a atresias do esôfago e fístulas traqueoesofágicas raramente.[19]

Um outro tipo de estenose teria origem e características semelhantes à atresia esofágica, no entanto, com deformações na anatomia normal menos intensas, podendo estar associado a fístulas esofagotraqueais.[13,19,21]

Os anéis esofágicos são outra forma de estenose encontrada em crianças, mas sua origem congênita não é bem estabelecida, principalmente se localizados no esôfago distal, onde são comuns complicações da doença do refluxo.[13,19]

Adquiridas

A cicatrização por esofagite de refluxo é de longe a causa mais comum de estenose benigna do esôfago distal. Outras entidades como esclerodermia, intubação nasogástrica prolongada, síndrome de Zollinger-Ellison e esofagite por refluxo alcalino também podem causar estenoses severas. Nas estenoses por refluxo gastroesofágico é freqüente a associação ao esôfago de Barrett, ocorrendo a estenose na área ulcerada de transição dos epitélios (escamoso e colunar).

As estenoses induzidas por refluxo levam à disfagia de evolução lenta e gradativa. Qualquer fator que leve à incompetência do esfíncter esofágico inferior, e conseqüentemente ao refluxo, pode causar estenoses. O refluxo é na maior parte ácido péptico, podendo algumas vezes ser alcalino, biliar e/ou pancreático.

Normalmente aparecem no exame contrastado como estenoses suaves com áreas de afilamento concêntrico no esôfago distal e estendem-se de 1 a 4 cm. Hérnias hiatais são vistas em 90% dos pacientes com estenoses pépticas, e por isso deve-se sempre se suspeitar de tumores esofágicos se houver estenose sem hérnia de hiato (Fig. 24-6).[17]

O tratamento inicialmente é o combate agressivo da doença do refluxo com inibidores da bomba de prótons, prócinéticos e medidas higieno-dietéticas e/ou cirurgia anti-refluxo, seguidos de dilatação progressiva da estenose. Em situações especiais, na falha de outros métodos, pode-se realizar tratamento por ressecção esofágica.[1,2]

Podem ser conseqüência de processos inflamatórios periesofágicos, como por exemplo mediastinites, abscessos, infecções crônicas como tuberculose mediastinal; ou por infiltração de tumores adjacentes ao esôfago. Doenças inflamatórias do tubo digestivo, como doença de Crohn, podem raramente acometer o esôfago e causar estenoses.[12]

Doenças sistêmicas podem causar efeitos no esôfago, levando a estenoses, como certas doenças reumatológicas (esclerodermia, pênfigo, dermatomiosite, lúpus eritematoso e epidermólise bolhosa). Estas entidades levam a um *clearance* esofágico não-funcional e conseqüentemente expõem o órgão às conseqüências do refluxo.[1,2,10,11,17] O processo cicatricial de doenças infecciosas do esôfago também pode levar a estenoses.[24]

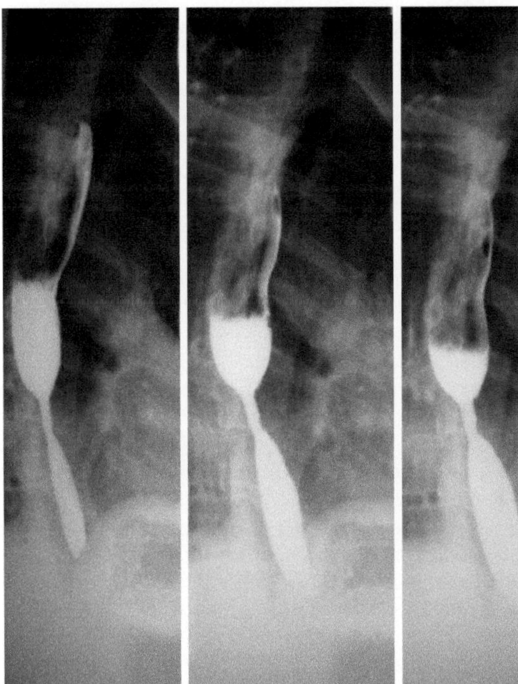

Fig. 24-6. Estenose esofágica de origem péptica, na qual se observa afilamento suave e concêntrico.

A sondagem nasoenteral prolongada também é relacionada com o desenvolvimento de estenoses esofágicas, especialmente em portadores da doença do refluxo gastroesofágico (DRGE) (conhecida ou insuspeita). Associam-se a dificuldades de clareamento esofágico e problemas relacionados com a DRGE, como por exemplo a hérnia de hiato. A própria presença da sonda pode causar traumas locais ou facilitar o refluxo ácido-péptico.[28]

Vários tratamentos podem levar a seqüelas importantes, causando disfagia. Os tratamentos radioterápicos sobre lesões do próprio esôfago, faringe, laringe ou em estruturas do mediastino podem levar a estenoses importantes em conseqüência da cicatrização do processo inflamatório e lesão da microcirculação do órgão com efeito da radioterapia. As disfagias são tardias com relação ao tratamento, ocorrendo de 4 a 8 meses após a radioterapia e, na sua maioria, ocorrem no esôfago superior e médio. Alguns agentes quimioterápicos podem potencializar os efeitos da radioterapia, assim como de suas seqüelas. Nestes casos, a formação de fibrose é intensa, dificultando as dilatações.[11,14,15,17]

As estenoses pós-cirúrgicas do esôfago ocorrem como conseqüência da falha da técnica operatória ou como conseqüência de complicações como fístulas da anastomose com outros órgãos, como o estômago, cólon e intestino delgado. O tratamento é basicamente endoscópico com secções de dilatação. A escleroterapia de varizes esofágicas é outro exemplo de estenose pós-tratamento médico.

Lesões do esôfago também podem ser causadas por ingestão de substâncias fortemente ácidas ou básicas, provocando estenoses graves em adultos e crianças nas seqüelas tardias. No entanto, apenas cerca de 5% que ingerem substâncias corrosivas chegam a desenvolver estenoses esofágicas graves com seqüelas. As substâncias mais envolvidas nessas lesões são a soda cáustica (alcalina) e ácidos fortes (sulfúrico, nítrico e clorídrico). Esofagites cáusticas intensas levam a estenose de 1 a 3 meses após a lesão inicial e, dependendo do grau de lesão e da cicatrização, os pacientes podem desenvolver um ou mais segmentos de estenoses em qualquer localização do órgão, ou mesmo lesões difusas (Fig. 24-7). Nestas situações o tratamento deixa de ser por dilatação e passa a ser a esofagectomia, ou mais freqüentemente a derivação esofágica (gastro ou coloplastia). É importante lembrar que estes pacientes têm maior risco para carcinoma de esôfago, especialmente aqueles com mais de 15 a 20 anos da ingestão cáustica e que realizam dilatações endoscópicas periódicas do órgão.[3,11,17,31]

Outras causas menos usuais de estenose do esôfago incluem doença de Crohn, doença do enxerto *versus* hospedeiro, doença de Behçet, contaminação do endoscópio por glutaraldeído, estenose por comprimidos etc. Nesses casos, o diagnóstico é sugerido pela forte correlação com a história clínica.[5]

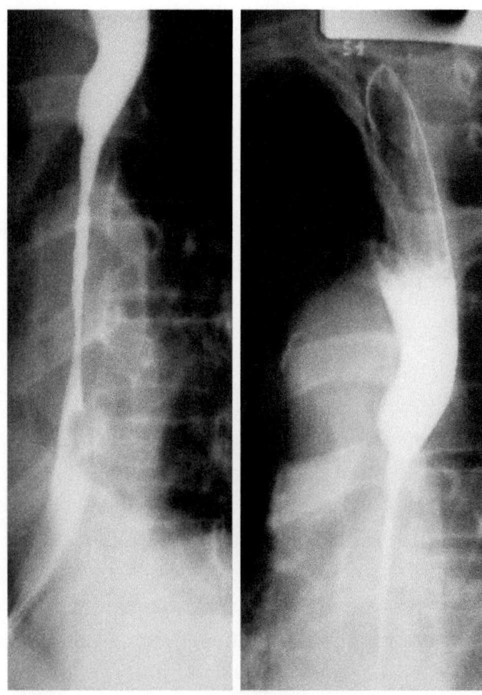

Fig. 24-7. Estenose cáustica extensa do esôfago torácico. Observa-se afilamento suave e extenso do órgão.

▶ REFERÊNCIAS BIBLIOGRÁFICAS

1. American Gastroenterological Association. American Gastroenterological Association medical position statement on treatment of patients with dysphagia caused by benign disorders of the esophagus. *Gastroenterology* 1999;117:229-32.
2. American Gastroenterological Association. American Gastroenterological technical review on treatment of patients with dysphagia caused by benign disorders of the esophagus. *Gastroenterology* 1999;117:233-54.
3. Appelqvist P, Salmo M. Lye corrosion carcinoma of the esophagus: a review of 63 cases. *Cancer* 1980;45:2655-85.
4. Blot WJ, Devesa SS, Keller RW *et al.* Rising incidence of adenocarcinoma of the esophagus and gastric cardia. *JAMA* 1991;265:1287.
5. Bonavina L, DeMeester TR, McChesney L *et al.* Drug induced esophageal strictures. *Ann Surg* 1987;206:173-83.
6. Brasil. Ministério da Saúde. Instituto Nacional de Câncer – INCA. Estimativas da incidência e mortalidade por câncer, 2003.
7. Casson AG, Mckneally MF. Epidemiology. In: Pearson FG, Deslauriers J, Ginsberg RJ *et al. Esophageal surgery.* London: Churchill Livingstone, 1995. p. 551-59.
8. Chritein JD, Edward FH, Keith WM. Prognostic factors associated with respectable carcinoma of the esophagus. *The American Surgeon* 2002;68:258-62.
9. Hiebert CA. Clinical features. In: Pearson FG, Deslauriers J *et al. Esophageal surgery.* London: Churchill Livingstone, 1995. p. 63-70.
10. Inal M, Soyupak S, Akgul E *et al.* Fluoroscopocally guided endoluminal balloon dilatation of the esophageal stricture due to epidermolysis bullosa dystrophica. *Dysphagia* 2002;17:242-45.
11. Ishioka S. Estenoses benignas do esôfago. In: Sociedade Brasileira de Endoscopia Digestiva. *Endoscopia digestiva.* Rio de Janeiro: Medsi, 1994.
12. *Journal of Gastroenterology and Hepatology* 2000;15:959.
13. Katzka DA, Levine MS, Ginsberg GG *et al.* Congenital esophageal stenosis in adults. *AJG* 2000;95:32-36.
14. Laurell G, Kraepelien T, Mavroidis P *et al.* Stricture of the proximal esophagus in the head and neck carcinoma patients after radiotherapy. *Cancer* 2003;97:1693-700.
15. Lepke RA, Libshitz HI. Radiation-induced injury of the esophagus. *Radiology* 1983;148:375-78.
16. Lerut T, De Leyn P, Coosemans W *et al.* Surgical strategies in esophageal carcinoma with emphasis om radical lymphadenectomy. *Ann Surg* 1992;216:583-90.
17. Luedtke P, Levine MS, Rubesin SE *et al.* Radiologic diagnosis of benign esophageal strictures: a pattern approach. *Radiographics* 2003;23:897-909.
18. Meffert DL. Anatomy, embriology and histology. In: Pearson FG, Deslauriers J, Ginsberg RJ *et al. Esophageal surgery.* London Churchill Livingstone, 1995. p. 1:26.
19. Morrow JB, Vargo JJ, Goldblum JR *et al.* The ringed esophagus: histological features of GERD. *Am J Gastroenterol* 2001;96:984-89.
20. O'connor JB, Richter JE. Esophageal strictures. In: Castell DO, Richter JE. Eds. *The esophagus.* 3rd ed. Philadelphia: Lippincott Williams and Wilkins, 1999. p. 473-83.
21. Oh CH, Levine MS, Katzka DA *et al.* Congenital esophageal stenosis in adults: clinical and radiographic findings in seven patients. *AJR Am J Roentgenol* 2001;176:1179-82.
22. Ohkawa H, Takahashi H, Hosshino Y *et al.* Lower esophageal stenosis in association with tracheobronchial remnants. *J Pediatr Surg* 1975;10:453.
23. Osugi H, Takemura M, Takada N *et al.* Prognostic factors after oesophagectomy and extended lymphadenectomy for squamous oesophageal cancer. *British Journal of Surgery* 2002;89:9009-13.
24. Ott DJ, Gelfand DW. Esophageal stricture secondary to candidiasis. *Gastrointest Radiol* 1978;2:323-25.
25. Parada AA. Tumores esofágicos. In: Sociedade Brasileira de Endoscopia Digestiva. *Endoscopia digestiva.* Rio de Janeiro: Medsi, 1994.
26. Parikh AA, VaporciYan AA, Swisher SG. Esophageal carcinoma. In: Feig BW. The MD Anderson Surgical Oncology Handbook. Philadelphia: Lippincott-Williams and Wilkins, 2003. p. 145-57.
27. Parkin DM, Laara E, Muir CS. Estimates of the worldwide frequency of sixteen major cancers in 1980. *Int J Cancer* 1988;41:184.
28. Pinotti HW, de Oliveira MR, Raia A. Esophageal complications due to prolonged nasogastric intubation. *AMB Rev Assoc Med Bras* 1978;24:387-90.
29. Sarper A, Oz N, Cihangir C *et al.* The efficacy of self-expanding metal stents for palliation of malignant esophageal strictures and fistulas. *European Journal of Carcio-thoracic Surgery* 2003;23:794-98.
30. Sharma V, Mahantshetty U, Dinshaw KA *et al.* Palliation of the advanced/recurrent esophageal carcinoma with high-dose-rate brachytherapy. *Int J Radiat Onc Biol Phys* 2002;52:310-15.
31. Sugai BM, Ishioka S, Sakai P *et al.* Incidência de carcinoma na esofagite cáustica. *GED* 1987;6:91.
32. van Sandick JW, van Lanschot JB, ten Kate FJW *et al.* Indicators of prognosis after transhiatal esophageal resection without thoracotomy for cancer. *J Am Coll Surg* 2002;194:28-36.
33. Waterhouse J *et al.* Cancer incidence in five continents. International agency for research of cancer. *Lyon* 1982;42(4):1.
34. Way LW, Doherty GM. Tumors of the esophagus. In: *Surgical diagnosis & treatment.* 11ª ed. California: Lange, 2003.
35. Wilcox CM, Alexander LN, Clark WS. Localization of an obstructing esophageal lesion: is the patient accurate? *Dig Sci* 1995;40:2192-96.

CAPÍTULO 25

TRAUMA CERVICAL

Marcelo Coutinho Baú ◆ Leandro Totti Cavazzola ◆ Ricardo Breigeiron

INTRODUÇÃO

O trauma cervical é uma entidade relativamente pouco freqüente no universo do paciente vítima de trauma. A região cervical concentra uma quantidade de estruturas vitais que podem pôr em risco a vida do paciente traumatizado de forma imediata, tornando seu manejo adequado um desafio para até mesmo os cirurgiões mais experientes.

As lesões traumáticas da região cervical variam num percentual de 1,5% a 5,5% com relação ao total de traumatismos em outros segmentos do corpo.

A disfagia pode surgir isoladamente ou associada a outros sinais e sintomas em pacientes vítimas de trauma cervical, e está, na sua maioria, relacionada com lesões do trato aerodigestivo, mais especificamente faringoesofágicas.

Esse capítulo tem como objetivo abordar, de forma geral, aspectos importantes do trauma da região cervical como sua anatomia peculiar, seus diferentes mecanismos de lesão e seu atendimento inicial. Além disso, procuramos enfatizar os meios diagnósticos e terapêuticos dirigidos à queixa de disfagia do paciente traumatizado.

MECANISMO DE LESÃO

O trauma cervical pode ser tanto penetrante quanto contuso ou fechado. As lesões penetrantes são muito mais freqüentes e geralmente mais graves que lesões causadas por trauma contuso. Aproximadamente 95% dos traumas cervicais são penetrantes, sendo 60% ferimentos por projétil de arma de fogo (FPAF) e 35% ferimentos por arma branca (FAB). Apenas em cerca de 5% o mecanismo de lesão é contuso.

Devido a uma maior quantidade de energia cinética gerada e dissipada nos tecidos, caracteristicamente os FPAF provocam lesões mais severas que por FAB, interferindo diretamente nas taxas de morbidade e mortalidade.

A maior parte dos traumas contusos da região cervical se dá por meio de acidentes automobilísticos, quer por trauma direto da região cervical, quer por mecanismos indiretos. Um exemplo deste último é a expulsão forçada do conteúdo gástrico para o esôfago, devido a um aumento súbito da pressão abdominal (p. ex., um golpe no abdome superior), provocando lesões lineares no esôfago.

A frágil anatomia da junção hipofaringoesofagiana está predisposta à perfuração nos traumatismos anteriores do pescoço.

ANATOMIA

A anatomia do pescoço é singular, pois em nenhuma outra parte do corpo existem tantas estruturas vitais localizadas numa área tão pequena e que contenha estruturas tão representativas de tantos sistemas diferentes – cardiovascular, respiratório, digestivo, endócrino e sistema nervoso central.

Duas camadas aponeuróticas envolvem as estruturas do pescoço: a fáscia superficial, que engloba o platisma, e a fáscia cervical profunda, que é subdividida nas camadas de envolvimento pré-traqueal e pré-vertebral. A fáscia de envolvimento engloba o músculo esternocleidomastóideo; a fáscia pré-traqueal insere-se nas cartilagens tireóidea e cricóidea e mistura-se com o pericárdio na cavidade torácica. A fáscia pré-vertebral engloba os músculos pré-vertebrais e mistura-se com a bainha axilar, que contém os vasos subclávios. A bainha carotídea é formada por todos os 3 componentes da fáscia cervical profunda.

Essa compartimentalização aponeurótica compacta das estruturas do pescoço limita os sangramentos externos das lesões vasculares, minimizando assim a probabilidade de exsanguinação. O efeito aparentemente benéfico é neutralizado pelos efeitos do sangramento para dentro desses espaços fechados, o que compromete com freqüência a via aérea, podendo resultar em sua obstrução.

O pescoço é dividido em 3 áreas anatômicas (Fig. 25-1):

- *Zona I:* estende-se da clavícula até a cartilagem cricóidea. Nesta área estão incluídos a parte proximal da artéria carótida, os vasos subclávios, os grandes vasos do tórax, pulmão, mediastino superior, esôfago, traquéia e ducto torácico. Os ferimentos nessa zona acarretam uma maior mor-

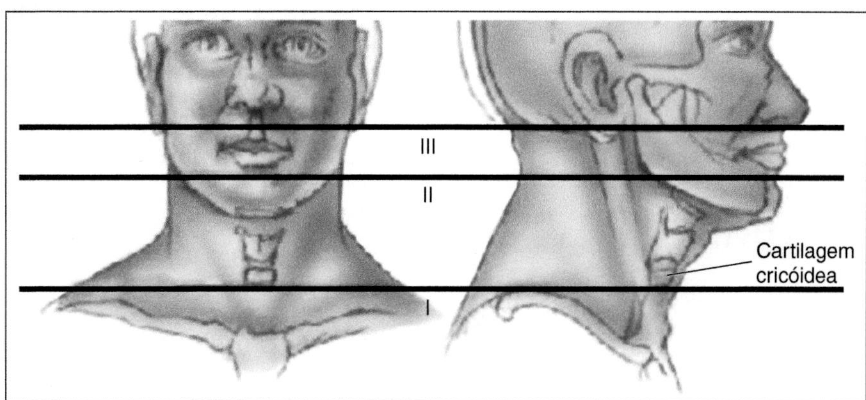

Fig. 25-1. Zonas anatômicas do pescoço.

talidade devido ao risco de lesões vasculares graves e lesões intratorácicas associadas.

- *Zona II:* estende-se da cartilagem cricóidea até o ângulo da mandíbula. É a zona central e de maior tamanho. Embora seja a mais freqüentemente comprometida em trauma cervical, tem menor mortalidade que as zonas I e III, pois é de mais fácil avaliação e exposição cirúrgica. Nesta zona encontram-se as veias jugulares internas, as artérias carótidas e sua divisão em artérias carótidas internas e externas, as artérias vertebrais, a traquéia, o esôfago e a laringe.
- *Zona III:* estende-se do ângulo da mandíbula até a base do crânio. Encontram-se a faringe, as glândulas salivares, as veias jugulares internas, as artérias vertebrais e a porção distal da artéria carótida interna.

As lesões nas zonas I e III, representam problemas difíceis para o cirurgião do ponto de vista de diagnóstico e da abordagem cirúrgica.

AVALIAÇÃO INICIAL

A abordagem inicial ao tratamento do paciente traumatizado deve obedecer sistematicamente aos protocolos de reanimação e diagnósticos delineados no *Advanced Trauma Life Support Manual* (ATLS *Manual*), do Colégio Americano de Cirurgiões. Prioritariamente, deve-se garantir uma via aérea pérvia adequadamente, pois a seguir isso poderá ser impedido pelo sangramento para dentro dos compartimentos aponeuróticos apertados do pescoço, com resultados catastróficos.

O pescoço deve ser mantido imobilizado, não permitindo rotações, flexões e hiperextensões, o que levaria a um segundo trauma, o qual pode ser fatal se, por exemplo, provocar uma secção medular. Deve-se, também, ter muita cautela durante uma intubação orotraqueal, evitando comprometer a imobilização da coluna cervical.

Após ter feito as manobras de reanimação do ATLS (ABCDE – *Airway and cervical immobilization; Breathing; Circulation; Disability; Exposure*), segue-se o exame secundário do paciente e as condutas específicas ao trauma cervical.

As lesões penetrantes não devem ser manipuladas ou exploradas na sala de emergência, assim como a sonda nasogástrica deve ser passada cautelosamente na sala de cirurgia, devido ao risco de provocar vômitos e/ou destamponar uma lesão vascular ou, ainda, provocar falso trajeto no caso de lesões esofágicas.

A anamnese deve ser completa para definir a real história do trauma e as suas características específicas. Deve-se caracterizar as queixas do paciente, principalmente dor, dispnéia, disfagia ou dificuldade de fonação.

A instabilidade hemodinâmica do paciente e lesões que ameaçam a vida contra-indicam a realização de exames complementares, e o paciente deverá ser imediatamente encaminhado à operação. Quando o diagnóstico está em questão ou informações adicionais são necessárias para melhorar o plano dos procedimentos cirúrgicos, estudos adicionais podem ser realizados. Estes podem incluir a arteriografia, endoscopia, radiografia contrastada, tomografia computadorizada, e até mesmo uma exploração local sob anestesia geral na sala de cirurgia.

A escolha dos exames a serem solicitados deve seguir uma lógica que tem como base a localização da lesão e, conseqüentemente, as estruturas que podem ser afetadas. Nas lesões em zonas I e II é aconselhável que se realize esofagoscopia e/ou esôfago contrastado e tomografia computadorizada com contraste endovenoso. Ainda se discute a necessidade de rotineira de fibrobroncoscopia. As lesões da zona III exigem a investigação rigorosa das estruturas vasculares da região e, sendo assim, arteriografia ou angiotomografia devem ser solicitadas. A radiografia simples de coluna cervical é obrigatória em qualquer tipo de traumatismo nessa região.

A exploração formal das feridas anteriores do pescoço, com penetração do platisma, pode ser subdividida de acordo com os sistemas orgânicos representados no pescoço. As indicações vasculares para a exploração são a história de perda sanguínea substancial, hemorragia persistente e inexorável e hematoma pulsátil ou em expansão. As indicações respiratórias para a exploração incluem hemoptise, crepitação e disfonia; as indicações relacionadas com o sistema nervoso incluem os déficits neurológicos. As indicações do sistema digestivo, como disfagia, serão abordadas a seguir.

MANEJO DIAGNÓSTICO E TERAPÊUTICO DO PACIENTE COM DISFAGIA

Queixa de disfagia em um paciente com trauma cervical indica lesão aerodigestiva, mais especificamente lesões faringoesofágicas, e deve sempre ser investigada. Além de disfagia, podem estar presentes odinofagia, enfisema subcutâneo, ar retrofaríngeo à radiografia simples, disfonia, saída de ar pela lesão, hematêmese, dor local, pneumomediastino, febre e taquicardia. No entanto, muitos pacientes não apresentam sinais ou sintomas que indiquem a presença das lesões.

Disfagia também pode estar presente em lesões cervicais extra-esofágicas. Os grandes hematomas contidos nesta região podem causar deslocamento traqueal, provocando sintomas de obstrução respiratória e compressão esofágica externa, e disfagia de graus variados. Abscessos periesofágicos, causados por perfurações puntiformes em esôfago devido a corpos estranhos, podem gerar compressão esofágica e conseqüente disfagia. As luxações ântero-posteriores de vértebras cervicais podem ser uma causa rara de disfagia no momento que houver deslocamento importante com compressão esofágica. Tais lesões podem ser causa de perfuração esofágica tardia.

O esôfago pode ser lesionado mais freqüentemente quando o trauma ocorre na zona II, mas pode ser afetado também na zona I. A faringe é lesionada quando há trauma na zona III.

As lesões faringoesofágicas são relativamente raras, e podem passar freqüentemente despercebidas, resultando em complicações graves se identificadas tardiamente. Quando tratadas precocemente apresentam bom prognóstico em termos de morbimortalidade.

Um alto grau de suspeição, além de exames subsidiários, é necessário para o diagnóstico de lesões traumáticas faringoesofágicas.

Um estudo contrastado (esofagografia) deve ser realizado em todos os pacientes com trauma cervical contuso ou penetrante em que se suspeita de lesão nessa região. Tanto o contraste hidrossolúvel quanto o baritado podem ser usados em busca de extravasamentos, embora alguns autores sugiram iniciar com o hidrossolúvel e, se negativo, lançar mão do contraste baritado. Esse exame requer um paciente estável e cooperativo, dificultando sua execução em pacientes agitados e intubados.

Uma esofagoscopia deve ser realizada nas situações clínicas que impedem a execução da esofagografia. A endoscopia rígida é preferida à flexível, pois não tem passagem cega pela faringe e pelo esôfago proximal.

Estudos demonstram que a associação desses 2 exames chega a uma sensibilidade de 100%, ao passo que, se utilizados isoladamente, possuem sensibilidade de aproximadamente 89%. Portanto, sempre que possível, a associação de estudos contrastados e esofagoscopia deve ser utilizada.

Tomografia computadorizada pode ser utilizada, principalmente para esclarecer trajetos duvidosos de projéteis de arma de fogo. Seu uso pode auxiliar na identificação de hematomas e abscessos e, se administrado contraste via oral, na identificação da presença de contraste extra-esofágico.

Pacientes instáveis e com trauma cervical devem ser submetidos à exploração cirúrgica e, durante o transoperatório, pode ser realizada uma endoscopia ou exploração direta para descartar trauma esofágico.

Em casos de alta suspeição de lesão esofágica e exames iniciais negativos, reavaliações clínicas freqüentes e até mesmo exploração cirúrgica são opções frente a quadros duvidosos.

A chave para o sucesso terapêutico de lesões faringoesofágicas é seu diagnóstico e tratamento o mais precoce possível. Muitos estudos têm demonstrado que a demora no tratamento por mais de 24 horas agrava consideravelmente o prognóstico do paciente.

Assim que o diagnóstico for suspeitado, deve-se suspender a via oral, instalar sucção nasogástrica, iniciar antibioticoterapia de amplo espectro e reposição volêmica agressiva.

As alternativas terapêuticas podem variar desde a simples drenagem do local, passando por rafia da lesão e até mesmo esofagectomia. Quando o tratamento é realizado de forma precoce, com 12 a 16 horas de evolução, é recomendada a rafia em 2 planos do esôfago com ampla drenagem, a fim de evitar infecção no local e orientar o trajeto fistuloso, que pode surgir em 10% a 20% dos casos. Na maioria dos casos, eventuais fístulas são manejadas com sucesso por meio de tratamento conservador.

Nos casos de grandes destruições teciduais, infecção local, ou tempo de evolução maior que 24 horas, deve-se realizar uma esofagostomia cervical lateral ou terminal como drenagem salivar (desfuncionalização esofágica), com a reconstrução do trânsito digestivo em um 2º tempo, após cicatrizada a lesão inicial. Nesses casos deve ser realizada uma jejunostomia a fim de proporcionar uma alimentação precoce no pós-operatório e também como auxiliar na terapia de eventuais fístulas esofágicas.

Em lesões mais complexas, que envolvam também via aérea e/ou vasos sanguíneos, é aconselhável a colocação de um dos músculos infra-hióideos entre o reparo esofágico e a lesão associada, de modo a prevenir fístulas entre essas estruturas, situação que traria conseqüências catastróficas.

Existem relatos de manejo conservador para lesões menores de 2 cm, confinadas à hipofaringe, e sem que haja outra lesão associada em nível cervical.

PROGNÓSTICO

As complicações mais graves após perfuração faringoesofágica são as fístulas e infecções, que se manifestam por abscessos localizados, mediastinite, empiema, abscesso pré-vertebral e osteomielite da coluna cervical. A mediastinite é a complicação mais grave, com mortalidade de 38%, sendo os óbitos por sepse polimicrobiana.

Os resultados do tratamento são excelentes nos casos de lesões cervicais tratadas precocemente, com taxas de sobrevida de 90% a 100%. Por outro lado, aquelas tratadas tardiamente apresentam um alto índice de complicações e taxa de sobrevida de 67%.

CONSIDERAÇÕES FINAIS

A queixa de disfagia em um paciente com trauma cervical é um importante indicativo de lesão faringoesofágica, devendo ser valorizada e investigada.

O tempo transcorrido do trauma até a identificação da lesão e seu tratamento é fator prognóstico importante, devendo ser o mais precoce possível.

Todo paciente com trauma cervical deve ser encarado como politraumatizado, podendo ser portador de inúmeras lesões associadas. Seu manejo inicial deve obedecer sistematicamente os protocolos ressuscitativos e diagnósticos delineados no *Advanced Trauma Life Support Manual* (ATLS *Manual*), do Colégio Americano de Cirurgiões.

BIBLIOGRAFIA CONSULTADA

Asensio J, Berne J, Demetriades D *et al.* Penetrating esophageal injuries: time interval of safety for preoperative evaluation – How long is safe. *J Trauma* 1997;43(2):319-24.

Back M, Baumgartner F, Klein S. Detection and evaluation of aerodigestive tract injuries caused by cervical and transmediastinal gunshot wounds. *J Trauma* 1997;42(4):680-86.

Brandão L, Ferraz A. Trauma e estenose da laringe e da traquéia cervical. In: *Cirurgia de cabeça e pescoço.* São Paulo: Rocca, 1989. p. 421-41.

Britt L, Peyser M. Penetrating and blunt neck trauma. In: Moore EE, Mattox KL, Feliciano DV. (Eds.). *Trauma.* 4. ed. New York: McGraw-Hill, 2000. p. 437-50.

Colégio Americano de Cirurgiões, Advanced Trauma Life Support (ATLS), Chicago, 1997.

Coral RP, Gabiatti G, Rinaldi N *et al.* Trauma esofágico. In: Souza HP (Ed.) *Cirurgia do trauma: condutas diagnósticas e terapêuticas.* Rio de Janeiro: Atheneu, 2003. p. 119-26.

Demetriades D, Asensio J, Thal E. Problemas complexos no traumatismo cervical penetrante. In: *Problemas complexos e desafiadores na cirurgia traumatológica.* Rio de Janeiro: Interlivros. 1996. p. 663-86.

Demetriades D, Asensio J, Velmahos G *et al.* Complex problems in penetrating neck trauma. *Surg Clin North Am* 1996;76:661-81.

Flowers J, Graham S, Ugarte M *et al.* Flexible endoscopy for the diagnosis of esophageal trauma. *J Trauma* 1996;40(2):261-66.

Hatzitheofilou C, Strahlendorf C, Kakoyiannis S. Penetrating external injuries of the oesophagus and pharynx. *Br J Surg* 1993;80:1147.

Jurkovich G. Trauma: definitive care phase: neck injuries. In: Greenfield LJ, Mulholland M, Oldham KT *et al.* (Eds.). *Surgery scientific principles and practice.* 3rd ed. Philadelphia: Lippincott Williams and Wilkins, 1997. p. 309-17.

Kendall JL, Anglin D, Demetriades D. Penetrating neck trauma. *Emerg Med Clin North AM* 1998 Feb,;16:85-105.

Lourenço JL. Abordagem diagnóstica e terapêutica dos ferimentos cervicais. In: Birolini D, Utiyama E, Steinman E. *Cirurgia de emergência.* São Paulo: Atheneu, 1997. p. 185-90.

Neto SG, Monteiro JA. Trauma cervical. In: Freire E. (Ed.). *Trauma* – A doença dos séculos. Rio de Janeiro: Atheneu, 2001. p. 745-756.

Shatz D, Kirton, O, McKenney M *et al.* Penetrating neck injuries. In: Shatz D, Kirton O, McKenney M *et al. Manual of trauma and emergency surgery.* Philadelphia: WB Saunders Company, 2000. p. 34-53.

Thal ER, Feliciano DV, Moore EE *et al. Trauma.* 3. ed. 1996. p. 329-37.

Weiman DS, Walker WA, Brosnan KM *et al.* Noniatrogenic esophageal trauma. *Ann Thorac Surg* 1995;59(4):845-49; discussion 849-50.

CAPÍTULO

26

Traqueostomias e Sondas Nasogástricas e Enterais – Implicações na Deglutição

Geraldo Pereira Jotz ♦ *Ricardo Costa* ♦ *Leonardo Ortigara*
Luciano Bastos Moreira

Traqueostomias

▶ INTRODUÇÃO

A traqueostomia temporária pode comprometer a deglutição, em razão da fixação laríngea, ou seja, o movimento craniocaudal da laringe fica prejudicado. Aliado a esta razão, quando utilizamos cânulas com balonetes, os mesmos fazem pressão sobre o esôfago cervical, já que a porção posterior da traquéia é membranácea, dificultando a passagem de alimentos para o esôfago torácico. Para alguns autores, em decorrência do mecanismo respiração/deglutição ser uma ação coordenada, a presença da traqueostomia altera o ciclo respiratório, modificando, da mesma maneira, a deglutição.

Quanto ao paciente acamado com traqueostomia, um dos principais pontos a serem levados em consideração é o tempo que ele está sem alimentar-se oralmente (NPO). Quanto maior o tempo do paciente acamado em NPO, maior será o tempo que levará este paciente para sua recuperação.

Na história clínica do paciente, é importante saber se o paciente apresenta sintomas associados à disfagia, deficiências nutricionais, presença de alimentos na região da traqueostomia (penetração laríngea ou aspiração traqueal), balonete inflado ou não, dor ao deglutir e padrão respiratório. É importante saber se o paciente tem história de pneumonia, cirurgia prévia ou alterações neurológicas que possam afetar a recuperação do paciente. A efetividade da tosse também deve ser levada em consideração, pois ela facilita a "limpeza" laríngea durante a deglutição.

O exame orofacial e otorrinolaringológico inclui a inspeção da face e região cervical, com movimentos ativos e passivos dos lábios e língua. Os reflexos devem ser testados, como o de náuseas. A paralisia pseudobulbar usualmente é acompanhada de hiperatividade reflexa para náuseas, e o paciente pode apresentar um quadro de disfagia importante. O contrário também é possível, ou seja, o paciente apresentar ausência de reflexo e não ter quadros disfágicos; o reflexo da tosse pode estar presente ou não, bem como sua eficiência ser positiva ou não.

O paciente traqueostomizado deve ter uma avaliação especial quando está acamado. Após aspirar a traqueostomia, o balonete deve ser desinflado para que o paciente possa limpar *(Hummm!!! Huhummmm!!!)*. Após, testa-se a efetividade da tosse e a qualidade vocal. Os movimentos craniocaudais da laringe podem ser avaliados ao pedirmos para o paciente ingerir um gole d'água. A variação da freqüência fundamental da voz, a emissão de ruídos e as medidas do tempo máximo fonatório podem dar aos profissionais da saúde (médicos e fonoaudiólogos) informações precisas a respeito da laringe. Conforme esta avaliação, pode-se fazer um teste com o paciente ingerindo alimento corado (com corante alimentar azul). Para realizarmos este tipo de avaliação, é importante estabelecer o estado cognitivo do paciente, pois a cooperação do paciente é fundamental. Se o paciente apresentar alterações cognitivas permanentes, o tratamento definitivo deve ser estabelecido o mais precocemente possível, a fim de que se possa minimizar os riscos de complicações e de morte.

Naqueles pacientes traqueostomizados e/ou em ventilação mecânica, pode-se testar a deglutição (Anexo I: Protocolo de Teste da Deglutição) misturando corante alimentar azul em meio líquido (água) e administrando via oral em pequenas quantidades (20-40 ml). Simultaneamente, observa-se a região da traqueostomia para ver se o paciente tem alguma alteração na secreção intra ou peritraqueostoma, devendo o paciente ser aspirado em intervalos de 15 minutos até 1 hora após a introdução do corante. Se neste tempo não for observada a presença de "secreção azulada", o teste é considerado negativo, após serem testadas todas as consistências. Do contrário, o teste é considerado positivo. Deve-se considerar os riscos de se testar a deglutição de pacientes acamados e/ ou em ventilação mecânica. Informações a respeito do período pré e pós-natal são muito importantes no caso da avaliação de crianças.

Quando se pensa em testar a deglutição de crianças, devemos lembrar que a maioria dos tubos de intubação infantil (crianças pequenas) não apresenta balonete, sendo o risco de aspiração, nestes casos, maior do que em pacientes adultos, em que todas as cânulas "Portex" apresentam balonete.

AVALIAÇÃO FIBROLARINGOSCÓPICA

O fibrolaringoscópio é passado através da cavidade nasal, após prévia anestesia tópica com neotutocaína. Deve-se ter o cuidado de não fazer uso de anestésico *spray* (lidocaína) no nariz e na via oral, pois vai mascarar o resultado do exame. A ponta da fibra óptica localiza-se na sub-região superior da orofaringe. A partir desta região, observa-se o tempo de mastigação voluntária oral, a presença ou não de escape precoce, o acúmulo em valécula glossoepiglótica, o acúmulo na hipofaringe, a limpeza da orofaringe (até 3 movimentos ou mais), bem como penetração laríngea e a aspiração traqueal. Avaliam-se também os movimentos das pregas vocais, a elevação laríngea e o movimento epiglótico. Este tipo de avaliação não revela somente a presença ou não de distúrbios da deglutição, mas também as alterações advindas da intubação traqueal ou das traqueostomias, bem como da utilização de sondas, sejam elas nasogástricas ou nasoenterais.

Por meio deste tipo de instrumento, conseguimos informações a respeito de estratégias compensatórias e mudanças posturais que contribuem para a melhora do quadro disfágico.

VIDEOFLUOROSCOPIA

A videofluoroscopia com bário é um exame que avalia a função da deglutição antes, durante e após as fases oral, faríngea e esofágica. É realizado colocando-se o paciente à frente de um intensificador de imagem (arco em C) – exame radiológico, onde, de maneira dinâmica, observa-se o trajeto percorrido pelo conteúdo baritado, bem como a precisão de tempo despendido para tal. A utilização do bário diluído em pequenas quantidades (2-5 ml) é mais segura para o paciente, principalmente se ele vir a ter aspiração, podendo também ser avaliado sob diversas consistências, utilizando-se espessante. Desta forma, este tipo de teste se faz diagnóstico e terapêutico e com a presença de uma fonoaudióloga especializada em deglutição, é possível testar várias manobras para deglutir e ver aquela que melhor se adapta ao paciente, inclusive testando a deglutição do paciente deitado (diversos decúbitos), sentado e de pé, quando possível.

Não temos dúvida de que o paciente traqueostomizado por longa data apresenta distúrbios da deglutição, devendo o mesmo ser submetido ao exame com maior cuidado.

PRINCÍPIOS DA TERAPIA NOS PACIENTES DISFÁGICOS TRAQUEOSTOMIZADOS E/OU EM VENTILAÇÃO MECÂNICA

O fonoaudiólogo deve estar em alerta continuado para os sinais de aspiração traqueal. A terapia da deglutição deve diminuir o risco de aspiração, manter o nível de nutrição, combater de maneira efetiva a aspiração e fomentar a satisfação de alimentar-se via oral sem o auxílio de sondas. Após a realização dos testes diagnósticos e do estabelecimento do risco de aspiração, a terapia adequada para aquele caso deve ser instituída.

A terapia da deglutição em pacientes traqueostomizados envolve numerosas técnicas de treinamento do ato de deglutir, com aumento progressivo do número de movimentos e da consistência dos alimentos, retornando gradualmente o paciente a uma dieta normal (via oral). O paciente deve manter a nutrição adequada via sonda nasogástrica ou nasoenteral até o completo estabelecimento do retorno para via oral.

Anexo I. Protocolo de teste da deglutição com corante artificial (azul)

Pacientes traqueostomizados com cânula ("Portex") com balonete

1. Desinsuflar o balonete parcial ou totalmente
2. Ocluir a cânula de traqueostomia
3. Testar a deglutição "seca"
4. Avaliar a qualidade vocal; solicitar ao paciente que tussa e limpe a garganta (*Hummm!!! Huhummmm!!!*)
5. Teste da deglutição com corante alimentar diluído em água
6. Avaliar a qualidade vocal; solicitar ao paciente que tussa e limpe a garganta (*Hummm!!! Huhummmm!!!*)
7. Aspiração traqueal (balonete desinflado)
8. Aguardar 5 minutos (insuflar o balonete novamente se o risco de aspiração for alto)
9. Aspirar novamente
10. RESULTADO: **Negativo** – continuar o teste com diferentes consistências, utilizando-se espessante; **Positivo** – Encerrado o teste

Pacientes traqueostomizados em ventilação mecânica

1. Desinsuflar o balonete parcial ou totalmente
2. Instituir modificações na ventilação
3. Testar a deglutição "seca"
4. Avaliar a qualidade vocal; se o paciente estiver consciente, solicitar que tussa e limpe a garganta *(Hummm!!! Huhummmm!!!),* utilizando o fluxo aéreo do ventilador mecânico, se possível!
5. Teste da deglutição com corante alimentar diluído em água
6. Avaliar a qualidade vocal; solicitar ao paciente que tussa e limpe a garganta *(Hummm!!! Huhummmm!!!)*
7. Aspiração traqueal (balonete desinflado)
8. Aguardar 5 minutos (insuflar parcialmente o balonete, se possível)
9. Aspirar novamente a traquéia
10. RESULTADO: **Negativo** – continuar o teste com diferentes consistências, utilizando-se espessante; **Positivo** – Encerrado o teste

Fonte: Protocolo sugerido por Dikeman & Kazndjian, 1995.

SONDAS NASOGÁSTRICAS E ENTERAIS

INTRODUÇÃO

A associação entre o uso de sondas nasogástricas e nasoentéricas, e o desencadeamento da disfagia sempre foi um tema polêmico no meio médico, muito pouco estudado e discutido. Como visto nas enfermarias, o uso de sondas gástricas e entéricas é comum, devido a sua abrangência e necessidade, não havendo certos cuidados sobre suas possíveis complicações.

CARACTERÍSTICAS GERAIS DAS SONDAS ENTÉRICAS

As sondas entéricas são estruturas tubulares, compostas por material flexível, mole, não-reativo, e que permitem um tempo prolongado de permanência. Os materiais mais comuns são à base de silicone ou poliuretano. Existem diferentes tamanhos, com base na escala de French (unidade francesa, onde cada F equivale a 0,33 mm), sendo este conforme as características do pacientes (porte físico) e necessidades nutricionais ou aspirativas.

Os principais tipos de sondas presentes no mercado atualmente são:

A) Sondas nasogástricas:

- *Sonda de Levin:* desenhada por Abraham Louis Levin, é a sonda mais comum, à base de plástico, transparente, com uma via e presença de orifícios laterais em sua extremidade.
- *Sonda de Anderson:* semelhante às características da Levin, possui 2 vias para permitir o esvaziamento gasoso, a fim de se evitar aspirações por distensão gástrica.
- *Sonda Nutriflex:* é uma sonda usada para nutrição. Possui 76 cm de comprimento e uma ponta pesada de mercúrio para facilitar sua inserção. É protegida por um lubrificante que é ativado quando umidificado.
- *Sonda de Moss:* é uma sonda de descompressão gástrica de 90 cm de comprimento, 3 vias e somente um balão, que serve para fixar a sonda ao estômago, quando inflado. O cateter de descompressão serve para aspiração gástrica e esofagiana, como também para lavagem. A terceira luz é uma via para alimentação duodenal.
- *Sonda Sengstaken-Blakemore:* usada para tratar sangramento de varizes esofagianas. Tem 3 vias e 2 balões; 2 das luzes são utilizadas para inflar os balões, enquanto a 3ª é usada para lavagem gástrica e para monitorar o sangramento.

B) Sondas orogástricas:

- *Sonda de Ewald:* sonda larga, transparente, podendo ser de 1 ou 2 vias, transparente. Seu uso é indicado na realização de aspiração de material tóxico ou na irrigação agressiva. Sua inserção é procedimento restrito a médicos.
- *Sonda de Edlich:* semelhante à sonda de Ewald, possui as mesmas indicações.

C) Sondas de descompressão:

- *Sonda de Miller-Abbot:* sonda para uso em intestino delgado, possui 2 vias e um balonete na extremidade que, ao ser insuflado, facilita sua propulsão pela peristalse. É indicada nos estudos da fisiologia intestinal (secreções, pressão) e em determinados casos de obstrução .
- *Sonda "Cantor":* semelhante à sonda de Miller-Abbot, tem como diferença básica a presença de apenas uma via.
- *Sonda de Harris:* é uma sonda com apenas uma via. Ela possui uma ponta de metal que é lubrificada e introduzida através do nariz. É usada para sucção e irrigação. Geralmente, uma sonda em Y é presa no final desta, para que de um lado seja acoplado o aparato de sucção e, do outro, uma saída com uma pinça para irrigação.

D) Sondas alimentares:

- *Para os fins alimentares, atualmente se usam sondas mais finas, como citado previamente, possuindo diferentes formas:* Sustagen, Dobghcoff, Keofed, Moss, Nyhus/Nelson etc. São de poliuretano ou borracha de silicone e têm diâmetros pequenos. Elas possuem ponta de tungstênio e algumas têm lubrificantes ativados pela água. A sonda pode torcer quando o estilete não é usado, particularmente quando o paciente não cooperar.
- *Nelaton*: sonda para uso pediátrico, tanto gástrico quanto entérico.

A indicação do uso de sondas entéricas baseia-se, principalmente, na necessidade de manter um aporte calórico suficiente no paciente que está impossibilitado de manter uma via oral pérvia ou adequada. Por permitir uma função intestinal praticamente normal pelo uso de alimentos líquidos e por ser mais acessível financeiramente, vem sendo usada em larga escala, principalmente em pacientes cirúrgicos. Critérios para seu uso estão relacionados diretamente com um julgamento cuidadoso e a experiência do médico, tendo, no entanto, certas indicações bem estabelecidas às quais podemos nos guiar:

1. Pacientes com perda maior ou igual a 15% de seu peso ou uma albumina sérica inferior a 3,3 g/dl em indivíduos normovolêmicos.
2. Incapacidade de alimentação por um período superior a 7 dias.
3. Pacientes com diminuição importante do lúmen esofágico ou incoordenação alimentar.

Assegurar que o paciente possui uma superfície adequada de absorção no intestino delgado é o passo inicial para indicação da sondagem, assim como eliminar a possibilidade de contra-indicações óbvias. Presença de instabilidade hemodinâmica, obstrução grave do trato alimentar, diarréia e sangramentos maciços devem ser acompanhados de perto, devido ao risco de complicações pelo uso da sonda. (Veja fluxograma para indicação de sondas enterais para alimentação.)

A utilidade da sondas gastroenterais vai além do uso alimentar, servindo nos casos de irrigação e lavado gástrico, e na descompressão gástrica.

O uso de sondas gástricas é de vital importância em casos de hemorragia digestiva alta, tanto do ponto de vista diagnóstico como terapêutico. Através de tubos mais largos, como 16 ou 18 French, o diagnóstico é prático e rápido, permitindo o aspirado de coágulos. Em casos de aspiração de toxinas, o uso de sondas se faz necessário na tentativa de diminuir a quantidade de droga ativa no estômago, evitando assim a sua absorção. Nesses casos, é recomendado o uso de sondas mais largas, do tipo Ewald ou Edlich. Estes tubos, por serem mais rígidos e com lúmen maior, aspiram com maior facilidade o conteúdo gástrico digerido. Da mesma forma, permitem uma instilação maior na hora da lavagem.

Outras indicações para o uso de sondas referem-se à descompressão gástrica, em casos de obstrução intestinal, descompressão pós-operatória, estase gástrica e íleo, assim como na hemorragia, conforme citado previamente. Há uma grande variedade de tubos disponíveis, entre eles o tubo de Levin (mais antigo e familiar) e o tubo de 2 vias. Estes tubos tendem a obstruir e deslocar-se facilmente, devendo haver lavagem rotineira e cuidados na manipulação para sua correta fixação.

O acesso para a alimentação enteral é variado, apresentando diferentes técnicas. A via oral é preferida, no entanto, exige que o paciente apresente reflexos associados de deglutição intactos e que necessite apenas de uma suplementação alimentar. O acesso por sondas nasoentéricas e nasogástricas é o mais utilizado, principalmente nos casos de curta permanência da sonda. Os reflexos associados à deglutição devem estar preservados e o esfíncter esofágico inferior, competente. O uso de sonda nasogástrica é preferível, por ela ser mais fisiológica, no entanto, a presença de gastroparesia e o risco

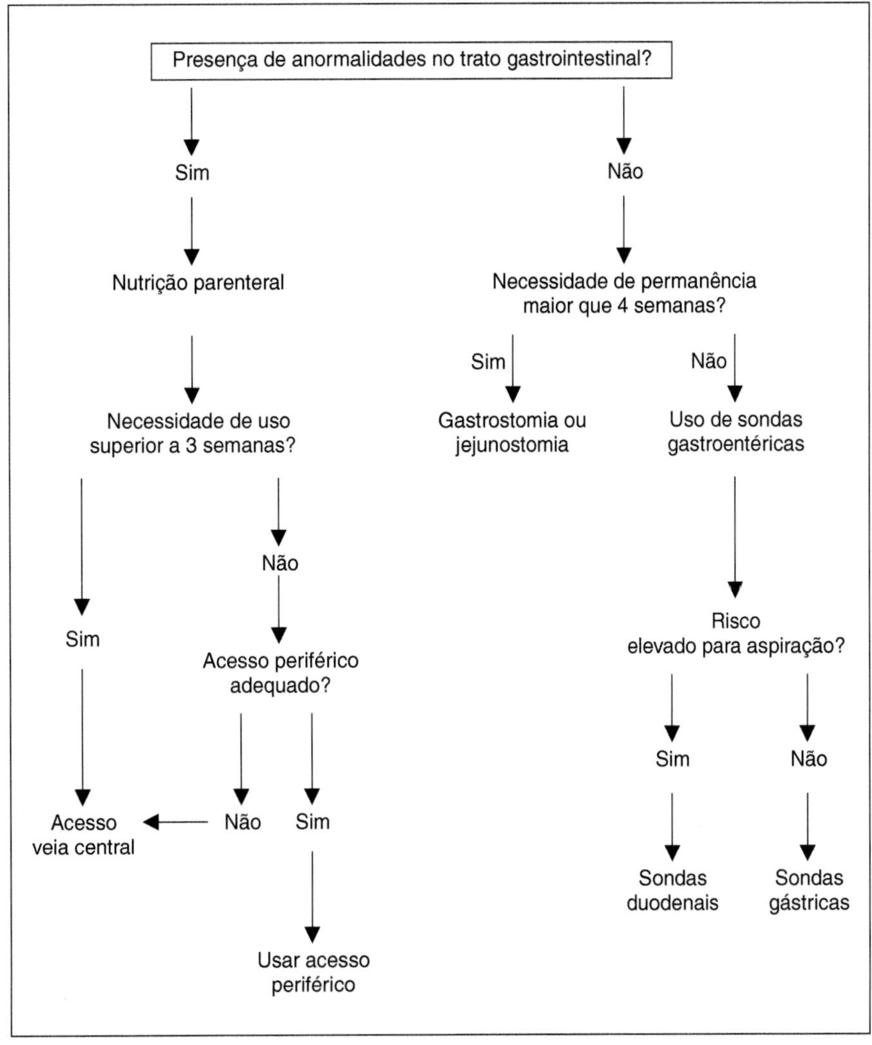

de aspiração favorecem o uso da via nasoenteral. As sondas, atualmente, na sua maioria, são radiopacas, permitindo a confirmação de sua correta localização através do uso de raios X simples.

A decisão sobre o local da sondagem depende de certas condições. Por exemplo, em casos de fístula, o uso de sonda proximal só deve ser feito na existência de uma boa distância entre a fístula e a sonda, para a correta absorção alimentar, ao passo que em casos de fístulas muito proximais, o acesso da sonda deve ser distal a essa. No geral, o médico deve usar o acesso mais proximal possível do trato gastrointestinal, e menos invasivo, administrando uma dieta adequada.

Na alimentação por sondas intragástricas, estas devem começar com 50 ml por hora e aumentar até os valores desejados nas próximas 12 a 24 horas, sempre mantendo um volume gástrico residual inferior a 150 ml. Quando há impossibilidade de assegurar uma via aérea protegida devido ao refluxo gastroesofágico, a fixação de sondas deve ser após o ângulo de Treitz.

Na impossibilidade de usar a sondagem gástrica, o uso de sondas entéricas é indicado. No geral, a única contra-indicação para o uso de tais sondas é na presença de instabilidade hemodinâmica, pelo risco de necrose intestinal induzida pela hipoperfusão e aumento do metabolismo esplênico. Presença de lesões compressivas em esôfago, como neoplasias, é indicativa de uso de sondas entéricas.

A correta técnica de inserção da sonda (tanto nasogástrica como nasoentérica) também é importante. Inicialmente, mede-se o tamanho da sonda conforme o aporte físico do paciente. Há 2 métodos principais na medição; no método tradicional, o tamanho é a distância entre o lobo da orelha, a ponta do nariz e o processo xifóide. Já no método de Hanson, 1° se marca um ponto a 50 cm na sonda e, então, realizar-se a medição tradicional. A inserção deve ficar na metade da distância entre o ponto de 50 cm e a marca tradicional. Nas sondas nasoenterais, a distância é acrescida de 15 a 25 cm. Hansen descreveu uma fórmula para determinar a distância desde os dentes incisivos até a zona média do estômago, sendo eficaz em 96% dos casos (comprimento da sonda = altura do paciente × 0,2 + 17,1 cm).

Após a correta lubrificação, deve colocar o paciente em posição de Fowler, hiperestender o pescoço e introduzir a sonda lentamente, direcionando para baixo no sentido da orelha. Quando sentir resistência, aplicar uma suave pressão para baixo para avançar a sonda. Com a sonda acima da orofaringe, solicitar para o paciente flexionar o pescoço e engolir em seco ou sugar no ar através de um canudo. Avançar até a marcação realizada previamente.

Para confirmação da sonda no estômago, aspirar para obtenção de suco gástrico. A insuflação de ar dentro da sonda seguida de ausculta dos sons não é mais considerada um método eficaz na confirmação do correto posicionamento da sondagem. A medição do pH do material aspirado também pode ser utilizada para confirmação. Após a confirmação, realizar a correta fixação da sonda. A permanência da sonda deve vir acompanhada de certos cuidados, como a devida lavagem após alimentação com aproximadamente 50 ml de água, a permanência do paciente inclinado a um ângulo de 30 a 35 graus e os cuidados com o tipo de alimentação aplicada.

As complicações, apesar de infreqüentes, incluem pneumotórax, perfuração de vísceras e lesões esofágicas, entre elas a ulceração epitelial e a disfagia. Essas podem ser divididas em 4 grupos principais: metabólico, infeccioso, mecânico e gastrointestinal.

A seguir, passaremos a descrever cada uma delas:

A) **Metabólicas:** os distúrbios metabólicos são desencadeados diretamente pela alimentação, entre eles, a hiperglicemia, os distúrbios hidreletrolíticos, deficiências (como vitamínicas) e intolerância a proteínas específicas utilizadas na formulação. Nos casos de aumento importante da glicemia, o correto manejo deve ser através da diminuição do volume total, o uso de dietas ricas em gordura e o uso de insulina, quando necessário.

B) **Infecciosas:** dos processos infecciosos, o mais grave e de maior relevância é a aspiração, tendo uma prevalência de 1% a 44%, dependendo da literatura. A maior probabilidade é no uso de sondas nasogástricas associadas ao uso de traqueostomia ou do tubo endotraqueal. O uso de sondas pós-pilóricas (nasoentéricas) diminui esse risco. Quadros de sinusites e otite média também são desencadeados pelo uso de sondas, devido à estase e ao refluxo.

C) **Mecânicas:** os distúrbios mecânicos estão relacionados com o íntimo contato da sonda com a parede esofágica. Erosões nasofaríngeas, desconforto, sinusite, otite média, tosse, esofagite, refluxo gastroesofágico, fístulas traqueoesofágicas, ruptura de varizes esofágicas e disfagia são algumas das complicações possíveis. A presença crônica da sonda ainda leva à obstrução da mesma, necessitando ser lavada e muitas vezes substituída. A obstrução ocorre principalmente com a administração de medicação. O deslocamento da sonda é comum após episódios de tosse, vômito ou manipulação pela enfermagem ou pelo paciente. A permanência por períodos superiores a 4 semanas é indicativa de acesso cirúrgico, como gastrostomia ou jejunostomia. A pneumatose intestinal também pode ser conseqüência do uso de sondas. A presença de tal complicação é indicativa de suspensão da alimentação e do uso de antibióticos parenterais. A laparotomia não é necessária, a não ser em casos de suspeita de necrose intestinal.

D) **Gastrointestinais:** estas se apresentam principalmente como diarréia, tendo como causas mais comuns o uso de medicações contendo sorbitol (açúcar não absorvido pela mucosa intestinal), antiácidos contendo em sua formulação magnésio, antibióticos intestinais, como o metronidazol, e colite pseudomembranosa. Possíveis causas a serem investigadas incluem uso inadequado de fibras alimentares, fórmulas com teor importante de gordura, contaminação bacteriana e aumento precoce do volume em paciente em jejum prolongado. Causas incomuns incluem a presença de lactulose em fórmulas (atualmente não mais padronizada) ou concentrações hiperosmolares. O uso de dieta rica em fibras pode causar constipação e impactação fecal, levando a suspeita errônea de obstrução intestinal. Náuseas e vômitos ocorrem entre 10% a 20% de todos os casos devido a fatores variados, como efeitos diretos do uso de determinadas medicações, processos infecciosos e por cirurgias abdominais. O uso de sondas gástricas depende da velocidade de esvaziamento, sendo que processos de gastroparesia podem determinar o aumento de náuseas e vômitos. Quadros súbitos de intolerância alimentar em pacientes que previamente apresentavam boa aceitação estão relacionados com gastroparesia (geralmente por sepse desencadeada por pneumonia) ou úlcera duodenal ou no canal pilórico. Esta pode ser suspeitada na presença concomitante de grande quantidade de resíduo gástrico, presença de sangue em fezes ou no aspirado e diminuição do hematócrito.

DISFAGIA POR SONDAS ENTÉRICAS

A disfagia causada pelo uso de sondas enterais também possui origens distintas. Estas estão relacionadas quanto ao tipo de complicação desencadeada pela sondagem gástrica ou enteral.

A presença de um corpo estranho, mesmo sendo as sondas constituídas de material apropriado, traz determinadas alterações fisiológicas e estruturais. Normalmente, as complicações só ocorrem após o uso prolongado das sondas, ou seja, acima de 30 dias, apesar de existirem estudos na literatura mostrando que pessoas normais que ficaram mais de 7 dias com sonda nasoenteral apresentaram graus variados de disfagia. Em pacientes neonatais e pediátricos, a sondagem interfere no mecanismo fisiológico da própria alimentação (processo semelhante ao que ocorre com o uso de mamadeiras e bicos com relação ao aleitamento materno).

Na cárdia, a presença de tal estrutura impede uma constrição correta do esfíncter inferior. Esta falha irá permitir um estado de refluxo gastroesofágico em um paciente previamente livre de tal situação. A permanência prolongada e, conseqüentemente, a agressão contínua do suco gástrico no epitélio esofágico irão propiciar uma displasia e até uma metaplasia, formando um verdadeiro anel tecidual fibrótico, que pode levar a disfagia esofágica. O correto manejo, com uso não prolongado da sondagem, associado à utilização de drogas anti-refluxo e orientação específica, evita a formação de tal complicação.

O contato íntimo da sonda com a parede do esôfago ou com a própria faringe, por sua vez, pode originar um processo de compressão, levando a uma insuficiência vascular local com formação de úlcera e, em muitos casos, à perfuração da parede (esofágica ou da faringe). A cicatrização desordenada e fibrótica irá propiciar uma diminuição da luz alimentar, podendo levar à disfagia nesse segmento. A transição faringoesofágica é o local de maior probabilidade de injúrias, devido às condições anatômicas locais, como menor mobilidade e diâmetro do lúmen.

Nestes casos, as características das sondas são de vital importância, ou seja, quanto menos rígida e reativa for a estrutura, menor será a agressão ao tecido epitelial, permitindo o uso da sonda por um tempo mais prolongado.

O estudo realizado por Baccino *et al.* demonstrou que não havia diferenciação na incidência de disfagia por uso de sondas enterais na ausência de refluxo gastroesofágico, demonstrando a presença de um processo inflamatório associado à agressão pelo suco gástrico. No estudo em questão, um grupo fez uso de cimetidina associada a antiácidos, enquanto o grupo-controle permaneceu sem qualquer medicação ou cuidado anti-refluxo, tendo melhora dos sintomas no grupo que utilizou cimetidina.

A disfagia em pacientes neonatais e pediátricos é aprendida, adquirida e mantida quando um estímulo negativo é associado ao ato de deglutir. Isso se deve ao fato de que o recém-nascido e o bebê utilizam a boca e a deglutição como meio de contato com o mundo externo. O uso de sondagem enteral impede tal troca de estímulos, fazendo com que haja simplesmente uma aversão, por parte da criança, em utilizar novamente a boca, tanto para receptor de estímulos quanto para a deglutição.

TRATAMENTO

O tratamento deve estar voltado para o determinado tipo de complicação, assim como os fatores que o desencadearam. O diagnóstico precoce é de vital importância na tentativa de amenizar as conseqüências futuras. Nos casos de pacientes pediátricos, a importância está na volta da alimentação precoce e no estímulo para tal.

CONCLUSÕES

A traqueostomia é um procedimento utilizado para prevenir a aspiração em pacientes com desordens no sistema nervoso central, após cirurgias de cabeça e pescoço ou em pacientes com distúrbios pulmonares. A intervenção na deglutição deve ter início tão cedo quanto o paciente tolerar a desinsuflação do balonete. Os testes e a terapia devem ter início intra-hospitalar (se for o caso), a fim de determinar a habilidade do paciente em seguir as instruções, bem como a tolerabilidade do mesmo, fazendo com que a recuperação seja mais precoce. Durante estes testes, a equipe profissional (fonoaudiólogo, nutricionista e médico) deve determinar a consistência e o tamanho do bolo alimentar que sejam seguros para aquele paciente.

Quanto às sondas nasogástricas e enterais, mais importante do que o diagnóstico precoce é a prevenção de complicações, fazendo indicações precisas e manejo adequado.

▶ BIBLIOGRAFIA CONSULTADA

Baccino E, Boles JM, Le Guillon M *et al.* Attempt at preventive treatment of esophagitis caused by intubation during intensive care. *Gastroenterol Clin Biol* 1987;11:24.

Dikeman KJ, Kazandjian MS. *Communication and swallowing management of tracheotomized and ventilator depent adults.* San Diego: Publishing Group, 1995. p. 258.

Healow Lk, Hugh Rs. Oral abersion in the breastfed neonate. *Breastfeeding Abstracts* 2000;20:3-4.

Kazandjian MS, Dikeman KJ, Bach JR. Assessment and management of communication impairment in neurological disease. *Semin Neurol* 1995;15:52-59.

Langmore S, Schatz K, Olsen N. Fiberoptic endoscopic examination of swallowing safety: a new procedure. *Dysphagia* 1988;2:216-19.

Martin BJ, Logeman JA, Shaler R *et al.* Normal laryngeal valving patterns during three breath hold maneuvers: a pilot investigation. *Dysphagia* 1993;8:11-20.

Tierney LM Jr. McPhee SJ, Papadakis MA. Current medical diagnosis and treatment. 38th ed. Stanford: Appleton an Lange, 1999.

CAPÍTULO 27

Radioterapia de Cabeça e Pescoço

Roberto Araújo Segreto ◆ Helena Regina Comodo Segreto ◆ Carlos Pereira Neto ◆ Rodrigo de Souza Dias

▶ INTRODUÇÃO

Os cânceres de cabeça e pescoço constituem menos de 5% de todos os tumores malignos primários, porém produzem deformidades cosméticas e déficits funcionais bastante importantes. Funcionalmente, o trato aerodigestivo é bastante complexo, devido ao fato de o ar e os alimentos usarem o mesmo caminho. Para isso, a língua, o palato, a laringe e a faringe sofrem uma série de deformações e adaptações para proteger a traquéia da chegada de alimentos e assegurar uma deglutição confortável. Tumores em qualquer parte desta complexa unidade funcional podem prejudicar a região como um todo. As estruturas presentes na face, cavidade oral e pescoço são extremamente importantes para integração social, e tanto o tratamento quanto a doença podem deformar e debilitar estes pacientes. A cura conseguida através da mutilação e desintegração social do paciente não deve ser o principal objetivo do tratamento, já que a sobrevida não pode ser medida somente pelas taxas de mortalidade, mas também pela qualidade de vida que estes pacientes apresentarão pelo tempo de vida que lhes resta. Os tumores de cabeça e pescoço devem sempre ser abordados por uma equipe multidisciplinar, da qual participam o cirurgião de cabeça e pescoço, o radioterapeuta, o oncologista clínico, o radiologista, o cirurgião plástico, o cirurgião dentista, o nutricionista, o fonoaudiólogo e os enfermeiros oncológicos. Uma avaliação conjunta desta equipe é essencial para planejar o tratamento e o seguimento clínico, assim como a reabilitação destes pacientes.

Os tumores de cabeça e pescoço apresentam alta prevalência mundial, com taxas de mortalidade que atingem 20/100 mil habitantes. Os locais mais acometidos são a laringe, seguida por cavidade oral, orofaringe, hipofaringe, glândulas salivares e nasofaringe. No Brasil, levantamentos recentes disponíveis abordam apenas o câncer de boca e estimam a ocorrência de 10.565 casos em 2001. Em algumas regiões do mundo, como na Índia, onde é comum o tumor em mucosa jugal e na China, o de nasofaringe, apontam para possíveis fatores etiológicos regionais. Apesar de não estarem totalmente estabelecidas as causas dos tumores de cabeça e pescoço, o uso crônico do tabaco e do álcool são fatores determinantes para o surgimento de neoplasias desta região, principalmente quando utilizados de maneira simultânea, pois parece haver uma soma do efeito deletério de cada substância. Outros fatores predisponentes estão associados à alimentação, já que pessoas com ingesta acentuada de frutas e verduras parecem ter diminuída a chance de desenvolver uma neoplasia nesta região. Por outro lado, pacientes com pouca higiene oral estão mais suscetíveis aos tumores desta topografia. Algumas síndromes, como a de Plummer-Vinson, caracterizada por anemia, disfagia e glossite, estão associadas a um risco elevado. Certos vírus como o Epstein-Barr (nasofaringe) e o papilomavírus humano (cavidade oral, hipofaringe, orofaringe e laringe) têm sido relacionados com o aumento da incidência de algumas neoplasias de determinados locais em cabeça e pescoço. A mutação do gene TP53 está relacionada com os carcinomas espinocelulares de cabeça e pescoço.

▶ ASPECTOS HISTOPATOLÓGICOS

Cerca de 90% dos tumores de cabeça e pescoço são *carcinomas espinocelulares,* muitas vezes precedidos de lesões pré-cancerosas. Os outros tipos histológicos menos freqüentes são os linfomas, melanomas, sarcomas, plasmocitomas, linfoepiteliomas (na nasofaringe), os adenocarcinomas (nas glândulas salivares) e as lesões metastáticas. São divididos em 4 categorias: bem diferenciados (G 1), moderadamente diferenciados (G 2), pouco diferenciados (G 3) e indiferenciados (G 4). O grau de diferenciação está relacionado ao prognóstico, e quanto mais indiferenciado for o tumor, pior é o seu prognóstico. Outra característica é que quanto mais afastados dos lábios estes tumores estiverem, maior a sua chance de ser indiferenciado, o que aumentaria a chance de disseminação linfática, piorando também o prognóstico.

▶ ASPECTOS MOLECULARES

O principal objetivo dos estudos moleculares é a busca de marcadores que possam ser correlacionados com o comportamento dos tumores, como extensão, disseminação (local ou à distância), grau de diferenciação das células neoplásicas, entre outros, e assim desenvolver estratégias terapêuticas cada vez mais acuradas.

Com relação ao câncer de cabeça e pescoço, alterações cromossômicas em 4p, 6p, 8p, 11q, 13q e 14q foram observadas e sugere-se que estas se relacionam com transformação maligna, grau de invasão e menor tempo de sobrevivência dos pacientes. Na região cromossômica 14q 11.2-12, localiza-se o gene HAP-1, que codifica uma das mais importantes endonucleases expressas em células humanas, a endonuclease HAP-1 (*human AP endonuclease 1*). Esta enzima está envolvida no reparo de sítios apurínicos e apirimidínicos do DNA, que ocorrem espontaneamente ou em conseqüência à exposição a agentes agressores. Sugere-se que a perda da expressão da proteína HAP-1 juntamente com aumento da expressão da proteína p53 correlaciona-se com melhor resposta à quimio e à radioterapia. Quanto ao gene TP53, sua principal função é a manutenção da integridade do genoma. Ele promove ativação de genes, entre eles o WAF1, cujo produto, a proteína p21, está envolvida no retardo do ciclo celular na fase de G1, o que permite reparo do DNA lesado. Se o reparo não ocorrer, a apoptose, que é uma forma de morte celular programada, pode ser ativada. Outra importante mutação que pode ser encontrada em tumores de cabeça e pescoço é no gene doc-1, localizado em 12q 24. A proteína por ele codificada parece exercer importante papel regulador da diferenciação e apoptose em ceratinócitos. A expressão deste gene foi observada em tecidos normais e não em células malignas, inclusive nos tumores de cabeça e pescoço.

▶ QUADRO CLÍNICO

A maioria dos tumores de cabeça e pescoço cresce e se apresenta como uma úlcera rasa na superfície mucosa, com bordas endurecidas e infiltração das partes inferiores. As lesões infiltrativas costumam ser mais agressivas e de difícil controle comparadas às lesões elevadas, de crescimento exofítico. Os sintomas específicos dependem da localização do tumor e de sua extensão, sendo que os distúrbios da deglutição podem ocorrer nas diversas localizações anatômicas. No entanto, as regiões acometidas mais críticas para estes distúrbios são a orofaringe, cavidade oral e a hipofaringe.

A *orofaringe* é um dos locais onde os sintomas mais demoram a aparecer. Disfagia, dor local, dor à deglutição e otalgia ipsolateral são os sintomas mais referidos. Na *cavidade oral*, inchaço local e úlceras que demoram a cicatrizar, muitas vezes indolores, são as principais manifestações dos cânceres desta região. Otalgia ipsolateral é bastante referida. As alterações da deglutição estão relacionadas com a dor, causada por infiltração de estruturas vizinhas. A *hipofaringe* é uma região silenciosa, onde os principais sintomas são disfagia, odinofagia, otalgia e massa cervical.

Quanto às demais regiões anatômicas, nos tumores de *nasofaringe*, os principais sintomas são sangramento e obstrução nasal, diminuição da audição e alterações neurológicas por envolvimento dos pares cranianos. O aparecimento de massa cervical assintomática é outra apresentação bastante comum dos tumores desta região. Na *laringe*, rouquidão permanente, dor localizada, otalgia e dispnéia são os sintomas mais comuns. Na *cavidade nasal e seios paranasais*, sangramento nasal, obstrução nasal, dor facial, edema facial e diplopia são os sintomas mais habituais. Os tumores das *glândulas salivares* apresentam como sintomas mais freqüentes edema, dor local e paralisia facial unilateral devido a envolvimento nervoso. Quanto ao *tumor primário oculto*, uma situação bastante comum é o surgimento de massa cervical dura, indolor, fixa aos planos profundos, de crescimento lento, que pode indicar um tumor de qualquer localização de cabeça e pescoço. O linfonodo mais acometido é o jugulodigástrico, localizado atrás do ângulo da mandíbula. Ocasionalmente, esta massa é a única apresentação clínica, por isto qualquer nódulo com persistência maior que 1 a 2 semanas deve ser considerado maligno e investigado adequadamente.

▶ MÉTODOS PROPEDÊUTICOS E DIAGNÓSTICO

Quanto ao diagnóstico, deve-se começar com a história da moléstia atual, seguida de um exame físico cuidadoso, com atenção especial aos linfonodos da região, e utilizando exame com espelho para avaliar a rinofaringe, orofaringe e hipofaringe. A nasofibroscopia é sempre válida, pois auxilia na localização e extensão da lesão. A palpação da região afetada muitas vezes oferece uma detecção mais precisa da área e da invasão das estruturas adjacentes. A biopsia das áreas suspeitas é essencial para estabelecer o diagnóstico histopatológico e definir o tratamento. Exames de imagem como raios X, tomografia computadorizada e ressonância magnética auxiliam no estadiamento e na avaliação da extensão para planos profundos, especialmente em naso, orofaringe, laringe e seios paranasais. Exames laboratoriais, incluindo hemograma completo, função renal e hepática devem ser rotina. Para aqueles pacientes que apresentarem queixa de dor óssea e/ou articular, uma cintilografia óssea pode ser solicitada. Estes exames para diagnóstico e estadiamento são de fundamental importância para a definição do tratamento mais adequado. Deve-se ressaltar, ainda, que cada região anatômica na cabeça e no pescoço (naso, oro, hipofaringe, cavidade oral, laringe, glândulas salivares, cavidade nasal e seios paranasais) compreende estruturas específicas. Estas apresentam padrões de disseminação distintos, que podem ser pela invasão das estruturas adjacentes, via linfática e/ou hematogênica. O conhecimento destas regiões é de fundamental importância, especialmente para a radioterapia, visando a definição do volume de tratamento, que incluirá a lesão e as principais drenagens da área acometida.

▶ RADIOTERAPIA

Com relação ao tratamento do câncer de cabeça e pescoço, este varia conforme sua localização anatômica, a extensão da lesão primária e dos linfonodos, a morbidade esperada associada a cada modalidade de tratamento, condições clínicas e a opção do paciente. Dentre as principais formas terapêuticas têm-se a cirurgia, a radioterapia e a quimioterapia.

A radioterapia é dividida em teleterapia e braquiterapia. A braquiterapia (do grego, *braqui* = curto) consiste na colocação de fontes radioativas próximas ou em contato com o tecido-alvo, enquanto a radioterapia externa ou teleterapia (do grego, *tele* = à distância) é realizada com o paciente posicionado a certa distância da fonte de radiação, e utiliza aparelhos como aceleradores lineares e unidades de cobalto-60.

A braquiterapia pode ser realizada de forma exclusiva no caso de tumores iniciais, ou ainda como reforço de dose, também conhecido como *boost*, após a radioterapia externa.

No tratamento dos tumores de cabeça e pescoço, a radioterapia pode ser empregada antes da cirurgia (pré-operatória ou neo-adjuvante), depois da cirurgia (pós-operatória ou adjuvante), de forma exclusiva, ou ainda associada à quimioterapia.

A radioterapia pré-operatória é utilizada em tumores localmente avançados, com doses de 40 a 45 Gy, com a finalidade de se possibilitar uma ressecção cirúrgica radical. Quando o tumor não é ressecável, deve-se dar continuidade à radioterapia até a dose final de 70 a 75 Gy.

A radioterapia pós-operatória é utilizada para implementar o controle local e a sobrevida livre de doença. As principais indicações são: tumores localmente avançados (estágio T3-T4), mais que 3 linfonodos comprometidos, margens cirúrgicas positivas, e linfonodos com extensão extracapsular. A dose utilizada varia de 50 a 66 Gy.

A radioterapia exclusiva, ou associada à quimioterapia, é empregada tanto em tumores iniciais, com resultados semelhantes aos da cirurgia, ou em tumores avançados quando a ressecção cirúrgica não é possível. A dose final depende da extensão da lesão, sendo geralmente empregadas doses de 60 a 75 Gy.

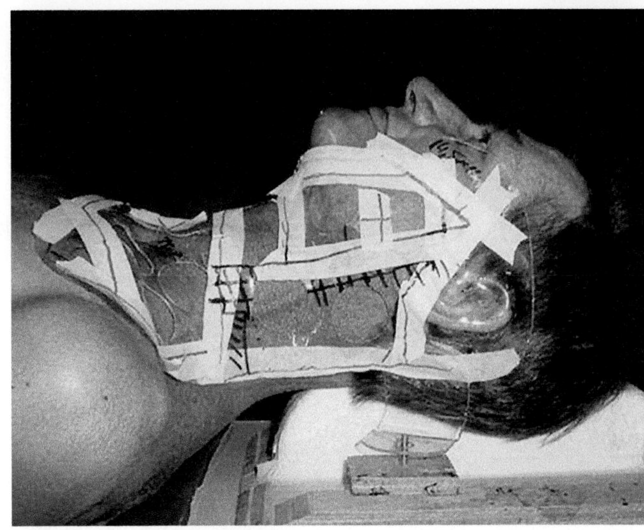

Fig. 27-1. Campo de irradiação desenhado sobre a máscara usada para imobilização do paciente.

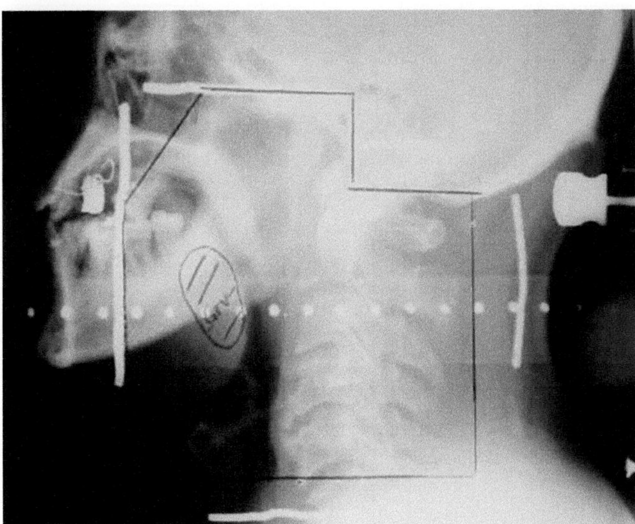

Fig. 27-2. Simulação de um campo lateral utilizado no tratamento de um tumor de base de língua. O campo inclui o tumor primário (GTV) e sua drenagem linfática.

Técnicas

Para o tratamento de pacientes com tumores de cabeça e pescoço são utilizados acessórios para imobilização do paciente como as máscaras (Fig. 27-1), que permitem a reprodutibilidade diária do tratamento e menor movimentação do paciente. Isto é de extrema importância para que o tumor receba a dose prescrita e as estruturas vizinhas, o mínimo de dose.

Os campos de irradiação devem englobar o tumor primário com margens e sua drenagem linfática (Fig. 27-2). Geralmente são empregados campos laterais, paralelos opostos, mas a configuração destes campos pode variar com a localização anatômica do tumor.

A fração convencional utilizada é de 1,8 a 2 Gy/dia, mas existem outros tipos de fracionamentos que também podem ser usados, como o hipo ou hiperfracionamento.

▶ RESULTADOS

A radioterapia proporciona elevados índices de controle local em tumores iniciais, entre 85 a 90% para T1 e 70 a 80% para T2. Já nos tumores avançados, a radioterapia exclusiva apresenta uma taxa de controle local de 40 a 75% para T3 e T4 (Quadro 27-1). Tais pacientes apresentam uma melhor sobrevida quando a ressecção cirúrgica é possível, e a radioterapia é empregada de forma pós-operatória.

▶ COMPLICAÇÕES AGUDAS E TARDIAS RELACIONADAS AO TRATAMENTO

Complicações agudas gerais

Os efeitos colaterais relacionados com a radioterapia começam a aparecer no início da terceira semana de tratamento, e

Quadro 27-1. Controle local com radioterapia exclusiva para carcinoma de tonsila

Autor	*T1 (%)*	*T2 (%)*	*T3 (%)*	*T4 (%)*
Amornmarn *et al.*	100	88	55	25
Bataini *et al.*	89	84	64	47
Beiller	100	100	60	
Dubois *et al.*	69	46	9	
Fayos e Lampe	80	77	39	29
Lusinchi *et al.*	88	79		
Mantravadi *et al.*	100	76	33	11
Mendenhall *et al.*	100	94	74	42
Million *et al.*	85	78	46	25
Mizono *et al.*	50	61	31	12
Perez *et al.*	87	63	76	53
Puthawala *et al.*	100	93	74	58
Remmler *et al.*	100	89	68	24
Wong *et al.*	94	79	58	50
Total	84	74	51	41

Perez CA *et al. Principles and practice in radiation oncology.* 3rd ed. 1998. p. 1019.

são caracterizados por hiperemia da pele (20-30 Gy) que pode evoluir para hipercromia e dermatite exfoliativa e exsudativa; mucosite (20-30 Gy) causando disfagia, sendo por vezes necessária a passagem de sonda nasoenteral ou gastrostomia, para que não leve o paciente à deficiência nutricional; rouquidão (20-30 Gy), que comumente melhora após 3 semanas do término do tratamento; perda do paladar e xerostomia (> 40 Gy), que pode perdurar por até 3 meses após o término de RT; e em menor freqüência, otite externa (30-40 Gy).

Pacientes submetidos a tratamento com hiperfracionamento apresentam um número maior de reações agudas quando comparados àqueles submetidos ao fracionamento clássico. A associação com quimioterapia também pode cursar com maior número de complicações agudas quando comparada à radioterapia exclusiva, o que será abordado em outro capítulo.

Efeitos agudos e tardios na deglutição

Pacientes com tumores de cabeça e pescoço avançados podem apresentar alterações na deglutição prévias ao tratamento, dependendo do estágio e da localização do tumor. Tais alterações ocorrem por disfunção de base de língua, redução da elevação do hióide e da laringe, atraso no reflexo da deglutição, entre outros. Estas complicações ocorrem com maior freqüência e são intensificadas após o tratamento, dependendo da dose de radiação e da associação a drogas quimioterápicas (Quadro 27-2).

Estudos a respeito da disfunção da deglutição após radioterapia (utilizando campos clássicos e fracionamento convencional) e quimioterapia concomitantes mostram que estas alterações resultaram principalmente da diminuição da coordenação entre as várias fases da deglutição, da redução da elevação da laringe. Observou-se ainda que as alterações na deglutição, no que se refere à elevação da laringe, ocorrem devido à fibrose induzida pela radioterapia, e não por alterações neurológicas. Tais pacientes têm uma maior chance de apresentar aspiração do alimento, que pode não promover reflexo da tosse, e desta forma corroborar para o aparecimento de pneumonia.

Complicações tardias

As complicações que podem surgir após o tratamento (Quadro 27-3) incluem xerostomia prolongada; fibrose da pele; trismo; necrose de mandíbula, sendo às vezes necessária a realização de uma mandibulectomia; necrose de partes moles e de cartilagem; deterioração dentária; edema de laringe; hipotireoidismo clínico; fístulas e ruptura de carótida, estas últimas mais associadas à radioterapia pós-operatória.

Quadro 27-2. Alterações da deglutição visualizadas por videofluoroscopia e esofagograma

Disfunção da deglutição	*Pré-tratamento (n = 22)*	*3 meses pós-tratamento (n = 20)*	*> 3 meses pós-tratamento (n = 13)*
Disfunção de base de língua	9 (41%)	11 (55%)	11 (85%)
Resíduo faríngeo	5 (23%)	15 (75%)	10 (77%)
Redução da elevação da laringe/hióide	4 (18%)	7 (35%)	6 (46%)
Redução da inversão da epiglote	3 (14%)	10 (50%)	7 (54%)
Atraso no reflexo da deglutição	8 (36%)	6 (30%)	8 (62%)
Incompetência faríngea	1 (5%)	5 (25%)	2 (15%)
Disfunção do m. cricofaríngeo	0	1 (5%)	1 (8%)
Estreitamento do esôfago	2 (9%)	7 (35%)	6 (46%)
Penetração*	4 (18%)	5 (25%)	3 (23%)
Aspiração	3 (14%)	13 (65%)	8 (62%)

*O bolo alimentar penetra na glote, mas não na subglote.
Eisbruch A *et al.* Objective assessment of swallowing dysfunction and aspiration after Radiation concurrent with Chemotherapy for head-and-neck cancer. *IJROBP* 2002;53(1):23-28.

Quadro 27-3. Seqüelas do tratamento para carcinoma de tonsila

Complicações	*RT exclusiva (n = 154)*	*RT pré-op. + cirurgia (n = 144)*	*Cirurgia + RT pós-op. (n = 86)*
Não-fatais			
Fístula faringocutânea	2	18	5
Osteonecrose de mandíbula	8	7	1
Disfagia severa	7	7	15
Alteração da cicatrização	0	5	0
Edema de laringe	3	1	4
Queda dos dentes	2	1	0
Ruptura de carótida	0	2	0
Neuropatia	0	0	0
Necrose de partes moles	1	0	1
Pneumonia	0	1	1
Xerostomia	8	1	19
Estenose de esôfago	1	0	0
Total	32 (21%)	43 (30%)	46 (53%)
Fatais			
Ruptura de carótida	1	3	1
Pneumonia	0	2	0
Hemorragia	0	0	1
Acidente vascular cerebral	0	1	0
Embolia pulmonar	0	1	0
Desnutrição por disfagia	1	0	0
Total	2 (1%)	7 (5%)	2 (2%)

Perez CA *et al. Principles and practice in radiation oncology.* 3rd ed. 1998. p. 1028.

Com o desenvolvimento tecnológico na área da radioterapia, como o planejamento tridimensional por tomografia computadorizada, radioterapia com intensidade modulada (IMRT), drogas radioprotetoras, como a amifostina, e os avanços da biologia molecular torna-se cada vez maior a possibilidade de reduzir os efeitos colaterais relacionados ao tratamento, e implementar o binômio custo-benefício no que se refere à radioterapia.

▶ BIBLIOGRAFIA CONSULTADA

Califano J, Riet P, Westra W *et al.* Genetic progression model for head and neck cancer implications field concerization. *Cancer Res* 1996;56:2488-92.

Eisbruch A, Lyden T, Bradford C *et al.* Objective assessment of swallowing dysfunction and aspiration after radiation concurrent with chemotherapy for head-and-neck cancer. *Int J Radiation Oncology Biol Phys* 2002;53(1):23-28.

Eisbruch A. Intensity-Modulated Radiotherapy of head-and-neck cancer: encouraging early results. *Int J Radiation Oncology Biol Phys* 2002;53-1:1-3.

Fortin A, Bairati I, Albert M *et al.* Effect of treatment delay on outcome of patients with early-stage head-and-neck carcinoma receiving radical radiotherapy. *Int J Radiation Oncology Biol Phys* 2002;52(4):929-36.

INCA. *Estimativas da incidência e mortalidade por câncer no Brasil.* Rio de Janeiro: Grafolaser Gráfica e Editora, 2001.

Koukourakis MI, Giatromanolaki A, Kakolyris S *et al.* Nuclear expression of human apurinic/apyrimidinic endonuclease (HAP 1/REF-1) in head and neck cancer is associated with resistance to chemoradiotherapy and poor outcome. *Int J Rediat Oncol Biol Phys* 2001;50:27-36.

Leibel SA, Philips TL. (Ed.). *Textbook of radiation oncology.* Philadelphia: WB Saunders, 1998. p. 1369.

Levine AJ. p53 the cellular gatekeeper for growth and division. *Cell* 1997;88:323-31.

Parsons JT, Mendenhall WM, Stringer SP *et al.* Squamous cell carcinoma of the oropharynx: surgery, radiation therapy or both. *Cancer* 2002;94(11):2697-80.

Perez CA. Tonsillar fossa and faucial arch. In: Perez CA, Brady LW (Eds.) *Principles and practice of radiation oncology.* 3rd ed. Philadelphia: Lippincott Williams and Wilkins, 1998. p. 1003-32.

Rudat V, Meyer J, Momm F *et al.* Protective effect of amifostine on dental health after radiotherapy of the head and neck. *Int J Radiation Oncology Biol Phys* 2000;48(5):1339-43.

Sidransky D. Cancer of the head and neck. In: DeVita JrVT (Ed.) *Principles and practice of oncology.* 6th ed. Philadelphia: Lippincott Williams and Wilkins, 2001. p. 789.

Todd R, Donoff BR, Wong DTW. The molecular biology of oral carcinogenesis: toward a tumor progression model. *J Oral Maxillofac Surg* 1997;55:613-23.

Tsuji T, Duh FM, Latif F *et al.* Cloning, mapping, expression, function, and mutation analysis of the human ortholog of the hamster putativ tumors supressor gene doc-1. *J Biol Chemistry* 1998;273:163-69.

CAPÍTULO

28

TUMORES DA CAVIDADE ORAL E OROFARINGE

Luiz Paulo Kowalski ◆ André Lopes Carvalho ◆ José Guilherme Vartanian

INTRODUÇÃO

O câncer é um problema de saúde pública mundial, estando entre as mais prevalentes causas de morbimortalidade em todo o globo. No Brasil, as neoplasias malignas representam a 3ª causa de morte na população geral. Com exceção dos tumores da pele, a maior parte dos tumores de cabeça e pescoço ocorre nas vias aerodigestivas superiores, principalmente na boca e orofaringe, correspondendo a cerca de 40% e 15% dos casos, respectivamente. Estes tumores apresentam um comportamento diverso influenciando os resultados de sobrevida, quando se comparam casuísticas coletadas em várias regiões do mundo, principalmente quando se comparam diferenças entre países desenvolvidos e em desenvolvimento. Assim como nas demais neoplasias, a prevenção e o diagnóstico precoce são essenciais para se obter o melhor resultado terapêutico, funcional e estético, propiciando um melhor prognóstico e melhor qualidade de vida.

As estruturas que compõem a cavidade oral e orofaringe com seus respectivos códigos CID-10 (Código Internacional de Doenças), são descritas no Quadro 28-1. A cavidade oral e orofaringe são estruturas comuns às vias aerodigestivas superiores, fundamentais nas funções de mastigação, deglutição e fonação.

EPIDEMIOLOGIA

O câncer de boca corresponde ao 6° tipo mais freqüente na população mundial, sendo a maioria em países em desenvolvimento. As áreas de maior incidência incluem Índia, França, Melanésia, sul e sudeste asiático. Se considerados em conjunto, os tumores da boca e faringe ocupam a 3ª posição nos países não-desenvolvidos e a 8ª nos desenvolvidos.[14] Nos Estados Unidos, segundo as estatísticas do Instituto Nacional do Câncer (SEER-NCI), as estimativas de casos novos e óbitos de tumores da boca e faringe para 2002 são de 28.900 e 7.400 casos, respectivamente. No Brasil, segundo os dados do Instituto Nacional de Câncer (INCA), as estimativas de casos novos e óbitos por câncer de boca no país são de 11.255 e 3.415 casos para o ano de 2002, respectivamente. As taxas de incidência e de mortalidade por câncer de boca em São Paulo classificam-se entre as mais altas do mundo.[11] Em 1994, o câncer de cabeça e pescoço correspondeu a 12,8% de todos os casos de câncer atendidos no Centro de Tratamento e Pesquisa Hospital do Câncer A. C. Camargo, sendo que 65,6% eram de tumores de boca e orofaringe (49,2% e 16,4%, respectivamente).

Quadro 28-1. Classificação dos tumores da boca e orofaringe pelo CID-10

Cavidade oral	*CID-10*	*Orofaringe*	*CID-10*
Lábio	C 00	Base de língua	C 01
Língua oral	C 02	Palato mole	C 05,1
Gengiva	C 03	Úvula	C 05,2
Rebordo alveolar	C 03	Tonsila	C 09
Assoalho de boca	C 04	Valécula	C 10,0
Palato duro	C 05	Parede posterior	C 10,3
Mucosa jugal	C 06		

O tipo histológico mais comum é o carcinoma epidermóide. Ocorre mais freqüentemente em indivíduos do sexo masculino, na faixa etária superior a 50 anos. Em que se pese a relativa facilidade com que poderia ser feita a detecção precoce, cerca de 85% dos casos são diagnosticados nos estágios mais avançados (III e IV).[8]

Vários fatores estão envolvidos na gênese destes tumores, incluindo predisposição genética, hábitos e condições sociais, atividade profissional e possivelmente infecção persistente pelo vírus HPV.[10] O consumo de tabaco e bebidas alcoólicas é o fator de risco mais significativo para estas neoplasias, estando presente em mais de 75% dos casos, sendo que a incidência destas neoplasias tem acompanhado os padrões de consumo destas substâncias há várias décadas.[2] Indivíduos que fumam têm o risco aumentado de 5,7 a 25,3 vezes em comparação aos não-fumantes, e o consumo de álcool aumenta o risco de 2,5 a 10,9 vezes.[5] Indivíduos da raça branca que se expõem exageradamente ao sol apresentam alto risco para câncer de lábio,[9] e também praticamente 100% dos portadores de xeroderma pigmentoso apresentam tumores desta localização. Hábitos culturais como consumo de mate e utilização de fogão a lenha também são fatores de risco.[15] Já a exposição profissional a fibras têxteis, metais, couro, níquel, ácido sulfúrico e álcool isopropílico aumentam o risco para câncer de várias regiões da boca. O papel do trauma crônico ainda é controverso. Fatores nutricionais, como deficiência de vitamina A, também podem estar envolvidos na gênese destas neoplasias. Por outro lado, o consumo de alimentos como caroteno e vitamina C reduz significativamente o risco para câncer de boca.[2,4,9]

PATOLOGIA

A maioria dos casos (90% a 95%) é representada pelo carcinoma epidermóide. Outras histologias menos freqüentes que podem acometer esta localização são carcinomas das glândulas salivares menores, linfomas, melanomas e sarcomas.

Além do carcinoma epidermóide clássico que pode ser classificado em 3 grupos de diferenciação (pouco, moderado e bem diferenciado), existem algumas variantes dos carcinomas epidermóides, sendo as mais comuns o carcinoma verrucoso e a variante basalóide. Os carcinomas verrucosos ocorrem em 5% a 10% dos casos, e geralmente são associados a um melhor prognóstico. A variante basalóide comumente apresenta um pior prognóstico do que a forma típica dos carcinomas epidermóides, com evolução mais agressiva e maior risco de metástases a distância. Outras menos freqüentes são as variantes de células fusiformes e adenoescamosa.[3]

Os carcinomas das glândulas salivares menores são o segundo tipo mais freqüente nestas localizações, sendo os principais subtipos o carcinoma adenocístico, o adenocarcinoma e o carcinoma mucoepidermóide.[3]

A maioria dos tumores não é precedida por nenhum tipo de lesão precursora, surgindo em áreas de tecido aparentemente normal. Ocasionalmente pode ocorrer cancerização no local de uma lesão preexistente. A Organização Mundial de Saúde (OMS) define como lesões pré-neoplásicas (ou cancerizáveis) as alterações teciduais que podem sofrer transformação neoplásica com maior freqüência que o tecido normal, mas que podem permanecer estáveis e até mesmo sofrer regressão, principalmente se o fator desencadeante for afastado. A leucoplasia é a mais freqüente lesão cancerizável, sendo definida pela OMS como uma placa branca da mucosa que não pode ser removida por raspagem e que não pode ser classificada como nenhuma outra doença, com risco de malignização de 0,25% a 30%. Outras lesões cancerizáveis menos freqüentes são a eritroplasia, com risco bem maior de transformação maligna que as leucoplasias (até 90% de risco), queilite actínica, líquen plano e a fibrose submucosa oral.[3,9,18]

APRESENTAÇÃO CLÍNICA E HISTÓRIA NATURAL

A maioria dos pacientes portadores de neoplasias da cavidade oral e orofaringe apresenta tumores em estágio avançado da doença. Em um estudo prospectivo realizado em 3 grandes centros urbanos de nosso país, em 72,9% dos casos o diagnóstico foi realizado em estágios clínicos III e IV.[8]

Os tumores de boca geralmente se manifestam como lesões ulceradas de crescimento progressivo e indolor no início. A dor somente ocorre tardiamente, quando existe invasão de musculatura e nervos. Outros sintomas também são geralmente tardios, tais como sialorréia, sangramentos, amolecimento dentário, halitose, trismo, odinofagia e emagrecimento. Na maioria dos casos a lesão oral é única e algumas podem ser precedidas de lesões pré-neoplásicas. Os tumores da orofaringe, na maioria dos casos, são assintomáticos ou oligossintomáticos em fases iniciais. O sintoma mais freqüente relacionado com o tumor de orofaringe é a odinofagia, seguindo-se da disfagia. Metástases cervicais e trismo podem ser sinais clínicos importantes já ao diagnóstico. Outro sintoma freqüente, principalmente nas lesões de tonsila e base de língua, é a otalgia reflexa, que, juntamente com a disfagia, podem ser os sintomas preponderantes.

A disseminação metastática mais freqüente destes carcinomas se faz por embolização linfática para linfonodos regionais. O potencial de metastatização depende do grau de diferenciação histológica, do local do tumor e suas dimensões (principalmente a espessura). Os linfonodos mais comumente acometidos são os do grupo jugular alto e submandibular homolaterais. Metástases à distância são pouco freqüentes e geralmente estão associadas à extensão da doença regional (tamanho e número de linfonodos metastáticos).

Nos tumores da orofaringe, devido à escassez de sintomas em fases precoces e também devido às características histológicas, as lesões costumam se comportar de maneira mais agressiva que as da cavidade oral, e freqüentemente ocorrem metástases regionais e a distância. Cerca de 30% a 78% dos pacientes apresentam metástases regionais ao diagnóstico, porém, diferentemente da cavidade oral, os linfonodos submandibulares e submentonianos são menos freqüentemente envolvidos.[1]

Os pacientes portadores de câncer de boca e orofaringe têm um risco de 10% a 20% de ocorrência de um segundo tumor primário, sincrônico ou metacrônico, sendo as vias aerodigestivas superiores, o esôfago e o pulmão os locais mais freqüentemente acometidos.[4]

DIAGNÓSTICO

O diagnóstico clínico baseia-se no relato de uma lesão ulcerada ou nodular geralmente única, de crescimento progressivo e indolor. Para se examinar cuidadosamente a mucosa oral e a orofaringe com objetivo de diagnóstico de lesões iniciais, deve-se usar iluminação adequada. O aspecto destas lesões pode ser bastante diverso, mas quase sempre se trata de uma lesão ulcerada com aspecto granuloso grosseiro, irregular e friável, de textura endurecida. As bordas são geralmente irregulares e elevadas. Basicamente as lesões mais freqüentes podem ter as formas úlcero-infiltrativa, úlcero-vegetante ou ulcerada superficial. Diante de uma lesão com as características descritas, principalmente em indivíduos de alto risco (tabagistas, etilistas e acima dos 45 anos), deve-se considerar o diagnóstico de câncer até prova em contrário. Não é desnecessário afirmar-se que, mesmo em indivíduos não-classificáveis como de risco que apresentem sintomas e sinais persistentes, principalmente se progressivos, deve-se considerar a hipótese diagnóstica de câncer. A palpação digital é bastante útil na avaliação tanto dos tumores da boca como da orofaringe, sobretudo nos tumores da língua (corpo e base) e do assoalho bucal, permitindo estimar a espessura da lesão e a infiltração da musculatura. Deve-se ainda realizar rinoscopia anterior e laringoscopia indireta, dado o risco da presença de outras neoplasias primárias concomitantes.

A biopsia é o único método diagnóstico definitivo e é obrigatória previamente ao início do tratamento. A citologia não tem papel no diagnóstico do câncer da boca e orofaringe, dado o grande número de falsos-negativos. A biopsia deve ser realizada em local de tecido suspeito viável, principalmente nas suas bordas, colhendo-se amostra representativa. Biopsia negativa em pacientes com lesões clinicamente suspeitas de câncer geralmente significam que o material não era adequado para exame e determinam a necessidade de nova biopsia. Em carcinomas verrucosos, a confirmação histológica pode ser extremamente difícil, sendo necessário, por vezes, realizar a excisão de toda a lesão para estudo em cortes seriados. A coloração com azul de toluidina pode auxiliar na escolha de locais a serem biopsiados, mas geralmente é dispensável. Este procedimento é muito útil nos casos de lesões leucoplásicas planas sem áreas de ulceração ou hiperemia.

A palpação de todas as cadeias linfáticas cervicais deve ser realizada rotineiramente e de modo bilateral. Consideram-se clinicamente metastáticos os linfonodos situados nas áreas de drenagem regional, apresentando consistência endurecida e superfície irregular, com tendência a diminuição da mobilidade com relação aos planos adjacentes. Em exames de imagem, como ultra-sonografia ou tomografia computadorizada, linfonodos acima de 1,0 cm ou com presença de necrose central são suspeitos.

Devem ser evitadas investigações demoradas e onerosas que apenas retardam o início do tratamento. A ortopantomografia de mandíbula é um exame obrigatório em todos os casos de tumores de gengiva inferior, área retromolar e tumores de áreas adjacentes como soalho bucal, mucosa jugal e loja tonsilar que se aproximem da gengiva e mandíbula. Em carcinomas de lábio inferior, o exame deve ser realizado sempre que houver suspeita clínica de invasão, quer pela proximidade do tumor ao osso, quer pelo relato de hipoestesia ou anestesia na região do mento. A tomografia computadorizada com *dental scan*, que pode ser útil para avaliação da invasão de estruturas ósseas (mandíbula e maxila), é um método alternativo bastante sensível, mas sua utilização é limitada pelo custo elevado.

A tomografia computadorizada ou a ressonância nuclear magnética são exames que contribuem de maneira significativa na demonstração dos limites da lesão, sendo particularmente úteis para casos de lesões de palato e gengiva superior para identificação de invasão da fossa nasal e do antro maxilar. Também podem ser importantes em lesões de área retromolar e loja amigdalina para avaliar a extensão tumoral à musculatura pterigóidea, principalmente nos casos com tumores maiores. Convém ainda destacar o papel primordial desses exames na avaliação da infiltração dos carcinomas de orofaringe, especificamente quanto à invasão muscular profunda, extensão na direção do espaço parafaríngeo e metástases em linfonodos das cadeias jugulares e retrofaríngeas. Além disso, pela tomografia computadorizada é possível demonstrar-se a presença de invasão óssea, e pode-se avaliar também outros grupos linfonodais, não somente para diagnósticos de metástases ocultas como também para a ressecabilidade de grandes linfonodos metastáticos.

Para completar-se a avaliação é obrigatória a realização de um estudo radiográfico de tórax nas posições póstero-anterior e de perfil para diagnóstico de eventuais metástases pulmonares. Outros exames como cintilografia óssea, ultrasonografia e tomografia computadorizada abdominal não são realizados rotineiramente, dadas as raridades de metástases para ossos e fígado. Somente na presença de sintomas sugestivos de metástases devem ser indicados exames específicos para sua confirmação diagnóstica. No entanto, pacientes com metástases cervicais N2 ou N3 apresentam alto risco de metástases a distância. Nesses casos, justifica-se o emprego de tomografia de tórax e abdome superior como procedimentos iniciais de estadiamento e planejamento terapêutico.

A ultra-sonografia tem valor limitado no diagnóstico do tumor primário, mas pode ser uma alternativa na identificação de metástases ocultas em casos estadiados como N0 pelo exame clínico. A punção aspirativa com agulha fina associada à ultra-sonografia é descrita como a associação de métodos diagnósticos com alta acurácia na detecção da presença de metástases cervicais.[17] Outro método em investigação é o uso da linfocintilografia e pesquisa de linfonodo sentinela com gama-probe. Este método é considerado experimental e os resultados preliminares são controversos.[7,16]

Uma aquisição recente no diagnóstico por imagens é o PET-TC que associa um método anatômico (tomografia computadorizada) com um método funcional (PET *Scan* com FDG). Ele não é rotineiramente utilizado no diagnóstico ou estadiamento inicial, mas é de grande importância para o diagnóstico diferencial entre seqüelas terapêuticas e recorrências tumorais, particularmente em regiões de difícil acesso como a base do crânio e o espaço parafaríngeo.

Embora diversos marcadores tumorais tenham sido estudados, entre eles Cyfra 21-1, SCC-Ag, CEA, fosfatase alcalina termolábil e anticorpos anti-p53, nenhum deles demonstrou-se útil para o diagnóstico, planejamento ou monitoração do tratamento. Pesquisas neste campo são promissoras, demonstrando-se ser possível recuperar em células descamadas e no plasma, DNA tumoral com alterações genéticas idênticas às dos tumores orais.[12,13] Com os dados obtidos no Projeto Genoma, é possível conhecer o transcriptoma desses tumores. Utilizando-se da tecnologia de *microarrays*, uma série de testes diagnósticos está sendo implementada e poderá modificar radicalmente o diagnóstico e o estabelecimento do prognóstico desses tumores.

ESTADIAMENTO

Para estadiamento utilizam-se os critérios padronizados pela União Internacional Contra o Câncer (TNM – UICC) (Quadro 28-2). A classificação clínica baseia-se somente nos dados observados antes de qualquer tratamento. Para enquadrar os casos nos grupos específicos leva-se em consideração o conjunto de dados de oroscopia, palpação do pescoço, radiografias e, quando realizada, também da tomografia computadorizada ou ressonância nuclear magnética.

Apesar das alterações introduzidas em 2002, o sistema TNM ainda não é suficiente para nortear o tratamento ou o prognóstico. Alguns outros fatores também devem ser levados em consideração, como a biologia do tumor, a espessura tumoral (principalmente nos tumores da língua e assoalho bucal), linfonodo comprometido, co-morbidades e presença de outras neoplasias.

TRATAMENTO

O tratamento deve ser adequado às necessidades de cada caso em particular, tendo por base a expectativa de tempo e qualidade de sobrevida. Cada vez mais o paciente e familiares têm participado da decisão terapêutica após esclarecimento dos riscos e benefícios de cada uma das alternativas de tratamento.

Para os carcinomas da boca a escolha terapêutica depende fundamentalmente do local e estadiamento do tumor, do estado geral e da aceitação do paciente. Para lesões do estágio clínico I, os resultados obtidos com a cirurgia ou com a radioterapia são equivalentes no tocante às taxas de sobrevida em 5 anos. No entanto, para lesões situadas em dobras de mucosa, próximas a osso ou em áreas de lesões cancerizáveis, as taxas de controle local com radioterapia, mesmo em pequenos tumores, são inferiores às obtidas com cirurgia. Além disso, a

Quadro 28-2. Classificação do estadiamento clínico dos tumores da boca e orofaringe pelo TNM (6ª edição – 2002)

Estadiamento T

Tx – primário não avaliável

T0 – sem evidência de tumor primário

Tis – tumor *in situ*

T1 – tumor mede até 2 cm (no maior diâmetro)

T2 – tumor mede de 2 a 4 cm

T3 – tumor mede mais de 4 cm

T4 – divididos em T4a (ressecáveis) e T4b (irressecáveis)

Boca	T4a – tumor invade estruturas adjacentes (p. ex., cortical óssea, musculatura profunda da língua, seio maxilar, pele da face)
	T4b – tumor invade espaço mastigatório, placas pterigóideas, base crânio e/ou envolve carótida interna
Orofaringe	T4a – tumor invade laringe, musculatura profunda da língua, pterigóide medial, palato duro, ou mandíbula
	T4b – tumor invade músculo pterigóide lateral, placas pterigóideas, nasofaringe lateral, ou base de crânio ou envolve artéria carótida

Estadiamento N

NX – linfonodos não podem ser avaliados

N0 – sem linfonodos palpáveis

N1 – linfonodo único, ipsolateral até 3 cm

N2a – linfonodo único, ipsolateral de 3 a 6 cm

N2b – linfonodos múltiplos ipsolaterais até 6 cm

N2c – linfonodos bilaterais ou contralateral até 6 cm

N3 – linfonodo maior que 6 cm

Estadiamento M

M0 – sem metástase a distância

M1 – com metástase a distância

Estadiamento clínico

Estádio 0	Tis	N0	M0
Estádio I	T1	N0	M0
Estádio II	T2	N0	M0
Estádio III	T3	N0	M0
	T1-3	N1	M0
Estádio IV A	T4a	N0-2	M0
	T1-3	N2	M0
Estádio IV B	T4b	qqN	M0
	qqT	N3	M0
Estádio IV C	qqT	qqN	M1

morbidade tardia (cáries de irradiação, xerostomia, risco de osteorradionecrose) e o tempo prolongado de tratamento são outros fatores a serem considerados. Para lesões dos estágios II a IV prefere-se a cirurgia, geralmente associada à radioterapia pós-operatória. As cirurgias consistem em ressecção ampla com margem tridimensional maior que 1 cm, associadas ou não a esvaziamento cervical em monobloco ou dibloco e reconstrução imediata. Sempre se deve realizar exame de congelação das margens nas ressecções cirúrgicas, e na eventualidade de margens positivas, ampliar a área de ressecção no mesmo ato operatório, sem alterar o prognóstico do paciente.

Os tipos de cirurgia empregados dependem da localização do tumor, sendo algumas descritas como ressecção de determinadas estruturas (como lábio ou região jugal), enquanto outras são especificamente denominadas:

- Alveolectomia (ressecção de alvéolo gengival superior ou inferior em pequenos tumores gengivais).
- Palatectomia (ressecção de palato duro).
- Ressecção de inframesoestruturas (ressecção da maxila em tumor de palato ou gengiva superior-T2 a T4) (Fig. 28-2).
- Pelvectomia (ressecção de soalho bucal).
- Glossectomia parcial (ressecção de pequenas porções da língua).
- Hemiglossectomia (ressecção de metade da língua) (Fig. 28-3).
- Glossectomia subtotal (ressecção de toda a língua oral).
- Glossectomia quase-total (ressecção da língua oral e parte da base da língua).
- Glossectomia total (ressecção de toda a língua) (Fig. 28-1).
- Glossolaringectomia total (ressecção de toda a língua e laringe).
- Pelveglossectomia (associação de pelvectomia com qualquer tipo de glossectomia).
- Operação *pull-through* (pelvectomia, glossectomia ou pelveglossectomia sem mandibulectomia ou com mandibulectomia marginal ou sagital associada a esvaziamento cervical uni ou bilateral em monobloco) (Fig. 28-3).
- Operação composta (pelvectomia ou pelveglossectomia com mandibulectomia seccional e esvaziamento cervical em monobloco).
- Operação comando (pelvectomia ou pelveglossectomia com hemimandibulectomia (ou subtotal ou total) associada a esvaziamento cervical em monobloco).
- Operação retromolar (operação comando específica para tumores retromolares, com ampla ressecção da área, incluindo músculos mastigadores, mandibulectomia e esvaziamento cervical, podendo ser estendida para maxila).

As indicações dos procedimentos cirúrgicos estão agrupadas nos Quadros 28-3 a 28-5.

Para os tumores da orofaringe, apesar de vários centros especializados (principalmente de escolas européias) basearem o tratamento em radioterapia, em muitos outros centros, incluindo o Departamento de Cirurgia de Cabeça e Pescoço do Hospital A. C. Camargo, a base da terapêutica do carcinoma da orofaringe está na associação da cirurgia seguida de radioterapia, sendo esse o tratamento de eleição para a maioria dos tumores ressecáveis desta localização. A cirurgia isoladamente é indicada apenas nos casos de pequenas lesões facilmente acessíveis, T1 vegetantes e não-infiltrativas, geralmente em pacientes jovens. Essa restrita indicação se apóia no elevado percentual de recidivas locorregionais, particularmente em tumores da base de língua com mais de 2 cm tratados por cirurgia exclusiva, em que o índice de recidivas locais pode chegar a 22%, e locorregionais, a 44%. A radioterapia (associada ou não à quimioterapia) é indicada em nosso serviço nos casos irressecáveis, quando o paciente recusa a cirurgia ou tem uma contra-indicação clínica formal à cirurgia. Para tumores dos estádios II a IV (ressecáveis) o tratamento de escolha é a cirurgia com ressecção ampla associada a esvaziamento cervical.

As denominações das ressecções de orofaringe obedecem à localização do tumor, como ressecção ampla de palato mole, de parede posterior ou dos pilares amigdalianos. As glossectomias realizadas para tumores da base da língua podem ser do tipo quase total ou total, ressecção de base de língua associada ou não a laringectomia supraglótica ou total na dependência da localização e extensão do tumor. As amigdalectomias são realizadas por via endoral ou mandibulotomias, mas em todos os casos de neoplasia são realizadas e devem ser descritas como ressecção ampla de tumor de loja amigdaliana.

Para os casos com envolvimento ósseo é realizada a ressecção de ramo ascendente de mandíbula e musculatura pterigóidea, associada a esvaziamento cervical em monobloco, denominando-se esta operação bucofaringectomia. Para lesões maiores com extensão anterior, realiza-se operação retromolar ampliada (Quadro 28-6). Tumores da valécula requerem laringectomia supraglótica associada à ressecção da base de língua ou ressecção maior de língua com laringectomia total.

Tanto para tumores da orofaringe quanto de boca, as ressecções menores em pacientes sem trismo e com condições anatômicas favoráveis podem ser realizadas por via endoral. Sempre que existam dificuldades de exposição, é necessário ampliar-se a operação, geralmente com incisão mesolabial e descolamento de retalho jugal. Mandibulotomias podem ser necessárias para ampliar a visão, podendo ser do tipo paramediana, mediana ou lateral, preferindo-se a 1ª delas por razões principalmente funcionais. Na atualidade não se recomenda nenhum tipo de mandibulectomia para acesso.

A incidência de metástases regionais em carcinomas primários da boca e orofaringe pode variar de 6% a 85%, o que demonstra a importância do tratamento do pescoço neste grupo de pacientes. Indica-se sempre o esvaziamento cervical com finalidade terapêutica para os casos com linfonodos clinicamente metastáticos. Por outro lado, pacientes sem linfonodos clinicamente detectáveis podem apresentar metástases ocultas. Sempre que há um risco superior a 20% de metástases ocultas, indica-se esvaziamento cervical eletivo. Todas as lesões situadas no andar inferior da boca (língua, soalho, gengiva inferior, área retromolar e região jugal) com espessura

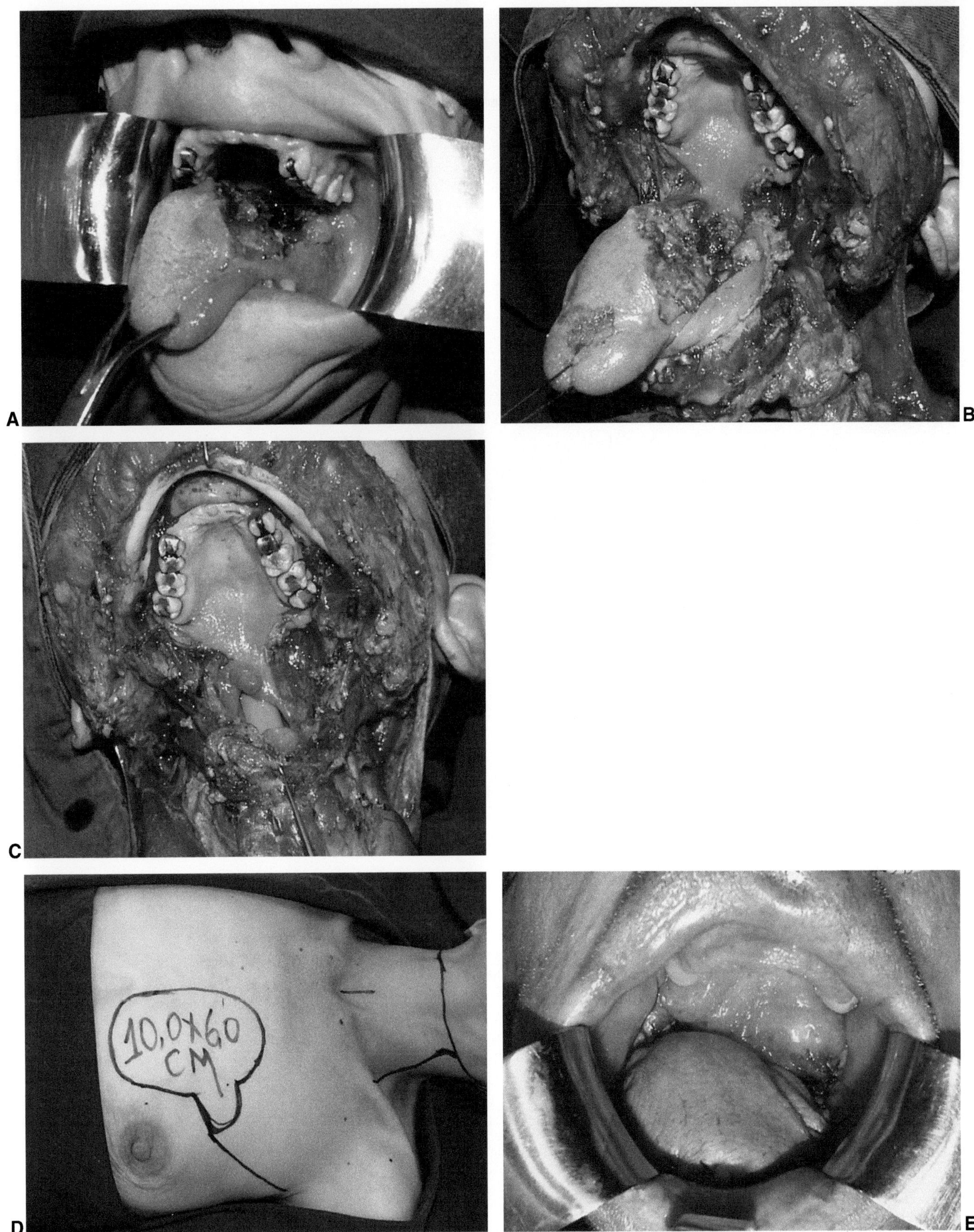

Fig. 28-1. (**A**) Paciente com carcinoma epidermóide de base de língua. (**B**) Lesão sendo ressecada em monobloco com o esvaziamento cervical (glossectomia total). (**C**) Resultado após ressecção da lesão. (**D**) Desenho do retalho miocutâneo pediculado do músculo peitoral maior utilizado para reconstrução. (**E**) Aspecto final após sutura do retalho.

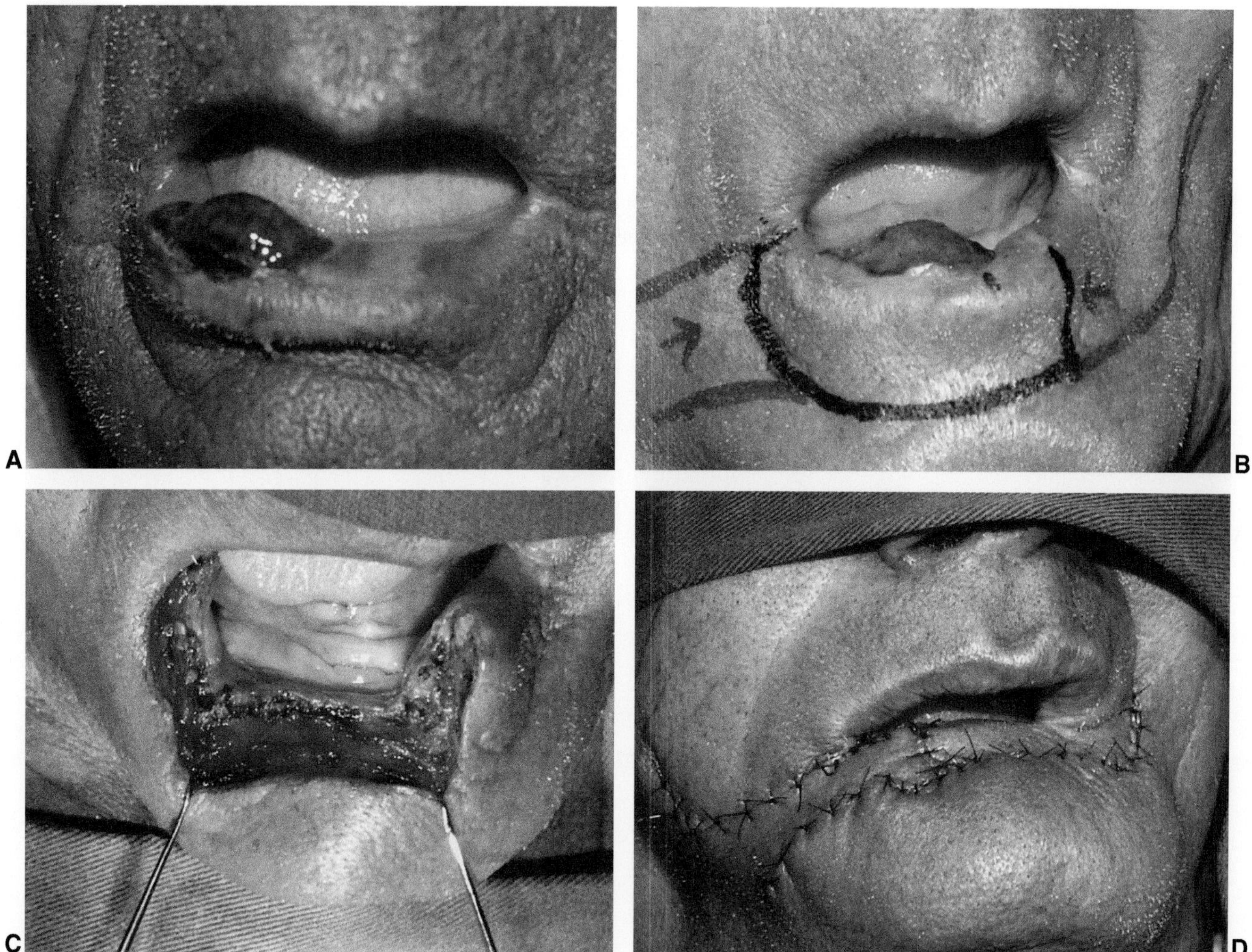

Fig. 28-2. (**A**) Paciente com melanoma maligno de lábio inferior. (**B**) Demarcação das áreas de ressecção e do retalho para reconstrução. (**C**) Defeito cirúrgico após ressecção da lesão. (**D**) Resultado final após reconstrução.

Quadro 28-3. Tratamento do local primário em pacientes com câncer de lábio

Câncer de lábio		
Estádio	***Tratamento de escolha***	***Alternativa de tratamento***
T1	• Ressecção ampla com reconstrução imediata	Radioterapia/braquiterapia
T2-T4	• Ressecção ampla com reconstrução imediata	Radioterapia/braquiterapia
N0	• Não se trata o pescoço eletivamente, exceto em casos de tumores T3 ou T4 em que a rotação de retalho pode exigir incisões cervicais, nesses casos realiza-se esvaziamento supra-omo-hióideo	–
N1	• Se linfonodos de nível I: esvaziamento supra-omo-hióideo • Se nível II ou III: esvaziamento supra-omo-hióideo ampliado p/nível IV • Outros níveis: esvaziamento radical clássico ou modificado	Radioterapia
N2a-N3	• Esvaziamento cervical radical clássico ou modificado (uni ou bilateral)	Radioterapia

Nos casos de tumores que envolvem a comissura labial, devem-se examinar cuidadosamente as regiões parotídeas. Caso haja indicação de esvaziamento cervical, pode ser necessário realizar também parotidectomia parcial com conservação do nervo facial.

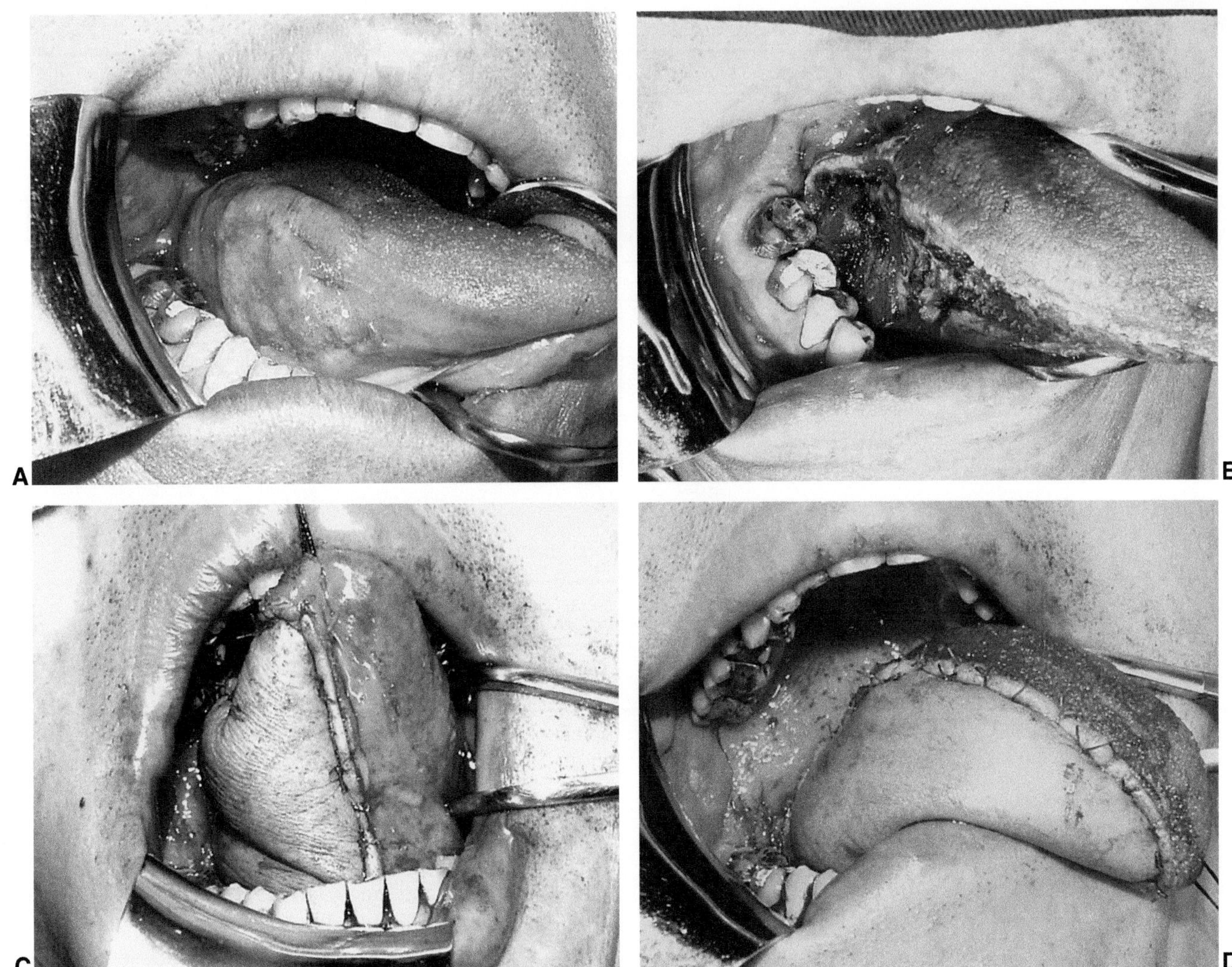

Fig. 28-3. (**A**) Paciente com carcinoma epidermóide de borda de língua. (**B**) Defeito cirúrgico após ressecção da lesão (hemiglossectomia – operação *pull-through*). (**C** e **D**) Resultado final da reconstrução com retalho livre microcirúrgico antebraquial.

igual ou superior a 3 mm são de alto risco de metastatização. Para o lábio inferior, somente lesões T3 muito volumosas, particularmente com invasão de comissuras ou de região jugal e lesões T4, são de alto risco e devem ser submetidas a tratamento eletivo do pescoço. O tratamento eletivo das áreas cervicais é indicado em todas as lesões da orofaringe, uma vez que a taxa de doença metastática oculta é alta, principalmente em lesões das lojas amigdalianas e da base da língua.

O esvaziamento cervical preconizado para os casos com linfonodos metastáticos é uma das modalidades de esvaziamento radical. Emprega-se o esvaziamento radical clássico sempre que o(s) linfonodo(s) positivo(s) se situe(m) próximo(s) ao nervo espinal. Nos casos com metástases cervicais, mas com linfonodos situados à distância do nervo espinal, pode-se realizar esvaziamento cervical radical modificado com preservação do mesmo. A veia jugular também pode ser preservada sempre que não houver infiltração deste vaso. Nos casos de tumores de boca e da orofaringe que se apresentarem com um único linfonodo metastático, menor que 3 cm, situado no nível 1, atualmente são submetidos a esvaziamento supra-omo-hióideo (níveis I, II e III). Como esvaziamento cervical eletivo indicamos o esvaziamento supra-omo-hióideo (níveis I, II e III) uni ou bilateral, tanto em lesões de boca quanto em orofaringe. Também indicamos este tipo de esvaziamento para tratamento do lado contralateral nos casos com metástases unilaterais (tratadas com esvaziamento radical ipsolateral) de tumores que chegam ou ultrapassam a linha média. Nos tumores da orofaringe em que a opção terapêutica da lesão primária seja pela radioterapia (e/ou braquiterapia), a inclusão de campos cervicais deve ser feita.

A reconstrução das perdas de substância deve ser imediata, incluindo a reconstrução mandibular, sempre que possível. Esta recomendação parte do princípio de que nosso julgamento não deve se ater apenas à sobrevida, mas também à qualidade de vida do paciente. Devemos, desta maneira, oferecer ao paciente uma reconstrução após a ressecção, na tentativa de restaurar, da melhor maneira possível, o órgão ou a região ressecada e sua função, minimizando as seqüelas do

Quadro 28-4. Tratamento do local primário em pacientes com câncer da cavidade oral

Câncer da cavidade oral				
Local do tumor	***T1***	***T2***	***T3***	***T4***
Gengiva superior	Alveolectomia	Alveolectomia ou ressecção de inframesoestruturas	Ressecção de inframesoestruturas	Ressecção de inframesoestruturas
Gengiva inferior	Alveolectomia	Pelvemandibulectomia marginal ou sagital	Pelvemandibulectomia marginal, seccional ou sagital	Pelvemandibulectomia marginal, seccional ou sagital
Região jugal	Ressecção ampla	Ressecção ampla	Ressecção ampla	Ressecção ampla
Soalho bucal	Pelvectomia	Pelveglossectomia ou pelvemandibulectomia marginal ou sagital	Pelveglossectomia ou pelveglossomandibu-lectomia marginal, sagital ou seccional	Pelveglossectomia ou pelveglossomandibulectomia marginal, sagital ou seccional
Língua (oral)	Glossectomia parcial	Glossectomia parcial ou hemiglossectomia	Pelveglossectomia ou pelveglossomandibu-lectomia marginal ou sagital, glossectomia subtotal ou glossectomia quase total	Pelveglossectomia ou pelveglossomandibulectomia marginal, sagital ou seccional, glossectomia subtotal ou glossectomia quase total ou total
Palato duro	Palatectomia	Palatectomia	Ressecção de inframesoestruturas	Ressecção de inframesoestruturas
Área retromolar	Ressecção ampla	Operação retromolar modificada	Operação retromolar clássica ou ampliada	Operação retromolar clássica ou ampliada

Pacientes sem condições clínicas para tratamento cirúrgico, portadores de tumores irressecáveis (metástases cervicais fixas) ou que não aceitam tratamento cirúrgico podem ser tratados por radioterapia.

tratamento, independente das chances de sobrevida do paciente, permitindo assim uma qualidade de vida melhor.

Diversas opções devem ser consideradas para cada caso, entre elas, enxerto cutâneo livre, retalhos de língua, retalho miomucoso de bucinador, retalho muscular de masseter, retalho nasogeniano, retalhos miocutâneos (peitoral maior, peitoral menor, infra-hióideo, platisma, trapézio, grande dorsal), retalhos dermogordurosos (Backanjian, MacGregor, Conley), reconstruções microcirúrgicas (reto abdominal, crista ilíaca, fíbula, retalho de antebraço, retalho lateral do braço, retalho paraescapular, grande dorsal) e próteses.

O grande desafio na reconstrução da cavidade oral continua sendo a reconstrução mandibular, pela sua importância no ato da mastigação, deglutição, fonação, respiração, manutenção

Quadro 28-5. Tratamento do pescoço em pacientes com câncer da cavidade oral

Câncer da cavidade oral	
Local e estádio do tumor	***Tipo de esvaziamento cervical***
Palato duro ou gengiva superior T1-4 N0	• Não
Andar inferior da boca T1 N0	• Não (exceto tumores com espessura > 3 mm, ou presença de embolização vascular ou invasão perineural)
Andar inferior da boca T2-4 N0	• Supra-omo-hióideo (níveis I, II e III)
Qualquer T1-4 N1	• Supra-omo-hióideo ampliado nível IV
N2a-b e N3	• Radical clássico ou modificado
Andar inferior da boca ultrapassando a linha média T2-4 N0	• Supra-omo-hióideo bilateral
Andar inferior da boca ultrapassando a linha média T1-4 N1	• Supra-omo-hióideo ampliado nível IV ipsolateral e supra-omo-hióideo contralateral
N2a-b ou N3	• Radical clássico ou modificado ipsolateral e supra-omo-hióideo contralateral
Qualquer T1-4 N2c	• Radical clássico ou modificado bilateral

Quadro 28-6. Tratamento do local primário e pescoço em pacientes com câncer da orofaringe

	Câncer da orofaringe			
Local	***T1***	***T2***	***T3***	***T4***
Palato mole	Ressecção ampla ou radioterapia	Ressecção ampla associada a esvaziamento cervical uni ou bilateral	Ressecção ampla associada a esvaziamento cervical uni ou bilateral	Ressecção ampla associada a esvaziamento cervical uni ou bilateral
Loja amigdaliana	Amigdalectomia ampliada ou radioterapia	Ressecção ampla associada a esvaziamento cervical uni ou bilateral	Ressecção ampla ou bucofaringectomia associada a esvaziamento cervical uni ou bilateral	Ressecção ampla ou bucofaringectomia associada a esvaziamento cervical uni ou bilateral
Base de língua	Ressecção ampla ou radioterapia	Ressecção de base de língua com ou sem laringectomia horizontal supraglótica ou total associada a esvaziamento cervical uni ou bilateral	Ressecção de base de língua com ou sem laringectomia horizontal supraglótica ou total associada a esvaziamento cervical uni ou bilateral	T3 avançados e T4 Glossectomia total ou glossolaringectomia total associada a esvaziamento cervical uni ou bilateral
Valécula	Laringectomia horizontal supraglótica ou laringectomia total associada a esvaziamento cervical uni ou bilateral	Laringectomia horizontal supraglótica ou laringectomia total associada a esvaziamento cervical uni ou bilateral	Laringectomia horizontal supraglótica ou laringectomia total associada a esvaziamento cervical uni ou bilateral	T3 extensos e T4 Ressecção de base de língua ou glossectomia total com laringectomia horizontal supraglótica, quase *total* ou total associada a esvaziamento cervical uni ou bilateral
Parede posterior	Ressecção endoral ou radioterapia	Ressecção via faringotomia ou mandibulotomia	Ressecção via faringotomia ou mandibulotomia	Radioterapia

Pacientes sem condições clínicas para tratamento cirúrgico, portadores de tumores irressecáveis (metástases cervicais fixas) ou que não aceitam tratamento cirúrgico podem ser tratados por radioterapia.

do esfíncter oral e na estética facial, fazendo de sua reparação uma das mais importantes fases na reconstrução da cavidade oral. Os avanços nos permitiram a reconstrução da mandíbula com retalhos compostos bem vascularizados ou retalhos livres microvascularizados, podendo ser reparada em um único tempo cirúrgico, com resultados satisfatórios. A seleção dos métodos de reconstrução depende do tipo de defeito e de fatores do paciente, como por exemplo, da possibilidade de realizar-se uma cirurgia muito prolongada (microcirurgia) em um paciente mais idoso ou com co-morbidades.

Próteses são utilizadas principalmente nos casos de ressecção de maxila ou de palato, podendo ser aplicadas imediatamente no ato operatório. São particularmente úteis quando não se dispõe de microcirurgia para reconstrução ou quando o paciente não tenha condições clínicas para estes procedimentos. Elas devem ser preparadas com antecedência, adaptadas durante a operação e revistas no pós-operatório para se obter a melhor fixação possível. Implantes osseointegrados podem ser necessários para uma melhor fixação destas próteses, mas neste caso, sua aplicação é feita tardiamente. Estes implantes podem ser ainda usados para melhoria não só da estética como da mastigação em pacientes edêntulos. Nesses casos, os implantes podem ser colocados tanto em mandíbula ou maxila, como também sobre transplantes ósseos revascularizados.

A radioterapia pós-operatória é indicada nos seguintes casos: 1. estágio clínico III ou IV; 2. presença de margens cirúrgicas comprometidas ou exíguas (< 0,5 cm); 3. presença de embolização vascular ou de infiltração perineural; 4. presença de linfonodos comprometidos ou de ruptura capsular. Deve-se evitar atraso no início da radioterapia pós-operatória, realizando-a num intervalo de até 6 semanas após a cirurgia. Durante este tratamento é fundamental que o paciente mantenha rigoroso cuidado dentário, incluindo a aplicação de flúor, avaliação do dentista previamente ao início da radioterapia, com tratamento ou extração dos dentes, se necessário, diminuindo assim os riscos de osteorradionecrose, cáries de irradiação e osteomielite em mandíbula ou maxila.

Os casos irressecáveis devem ser tratados com radioterapia exclusiva ou com associação de quimioterapia, além de medidas de suporte, uma vez que a maior intenção nestes casos é propiciar melhor qualidade de vida possível ao paciente.

As recidivas tumorais devem ser tratadas sempre que possível. Sua abordagem vai depender da avaliação da extensão da recidiva, do local (se local, regional ou a distância), do tratamento realizado inicialmente, da possibilidade de ressecção cirúrgica, e das condições do paciente (físicas e emocionais). Se o tratamento inicial foi radioterapia, o resgate pode ser feito na dependência da localização da recidiva: dentro ou fora do campo irradiado previamente. Se esta aconteceu fora do campo irradiado, a radioterapia pode ser novamente uma opção de tratamento ou pode ser utilizada como adjuvante ao resgate cirúrgico. Se a recorrência ocorrer dentro do campo irradiado, a preferência é pelo resgate cirúrgico, porém a braquiterapia de alta taxa de dose pode ser uma opção como tratamento exclusivo em recidivas pequenas nos locais de difícil acesso cirúrgico ou como tratamento adjuvante ao resgate cirúrgico. O implante dos cateteres deve ser realizado preferencialmente no intra-operatório.

O papel da quimioterapia nestes tumores ainda é investigacional. Nos últimos anos tem crescido o interesse em protocolos de preservação de órgãos utilizando a quimioterapia em associação com radioterapia, e também desta associação como terapêutica neoadjuvante em tumores localmente avançados, com resultados iniciais favoráveis, porém sem alteração na sobrevida global.

PROGNÓSTICO

Recorrências ou persistência de doença no local primário ou em linfonodos regionais são as causas mais freqüentes de falha do tratamento nos casos irradiados. Por outro lado, nos casos exclusivamente operados ou submetidos a tratamento combinado com radioterapia pós-operatória, predominam as recorrências em linfonodos regionais ou metástases à distância. Várias características demográficas (idade, sexo e raça), clínicas (local do tumor, microscopia, estadiamento clínico), anatomopatológicas (grau, espessura do tumor, margens de segurança, comprometimento linfonodal) e terapêuticas (radicalidade, associações terapêuticas) têm sido relacionadas com o prognóstico do câncer da boca.

De todos os fatores estudados, os mais importantes são os relacionados com as metástases cervicais, particularmente o nível de comprometimento linfonodal e a presença de comprometimento transcapsular. Somente 30% dos pacientes que apresentam recorrência tumoral serão passíveis de serem submetidos a outro tratamento como resgate, usualmente este será baseado em cirurgia, uma vez que os pacientes com maior probabilidade de apresentarem recidiva são os pacientes com câncer em estágio avançado e que provavelmente já realizaram radioterapia como forma de tratamento no passado, porém pode-se considerar a associação de braquiterapia nestes casos. A quimioterapia somente deve ser considerada uma opção para os casos não tratáveis por cirurgia ou radioterapia com intenção curativa e que se apresentem em estado clínico que permita a realização deste tratamento com baixa ou moderada toxicidade.

A sobrevida em 5 anos é de aproximadamente 70% a 90% para os casos diagnosticados em estágios iniciais (EC I e II), caindo para 30% a 60% para os casos avançados (EC III e IV).

O risco de tumores primários múltiplos nas vias aerodigestivas superiores em pacientes tratados por um carcinoma de boca é maior que o apresentado pela população geral sem câncer. A maioria destes novos tumores situa-se nas vias aerodigestivas superiores, seguidas de esôfago e pulmão.[4] Uma radiografia de tórax deve ser realizada anualmente. No entanto, o uso rotineiro de endoscopia tríplice (laringoscopia direta, esofagoscopia e broncoscopia) ainda não é universalmente aceito. Deve-se valorizar todas as queixas que o paciente apresentar durante o seguimento pós-tratamento e realizar exames específicos quando houver necessidade.

Nas consultas médicas de seguimento, além do exame clínico podem ser necessários exames endoscópicos, de imagem ou biopsias para esclarecimento de alguns achados que sugiram recorrência ou segundos tumores primários. Anualmente, indicam-se raios X de tórax e dosagem sérica de TSH (devido ao risco de hipotireoidismo, particularmente nos pacientes irradiados).

Esquema sugerido de seguimento:

- *1º ano após tratamento*: retorno a cada 1 a 3 meses.
- *2º ano após tratamento:* retorno a cada 2 a 4 meses.
- *3º ano após tratamento:* retorno a cada 3 a 6 meses.
- *4º e 5º anos após tratamento:* retorno a cada 4 a 6 meses.
- *Após o 5º ano de tratamento:* retorno anual.

SEQÜELAS

O tratamento dos pacientes com tumores de boca e orofaringe acarreta seqüelas estéticas e funcionais proporcionais às características das lesões neoplásicas, como a localização e a extensão dos tumores. As seqüelas também estão relacionadas com os métodos terapêuticos empregados, como a cirurgia, radioterapia, quimioterapia ou associações de métodos. Nos casos cirúrgicos, o método reconstrutivo torna-se um dos fatores fundamentais responsáveis pelos resultados tanto estéticos quanto funcionais.

Com relação às conseqüências do tratamento cirúrgico, pacientes submetidos a ressecções menores geralmente não apresentam seqüelas estéticas ou funcionais significativas. Já aqueles submetidos a ressecções maiores, principalmente quando envolvem o arco anterior da mandíbula, grandes proporções da língua, palato mole e grandes porções da orofaringe, apresentam um comprometimento importante das funções de fonação, mastigação e deglutição. Tais seqüelas podem ser minimizadas quando dispomos e utilizamos os melhores métodos reconstrutivos adaptados para cada caso em particular, como por exemplo, os retalhos livres com anastomose vascular microcirúrgica de fíbula para as reconstruções de mandíbula (Fig. 28-4), e retalhos microcirúrgicos ou próteses obturadoras para o preenchimento das perdas de substância em ressecções de palato.

Com relação às conseqüências do tratamento radioterápico, uma série de complicações agudas e crônicas pode acarretar importantes deficiências das funções fonatórias e principalmente das funções de mastigação e deglutição, geralmente ocasionadas por edema, fibrose, trismo e diminuição do fluxo salivar (xerostomia). Complicações mais graves, principalmente relacionadas com o comprometimento dentário e ósseo, como as cáries de irradiação e osteorradionecrose, são menos freqüentes mas de difícil tratamento. Porém, a avaliação, o tratamento profilático e o acompanha-

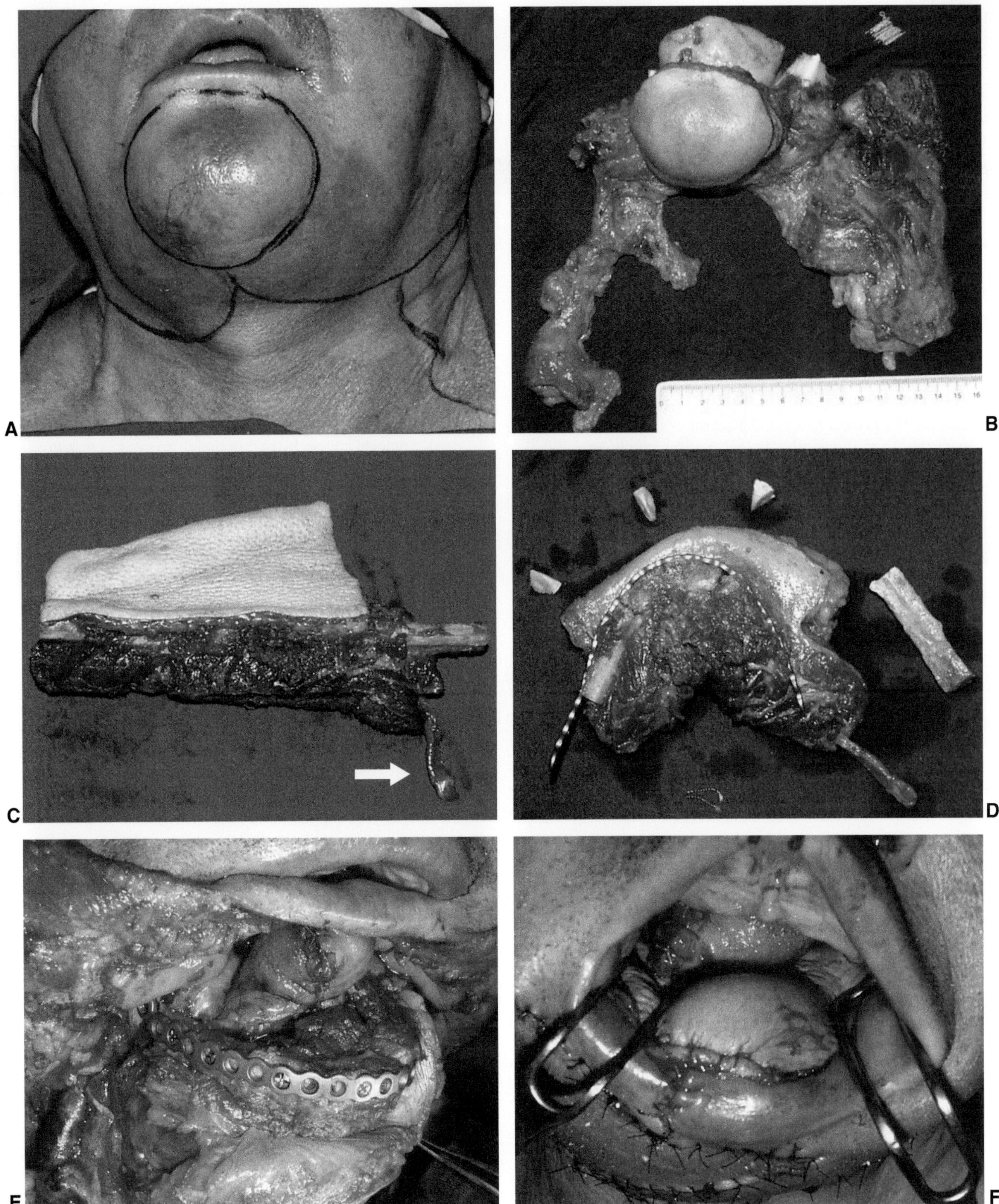

Fig. 28-4. (**A**) Paciente com carcinoma epidermóide de soalho de boca, o qual invadia mandíbula e pele da região mentoniana. (**B**) Produto da ressecção da lesão em monobloco com o esvaziamento cervical bilateral (pelveglossomandibulectomia seccional – operação composta). (**C**) Retalho osteomiocutâneo livre de fíbula utilizado para reconstrução, destacando o pedículo vascular (seta). (**D**) Retalho moldado em placa de titânio após osteotomias em cunha. (**E**) Retalho fixado ao remanescente da mandíbula. (**F**) Resultado final.

mento com equipes de estomatologia especializadas no tratamento oncológico reduzem estes efeitos.

Apesar de todos os avanços na área cirúrgica com as técnicas reconstrutivas e os avanços das técnicas de radioterapia, a avaliação e o acompanhamento multidisciplinar, sobretudo das equipes de fonoaudiologia e fisioterapia desde o período pré-tratamento são essenciais na melhora dos resultados terapêuticos.

A reabilitação fonoaudiológica ocupa um papel fundamental na recuperação e reabilitação deste grupo de pacientes. Em pacientes submetidos a grandes ressecções de boca e orofaringe (p. ex., glossectomias totais ou subtotais), a fonoterapia é fundamental na melhora da inteligibilidade da fala[6] e da deglutição, com impacto significativo na qualidade de vida.

REFERÊNCIAS BIBLIOGRÁFICAS

1. Candela FC, Kothari K, Shah JP. Patterns of cervical node metastasis from squamous carcinoma of the oropharynx and hypopharynx. *Head Neck* 1999;12:197-203.
2. Cann CI, Fred MP, Rothman KS. Epidemiology of squamous cell carcinoma of the head and neck. *Otolaryngol Clin North Am* 1985;18:367-88.
3. Chen AY, Myers JN. Cancer of the oral cavity. *Dis Mon* 2001;47(7):275-361.
4. Franco EL, Kowalski LP, Kanda JL. Risk factors for second cancers of the upper respiratory and digestive systems: a case-control study. *J Clin Epidemiol* 1991;44:615-25.
5. Franco EL, Kowalski LP, Oliveira BV *et al.* Risk factors for oral cancer in Brazil: a case-control study. *Int J Cancer* 1989;43:992-1000.
6. Fúria CLB, Kowalski LP, Latorre MRDO *et al.* Speech intelligibility after glossectomy and speech rehabilitation. *Arch Otolaryngol Head Neck Surg* 2001;127:877-83.
7. Koch WM, Choti MA, Civalek AC *et al.* Gamma probe-directed biopsy of the sentinel lymph node in oral squamous cell carcinoma. *Arch Otolaryngol Head Neck Surg* 1998;124:455-59.
8. Kowalski LP, Franco EL, Torloni H *et al.* Lateness of diagnosis of oral and oropharyngeal carcinoma: factors related to the tumour, the patient and health professionals. *Oral Oncol* 1994;30B(3):167-73.
9. Kowalski LP. Carcinoma da boca: epidemiologia, diagnóstico e tratamento. *Acta Assoc W House Otol* 1991;10:128-35.
10. Miguel REV, Villa LL, Cordeiro AC *et al.* Low prevalence of human papillomavirus in a geographic region with a high incidence of head and neck cancer. *Am J Surg* 1998;176:428-29.
11. Mirra AP, Franco EL. *Incidência de câncer no município de São Paulo, Brazil.* São Paulo: Instituto Ludwig de Pesquisa sobre o câncer, 1985.
12. Nunes DN, Kowalski LP, Simpson AJ. Circulating tumor-derived DNA may permit the early diagnosis of head and neck squamous cell carcinomas. *Int J Cancer* 2001;92(2):214-19.
13. Nunes DN, Kowalski LP, Simpson AJ. Detection of oral and oropharyngeal cancer by microsatellite analysis in mouth washes and lesion brushing. *Oral Oncol* 2000;36(6):525-28.
14. Parkin DM, Pisani P, Ferlay J. Estimates of the worldwide incidence of 25 major cancers in 1990. *Int J Cancer* 1999;80:827-41.
15. Pintos J, Franco EL, Kowalski LP *et al.* Use of wood stoves and risk of cancers of the upper aero-digestive tract: a case-control study. *Int J Epidemiol* 1988;27:936-40.
16. Shoaib T, Soutas DS, MacDonald DG *et al.* The accuracy of head and neck carcinoma sentinel lymph node biopsy in the clinically N0 neck. *Cancer* 2001;91:2077-83.
17. van-den-Brekel MWM, Casteligins JA, Stel HV *et al.* Occult metastatic neck diseases: detection with ultrassound – guided fine needle aspiration cytology. *Radiology* 1991;180:457-61.
18. van-der-Meij EH, Schepman KP, Smeele LE *et al.* A review of the recent literature regarding malignant transformation of oral lichen plannus. *Oral Surg Oral Med Oral Pathol* 1999;88:301-38.

CAPÍTULO 29

LARINGECTOMIAS PARCIAIS

Onivaldo Cervantes ◆ *Geraldo Pereira Jotz*

INTRODUÇÃO

O conhecimento anatômico a respeito dos compartimentos da laringe e de suas barreiras, proporcionado pelos destacados trabalhos realizados por Hajek[1] (1891), Pressman[2,3] (1956) e Tucker[4] (1961), em conjunto com estudos da história natural do câncer da laringe, evidenciaram que os tumores iniciais da região glótica e supraglótica tendem a se manter localizados dentro de seus compartimentos, com mínima tendência à disseminação circunferencial ou vertical. As laringectomias parciais, cirurgias conservadoras da laringe, que postulam a ressecção de parte da laringe para a exérese de tumores, buscando a erradicação da doença sem o sacrifício de toda a laringe, desenvolveram-se a partir destes sólidos princípios anatômicos.[5-9] Respeitando todos os critérios oncológicos, com margem de segurança tumoral no mínimo de 2 mm, em casos assim selecionados para estes procedimentos parciais, cirurgiões experientes obtêm as mesmas taxas de recorrência local que as obtidas por laringectomias totais. Ainda, as chamadas ressecções em bloco (retiradas em conjunto com esvaziamentos cervicais) continuam possíveis com as ressecções parciais, não alterando o planejamento cirúrgico, muito menos o critério oncológico.

Apesar de as laringectomias parciais serem atualmente o procedimento de escolha para o tratamento dos tumores da laringe, 2 aspectos são fundamentais na seleção dos pacientes a serem submetidos a este tipo de cirurgia: o conhecimento do real acometimento tumoral e das condições clínicas do paciente.

Quanto à localização tumoral, devemos ter em mente que o limite de acometimento tumoral é o que determinará: primeiro, se o paciente é passível de ser tratado por uma ressecção parcial ou total; segundo, qual o tipo de ressecção parcial mais apropriado para tal paciente. Salientamos que o estadiamento oncológico (TNM) muitas vezes não é suficiente para a determinação do procedimento cirúrgico, visto que um mesmo estadiamento T (tamanho) pode englobar vários tipos de acometimento tumoral. Para obtermos conhecimento do tamanho e da extensão do tumor, atualmente podemos lançar mão das videoendoscopias (telelaringoscopia/nasofibroscopia), além de exames de imagem como tomografia computadorizada e ressonância nuclear magnética. Mesmo assim, muitas vezes a decisão final deve ser tomada apenas no intra-operatório, após a realização de laringofissura e visão direta do tumor.[10]

No que se refere às condições clínicas do paciente, lembramos que mesmo que o tumor seja passível de ressecção parcial, a presença de doença pulmonar crônica, seqüelas neurológicas, algumas vezes a própria debilidade senil, podem contra-indicar a realização de ressecções parciais, por serem incompatíveis com as alterações funcionais decorrentes.

O planejamento cirúrgico para o tratamento de neoplasias de qualquer órgão/sistema deve estar baseado em um minucioso conhecimento de sua anatomia e fisiologia, além do conhecimento de suas afecções. Em se tratando da laringe, isto se torna particularmente importante, devido a sua rica anatomia e ao fato de estar posicionada numa área transicional, entre o trato respiratório e o digestivo, desempenhando 3 importantes funções: esfincteriana, respiratória e fonatória.

Quando estudamos os aspectos funcionais pós-laringectomias parciais, avaliamos se a porção remanescente da laringe mantém o mecanismo esfincteriano que possibilite a boa deglutição e é suficientemente aberta para a passagem do ar até as vias respiratórias inferiores. Quanto à fonação, necessitamos das estruturas próximas o suficiente para garantir a sonorização do ar em sua passagem transglótica, e gerar uma pressão infraglótica que permita uma intensidade vocal efetiva para a comunicação humana.

A disfagia estará presente principalmente nas laringectomias horizontais e em casos de laringectomias verticais ampliadas, quando houver a necessidade de ressecção de uma das cartilagens aritenóideas.

Para entendermos melhor as indicações das laringectomias parciais, devemos definir os limites de cada região laríngea, ou seja:

- *Supraglote:* inclui a face laríngea da epiglote, as pregas ariepiglóticas, as pregas vestibulares e os ventrículos laríngeos, notando-se que o soalho do ventrículo é parte da região glótica, enquanto sua parede lateral e o teto estão na supraglote. O termo epilaringe é usado para designar o conjunto de 2 porções marginais da supraglote: a porção supra-hióidea da epiglote e as pregas ariepiglóticas. Os tumores da epilaringe têm a particularidade de apresentarem comportamento semelhante ao dos tumores da região infraglótica. Aproximadamente 20% dos carcinomas epidermóides da laringe são primários da região supraglótica.

- *Glote:* a região glótica compreende as pregas vocais, incluindo as comissuras anterior e posterior. Seu limite superior é o plano horizontal que passa pelo soalho do ventrículo e seu limite inferior é o plano horizontal que passa 1 cm abaixo de seu limite superior. Aproximadamente 75% dos carcinomas epidermóides da laringe são primários desta região.[12]
- *Infraglote:* a região infraglótica estende-se da borda inferior da glote até a superfície inferior da cartilagem cricóidea. Os tumores daqui originados (aproximadamente 5% dos carcinomas epidermóides da laringe) normalmente apresentam acometimento da região glótica, invasão cartilaginosa e/ou extravasamento extralaríngeo (portanto, estadiamento avançado) quando diagnosticados.[13-15]

TIPOS DE LARINGECTOMIAS PARCIAIS

De acordo com a localização e extensão do tumor, as laringectomias parciais podem ser orientadas em planos horizontais ou verticais.

Laringectomias horizontais

- Laringectomia horizontal supraglótica:
  - Com aritenoidectomia.
  - Sem aritenoidectomia.
- Laringectomia horizontal supraglótica com ressecção da prega vocal ipsolateral (laringectomia a 3/4).
- Laringectomia horizontal supraglótica ampliada.
- Laringectomia horizontal supracricóidea.

Laringectomias verticais

- Laringofissura e cordectomia.
- Laringectomia vertical frontal.
- Laringectomia vertical frontolateral (hemilaringectomia).
- Laringectomia vertical frontolateral ampliada.
- Laringectomia quase total *(near total laringectomia)*.

A seguir, falaremos particularmente sobre cada tipo de laringectomia parcial.

Laringectomia horizontal supraglótica

A laringectomia horizontal supraglótica convencional consiste na retirada do osso hióide, epiglote, espaço pré-epiglótico, membrana tireóidea, metade superior da cartilagem tireóidea e as pregas vestibulares.[16-18] Tumores localizados na superfície laríngea da epiglote, pregas vestibulares ou pregas ariepiglóticas são passíveis de ressecções por este tipo de procedimento. Nos casos em que o tumor se estende até a cartilagem aritenóidea, há a possibilidade de se realizar o mesmo procedimento incluindo a cartilagem aritenóidea na ressecção.

A laringectomia horizontal supraglótica a 3/4 (combinação da ressecção supraglótica com hemilaringectomia) está indicada para os tumores transglóticos que acometem as pregas vestibulares e as pregas vocais, cruzando o ventrículo. Técnicas de reconstrução glótica com cartilagem ou retalhos musculares são empregadas após laringectomias a 3/4 com ressecção da cartilagem aritenóidea.[19,20]

Tumores da face lingual da epiglote com invasão da valécula, tumores primários da valécula, tumores com acometimento concomitante da supraglote e da base de língua (primário da laringe ou da orofaringe) podem ser tratados por laringectomia horizontal supraglótica ampliada, que é assim designada pela ampliação da ressecção até a orofaringe.

Neste tipo de cirurgia são retirados os 2 esfíncteres superiores, ou seja, a epiglote e as pregas vestibulares, restando as pregas vocais como único mecanismo a proteger contra a aspiração.

Estes pacientes apresentam aspiração no pós-operatório, principalmente de líquidos. Habitualmente, após 30 a 60 dias voltam a se alimentar por via oral, sendo que a atuação do fonoaudiólogo para orientação na deglutição e reintrodução gradativa da dieta é muito valiosa. Nestes casos, também devemos observar se ocorrem aspirações pós-deglutição, devido à estase de alimentos mais espessos na região da faringe. Geralmente acontece uma adaptação para a deglutição e, em nossa experiência, os pacientes voltam a se alimentar por via oral. A sonda nasoenteral só deve ser removida quando não ocorrerem mais aspirações com qualquer tipo de alimento.

A videofluoroscopia da deglutição é o melhor exame para diagnosticarmos aspirações clinicamente detectáveis ou mesmo silentes.

A traqueostomia é retirada após a diminuição do edema pós-cirúrgico, e quando o paciente for encaminhado para radioterapia, preferimos mantê-lo canulizado (com a cânula ocluída), uma vez que a radioterapia aumenta o edema laríngeo, podendo impedir a respiração.

A fonoaudióloga também tem oportunidade de atuar na reabilitação da função fonatória destes pacientes, visto que, nesta cirurgia, ocorre uma diminuição do trato vocal, portanto, uma alteração na qualidade vocal. Como muitos pacientes são encaminhados para radioterapia pós-operatória, o edema das pregas vocais, muitas vezes, leva à rouquidão.

A laringectomia horizontal supraglótica a 3/4 (combinação da ressecção supraglótica com hemilaringectomia) está indicada para os tumores transglóticos que acometem as pregas vestibulares e as pregas vocais, cruzando o ventrículo. Técnicas de reconstrução glótica com cartilagem ou retalhos musculares são empregadas após laringectomias a 3/4 com ressecção da aritenóidea (Biller & Lawson, 1984).

Nessa cirurgia, devido à ressecção ser mais extensa, há maiores alterações tanto na deglutição como na fonação, sendo ainda mais importante o papel do fonoaudiólogo na reabilitação destes pacientes.

Tumores da face lingual da epiglote com invasão da valécula, tumores primários da valécula, tumores com acometimento concomitante da supraglote e da base de língua (primário da laringe ou da orofaringe) podem ser tratados por laringectomia horizontal supraglótica ampliada, que é assim designada pela ampliação da ressecção até a orofaringe (Ogura, Biller & Calcaterra, 1969). Nestes casos, a reabilitação é mais difícil e demorada, já que está comprometida a fase faríngea e o controle oral da deglutição, tendo como conseqüência a incapacidade de ejeção oral do bolo alimentar.

Sempre que possível, devemos preservar o nervo laríngeo superior e as cartilagens aritenóideas, já que o primeiro está relacionado com o disparo do reflexo de tosse e contribui para a função do esfíncter cricofaríngeo, pela inervação dos músculos cricofaríngeos, e as aritenóideas fazem o contato com a base da língua para o fechamento da via aérea, considerado crucial na efetividade da deglutição.

Laringectomia horizontal supracricóidea

A laringectomia horizontal supracricóidea com cricoioidopexia ou cricoioidoepiglotopexia[14] é opção de tratamento para tumores transglóticos com acometimento glótico e supraglótico (o acometimento infraglótico é, na maioria das vezes, contra-indicação absoluta). Consiste na ressecção de toda a laringe, exceto da cartilagem cricóidea e, no mínimo, de uma aritenóidea, mantendo-se assim a integridade da via aérea superior. Nos casos em que é possível, mantém-se também a epiglote. A reconstrução é realizada com a união da cartilagem cricóidea ao osso hióide (cricoioidopexia) e, nos casos em que é mantida, inclui-se a base da epiglote na sutura (cricoioidoepiglotopexia).

É considerada como cirurgia alternativa à laringectomia frontolateral e à radioterapia.

Em estudo em nosso serviço, Góis Filho *et al.* (1998)[11] e Nascimento (1999) observaram que os pacientes permaneceram, em média, 15 dias com a sonda nasoenteral, voltando então a se alimentar por via oral, com discreta aspiração de líquidos. A permanência da traqueostomia foi em média de 18 dias. A análise acústica computadorizada da voz destes pacientes mostrou-se alterada, porém, apesar das alterações anatômicas e funcionais provocadas pela cirurgia, a qualidade vocal foi satisfatória, permitindo boa interação social. Houve grande variação da freqüência fundamental em nossos pacientes (77 a 320 Hz), e as medidas de perturbação da freqüência e da amplitude também mostraram diferença estatisticamente significativa com relação aos indivíduos normais.

Laringofissura e cordectomia

Laringofissura e cordectomia constituem o mais antigo procedimento para o tratamento do câncer da laringe. Consiste na abertura mediana da cartilagem tireóidea e da membrana cricotireóidea, permitindo abertura da laringe como um livro, ressecando-se a lesão sob visão direta. Embora inicialmente fosse realizada para tumores avançados, atualmente tem indicação apenas para o tratamento de tumores restritos à porção membranácea da prega vocal, sem alteração de sua mobilidade. Como estes tipos de tumores são, atualmente, passíveis de serem tratados por cordectomias com *laser* ou por radioterapia exclusiva, a indicação de laringofissura tornou-se ainda mais restrita.

Laringectomia vertical frontal

O tumor primário da comissura anterior é muito raro (2% dos tumores glóticos), porém, devido à grande proximidade da mucosa da comissura anterior com a cartilagem, há alta possibilidade de invasão cartilagínea e extravasamento extralaríngeo. A laringectomia frontal consiste na retirada da fúrcula da cartilagem tireóidea, com ressecção da comissura anterior e parte da porção membranácea da prega vocal bilateralmente.

Laringectomia vertical frontolateral

Consiste na retirada da porção membranácea da prega vocal predominantemente acometida, da comissura anterior, e parte da porção membranácea da prega vocal contralateral. A laringectomia vertical frontolateral está indicada nos tumores que acometem a região glótica envolvendo a comissura anterior, ou tumores que envolvem bilateralmente a região glótica, porém sempre com mobilidade das pregas vocais preservada e sem envolvimento das cartilagens aritenóideas. A ressecção da cartilagem tireóidea acompanha a extensão da ressecção glótica.

Laringectomia vertical frontolateral ampliada

Traduz o mesmo procedimento de uma laringectomia vertical frontolateral, porém com exérese de uma das aritenóideas. As laringectomias verticais frontolaterais ampliadas produzem grande impacto sobre as funções fonatória e esfincteriana, implicando obrigatoriamente na necessidade de reconstruções, no sentido de tentar minimizar a disfonia e o nível de aspiração. Estas reconstruções podem ser realizadas por várias técnicas, usando-se enxertos de cartilagem, retalhos musculares, parte da epiglote e até mesmo toda a epiglote acompanhada da gordura do espaço pré-epiglótico. Em nosso serviço, optamos pela reconstrução com retalho bipediculado do músculo esterno-hióideo, pela técnica de Bailey.

A participação do fonoaudiólogo é fundamental nestes pacientes, que com exercícios apropriados, reabilitam a função fonatória e a deglutição.

Hemilaringectomia

O princípio desta técnica vem da laringectomia frontolateral, porém é indicada em tumores mais avançados, que atingem a cartilagem tireóidea, sendo que a parte homolateral à lesão é removida durante a cirurgia. Para mantermos a estrutura armada da laringe, sempre tentamos preservar uma faixa posterior da cartilagem tireóidea, que se articula com a cricóidea. A falta desta faixa de cartilagem leva a quadros de desabamento da hemilaringe reconstruída, com conseqüente obstrução da via respiratória e quadro discreto de disfagia, podendo ocorrer aspirações.

Quando iniciamos a hemilaringectomia, já pensamos na forma de reconstrução, quer seja com o pericôndrio externo juntamente com parte da musculatura pré-tireóidea ou com retalho miocutâneo de platisma.

Como os pacientes permanecerão traqueostomizados e, eventualmente, apresentarão aspiração, é conveniente deixá-los com sonda nasogástrica para alimentação.

Estes pacientes são encaminhados para reabilitação fonoaudiológica.

Hemilaringectomia ampliada

A hemilaringectomia ampliada consiste na remoção de toda hemilaringe acometida pelo tumor, em que, além das pregas vocal e vestibular, removemos também uma das cartilagens aritenóideas, sendo a extensão infraglótica determinada pelo tumor. Nestes casos, mesmo utilizando as técnicas de reconstrução (retalhos miocutâneo de platisma ou com a musculatura pré-tireóidea), haverá importante aspiração, pois estaremos comprometendo o esfíncter glótico e a falta da aritenóidea facilitará a penetração do bolo alimentar, principalmente de líquidos.

Os pacientes deverão permanecer com traqueostomia e sonda nasogástrica até a reabilitação completa.

Laringectomia near total

A laringectomia *near total*, técnica de laringectomia parcial proposta por Pearson (1985), é mais uma opção para o tratamento dos tumores avançados da laringe. É indicada nos pacientes que, apesar da grande invasão tumoral (com fixação de prega vocal e acometimento transglótico), resta uma cartilagem aritenóidea livre. O procedimento preserva uma estreita faixa de mucosa laríngea que conecta a traquéia à faringe, além de uma cartilagem aritenóidea funcional. Desse modo, cria uma fístula natural para a fonação e prevenção de aspiração, mantendo o paciente com traqueostoma definitivo. O acometimento da área interaritenóidea é contra-indicação absoluta.

Foi muito utilizada na década de 1980, porém, nos dias atuais apenas alguns serviços têm utilizado esta técnica, principalmente devido à permanência definitiva do traqueostoma e à aspiração que provoca, principalmente na fase de aprendizado de aplicação da técnica.

Estes pacientes deverão receber orientação médica e serão reabilitados com terapia vocal e para deglutição.

▶ REFERÊNCIAS BIBLIOGRÁFICAS

1. Bailey BJ. Glottic carcinoma. In: Bailey BJ, Biller HF. (Eds.). *Surgery of the larynx.* Philadelphia: WB Saunders, 1985.
2. Biller HF, Lawson WL. Partial laryngectomy for transglottic cancers. *Ann Otol Rhinol Laryngol* 1984;93:297-300.
3. Carrara-Angelis E, Barros APB. Reabilitação fonoaudiológica nas laringectomias parciais. In: Carrara-Angelis E, Furia CLB, Mourão LF, Kowalski LP. (Eds.). *A atuação da fonoaudiologia no câncer de cabeça e pescoço.* São Paulo: Lovise, 2000. p. 221-5.
4. Carrara-Angelis E, Santos CR, Cervantes O *et al.* Objetive voice evaluation after radiation therapy for T1 and T2 glottic tumours. In: Álvarez Vicent JJ. *I*[st] *World congress on head and neck oncology.* Bologna: Monduzzi Editore, 1998. p. 341-43.
5. Casper JK, Colton RH. *Clinical manual for laryngectomy and head/neck cancer rehabilitation.* San Diego: Singular Publishing Group, 1993.
6. Cervantes O. *O laboratório de voz – Avaliação laringológica.* Anais do II Simpósio Científico do Campus de Marília-Unesp. Marília: Unesp, 1998. p. 93-8.
7. Cervantes O, Abrahão M. Reconstruções após faringolaringectomias. Aspectos funcionais nas reconstruções atuais. *Revista Brasileira de Cirurgia de Cabeça e Pescoço* 1995;19(3):101-5.
8. Cervantes O, Abrahão M, Angelis EC *et al.* Valores de "Shimmer", "Jitter" e proporção harmônico-ruído (HNR) em indivíduos adultos do sexo masculino. In: *Anais do XXXIII Congresso Brasileiro de Otorrinolaringologia e IV Congresso Norte/Nordeste de Otorrinolaringologia.* TL 141. Recife, 1996.
9. Cervantes O, Abrahão M, Carrara-Angelis E *et al.* Shimmer, jitter and NHR of brazilian men's voices. In: *Care of the professional voice and phonomicrosurgery.* Grécia, 1997. p. 47.
10. Cervantes O, Abrahão M, Yamashita R, Antonio RP *et al.* Laringectomias parciais. Estudo de 28 casos. In: *XVII Congresso brasileiro de cirurgia de cabeça e pescoço. Painel da federação sulamericana de cirurgia de cabeça e pescoço. II Congresso de fonoaudiologia em cirurgia de cabeça e pescoço.* Belo Horizonte, 1999. p. 95.
11. Góis Filho JF, Fukuyama EF, Valentin PJ *et al.* Acoustic and perceptual voice evaluation after supracricoid partial laryngectomy with cricohyoidopexy and cricohyoidoepiglottopexy. In: Álvarez-Vicent JJ. *I*[st] *World congress on head and neck oncology.* Bologna: Monduzzi Editore, 1998. p. 229-31.
12. Hirano M. *Clinical examination of voice.* New York: Springer-Verlag Wien, 1981. 100 p.
13. Kirchner JA, Som ML. Clinical significance of fixed vocal cord. *Laryngoscope* 1971;81:1029-44.
14. Laccourreye H, Laccouffeye o, Weinstein G *et al.* Supracricoid laryngectomy with cricohyoidoepiglottopexy: a partial laryngeal procedure for glottic carcinoma. *Ann Otol Rhinol Laryngol* 1990;99:421-26.
15. Nascimento LA. *Análises perceptiva-auditiva, temporal e acústica computadorizada da voz em pacientes submetidos à laringectomia parcial supracricóidea com cricohioidopexia ou cricohioidoepiglotopexia.* Tese (Mestrado). São Paulo: Universidade Federal de São Paulo-Escola Paulista de Medicina, 1999.
16. Ogura JH, Biller H, Calcaterra TC. Surgical treatment of carcinoma of the larynx, farynx, base of tongue and cervical esophagus. *Int Surg* 1969;52(1):29-40.
17. Pearson BW. The theory and technique of near-total laryngectomy. In: Bailey BJ, Biller HF (Eds.) *Surgery of larynx.* Philadelphia: WB Saunders, 1985.
18. Pressman J. Submucosal compartmentation of the larynx. *Ann Otol Rhinol Laryngol* 1956;65:766-71.
19. Thawley SE. Epiglottic reconstruction of the vocal cord following hemilaryngectomy. *Laryngoscope* 1983;93:237-39.
20. Tucker G. A histological method for the study of the spread of carcinoma within the larynx. *Ann Otol Rhinol Laryngol* 1961;70:910-16.

CAPÍTULO 30

Laringectomia Total

Onivaldo Cervantes ◆ Geraldo Pereira Jotz ◆ Márcio Abrahão

INTRODUÇÃO

A laringectomia total clássica foi descrita por Billroth em 1875, em que ele realizava a ressecção dos 3 andares da laringe (supraglote, glote e subglote), incluindo seu arcabouço cartilaginoso (incluindo-se as 3 cartilagens pares e as 3 ímpares), loja pré-epiglótica e musculatura pré-laríngea. Ao retirar a laringe, a mucosa da hipofaringe que se fixava lateralmente à laringe ficava com solução de continuidade, ou seja, aberta (Fig. 30-1). Após o fechamento da hipofaringe, a via respiratória fica sem comunicação com a via digestiva e a traquéia fica implantada direto na pele (traqueostoma).

Apesar do aumento de terapias não-cirúrgicas no tratamento do câncer avançado da laringe, a laringectomia total permanece como uma das formas terapêuticas mais utilizadas. Porém, com uma freqüência não desprezível, a disfagia tem sido comumente observada nos pacientes laringectomizados. Balfe *et al.* (1982)[2] descreveram 10% de disfágicos entre os seus pacientes laringectomizados. Já Gates & Hearne (1982)[3] relataram uma incidência de 62% de disfágicos nos pacientes laringectomizados por câncer do seio piriforme.

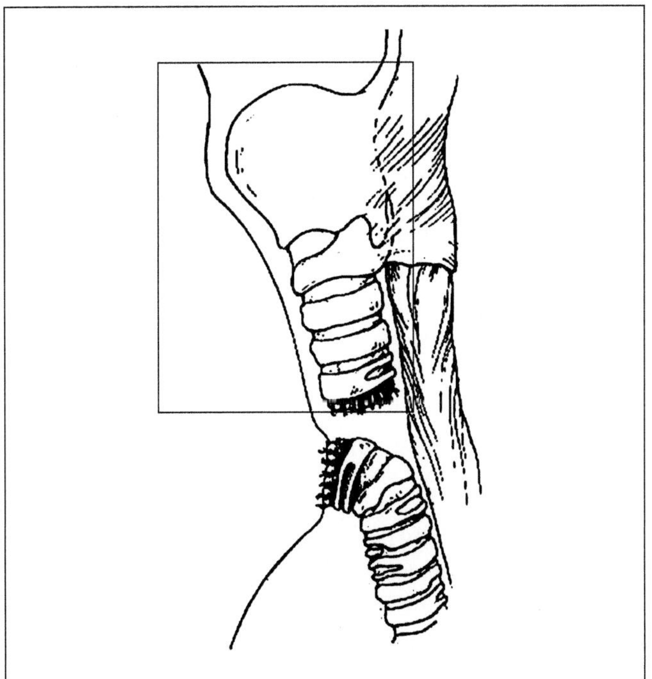

Fig. 30-1. Laringectomia total *(linha contínua)* com a fixação da traquéia na pele (traqueostoma).

Para entendermos o impacto negativo da laringectomia total na deglutição é importante reconhecermos as mudanças que ocorrem na faringe e na base da língua. Todo paciente laringectomizado tem alterado o mecanismo de deglutição, como resultado da ressecção laríngea e da separação permanente da via aérea da via digestiva. Em adição, a extensão da ressecção e o método de reconstrução têm impacto direto sobre a deglutição.

A laringectomia resulta no aumento da resistência do fluxo conseqüiente à perda do movimento crânio-caudal da laringe, com a concomitante abertura do esfíncter esofágico superior e a passagem do bolo alimentar. Com a perda da pressão "subatmosférica" há necessidade do aumento da pressão de movimentação do bolo alimentar através da faringe colapsada. No pós-operatório, o tempo médio do trânsito na faringe dobra e a efetividade da deglutição requer grande força de propulsão para ultrapassar a resistência faríngea.[4] Sabe-se também que a confecção de um traqueostoma permanente resulta em aumento da tortuosidade da faringe.

O método de fechamento da faringe resulta numa "nova luz faríngea" e, em conseqüência, no aumento da resistência de passagem para o bolo alimentar. Normalmente, a sutura reta transversa ou a sutura contínua "em bolsa" tendem a aumentar a luz faríngea, diminuindo sua resistência. A sutura longitudinal reta resulta numa luz menor, estando associada à maior incidência de pseudo-epiglote. Mais comumentemente, para se manter uma grande luz e se obter um fechamento livre de tensão, deve-se combinar 2 métodos de sutura, ou seja, o fechamento em "T". Quando da necessidade de remoção de grande parte da faringe por presença de tumor em hipofaringe, pode-se prevenir quadros estenóticos fazendo uso de técnicas que incluem retalhos miocutâneos, alça livre de jejuno, elevação gástrica ou do cólon, ou ainda enxerto microcirúrgico de radial. Sabe-se também que a perda da base da língua aumenta a disfagia secundária, por perda da força propulsora do bolo alimentar, que dá o início da fase faríngea da deglutição.

Existem várias causas potenciais de disfagia pós-laringectomia. Dentre elas destacamos as cirúrgicas, como as alterações dinâmicas da neofaringe e as estenoses decorrentes das ressecções, das fístulas e das reconstruções; as radioterápicas, como a xerostomia e o linfedema; e outras causas, como recorrência da doença, prótese traqueoesofágica, alteração da motilidade, ressecção da base da língua e refluxo gastroesofágico.

CIRURGIA

A estenose da hipofaringe após laringectomia total é uma ocorrência comum e freqüentemente resultado do fechamento de forma apertada ou estenótica. Outros fatores como infecção e fístula salivar podem contribuir para a estenose da neofaringe. Dentre os sinais e sintomas, destacamos o aumento de secreção e a disfagia para alimentos sólidos. Os métodos de reconstrução da faringe devem ser cuidadosamente considerados, a fim de que se possa prevenir estenoses, bem como o fechamento sem tensão e sem fístula.

O fechamento da faringe pode ser realizado através de diversas técnicas, ou seja, com pontos separados, com sutura contínua, pontos com inversão da mucosa, suturas mecânicas através de clipes, entre outras. Assim como, cada cirurgião tem uma preferência pelo tipo de fio de sutura a ser utilizado. Uns preferem fio absorvível, outros, fios inabsorvíveis. Em nosso serviço realizamos o fechamento da faringe com sutura contínua evertendo a mucosa, utilizando fio absorvível sintético tipo vicryl 4-0. Alguns cirurgiões preferem utilizar fios tipo prolene. Sempre que há mucosa sobrando, damos preferência para a sutura contínua transversa, a seguir para o fechamento em "T", e finalmente a sutura longitudinal. Após o 1º plano de fechamento com sutura contínua, realizamos um 2º plano, com pontos separados, com o mesmo fio, aproximando o plano muscular e tendo o cuidado de não provocarmos estenose.

Habitualmente deixamos nossos pacientes com alimentação enteral através de sonda nasogástrica ou nasoenteral, que é colocada no intra-operatório, retomando a alimentação via oral entre o 10º e 14º dia, dependendo da evolução do mesmo. Há relato na literatura, em nosso meio, de grupo que não utiliza sonda nasogástrica e retoma a alimentação dos pacientes no 3º dia de pós-operatório.[1]

Ressaltamos que, observando os limites oncológicos, um tratamento delicado dos tecidos associado à técnica adequada de fechamento da faringe são fatores importantíssimos na prevenção de complicações pós-operatórias.

Quando optamos por reconstrução do trânsito faringoesofágico através de alça livre de jejuno, que freqüentemente mantém sua contratilidade quando transposto ao pescoço, pode ocorrer disfagia funcional decorrente da migração do bolo alimentar ao mesmo tempo em que ocorre uma contração circunferencial, demonstrada através de estudos fisiológicos. Se optarmos pela miotomia da alça jejunal, podemos prevenir este fato, pois não ocorre uma total dismotilidade. A transposição gástrica pode levar a uma complicação bastante freqüente, que é a regurgitação alimentar, que pode ser resolvida com a ingesta de dieta liquefeita. A reconstrução com o cólon pode levar o paciente a apresentar hálito fecalóide devido à colonização bacteriana.

RADIOTERAPIA

A radioterapia pré e pós-operatória acima de 5.000 cGy provoca xerostomia, mucosite, fibrose submucosa e linfedema. A xerostomia apresenta um impacto negativo, pois a saliva, lubrificando o bolo alimentar, facilita sua deglutição. A fibrose submucosa e o linfedema podem provocar aumento da resistência à progressão do bolo alimentar, dificultando a deglutição. O aumento da incidência do refluxo gastroesofágico também está associado à radioterapia, decorrente da diminuição da secreção salivar, uma das "barreiras" anti-refluxo.[5] Os pacientes submetidos a protocolos de preservação de órgão, tratados com quimioterapia e à radioterapia sem sucesso e que são laringectomizados têm maior incidência de disfagia, por conta dos efeitos radioterápicos; o mesmo ocorre nos insucessos da radioterapia escolhida como terapia exclusiva.

COMPLICAÇÕES PÓS-OPERATÓRIAS

A fístula faringocutânea é a mais comum das complicações pós-laringectomia total, sendo relatada em 21% dos 471 casos operados por Herranz *et al.*[6] É correto afirmar que existem alguns fatores que facilitam a formação de fístulas, como desnutrição, infecção, diabetes melito, doença hepática, anemia e radioterapia pré-operatória.

Ward *et al.* (2002)[7] estudaram 55 pacientes submetidos à laringectomia total e 37 submetidos à faringolaringectomia com interposição microcirúrgica de alça livre de jejuno. Foram avaliados 36 dos 55 pacientes laringectomizados e 14 dos 37 faringolaringectomizados, por um período de até 6 anos. Foi observado que 54 (98%) pacientes laringectomizados e 37 (100%) pacientes faringolaringectomizados apresentaram algum grau de disfagia no pós-operatório. Aproximadamente 3 anos após a cirurgia, 21 (58%) dos pacientes laringectomizados e 7 (50%) dos pacientes faringolaringectomizados que foram avaliados faziam a ingesta de uma dieta normal, ou seja, sem restrições ou sintomas. Os pacientes do grupo faringolaringectomizados permaneceram por mais tempo com sonda nasogástrica, assim como tiveram aumento de incidência precoce de complicações.

Sabe-se que, infelizmente, a disfagia não está relacionada apenas com o ato cirúrgico, mas sim com toda a conjuntura da doença (câncer) que levou a um procedimento mais ou menos radical, bem como o tipo de técnica adotado para reconstrução do trânsito faringoesofágico, com ou sem interposição de estômago, alça livre de delgado, cólon, ou tubo de pele com retalho muscular. Além disto, o tipo de fechamento, o fio utilizado para o mesmo e o espaço que resultou disto são fatores cruciais para o sucesso do procedimento, com o desaparecimento do sintoma, fato este que muitas vezes o levou a procurar atendimento médico.

A radioterapia pré ou pós-operatória também terá um importante papel na gênese do quadro disfágico, seja pelo seu efeito mucoso direto com ressecamento da mucosa e alteração na formação de saliva, seja pela fibrose ocasionada na região de ação da mesma.

Devemos lembrar que os critérios de disfagia para um paciente normal muitas vezes não se aplicam para um paciente faringolaringectomizado, pois as alterações anatômicas e fisiológicas foram tão significativas que necessitamos ter uma avaliação mais precisa de cada caso, principalmente com estudos manométricos da estrutura interposta no local. Vale ressaltar que as alterações neurofisiológicas modificam a passagem do bolo alimentar da cavidade oral para o estômago.

REFERÊNCIAS BIBLIOGRÁFICAS

1. Aprigliano F. Use of the nasogastric tube after laryngectomy: is it truly necessary? *Ann Otol Rhinol Laryngol* 1990;99(7):513-14.
2. Balfe DM, Koehler RE, Setzen M. Barium examination of the esophagus after laryngectomy. *Radiology* 1982;143:501-8.
3. Gates GA, Hearne EM. Predicting esophageal speech. *Ann Otol Rhinol Laryngol* 1982;91:454-57.
4. McConnel FM, Mendelsohn MS, Logeman JA. Examination of swallowing after total laryngectomy using manofluorography. *Head Neck Surg* 1986;9:3-12.
5. Smit CF, Tan J, Mathus-Vliegen LM *et al.* High incidence of gastropharyngeal and gastroesophageal reflux after total laryngectomy. *Head Neck* 1998;20:619-22.
6. Herranz J, Sarandees A, Fernandez MF *et al.* Complications after total laryngectomy in nonradiated laryngeal and hypopharyngeal carcinomas. *Otolaryngol Head Neck Surg* 2000;122:982-89.
7. Ward EC, Bishop B, Frisby J *et al.* Swallowing outcomes following laryngectomy and pharyngolaryngectomy. *Arch Otolaryngol Head Neck Surg* 2002;128(i2):181-86.

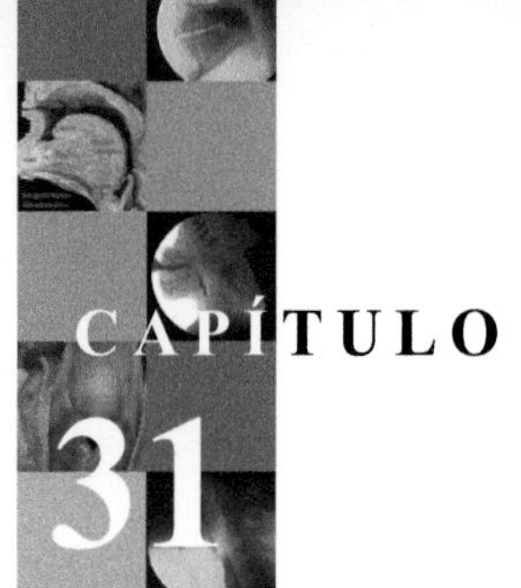

CAPÍTULO 31

Preservação de Órgãos em Cabeça e Pescoço

José Guilherme Vartanian ◆ André Lopes Carvalho ◆ Luiz Paulo Kowalski

INTRODUÇÃO

O termo preservação de órgão pode ser aplicado para qualquer tratamento (cirurgia, radioterapia ou quimioterapia) que tenha como intenção a preservação anatômica e funcional do órgão acometido pela doença, desta maneira, algumas indicações de laringectomia parcial podem ser consideradas como "preservação de órgão". Entretanto, atualmente, o termo tem sido utilizado em oncologia de cabeça e pescoço como sinônimo do tratamento combinado (radioterapia e quimioterapia) empregado em tumores avançados com a finalidade de se evitar/postergar a cirurgia, que significaria a retirada total do órgão acometido. Mais especificamente, a laringe e a hipofaringe têm sido os locais anatômicos mais estudados com relação a esta abordagem terapêutica. Portanto, neste capítulo, quando estivermos nos referindo ao protocolo de preservação de órgão, estaremos discursando sobre a utilização da radioterapia associada com a quimioterapia como alternativa ao tratamento cirúrgico.

Desde a década de 1980 o tratamento neo-adjuvante utilizando quimioterapia associada ao tratamento locorregional (cirurgia e/ou radioterapia) em pacientes com câncer de cabeça e pescoço avançado tem mostrado o papel potencial da quimioterapia como um agente para redução do volume tumoral, como um agente radiossensibilizante e também como preditor de resposta terapêutica em diferentes sítios tumorais.[1-3] Estes trabalhos pioneiros também sugeriram um possível papel deste tipo de abordagem para preservação da laringe em pacientes com câncer avançado deste órgão, resultando em um número crescente de estudos visando o emprego da quimioterapia associada à radioterapia como uma opção terapêutica ao tratamento clássico, com cirurgia para a preservação de órgãos, em pacientes com câncer avançado de cabeça e pescoço.

Atualmente, o emprego da radioterapia e quimioterapia em pacientes com câncer avançado de laringe/hipofaringe tem se tornado universalmente aceito, com resultados similares de sobrevida quando comparados ao tratamento cirúrgico, com a vantagem de obter a preservação do órgão em uma parcela significativa dos pacientes. Nestes casos, o tratamento cirúrgico é reservado para os pacientes que não respondem ao tratamento inicial ou que apresentam recidiva da doença e sejam passíveis de tratamento de resgate.

Entretanto, a preservação anatômica do órgão não é sinônima de órgão funcional. Neste contexto, a avaliação funcional e de qualidade de vida são importantes medidas para se verificar o sucesso de tais abordagens não-cirúrgicas, porém estes parâmetros não têm sido adequadamente estudados.

O uso da quimioterapia em associação à radioterapia baseia-se na premissa de que determinados fármacos potencializam os efeitos citotóxicos da irradiação. Acredita-se que este sinergismo ocorra por comprometimento dos mecanismos de reparo do dano subletal do DNA em resposta à radioterapia, como a interferência em enzimas responsáveis pela manutenção intracelular de nucleotídeos, interação direta com o DNA, e a manutenção de células em fases mais radiossensíveis do ciclo celular.[4]

PRESERVAÇÃO DA LARINGE

As estratégias terapêuticas visando à preservação da laringe ganharam um grande impulso a partir do início da década de 1990 com a publicação de 2 trabalhos prospectivos, multicêntricos e randomizados envolvendo pacientes com câncer avançado de laringe e hipofaringe.[5,6] Estes estudos pioneiros empregaram a combinação de quimioterapia neo-adjuvante (cisplatina e fluorouracil) seguida de radioterapia, com resultados similares de sobrevida global, comparados ao tratamento convencional (cirurgia e radioterapia), com a vantagem de preservação da laringe em 40% a 60% dos pacientes.

Desde então inúmeros estudos prospectivos têm sido realizados com o intuito de determinar o melhor regime e a combinação de drogas e modalidades terapêuticas visando maiores taxas de preservação da laringe sem comprometer (e se possível aumentando) a sobrevida global destes pacientes, conseqüentemente proporcionando também uma melhor qualidade de vida.[7-10]

Um estudo mais recente conduzido pelo *Radiation Therapy Oncology Group* e pelo *Head and Neck Intergroup* – RTOG 91-11[11] acabou por definir, na atualidade, qual o melhor esquema para a preservação da laringe em casos de tumores avançados. Este estudo comparou 3 tipos de tratamento: quimioterapia de indução seguida de radioterapia, quimioterapia e radioterapia concomitantes e radioterapia isolada.

Aos 2 anos após o término do tratamento, um número significativamente maior de pacientes que foram submetidos à quimioterapia e radioterapia concomitantes teve a laringe preservada (88%) quando comparados aos pacientes submetidos à quimioterapia de indução seguida de radioterapia (75%) ou radioterapia exclusiva (70%). Da mesma maneira, o controle locorregional foi significativamente melhor no grupo com terapia combinada concomitante (78%) comparada à quimioterapia de indução (61%) e à radioterapia exclusiva (56%). Porém, todos os braços mostraram taxas de sobrevida similares aos 2 e 5 anos pós-tratamento. Com os resultados deste estudo, o tratamento com radioterapia (fracionamento convencional) e quimioterapia (cisplatina em alta dose) concomitantes se estabelece como um novo padrão para a preservação da laringe nos pacientes com tumores avançados.

Entretanto, o uso da quimioterapia, principalmente concomitante à radioterapia, resulta em uma maior incidência de efeitos tóxicos agudos e tardios secundários ao tratamento, aumentando principalmente a toxicidade nas áreas de mucosa e pele irradiadas. Um número considerável de pacientes apresenta complicações agudas como a mucosite e neutropenia de graus moderados a severos, e um número também significativo de pacientes evolui com disfagia grave e aspirações a longo prazo. Porém, na maioria dos pacientes, a anormalidade causada pelo tratamento combinado permite uma fala inteligível e uma deglutição eficiente.[12]

OUTROS SÍTIOS

Além dos tumores da laringe e hipofaringe, outros sítios tumorais em cabeça e pescoço têm sido alvo de tratamentos combinados não-cirúrgicos com o objetivo de preservação do órgão.

Um dos subsítios estudados e com bons resultados são os tumores avançados de orofaringe, com várias séries mostrando excelentes resultados de sobrevida e preservação do órgão.[13-16] *Machtay et al.*[13] utilizando quimioterapia de indução seguida de radioterapia e quimioterapia concomitantes nos pacientes respondedores à indução atingiram uma sobrevida em 3 anos de 70%, o que foi superior à série histórica de 51% nos pacientes tratados com cirurgia e radioterapia adjuvante. Neste estudo a preservação do órgão foi obtida em 77% dos pacientes, com 90% destes apresentando um resultado funcional satisfatório. Porém a toxicidade apresentada pelos pacientes neste estudo foi considerável, com 42% dos pacientes apresentando uma ou mais complicações de grau moderado a severo.

TRATAMENTO DE RESGATE

Nos pacientes submetidos ao tratamento com químio e radioterapia, a cirurgia tem sido reservada aos pacientes que não respondem adequadamente ao tratamento conservador e aos que apresentem recidivas. Podemos dividir a cirurgia de resgate após o protocolo de preservação de órgão em 2 partes: a cirurgia para controle local da doença (laringectomia ou ressecção do tumor primário) e a cirurgia para controle regional da doença (esvaziamento cervical). Cada uma delas tem indicação precisa e poderão ser utilizadas separadamente ou no mesmo ato cirúrgico, a depender da situação clínica de cada paciente.

Sendo assim, os pacientes que não apresentam redução de pelo menos 50% da doença (resposta parcial) em um período entre a 4ª e 5ª semana do tratamento proposto deveriam ser encaminhados para o tratamento cirúrgico, que incluiria a cirurgia locorregional (ressecção do tumor primário e esvaziamento cervical). Aqueles que apresentam resposta completa ao final do tratamento podem ainda ter indicação para esvaziamento cervical se apresentavam doença linfonodal cervical mais avançada ao estadiamento inicial (N2/N3), devido à chance de até 30% destes pacientes apresentarem doença linfonodal residual microscópica.

Já a maioria dos pacientes que apresenta resposta completa ao final do tratamento será acompanhada clínica e radiologicamente e só será submetida ao tratamento cirúrgico de resgate se houver uma recidiva local e/ou regional. De uma maneira geral, os pacientes submetidos ao tratamento cirúrgico de resgate apresentam uma pior sobrevida quando comparados aos pacientes que não requerem este tratamento, mostrando que estes pacientes são um subgrupo de indivíduos de pior prognóstico, nos quais a indicação da terapia de resgate tem que ser muito bem avaliada.

Um estudo recente mostra que, com o tratamento cirúrgico de resgate, consegue-se obter o controle locorregional, independentemente do tratamento de preservação inicial (radioterapia e quimioterapia concomitante ou seqüencial). Porém, este grupo de pacientes apresenta maiores taxas de complicações cirúrgicas, sendo as fístulas faringocutâneas as mais freqüentes.[17] Em um trabalho recente de revisão onde foram estudados mais de 700 pacientes submetidos à cirurgia de resgate, as taxas de complicações variaram de 5% a 48%.[18]

No estudo do *Intergroup* RTOG 91-11, 129 (25%) pacientes foram submetidos ao resgate cirúrgico, e em mais de 50% dos pacientes ocorreram complicações relacionadas com a ferida operatória.[17] Neste mesmo estudo, 7 (5%) pacientes realizaram a cirurgia por alterações funcionais e/ou necrose.

SEQÜELAS E REABILITAÇÃO

O tratamento combinado com quimioterapia e radioterapia, tanto seqüencial quanto concomitante, pode resultar em melhores taxas de controle locorregional da doença, quando comparados com radioterapia exclusiva, porém usualmente cursam com maior toxicidade relacionada com o tratamento.

As complicações agudas mais freqüentes são a mucosite e a neutropenia, sendo que nos pacientes submetidos ao tratamento concomitante, geralmente este número é maior e de grau mais severo, acarretando quadros mais graves de dor, náuseas, vômitos e diarréia, dificultando a alimentação via oral. Na maioria das vezes estes pacientes necessitam de suporte nutricional através de sondas nasogástricas/nasoduodenais ou gastrostomias, e, em algumas situações, até a interrupção temporária do tratamento.

Hanna et al.[19], estudando prospectivamente 127 pacientes com carcinoma epidermóide avançado de cabeça e pescoço tratados com químio e radioterapia concomitantes, evidenciaram que cerca de 50% dos pacientes apresentaram algum grau de neutropenia, 64% dos pacientes, algum grau de mucosite, sendo que metade destes apresentavam-se com graus 3 ou 4 de severidade. Além disso, cerca de 73% dos pacientes necessitaram colocação de gastrostomia em alguma fase do tratamento para suporte nutricional adequado, e, mesmo com este suporte, a perda ponderal também foi muito freqüente, com cerca de 60% dos pacientes perdendo uma média de 7,8 kg durante o tratamento.

Nesta mesma série, a complicação a longo prazo mais freqüentemente relatada pelos pacientes foi a disfagia, com pelo menos 40% dos pacientes apresentando graus severos, com necessidade de mudança da sua dieta habitual. Outras complicações tardias foram a osteorradionecrose e condronecrose, sendo necessário tratamento cirúrgico destas complicações em alguns casos. Nesta casuística houve 2 óbitos pelas complicações relacionadas com o tratamento.

Indiscutivelmente, a disfagia é a complicação tardia mais freqüentemente encontrada nos pacientes submetidos ao tratamento combinado com químio e radioterapia. A disfagia pode ser resultante de estenose causada pela cicatrização das úlceras mucosas em pacientes que desenvolveram mucosites graves durante o tratamento, que em muitas vezes pode impossibilitar inclusive a realização de endoscopia e dilatação.[19,20] Neste sentido, alguns autores defendem o uso da sonda nasoenteral em vez do uso da gastrostomia percutânea, pois desta forma se manteria um lúmen faringoesofágico que possibilitaria a realização de dilatações.[19] Entretanto, a própria sonda nasoenteral pode interferir mecanicamente na deglutição, piorando a alimentação oral.[21] Além disso, outras causas da disfagia nos protocolos de preservação de órgãos incluem a disfagia inflamatória causada além da mucosite também pela candidíase (comum em pacientes submetidos a químio e radioterapia), neste caso, a sonda nasoenteral pode ser um fator perpetuador da infecção fúngica, uma vez que ela facilmente se torna colonizada por *Candida sp.* em pacientes que permanecem sondados por longo período de tempo, dificultando o tratamento da infecção.[21] Nesta linha de pensamento, a melhor opção para oferecer suporte nutricional ao paciente seria a gastrostomia endoscópica percutânea (PEG).

Apesar da controvérsia entre a utilização de sonda nasoenteral ou gastrostomia e de quando elas devem ser introduzidas nos pacientes submetidos a tratamento com químio e radioterapia, acredita-se que todo paciente com dificuldade de alimentação oral, que necessite de suporte nutricional via sonda por longo período, seria mais beneficiado pela gastrostomia do que pela sonda nasoenteral, sendo o consenso de que o paciente submetido ao protocolo de preservação de órgão levará um longo tempo para reabilitação da alimentação oral. Desta forma, a tendência é colocar uma gastrostomia endoscópica percutânea logo no início do tratamento de preservação de órgão, para que o paciente possa ter um suporte nutricional adequado durante todo o tratamento, evitando-se interrupções do mesmo por desnutrição e facilitando a reabilitação oral, uma vez que não existirá a sonda nasoenteral para dificultar ainda mais o processo mecânico da deglutição.[21]

Outra causa para a disfagia neste grupo de pacientes seria a ocorrência de uma fraqueza generalizada e perda da coordenação do mecanismo normal de deglutição, o que seria resultante de uma toxicidade neuromuscular e da própria fibrose da musculatura envolvida na deglutição.[20,22] Estes efeitos associados à falta de sensibilidade resultariam em dismotilidade e aspiração. Neste sentido, acredita-se que a reabilitação precoce e intensiva da deglutição, iniciada já durante o tratamento, pode resultar em uma menor taxa de disfagia grave a longo prazo.

Outra possível complicação é a perda auditiva, que pode ser freqüente, porém geralmente é leve e assintomática.[23]

Dessa forma, como citado anteriormente, a preservação de órgão não é sinônima de órgão funcional, além de cursar com inúmeras complicações adversas do tratamento. Sendo assim, a avaliação da qualidade de vida deve ser criticamente analisada neste grupo de pacientes. Em um estudo recente de qualidade de vida comparando pacientes com câncer avançado de laringe tratados com cirurgia ou rádio e quimioterapia, não foi encontrada diferença significativa na qualidade de vida global, apesar de pequenas diferenças em alguns domínios, mostrando que outros fatores como aspectos sociais, emocionais, suporte familiar e a própria capacidade dos indivíduos de lidar com as seqüelas terapêuticas são fatores fundamentais para a qualidade de vida resultante, e que a percepção do próprio paciente, na maior parte das vezes, é muito diferente da percepção dos profissionais de saúde envolvidos no tratamento.[24]

PERSPECTIVAS

Atualmente, várias estratégias vêm sendo estudadas na tentativa de se melhorar as taxas de resposta e controle da doença, com menores índices de reações adversas e complicações, e conseqüentemente melhorar a qualidade de vida resultante.

Também tem sido incorporado, em estudos recentes, o uso de protetores de mucosa e novos agentes com menores taxas de complicações relacionadas com mucosite, xerostomia, e conseqüentemente disfagia a longo prazo.[25]

Novas estratégias têm sido desenvolvidas em diferentes aspectos relacionados com o tratamento por químio e radioterapia, como, por exemplo, estudos com marcadores moleculares de resposta ao tratamento rádio e quimioterápico, com o objetivo de selecionar os pacientes respondedores, podendo-se indicar o tratamento cirúrgico de início naqueles previamente conhecidos como potenciais não-respondedores.[19] Tal ação amenizaria a ansiedade do paciente, as complicações da cirurgia de resgate, os custos e complicações do tratamento com rádio e quimioterapia, bem como ofereceria uma melhor qualidade de vida ao paciente, que iniciaria sua reabilitação precocemente.

REFERÊNCIAS BIBLIOGRÁFICAS

1. Gilbert J, Forastiere AA. Organ preservation for cancer of the larynx: current indications and future directions. *Seminars in Radiation Oncology* 2004;14(2):167-77.
2. Rooney M, Kish J, Jacobs J *et al.* Improved complete response rate and survival in advanced head and neck cancer after three-course induction therapy with 120-hour 5-FU infusion and cisplatin. *Cancer* 1985;55:1123-28.
3. Toohill RJ, Anderson T, Byhardt RW *et al.* Cisplatin and fluorouracil as neoadjuvant therapy in head and neck cancer. A preliminary report. *Arch Otolaryngol Head Neck Surg* 1987;113:758-61.
4. Feher O. Quimioterapia em carcinoma espinocelular de cabeça e pescoço. In: Carrara-Angelis E, Furia CLB, Mourão LF *et al.* (Eds.) *A atuação da fonoaudiologia no câncer de cabeça e pescoço.* Belo Horizonte: Lovise, 2000. p. 43-45.
5. Wolf GT, Fisher SG, Hong WK. Department of veterans affairs laryngeal cancer study group: Induction chemotherapy plus radiation compared with surgery plus radiation in patients with advanced laryngeal cancer. *N Engl J med* 1991;324:1685-90.
6. Lefebvre JL, Chevalier D, Luboinski B *et al.* Larynx preservation in pyriform sinus cancer: preliminary results of a European Organization for Research and Treatment of Cancer phase III trial. *J Natl Cancer Inst* 1996;88:80-89.
7. Kraus DH, Pfister DG, Harrison LB *et al.* Larynx preservation with combined chemotherapy and radiation therapy in advanced hypopharynx cancer. *Otolaryngol Head neck Surg* 1994;111:31-37.
8. Urba SG, Forastiere AA, Wolf GT *et al.* Intensive induction chemotherapy and radiation for organ preservation in patients with advanced resectable head and neck carcinoma. *J Clin Oncol* 1994;2:946-53.
9. Clayman G, Weber R, Guillamondegui O *et al.* Laryngeal preservation for advanced laryngeal and hypopharyngeal cancers. *Arch Otolaryngol Head Neck Surg* 1995;121:219-23.
10. Robbins TK, Fontanesi J, Wong F *et al.* A novel organ preservation protocol for advanced carcinoma of the larynx and pharynx. *Arch Otolaryngol Head Neck Surg* 1996;122:853-57.
11. Forastiere AA, Goepfert H, Maor M *et al.* Concurrent chemotherapy and radiotherapy for organ preservation in advanced laryngeal cancer. *N Engl J Med* 2003;349:2091-98.
12. Carrara-de-Angelis E, Feher O, Barros APB *et al.* Voice and swallowing in patients enrolled in a larynx preservation trial. *Arch Otolaryngol Head Neck Surg* 2003;129:733-38.
13. Machtay M, Rosenthal DI, Hershock D *et al.* Organ preservation therapy using induction plus concurrent chemoradiation for advanced resectable oropharyngeal carcinoma: a University of Pennsylvania phase II trial. *J Clin Oncol* 2002;20:3964-71.
14. Giralt JL, Gonzalez J, del-Campo JM *et al.* Preoperative induction chemotherapy followed by concurrent chemoradiotherapy in advanced carcinoma of the oral cavity and oropharynx. *Cancer* 2000;89:939-45.
15. Calais G, Alfonsi M, Bardet E *et al.* Randomized study comparing radiation alone versus concomitant chemotherapy and radiation therapy for advanced-stage oropharynx carcinoma. *J Natl Cancer Inst* 1999;91:2081-86.
16. Urba SG, Moon J, Giri PGS *et al.* Organ preservation for advanced resectable cancer of the base of tongue and hypopharynx: a Southwest Oncology Group trial. *J Clin Oncol* 2005;23:88-95.
17. Weber RS, Berkey BA, Forastiere AA *et al.* Outcome of salvage total laryngectomy following organ preservation therapy. The radiation therapy oncology group trial 91-11. *Arch Otolaryngol Head Neck Surg* 2003;129:44-49.
18. Goodwin WJ Jr. Salvage surgery for patients with recurrent squamous cell carcinoma of the upper aerodigestive tract: when do the ends justify the means? *Laryngoscope* 2000;110:1-18.
19. Hanna E, Alexiou M, Morgan J *et al.* Intensive chemoradiation as a primary treatment for organ preservation in patients with advanced cancer of the head and neck. *Arch Otolaryngol Head Neck Surg* 2004;130:861-67.
20. Mittal BB, Pauloski BR, Haraf DJ *et al.* Swallowing dysfunction: preventative and rehabilitation strategies in patients with head and neck cancers treated with surgery, radiotherapy, and chemotherapy: a critical review. *Int J Radiat Oncol Biol Phys* 2003;57:1219-30.
21. Furia CLB. Disfagia mecânica. In: Ferreira LP, Beffi DM, Limongi SCO. (Org.). *Tratado de fonoaudiologia.* Sociedade Brasileira de Fonoaudiologia . São Paulo: Rocca, 2004. p. 386-404.
22. Nguyen NP, Moltz CC, Frank C *et al.* Dysphagia following chemoradiation for locally advanced head and neck cancer. *Annals of Oncology* 2004;15:383-88.
23. Liberman PHP, Schultz C, Gomez VSG *et al.* Auditory effects after organ preservation protocol for laryngeal/hypopharyngeal carcinomas. *Arch Otolaryngol Head Neck Surg* 2004;130:1265-68.
24. Hanna E, Sherman A, Cash D *et al.* Quality of life for patients following total laryngectomy vs chemoradiation for laryngeal preservation. *Arch Otolaryngol Head Neck Surg* 2004;130:875-79.
25. Buntzel J, Glatzel M, Kuttner K *et al.* Amifostine in simultaneous radiochemotherapy of advanced head and neck cancer. *Sem Radiat Oncol* 2002;12:4-13.

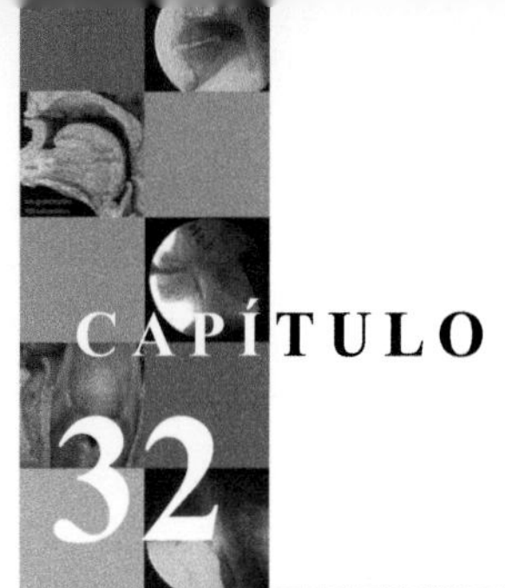

CAPÍTULO 32

DOENÇAS REUMÁTICAS

Lísia Martins Nudelmann ◆ Denise Pires Marafon ◆ Alexandre Garcia Islabão ◆ Henrique Luiz Staub

▶ INTRODUÇÃO

Uma vez que as doenças reumáticas acometem o indivíduo de maneira sistêmica, manifestações esofágicas são comuns. Uma das queixas mais freqüentes dessas alterações no esôfago é a disfagia. Mais raramente, a faringe ou, até mesmo, a laringe podem ser acometidas por algum tipo de doença reumática e causar o mesmo problema.

Geralmente, as queixas do paciente e os achados do exame físico costumam ser abundantes, o que leva via de regra a pensar numa causa reumática quando a disfagia é apresentada como queixa principal (Quadro 32-1).

Quadro 32-1. Principais doenças reumáticas que podem cursar com disfagia

Disfagia mecânica	Compressão extrínseca
	DISH (hiperostose esquelética idiopática difusa)
	Osteófitos vertebrais
	Espondilite cervical
Disfagia motora (neuromuscular)	Desordens da musculatura lisa do esôfago
	Esclerose sistêmica progressiva
	Lúpus eritematoso sistêmico
	Artrite reumatóide
	Doença mista do tecido conjuntivo
	Neuromiopatia metabólica (amiloidose, diabetes)
Dificuldade em iniciar a deglutição	Síndrome de Sjögren (falta de saliva)
	Desordens da musculatura estriada da faringe e do esôfago
	Polimiosite
	Dermatomiosite
	Outras miopatias

▶ DESORDENS DA COLUNA CERVICAL – OSTEOARTRITE E HIPEROSTOSE ESQUELÉTICA IDIOPÁTICA DIFUSA (DOENÇA DE DISH)

Osteoartrite (osteoartrose ou artrose) é uma doença articular degenerativa caracterizada clinicamente por limitação funcional, rigidez protocinética, alargamento ósseo e crepitação. Radiologicamente são observados estreitamento do espaço articular, osteófitos, esclerose do osso subcondral e formação de cistos subcondrais.

A osteoartrite é o distúrbio articular mais comum, e tem sua prevalência aumentada com a idade.

Já a síndrome DISH (ou doença de Forestier) consiste numa calcificação extensa dos ligamentos paraespinhosos e formação de osteófitos, e assim como a artrose, é uma doença bastante comum. Estima-se que afete 12% a 18% da população adulta, sendo a coluna cervical afetada em 14% a 16% dos pacientes com DISH.[1] Predomina em pessoas do sexo masculino.

Osteófitos vertebrais

Osteófitos cervicais afetam aproximadamente 20% a 30% da população acima dos 50 anos, ainda que a maioria seja assintomática ou apresente repercussões pouco intensas.[2-4] Contudo, quando os osteófitos são extensos o suficiente para se projetarem contra a hipofaringe, o esôfago cervical e a traquéia, a sintomatologia disfágica obstrutiva, bem como a distônica, podem ocorrer.[3,4]

Quando os osteófitos são descritos como causadores de disfagia, a área mais comumente afetada da coluna é C5-6 (40%), C4-5 (23%) e C2-C3 (14%).[2,4] A presença de disfagia por osteófitos em coluna torácica é rara, haja visto que o osteófito precisa ser muito extenso para que ocorra.[5]

Diferentemente das demais doenças reumáticas, a clínica é escassa nesta circunstância. Os pacientes não cursam com sinais e sintomas sistêmicos flagrantes. Quando osteófitos estão localizados na coluna cervical, o sintoma mais comumente encontrado é dificuldade progressiva para deglutir alimentos sólidos.[3,6] Líquidos são geralmente bem tolerados.[2] Outros achados freqüentes são sensação de corpo estranho, disfonia, emagrecimento, tosse, odinofagia, dispnéia, estridor, pneumonia aspirativa, alterações na mobilidade do pescoço, dor e rigidez cervical.[1-4] Perfuração esofágica devido ao osteófito é rara, mas pode ocorrer.[3]

Há vários mecanismos pelos quais os osteófitos podem causar disfagia. Primeiro, a faringe ou o esôfago podem ser obstruídos por compressão extrínseca.[1,2,5] Segundo, um osteófito menor pode pressionar o esôfago até o ponto de imobilizar a cartilagem cricóidea.[2] Terceiro, a inflamação dos tecidos moles, resultado de repetida fricção da faringe ou do esôfago sobre o osteófito, leva a uma parafaringite ou paraesofagite.[1,2,5] Quarto, a fibrose das aderências resultantes da reação tecidual periosteofitária restringe a mobilidade normal do esôfago.[2] Quinto, a pressão no esôfago, ao desencadear espasmo cricofaríngeo, causa disfagia e dor.[2] E, por último, a disfagia pode ocorrer por interferência nos movimentos normais da epiglote.[2]

Como os pacientes acometidos, via de regra, têm mais de 50 anos, eles já podem apresentar um componente presbiesofágico, o que, muitas vezes, contribui para a sintomatologia disfágica.[4] Contudo, a osteofitose deve ser considerada no diagnóstico diferencial de disfagia, principalmente em indivíduos idosos.[5]

A rotina diagnóstica utilizada para comprovar a disfagia provocada por osteófitos inclui, além de história e exame otorrinolaringológico, uma radiografia da região cervical de perfil, radiografia contrastada do esôfago, endoscopia digestiva para afastar outras causas e tomografia computadorizada para avaliar a magnitude do efeito dos osteófitos sobre a região.[5] A videofluoroscopia avalia a disfunção dinâmica de todas as fases da deglutição (oral, faríngea e esofágica), e pode ser solicitada.[2]

O tratamento inicialmente deve ser o conservador, e inclui medidas como antiinflamatórios não-hormonais, fisioterapia e drogas que evitem a progressão da osteoartrite. Quando estes tratamentos não melhoram a sintomatologia e a progressão da doença, o tratamento cirúrgico está indicado: osteofitectomia cervical pela via extrafaríngea ântero-lateral (osteófitos entre C2 e C7); póstero-lateral (osteófito em C3) ou pela via faríngea transoral (osteófitos entre C1-C4).[1]

ESCLEROSE SISTÊMICA PROGRESSIVA

A esclerose sistêmica progressiva, ou esclerodermia, é uma doença auto-imune crônica, que se caracteriza por fibrose vascular e tecidual. Alguns auto-anticorpos, como antitopoisomerase I ou SCl-70 na forma difusa e anticentrômero na forma limitada, são típicos.[7] O achado mais freqüente é a fibrose cutânea.

A esclerose sistêmica pode ser classificada em 2 subgrupos principais, de acordo com o acometimento cutâneo: esclerodermia limitada, ou CREST, e esclerodermia difusa. Na forma difusa, o envolvimento cutâneo é disseminado, englobando áreas proximais aos cotovelos e joelhos e/ou tronco. Já na CREST (calcinose subcutânea, fenômeno de Raynaud, disfunção esofágica, esclerodactilia e telangiectasia), de evolução mais benigna, a pele afetada é restrita à face, ao pescoço e às áreas distais aos cotovelos e joelhos, sendo o tronco preservado.[7]

Mais de 90% dos pacientes com escleroderma apresentam envolvimento esofágico na história natural de sua doença.[8-10]

A queixa relacionada com o esôfago mais freqüente destes pacientes é a disfagia,[10,11] embora mais da metade dos pacientes com envolvimento esofágico possa permanecer assintomática.[9]

O esôfago pode ser o primeiro órgão interno a ser afetado pela esclerose sistêmica.[10] A atrofia e a fibrose da musculatura lisa são os prováveis responsáveis pela dismotilidade esofágica típica desta doença.[10,12]

A função faríngea em geral é normal.[13] O que ocorre na maioria das vezes é uma peristalse inefetiva ou ausente na parte distal, nos 2/3 da musculatura lisa do esôfago, e uma perda da pressão tônica do esfíncter esofágico inferior, o que pode provocar, além da disfagia, refluxo gastroesofágico e suas conseqüências, como estenose, esofagite, sangramento e até esôfago de Barrett.

A radiografia do tórax com esôfago contrastado e a cinesofagografia usualmente confirmam a dismotilidade esofágica nestes pacientes.

Nos casos em que estes métodos não sejam claros, lança-se mão da manometria esofágica, que fornece medida direta da motricidade do esôfago. Esta é considerada uma técnica mais sensível para detectar anormalidades motoras iniciais.[12]

Entretanto, em alguns casos não se observa correlação entre os sintomas referidos pelo paciente e os resultados obtidos nestes testes. Alguns pacientes com queixa de disfagia não apresentam o esôfago dilatado aos raios X ou com alterações manométricas.[11]

A eletromiografia é uma técnica sofisticada no exame da motilidade esofágica. O seu uso em pacientes com disfagia funcional por escleroderma fica restrito a pacientes com raios X de esôfago aparentemente normais ou um esôfago dilatado e hipotônico.[11]

A cintilografia do esôfago tem-se mostrado um teste tão sensível quanto a manometria na avaliação da função motora esofágica. A técnica, não-invasiva, é bem tolerada pelos pacientes[14] e permite uma determinação rápida, tanto qualitativa como quantitativa, da função do esôfago.[15]

A endoscopia digestiva alta pode ser útil na documentação de refluxo gastroesofágico associado à disfagia.

Para tratar a disfagia decorrente de escleroderma, os pacientes devem, primeiramente, aprender a mastigar cautelosamente. Comidas trituradas, amassadas ou umedecidas são mais fáceis de serem deglutidas.[10] Metoclopramina é útil em alguns pacientes, porque melhora a peristalse esofágica, aumenta o tônus do esfíncter esofágico inferior e otimiza o esvaziamento gástrico. Drogas como a cisaprida melhoram o esvaziamento gástrico e esofágico. Os bloqueadores dos canais de cálcio, utilizados no tratamento do fenômeno de Raynaud, reduzem a pressão do esfíncter esofágico inferior, o que pode agravar os sintomas disfágicos em alguns pacientes.[10]

Caso haja refluxo gástrico esofágico associado, o uso de bloqueadores da bomba de prótons está indicado. Raramente a cirurgia é necessária.

LÚPUS ERITEMATOSO SISTÊMICO (LES)

O lúpus eritematoso sistêmico (LES) é uma doença auto-imune mediada por imunocomplexos circulantes. Pode acometer qualquer idade e sexo, embora seja típica de mulheres em idade fértil. Há 11 critérios clínicos e laboratoriais que caracterizam a doença: eritema malar; lúpus discóide; fotossensibilidade; úlceras orais; artrite, em geral não-erosiva e transitória; serosite; acometimentos renais, representados por proteinúria isolada, síndrome nefrítica ou síndrome nefrótica; acometimento neurológico, definido pela presença de psicose ou convulsões; acometimento hematológico representado por penias; alterações laboratoriais, como a presença de anticorpo anti-DNA de dupla hélice ou anti-Sm, células LE ou teste sorológico falso-positivo para sífilis; e presença de fator antinuclear (FAN).[16] A presença de no mínimo 4 critérios é necessária para a confirmação da doença.

Além dos critérios anteriormente expostos, muitos outros eventos clínicos podem ocorrer no paciente com LES, entre os quais: febre, alopecia, fenômeno de Raynaud, livedo reticular, vasculite cutânea e valvulopatias, entre outros.

Pode haver comprometimento do trato gastrointestinal em até 50% dos pacientes e até 25% cursam com queixas esofágicas.[13,17] A disfagia é a queixa esofágica mais comumente encontrada nestes casos.

A disfagia, tanto para sólidos quanto para líquidos, em geral segue um curso intermitente nesta circunstância. Ainda que a função do esfíncter esofágico inferior raramente esteja afetada, anormalidades na peristalse podem estar presentes.[10]

A vasculite causada por imunocomplexos pode também envolver o esôfago. Quando isto ocorre, o paciente, além de apresentar disfagia, pode manifestar dor torácica, sangramento ou odinofagia, resultantes de ulceração, perfuração ou infarto esofágico.[10]

De interesse, há dados que demonstram que anticorpos contra a proteína ribonuclear RNP (anti-RNP) são particularmente freqüentes no soro de pacientes lúpicas com dismotilidade esofágica.[18]

A manometria é o exame diagnóstico mais sensível nesta situação. Já a vasculite esofágica é demonstrada em 45% dos pacientes pelos raios X. Contudo, outros testes como endoscopia digestiva alta, tomografia computadorizada ou raios X de esôfago contrastado podem se fazer necessários na avaliação.[10] Este último está contra-indicado em pacientes com suspeita de perfuração esofágica pela vasculite, já que é realizado com sulfato de bário via oral. Nestes casos, água solúvel contrastada pode ser utilizada.[10]

A vasculite esofágica deve ser tratada com altas doses de corticóides e, em alguns casos, com imunossupressores.

ARTRITE REUMATÓIDE (AR)

A AR é uma doença auto-imune crônica de causa desconhecida. Embora conceitualmente uma doença sistêmica, exibe considerável predileção pelas membranas sinoviais de múltiplas articulações. A doença tem amplo espectro clínico, com considerável variação nas manifestações articulares e extra-articulares. A prevalência na população geral é de aproximadamente 1%. Mulheres superam os homens em número, aproximadamente na proporção de 3:1. A idade usual de início é entre os 30 e 50 anos, embora possa ocorrer em qualquer idade.

Como critérios para sua classificação, estão as rigidezes matinais (superior a 1 hora por dia); poliartrite (em 3 ou mais articulações); artrite de mãos (principalmente metacarpofalangianas e interfalangianas proximais); artrite simétrica; presença de nódulos reumatóides subcutâneos; fator reumatóide positivo; alterações radiológicas, como osteopenia periarticular e erosões ósseas.[29] Para o diagnóstico de AR, pelo menos 4 critérios devem estar presentes por 6 semanas ou mais.

Pacientes com AR, dentre as diversas manifestações sistêmicas, podem apresentar artrite nas articulações cricoaritenóideas. É, entretanto, raro se encontrar nódulos reumatóides na laringe, ainda que 25% dos pacientes com a doença apresentem nódulos reumatóides como um todo.[30]

Quando os nódulos são encontrados na laringe, os pacientes podem apresentar sintomas variados, como rouquidão, dispnéia, estridor, disfagia, sensação de *globus* e dor.[30] Os nódulos podem causar dispnéia ao obstruir a laringe e também disfagia ao comprimir extrinsecamente a faringe.[31]

Além disso, complicações como subluxação atlantoaxial ou vasculite reumatóide podem, ainda que raramente, causar sintomas esofágicos como a disfagia.[10]

A subluxação pode estar associada a sintomas de compressão da medula espinal, o que requer intervenção imediata. A cirurgia é o tratamento definitivo. Caso esta não possa ser realizada, um colar cervical com sustentação firme pode aliviar a disfagia.[10]

A vasculite afeta 1% dos pacientes com AR, podendo causar dismotilidade esofágica[10] e conseqüente disfagia ao afetar vasos esofágicos. Pode ocorrer estreitamento ou fibrose de terço proximal do esôfago. Além de disfagia, o paciente pode apresentar odinofagia ou dor torácica.[10] O diagnóstico pode ser dificultado naqueles pacientes que não apresentam vasculite cutânea. Além disso, artrite nas articulações temporomandibulares pode diminuir a capacidade de abertura oral,[30] o que também dificulta a deglutição.

Quando o paciente apresenta sintomas que levam à suspeita de comprometimento primário da laringe, a laringoscopia direta está indicada. A intubação é um procedimento difícil em pacientes disfágicos com AR,[30] principalmente naqueles com dispnéia e odinofagia associadas.[31] A endoscopia digestiva com biopsia ajuda a excluir eventos como estenose e ulceração, quando o comprometimento é tipicamente esofágico.

Quanto ao tratamento, estudos *in vitro* e relatos de caso têm demonstrado que a colchicina é efetiva contra nódulos reumatóides.[30] Além disso, a disfagia esofágica é usualmente corticorresponsiva; imunossupressores são utilizados em casos refratários.[10]

É importante ressaltar que, na AR juvenil, além da etiologia já citada, a micrognatia pode contribuir para a disfagia.[10] Nestes casos, a videofluoroscopia pode ser útil para a localização exata da disfagia.[10] Caso a afecção seja mandibular, cirurgia e medidas ortodônticas pós-cirúrgicas estão indicadas.[10]

DOENÇA MISTA DO TECIDO CONJUNTIVO (DMTC)

A doença mista do tecido conjuntivo (DMTC) abrange um grupo de pacientes que apresentam, simultaneamente, achados de diferentes doenças auto-imunes, principalmente LES, escleroderma e polimiosite. Inicialmente, estes pacientes cursam com achados mistos associados à presença de anticorpos anti-RNP. Com o decorrer do tempo, um percentual considerável de pacientes com DMTC evolui para escleroderma ou LES clássicos.[32]

A doença é mais freqüente no sexo feminino, numa proporção média de 9 mulheres para cada homem. A idade de início desta enfermidade varia entre a 2ª e a 3ª décadas de vida.[33]

A DMTC costuma iniciar com fenômeno de Raynaud associado a edema em luva. O envolvimento articular é bastante freqüente, e pode variar desde simples artralgia até artrite erosiva e deformante. Miosite proximal e fibrose cutânea são freqüentes. A pleura e os pulmões podem estar envolvidos, com achados que variam de pleurite assintomática até fibrose pulmonar restritiva. Manifestações cardíacas e neurológicas são menos prevalentes. Todo o trato gastrointestinal pode ser acometido no paciente com DMTC, sendo os distúrbios esofágicos os mais comuns.[10]

A dismotilidade esofágica é uma manifestação relativamente comum na DMTC. Deve-se a hipomotilidade ou aperistalse dos 2/3 inferiores do esôfago (porção de músculo liso) e hipotensão do esfíncter esofágico inferior. Estas alterações são similares às observadas na esclerose sistêmica progressiva.[34,35]

O paciente com acometimento esofágico na DMTC, além de disfagia para sólidos e líquidos, pode referir regurgitação[10] como conseqüência de refluxo gastroesofágico.[34]

Dada a presença potencial de dismotilidade esofágica, a manometria é o método de escolha na confirmação de esofagopatia em pacientes com DMTC.[10,36] Entretanto, deve-se enfatizar que as anormalidades manométricas encontradas em indivíduos com DMTC podem estar presentes em pacientes assintomáticos.[10] Os achados manométricos incluem diminuição da amplitude da peristalse no corpo esofágico e redução da pressão do esfíncter esofágico inferior.[10] A diminuição da peristalse também pode ser observada radiologicamente.

Na suspeita de alterações relacionadas com o refluxo gastroesofágico, a endoscopia digestiva alta deve ser solicitada para elucidação.

A terapêutica com inibidores da bomba de prótons é recomendada, podendo ser associada a drogas pró-cinéticas.[10] Além disso, corticosteróides podem melhorar a disfunção motora nestes pacientes.[34]

AMILOIDOSE

É um grupo relativamente raro de doenças, no qual ocorre um depósito em quantidade anormal de complexos protéicos insolúveis, os amilóides. A clínica vai depender do local onde ocorrem os depósitos.

Pode ser sistêmica ou localizada; e familiar, primária (idiopática) ou secundária a outra condição médica.[23]

A deposição de amilóide geralmente ocorre na camada média da artéria, em paredes de veias e capilares e musculaturas lisa e estriada.[24]

Sintomas comumente encontrados na amiloidose incluem fadiga, perda de peso, edema e síncope.[25] O trato aerodigestivo pode ser afetado, incluindo cavidade oral, faringe, laringe e esôfago. Quando as vias aéreas são afetadas, predominam sintomas como disfonia, dispnéia e hemoptise.[26]

O envolvimento da hipofaringe na amiloidose é raro. No entanto, as possibilidades de depósito submucoso de amilóide devem ser consideradas em pacientes com disfagia sem lesões na mucosa.[25]

O envolvimento esofágico na amiloidose pode ser irregular ou difuso, e tem sido relatado em 60% a 70% dos casos de amiloidose, embora a maioria seja assintomática.[10] A dismotilidade, quando presente, é de intensidade bastante variável.

Na amiloidose com infiltração miopática ou neuropática do esôfago, o sintoma esofágico mais encontrado é a disfagia, geralmente envolvendo sólidos e líquidos.[10] Ocasionalmente, obstrução e hemorragia podem estar presentes em alguma época da doença.[10] A maioria dos casos de disfagia por amiloidose é decorrente do envolvimento esofágico ou de macroglossia.[25]

Usualmente, a endoscopia digestiva não mostra alterações. Granularidades, erosões e úlceras na mucosa esofágica,[10] além de pregas proeminentes, friabilidade ou pequenas hemorragias, são eventualmente observadas.[27] Radiologicamente, o esôfago baritado aparece atônico e dilatado, com freqüentes contrações terciárias, o que mimetiza uma acalasia esofágica ou uma esofagopatia esclerodérmica.[10] A manometria esofágica é uma técnica bastante sensível para o diagnóstico de amiloidose esofágica, evidenciando simultaneamente contrações esofágicas repetidas, relaxamento prejudicado do esfíncter esofágico inferior e, por vezes, total aperistalse, simulando uma acalasia.[10] Biopsia transendoscópica mostra depósitos de amilóide na mucosa e submucosa em aproximadamente 70% dos casos.[10]

A resolução da disfagia pode ocorrer com a remoção da causa,[25,28] já que não existe terapia específica para tratar a amiloidose esofágica.[10,25] Para tal, lança-se mão de antiinflamatórios e quimioterapia ou transplante de fígado na amiloidose hereditária.[25] Medidas contra o refluxo e drogas prócinéticas como a cisaprida são freqüentemente utilizadas,[10] embora nem sempre efetivas. Casos graves de amiloidose que mimetizam acalasia podem ser tratados por dilatação com balão pneumático.[10]

SÍNDROME DE SJÖGREN

A síndrome de Sjögren é uma doença auto-imune sistêmica com notória predileção pelas glândulas de secreção exócrina, especialmente, lacrimal e salivar. Ceratoconjuntivite seca e xerostomia são marcas registradas da doença.[19]

Decorrente do acometimento ocular, o paciente refere sensação de areia nos olhos, prurido, ardência, intolerância a lente de contato, vermelhidão ocular e fotofobia. Devido ao ressecamento oral, o paciente pode cursar com fissuras, candidíase oral e cáries. Parotidites recorrentes podem estar presentes. O acometimento das glândulas sudoríparas e sebáceas pode gerar xerodermia. O ressecamento da mucosa vaginal pode causar dispareunia e infecções fúngicas de repetição.

Há 2 formas da doença. A forma primária, geralmente sistêmica, não está associada a qualquer outra doença auto-imune. A forma secundária, mais restrita às glândulas lacrimais e salivares, está conceitualmente associada a outra doença do tecido conjuntivo, em geral artrite reumatóide (AR), LES, esclerose sistêmica progressiva ou polimiosite.[19]

Outros sintomas freqüentes são artralgias, artrites, fenômeno de Raynaud e pneumopatia. A última decorre do acometimento das glândulas da mucosa brônquica; tosse seca persistente é comum nestes casos. Na forma primária, a disseminação de imunocomplexos é responsável pela presença de linfadenopatia generalizada, púrpura hipergamaglobulinêmica, trombocitopenias e neuropatia periférica. Os marcadores laboratoriais clássicos da síndrome de Sjögren são os anticorpos anti-SSA ou Ro e o anti-SSb ou LA.

A presença de glândulas exócrinas no trato gastrointestinal é maciça. Assim, pacientes com síndrome de Sjögren podem apresentar envolvimento de glândulas salivares, esôfago, estômago, pâncreas, árvore biliar, intestino delgado e cólon.[20] Disfagia orofaríngea e esofágica são as queixas digestivas mais relevantes nestes pacientes.[21]

A incidência de disfagia em pacientes com síndrome de Sjögren varia de 31% a 85%, dependendo da literatura.[22] Embora possa ocorrer para líquidos, é mais freqüente para sólidos.[21,22] A maioria dos pacientes refere disfagia cervical, embora a disfagia retroesternal ou, raramente, a disfagia epigástrica possam ocorrer.

Além do ressecamento da mucosa devido à destruição glandular, a disfagia pode ser causada por anormalidades na motilidade.[10] A dificuldade de deglutição, entretanto, não cursa com nenhum padrão específico nesta doença.[21] As contrações esofágicas podem ser desordenadas.[22]

A falta de saliva na síndrome de Sjögren pode interferir na fase oral da deglutição. Entretanto, estudos não têm demonstrado correlação entre anormalidades motoras do esôfago e ausência de saliva no indivíduo com síndrome de Sjögren.[21,22] Deste modo, a verdadeira causa da disfagia nesses pacientes ainda parece incerta.

Pacientes com disfagia e síndrome de Sjögren devem ser investigados com uma endoscopia digestiva alta. A mucosa esofágica pode parecer atrofiada e, em alguns casos, pregas semilunares pseudomembranosas podem ser vistas.[10]

Como a motilidade esofágica na síndrome de Sjögren não tem sido relacionada com a presença ou a severidade da disfagia,[21] a manometria não seria o melhor método diagnóstico nesta situação.

Inibidores de bomba de prótons que diminuem a produção ácida e a saliva artificial podem ser úteis para amenizar a disfagia nesta doença.

POLIMIOSITE E DERMATOMIOSITE

A polimiosite é uma doença sistêmica de causa desconhecida, cuja principal manifestação é fraqueza muscular proximal. É a mais freqüente miopatia primária em adultos. Quando manifestações cutâneas estão associadas, a entidade é designada dermatomiosite. Pode afetar pessoas em qualquer idade, mas o pico de incidência ocorre na 5ª e 6ª décadas de vida. Mulheres são afetadas 2 vezes mais freqüentemente que homens.[32]

Os critérios para classificação de dermatomiosite incluem: fraquezas musculares proximais, simétricas e progressivas; achados cutâneos como heliotropo (máculas violáceas palpebrais) e máculas de Gotron em superfícies extensoras; elevação sérica de pelo menos uma das enzimas musculares, incluindo CPK, aldolase, TGO, TGP e desidrogenase lática (LDH); alterações miopáticas na eletromiografia; e biopsia muscular com infiltrados linfocíticos, além de atrofia e regeneração de fibras musculares.[37] Os anticorpos mais característicos da dermatomiosite são aqueles dirigidos contra a molécula Mi-2 (anti-Mi-2). Na polimiosite associada à fibrose pulmonar, a presença de anticorpos anti-Jo1 é característica.

Tanto a dermatomiosite quanto a polimiosite podem estar relacionadas com a disfunção da motilidade gastrointestinal. A disfagia pode ser encontrada em 10% a 15% destes pacientes e está associada a uma doença mais grave.[10]

Geralmente, esse sintoma resulta do envolvimento miopático da porção estriada do esôfago proximal e da hipofaringe.[38] As alterações da fase orofaríngea da deglutição nestes pacientes podem ser causadas por perda de força da contração faríngea, elevação deficiente do palato, fraqueza da língua ou disfunção do músculo cricofaríngeo.[10] Anatomicamente, o músculo cricofaríngeo está situado no início do esôfago proximal e consiste primariamente de fibras musculares estriadas. Anormalidades neste músculo incluem espasmos ou tempo inadequado de fechamento do seu esfíncter.[10]

Pacientes com disfunção cricofaríngea podem se queixar de uma sensação de comida "presa" na garganta ou de necessidade de múltiplas deglutições para que o alimento progrida completamente para o esôfago. Outros sintomas incluem rouquidão, tosse crônica, necessidade constante de desobstruir a garganta, e receio de se alimentar devido à obstrução, o que pode culminar com desnutrição significante.[38] Com a cronicidade, laringite irritativa, bronquite, ou mesmo bronquiectasias podem se desenvolver.[38] Até 20% destes pacientes podem apresentar pneumonia aspirativa.[10]

A disfagia esofágica nesta circunstância pode envolver tanto sólidos quanto líquidos e resulta, geralmente, do acometimento do 1/3 proximal do esôfago. O 1/3 médio, assim como o distal, estão raramente afetados, o que geraria fenômenos disfágicos similares aos que ocorrem no escleroderma.[10]

Pacientes com disfagia por dermatomiosite ou polimiosite devem ser avaliados para que se determine a extensão do acometimento, que pode ser de orofaringe, cricofaringe, esôfago ou, ainda, uma combinação destes. Outras doenças devem ser excluídas por meio de história, exame físico, endoscopia digestiva alta e manometria esofágica.[38] Na avaliação da orofaringe e do esôfago proximal, esôfagos baritados ou videofluoroscopia estão indicados.

A cinerradiografia tem-se mostrado um método tão sensível quanto a manometria na documentação da dismotilidade esofágica no escleroderma. A possibilidade de detecção de estreitamento, refluxo e divertículo faz com que o método seja também de potencial utilidade na investigação da dismotilidade esofágica na dermatopolimiosite.[39]

No caso de a disfunção cricofaríngea ter sido identificada, a miotomia deve ser realizada como tratamento. Corticosteróides são úteis para aliviar os sintomas como disfagia.

Quando o trânsito esofágico está comprometido de maneira significativa, drogas pró-cinéticas, como a cisaprida, estão indicadas.[10]

CONCLUSÃO

A disfagia não é um evento raro na prática reumatológica. Pacientes com artrose da coluna cervical podem cursar com disfagia devido a fenômenos compressivos. Nas doenças difusas do tecido conjuntivo, vasculite e/ou fibrose do trato digestivo alto são a regra. A clássica xerostomia observada na síndrome de Sjögren pode resultar em disfagia. O acometimento da musculatura lisa do esôfago, típico do escleroderma e do LES, associa-se à dismotilidade esofágica médio-distal. A miopatia de hipofaringe e do esôfago proximal é responsável pela disfagia alta observada na dermatomiosite. Uma cuidadosa propedêutica clínico-laboratorial por parte do reumatologista pode ser de considerável valia na investigação do paciente disfágico.

REFERÊNCIAS BIBLIOGRÁFICAS

1. Kmucha ST, Cravens RB. DISH syndrome and its role in dysphagia. *Otorrinolaringol Head Neck Surg* 1994;110:431-36.
2. Granville L, Musson N, Altman R *et al.* Anterior cervical osteophytes as a cause of pharyngeal stage dysphagia. *J Am Geriatr Soc* 1998;46:1003-7.
3. Aquino JL, Valle MR, Reis Neto JA *et al.* Disfagia incomum. *GED* 1993;12:152-56.
4. Aquino JL, Jacob AE, Aquino Netto PA *et al.* Osteófitos cervicais e disfagia. *Revista do Colégio Brasileiro de Cirurgiões* 1985;12:146-51.
5. Sens PM, Lourenço EA, Pires LA *et al.* Disfagia causada por osteófito gigante de coluna cervical relato de caso e revisão da literatura. *Revista Brasileira de Otorrinolaringologia* 2000;66:59-61.
6. Pinho MM, Alonso VM. Osteófitos cervicais um incomum caso de paralisia de pregas vocais. *Revista Brasileira de Otorrinolaringologia* 1998;64:177-80.
7. Subcommittee for scleroderma criteria of the american rheumatism association diagnostic and therapeutic criteria committee: preliminary criteria for the classification of sistemic sclerosis (scleroderma). *Arthritis Rheum* 1980;23:581-90.
8. Baron M, Arzoumanian A. Radionuclide esophageal transit studies in progressive systemic sclerosis: an analysis of longitudinal data. *The Journal of Rheumatology* 1991;18:1837-40.
9. Carette S, Lacourciere Y, Lavoie S *et al.*Radionuclide esophageal transit in progressive systemic sclerosis. *Journal of Rheumatology* 1985;12:478-81.
10. Fitzgerald R, Triadafilopoulos G. Esophageal manifestation of rheumatic disorders. *Seminars in arthritis and rheumatism* 1997;26:641-66.
11. Bortolotti M, Pinotti R, Sarti P *et al.* Esophageal electromyography in scleroderma patients with functional dysphagia. *The American Journal of Gastroenterology* 1989;84:1497-02.
12. Klein H, Wald A, Graham T *et al.* Comparative studies of esophageal function in systemic sclerosis. *Gastroenterology* 1992;102:1551-56.
13. Wigley FM. Esclerodermia (esclerose sistêmica). In: Benett G. *Cecil tratado de medicina interna*. 21. ed. Rio de Janeiro: Guanabara Koogan, 2001. p. 1690-96. v. 2.
14. Davidson A, Russell C, Littlejohn G. Assessment of esophageal abnormalities in progressive systemic sclerosis using radionuclide transit. *Journal of Rheumatology* 1995;12:472-77.
15. Baron TH, Richter JE. The use os esofagheal function tests. *Advances in Internal Medicine* 1993;38:361-86.
16. Tan EM, Cohen AS, Fries JF *et al.* The 1982 revised criteria for the classification of systemic lupus erythematosus (SLE). *Arthritis Rheum* 1982;25:1271-77.
17. Chua S, Dodd H, Saeed IT *et al.* Dysphagia in a patient with lupus and review of literature. *Lupus* 2002;11:322-24.
18. Montecucco C, Caporali R, Cobianchi F *et al.* Antibodies to hn-RNP protein A1 in systemic lupus erythematosus: clinical association with Raynaud's phenomenon and esophageal dysmotility. *Clin Exp Rheumatol* 1992;10:223-27.
19. Vitali C, Bombardieri s, Moutsopoulos HM *et al.* Preliminary criteri for the classification of Sjögren's syndrome. Results of a prospective concerted action supported by the European Community. *Arthritis Rheum* 1993;36:340-47.
20. Sheikh SH, Shaw-Stiffel TA. The gastrointestinal manifestations of Sjögren's syndrome. *Am J of Gastroenterol* 1995;90:9-14.

21. Grande L, Lacima G, Ros E *et al.* Esophageal motor function in primary Sjögren's syndrome. *Am J of Gastroenterol* 1993;88:378-81.
22. Anselmino M, Zaninotto G, Constantini M *et al.* Esophageal motor function in primary Sjögren's syndrome. *Dig Dis Sciences* 1997;42:113-18.
23. Lewis JE, Olsen KD, Kurtin PJ *et al.* Laryngeal amyloidosis: a clinicopathologic and immunohistochemical review. *Otorrinolaringol Head Neck Surg* 1992;106:372-77.
24. Jennings GH. Uncommon disease onsets with dysphagia. *Practitioner* 1969;202:808-15.
25. Chadwick MA, Buckland JR, Mason P *et al.* A rare case of dysphagia: hypopharyngeal amyloidosis masquerading as a post-cricooid tumour. *J Laryngol & Otol* 2002;116:54-56.
26. Friedman AD, Bhayani B, Memeo L *et al.* Localized laryngeal amyloidosis. *Otorrinolaringol Head Neck Surg* 2002;5:487-89.
27. Tada S, Iida M, Matsui T *et al.* Endoscopic and biopsy findings of the upper digestive tract in patients with amyloidosis. *Gastrointestinal Endoscopy* 1990;36:10-14.
28. Busuttil A, More IA, Jones DG. Amyloid deposits in the trachea and esophagus ultrastructural confirmation. *Laryngoscope* 1976;86:850-56.
29. Arnett FC, Edworthy SM, Bloch DA *et al.* The American Rheumatism Association 1987 revised criteria for the classification of rheumatoid arthritis. *Arthritis Rheum* 1988;31:315-24.
30. Sorensen WT, Moller-Andersen K, Behrendt N. Rheumatoid nodules of the larynx. *J Laryngol & Otol* 1998;112:573-74.
31. Erb N, Pace AV, Delamere JP *et al.* Dysphagia and stridor caused by laryngeal rheumatoid arthritis. *Rheumatol* 2001;40:952-53.
32. Hellman DB, Stone JH. Artrite e enfermidades músculo esqueléticas. In: Lawrence M, Tierney JrL, Stephen J. (Eds.). *Lange, diagnóstico e tratamento.* São Paulo: Atheneu, 2001. p. 817-18.
33. Costallat LTL. Doenças indiferenciadas, doença mista do tecido conjuntivo, síndrome de superposição. In: Moreira C, Carvalho MAP (Eds.) *Reumatologia, diagnóstico e tratamento.* 2. ed. Rio de Janeiro: Medsi, 2001. p. 481-88.
34. Marshall JB, Kretschmar JM, Gerhardt DT *et al.* Gastrointestinal manifestations of mixed connective tissue disease. *Gastroenterology* 1990;98:1232-38.
35. Flick JA, Boyle JT, Tuchman DN *et al.* Esophageal motor abnormalities in children and adolescents with scleroderma and mixed connective tissue disease. *Pediatrics* 1988;82:107-11.
36. Doria A, Bonavina L, Anselmino M *et al.* Esophageal involvement in mixed connective tissue disease. *J Rheumatol* 1991;18:685-90.
38. Dietz F, Logeman JA, Sahgal V *et al.* Cricopharyngeal muscle dysfunction in the differential diagnosis of dysphagia in polymyositis. *Arthritis Rheum* 1980;23:491-95.
39. Merieux P, Verity MA, Clements PJ *et al.* Esophageal abnormalities and dysphagia in polymyiositis and dermatomyositis. *Arthritis Rheum* 1983;26:961-68.

CAPÍTULO 33

Disfagia na Infância

Helena Ayako Sueno Goldani ◆ *Themis Reverbel da Silveira*

INTRODUÇÃO

Os problemas de alimentação são comuns na infância, com uma incidência variando de 25 a 35% de casos leves em crianças normais e 40 a 70% de casos graves em crianças nascidas prematuramente.[1] Particularmente no grupo pediátrico, os problemas de deglutição requerem atenção especial em decorrência de algumas peculiaridades inerentes.

Diferentemente dos adultos, algumas questões devem ser consideradas na abordagem dessas crianças, tais como crescimento e desenvolvimento do aparato da deglutição, desenvolvimento do reflexo oromotor, maturação do comportamento de alimentação, importância da alimentação oral na relação mãe-filho, aquisição de nutrientes adequados para o crescimento somático e os efeitos da sucção não-nutritiva no desenvolvimento.[2] Não obstante, muitos pacientes pediátricos com problema de deglutição não possuem a habilidade cognitiva necessária para as recomendações terapêuticas (por exemplo, crianças com doença neurológica), uma situação que complica o seu tratamento.

Em primeiro lugar, é importante a definição dos seguintes termos: *deglutição*, *alimentação* e *disfagia*. Os processos de deglutição e alimentação são distintos, embora ambos sejam complexos e interligados. A deglutição é o ato de transportar material da cavidade oral para o estômago sem permitir a entrada de substâncias na via aérea. Trata-se de um evento motor que, para ser bem sucedido, requer a integridade anatômica e funcional do sistema nervoso central e periférico, assim como a coordenação das ações dos múltiplos músculos da cavidade oral, faringe e do esôfago.[3]

A alimentação abrange o processo de obter o alimento, ingeri-lo pela boca e degluti-lo. É um processo complexo que pode ser separado em três fases. A primeira é relacionada com o apetite, a segunda com as fases oral e faríngea, e a terceira com a deglutição esofágica e a fase absortiva gastrointestinal.[4] A alimentação é influenciada por fatores comportamentais, sociais e de desenvolvimento. Os fatores psicológicos determinam se a criança come de acordo com um padrão aprovado socialmente, que em geral é um padrão particular de comportamento aprendido adquirido de forma primária dos pais e irmãos.[5]

O termo disfagia é derivado do grego *dys* (com dificuldade) e *phagia* (comer). É definido como a percepção de dificuldade de engolir, podendo afetar o trânsito do alimento e outros materiais desde a cavidade oral até o estômago. A disfagia pode ser dividida em orofaríngea (acometimento das cavidades oral e faríngea) e esofágica.[6] Na prática clínica pediátrica é comum a utilização do termo disfagia referindo-se a qualquer dificuldade com deglutição ou alimentação, especialmente em pacientes com limitações cognitivas, visto que é difícil obter uma história das queixas subjetivas relacionadas à dificuldade alimentar.

Aspectos do desenvolvimento oromotor

A deglutição é um processo complexo dividido em três fases: oral, faríngea e esofágica. A boca prepara o alimento para a deglutição pela mastigação, lubrificação e formação do bolo alimentar que é apresentado à faringe pela língua. Este ato possui duração variável e está sob controle voluntário. A fase faríngea é rápida, com duração menor que 1 segundo, e nesta fase ocorrem alguns mecanismos protetores contra a penetração de alimentos nas vias aéreas: elevação do palato mole contra a nasofaringe, rebaixamento da epiglote sobre a laringe, fechamento da glote, interrupção temporária da respiração, e relaxamento e abertura do esfíncter esofágico superior (EES). A abertura do EES conduz o alimento para o esôfago. A peristalse esofágica é coordenada com a contração faríngea. O esfíncter esofágico inferior (EEI) relaxa poucos segundos após o superior, permitindo a passagem do alimento para o estômago.

O processo de evolução da atividade oromotora inclui desde a progressão da alimentação ao seio materno e/ou mamadeira para a alimentação assistida utilizando-se a colher combinada com as mãos e finalmente até o uso de copos e outros utensílios de maneira independente. No Quadro 33-1 apresenta-se um sumário da evolução oromotora na criança.[7]

Quadro 33-1. Desenvolvimento da atividade motora orofaríngea

Idade	*Alimento*	*Habilidade oral*
0-12 semanas	Leite	Sucção nutritiva do pretermo Sucção seio materno/mamadeira Reflexo de mordida Perda de líquido pelo canto da boca
12-20 semanas	Alimentos na forma de 'papa'	Padrão maduro sucção/deglutição Reflexo de mordida ↓ perda de líquido pelo canto da boca ↑ força de sucção
20-28 semanas	Alimentos peneirados Mordendo biscoitos	Reflexos de mordida/sucção Movimento de lábios p/comer
28-32 semanas	Alimentos peneirados Alimentos amassados	Limpando colher com lábios Movimentando língua lateralmente Início mastigação
8-10 meses	Alimentos amassados	Mordendo objetos Fechando boca nas rimas
10-12 meses	Alimentos amassados Sólidos bem picados	Brincando com língua Movimento lateralizado da língua Movimento rotatório de mastigação
12-15 meses	Alimentos bem picados	Cuspindo saliva e alimento
15-24 meses	Alimentos normais Carne desfiada	Movimentos rotatórios de mastigação maduros

Em cada fase do desenvolvimento, novas habilidades motoras vão sendo adquiridas. A falta de experiência com alimentação durante alguns 'períodos críticos' pode resultar em dificuldades envolvendo as habilidades em idade posterior. Crianças que não se alimentaram por via oral no início da vida podem aprender a se alimentar com copo ou colher sem nunca ter aprendido a sugar.[1]

Na fase faríngea da deglutição, a faringe é a via comum para a respiração e alimentação. No lactente, a laringe situa-se em posição mais alta no pescoço na topografia da primeira e terceira vértebra cervical, permitindo uma separação funcional dos tratos digestivo e respiratório. Este fato favorece uma alimentação e respiração com segurança no lactente. Entre os 2 e 3 anos de idade, a laringe adquire uma posição mais inferior, diminuindo a separação da respiração e do trato digestivo. Problemas de aspiração podem se tornar evidentes nessa idade em crianças com habilidades oromotoras limítrofes ou função laríngea prejudicada.[1]

Principais causas de disfagia na criança

São inúmeras as causas de disfagia na criança. Alguns autores dividem por doenças que acometem as diversas regiões dos tratos respiratório e digestivo superior (Quadro 33-2). Por questões didáticas, neste texto as doenças serão agrupadas em três 'síndromes' diferentes: disfagia orofaríngea, cricofaríngea e esofágica. Dentro de cada tipo de disfagia é importante salientar que existem doenças estruturais e funcionais.

As doenças estruturais abrangem qualquer processo que envolve uma alteração anatômica da orofaringe e do esôfago: estenoses (congênitas ou adquiridas), membranas, obstrução intrínseca ou compressão extrínseca. A idade da criança, o início dos sintomas e o local da obstrução sugerem a etiologia. As doenças funcionais ou de causa não-estrutural são decorrentes da dismotilidade da orofaringe e do esôfago. Uma série de doenças neuromusculares sistêmicas pode afetar a função neuromuscular da deglutição normal. Doenças do córtex cerebral podem impedir a passagem voluntária do alimento para a faringe (fase oral da deglutição), assim como o acometimento de algum dos seis pares cranianos que participam da deglutição normal pode afetar o início do reflexo automático (porção semi-reflexiva da deglutição na faringe). As miopatias, anormalidades do SNC e doenças neuronais esofágicas intrínsecas podem afetar as funções de ambas as musculaturas: lisa do esôfago distal e estriada do esôfago proximal e da orofaringe. Além de ser causada por doenças sistêmicas, a dismotilidade esofágica pode resultar de doenças da motilidade primária do esôfago.

Quadro 33-2. Diagnóstico diferencial de disfagia em crianças

I. Prematuridade

II. Anormalidades das vias aéreas e alimentares superiores

- A) Nasal e nasofaríngea
  1. Atresia e estenose de coanas; desvios de septos nasais
  2. Infecções nasais e paranasais
  3. Tumores
- B) Cavidade oral e orofaríngea
  1. Lábio leporino e/ou fenda palatina
  2. Estenose e membranas hipofaríngeas
  3. Síndromes craniofaciais (p. ex., Pierre-Robin, Crouzon)
- C) Laríngea
  1. estenoses, membranas e fendas laríngeas
  2. Paralisia laríngea, laringomalacia

III. Defeitos congênitos da laringe, traquéia e esôfago

- A) Fendas laringotraqueoesofágicas
- B) Fístula traqueoesofágica/atresia de esôfago
- C) Estenose e membranas de esôfago
- D) Anomalias vasculares
  1. Artéria subclávia aberrante
  2. Duplo arco aórtico

IV. Alterações anatômicas adquiridas

- A) Trauma
  1. trauma externo
  2. intubação, endoscopia, traqueostomia

V. Defeitos neurológicos

- A) Doenças do sistema nervoso central
  1. trauma craniano, infecções (p. ex., meningite, abscesso cerebral)
  2. hipoxia cerebral, atrofia cortical, microencefalia, anencefalia
  3. meningomielocele, malformação de Chiari
- B) Doenças do sistema nervoso periférico
- C) Doenças neuromusculares
  1. distrofia muscular, miastenia gravis
  2. poliomielite, síndrome de Guillain-Barré

VI. Doenças primárias do esôfago

- A) Acalasia cricofaríngea
- B) Acalasia, esofagite
- C) Espasmo esofágico, dismotilidade esofágica

VII. Miscelânea

- A) Disautonomia
- B) Timo cervical aberrante
- C) Corpo estranho
- D) Disfagia conversiva

Adaptado de Orenstein SR. Dysphagia and vomiting. In: Wyllie R, Hyams JS (eds). *Pediatric gastrointestinal disease. Pathophysiology, diagnosis, management*. Philadelphia, USA: WB Saunders Company, 1993. p. 135-150 e Tuchman DN. Disorders of deglutition. In: Walker WA, Durie PR, Hamilton JR, Walker-Smith JA, Watkins JB (Eds). *Pediatric gastrointestinal disease. Pathophysiology, diagnosis, management* 3rd ed. Hamilton, Canada: BC Decker Inc, Hamilton, Canada, 2000. p. 277-288.

Disfagia orofaríngea

Problemas sérios na alimentação e deglutição podem ocorrer quando os lábios, boca e orofaringe estão envolvidos por um problema anatômico congênito ou adquirido. Basicamente a disfunção orofaríngea pode ser categorizada em: 1. inabilidade ou atraso excessivo para iniciar a deglutição faríngea; 2. aspiração do material ingerido; 3. regurgitação nasofaríngea; e 4. resíduo do material ingerido na cavidade faríngea após a deglutição.[8]

A inabilidade primária para vedar os lábios e o palato e criar a força necessária para a sucção é mais evidente em recém-nascidos e lactentes, porque é nessa idade que mais necessitam disso. Anormalidades das cavidades oral e faríngea nas crianças mais velhas podem se apresentar como um problema agudo ou gradual na formação e propulsão do bolo alimentar. As entidades orofaríngeas que podem interferir com a deglutição incluem síndromes congênitas com ou sem micrognatia, macroglossia, lesões traumáticas e infecções da cavidade oral.

Defeitos específicos dos lábios e processos alveolares que interferem com a deglutição incluem processos infecciosos ou inflamatórios que podem se estender para a língua, tonsilas e mucosa bucal. A inflamação e/ou infecção podem interromper, pela dor, o trânsito oral de alimento, e interferir na aceitação e/ou propulsão para a faringe.

São causas de disfagia orofaríngea: lábio leporino, fenda palatina, macroglossia secundária a hipotireoidismo e síndromes genéticas como a síndrome de Down, síndrome de Beckwith-Weideman (síndrome do gigantismo com macroglossia) e síndromes craniofaciais (Pierre-Robin e Crouzon).

A micrognatia, glossoptose e fenda no palato são achadas da síndrome de Pierre-Robin. A língua é localizada posteriormente com retrognatismo mandibular, que é a alteração primária. O grau de hipoplasia mandibular pode variar e a posição posterior da língua torna-a suscetível a forças de pressão negativas durante a deglutição, e pode levar a obstrução da via aérea superior, com conseqüente sufocação.[9]

Duas entidades que cursam com disfagia orofaríngea e que podem ser superponíveis merecem destaque: a disfagia da prematuridade e a incoordenação transitória da deglutição na infância. A disfagia da prematuridade é discutida no Capítulo 45. A incoordenação transitória da deglutição na infância ocorre em lactentes normais e caracteriza-se por dificuldade alimentar que ocorre com manifestação logo após o nascimento. A aspiração de conteúdo oral é documentada na videofluoroscopia da deglutição, em que outras causas anatômicas devem ser excluídas. As causas neurológicas também devem ser excluídas. Como o problema parece ser causado por um defeito na maturação do desenvolvimento oromotor, a evolução geralmente apresenta melhora espontânea conforme o desenvolvimento da criança.

Além desses problemas citados, outras causas de disfagia orofaríngea também merecem atenção, tais como:[8] 1. infecciosa: difteria, lues, mucosite por herpes, CMV, cândida etc. 2. metabólica: tireotoxicose, doença de Wilson; 3. neurológica: tumores do SNC, trauma, paralisia cerebral, síndrome de Guillain-

Barré, poliomielite, encefalopatias metabólicas; 4. miopáticas: doenças do tecido conjuntivo, dermatomiosite, polimiosite; 5. iatrogênicas: pós-quimioterapia, drogas. Corpo estranho faríngeo também pode causar distúrbio temporário na função motora ou pode causar um desconforto orofaríngeo.

Disfagia cricofaríngea

É uma categoria particular de disfunção motora que causa disfagia. O funcionamento normal do EES, predominantemente de musculatura cricofaríngea, necessita de uma coordenação entre a contração faríngea e o relaxamento do EES.

O EES é uma zona de elevada pressão intraluminal, formado a princípio por fibras horizontais do músculo cricofaríngeo. Podem também fazer parte os músculos constritor da faringe e as fibras mais altas do esôfago. Este músculo estriado é mantido contraído de forma constante e relaxa momentaneamente em resposta à deglutição. Deglutição normal acontece quando a contração faríngea ocorre de forma simultânea com o relaxamento completo do EES. A contração faríngea não deve começar antes do relaxamento do EES e deve terminar antes do EES reassumir seu tônus basal. O EES deve relaxar de forma completa e deve ser mantido aberto pelos movimentos anterior e posterior da laringe.

Qualquer incoordenação nesse processo pode levar a problemas na deglutição. Sintomas de disfunção do EES incluem engasgo, aspiração traqueal, com tosse repetitiva, regurgitação nasofaríngea, salivação e disfagia. Em crianças, a disfunção do EES em geral se acompanha de outras evidências de doença muscular ou neurológica. Embora a maioria das causas de disfagia cricofaríngea nas crianças seja de origem idiopática, outros problemas podem apresentar disfunção do EES: paralisia cerebral, malformação de Chiari, síndrome de Silver Russell e cicatriz de cirurgia no pescoço, particularmente a traqueostomia. Esta última pode impedir a elevação laríngea, que é necessária para a abertura cricofaríngea.

Anormalidades de diversos tipos têm sido identificadas na função dessa delicada unidade cricofaríngea. Podem ser observadas as seguintes alterações: hipocontratilidade faríngea, acalasia cricofaríngea (relaxamento incompleto ou ausente do EES) ou incoordenação cricofaríngea (relaxamento do EES incoordenado com a deglutição faríngea). Acalasia cricofaríngea ou espasmo cricofaríngeo é a anormalidade mais freqüentemente diagnosticada e tem sido o termo utilizado por alguns autores para indicar todas as formas de disfunção do EES.[10]

Os achados citados anteriormente podem ser demonstrados manometricamente e podem ser sugestivos na radiologia.[11] A barra cricofaríngea é a correlação radiológica do músculo cricofaríngeo proeminente (Fig. 33-1). No entanto, essa imagem já foi descrita em até 5% de adultos submetidos a videofluoroscopia por outras razões e em crianças normais. Alguns pacientes adultos com essas 'barras' cricofaríngeas apresentam relaxamento normal do EES e pressão basal do EES diminuída.[12] Por outro lado, a manometria pode ser normal em pacientes com evidências clínicas e radiológicas de disfunção cricofaríngea.[13]

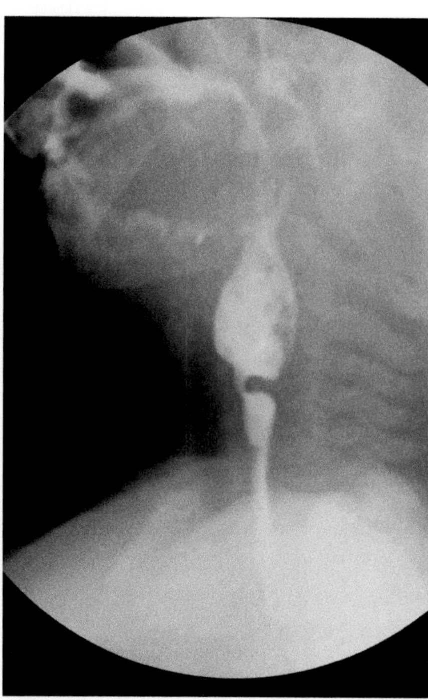

Fig. 33-1. Videofluoroscopia da deglutição de uma criança com 1 ano de idade com imagem de barra horizontal no músculo cricofaríngeo sugerindo acalasia cricofaríngea.

O tratamento da disfunção do EES deve visar o tratamento da anormalidade neurológica primária, por exemplo, a descompressão cirúrgica da malformação de Chiari, levando a uma completa resolução clínica e manométrica. O tratamento conservador pode ser indicado para lactentes jovens porque pode ocorrer melhora espontânea. Nas crianças mais velhas, a resolução dos sintomas tem sido obtida com dilatação por balão[10,14] ou miotomia do músculo cricofaríngeo.[15,16]

Disfagia esofágica

A atresia de esôfago, acompanhada ou não de fístula traqueoesofágica, é a anormalidade congênita do esôfago mais comum, com uma incidência aproximada de 1:3.000 nascidos vivos. A fístula traqueoesofágica distal ocorre em 85% dos casos de atresia de esôfago. A apresentação clínica inclui dificuldade respiratória com a alimentação, secreção oral aumentada e regurgitação crônica.

O tratamento é sempre cirúrgico, no entanto, a reparação cirúrgica restaura a continuidade anatômica, mas não normaliza a função motora esofágica.[10] Muitas crianças que passam por uma reparação cirúrgica mantêm a disfagia, regurgitação, queimação retroesternal e sintomas respiratórios crônicos. Seguimentos em longo prazo mostram ausência de peristaltismo esofágico, contrações terciárias freqüentes, EES com pressão basal baixa ou ausente e refluxo gastroesofágico (RGE).[17] A etiologia dessa disfunção motora é desconhecida. Tem sido sugerido que a doença motora faz parte de uma anormalidade congênita secundária a isquemia ou danos dos ramos esofágicos do nervo vago durante a cirurgia.

Membranas esofágicas (Fig. 33-2) são raras, menos freqüentes que as estenoses adquiridas, geralmente secundárias à esofagite de refluxo. Estenose esofágica ao nascimento ocorre em 1:25.000 a 50.000 nascidos vivos. O tratamento pode ser por dilatação endoscópica, tanto para a membrana como para a estenose esofágica.

Para o diagnóstico diferencial da estenose esofágica, além dos anéis e membranas, deve-se considerar a estenose pós-ingestão cáustica, epidermólise bolhosa, ingestão de corpo estranho, compressão extrínseca e estenoses pépticas, sendo esta última mais freqüente no esôfago distal, visto que é decorrente de RGE.[10]

Os divertículos, de uma maneira geral, são lesões que podem apresentar sintomas de disfagia. O divertículo de Zenker, mais freqüente em adultos, ocorre acima do EES, e acredita-se que seja causado por um esfíncter de alta pressão (divertículo de pulsão), em contraste ao divertículo de esôfago médio causado por tração. Esta diferença implica em terapêuticas distintas.

Acalasia é uma doença motora primária do esôfago de etiologia desconhecida, caracterizada manometricamente por relaxamento insuficiente do EEI e falta de peristalse esofágica; e radiologicamente por aperistalse, dilatação esofágica, abertura mínima do EEI com aspecto de bico de pássaro (Fig. 33-3) e esvaziamento prejudicado de bário do esôfago.[18] Menos de 5% dos pacientes com acalasia manifestam sintomas antes de 15 anos de idade. A incidência foi estimada em 1:10.000 crianças.[19]

A maioria dos casos de acalasia é de causa idiopática. Pode ser associada a várias síndromes como disautonomia familiar, síndrome dos 3As (alácrima, acalasia e insuficiência adrenal).[20,21] Teorias na patogênese incluem causas neurogênica, miogênica, infecciosa e hormonal. Os achados patológicos incluem degeneração ganglionar no plexo mioentérico e falta de nervos inervando a musculatura lisa do EEI).

Os sintomas mais comuns são vômito, disfagia progressiva e perda de peso. Pneumonias de repetição e tosse noturna também podem ocorrer. As crianças maiores queixam-se de disfagia, regurgitação e dor retroesternal. Disfagia para sólidos ocorre inicialmente, mas a disfagia para líquidos pode ocorrer com a piora da doença. Os pacientes descrevem a sensação de alimento parado no meio do peito e muitas vezes são necessárias deglutições repetidas para empurrar o alimento para o estômago.

A suspeita de acalasia deve ser confirmada pela seriografia contrastada de esôfago-estômago-duodeno, buscando-se a imagem de estreitamento do esôfago distal assemelhando-se com 'bico de pássaro'. A manometria de esôfago estabelece o diagnóstico mostrando aperistalse esofágica e falta de relaxamento do EEI. Todos os pacientes devem ter endoscopia digestiva alta com o objetivo de excluir "pseudo-acalasia", que pode ser decorrente de tumor (adenocarcinoma ou leiomioma) na junção gastroesofágica.[22] A endoscopia também avalia a presença de inflamação e infecção na mucosa esofágica.

O tratamento da acalasia visa aliviar os sintomas e melhorar o esvaziamento esofágico. O uso de agentes farmacológicos como a nifedipina (ação de diminuir a pressão basal do EEI) e injeção de toxina botulínica no EEI (efeito de diminuir a pressão basal do EEI pela inibição da liberação de acetilcolina na junção neuromuscular) apresenta efeitos mais em curto prazo.[23] As duas formas mais efetivas de tratamento para adultos e crianças são a dilatação pneumática graduada com balão[24-26] e a miotomia cirúrgica.[27,28]

A disfagia esofágica também pode ser devida a diversas doenças comuns que não se encaixam claramente dentro da classificação de doença estrutural ou funcional do esôfago. Doença inflamatória do esôfago (p. ex., causada por RGE) pode causar dismotilidade inespecífica ou pode resultar em

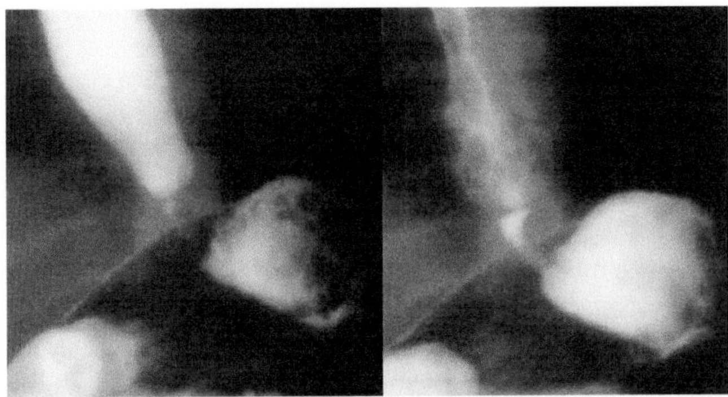

Fig. 33-2. Seriografia contrastada de esôfago-estômago de uma criança de 8 meses de idade com membrana no esôfago distal.

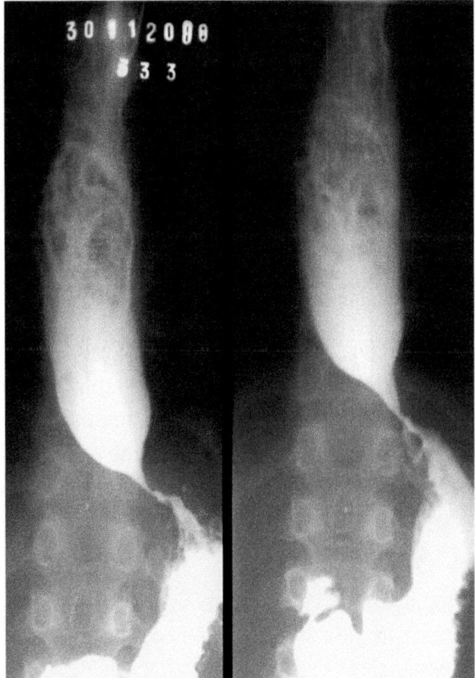

Fig. 33-3. Seriografia contrastada de esôfago-estômago de uma criança de 8 anos de idade com acalasia. Observa-se dilatação esofágica com concentração do contraste no esôfago distal e imagem de 'bico de pássaro'.

odinofagia (dor à deglutição), que é difícil do paciente distinguir da disfagia. Crianças com RGE também podem se apresentar com disfagia e sem sintomas evidentes de RGE (vômitos, regurgitação ou pirose)[29] ou impactação alimentar aguda sem obstrução esofágica em crianças com RGE.[30]

Problema de alimentação de causa não-orgânica

Trata-se de uma entidade clínica cujas primeiras descrições de resistência alimentar surgiram na década de 1980, onde as crianças com resistência alimentar foram mencionadas a partir de um seguimento pós-operatório de cirurgia para RGE.[31] A relevância desse problema está intimamente relacionada ao fato de que a criança submetida a condições de desnutrição em períodos críticos do crescimento, principalmente desde o nascimento até os 18 meses de vida, pode sofrer conseqüências relacionadas ao desenvolvimento do sistema nervoso central e entérico.[32]

Os problemas alimentares freqüentemente resultam de etiologias específicas,[33] mas a grande dificuldade é separar entre causas orgânicas e não-orgânicas. As causas orgânicas são todas aquelas discutidas anteriormente, e as causas não-orgânicas refletem antecedentes de transtornos sociais e ambientais. Os problemas de alimentação não são uma entidade específica, mas ao contrário, são o resultado de uma série de variáveis médicas, ambientais, nutricionais e sociais,[5] embora alguns estudos apontem alguns problemas associados, como por exemplo, história de RGE no passado.[34]

Muitas crianças com apetite limitado e recusa alimentar têm sido reconhecidas como portadoras de simples problemas comportamentais, no entanto, eles podem ser graves o suficiente para levar ao déficit de crescimento.[35]

Os sintomas podem variar desde comportamentos de irritação durante o tempo de alimentação, tais como choro, movimento da cabeça para evitar o seio materno ou mamadeira, extrusão da língua, arqueamento do corpo e resistência à alimentação. Embora sem demonstração de alteração significativa da motilidade do trato digestivo superior,[36] a gravidade dos sintomas é variável, podendo levar à necessidade do uso de alimentação por sonda durante o curso da doença.[37]

O tratamento envolve uma equipe multidisciplinar com pediatras, psicólogos, nutricionistas, assistente social e recreacionista. Diferentes condutas podem ser aplicadas, desde a orientação para início de introdução de alimentação oral até o processo de dessensibilização naquelas que apresentam fobia de alimentação, sempre com acompanhamento psicológico.

▶ AVALIAÇÃO CLÍNICA

Basicamente a investigação deve seguir algumas questões fundamentais que permitem ao clínico estabelecer prioridades de investigação:[8]

1. A disfagia é de origem orofaríngea ou esofágica?
2. A disfagia é causada por problema anatômico ou funcional?
3. Qual a gravidade da disfagia e que complicações estão presentes?
4. Existe doença de base ou doença relacionada?

Em primeiro lugar, é necessário identificar os sintomas que poderiam verdadeiramente se relacionar à dificuldade de ingerir um alimento. A disfagia pode ser descrita por uma criança maior ou adolescente. A criança menor ou lactente pode demonstrar a dificuldade alimentar através de tosse, engasgo, sufocação ou cianose durante a alimentação. Quando estes sintomas ocorrem durante a deglutição, sugerem problema na orofaringe. Tosse imediatamente após a deglutição sugere problema de faringe ou esôfago. Sintomas após uma refeição sugerem refluxo gastroesofágico ou retenção de alimento em divertículo ou esôfago dilatado. A criança pode apresentar recusa alimentar, virando-se contra o alimento apesar de estar com fome. Pneumonias de repetição, regurgitação oral e nasal também podem fazer parte do cortejo de sintomas da dificuldade alimentar.

Quando a disfagia é referida pela criança maior, é percebida como desconforto retroesternal em vez de dor e geralmente é proximal, mesmo que a obstrução seja em esôfago distal. Quando a disfagia para sólidos é maior do que para líquidos, sugere obstrução anatômica do esôfago. Se a disfagia para líquidos é igual ou maior do que para sólidos, sugere dismotilidade esofágica. A causa estrutural também é sugerida pela necessidade de regurgitar o alimento para alívio do sintoma, enquanto a dismotilidade é sugerida quando movimentos do pescoço ou deglutições repetidas facilitam a passagem do bolo para o estômago. A diferenciação entre lesões estruturais e funcionais são os primeiros passos para categorizar essa condição.

A Associação Americana de Gastroenterologia publicou recentemente uma posição sobre o manejo da disfagia orofaríngea.[38] Embora sejam principalmente direcionados para a avaliação e o manejo de adultos com disfagia, os objetivos clínicos podem ser aplicados para as crianças:

1. Determinar se a disfagia orofaríngea está presente e identificar a etiologia.
2. Identificar as etiologias estruturais da disfagia orofaríngea.
3. Determinar a integridade funcional da deglutição.
4. Avaliar o risco de aspiração.
5. Determinar se o padrão de disfagia é passível de tratamento.

Em termos práticos, a avaliação de uma criança com suspeita de disfagia orofaríngea deve constar de uma abordagem multidisciplinar tanto quanto possível, com participação do pediatra, radiologista pediátrico, fonoaudiólogo, terapeuta ocupacional e nutricionista.

Inicialmente deve-se obter uma história alimentar, tarefa difícil na maioria das vezes, visto que a maior parte dos pacientes é neurologicamente comprometida. As informações geralmente são fornecidas pelas pessoas que cuidam da criança. Uma outra dificuldade reside na identificação dos alimentos que realmente estão relacionados com aspiração para as vias aéreas em decorrência da aspiração silente, muito comum em pacientes com doença neurológica.

São dados importantes da história clínica: identificação das pessoas que cuidam da criança; local das refeições (em casa ou em instituição); métodos para alimentação (tipos de utensílios utilizados); posição de cabeça, pescoço e corpo durante a alimentação; volume oferecido e tolerado; tempo gasto para uma alimentação completa; presença de mastigação ou 'sialorréia' (sugestivo de anormalidades da fase oral); presença de disfagia e odinofagia; e história de engasgo, sufocação ou tosse associados à alimentação.

Novamente, a determinação do momento da ocorrência de engasgo, sufocação ou tosse, isto é, se antes, durante ou após a criança engolir, pode ajudar a 'localizar' a fase acometida.

A avaliação nutricional também é muito importante. Os objetivos são avaliar o estado nutricional atual da criança, estimar as necessidades protéico-calóricas para um crescimento adequado e direcionar um plano quanto ao tipo e à via de alimentação.

O exame físico de uma criança com distúrbio de deglutição deve incluir o exame das estruturas da cavidade oral e orofaringe. As alterações estruturais na faringe devem ter avaliação otorrinolaringológica. A sensação de sufocação deve ser observada, se ausente, é contra-indicada a alimentação via oral e, se hiperativo, espera-se associação com problemas na alimentação.

A ausculta cervical avalia os sons da deglutição através de um estetoscópio ou um microfone (ausculta cervical digital) colocados sobre a laringe e freqüentemente realizada em semiologia fonoaudiológica. A característica acústica mais importante do som da deglutição corresponde ao movimento do bolo alimentar através do músculo cricofaríngeo e também os demais ruídos pela movimentação hióidea, laríngea e epiglótica, que podem contribuir com o sinal acústico da deglutição. Esses sons da deglutição podem estar alterados quando há aspiração para as vias aéreas. Os sons da aspiração de líquido fino podem simular um borbulhar ou algo semelhante a "um resto de água descendo pela pia". Já um estridor pós-deglutição ou fonação com som "molhado" poderia resultar de penetração laríngea com ou sem aspiração.[39] Existem três locais no pescoço onde os sons são mais bem ouvidos em adultos: ponto médio entre o lugar acima do centro da cartilagem cricóidea e o lugar imediatamente acima da jugular, sobre a borda lateral da traquéia imediatamente inferior à cartilagem cricóidea ou sobre o centro da cartilagem cricóidea. É um exame simples, não-invasivo, que depende da experiência do examinador e cuja capacidade preditiva pode chegar a 85% para aspiração para as vias aéreas. É parte da avaliação fonoaudiológica de rotina de pacientes com problemas na deglutição.[39]

A observação da alimentação da criança é de grande utilidade para o diagnóstico clínico. O tempo recomendado de observação da alimentação não deve ser inferior a 15 minutos, pois algumas crianças, por exemplo, cardiopatas, podem apresentar sinais de fadiga à alimentação. A função oral motora é testada durante a parte inicial da alimentação pela presença ou ausência de habilidades motoras próprias da idade. Alguns aspectos devem ser observados: movimentos não habitualmente presentes em crianças com desenvolvimento motor adequado, por exemplo, extrusão da língua, extrusão maxilar e reflexo de mordida mantido; persistência de reflexos primitivos (sucção) na criança maior; posição de cabeça, pescoço e corpo durante a alimentação; comportamentos anormais como extrusão da língua, aversão da boca ao alimento, engasgo, sufocação ou ruminação. É também importante a observação da mudança na qualidade da voz após a alimentação: voz ou choro 'molhados' sugerem aspiração laríngea.

EXAMES LABORATORIAIS

Serão apresentados a seguir os testes disponíveis para a avaliação da disfagia na criança. Os testes especializados de deglutição permitem uma ampla categorização dos distúrbios da deglutição. Infelizmente esses testes são descritivos e fornecem poucas informações quanto aos mecanismos fisiopatológicos.

Seriografia contrastada de esôfago, estômago e duodeno (REED)

A avaliação diagnóstica da criança com disfagia geralmente se inicia com a avaliação radiológica. Anormalidades estruturais podem ser identificadas prontamente, assim como a dismotilidade da orofaringe e do esôfago. Alterações radiológicas da acalasia, membranas, estenoses e fístulas esofágicas podem ser identificadas. O estudo dinâmico é importante. Diferentes consistências de contraste também devem ser testadas em determinados casos porque às vezes um estreitamento esofágico pode não ser visualizado num exame com bário fluido, e sim com consistência mais firme. Como regra geral, é recomendável a utilização da consistência alimentar à qual a criança apresenta disfagia, além da consistência líquida de rotina.

Videofluoroscopia da deglutição

Atualmente é o exame de escolha para a avaliação do paciente com distúrbio da deglutição (disfagia orofaríngea). Fornece informações da anatomia oral, faríngea e esofágica superior, além de mostrar evidências de incoordenação oral e faríngea e detectar episódios de aspiração que contra-indicariam a alimentação oral em determinados pacientes.

Uma série de deglutições de volumes e consistências variados de material contrastado é obtida numa projeção lateral, onde se incluem orofaringe, palato, esôfago proximal e via aérea proximal. O estudo fornece evidências de quatro categorias de disfunção orofaríngea: inabilidade ou atraso excessivo para início da deglutição faríngea, aspiração do material, regurgitação nasofaríngea e resíduo do material ingerido na cavidade faríngea após a deglutição.

É um exame útil no manejo dos pacientes dependentes de variações de volume e consistência alimentar, assim como para checar diferentes posturas e técnicas compensatórias. No entanto, envolve exposição à radiação e não fornece dados quantitativos relacionados com a função das estruturas oral e faríngea durante a deglutição.

O significado clínico das pequenas aspirações que ocorrem durante a deglutição ainda permanece obscuro. São poucos os estudos de penetração laríngea como um evento diagnóstico separado da aspiração. Em um estudo de 125 crianças com disfagia, a penetração laríngea foi observada em 60% das crianças, sendo 31% com penetração profunda. Das crianças com penetração profunda, 85% aspiraram, sugerindo uma forte correlação entre esses dois eventos.[40]

Em outro estudo de 472 recém-nascidos a termo com vômitos e sintomas respiratórios (suspeita de RGE), 13,4% apresentavam distúrbio da deglutição diagnosticado na videofluoroscopia. Destes, 70% apresentaram aspiração traqueal e 30%, penetração laríngea. Todos foram avaliados com diferentes consistências e beneficiados com o tratamento.[41] Prevalência semelhante foi encontrada em outro estudo de 112 lactentes neurologicamente normais com sintomas respiratórios (broncoespasmos e pneumonias de repetição), 11% tiveram videofluoroscopia alterada, sem RGE.[42]

Manometria

A maioria dos pacientes com disfagia pode se beneficiar da avaliação manométrica, exceto nos casos em que uma lesão estrutural é claramente demonstrada na radiologia. A manometria avalia a motilidade do esôfago, incluindo o EES, o EEI e a faringe. Idealmente deve ser realizado com o paciente não-sedado, examinando-se cada área durante as deglutições com e sem líquido.[43] Nas crianças com comprometimento neurológico ou muito pequenas, as deglutições podem ser estimuladas pelo reflexo de Santimer (sopro de ar no rosto).

Os parâmetros que podem ser avaliados incluem: amplitude, duração e velocidade de propagação das ondas de contração esofágica; relaxamento, coordenação e pressão basal do EEI e EES. Algumas patologias podem ser diagnosticadas pela manometria esofágica: acalasia, esôfago em quebra-nozes, motilidade esofágica ineficaz, esclerodermia, esofagite de refluxo e espasmo esofágico difuso.[44]

Endoscopia digestiva alta

É o exame ideal para o estudo dos detalhes da mucosa esofágica, sendo diagnóstico e terapêutico ao mesmo tempo. Para a disfagia resultante de lesões estruturais, a endoscopia fornece a informação de relação da área de estenose com esofagite de refluxo, esôfago de Barrett ou hipertrofia muscular. Procedimentos terapêuticos, como, por exemplo, a dilatação esofágica, podem ser realizados ao mesmo tempo para as lesões estruturais extrínsecas congênitas ou adquiridas. A endoscopia também pode identificar a natureza inflamatória ou neoplásica da disfagia. É fundamental na suspeita de "pseudo-acalasia", isto é, nos casos em que a presença de doença neoplásica na junção esofagogástrica pode simular um quadro de acalasia.

É importante lembrar que o aspecto normal da mucosa esofágica na endoscopia, principalmente de crianças pequenas, não exclui esofagite histológica. A biopsia esofágica é sempre recomendada quando uma endoscopia diagnóstica é realizada, mesmo com achado endoscópico normal.

Ultra-sonografia

Representa uma nova modalidade de avaliação da disfagia orofaríngea. A movimentação das estruturas na cavidade oral, como a língua e o assoalho inferior da boca, pode ser visualizada durante a deglutição, colocando-se um transdutor na região submentoniana, direcionando o raio para a língua. Esta técnica tem sido utilizada para identificar movimentos das estruturas orais em lactentes alimentados ao seio materno e mamadeira[45,46] ou em crianças desnutridas com deficiência neurológica.[47] As desvantagens do exame incluem a pobre visualização da orofaringe em decorrência da sombra acústica das estruturas ósseas do pescoço e falta de medidas padronizadas.

Cintilografia

Envolve a deglutição de alimento marcado com radiofármaco. O tecnécio^{99m} geralmente é o radiofármaco utilizado em estudos de deglutição; não é absorvido após administração oral e não se adere à mucosa gastrointestinal. As informações obtidas são medida de tempo de trânsito pelas estruturas estudadas e estimativa de volume intraluminal. A vantagem é a menor exposição à radiação que a videofluoroscopia e a desvantagem é a baixa resolução da imagem. Tem sido utilizada em adultos para avaliar o trânsito alimentar pela orofaringe[48] ou aspiração.[49,50] Infelizmente este método possui pouca sensibilidade para detectar aspiração em pacientes sabidamente aspiradores. Até o presente momento, a experiência clínica com o uso desse teste em crianças é limitada.

Videoendoscopia da deglutição

É realizada passando-se um videoendoscópio transnasal, permitindo a visualização direta de superfícies mucosas das fossas nasais, *cavum*, cavidade oral, nasofaringe, faringe e laringe e movimentação das pregas vocais. Este é um bom método para a identificação de lesões estruturais intracavitárias e biopsia de anormalidades da mucosa. A avaliação da deglutição também pode ser realizada como uma extensão do exame endoscópico padrão. A deglutição de alimentos coloridos com pigmento ou o próprio leite faz parte do exame. O estudo pode identificar uma inabilidade ou atraso excessivo no início da deglutição faríngea e presença de resíduo do alimento ingerido dentro da cavidade faríngea após deglutição.

A aspiração pode ser inferida pela presença de secreção orofaríngea acumulada e a existência de alimento na via aérea subglótica. Também pode ser observada a aspiração quando há passagem de alimento pelas pregas vocais atingindo a traquéia. O endoscópio pode ser posicionado em alguns locais: nível do palato mole para ver a base da língua, epiglote e parede superior da faringe; e abaixo da epiglote para ver o vestíbulo da laringe.[8] Recentemente a nasoendoscopia tem sido adaptada para também avaliar em adultos a integridade da sensação faríngea usando um estímulo com ar para evocar a adução glótica.[51]

TRATAMENTO

A avaliação clínica e os exames laboratoriais são capazes de fornecer uma nítida idéia dos mecanismos envolvidos na disfunção orofaríngea em todos os pacientes com disfagia. No entanto, o diagnóstico da doença de base da disfagia não é passível de esclarecimento na totalidade dos casos. Em muitos pacientes, a avaliação é realizada pela combinação de história clínica, exame físico e videofluoroscopia, sendo esta última considerada como avaliação primária para a disfagia orofaríngea. Outros testes são realizados dependendo das questões específicas levantadas por esta avaliação inicial. Na tentativa de uma melhor avaliação e manejo do paciente pediátrico com disfagia apresenta-se, na Figura 33-4, um novo algoritmo modificado baseado nas recomendações da *American Gastroenterology Association*[38] e de Tuchman, 2000.[12]

As decisões de tratamento potencialmente influenciadas pela avaliação da deglutição são categorizadas em: 1. identificação de doença sistêmica de base; 2. aspiração grave necessitando de alimentação não-oral; 3. caracterização das síndromes disfágicas passíveis de cirurgia ou dilatação; 4. identificação de padrão específico de disfunção orofaríngea que tem diagnóstico específico, terapêutica e implicação no prognóstico.[8]

A terapia deve ser instituída de acordo com a causa da disfagia. O tratamento definitivo é disponível para alguns problemas, enquanto a terapia de suporte deve ser suficiente para outras. A acalasia cricofaríngea, por exemplo, pode ser tratada com descompressão neurocirúrgica se causada por malformação de Chiari; com dilatação ou miotomia do músculo cricofaríngeo, se idiopática e associada a função orofaríngea normal.

A terapia farmacológica é disponível para algumas doenças primárias de motilidade esofágica, como por exemplo, o uso da nifedipina na acalasia, embora sem efeito comprovado em longo prazo. Para as doenças sem terapia definitiva conhecida, é fundamental a utilização de técnicas que mantenham a nutrição enquanto protegem contra a aspiração para as vias aéreas. A manutenção da alimentação por via oral dependerá da gravida-

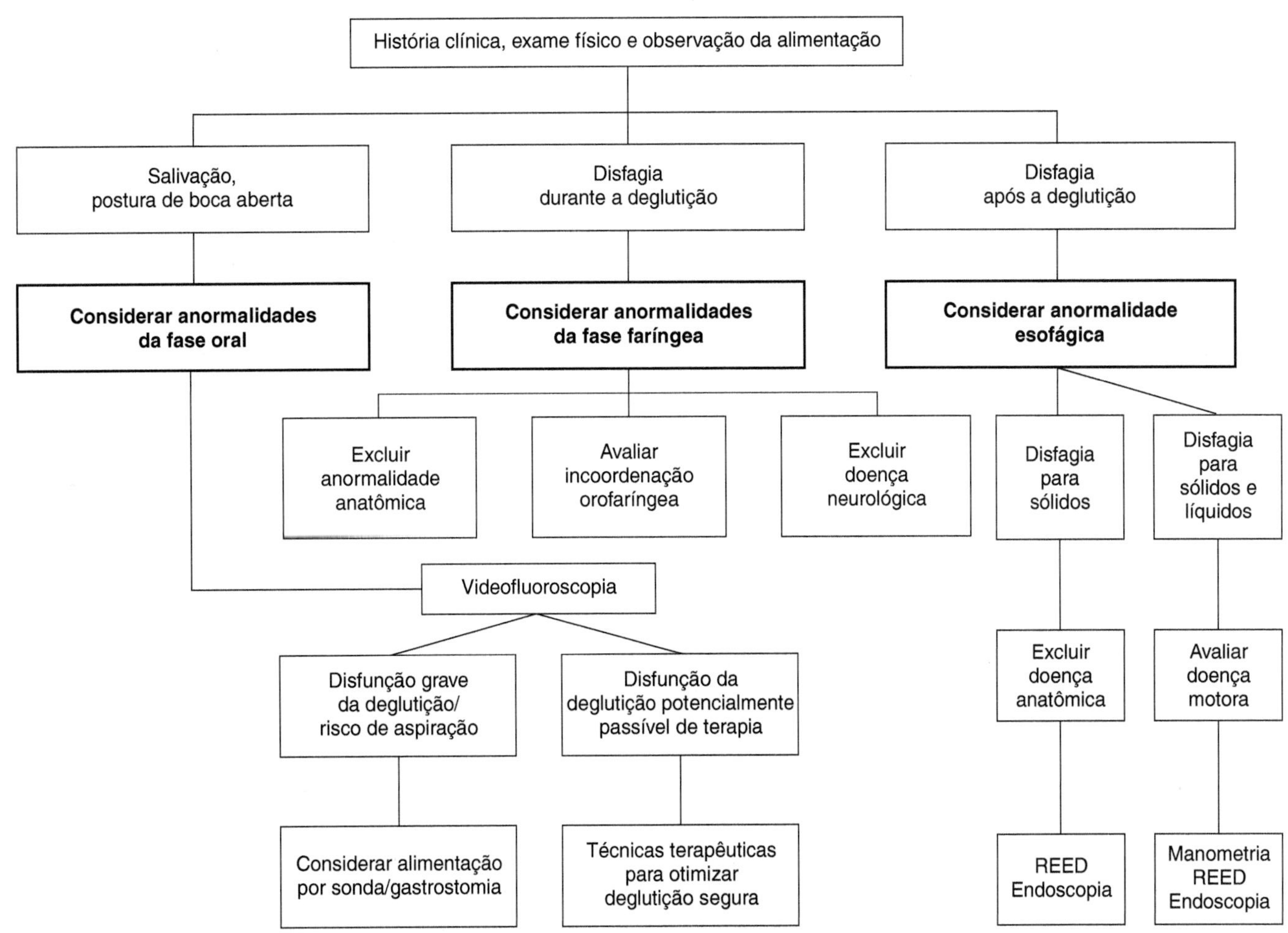

Fig. 33-4. Algoritmo proposto para avaliação e manejo da criança com disfagia.

de da doença e dos mecanismos compensatórios disponíveis. É válida a atuação de especialistas em técnicas de reabilitação oral, lembrando que os planos devem ser traçados no contexto de um grupo multidisciplinar, onde estejam também envolvidos os fonoaudiólogos e fisioterapeutas.

A alimentação por via oral de pacientes com disfagia orofaríngea pode freqüentemente ser melhorada por mudanças nos alimentos (consistências e temperatura), utensílios ('canudo' e colher), posição (de corpo, cabeça e pescoço) e comportamentos facilitadores de deglutição segura. As informações das diferentes consistências de alimentos (líquido, pastoso fino, pastoso grosso, sólido) como forma de alimentação segura são obtidas previamente na videofluoroscopia da deglutição.

Com relação à consistência dos alimentos, sabe-se que os alimentos espessados facilitam a deglutição nas crianças com problemas nas fases orais, faríngeas e de incoordenação entre respiração e deglutição. No entanto, as diferentes consistências (líquido, pastoso e sólido) devem ser introduzidas respeitando um período de adaptação, isto é, a criança deverá se acostumar com uma determinada consistência antes de iniciar a próxima. O uso de diferentes consistências ao mesmo tempo não é recomendado, visto que a criança pode não coordenar a deglutição de alimentos que requeiram ações diferentes.

O desempenho na deglutição pode variar de acordo com a temperatura do alimento, assim como também os tipos de utensílios. Se a criança já estiver na idade em que tenha capacidade de comer com o auxílio de colher, esta deverá ser indicada, mesmo que tenha 'pulado' a fase da sucção. O uso de 'canudos' é útil na estimulação da mobilização dos lábios e também para crianças com dificuldade para segurar o copo.

Com relação à postura da criança para a alimentação, sabe-se que as fases oral e faríngea da deglutição são influenciadas pela posição da cabeça e do tronco. As crianças com problemas posturais, por exemplo, com paralisia cerebral, representam o principal grupo de pacientes. A flexão da cabeça facilita a deglutição em geral, aumentando o espaço valecular e facilitando a passagem do alimento para a hipofaringe. Entretanto, este movimento deve ser realizado com cuidado em recém-nascidos pelo risco de apnéia.[52] As recomendações direcionadas para o grupo de neonatos com disfagia orofaríngea são apresentadas no Capítulo 45 deste livro.

Uma atenção especial deve ser dispensada à criança com paralisia cerebral, que embora sendo um grupo heterogêneo, apresenta anormalidades importantes na deglutição: disfunção lingual, deglutição demorada e peristalse faríngea alterada. Outros problemas incluem extrusão da língua, reflexo de mordida prolongado e salivação. As conseqüências são trânsito oral lento com tempo prolongado de alimentação; dificuldade de formação do bolo alimentar e escape para a faringe, facilitando a aspiração; e trânsito faríngeo lento, resultando em resíduo faríngeo após a deglutição, facilitando a aspiração. São poucos os estudos mostrando a eficácia do tratamento conservador nessas crianças. A maioria dos casos graves acarreta um tempo prolongado de alimentação, às vezes com duração de mais de uma hora, sendo que o tempo aceitável para uma alimentação normal é de até 30 a 40 minutos. Para esses casos a alimentação não-oral deve ser considerada, visto que a criança pode se cansar com o tempo prolongado, aumentando o risco de aspiração.[53] É comum a utilização de sondas nasogástricas ou nasoenterais e gastrostomia como alternativas à alimentação por via oral.

Finalmente é importante lembrar que existem inúmeras doenças relacionadas à disfagia na criança e conseqüentemente uma diversidade de tratamentos propostos, no entanto, o objetivo comum do tratamento é melhorar o prognóstico e a qualidade de vida da criança com disfagia. Para tanto, é necessário o reconhecimento precoce desse problema, o diagnóstico da doença de base e a intervenção apropriada. Em muitos casos, o objetivo da avaliação clínica é instituir a melhor prática aceita do manejo, independente se isto tenha sido demonstrado para melhorar o prognóstico. Este fato pode ser aplicado, por exemplo, às crianças com doença neurológica, cujo objetivo da mudança de hábito alimentar é melhorar a morbidade e as condições de qualidade de vida, sem contudo resolver o seu problema basal.

REFERÊNCIAS BIBLIOGRÁFICAS

1. Rudolph CD, Link DT. Feeding disorders in infants and children. *Pediatr Clin North Am* 2002;49:97-112.
2. Tuchman DN, Walter RS. Disorders of deglutition. In: Tuchman DN, Walter RS. (Eds.). *Disorders of feeding and swallowing in infants and children. Pathophysiology, diagnosis and treatment.* San Diego: Singular Publishing Group Inc 1994;53-74.
3. Miller AJ. Neurophysiology basis of swallowing. *Dysphagia* 1986;1:91-100.
4. Rudolph CD. Feeding disorders in infants and children. *J Pediatr* 1994;125:S116-124.
5. Milla PJ. Feeding, tasting and sucking. In: Walker A, Durie PR, Hamilton JR *et al.* (Eds.). *Pediatric gastrointestinal disease. Pathophysiology, diagnosis, management.* Canada: BC Decker Inc 1991:217-23.
6. Bennett JR, Castell DO. Overview and symptom assessment. In: Castell DO, Richter JE. (Eds.). *The esophagus.* Philadelphia; Lippincott Williams and Wilkins, 1999. p. 33-44.
7. Walter RS. Issues surrounding the development of feeding and swallowing. In: Tuchman DN, Walter RS. (Eds.). *Disorders of feeding and swallowing in infants and children. Pathophysiology, diagnosis and treatment.* San Diego: Singular Publishing Group Inc, 1994. p. 27-35.
8. Cook IJ, Kahrilas PJ. American Gastroenterology Association review on management of oropharyngeal dysphagia. *Gastroenterology* 1999;116:455-78.
9. Baujat G, Faure C, Zaouche A *et al.* Oroesophageal motor disorders in Pierre-Robin syndrome. *J Pediatr Gastroentrol Nutr* 2001;32:297-302.
10. Orenstein SR. Dysphagia and vomiting. In: Wyllie R, Hyams JS. (Eds.). *Pediatric gastrointestinal disease. Pathophysiology, diagnosis, management.* Philadelphia: WB Saunders Company, 1993. p. 135-50.
11. Dantas RO, Cook IJ, Dodds WJ *et al.* Biomechanics of cricopharyngeal bars. *Gastroenterology* 1990;99:1269-74.

12. Tuchman DN. Disorders of deglutition. In: Walker WA, Durie PR, Hamilton JR *et al.* (Eds.). *Pediatric gastrointestinal disease. Pathophysiology, diagnosis, management.* Canada: BC Decker Inc, 2000. p. 277-88.
13. Fisher SE, Painter M, Milmoe G. Swallowing disorders in infancy. *Pediatr Clin North Am* 1981;28:845-53.
14. De Caluwe D, Nassogne MC, Reding R *et al.* Cricopharyngeal achalasia: case reports and review of the literature. *Eur J Pediatr Surg* 1999;9:109-12.
15. Staiano AM, Cucchiara S, De Vizia B *et al.* Disorders of upper esophageal sphincter motility in children. *J Pediatr Gastroenterol Nutr* 1987;6:892-98.
16. Brokks A, Millar AJ, Rode H. The surgical management of cricopharyngeal achalasia in children. *Int J Pediatr Otorhinolaryngol* 2000;56:1-7.
17. Werlin SL, Dodds WJ, Hogan WJ *et al.* Esophageal motor function in esophageal atresia. *Dig Dis Sci* 1981;26:795-800.
18. Vaezi MF, Richter JE. Diagnosis and management of achalasia. *Am J Gastroenterol* 1999;94:3406-12.
19. Azizkhan RG, Tapper D, Eraklis A. Achalasia in childhood: a 20-year experience. *Pediatr Surg* 1980;15:452-56.
20. Grant DB, Branes ND, Dumic M *et al.* Neurological and adrenal dysfunction in the adrenal insufficiency/alacrima/achalasia (3A) syndrome. *Arch Dis Child* 1993;68:779-82.
21. Persic M, Prpi I, Huebner A *et al.* Achalasia, alacrima, adrenal insufficiency, and autonomic dysfunction: double A, triple A, or quaternary A syndrome? *J Pediatr Gastroenterol Nutr* 2001;33:503-4.
22. Aichbichler BW, Eherer AJ, Petritsch W *et al.* Gastric adenocarcinoma mimicking achalasia in a 15-year-old patient: a case report and review of the literature. *J Pediatr Gastroenterol Nutr* 2001;32:103-6.
23. Rosario FD, Di Lorenzo C. Achalasia and other motor disorders. In: *Pediatric gastrointestinal disease.* Wyllie R, Hyams JS. (Eds.). Philadelphia: WB Saunders Company, 1999. p. 189-97.
24. Perisic VN, Scepanovic D, Radlovic N. Nonoperative treatment of achalasia. *J Pediatr Gastroenterol Nutr* 1996;22:45-47.
25. Hamza AF, Awad HA, Hussein O. Cardiac achalasia in children. Dilatation or surgery? *Eur J Pediatr Surg* 1999;9:299-302.
26. Babu R, Grier D, Cusick E *et al.* Pneumatic dilatation for childhood achalasia. *Pediatr Surg Int* 2001;17:505-7.
27. Emblem R, Stringer MD, Hall CM *et al.* Current results of surgery for achalasia of the cardia. *Arch Dis Child* 1993;68:749-51.
28. Lelli JL, Drongowski RA, Coran AG. Efficacy of the transthoracic modified Heller myotomy in children with achalasia – a 21-year experience. *J Pediatr Surg* 1997;32:338-41.
29. Catto-Smith AG, Machida H, Butzner JD *et al.* The role of gastroesophageal reflux in pediatric dysphagia. *J Pediatr Gastroenterol Nutr* 1991;12:159-65.
30. Vicente Y, Peredo GH, Molina M *et al.* Acute food bolus impactation without stricture in children with gastroesophageal reflux. *J Pediatr Surg* 2001;36:1397-400.
31. Harnsberger JK, Corey JJ, Johnson DG *et al.* Long-term follow-up of surgery for gastroesophageal reflux in infants and children. *J Pediatr* 1983;102:505-8.
32. Milla PJ. Influence of nutrition on psychomotor development. *J Ped Gastroenterol Nutr* 1997;25:S9-S10.
33. Arvedson JC. Behavioral issues and implications with pediatric feeding disorders. *Semin Speech Lang* 1997;18:51-69.
34. Douglas JE, Byron M. Interview data on severe behavioral eating difficulties in young children. *Arch Dis Child* 1996;75:304-8.
35. Tolia V. Very early onset nonorganic failure to thrive in infants. *J Pediatr Gastroenterol Nutr* 1995;20:73-80.
36. Goldani HAS. Motilidade do trato digestivo superior em crianças com problemas de alimentação e refluxo gastroesofágico. Tese de Doutorado. Ribeirão Preto: Faculdade de Medicina de Ribeirão Preto Universidade de São Paulo. 1999. 99 p.
37. Dellert SF, Hyams JS, Treem WR *et al.* Feeding resistance and gastroesophageal reflux in infancy. *J Pediatr Gastroenterol Nutr* 1993;17:66-71.
38. American Gastroenterology Association. American gastroenterology association medical position statement on management of oropharyngeal dysphagia. *Gastroenterology* 1999;116:452-54.
39. Almeida ST. Detecção dos sons da deglutição através da ausculta cervical. In: Jacobi JS, Levy DS, Silva LMC. (Eds.). *Disfagia. Avaliação e tratamento.* Rio de Janeiro: Revinter, 2003. p. 373-81.
40. Friedman B, Frazier JB. Deep laryngeal penetration as a predictor of aspiration. *Dysphagia* 2000;15:153-58.
41. Mercado-Deane MG, Burton EM, Harlow AS *et al.* Swallowing dysfunction in infants less than 1 year of age. *Pediatr Radiol* 2001;31:423-8.
42. Sheikh S, Allen E, Shell R *et al.* Chronic aspiration without gastroesophageal reflux as a cause of chronic respiratory symptoms in neurologically normal infants. *Chest* 2001;120:1190-5.
43. Dantas RO, Goldani HAS, Bigelli RHM *et al.* Manometria do esôfago na criança. *GED* 2002;21:99-103.
44. Dalton CB, Castell JA. The manometric study. In: Castell DO, Castell JA. (Eds.). *Esophageal motility testing.* Connecticut: Appleton & Lange 1994. p. 35-60.
45. Weber F, Woolridge MW, Baum JD. An ultrasonographic study of the organization of sucking and swallowing by newborn infants. *Dev Med Child Neurol* 1986;28:19-24.
46. Nowak AJ, Smith WL, Erenberg A. Imaging evaluation of breast-feeding and bottle-feeding systems. *J Pediatr* 1995;126:S130-4.
47. Yang WT, Loveday EJ, Metreweli C *et al.* Ultrasound assessment of swallowing in malnourished disabled children. *Br J Radiol* 1997;70:992-94.
48. Holt S *et al.* Scintigraphic measurement of oropharyngeal transit in man. *Dig Dis Sci* 1990;35:1198-204.
49. Silver KH *et al.* Scintigraphy for the detection and quantification of subglottic aspiration: preliminary observations. *Arch Phys Med Rehabil* 1991;72:902-10.
50. Heyman S *et al.* Volume dependent pulmonary aspiration of a swallowed redionuclide bolus. *J Nucl Med* 1997;38:103-4.
51. Aviv JE, Martin JH, Keen MS *et al.* A. Air pulse quantification of supraglottic and pharyngeal sensation: a new technique. *Ann Otol Rhinol Laryngol* 1993;102:777-80.
52. Arvedson J. Management of pediatric dysphagia. *Otolaryngol Clin North Am* 1998;31:453-76.
53. Arvedson J. Management of swallowing problems. In: Arvedosn JC, Brodsky L. (Eds.). *Pediatric swallowing and feeding. Assessment and management.* San Diego: Singular Publishing Group Inc, 1993. p. 327-87.

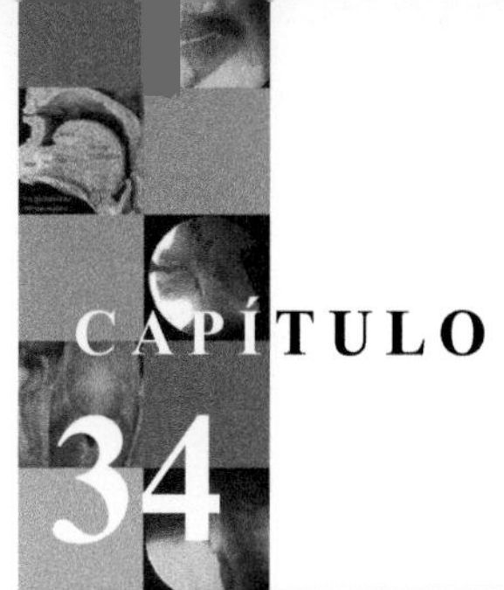

CAPÍTULO 34

NEONATOS

Ana Maria Hernandez

▶ INTRODUÇÃO

Os distúrbios da deglutição podem ocorrer tendo subjacente a eles uma grande variedade de diagnósticos médicos e múltiplas condições clínicas. No espectro da faixa etária atingida, atravessa todos os segmentos, desde o neonato até o idoso.

Historicamente, a intervenção fonoaudiológica nos distúrbios da deglutição e alimentação na população infantil teve início na década de 1930, no atendimento a pacientes portadores de paralisia cerebral.[6] Inicialmente a abordagem adotada se dava ou numa perspectiva funcional/reabilitativa (modificando utensílios e fornecendo equipamentos adaptativos) ou neuromuscular (modificando o tônus, a mobilidade, o posicionamento, o alinhamento), exemplificada pela abordagem neurodesenvolvimental.[79] Com o incremento da participação de profissionais da fonoaudiologia em UTIs neonatais e pediátricas atuando com os distúrbios de deglutição, foram exigidas novas abordagens, adaptando-as às características dos indivíduos atendidos, já que neste espectro, as alterações podem se dar por uma ampla gama de combinações de categorias etiológicas.[20] E as patologias neuromusculares podem não se evidenciar claramente, seja pela inexistência das mesmas, seja porque não estejam ainda exuberantes.

No Brasil, os primeiros relatos publicados de intervenção fonoaudiológica na função deglutitória de neonatos em ambiente hospitalar se deram em meados da década de 1980, início de 1990.[64,66,9] Hoje em dia, acompanhamos a evolução de recém-nascidos que se apresentam em condições clínicas instáveis, com grau variado de dificuldades anatômicas e funcionais, e diversos estudos têm sido publicados a respeito.[34-38,52,53,79,82]

Entretanto, a amplitude e complexidade dos problemas apresentados continuam a desafiar os profissionais que atuam na área, pois a alimentação é um dos comportamentos neonatais mais complexos, envolvendo o controle postural global e específico dos órgãos fonoarticulatórios, o suporte e o controle respiratórios e a coordenação entre estes controles. Assim, pode-se inferir que a prontidão e eficiência do bebê para alimentação e a competência na sucção refletem sua condição de saúde geral e neurológica,[41] com forte valor prognóstico para o desenvolvimento neurocomportamental.[21]

Por outro lado, o mau desempenho na função de alimentação e deglutição tem sido apontado como 1º sinal de dano neurológico,[39,3,54,59] podendo desencadear ou contribuir para o recrudescimento de outras patologias, constituindo condições de co-morbidade, como nas broncopneumonias, nas bronquiolites,[57,62] nas doenças broncopulmonares,[43,72,79] nos quadros infecciosos em geral, agravando as condições clínicas do neonato, com conseqüências adversas para seu desenvolvimento e sua sobrevivência.

Alterações neurológicas e outras doenças sistêmicas podem estar associadas à disfagia, contribuindo para o impacto na nutrição. Sabe-se que a adequada nutrição é necessária para o desenvolvimento de todo o sistema corporal e mental da criança[24] e que a desnutrição pode ocorrer rapidamente no lactente e na criança pequena, principalmente naqueles com um baixo desenvolvimento intra-útero.[27]

A despeito da garantia de sobrevivência proporcionada pela alimentação parenteral e/ou por gavagem, o estabelecimento de uma alimentação oral funcional é um importante objetivo a ser atingido nas unidades neonatais, constituindo-se em um critério relevante para indicação de alta hospitalar.[35] Este aspecto, associado à influência recíproca entre a disfagia e outras condições patológicas, reforça a importância de detecção, avaliação e terapia tanto em casos de risco como naqueles em que o distúrbio já está estabelecido, e se constitui em importante área de investigação e atuação nos cuidados dos neonatos e lactentes, justificando a intervenção fonoaudiológica em unidades neonatais.[38]

É uma intervenção de caráter eminentemente preventivo, senão em termos de prevenção primária, mas atuando principalmente na detecção e minimização de seqüelas, pois as dificuldades de alimentação emergem como fatores individuais de risco, com implicações na saúde do bebê a curto, médio e longo prazos. A intervenção precoce permite, muitas vezes, que este círculo se rompa e bebês com impedimentos graves possam manter as condições para a transição da alimentação por via oral futura ou possam mesmo desmamar da sonda enteral, de forma segura, preservando a saúde global e pulmonar, o que contribui para a alta hospitalar mais precoce e favorece a interação da mãe com seu bebê.[18,34,42,79]

Este capítulo busca discutir os fatores etiológicos dos distúrbios de deglutição, os aspectos de normalidade da anatomofisiologia e da fisiopatologia da deglutição, os procedimentos avaliativos, as observações que nos remetem às hipóteses diagnósticas e às condutas gerais e específicas nos cuidados com recém-nascidos e lactentes de risco ou com alteração da função alimentar.

DEFINIÇÃO

A disfagia é o sintoma de uma doença de base que se caracteriza pela dificuldade em transferir o bolo alimentar da orofaringe para o esôfago e o estômago, com graus variados de gravidade, podendo ocorrer em qualquer das fases do processo, e comprometendo a nutrição, a hidratação, a saúde pulmonar e o prazer de se alimentar.

As disfagias podem ser classificadas em neurogênicas, mecânicas e psicogênicas. Não há unanimidade entre os autores quanto ao número de fases do processo de deglutição normal. Em geral, costuma-se dividir em fase preparatória, fase oral, laringofaríngea e esofágica.[46] Alguns autores acrescentam a fase antecipatória, que nos momentos iniciais de vida estaria ausente, pois depende do conhecimento e reconhecimento prévios do alimento ofertado. É uma fase que o lactente ou a criança rapidamente adquirem, antecipando as sensações agradáveis da chegada do alimento, como também as desagradáveis. Daí a importância da manutenção de estimulação prazerosa relacionada com os órgãos envolvidos na função de alimentação, mesmo quando a real possibilidade de via oral esteja postergada.

As dificuldades de alimentação e deglutição no período neonatal são variadas, como o são os bebês. O recém-nascido que falha em iniciar a sucção nutritiva, ou que suga ou deglute debilmente, pode estar demonstrando problemas na prontidão para alimentação, doença ou injúria. A dificuldade pode fazer parte de um quadro transitório relacionado com a falta de maturidade, como no caso do recém-nascido pré-termo, mas que pode evoluir para uma disfagia, pode ser a manifestação de uma doença sistêmica ou decorrer de alteração primária anatômica ou funcional de cada uma das estruturas envolvidas no processo, fazendo parte de uma dificuldade persistente congênita ou adquirida.

O diagnóstico fonoaudiológico diferencial é imprescindível, e deve ser preciso no esclarecimento dos aspectos primários envolvidos na dificuldade de alimentação, discriminando-os daqueles compensatórios. Para desempenhar esta tarefa se faz necessário o conhecimento das habilidades do recém-nascido de termo saudável, da fisiologia e fisiopatologia da deglutição e o que esperar do neonato pré-termo.*

*Maiores informações a respeito podem ser buscadas em: Hernandez AM. *Conhecimentos essenciais para atender bem o neonato.* São Paulo: Pulso Ed., 2003.

RECÉM-NASCIDO DE TERMO

O recém-nascido de termo saudável apresenta padrão postural básico de flexão, com exceção da cintura escapular e cabeça, que se apresentam em extensão para garantir o espaço aéreo necessário a sua sobrevivência. Seu tônus permanece rebaixado durante o parto, para poder atravessar o canal pélvico, e durante a 1ª semana de vida. Apresenta postura simétrica, com a cabeça rodada para um dos lados.[37]

Reflexos neurológicos orofaríngeos multissinápticos o habilitam a se alimentar já nas primeiras horas após o nascimento, garantindo sua sobrevivência.[63] Os reflexos fornecem a estrutura, a partir da qual emergirão respostas similares a um nível voluntário. No momento do nascimento devem estar presentes os automatismos orais de busca, sucção, deglutição, mordida e o reflexo nauseoso ou *gag*. A ausência ou incompletude destes automatismos poderá implicar em dificuldades na função alimentar. Wolf afirma que a presença do reflexo da tosse é mais efetiva na defesa do neonato e lactente nos primeiros meses de vida do que a presença do reflexo nauseoso, uma vez que a alimentação nesta faixa etária se constitui exclusivamente de líquidos.[79]

Em 12 meses, a criança passa de uma fase totalmente reflexa para uma quase independência motora, substituindo os automatismos orais por respostas voluntárias, com exceção da deglutição, em suas fases faríngeas e esofágicas, que permanecem reflexas por toda a vida. A persistência dos reflexos, além da idade esperada, pode interferir em seu comportamento motor global e em atividades específicas como as de alimentação, respiração e comunicação. Desta forma, a avaliação dos automatismos reflexos de alimentação de uma criança fornece informações básicas sobre o funcionamento neurológico das estruturas orais motoras, e a presença destes mais a qualidade das respostas permite verificar se a criança possui os componentes neurológicos necessários para a alimentação.

FISIOLOGIA DA DEGLUTIÇÃO

A deglutição e a respiração são 2 das funções básicas mais importantes, que devem estar estabelecidas no momento do nascimento. Embora cada função sirva a um propósito diferente, elas estão intimamente relacionadas pelo espaço virtual que dividem. Assim é que alterações de deglutição e alimentação podem apresentar sintomas respiratórios, e problemas respiratórios podem ser agravados pela alimentação.[19]

A deglutição tem início na vida intra-uterina, por volta da 12ª semana de gestação. No período pós-natal imediato, a função alimentar no recém-nascido é quase que inteiramente reflexiva, aparentando não requerer atividade suprabulbar. Tomando por base o padrão normal do recém-nascido a termo, em poucos dias após o nascimento ele é capaz de sugar, deglutir, adaptando estas funções à respiração, em um bem desenvolvido padrão rítmico, na seqüência de 1:1:1, modificando para o padrão de 2 a 3 sucções por deglutição nas semanas subseqüentes. A sucção nutritiva nesta circunstância é um desempenho neurológico maduro.[15,60,69] É um comportamento consistente no modo de aparecimento, em suas respostas de iniciação e de seqüências. A eficiência da ingestão da fórmula em relação ao tempo gasto difere entre os recém-nascidos normais, variando de 0,17 ml por sugada no período pós-natal para 30 ml ao final do primeiro mês.[65] Lau *et al.*, em 1997, utilizando um dispositivo para fluxo restrito de leite, obtiveram índices aproximados numa amostra com recém-nascidos de baixo peso.[44]

A sucção precede e facilita a deglutição, inibindo simultaneamente a respiração.[69,73,77] Durante a sucção na mamadeira, o bolo alimentar é obtido pela pressão negativa intra-oral juntamente com a pressão positiva exercida sobre o bico pelas gengivas. Na alimentação ao seio, o mecanismo difere quanto à necessidade de succionamento para retirada do leite, mas não quanto à pressão negativa intra-oral necessária para o alongamento e a manutenção do bico do seio na cavidade oral. O bolo é então direcionado para a faringe pela movimentação peristáltica da língua em onda, no sentido posterior[16,23,75] em ação combinada do hióide, dos músculos da mandíbula e do lábio inferior. Cada onda consiste num deslocamento para baixo seguido de um deslocamento para cima, de forma que o succionamento e a compressão se sucedem um ao outro.[73] A movimentação vertical ocorre diferentemente na porção medial da língua, na região de inserção do músculo genioglosso, e é acompanhada pela coordenação recíproca do genioglosso e dos músculos intrínsecos da língua, os quais conectam a porção medial às porções laterais da língua, onde os músculos estiloglosso e hioglosso estão inseridos. Estudos radiográficos em projeção lateral demonstram o direcionamento do bolo sugado do bico através do istmo faucial (entre o palato faríngeo e a língua), através da faringe para o esôfago.[74,75]

Nos primeiros meses de vida, as funções de sucção e deglutição estão intimamente relacionadas, sendo difícil dizer onde termina a sucção e onde se inicia a deglutição. Se a sucção e a deglutição ocorrem no padrão de seqüência de 1/1, o preenchimento da área oral de acumulação alterna-se ritmicamente com a deglutição faríngea. Se 2 ou mais sugadas precederem uma deglutição, o bolo se acumula próximo às junções oral e faríngea, e também nas valéculas. Estes 2 locais de acumulação se separam, assim que o arco faucial se fecha após cada propulsão do bolo.[56] A faringe se move extensivamente durante a deglutição. A constrição se inicia na altura da primeira vértebra cervical e do palato. No início da deglutição, o istmo do palato faríngeo está fechado pela ação combinada dos músculos constritores e palatinos. Essa *peristalse like* de onda descendente nas paredes faríngeas pode ser visualizada na videofluoroscopia ou na nasofibroscopia. O osso hióide se move para frente e para cima, e a língua, tendo direcionado o bolo para a faringe, é pressionada em direção posterior. A língua, portanto, participa na iniciação da deglutição faríngea. A laringe se eleva e se fecha, o que juntamente com a presença da pressão do ar na região garante a proteção das vias aéreas no ato de deglutir.[23] A apnéia da deglutição funciona, pois, como mecanismo protetor, o que nos remete a uma das maiores dificuldades encontradas entre os neonatos pré-termo, que diz respeito ao estabelecimento das pausas respiratórias e do ritmo durante as funções estomatognáticas de sucção × deglutição × respiração. Com a maturação, a deglutição rápida (sem pausa) e a apnéia se tornam menos freqüentes, aparecendo mais consistentemente a tosse e a possível constrição laríngea. Essa transformação está mais relacionada com o processamento neural central do que as mudanças nos receptores da mucosa das vias aéreas.[17] Assim, o tempo de apnéia induzida pela alimentação é um parâmetro a ser considerado como indicador da maturação no desempenho de alimentação no neonato e lactente. Os episódios de apnéia da deglutição prolongados (> 4 segundos) são mais freqüentes em recém-nascido pré-termo, mesmo atingindo a idade pós-concepcional de termo, em comparação com os neonatos de termo. Entretanto, a apnéia provocada por múltiplas deglutições ocorre também nos RNT, demonstrando que a maturação deste aspecto não está completa ao final da gestação.[32]

O segmento faringoesofágico está fechado firmemente, exceto durante a deglutição ou a atividade antiaboral, como na eructação, na regurgitação ou no vômito. Este segmento se abre durante a deglutição pela combinação de inibição, que precede a ativação da onda peristáltica, e o deslocamento mecânico da cartilagem cricóidea, onde o músculo cricofaríngeo e o ligamento suspensório do esôfago estão ligados.

Os centros de controle da respiração e da alimentação se desenvolvem simultaneamente no bulbo. A coordenação da deglutição faríngea do individuo é capaz de se sobrepor e modificar a respiração.[26,50,77]

Durante a sucção nutritiva, a respiração segue-a em seqüência rítmica, de forma que as deglutições estão interpostas entre os pares de inspiração e expiração.[25,77] Esta incorporação pode se retardar em uma seqüência, de modo que a respiração seja suprimida nas primeiras deglutições. Em algum recém-nascido pré-termo, e ocasionalmente em recém-nascido a termo ou recém-nascidos com deficiências, esta apnéia da alimentação pode persistir no decorrer da seqüência, provocando hipercapnia, hipoxia e bradicardia secundária.

O esôfago difere da estrutura faríngea em estrutura, inervação e padrões de funcionamento na alimentação. Durante a sucção nutritiva, a peristalse esofágica é evidente em sentido descendente e em toda a extensão do esôfago.[12,30,31,33,49] Cada sucção inibe brevemente a peristalse esofágica, de forma que, durante a seqüência de sucção nutritiva, os bolos de sucessivas deglutições podem se acumular no esôfago. O controle neural do esôfago e da junção esofagogástrica está incompleto no recém-nascido e na criança pequena, permitindo o refluir de conteúdo gástrico no esôfago,[29,31] a despeito de neonatos de 33 semanas já terem os mecanismos de regulação do esfíncter esofágico superior e o desempenho de relaxamento do mesmo desenvolvidos.[58] Entretanto, as repercussões hemodinâmicas nos eventos de retorno do conteúdo gástrico devem ser consideradas com cautela e medidas médicas e fonoaudiológicas devem ser adotadas.

ETIOLOGIA DAS DISFAGIAS

São considerados antecedentes de risco para a disfagia infantil as seguintes condições:

- Meningite.
- Infecção congênita.
- Anomalias craniofaciais.
- Uso de drogas pela mãe.
- Distúrbios metabólicos da gestante.
- Refluxo gastroesofágico.
- Anomalias do aparelho digestivo.
- Asfixia perinatal.
- Distúrbios neurológicos.
- Infecções nasais e pulmonares.
- Peso de nascimento inferior a 1.500 g.
- Idade gestacional inferior a 37 semanas.
- Ventilação mecânica por mais de 10 dias.
- Intubação orotraqueal ou gástrica prolongada.
- Doenças pulmonares e anomalias do sistema respiratório.[3,61,71]

Embora considerando à parte os fenômenos transitórios de imaturidade do recém-nascido pré-termo, o simples enunciado dos fatores etiológicos da disfagia nos indica diversas condições que freqüentemente acompanham o nascimento prematuro, constituindo-se em verdadeira somatória de condições de risco. Pelas características especiais do recém-nascido pré-termo, principalmente os recém-nascidos pré-termo extremos, que apresentam capacidade gástrica reduzida, motilidade intestinal pobremente integrada, capacidades digestivas limitadas, imaturidade em seus sistemas regulatórios, baixo tônus muscular, alterações respiratórias freqüentes e maior suscetibilidade a intercorrências clínicas, podemos supor ser esta a população com a maior demanda para intervenção fonoaudiológica em UTIs e Unidades de Cuidados Especiais Neonatais, pois além de apresentarem a imaturidade característica do quadro, apresentam inúmeras condições consideradas de risco para a função de alimentação, tais como hemorragias peri e intraventriculares, doença broncopulmonar, hiperbilirrubinemias severas, anemias, asfixia e outros eventos que podem comprometer o funcionamento de seu sistema nervoso central e sua vitalidade geral.[22,38,79]

Bosma aponta a embriologia como um caminho para deslindarmos a origem das dificuldades de alimentação apresentadas pelos neonatos.[16] Segundo ele, as causas e os mecanismos das falhas persistentes de alimentação têm origem provável na história do desenvolvimento da boca e da faringe e em suas representações na região bulbar do cérebro, que podem ter ocorrido na fase inicial do desenvolvimento do embrião ou do feto. As grandes anormalidades resultantes são facilmente detectáveis e classificáveis quanto à topologia do dano: se devidas a falhas no desenvolvimento estrutural das regiões orais, faríngeas e laríngeas, ou de suas representações no cérebro. A maior dificuldade diz respeito aos déficits de desenvolvimento compartilhado entre as áreas orais e faríngeas e a porção bulbar do cérebro. O conceito atual de desenvolvimento considera um mecanismo recíproco entre a formação bulbar e a das estruturas orofaríngeas no desempenho das funções posicionais, respiratórias e de alimentação, ou seja, *inputs* sensoriais da boca e faringe, durante as funções descritas, estimulam o desenvolvimento de regiões do cérebro representando os vários movimentos realizados, que então geram movimentos mais refinados. Estes, por sua vez, geram *inputs* de futuros desempenhos apropriados. O sistema é, pois, recíproco em aspectos periféricos e centrais e influencia o desenvolvimento da estrutura e forma dos músculos e esqueleto na boca, faringe e laringe.

As embriopatias neurológicas mais comuns são as aplasias do núcleo motor e a siringobulbia ou expansão do canal central na área bulbar. A aplasia nuclear na musculatura oral é um mecanismo pouco freqüente, mas significativo de disfagia da sucção, fazendo parte da síndrome de aplasia. A evidência de síndrome de fraqueza muscular localizada, hipoplasia ou contratura pode ser buscada em outras inervações motoras, tais como nos músculos extra-oculares ou na seqüência de Moëbius.[5,16]

No que se refere às alterações na formação das estruturas orofaríngea e laríngea, as alterações da língua e do palato são as mais simples em termos de detecção e de abordagem clínica. Neonatos de termo, com fenda palatina e sem alterações sensoriais e/ou motoras, podem apresentar compensações significativas aos déficits anatômicos. A maior dificuldade associada a hipoplasia palatal ou fenda palatina está presente na seqüência de Pierre Robin, que inclui a hipoplasia mandibular e ptose de língua, com graus variados de obstrução da via aérea faríngea.[52]

As alterações na função de alimentação podem ser decorrentes de lesões adquiridas na fase intra-útero ou no período pós-natal imediato. Dentre estas, as de origem neurológica são as que provocam com maior freqüência a disfagia. As lesões podem ser decorrentes de vários problemas respiratórios e vasculares compartilhados pela mãe e pelo feto durante a gravidez ou no parto, que emergem quando cessa a simbiose materno fetal. Um exemplo clássico é o da incompatibilidade sangüínea e nas miopatias mitocondriais.[16] Fenômenos transitórios como a hipoglicemia transitória do RN de mãe diabética ou a fenilcetonúria podem comprometer a função de alimentação, seja pela depressão geral, seja pela presença de crise convulsiva. No período neonatal, as principais injúrias ao sistema nervoso central no recém-nascido a termo são decorrentes de doenças cardíacas e de encefalopatia hipóxico-isquêmica. No recém-nascido pré-termo a hemorragia periventricular e a leucomalacia periventricular se apresentam com maior freqüência.[3]

Dificuldades respiratórias podem estar presentes e serem resultantes de paralisia bilateral das pregas vocais, em casos de mielomeningocele, comprometendo a respiração e a deglutição, dependendo do maior ou menor espaço de abertura.

As lesões adquiridas do aparato estrutural da orofaringe costumam ser benignas e transitórias. Em geral, são decorrentes de obstrução de vias aéreas altas por congestão da mucosa nasal e aumento de secreção. Episódios de monilíase e herpes simples podem dificultar a função, mas uma vez resolvida a intercorrência, o neonato apresenta desempenho satisfatório na função de alimentação.

O uso prolongado de alimentação parenteral ou enteral por sonda tem sido apontado como a mais comum das seqüelas iatrogênicas de cuidados pediátricos com repercussão na função alimentar, entre os neonatos e lactentes. Autores como Bosma, Morris, Wolf[15,22,51,79] postulam que recém-nascidos que se vêem privados de experiência de alimentação oral e de sucção não-nutritiva podem apresentar, em decorrência, déficits na função de deglutição e/ou alimentação. Pessoalmente considero fundamental permitir a possibilidade de experimentação oral, mas penso que talvez não se possam atribuir as dificuldades unicamente a este fator. Deve-se levar em conta que talvez a condição determinante da dificuldade advenha da multiplicidade de fatores que mantiveram a privação da sucção. O efeito deletério é ainda maior se o recém-nascido necessita de ventilação mecânica via sonda endotraqueal por longos períodos. O estresse repetido da intubação pode tornar a criança defensiva e negativista no contato oral.[68,79]

▶ INTERVENÇÃO

A intervenção terapêutica fonoaudiológica é constituída pela **avaliação clínica da alimentação** e o **tratamento propriamente dito**. A avaliação clínica, por sua vez, tem início pelo conhecimento apurado da história da criança, obtida pelo contato com a equipe, com a família e a leitura do seu prontuário (se o paciente estiver internado).

Avaliação fonoaudiológica

História

A história familiar de problemas neurológicos deve ser pesquisada e pode indicar a presença de doenças hereditárias. O detalhamento do período gestacional deve contemplar a ocorrência de infecções maternas, do uso de drogas e medicamentos, doenças de tireóide, radiação, toxemia, sangramento e poliidrâmnios. Matsaniotis hipotetiza que, de 27 casos de disfagia infantil, 5 são provocados por hipotonia faríngea.[70] Nestes, haveria história de poliidrâmnios. A história do parto pode fornecer informações ainda mais relevantes, tendo em vista a etiologia da disfagia. Hipoxia prolongada, asfixia perinatal ou um parto traumático podem provocar danos neurológicos centrais ou periféricos. A intubação do neonato pode ser a primeira manifestação de um problema congênito ou pode mesmo, se traumática, ser a causa da disfagia.[8] As intercorrências clínicas, os exames e cirurgias realizados, as medicações e a história familiar de desconforto respiratório sugerem as hipóteses etiológicas do distúrbio. É importante pesquisar o ganho de peso do neonato, história de choro freqüente, contorções, vômitos, tosse persistente, ocorrência de febres e pneumonia.

Avaliação

A anatomia e fisiologia intactas, sistema sensorial e tátil preservados, adequação do tônus muscular e postura dos sistemas orofaríngeos e respiratórios, além da estabilidade do sistema nervoso autônomo, são pré-requisitos para uma função alimentar eficiente e segura. Além destes, faz-se necessária uma capacidade de regulação dos estados de consciência e da condição clínica que garanta a energia adequada para o desempenho da função.[22] Assim, todos estes aspectos devem ser contemplados na avaliação do paciente.

A avaliação e o tratamento de recém-nascidos e lactentes com distúrbios de alimentação e deglutição diferem da proposta de intervenção com a população adulta, devendo se considerar as peculiaridades inerentes a estas faixas etárias. São singulares tanto nos aspectos anatômico e fisiológico (tendo a sucção como a 1ª fase da deglutição) quanto na manutenção e estabilidade dos padrões, uma vez que seus organismos estão em desenvolvimento, e, portanto, em constante mudança. Recém-nascidos e lactentes, deste modo, exigem técnicas de intervenção diferenciadas.[20,76]

Características como a ausência de condições cognitivas que lhes permitam atender a comandos em manobras defensivas, e a impossibilidade de descreverem seus sintomas, requerem a observação apurada dos sinais de alterações nos padrões de alimentação. Estes fatores, associados ao caráter etiológico multifatorial, em que condições biológicas e comportamentais interagem,[20] tornam a tentativa de classificar e intervir nos problemas de alimentação e deglutição na população pediátrica um desafio para os terapeutas.

A avaliação é a pedra fundamental sobre a qual estruturaremos nossa proposta terapêutica. Desde que a queixa é de alimentação, faz-se necessário observar como o paciente desempenha a função de deglutição. Deve-se verificar a situação de alimentação mais próxima da rotina do bebê, ou seja: alimentado pelo cuidador habitual, com os utensílios e dieta habituais. Deve ser realizada em 3 momentos distintos: em repouso e no manuseio da enfermagem ou do cuidador, durante o manuseio do fonoaudiólogo e após a alimentação.

No primeiro momento serão observados, coletados e registrados dados quanto ao ambiente maior e menor do neonato, suas condições basais, nível de saturação, freqüência cardíaca, coloração, a configuração anatômica global e em especial da cabeça e do pescoço, postura e mobilidade espontâneas, o tônus global ativo e a simetria da face em repouso e em movimento.

Durante o manuseio do cuidador, pode-se avaliar o grau de responsividade do neonato, sua tolerância ao manuseio e o limiar para o estresse. Até mesmo alguns reflexos e automatismos podem ser observados neste momento.

Ao ser manipulado pelo fonoaudiólogo, deve-se pesquisar a configuração anatômica dos lábios, língua, mandíbula, palato e úvula; a sensibilidade, a postura, o tônus dos órgãos fonoarticulatórios, em repouso e em movimento, e os automatismos orais. Considerando a singularidade da situação de alimentação do neonato, a avaliação da sucção é um procedimento fundamental e deve incluir tanto a sucção não-nutritiva (sem líquido) como a nutritiva, quando há condições para isto. É necessário avaliar a força, o ritmo, o número e o tempo de manutenção de um grupo de sucções, além da postura dos lábios e da língua na função, e a estabilidade de suas condições respiratórias e cardíacas. Através desta avaliação, pode-se conhecer a eficácia alimentar e o padrão de sucção do recém-nascido, apontando os aspectos do mecanismo de sucção que se encontram comprometidos ou imaturos, contribuindo para a determinação de intervenções mais adequadas. A avaliação da sucção também dá indícios sobre alterações motoras orais que, por sua vez, podem contribuir para a detecção e intervenção precoces em certas patologias. Além disto, no caso do recém-nascido pré-termo, tal avaliação fornece dados sobre a capacidade de iniciar a transição da alimentação através de sonda gástrica para a via oral. A avaliação da sucção não-nutritiva, contudo, falha em predizer a ocorrência de apnéia.[67]

Ao avaliar a sucção nutritiva, devem-se valorizar as habilidades e dificuldades do recém-nascido relativas à motricidade oral, como a apreensão do bico ou do mamilo, o acanolamento da língua, o número de sugadas por segundo, por deglutição, por movimento respiratório, podendo desta forma inferir sobre a real coordenação da sucção × deglutição × respiração, mais especificamente com relação à função de alimentação. A observação da respiração, em que se anotam dados relativos ao padrão respiratório típico e qualquer mudança resultante do aumento do esforço físico ou fadiga, é de fundamental importância, bem como dos sinais clínicos de aspiração. Devemos contar com o fácil acesso a aparelhos de aspiração e fornecimento de oxigênio, além da assistência de profissionais habilitados a aspirar o recém-nascido, se necessário, caso o fonoaudiólogo não saiba fazê-lo.

Na avaliação de pacientes com traqueostomia, devemos nos certificar da freqüência de aspirações necessárias, da ocorrência ou não de tosse produtiva e suficiente para limpar as secreções de forma espontânea. Saber da tolerância do bebê para estes procedimentos. A traqueostomia tem sido apontada como fator deletério para a deglutição, pois reduz a elevação e a rotação anterior da laringe, diminuindo o tempo de coaptação glótica com perda da pressão de ar subglótica.[1,81] Entretanto, em casos cujo baixo suporte ventilatório não possibilita que a função de alimentação ocorra, sua presença pode permitir um desempenho mais adequado. Quando em uso de cânula de traqueostomia, o recém-nascido ou lactente pode ser avaliado através da técnica de deglutição de alimento corado com corante alimentar.

É desnecessário dizer da importância do conhecimento dos padrões normais de desenvolvimento motor global e oral, da fisiologia e da fisiopatologia da deglutição,[14,15] além das principais intercorrências clínicas que acometem os recém-nascidos e a influência destas sobre o comportamento geral do recém-nascido, e em especial sobre a função de alimentação.*

Somente baseados no conhecimento de anatomia, fisiologia e fisiopatologia da deglutição, no conhecimento do que esperar do recém-nascido normal saudável de termo e prétermo e de técnicas habilitativas e reabilitativas adequadas é que poderemos avaliar e tratar os distúrbios da deglutição de neonatos.

A história, juntamente com a queixa e os sintomas apresentados, permitirá levantar hipóteses quanto às possíveis causas, indicar a necessidade de exames complementares e os procedimentos para o tratamento.

O tratamento do sistema estomatognático e da função deglutitória é estabelecido, como já foi dito, a partir do conjunto de dados obtidos através da avaliação fonoaudiológica e, quando necessário, apoiado nos exames complementares que podem dizer respeito a outras avaliações clínicas, como a do médico especializado em otorrinolaringologia, em gastroenterologia, em pneumologia, em neurologia e em exames como a videofluoroscopia, o deglutograma (EED), o pneumograma, radiografias de tórax, entre outros, de acordo com a necessidade do caso e dos recursos que a unidade hospitalar dispõe. Desta forma, com o apoio numa abordagem multiprofissional, as decisões sobre o melhor tratamento para a disfagia em neonatos e lactentes serão mais efetivas. *"O melhor tratamento depende da melhor avaliação"*.[4]

Tratamento

Propostas terapêuticas

As propostas terapêuticas deverão respeitar as peculiaridades do caso. Temos como recursos em nossa prática:

- A indução dos automatismos orais ausentes ou incompletos pelas técnicas específicas como *tapping*, massagens, estímulos gustativos, de acordo com o reflexo que se deseje elicitar.[13]
- O estímulo térmico gelado não é indicado para o recém-nascido pré-termo, em face do risco de hipotermia a que estão sujeitos, podendo ser utilizado em neonatos de termo e lactentes maiores que não estejam em condições clínicas instáveis, pois a hipotermia pode comprometer a homeostase e a condição clínica vigente.
- A estimulação tátil e gustativa, utilizando toques em região peri e intra-oral com o dedo, não nos esquecendo da cuidadosa assepsia das mãos através da lavagem e do uso de luvas.[13,64,66]

*Maiores informações a respeito podem ser buscadas em: Hernandez AM. *Conhecimentos essenciais para atender bem o neonato.* São Paulo: Pulso Ed., 2003.

- A possibilidade de sucção não-nutritiva[10,28,48,66] associada à alimentação pela sonda.*
- A sucção no seio materno esvaziado garante o prazer do contato da mãe com o seu bebê, permite a experiência de sucção ao neonato sem a presença do líquido ou com um volume pequeno de leite, garantindo o estabelecimento da coordenação da sucção *versus* deglutição *versus* respiração, com menor risco.
- Estratégias de manuseio global, principalmente para os recém-nascidos com neuropatias,[11] visando a adequação do tônus, postura e mobilidade global, fornecendo estabilidade e permitindo que a mobilidade dos órgãos fonoarticulatórios ocorra.
- Cuidados quanto a postura, durante a estimulação e a alimentação,[11,35-38,51,79] variando de acordo com a necessidade do caso, mas de maneira geral deve-se utilizar a postura simétrica e semi-elevada, evitando a extensão ou flexão de cabeça exagerada.
- Recém-nascidos com fissuras lábio-palatais devem ser alimentados em decúbito elevado a 90°.[2]
- Para os portadores da seqüência de Pierre Robin, embora a indicação clássica ainda seja a de decúbito prono 24 horas ao dia, há autores que indiquem a postura lateral. Entretanto, o procedimento mais adequado dependerá da classificação do caso. Se a malformação for do tipo 1 ou 2 (mais leves) a postura em prono/lateral forçado ou o uso de sonda nasotraqueal garantem a manutenção de boas condições respiratórias e deglutitórias. Nos tipos 3 ou 4 há indicação de traqueostomia ou outra técnica cirúrgica.[47,52]
- Podem-se utilizar manobras posturais preconizadas para o atendimento das disfagias orofaríngeas em adultos, como nos casos de paralisia unilateral de pregas vocais, com rotação de cabeça para o lado comprometido ou inclinação da cabeça para o lado preservado.[46]
- O tipo de bico, variando tamanho, forma e luz do furo, pode favorecer a alimentação por via oral mais segura e efetiva, de acordo com a necessidade do caso, lembrando que o bico ortodôntico exige um esquema de ação motora oral mais próxima do necessário à movimentação no seio materno.[38,64,65,79]
- O uso de estratégias durante o desmame da sonda, quando não for possível o aleitamento ao seio imediato, como a gaze embebida em água destilada e/ou soro glicosado a 5%, ou até leite.
- Variação quanto ao volume a ser oferecido e espaço entre as mamadas. Cardiopatas podem necessitar um espaço maior entre cada mamada, enquanto neonatos que apresentam fadiga se beneficiam de volumes menores com intervalos menores.
- Propiciar as pausas necessárias a uma boa coordenação, uma das dificuldades mais freqüentes entre os pré-termos e os lactentes com comprometimento pulmonar.
- Dietoterapia para aqueles em que a densidade do líquido pode favorecer uma melhor coordenação, ou com incompatibilidade com o leite materno ou com as fórmulas usuais.

Desejo reafirmar que o trabalho se insere num contexto mais amplo, que busca aumentar a capacidade de auto-regulação do bebê, com atenção aos sinais de estresse, mas principalmente no apoio e na interação com a família.

Gerenciamento

A intervenção fonoaudiológica nas disfagias neonatais e em lactentes será efetiva a partir do gerenciamento adequado, em que as condutas podem ser pensadas desde a intervenção indireta ou direta em freqüência diária, a orientação e o acompanhamento espaçado, até a alta. De qualquer forma, o apoio à família e aos cuidadores é essencial, seja quanto a aspectos técnicos nos cuidados com a função de alimentação, quanto em aspectos mais abrangentes, lembrando que a situação de alimentação guarda muitos outros significados que não apenas os estritamente funcionais.[34,78]

Jerusalinski, ao afirmar que "*no ponto de contato da Mãe com seu Bebê, o ângulo psíquico está sustentado por uma série de representações maternas, e o ângulo biológico se apóia em automatismos reflexos, fundamentalmente orais e visuais do bebê*",[40] elucida a dificuldade que algumas mães apresentam em lidar com seus bebês prematuros, sindrômicos ou gravemente doentes. Os recém-nascidos podem se apresentar magros, sem atividade motora comum aos recém-nascidos normais, com alteração em sua coloração, freqüências cardíaca e respiratória, e geralmente ligados a tubos como sondas endotraqueais, sondas gástricas, oxímetros e outros aparelhos, não sorriem, não choram, não se movimentam, não focam o olhar, **não mamam**, e portanto fogem a todo e qualquer repertório conhecido pelos pais, a não ser que já tenham passado por experiência anterior semelhante. Assim, exigem a flexibilidade materna em arquitetar e substituir um ritmo novo e um novo engate nessa aproximação. É necessário que os pais de um bebê prematuro, sindrômico e/ou gravemente doente modifiquem sua posição com relação à criança alterando o lugar simbólico que o filho ocupa e o valor que significa.[34,40]

É neste "espaço transicional"[78] que o fonoaudiólogo pode auxiliar a tarefa parental.

De maneira geral, é importante que o terapeuta desenvolva a sua observação e o raciocínio necessário para responder às demandas do paciente. A efetividade de nossa atuação se dá pela ação responsável e criteriosa, pelo respeito dedicado à equipe e atenção à família. Atingiremos, assim, o objetivo maior de nosso trabalho – contribuirmos para que a alimentação ocorra de maneira segura e prazerosa, favorecendo o vínculo mãe e bebê e a saúde do neonato.

---

*Embora se deva discutir o uso deste recurso com a equipe médica e de enfermagem, devido às restrições desta proposta nas abordagens quanto ao aleitamento materno, particularmente não vejo inconveniente nesta prática, considerando-a uma importante coadjuvante terapêutica, principalmente para o tratamento de bebês cuja evolução permite prever a longa duração do uso da sonda, e portanto sem perspectiva de ir ao seio em curto espaço de tempo, nem de experienciar estímulos orais agradáveis.

REFERÊNCIAS BIBLIOGRÁFICAS

1. Abraham S, Wolf E. Swallowing physiology of toddlers with long-term traqueostomies: a preliminary study. *Dysphagia* 2000;15(4):206-212.
2. Altman EBC, Vaz ACN, Paula MBS *et al.* Tratamento precoce. In: *Fissuras labiopalatinas.* São Paulo: Pró-Fono, 1992. p. 281-312.
3. Arvedson J C. Neurogenic dysphagia in children. In: Cherney L (Ed.). *Evaluation and management of neurogenic dysphagia in adults and children.* Orlando: Florida Dysphagia Institute, University of Florida, Departament of Comunicative Disorders, 1997.
4. Arvedson JC. Management of pediatric dysphagia. *Otolaryngol Clin North Am* 98;31(3):453-76.
5. Arvedson JC, Brodsky L. *Pediatric swallowing and feeding assessment and mangement.* San Diego: Singular, 1993.
6. ASHA. Roles of speech-language pathologists in swallowing and feeding disorders: techical report. *Thecnical report* 2001/3.
7. Bamford O, Taciak V, Gewolb IH. The relatioship between rhytmic swallowing and breathing during suckle feeding in term neonates. *Pediatrics Research* 1991;31:619-24.
8. Bauman NM, Benjamin B. Subgloticalductal cysts in the preterm infant: association with laryngeal intubationtrauma. *Annals of Otology, Rhinology e Laryngology*1 995;104:963-68.
9. Berezin A, Gallaci C, Xavier C *et al.* Resultado de um progama de estimulação de pematuros, com estímulo de sucção não-nutritiva e interação mãe-bebê: avaliação do ganho ponderal. *Revista Paulista Pediátrica* 1992;1(2):178-81.
10. Bernbaum JC, Pereira G, Watkins, JB *et al.* Nonnutritive sucking during gavage feeding enhances gowth maturation in premature infants. *Pediatrics* 1983;71(1):41-45.
11. Bobath K. *Neurological basis for the treatment of cerebral palsy.* 2. ed. London: W. Heinemann Medical Books Ltda, 1980.
12. Boix-Ochoa, Canals J. Maturation of the lower esophagus. *J Pediatr Surg* 1976;11:749.
13. Bosley E. Development of sucking and swallowing. *Cerebral Palsy Journal* 1965;26(6):14-16.
14. Bosma J. Structure and function of oral and pharyngeal mechanisms in child. In: *Oral motor function and disfunction.* North Caroline: Janet Wilson, 1977. p. 23-39.
15. Bosma J. Development of feeding. *Clinical Nutrition* 1986;5(5):209-15.
16. Bosma J. Development and Impairments of feeding in infancy and childhood. In: Goher M. *Dysphagia: diagnosis and management.* Oxford: Butterworth-Heinemann, 1997. p. 131-167.
17. Bradley TT. Maturationand transformation of reflex that protect the laryngeal air way from liquid aspiration from fetal to adult life. *The American Journal of Med* 2001 Dec.;111:69-77.
18. Brazelton TB. *O desenvolvimento do apego: uma família em formação.* Porto Alegre: Artes Médicas, 1988.
19. Brodsky L. Dysphagia with respiratory/pulmonary presentation assessment and management. *Semin Speech Lang* 1997;18(1):13-22.
20. Burklow KA, Phelps AN, Schultz JR *et al.* Classifying complex pediatric feeding disorders. *Journal of Pediatric Gastroenterology and Nutrition* 1998;27:143-47.
21. Casaer P, Daniels H, Devlieger H, De Cock P, Eggermont E. Feeding Behaviour in preterm infants. *Early Human Development* 1982;7:369-73.
22. Comrie JD, Helm J. Common feeding problems in the intensive care nursery: maturation, and management strategies. *Seminars in Speech and Language.* 1997;18(3):239-60.
23. Costa MMB, Moscovici M, Pereira AA *et al.* Avaliação videofluoroscópica da transição faringoesofágica: esfíncter esofágico superior. *Radiol Bras* 1993;26:71-80.
24. Cotello JS, Gomes E, Ribeiro IC. *Avaliação nutricional de crianças internadas no hospital estadual infantil darcy vargas com diagnóstico principal de broncopneumonia.* In: Congresso Internacional de Especialidades Pediátricas. Criança 2000. Curitiba, 2000.
25. Daniels H, Devlieger H, Casaer P *et al.* Nutritive and non-nutritive sucking in pre-terms infants. *J Dev Physiol* 1986;8:117-21.
26. Doty RW. Neural organization of deglutition. In: Code CF. (Ed.). *Handbook of physiology. Section 6: Alimentary canal.* Washington, DC: Am Physiological Society 1968.
27. Falcão M. Diagnóstico diferencial da insuficiência respiratória no período neonatal. In: Marchezan I, Zorzi L. *Hernandez AM. Para atender bem o neonato de risco.* Rio de Janeiro: Revinter, 2003.
28. FieldT, Ignatoff E, Stinger *et al.* Nonnutritive sucking during tube feeding: effects on preterm neonates in a intensive care unit. *Pediatrics* 1982;70:381-84.
29. Gand RJ, Watkins JB, Torti FM. Development of the human gastrointestinal tract: a review. *Gastroenterology* 1976;70:790.
30. Gyboski JD. The swallow mecanism of the neonate: esophageal and gastric motility. *Pediatrics* 1965;35-445.
31. Gyboski JD. Suck and swallow in the premature infant. *Pediatrics* 1969;43-96.
32. Hanlon MB, Trip JH, Ellis RE *et al.* Deglutition Apnoea as indicator of maturation of suckle feeding in bottle-fed preterm infants. *Dev Med Child Neurol* 1997;39:534-42.
33. Herbst JJ. Development of suck and swallow. In: Lebenthal. (Ed.) *Human gastrointestinal development.* New York: Raven, 1989.
34. Hernandez AM. A Interação mãe e bebê pré-termo: alimentação e vínculo em um jogo de luzes e sombras. Dissertação. São Paulo: Pontifícia Universidade Católica, 1996.
35. Hernandez AM. Atuação fonoaudiológica em neonatologia: uma proposta de intervenção. In: Andrade CF. *Berçário normal e de risco.* São Paulo: Lovise, 1996. p. 43-97.
36. Hernandez AM. Como eu trato bebê de risco. In: Behlau M (Org.) *Fonoaudiologia hoje.* São Paulo: Frôntis Editorial, 1998. p. 149-58.
37. Hernandez AM. Atuação fonoaudiológica com recém-nascidos e lactentes disfágicos. In: Hernandez AM, Marchezan I. *Atuação fonoaudiológica no ambiente hospitalar.* Rio de Janeiro: Revinter, 2001. p. 1.
38. Hernandez AM. Atuação fonoaudiológica com sistema estomatognático e a função de alimentação. In: Hernandez AM. *Conhecimentos essenciais para atender bem o neonato.* São Paulo: S. José dos Campos, 2003. p. 47-78.
39. Ingam TTS. Clinical significance of the infantile feeding reflexes. *Devel Med and Child Neurol* 1962;4:159-69.
40. Jeruzalinsky, A. *Psicanálise do autismo.* Porto Alegre: Artes Médicas, 1984.
41. Kessel J, Ward RM. Congenital malformations presenting during the neonatal period. *Clinic Perinatolgy* 1998;25(2):351-69.

42. Klaus M, Kennell J. Caring for parents of a premature or sick infant. In: Klaus M, Kennell J. *Maternal-infant bonding.* S Louis: The CV. Mosby Company, 1976.
43. Kuroki H, Ishikawa N, Kurosaki T *et al.* Intractable wheezing in infants with nasopharyngeal reflux. *Acta Pediatric Jpn* 1996;38(4):357-60.
44. Lau C, Sheena H, Schulman R *et al.* Oral feeding in low birth weight infants. *Journal of Pediatrics* 1997;130:561-69.
45 Logan WJ, Bosma JF. Oral and pharyngeal dysphagia in . infancy. *Pediatric Clinics of North America* 1967;14:47-61.
46. Logeman J. The role of the speech language pathologist in the management of dysphagia. *The Otolaryngologic Clinics of North America* 1988;21(4):613-23.
47. Marques IL, Souza TV, Carneiro AF *et al.* Clinical experience with infants with Robin sequence: a prospective study. *Cleft Palate craniofac J* 2001 mar.;38(2):171-78.
48. Measel CP, Anderson GC. Nonnutritive sucking diving tube feedings: effect on clinical course in premature infants. *Jogn Nurs* 1979;8:265-72.
49. Milla PJ. Feeding, tasting and sucking. In: WA Walker, Duric PR, Hamilton JR *et al* (Eds.). Pediatric gastrointestinal disease. Philadelphia: Decker, 1991.
50. Miller M, DiFiore JM. A comparison of swallowing during apnea and periodic breathing in premature infants. *Pediatr Res* 1995;37(6):796-99.
51. Morris S. *Pre-feeding skills: a comprehensive source for feeding development.* Tucson: Therapy Skill Builders, 1987.
52. Nassar E. Atendimento fonoaudiológico de bebês portadores de anomalias orofaciais com disfagia orofaríngea. In: Marchezan I, Zorzi L, Hernandez AM. *Para atender bem o neonato de risco.* Rio de Janeiro: Revinter, 2003.
53. Neiva FCB. Sucção em recém-nascidos – Algumas contribuições da fonoaudiologia. *Pediatria* (São Paulo) 2000;22(3):264-70.
54. Nelson KB, Ellenberg J. Neonatal signs as predictors of cerebral palsy. *Pediatrics* 1979;64:225.
55. Newman LA. Optimal care patterecém-nascidos in pediatric patients with dysphagia. *Semin Speech Lang* 2000;21(4):281-91.
56. Newman LA, Cleveland RH, Blickman JG *et al.* Jamarillo D. Videofluoroscopic analysis of the infant swallow. *Invest Radiol* 1991;26(10):870-73.
57. Newman LA, Kecley C, Petersen M *et al.* Swallowing function and medical diagnoses in infants suspected of dysphagia. *Pediatrics* 2001;108(6):E106.
58. Omari T, Snel A *et al.* Measurement of upper esophageal sphincter tone and relaxation during swallowing in premature infants. *Am J Phisiol* 1999;277(4):862-66.
59. Palludetto R, Robertson SS, Hack M *et al.* Transcutaneous oxygen tension during non-nutritive sucking in preterm infants. *Pediatrics* 1984;74:539-42.
60. Peiper A. *Cerebral function in infancy and childhood.* 3th ed. New York: Pitman Medical Publishing, 1963.
61. Perlman A, Debrieu KS. *Deglutition and its disorders.* San Diego: Singular Publishing Goup, 1997.
62. Pinnington L *et al.* Feeding efficiency and respiratory integation in infants with acute viral bronchiolitis. *Journal of Pediatrics* 2000;137(4):523-26.
63. Polani PE, Mac Keith RC. Neurological examination of the newborn according to the work of André Thomas. In: *The Neurological Examination of the Infant. Little Club Clinics in Developmental Medicine.* London: Heinemann, 1960.
64. Proença MG, Hernandes MH. Desenvolvimento sensório-motor oral da sucção e deglutição em recém-nascidos pré-termo com alterações genéticas ou com problemas outros que exijam alimentação por sonda ou estomia. In: *sistema sensório motor oral: perspectivas de avaliação e terapia.* São Paulo: Educ, 1987. p. 86-100.
65. Qureshi MA, Vice FL, Taciak VL *et al.* Changes in rhytmic suckle feeding patterecém-nascidos in term infants in the first month of life. *Dev Med Child Neurol* 2002;44:34-39.
66. Rabello C, Kitano C, Hernandes MH *et al.* Estimulação de sucção-deglutição em RN com risco de alterações no desenvolvimento neuropsicomotor. *Rev Paulista Pediátrica* 1989;7(26):94-96.
67. Richards SD, Ritchie S, Hobbs G *et al.* Neonatal suck reflex pattern does not predict apnea. *J Child Neurol* 1999;14(9):614-16.
68. Rudolph CD. Feeding disorders in infants and children. *J Pediatr* 1994;125:S116.
69. Selley W, Ellis RE, Flack FC *et al.* Coordination of sucking, swallowing and breathing in the newborn: its relationship to infant feeding and normal development. *British Journal of Disorders of Communication* 1990;25:311-27.
70. Shapiro J, Healy G. Dysphagia in infants. *Otolaryngologic Clinics of North America* 1988;21(4):737-41.
71. Vandenplas Y. Dysphagia in infants and children. *Acta Oto-Rhino-Laringologic* 1994;48:201-6.
72. Vasquez JL, Buonomo C. Feeding Difficulties in the first days of life; findings on upper gastrointestinal series and the role of the videofluoroscopic swallowing study. *Pediatric Radiology* 1999;29:894-96.
73. Vice F, Bamford O, Heinz J *et al.* Correlation of cervical auscultation with physiological recording during suckle-feeding in newborn infants. *Developmental Medicine and Child Neurology* 1995;37:167-79.
74. Vice FL, Heinz JM, Giuriatti G *et al.* Cervical auscultation of suckle feeding in newborn infants. *Dev Med Child Neurol* 1990;32:766.
75. Weber F, Woolrigge MW, Baum JD. An ultrasonogaphic study of the organisation of sucking and swallowing by newborn infants. *Developmental Medicine and Child Neurology* 1986;28:19-24.
76. Weiss M. Dysphagia in infants and children. *Otolaryngologic Clinics of North America* 1988;21(4) 727-41.
77. Wilson SL, Thach BT, Brouillette RT *et al.* Coordination of breathing and swallowing in human infants. *Journal of Applied Phisiology* 1981;50:851-58.
78. Winnicott D. *A família e o desenvolvimento do indivíduo.* São Paulo: Martins Fontes, 1993.
79. Wolf L, Glass RP. *Feeding and swallowing disorders in infancy: assessment and management.* San Antonio: Therapy Skill Builders, 1992.
80. van den Elzen AP, Semmekrot BA, Bongers EM *et al.* Diagnosis and treatment of the Pierre Robin sequence: results of a retrospective clinical study and review of the literature. *Euro J Pediatr* 2001 Jan.;160(1):47-53.
81. Wolf E. Swallowing Physiology of Toddlers with long-term traqueostomia preliminary study. *Dysphagia* 2000;15(4):206-12.
82. Xavier C. Trabalho fonoaudiológico com bebês durante a fase hospitalar. In: Limongi SCO. *Paralisia cerebral – processo terapêutico em linguagem e cognição.* Carapicuíba: Pró-Fono, 2000. p. 75-118.

CAPÍTULO 35

Encefalopatia Crônica Infantil Não-Evolutiva

Luiz Celso Pereira Vilanova ◆ *Tatiana Fonseca Del Debbio Vilanova* ◆ *Patrícia Bortolotti de Magalhães*

INTRODUÇÃO

A encefalopatia crônica infantil não-evolutiva (ECINE) na infância é um rótulo abrangente para designar uma afecção neurológica causada por uma lesão permanente que ocorre no cérebro em fase de desenvolvimento, englobando os casos de paralisia cerebral (PC) e de deficiência mental (DM). A lesão tem um caráter estático sendo, portanto, excluídos os erros inatos do metabolismo. Apesar de a lesão ter caráter estático, as manifestações clínicas podem sofrer transformações à medida que a criança cresce e conforme os estímulos recebidos durante o tratamento de reabilitação. Além do comprometimento motor e da deficiência mental, outras alterações podem estar associadas ao quadro, como a epilepsia, distúrbios da linguagem, da deglutição, auditivos e oftalmológicos.

A ocorrência de ECINE varia de acordo com o país, mas chega a 7 casos em cada 1.000 crianças. Nas últimas décadas, com a melhoria dos cuidados nos berçários, principalmente com as UTI neonatais, a sobrevida de recém-nascidos pré-termo extremo (com menos de 1.000 g) aumentou muito, elevando também o risco de seqüelas neurológicas, inclusive da PC.

ETIOLOGIA

Diversos fatores podem ocasionar a ECINE. As causas mais comuns foram divididas em grupos de acordo com a possível época em que aconteceu a agressão (Quadro 35-1).

Quadro 35-1. Etiologia da ECINE

Pré-natal
- Genéticas
- Adquiridas intra-útero

Causas físicas: raios X

Tóxicas: uso de drogas como álcool e certos medicamentos (citotec)

Infecção materna durante a gestação: toxoplasmose, citomegalovírus, rubéola, herpes

Alterações maternas e/ou placentárias: descolamento prematuro da placenta, eclâmpsia, hipertensão arterial, diabetes, desnutrição intra-útero

- Malformações (podem ser genéticas ou adquiridas)

Perinatal
- Hipoxia-isquemia
- Prematuridade e baixo peso
- Hemorragia intracraniana
- Infecção pelo canal de parto
- Icterícia grave (hemolítica ou por incompatibilidade)

Pós-natal
- Meningoencefalites bacterianas e virais
- Traumatismos cranioencefálicos
- AVC isquêmico

Deficiência mental (DM)

Este termo define indivíduos com um desenvolvimento da função intelectual abaixo da média, gerando padrões de comportamento adaptativo atrasados com relação à idade.

O déficit intelectual é quantificado através de diferentes testes psicométricos que visam estabelecer o quociente intelectual (QI) que é a relação entre a idade mental e a cronológica. De acordo com o QI, estas crianças são classificadas conforme o Quadro 35-2 em DM leve, moderada, grave e profunda.

Quanto mais intenso for o déficit intelectual, mais fácil fica para a família identificar a deficiência mental; por outro lado, em uma família de baixa escolaridade, o déficit de grau educável somente é identificado muitas vezes quando a criança entra na escola e inicia-se o processo de alfabetização.

Na DM leve, os indivíduos são educáveis, podendo conseguir uma alfabetização, geralmente em idades mais tardias que habitualmente se consegue numa criança normal.

Na DM moderada os indivíduos são considerados treináveis e normalmente necessitam de ensino especializado para adquirirem maior grau de independência e podem ser treinados para exercerem alguma atividade profissional.

Quadro 35-2. Classificação da deficiência mental

Nível intelectual	*QI*	*Expectativa educacional*
Normal	90-120	Normal
Borderline ou limítrofe	70-90	Baixo rendimento
DM leve	55-70	Educável/alfabetizado
DM moderado	40-55	Treinável
DM grave	25-40	Dependente AVD
DM profundo	< 25	Totalmente dependente

Na DM grave, raramente conseguem alguma independência nas atividades de vida diária, e a profunda corresponde a crianças que geralmente necessitam de assistência integral, e apresentam, muitas vezes, distúrbios do comportamento e interação social precária.

Paralisia cerebral

O termo paralisia cerebral é empregado para designar as crianças com ECINE que apresentam, como ponto comum, o déficit motor, que apesar de estar sempre presente, na maioria dos casos não é o único prejuízo. Entretanto, quando usado este rótulo, deve designar que o prejuízo motor, apesar de não ser o único, deve ser o mais importante, levando a uma desordem do movimento e/ou da postura do paciente.

A PC é classificada de acordo com as manifestações clínicas motoras. Os principais subtipos são: espástico, distônico ou coreoatetósico, atáxico e misto.

A forma espástica é a mais comum, representa 75% do total de casos e tem como tipos clínicos a denominada tetraplegia, que na realidade corresponde a uma dupla hemiplegia, a hemiplegia (compromete um dimídio corporal) e a diplegia (comprometimento maior em membros inferiores). A tetraplegia é o tipo mais freqüente, as manifestações clínicas estão presentes desde o nascimento, entretanto, nos primeiros meses de vida pode não ser percebida pelos pais. À medida que a criança não vai adquirindo habilidades como o sustento cervical, reações de defesa e manipulação de objetos, as alterações se tornam mais evidentes, e com 1 ano o quadro clínico já está bem definido.

A forma hemiplegia, apesar de presente desde o nascimento, torna-se mais evidente a partir do 6º mês de vida, quando a atividade dos membros superiores se torna mais rica e variada e o lactente começa a usar o membro inferior para engatinhar, ficar em pé, andar. O quadro é menos grave que o da tetraplegia, sendo o cognitivo mais preservado e a fala menos afetada.

A diplegia espástica é observada quando o comprometimento é desproporcionalmente mais intenso em membro inferior. A prematuridade é o fator de risco mais comumente associado ao quadro. Alguns autores consideram que as formas diplégicas seriam mais bem denominadas de dupla hemiparesia, em que se observa um comprometimento predominante do membro inferior com sinais de liberação global e dificuldade na execução de movimentos mais precisos com o membro superior. O quadro clínico se torna mais evidente a partir de 1 ano, quando ao se tentar colocar a criança em pé, ela estende os membros inferiores e aduz as coxas, assumindo posição em tesoura ou em "X".

A forma discinética, também conhecida como forma coreoatetóide, caracteriza-se pela presença de movimentos e posturas anormais secundária a deficiência na coordenação dos movimentos ou na regulação do tônus. Está associada principalmente a hiperbilirrubinemia neonatal e a encefalopatia hipóxico-isquêmica grave. O quadro clínico costuma ficar mais evidente a partir do 5º mês de vida. A inteligência está menos comprometida, podendo, inclusive, estar normal. É fundamental realizar exame de audição, pois seu comprometimento é bastante freqüente na encefalopatia bilirrubínica.

A forma atáxica é mais rara, geralmente relacionada com fatores pré-natais ou genéticos. O quadro clínico é dominado pela incoordenação estática e cinética. Podem-se observar tremores de ação, dismetria, fala disártrica e escandida e marcha atáxica. Nestes casos o sintoma inicial mais marcante é a hipotonia.

Em todas as classificações da paralisia cerebral anteriormente citada observam-se manifestações consideradas fatores de risco para alterações da deglutição, sendo elas: alteração motora orofaríngea, dificuldade na ação motora voluntária da fase oral (podendo acarretar alteração da seqüencialização da fase faríngea), falta de compreensão do contexto alimentar, posturas anormais de cabeça (Kramer, 1985; Helfrich-Miller *et al.*, 1986; Palmer, 1993), nível reduzido de consciência e comprometimento da função respiratória (Bleach, 1993; Perlman *et al.*, 1997).

Os pacientes que apresentam disfagia normalmente manisfestam as seguintes queixas: vômitos durante a alimentação, desnutrição, regurgitação nasofaríngea, presença de tosse constante, pneumonia de repetição e falência no crescimento. A avaliação fonoaudiológica da deglutição deve ser feita clinicamente e, se necessário, acrescentada avaliação complementar como exame de videodeglutograma e/ou nasofibroscopia da deglutição para complementar e auxiliar na conduta fonoaudiológica (Furkim, 2002; Taniguchi, Moyer, 1994).

Kramer (1985) salientou que os pacientes com lesão cerebral e retardo mental apresentam fatores limitantes para o seu crescimento, como refluxo nasofaríngeo do alimento, penetração laríngea, aspiração e falência na ingestão de adequadas quantidades, ocasionados pela incoordenação presente. Reilly, Skuse (1992) ressaltam ainda que as crianças com PC podem apresentar inabilidade em se alimentar sozinhas, o que é exponencializado especialmente quando associado ao comprometimento orofacial, podendo culminar no retardo de crescimento, sendo a inadequada ingestão destes nutrientes a causa principal deste retardo.

A deglutição pode ser dividida, didaticamente, em 4 fases: fase preparatória oral, que é caracterizada pela manipulação do bolo alimentar na cavidade oral; fase oral, que envolve a ejeção do bolo alimentar para a orofaringe; fase faríngea, que é a condução do bolo da faringe até o esôfago; e a fase esofágica, iniciada com a entrada do bolo alimentar no esôfago e caracterizada pela condução deste até o estômago (Logemann, 1983 e 1986; Marchesan, 1999).

As manifestações apresentadas pelos pacientes com paralisia cerebral no controle da deglutição caracterizam principalmente alterações nas fases preparatória oral, oral e faríngea da deglutição. Desta forma, observam-se as seguintes alterações esperadas para cada fase nestes pacientes:

Fase preparatória oral: incapacidade de controlar o alimento na boca, culminando em escape extra-oral e dificuldade de vedamento labial (Selley *et al.*, 2000). Perlman *et al.* (1997) referem que o aumento de tempo no preparo oral pode estar associado a xerostomia, apraxia de deglutição, diminuição da percepção sensório-oral (diminuição da cognição), redução da sensibilidade oral, mastigação debilitada e pobre reconhecimento do estímulo.

Fase oral da deglutição: perda de reflexos orais, perda da movimentação das partes anterior e dorsal da língua com pobre amplitude lateral desta, proporcionando uma diminuição no contato da base de língua com a parede posterior da faringe, perda prematura do alimento, alterando desta forma a ejeção do bolo (Helfrich-Miller *et al.*, 1986; Griggs *et al.*, 1989; Casas *et al.*, 1995; Dantas, 1998). Helfrich-Miller *et al.* (1986) referem ainda em seus estudos com 6 crianças com PC que a alteração da fase oral foi o achado mais comum. Griggs *et al.* (1989) ressaltam que nenhum paciente em sua pesquisa apresentou controle de líquido em cavidade oral e todos possuíam pobre preparo do bolo e resíduo em cavidade oral.

Fase faríngea da deglutição: atraso do início da fase faríngea da deglutição, caracterizada segundo Permaln *et al.* (1997) pela diminuição da sensibilidade da faringe e dificuldade na programação motora, possivelmente devido ao ineficiente controle de língua; diminuição da peristalse faríngea; presença de resíduos em valécula e nos recessos piriformes (Helfrich-Miller *et al.*, 1986; Rogers *et al.*, 1994; Furkim, 1999); dificuldade na elevação e anteriorização da laringe, fraqueza da faringe, incoordenação ou hipertonia do esfíncter esofágico superior (Permaln *et al.*, 1997). Griggs *et al.* (1989) descrevem as aspirações antes e após a deglutição como as mais comuns. Metayer (1996) enfatiza que uma alteração no posicionamento do corpo destes indivíduos como o padrão de extensão poderia impossibilitar o movimento adequado de elevação laríngea e portanto favorecer a aspiração traqueal durante a deglutição.

Em contrapartida, Logemann (1983) relata que crianças com PC apresentam fechamento laríngeo adequado, portanto, dificilmente ocorre aspiração durante a deglutição. Já em seu estudo em 1998, Logemann pontua que muitos casos de aspiração em crianças e adultos com PC ocorrem antes da deglutição, devido ao reduzido controle de língua e mastigação ou por atraso no início da fase faríngea. A autora ainda enfatiza que a aspiração depois da deglutição ocorre por ação ineficiente da base da língua ou da elevação laríngea, culminando em estase em recessos faríngeos.

Helfrich-Miller *et al.* (1986) verificaram em seus estudos, com indivíduos portadores de PC, que 100% apresentaram aspiração, além de necessitarem realizar de 2 a 9 deglutições subseqüientes para clarear os resíduos da faringe. Griggs *et al.* (1989) referem que 60% dos sujeitos de sua pesquisa (N = 10) apresentaram aspirações silenciosas, sendo estas antes e depois da deglutição. Ainda neste estudo há relato de 3 dos 10 casos com sinais de refluxo para a nasofaringe.

Perlman *et al.* (1997), por sua vez, observaram em seu estudo com 90 crianças com PC e disfagia, que a aspiração silenciosa ocorreu em 97% dos pacientes e que a aspiração de apenas uma consistência foi mais comum do que a aspiração com todas as consistências.

Contudo, Morton *et al.* (1993) descreveram em seus estudos que a aspiração silenciosa foi identificada antes, durante e após a deglutição nos casos de crianças com PC. A aspiração silenciosa muitas vezes corresponde a uma dessensibilização dos receptores responsáveis pela proteção efetiva das vias aéreas inferiores da laringe em pacientes aspiradores crônicos, deixando estes de apresentar tosse após longo período de aspirações (Buchholz, Robbins, 1997; Kramer, 1985), sendo de difícil avaliação clínica, e normalmente exige um exame objetivo complementar para total identificação (Wright *et al.*, 1996; Furkim *et al.*, 2003).

Mirrett *et al.* (1994) analisaram a videofluoroscopia de 22 pacientes com PC espástica grave e ressaltaram que 68% apresentaram aspiração silenciosa, 95% fase oral comprometida, 90% atraso no início da fase faríngea da deglutição, 77% dismotilidade faríngea, 68% refluxo gastroesofágico e 77% aspiração. Larnert & Ekberg (1995), na tentativa de analisar a relação da postura do tronco e pescoço com o padrão de deglutição, observaram que indivíduos que apresentaram padrão de flexão de cabeça espontânea tiveram menor freqüência de perda prematura e aspirações traqueais do alimento.

Todavia, Furkim (2002), em seu estudo com 32 crianças com PC e tetraparesia espástica, evidenciou que os estágios da fase oral da deglutição estavam alterados em todas as crianças, tanto na avaliação clínica quanto na videofluoroscopia, e apresentavam as seguintes características: ineficiência na captação, no preparo, no posicionamento e na ejeção do bolo em todas as crianças avaliadas; em 96% dos sujeitos, a autora observou ineficiência do vedamento labial; em 93,8% ineficiência da ejeção oral; 31,2% apresentaram refluxo para a nasofaringe; e 25,9% apresentaram resíduos em recessos faríngeos. A aspiração ocorreu em 40% das crianças, nos 2 ou 3 momentos da deglutição.

Furkim (2003) relata que fatores mais correlacionados com o aumento da incidência de pneumonia de repetição em pacientes com PC e tetraparesia espástica são baixo nível cognitivo, presença de refluxo gastroesofágico, comprometimento motor, quadros convulsivos não controlados e dependência motora para alimentar-se via oral. Indicativos de maior probabilidade de recorrência do quadro de pneumonia seriam, segundo a autora, o sinal sugestivo de aspiração traqueal, ausculta cervical positiva, presença de escape extra-oral com vedamento labial ineficiente, ejeção oral inadequada, aspiração traqueal, retenção em recessos faríngeos, posicionamento inadequado do bolo, escape posterior e regurgitação para a nasofaringe.

Os pacientes com PC que apresentam alto risco de desnutrição crônica e pneumonias de repetição devem ser avaliados precocemente, no que diz respeito à função da deglutição, para uma intervenção nutricional agressiva (Waterman *et al.*, 1992; Gisel, Alphonce, 1995), com introdução de vias de alimentação alternativa, como a gastrostomia, se necessário. Smith *et al.* (1999) estudaram o impacto da cirurgia de gastrostomia em 40 crianças com PC e concluíram que o início da alimentação enteral melhorou a qualidade de vida em 90% dos casos. Os autores ainda ponderaram que, maior que o benefício clínico, foi o alívio do estresse do momento da alimentação, principalmente por parte dos cuidadores.

É importante lembrarmos que a alimentação é elemento crucial da interação social de todos os indivíduos, muitas vezes é o único momento de reunião da família, o momento da chegada em casa após um longo dia de trabalho; porém para a família que dá suporte ao indivíduo com PC, o momento da alimentação nem sempre é prazeroso, mas muitas vezes trabalhoso. Dahl *et al.* (1996) pontuam que a interação inadequada entre os pais e a criança no momento da alimentação pode ser um agravante na alteração de deglutição já presente nestes indivíduos, e desta forma também deve ser abordado.

▶ DIAGNÓSTICO DA ECINE

O diagnóstico é baseado em uma história clínica bem detalhada, com a análise de todos os antecedentes obstétricos, perinatais e da primeira infância. Um exame neurológico minucioso permite classificá-la dentre os grupos descritos.

Os exames complementares podem ajudar a definir a etiologia. A tomografia de crânio ou a ressonância nuclear magnética permitem definir a existência de uma anormalidade estrutural do sistema nervoso central. Exames laboratoriais como sorologias para infecções congênitas e estudos genéticos devem ser realizados dependendo do quadro clínico.

O eletroencefalograma é indicado principalmente quando existe epilepsia associada. Os testes psicológicos e de inteligência são importantes para analisar aspectos associados com a escola, família e atividades da vida diária da criança.

▶ TRATAMENTO

É importante que o seguimento destas crianças seja feito por uma equipe multiprofissional. O trabalho de reabilitação deve ser iniciado o mais precocemente possível com fisioterapia, fonoterapia e/ou terapia ocupacional.

Tradicionalmente, a reabilitação fonoaudiológica-alvo na população portadora de ECINE é focada na linguagem, principalmente na comunicação oral; entretanto, a atenção precoce às questões relacionadas com a alimentação, neste caso a disfagia, faz-se necessária de modo pontual, visando a qualidade de vida destes pacientes. O bem-estar dos mesmos muitas vezes depende apenas de orientações aos familiares, quanto a forma, postura, temperatura e consistências ideais para alimentação, que o fonoaudiólogo pode fornecer durante o seu gerenciamento. Profissionais como o fisioterapeuta e o terapeuta ocupacional auxiliam muito na atuação na determinação dos recursos ideais para o posicionamento e utensílios corretos para facilitar a alimentação.

A interação entre diversas equipes médicas como neurologista, ortopedista, fisiatra, oftalmologista, gastroenterologista e otorrinolaringologista se faz necessária, visando o bem maior para o paciente.

A correção ortopédica cirúrgica das deformidades e retrações tem um papel importante no tratamento das ECINE. É comum indicar cirurgia para liberar a musculatura adutora da coxa e flexora do joelho e para alongar o tendão calcâneo. Mais recentemente foi observado que o uso da toxina botulínica na musculatura espástica pode promover seu relaxamento. Embora sua ação seja transitória, pode haver uma intensificação do trabalho fisio e fonoterápico, com uma importante melhora funcional.

Algumas drogas, como o baclofen (Lioresal) ou os benzodiazepínicos, podem ser usadas para o controle da espasticidade, entretanto a ação da medicação é limitada e nem sempre mostra bons resultados.

No paciente muito agitado ou irritado podem ser usados neurolépticos ou benzodiazepínicos, porém, nem sempre são eficazes.

As crises epilépticas devem ser tratadas de modo adequado, fazendo uma escolha criteriosa e racional do medicamento a ser usado.

Suporte psicológico à família é necessário, permitindo uma melhor aceitação e integração social destes pacientes.

▶ BIBLIOGRAFIA CONSULTADA

Buchoolz DW, Robbins J. Neurologic diseases affecting oropharyngeal swallowing. In: Perlman AL, Schulze-Delrieu K. *Deglution and its disorders, anatomy, physiology, clinical diagnosis, and management.* San Diego: Singular, 1997. p. 319-42.

Bleach NR. The gag reflex and aspiration: a retrospective analysis of 120 patients assesses by videofluoroscopy. *Clin Otolaryngol* 1993;18:303-7.

Brett EM. Cerebral palsy, perinatal injury to the spinal cord and brachial plexus birth injury. In: Brett EM. *Paediatric neurology.* London: Churchill Livingstone, 1983. p. 245-74.

Brett EM. Mental retardion. In: Brett EM. *Paediatric neurology.* London: Churchill Livingstone, 1983. p. 327-47.

Casas MJ, Mcpherson KA, Kenny DJ. Durational aspects of oral swallow in neurologically normal children and children with cerebral palsy: an ultrasound investigation. *Dysphagia* 1995;10:155-59.

Dahl M, Thommessen M, Rasmussen M *et al.* Feeding and nutritional characteristics in children with moderate or severe cerebral palsy. *Acta Pediatri* 1996;85:697-701.

Dantas RO. Disfagia orofaríngea. In: Macedo Filho E, Pissani JC, Carneiro J *et al. Disfagia abordagem multidisciplinar.* São Paulo: Frontis, 1998. p. 7-16.

Furkim AM. Deglutição de crianças com paralisia cerebral do tipo tetraplégica espástica: avaliação clínica fonoaudiológica e análise videofluoroscópica. São Paulo: Universidade Federal de São Paulo – Escola Paulista de Medicina, 1999.

Furkim AM. Fatores de risco de pneumonia em crianças com paralisia cerebral tetraparética espástica. São Paulo: Universidade Federal de São Paulo – Escola Paulista de Medicina, 2003.

Furkim AM, Behlau MS, Weckx LLM. Avaliação clinica e videofluroscópica da deglutição em crianças com paralisia cerebral tetraparética espástica. *Arq Neuro-Psiquiatr* 2003;61(3).

Gisel EG, Alphonce E. Classification of eating impaisments based on eating efficiency in children with cerebral palsy. *Dysphagia* 1995;10:268-74.

Griggs CA, Jones PE, Lee RE. Videofluroscopic investigation of feeding disorders of children with multiple handicap. *Dev Med Child Neurol* 1989;31:30-8.

Helfrich-Miller KR, Rector KL, Straka JA. Dysphagia: its treatment in the profoundly retarded patient with cerebral palsy. *Arch Phys Med Rehabil* 1986;67:520-5.

Kramer SS. Special swallowing problems in children. *Gastrointest Radiol* 1985;10:241-50.

Larnert G, Ekberg O. Positioning improves the oral and pharyngeal swallowing function in children with cerebral palsy. *Acta Pediatr* 1995;84:689-92.

Logemann JA. Anatomy and physiology of normal deglutition. In: *Evalution and treatment of swallowing disorders.* San Diego: College-Hill Press, 1983.

Logemann JA. Normal radiographic anatomy and physiology of the oropharynx. In: *Manual for the videofluorography study of swallowing.* 2. ed. Austin: Pro-ed, 1986.

Logemann JA. *Evaluation and treatment of swallowing disorders.* Austin: Pro-Ed, 1998.

Marchesan IQ. Deglutição-normalidade. In: Furkin AM, Santini CS. *Disfagias orofaríngeas.* Carapicuíba: Pró-fono, 1999.

Metayer M. Reeducatión de la motricidad bucofacial. Tratamiento de la alimentación. In: Puyuelo M, Póo P, Basil C *et al. Logopedia en la parálisis cerebral. Diagnóstico y tratamiento.* Barcelona: Masson, 1993. p. 93-116.

Mirret PL, Riski JE, Glascott J *et al.* Videofluoroscopic assessment of dysphagia in children with severe spastic cerebral palsy. *Dysphagia* 1994;9:174-79.

Morton RE, Bonas R, Fourie B, Minford J. Videofluoroscopy in the assessment of feeding disorders of children with neurological problems. *Dev Med Child Neurol* 1993;35:388-95.

Palmer JB, Kuhlemeier KV, Tippett DC *et al.* A protocol for the videofluorographic swallowing study. *Dysphagia* 1993;8:209-14.

Perlman AL, Lu C, Jones B. Radiographic contrst examination of the mounth, pharynx and esophagus. In: Perlman AL, Schulze-Debrieu K. *Deglution and its disorders, anatomy, physiology, clinical diagnosis and management.* San Diego: Singular; 1997. p. 153-99.

Reilly S, Skuse D. Characteristics and management of feedings problems of young children with cerebral palsy. *Dev Med Child Neurol* 1992;24:379-99.

Rogers B, Arvedson J, Buck G *et al.* Characteristics of dysphagia in children with cerebral palsy. *Dysphagia* 1994;9:69-73.

Selley WG, Parrot LC, Lethbridge PC *et al.* Non-invasive technique for assessment and management planning of oral pharyngeal dysphagia in children with cerebral palsy. *Dev Med Child Neurol* 2000;42:617-23.

Smith SW, Camfield C, Camfield P. Living with cerebral palsy and tube feeding: a population-based follow-up study. *Journal Pediatric* 1999;135:307-10.

Taniguchi MH, Moyer RS. Assesment of risk factors for pneumonia in dysphagic children: significance of videofluoroscopic swallowing evaluation. *Develop Med Child Neurol* 1994;36:495-502.

Waterman ET, Koltai PJ, Downey JC *et al.* Swallowing disorders in a population of children with cerebral palsy. *Int J Pediatr Otorhinolaryngol* 1992;24(1):63-71.

Wright RER, Wright FR, Carson CA. Videofluoroscopic assessment in children with severe cerebral palsy presenting with dysphagia. *Pediatr Radiol* 1996;26:720-22.

Vilanova LCP, Pereira MM, Santos LMG. Encefalopatia crônica infantil não evolutiva. In: Morais MB, Campos SO, Silvestrini WS. *Guia de pediatria.* São Paulo: Manole, 2005. p. 1287-90.

CAPÍTULO

36

TUMORES DO SISTEMA NERVOSO CENTRAL NA INFÂNCIA

Patricia Imperatriz Porto Rondinelli

Acredita-se que os tumores do sistema nervoso central (SNC) na infância tenham uma incidência de 2,8 por 100.000 crianças por ano em todo o mundo. Os tumores do SNC são o segundo câncer em freqüência na criança, representando aproximadamente 20% de todas as neoplasias que acometem os pacientes menores de 15 anos de idade em todo o mundo.[25]

Os tumores do SNC na infância podem ser divididos anatomicamente em tumores supratentoriais e infratentoriais quer estejam acima ou abaixo da tenda do cerebelo, respectivamente. Esta divisão traz implicações práticas importantes:

- Os **tumores supratentoriais** são mais freqüentes em lactentes e em adolescentes e adultos, caracterizam-se muito comumente por quadros convulsivos e alterações motoras variáveis, a depender da região acometida. Em geral, apresentam menos dificuldades técnicas durante o intra-operatório, e são mais freqüentemente ressecáveis por completo durante a cirurgia.
- Os **tumores infratentoriais**, também chamados de tumores da **fossa posterior**, compreendem lesões situadas abaixo da tenda do cerebelo, atingindo estruturas tais como o cerebelo, o tronco cerebral e o canal medular. O principal sintoma clínico é a hipertensão intracraniana (HAS) por hidrocefalia pela obstrução ao fluxo liquórico. Ocorrem freqüentemente na 1ª década de vida. A ressecção pode se tornar extremamente difícil inclusive pela proximidade do tronco cerebral.

EPIDEMIOLOGIA

Muitos estudos epidemiológicos estão sendo desenvolvidos com o intuito de encontrar uma associação entre hábitos da gestante, como o consumo de certos alimentos durante a gravidez, o tipo de ocupação dos pais, a exposição ambiental a certos produtos e os tumores do SNC da infância. Pesquisa-se os pais porque a criança, ao contrário do adulto, não teve oportunidade de desenvolver um câncer desencadeado pela exposição a certas substâncias carcinogênicas.

Em grande estudo realizado na Alemanha, envolvendo 466 crianças portadoras de tumores de SNC e 2.458 casos-controle, notou-se uma associação positiva de tumores do SNC com portadores de baixo peso ao nascer, e ependimomas com o hábito materno de fumar durante a gestação.[21] É sabido que a exposição terapêutica à radiação, por exemplo a utilização de radioterapia craniana usada no tratamento de pacientes portadores de outros tumores do SNC ou na profilaxia de neuroleucemia, pode predispor a novas lesões de variadas histologias em SNC.[19] Outras grandes discussões sobre o papel promotor de tumores do SNC ocorrem sobre variadas exposições intra-útero a diversos compostos, tais como o tabaco e os compostos nitrosos.[18] A exposição a campos eletromagnéticos variados também parece relacionar-se com um aumento da incidência dos tumores do SNC.[23]

FREQÜÊNCIA DOS TUMORES DO SNC NA INFÂNCIA

Não se sabe ao certo a exata incidência de cada tipo histológico de tumor do SNC na criança, mas acredita-se que os astrocitomas sejam as lesões mais freqüentes da infância, compreendendo os astrocitomas de baixo grau, os de alto grau e outros astrocitomas (ganglioglioma, oligodendroglioma, xantoastrocitoma pleomórfico etc.) em uma freqüência de 22%, 14% e 14%, respectivamente. Tumores de tronco cerebral, geralmente são gliomas de baixo grau, e compreenderiam cerca de 17% das lesões do SNC. Meduloblastomas e ependimomas, ambos em fossa posterior, compreenderiam 14% e 8% das lesões do SNC na criança. Dentre os tumores de menor incidência citamos o craniofaringeoma, com uma incidência de 8% na infância. Outros tumores são mais infreqüentes e não vamos citá-los, pois foge ao objetivo deste capítulo.[4]

BIOLOGIA DOS TUMORES

Atualmente, o estudo das modificações genéticas implicadas no desenvolvimento de um tumor tem-se mostrado a área mais promissora no tratamento dos tumores de SNC, a integração do gene RB e do gene p53 nos gliomas,[22] e o estudo em animais da desregulação do ciclo celular na patogênese dos gliomas.[10]

Estudando os gliomas, o crescimento celular parece ser controlado por 2 vias principais: uma envolvendo a proteína RB, regulando a saída das células em fase G1, e outra envolvendo a proteína p53, que induz a parada do crescimento e a apoptose (morte celular programada) em resposta à injúria celular.[11]

Há uma forte evidência de que os tumores na faixa etária pediátrica não têm as anormalidades genéticas que os mesmos tumores na faixa etária adulta.[24]

Há várias anormalidades descritas nos tumores do SNC pediátricos, são elas:

1. ***Nos ependimomas:*** deleção dos cromossomos 17 e 22 e rearranjo ou deleção do 6.[12]
2. ***Nos meduloblastomas:*** a perda da heterozigozidade dos cromossomos 11 e 22.[13]
3. ***Dentre os astrocitomas:*** p16, complexo cdk4/ciclina D1, proteína Rb, perda do cromossomo 9p, deleção do 9p, perda do cromossomo 13, perda do cromossomo 10 etc.

Infelizmente ainda não há uma implicação prática positiva do achado destas anormalidades genéticas com a modificação da terapêutica baseada nestas observações, mas muitos autores acreditam que em pouco tempo estaremos tratando estas crianças doentes com base nos achados genéticos.

ANGIOGÊNESE

A proliferação vascular de um tumor de SNC, ou seja, a angiogênese, é determinada por vários fatores produzidos pelas células tumorais, tais como o fator de crescimento endotelial do vaso (VEGF), fator de crescimento fibroblástico (BFGF), fator de crescimento endotelial ligado às plaquetas (PD-ECGF), entre outros.[3] Alguns tumores, à medida que crescem, vão se tornando menos irrigados em seu centro, por exemplo, neste caso, podem ser produzidos fatores de crescimento que permitam uma reorganização da vasculatura, de modo a aumentar o suprimento sanguíneo do centro do tumor. Estudos da angiogênese nos desafiam a procurar substâncias que possam opor-se ao processo de vascularização e, conseqüentemente, opor-se ao suprimento sanguíneo e ao crescimento do tumor.

SUSPEITA CLÍNICA DE TUMORES EM SNC

A principal mensagem deste capítulo é que o meio médico se conscientize da freqüência dos tumores do SNC na infância e dos seus achados clínicos e esteja sempre atento a sinais e sintomas (nem sempre específicos). O diagnóstico precoce de uma lesão expansiva em SNC ainda é a principal possibilidade de controlar a lesão cirurgicamente e talvez de curar a criança. Lesões muito disseminadas impedem a ressecção cirúrgica completa, e dificultam uma ação efetiva das outras modalidades de tratamento adjuvante.

SINTOMAS GERAIS E INESPECÍFICOS

A maioria dos tumores do SNC se manifesta através do aumento da pressão intracraniana diretamente pela infiltração ou compressão de estruturas normais, ou indiretamente pela obstrução do fluxo liquórico. Há vários graus de HAS, que pode se manifestar desde alterações na *performance* escolar até o coma. Freqüentemente tumores de histologia muito agressiva apresentam rápida deterioração do *status* mental.

São sintomas sugestivos de HAS uma tríade clínica caracterizada por: cefaléia, vômitos e papiledema. Nem sempre estes 3 sintomas precisam estar presentes, mesmo em casos de HAS grave. A cefaléia é freqüentemente mais intensa pela manhã, quando a hipoventilação do sono causa aumento dos níveis de gás carbônico e, conseqüentemente, vasoconstrição cerebral. Os vômitos são um mecanismo reflexo e geralmente aliviam a alta pressão craniana, pois são precedidos de hiperventilação, aumentando o aporte de oxigênio ao tecido cerebral e conseqüentemente determinando uma vasodilatação cerebral. O edema de papila pode ser visto através do exame de fundo-de-olho, mas, não precisa estar necessariamente presente na criança com HAS.

SINTOMAS LOCALIZATÓRIOS

Sempre estão na dependência da topografia e do tamanho do tumor do SNC. Alterações visuais são freqüentes em lesões das vias ópticas. Tumores confinados ao nervo óptico levam a perda de visão unilateral. Tumores quiasmáticos podem determinar amaurose bilateral e vários tipos e graus de nistagmo. Lesões mais posteriores, no entanto, podem determinar alterações no campo visual (hemianopsia).

Convulsões são sintomas comuns nos tumores supratentoriais e devem sempre ser investigadas, principalmente se não acompanhadas de febre, se resistentes à medicação habitual e se deixam seqüelas motoras.

Tumores diencefálicos podem causar uma síndrome clínica que se manifesta por euforia, emaciação e aumento do apetite.

Tumores infratentoriais podem determinar hidrocefalia, HAS e sintomas atáxicos (marcha atáxica, dismetria e alterações de pares cranianos). Paralisia facial, perda de audição e alterações do padrão respiratório também ocorrem com freqüência.

Qualquer sintoma neurológico deve ser extensamente investigado. Nunca devemos desconsiderar um quadro atáxico discreto, ou um nistagmo, por exemplo. A prática diária em um serviço oncológico pediátrico nos ensinou que a queixa da mãe, por menor que seja, deve ser sempre valorizada.

SINTOMAS NÃO-LOCALIZATÓRIOS

Devemos sempre estar atentos a sintomas tais como precocidade sexual ou atraso pubertário, alteração na curva do crescimento somático e sonolência, pois tais sintomas podem sugerir lesões hipotálamo-pituitárias. Na rotina do consultório pediátrico, o crescimento linear da criança e a aquisição de novas habilidades devem ser seguidos e notificados pelo médico. Parada do crescimento linear, queda na faixa de crescimento somático, interrupção da aquisição de novas habilidades pela criança devem ser investigadas.

DIAGNÓSTICO

Quando há uma suspeita de lesão do SNC, deve proceder-se à realização de exames de imagem com e sem contraste, para investigar a exata dimensão da lesão, suas características e estruturas acometidas. Na prática diária estes exames são a tomografia computadorizada (TC) e a ressonância nuclear magnética (RNM) do crânio. A característica da imagem e a topografia da lesão já podem nos dar importante informação sobre qual a possível histologia, o grau de ressecabilidade e o respectivo prognóstico, na maioria dos casos. É preciso então estabelecer o diagnóstico anatomopatológico. Idealmente, devemos obter a ressecção cirúrgica completa do tumor ou, nos casos em que a lesão é irressecável, devemos proceder à biopsia por cirurgia convencional ou por biopsia estereotáxica. A partir do resultado histológico, alguns outros exames podem ser necessários, tais como a análise liquórica e a RNM de coluna, para os tumores que tendem a se disseminar pelo neuroeixo, tais como meduloblastoma, ependimoma e tumor de células germinativas do SNC.

CLASSIFICAÇÃO HISTOLÓGICA

Não há um consenso sobre a classificação histológica ideal proposta para os tumores de SNC. Em nosso serviço, optamos por adotar a classificação da Organização Mundial de Saúde (classificação WHO), que foi atualizada no ano de 2000.

CORRELAÇÃO DIRETA DA TOPOGRAFIA DO TUMOR COM ALTERAÇÕES NA DEGLUTIÇÃO E FALA: INTERAÇÃO DA NEUROLOGIA ONCOLÓGICA PEDIÁTRICA E DA FONOTERAPIA

Os pares cranianos envolvidos diretamente no processo de deglutição são o nervo glossofaríngeo (9° par), o vago (10° par), o acessório (11° par) e o hipoglosso (12° par). Os 3 primeiros se originam no bulbo, e, portanto, quase sempre se manifestam por sintomas que envolvem estes nervos conjuntamente. Tumores que comprometem a base do crânio e todos os tumores de fossa posterior, ou seja, meduloblastomas, astrocitomas, tumores de tronco cerebral e ependimomas, podem afetar a deglutição por este mecanismo.[5]

O nervo **glossofaríngeo** inerva a mucosa da faringe, as amígdalas e o terço posterior da língua. Sintomas do seu acometimento são perda da sensibilidade gustativa (ageusia) do terço posterior da língua, abolição do reflexo nauseoso e do reflexo da úvula, anestesia e analgesia da porção superior da faringe, região amigdaliana e base da língua, disfagia de grau leve, flacidez do palato mole do lado paralisado e desvio da úvula para o lado normal durante a fonação.

O nervo **vago** possui vários ramos, e entre as causas intracranianas de lesão deste nervo estão as neoplasias; os sintomas mais comuns são: desvio do véu do palato para o lado comprometido à inspeção estática, e para o lado oposto à inspeção dinâmica (durante a fonação) e o sinal da cortina, que é o desvio da parede posterior da faringe para o lado são durante a fonação; lesões bilaterais podem determinar disfagia importante, sendo freqüente a regurgitação nasal de líquidos. Outros sintomas podem ser as disfonias e abolição do reflexo velopalatino.[14]

O nervo **acessório**, quando acometido, promove vários graus de paralisia dos músculos trapézio e esternocleidomastóideo; o paciente apresenta dificuldade de desviar a cabeça para o lado oposto nos casos de paralisia unilateral do esternocleidomastóideo, ou até não consegue sustentar a cabeça no caso de paralisia bilateral do músculo.

Também é de origem bulbar o núcleo do **nervo hipoglosso** que inerva os músculos da língua. São estes músculos o estiloglosso, o hioglosso e o genioglosso. Lesões de tronco e tumores próximos ao 4° ventrículo podem determinar sintomas como o desvio da língua para o lado parético e disartria.[20]

MANEJO CIRÚRGICO

A primeira ressecção cirúrgica de um tumor de SNC com sucesso data de 1884, quando um grupo de cirurgiões obteve a ressecção completa de um glioma, baseada somente no exame neurológico da paciente.[9] Atualmente, dispomos de exames de imagem sofisticados e menos invasivos, que nos auxiliam na programação cirúrgica com precisão e eficácia.

As modalidades cirúrgicas hoje são inúmeras e podem ser aplicadas a cada caso individualmente. A cirurgia convencional e a cirurgia por estereotaxia estão em um processo de aprimoramento constante. O papel da cirurgia em obter um diagnóstico histológico e facilitar o tratamento pós-operatório, em descomprimir estruturas do SNC e restaurar a circulação liquórica é primordial.

A ressecção cirúrgica parece ser o fator prognóstico mais importante na maioria das lesões do SNC. Pode potencialmente promover a cura no caso de lesões de baixo grau de malignidade, como os gliomas de baixo grau, pode retardar o aparecimento de novos sintomas, como nos casos dos astrocitomas de alto grau de malignidade, e portanto prolongar a sobrevida.[2] Em outras neoplasias como o meduloblastoma, o ependimoma e outras lesões do SNC, tem papel fundamental, que será complementado pela radioterapia e pela quimioterapia.

RADIOTERAPIA

A radioterapia tem como objetivo destruir as células tumorais e preservar ao máximo os tecidos normais circunjacentes. É uma das principais armas terapêuticas disponíveis atualmente. São várias as indicações e as técnicas de radioterapia. Alguns tumores do SNC são submetidos a radioterapia focal (engloba somente o tumor), crânio total (todo o cérebro), cranioespinal (nos tumores que podem se disseminar para o neuroeixo, tais como o meduloblastoma, os tumores neuroectodérmicos primitivos e os tumores de células germinativas), braquiterapia (introdução de sementes radioativas dentro de cateteres colocados no intra-operatório) e a radiocirurgia (as coordenadas são determinadas por estereotaxia). Deve ser postergada em lactentes e crianças menores de 3 anos, porque nesta fase o SNC ainda não está bem desenvolvido e o dano intelectual e endocrinológico seria extremamente grave.[15]

QUIMIOTERAPIA

Há um certo consenso de que o principal papel da quimioterapia no SNC é postergar a radioterapia nas crianças menores de 3 anos. Somente em alguns tumores do SNC a quimioterapia mostrou ter uma certa ação. São considerados tumores do SNC quimiossensíveis: o meduloblastoma, os tumores neuroectodérmicos primitivos em geral e os tumores de células germinativas. Um esquema que se tornou conhecido, foi o 8-em-1, utilizado também para os meduloblastomas, que empregava 8 quimioterápicos (vincristina, prednisona, lomustine, hidroxiuréia, procarbazida, cisplatina e ciclofosfamida) em 1 dia, a cada 14 dias. A sobrevida destes pacientes que utilizaram o esquema 8-em-1 foi de 45% em 5 anos, não superior a outros esquemas que já existiam, e foi abandonado.[26] Atualmente, meduloblastomas que recidivaram após o 1° tratamento têm sido submetidos a transplante autólogo de medula óssea, justamente por se acreditar nesta quimiossensibilidade.

Por outro lado, existem inúmeros protocolos quimioterápicos propostos para os gliomas de baixo e alto graus, inclusive utilizados pela nossa Instituição, mas, ainda não é possível afirmar haver um benefício claro da quimioterapia nestes tumores. Por exemplo, o astrocitoma anaplásico e o glioblastoma multiforme têm uma sobrevida muito curta, o uso ou não da quimioterapia parece não alterar esta evolução catastrófica. Um esquema clássico utilizado mundialmente para os gliomas de alto grau foi o PCV (procarbazida, lomustina e vincristina) que obteve uma sobrevida de 60% em 2 anos; este esquema, comparado com o uso de carmustina (BCNU), não mostrou melhora na sobrevida entre os 2 grupos.[16] Sabe-se que a sobrevida destas lesões, independentemente da forma do tratamento, é de cerca de 1 a 2 anos após o diagnóstico.

Dentre as drogas mais novas, Topotecan é hoje uma droga que tem sido utilizada para tumores refratários do SNC desde 1996, com toxicidade aceitável e atividade promissora; alguns autores também propõem seu uso associado a radioterapia como primeira linha de tratamento em estudos de fase I.[7] Outros autores se propuseram a estudar amostras liquóricas de pacientes que estavam recebendo o topotecan de forma endovenosa, e concluíram que a penetração da droga no SNC é alta, o que garante seu bom efeito no combate dos tumores do SNC.[1]

Em tumores como os ependimomas, não há consenso na literatura mundial se o uso da quimioterapia pode afetar a sobrevida.[8] Alguns autores defendem a utilização da quimioterapia somente para os ependimomas anaplásicos, por exemplo.

E, finalmente, a droga mais nova, aprovada em 1999 nos Estados Unidos da América, a temozolamida, administrada por via oral, está sendo utilizada para tumores de SNC, dentre eles, metástases de melanoma, astrocitomas de alto grau e vários outros, com boa taxa de resposta. Mais estudos e um seguimento mais longo são necessários para avaliar a nova droga.[17]

PAPEL DA EQUIPE MULTIDISCIPLINAR

Se não houvessem profissionais que restaurassem o que o tratamento e o tumor do SNC promoveram, talvez os oncologistas e os neurocirurgiões fossem menos agressivos em tratar uma criança. É preciso um grande entrosamento entre todos os profissionais, oferecer à criança uma equipe multidisciplinar que cuide da fala, do movimento, do perfil psicológico, enfim, de tudo o que tem de ser reabilitado e reaprendido após a cura.

A medicina atual não visa somente a cura, visa devolver à sociedade pessoas aptas a se integrarem novamente, que possam trabalhar e constituir uma vida normal.

CONSIDERAÇÕES FUTURAS

A terapia gênica vem sendo desenvolvida em estudos de fase I para tumores do SNC. Ainda não há experiências em pacientes pediátricos. A imunoterapia, que consiste na modificação de genes envolvidos no tumor ou na ativação da resposta imune contra determinados antígenos do tumor, também é campo promissor em oncologia.[6] Os grupos cooperativos mundiais podem também nos esclarecer várias dúvidas através da análise e uniformização da nomenclatura e do tratamento de muitos pacientes portadores de tumores do SNC em todo o mundo.

REFERÊNCIAS BIBLIOGRÁFICAS

1. Baker DS, Heideman LR, Crom RW *et al.* Cerebrospinal fluid pharmacokinetics and penetration of continuous infusion topotecan in children with central nervous system tumors. *Cancer Chemother Pharmacol* 1996;37:195-202.
2. Bampoe J, Bernstein M. The role of surgery in low grade gliomas. *Journal of Neuro Oncology* 1999;42:259-69.
3. Bernsen HJJA, van der Kogel. Antigiogenic therapy in brain tumor models. *Journal of Neuro Oncology* 1999;45:247-55.
4. Bestak M. *Epidemiology of brain tumors. Tumors of the pediatric central nervous system.* New York: Thieme, 2001. p. 14-21 cap. 2.
5. Duus P. *Diagnóstico topográfico em neurologia. Anatomia do tronco cerebral.* 4. ed. Rio de Janeiro: Cultura Médica, 1987. p. 64-142 cap. 3.

6. Fathallah-Shaykh H. New molecular strategies to cure brain tumors. *Arch Neurol* 1999;56:449-53.
7. Fisher JB, Scott C, MacDonald DR *et al.* Phase I study of Topotecan plus cranial radiation for glioblastoma multiforme: results of Radiation Therapy Oncology Group Trial 9507. *Journal of Clinical Oncology,* 2001;19(4):1111-17.
8. Gornet MK, Buckner JC, Marks RS *et al.* Chemotherapy for advanced CNS ependymoma. *Journal of Neuro-Oncology* 1999;45:61-67.
9. Gutin HP, Postner BJ. Neuro-oncology: diagnosis and management of cerebral gliomas – past, present, and future. *Neurosurgery* 2000;47(1):1-8.
10. Holland CE. Animal models of cell cycle dysregulation and the pathogenesis of gliomas. *Journal of Neuro Oncology,* 2001;51:265-76.
11. Ivanchuck MS, Mondal S, Dirks BP *et al.* The INK4A/ARF locus: role in cell cycle control and apoptosis and implications for glioma growth. New York: Springer Netherlands, 2001 Feb. v. 51. n. 3.
12. Kramer LD, Parmiter HA, Rorke BL *et al.* Molecular cytogenetic studies of pediatric ependymomas. *Journal of Neuro-Oncology* 1998;37:25-33.
13. Lescop S, Lellouch-Tubiana A, Vassal G. Molecular genetic studies of chromosome 11 and chomosome 22q DNA sequences in pediatric medulloblastomas. *Journal of Neuro-Oncology* 1999;44:119-27.
14. Mutarelli EG. *Propedêutica neurológica do sintoma ao diagnóstico.* São Paulo: Sarvier, 2000. p. 123-39.cap. 6.
15. Packer RJ, Meadows AT, Rorke LB *et al.* Long-term sequelae of cancer treatment on the central nervous system in childhood. *Med Ped Oncol* 1987;15:241-53.
16. Prados DM, Scott C, Curran JW *et al.* Procarbazine, lomustine and vincristine (PCV). Chemotherapy for anaplasic astrocytoma: a retrospective review of radiation therapy oncology group protocols comparing survival with carmustine or PCV adjuvant chemotherapy. *Journal of Clinical Oncology* 1999;17(11):3389-95.
17. Prados DM. Future directions in the treatment of malignant gliomas with temozolomide. *Seminars in Oncology 2000;27(3):41-46.*
18. Preston-Martin S, Yu MC, Benton B *et al.* N-nitroso compounds and childhood brain tumors: a case control study. *Cancer Res* 1982;42:5240-45.
19. Ron E, Modan B, Boice JD. Tumors of the brain and nervous system after radiotherapy in childhood. *New Engl J Med* 1988;319:1033-39.
20. Sanvito WL. Nervos cranianos. In: *Propedêutica neurológica básica.* São Paulo: Atheneu, 2000. p. 113-35.
21. Shuz J, Kaletsch U, Kaatsch P *et al.* Risk factors for pediatric tumors of the central nervous sistem: results from a German population-based case-control study. *Medical and Pediatric Oncology* 2001;36:274-82.
22. Steward LC, Soria MA, Hamel AP. Integration of the Prb and p53 cell cycle control pathways. *Journal of Clinical Oncology* 2001;51:183-204.
23. Tomenius L. 50 Hz electromagnetic environment and the incidence of childhood tumors in Stockholm Country. *Bioelectromagnetics* 1986;7:191-207.
24. Warr T, Ward S, Burrows J *et al.* Identification of extensive genomic loss and gain by comparative genomic hybridisation in malignant astrocytoma in children and young adults. *Genes, Chromosomes & Cancer* 2001;31:15-22.
25. Young J *et al.* Cancer incidence, survival and mortality for children younger than 15 years. *Cancer* 1986;58(Suppl 2):598-602.
26. Zelter MP, Boyett MJ, Finlay LJ *et al.* Metatstasis stage, adjuvant treatment and residual tumor are prognostic factors for medulloblastoma in children: conclusions from the children's cancer group 921 randomized phase III study. *Journal of Cinical Oncology* 1999;17(3):832-45.

CAPÍTULO 37

Paralisia Cerebral

Ana Paula Silveira Pinho ◆ Magda Lahorgue Nunes

INTRODUÇÃO

Crianças portadoras de paralisia cerebral (PC) rotineiramente apresentam dificuldades de deglutição. Estas dificuldades devem-se a problemas no controle orofaríngeo e na motilidade esofágica.

Vários problemas de saúde podem advir desta dificuldade, sendo que os mais comuns são aspiração de alimentos sólidos ou líquidos, desnutrição crônica, esofagite, infecções respiratórias recorrentes e doenças pulmonares crônicas e progressivas.

Além disto, o processo de alimentação destas crianças costuma ser demorado e frustrante, tanto para a criança quanto para seus cuidadores. Tais dificuldades podem ser extremamente desgastantes e produzir problemas na dinâmica familiar.

Nesta entidade clínica é fundamental um trabalho de equipe multidisciplinar, e a atuação da equipe pode ser muito efetiva se o diagnóstico for precoce e preciso, pois quanto mais rápido for instituído o tratamento, maiores serão as possibilidades de habilitação e plasticidade cerebral da criança com PC.

DIAGNÓSTICO

O termo paralisia cerebral refere-se a um grupo de distúrbios no desenvolvimento do controle postural e da motricidade, de caráter não-progressivo, e secundária a insulto em um cérebro em desenvolvimento.

Apesar dos incríveis avanços ocorridos no campo da pediatria e suas especialidades nos últimos anos, a incidência da PC tem se mantido significativamente alta. Isto se deve especialmente à sobrevivência de recém-nascidos de muito baixo peso, nos quais os distúrbios neurológicos podem chegar a 50% dos casos.

A prevalência de PC cerebral em países desenvolvidos gira em torno de 1,2 a 2,3 crianças para cada 1.000 nascidos vivos. Já em países em fase de desenvolvimento, como é o caso do Brasil, esta incidência é bem maior, chegando a 7:1.000.

Entre os fatores etiológicos mais comuns na gênese da PC podemos citar, além da prematuridade extrema, malformações cerebrais; infecções congênitas, em especial toxoplasmose, citomegalovirose e rubéola; causas genéticas e causas de origem pós-natal, como meningoencefalites, lesões por afogamento, traumatismos cranioencefálicos e acidentes vasculares cerebrais.

A PC pode ser classificada levando em conta sua topografia, o tipo de lesão neurológica e grau de incapacidade.

Com relação à topografia, pode ser classificada em:

- *Hemiplégica:* paralisia de braço e perna de um mesmo hemicorpo.
- *Diplégica:* paralisia predominando em pernas, com possibilidade de leve comprometimento dos braços.
- *Triplégica:* 3 membros acometidos.
- *Quadriplégica:* os 4 membros (na verdade, todo o funcionamento motor do corpo) afetados.

Com relação ao tipo de comprometimento motor, podemos classificar a PC em:

- *Espástica:* engloba síndrome deficitária e de liberação piramidal, em que a espasticidade é a principal característica e inclui um padrão anormal de movimentos e postura, e presença de reflexos patológicos.
- *Atáxica:* inclui padrão anormal de postura e/ou movimentos. Há perda de uma ordenada coordenação muscular, sendo que os movimentos são realizados com força, ritmo e acurácia bizarros.
- *Coreoatetósica:* síndrome extrapiramidal com presença de hipercinesia com movimentos involuntários e hipotonia.
- *Mista:* associação de síndromes motoras.

Com relação ao grau de incapacitação, podemos classificar a PC em:

- *Grau 1:* caminha sem restrições; limitações em atividades motoras finas.
- *Grau 2:* caminha com leve dificuldade.
- *Grau 3:* caminha com dificuldade moderada.
- *Grau 4:* mobilidade pessoal difícil. Necessita uso de muletas ou cadeira de rodas.
- *Grau 5:* grande dificuldade na mobilidade pessoal. Necessita auxílio constante.

Na prática, o tipo de paciente portador de PC que vai apresentar distúrbio da deglutição é aquele na forma quadriplégica, do tipo espástico ou coreoatetósico, e nos graus 4 e 5 de gravidade.

FISIOPATOLOGIA

No indivíduo normal, a deglutição compreende 3 fases: oral, faríngea e esofágica. A fase oral coordena a ação dos músculos labiais, orais, mandibulares, palatais e da língua para transferir o alimento da boca para a faringe. A partir do momento em que o alimento entra em contato com a faringe, toda sua musculatura é contraída, direcionando o alimento ao esôfago. Neste momento, as cordas vocais e epiglote fecham-se, a respiração fica inibida e o esfíncter esofágico superior abre-se, sendo o bolo impulsionado para o esôfago. Ainda neste momento, a nasofaringe é fechada pela elevação do palato mole e a contração do músculo constritor faríngeo superior. Todo este processo é extremamente complexo, e requer um funcionamento e integração perfeitos de diversas estruturas do sistema nervoso central (SNC).

Simplificadamente, podemos dizer que o córtex cerebral é responsável pela consciência e controle voluntário da mastigação e deglutição; nos núcleos da base e do cerebelo há o controle da coordenação destes movimentos; no tronco cerebral, os nervos cranianos são responsáveis pela aferência que conduz e informa o córtex e também pela eferência e ação muscular. Os pares cranianos diretamente envolvidos nesta operação são: o V par (trigêmeo), o VII par (facial), o IX par (glossofaríngeo), o X par (vago) e o XII par (hipoglosso).

Como vimos anteriormente, os pacientes portadores de PC sofrem insultos de natureza variada, mas que em comum têm o fato de produzir lesões estáticas sobre o SNC, que podem causar distúrbios graves em uma ou mais das etapas da deglutição, por alterações corticais, cerebelares, nos núcleos da base, no tronco cerebral e/ou musculatura efetora.

Como sintomas destes distúrbios, temos uma ampla gama de patologias, sendo a mais freqüente a aspiração do conteúdo alimentar, com conseqüiente infecção respiratória de repetição. Além desta, podemos citar como sintoma do distúrbio da deglutição do paciente portador de PC: distúrbios do crescimento pôndero-estatural e nutrição; tempo excessivo gasto pelos cuidadores destas crianças (em média 3,5 horas por dia) na sua alimentação; distúrbios nas imunidades celular e humoral, favorecendo infecções variadas; redução da saturação de oxigênio durante o processo de alimentação, que produz hipoxemia crônica e suas implicações cardiovasculares. Todos estes distúrbios, agindo sobre um cérebro doente, tendem a provocar piora nas funções neurológicas, o que acaba por tornar-se um ciclo vicioso de difícil resolução.

DIAGNÓSTICO

O método de avaliação diagnóstica nos distúrbios da deglutição, que tem sido considerado padrão-ouro neste tipo de investigação, é a videofluoroscopia da deglutição.

Por meio deste exame é possível avaliar o padrão da deglutição e os processos patológicos que podem ocorrer nas fases oral, faríngea e esofágica da deglutição, através de soluções contrastadas nas concentrações líquida, semipastosa e pastosa, pois este meio de investigação permite registrar as possíveis alterações morfológicas e/ou funcionais das estruturas envolvidas na deglutição. É um processo dinâmico e utiliza materiais fisiológicos acrescidos de sulfato de bário como contraste.

TRATAMENTO

Os pacientes portadores de PC têm um padrão variado e não-específico de mobilidade e reações orais, o que dificulta a padronização de técnicas de reabilitação.

Em geral se utilizam técnicas de estimulação da musculatura oral, seja através de manobras diretas como manuseio do corpo e de órgãos fonoarticulatórios, seja de forma indireta, através de mudanças na consistência, textura, temperatura e volume do alimento oferecido.

Além disto, é importante observar o aspecto do trabalho corporal global, uma vez que o controle postural é um aspecto importante na reabilitação de pacientes disfágicos, de maneira geral.

Um dado relevante no trabalho de reabilitação e que não pode ser esquecido é a adesão da família. Para que haja seu engajamento no processo fonoaudiológico, é necessária uma boa orientação, que deve ser pontual e realizada paulatinamente de acordo com a adequada compreensão de cada família.

Em muitos casos, em que o quadro neurológico é muito grave para ser tentada uma abordagem fonoaudiológica efetiva, ou naqueles em que este processo se dará de forma lenta, pode-se lançar mão de alimentação direta através de gastrostomia, que poderá ser temporária ou permanente, na dependência da gravidade e evolução de cada caso.

BIBLIOGRAFIA CONSULTADA

Amato M, Donatti F. Update on perinatal hypoxic insult: mechanism, diagnosis and interventions. *Europ Journal of PaediatR Neurology* 2000;4:203-9.

Batista BH, Nunes ML. Pares rombencefálicos. In: Nunes ML, Marrone AC. (Eds.). *Semiologia neurológica.* Porto Alegre: EdiPUCRS, 2002. p. 437-43.

Frazão Y, Furkim AM. Disfagia na paralisia cerebral do tipo tetraparético. In: Costa M, Castro L(Eds.) *Tópicos em deglutição e disfagia.* Rio de Janeiro: Medsi 2003. p. 257-63.

Goster J, Rosenbaum P, Hanna S *et al.* Limb distribution, motor impairment, and functional classification of cerebral palsy. *Dev Med Child Neurol* 2004;46:461-67.

Gupta R, Appleton R. Cerebral palsy: not always what seems. *Arch Dis Child* 2001;85:356-60.

Heine R, Reddihough D, Catto-Smith A. Gastro-oesophageal reflux and feeding problems after gastrostomy in children with severe neurological impairment. *Dev Med Child Neurol* 1995;37:320-29.

Newman L, Kecley C, Petersen M *et al.* Swallowing function and medical diagnoses in infants suspected of dysphagia. *Pediatrics* 2001;108:1358.

Piovesana A, Filho CVJ, Lima C *et al.* Encefalopatia crônica: paralisia cerebral. In: Fonseca L, Pianeti G, Xavier C. (Eds.). *Compêndio de neurologia infantil.* Rio de Janeiro: Medsi, 2002. p. 825-38.

Really S, Skuse D, Pablete X. Prevalence of feeding problems and oral motor dysfunction in children with cerebral palsy: a community survey. *The Journal of Pediatrics* 1996;129:877-82.

Rogers B, Arvedson J, Msall M *et al.* Hipoxemia during oral feeding of children with severe cerebral palsy. *Dev Med Child Neurol* 1993;35:3-10.

Rosenbaum P. Cerebral palsy: what parents and doctors want to know. *BMJ* 2003;326:970-74.

Sleigh G, Brocklehurst P. Gastrostomy feeding in cerebral palsy: a systematic review. *Arch Dis Child* 2004;84:534-39.

Sullivan P, Lambert B, Rose M *et al.* Prevalence and severity of feeding and nutrition problems in children with neurological impairment: Oxford feeding study. *Dev Med Child Neurol* 2000;42:674-80.

Thompson M, Del Buono R, Wenzl T. Acid and non-acid gastro-oesophageal reflux in neurologically impaired children. *Arch Dis Child* 2002;86:A21.

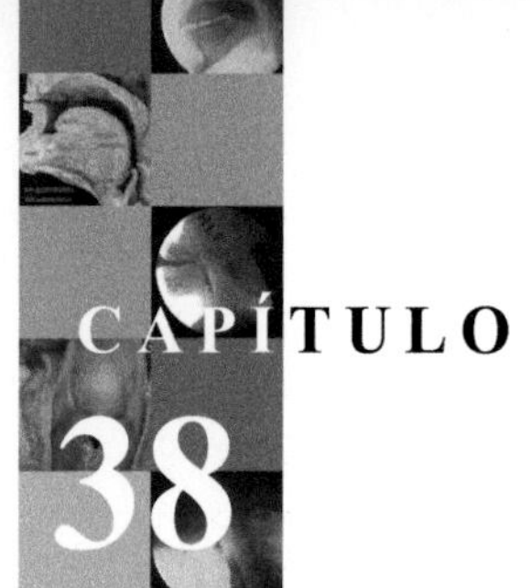

CAPÍTULO 38

SISTEMA NERVOSO PERIFÉRICO E DISFAGIA

Antônio Carlos Huf Marrone ◆ Carlo Domênico Marrone ◆ Luiz Carlos Porcello Marrone

INTRODUÇÃO

Os distúrbios da fonodeglutição nas patologias que afetam o sistema nervoso periférico (SNP) são bem conhecidos e são diagnosticados dentro de um contexto amplo, ou seja, como patologias que também afetam a fala e a deglutição, mas que apresentam outros sinais e sintomas no corpo como um todo.

Para melhor entendimento, em termos didáticos, o SNP é compreendido por doenças que afetam os neurônios motores inferiores, os neurônios sensitivos primários (gânglios sensitivos), as raízes nervosas, os plexos (cervical, braquial, lombossacro), os nervos periféricos, a junção neuromuscular e os músculos.

O intuito desde capítulo é chamar a atenção sobre as patologias que assolam o SNP e a fonodeglutição, porém não serão abordadas todas as patologias, mas sim as mais importantes, respeitando o grupo anatômico no qual está inserido.

Portanto, o grupo que engloba as doenças do corno anterior da medula será representado pela esclerose lateral amiotrófica. O grupo das neuropatias periféricas será mais extenso devido à freqüência das anormalidades, bem como patologias que afetam os nervos periféricos, de um modo geral, os nervos cranianos. Nas miopatias serão descritas doenças inflamatórias musculares, tais como a polimiosite, assim como a distrofia oculofaríngea. Já nas alterações da placa motora, será discutida a miastenia *gravis*.[4-7]

NEURÔNIO MOTOR INFERIOR

Esclerose lateral amiotrófica

A esclerose lateral amiotrófica (ELA) é uma doença neurológica de etiologia desconhecida que compromete os feixes motores juntamente com os núcleos motores dos nervos cranianos e o corno anterior da medula espinal. Tal doença pode afetar desde adultos jovens até idosos, sendo uma tendência que nos jovens a enfermidade é de evolução fatal mais rapidamente. Outra tendência é que, quando afeta a musculatura bulbar, ou seja, deglutição/fala/respiração, a evolução até insuficiência respiratória é mais veloz do que quando afeta os membros, em especial os membros inferiores.

Com o decorrer do tempo, pois se trata de uma patologia progressiva com evolução inexorável, os nervos motores romboencefálicos vão sendo acometidos, sendo que a fala inicia a diminuir de volume, tornando-se mais fraca, advindo também disfagia. Devido a isso, há acúmulo de saliva, havendo sialorréia excessiva e, posteriormente, aspiração, se não forem utilizadas sondas nasoenterais ou gastrostomia percutânea, no estágio final.

Os tratamentos atuais são os de suporte ao paciente, com ênfase na foniatria, em especial com técnicas que auxiliam a deglutição, a fala e a respiração, além de cuidados de enfermagem, terapia ocupacional, fisiatria e fisioterapia, bem como de nutrição (tanto quando o paciente pode deglutir, como quando o paciente necessita de apoio externo – sondas ou gastrostomia).

Com relação a medicamentos, o único remédio que prorrogou o tempo de evolução da doença em cerca de 3 a 6 meses foi o Riluzole. Aliado a isso se utilizam medicamentos suportivos, tipo antiinflamatórios (p. ex., Celebra®) e vitamina E, bem como sintomáticos, tais como analgésicos, antidepressivos (tanto para dor quanto para diminuir a sialorréia – p. ex., amitriptilina), entre outros. Alguns médicos utilizam anticolinesterásicos cerca de 30-40 minutos antes das refeições (p. ex., piridostigmina como o utilizado na miastenia *gravis*) para auxiliar um pouco na deglutição.[1-3,6]

NERVOS PERIFÉRICOS

Neuropatias periféricas no adulto

O sistema nervoso periférico pode ser afetado por patologias que comprometam os núcleos dos pares cranianos motores ou o corno anterior da medula na sua porção eferente ou os gânglios dos nervos cranianos sensitivos e gânglios da raiz posterior espinal.

Outras patologias podem comprometer as fibras nervosas dos nervos na sua porção motora, sensitiva ou ambas.

Além disso, pode haver comprometimento dos neurônios e das fibras concomitantemente.

Os processos podem ser traumáticos, carenciais, isquêmicos, inflamatórios e infecciosos, tóxicos, degenerativos, auto-imunes, paraneoplásicos etc.

As neuropatias periféricas podem ser classificadas de várias maneiras, mas nos interessam as seguintes:

A) **Velocidade de instalação ou início:** aguda, subaguda ou crônica.
B) **Tipo de fibra:** motora, sensitiva ou mista.
C) **Tipo patológico:** degeneração axonal, desmielinização segmentar ou mista.
D) **Padrão de comprometimento do sistema nervoso periférico:** mononeuropatias, mononeuropatias múltiplas e polineuropatias.

As polineuropatias afetam o SNP, em geral de modo simétrico, com predomínio distal.

Podem estar associadas ao comprometimento das raízes, constituindo as polirradiculopatias.

As lesões focais de um nervo constituem a mononeuropatia, e várias lesões focais determinam a mononeuropatia múltipla.

Os quadros polineuríticos, descritos clinicamente com seu déficit em luva e bota e as mononeurites em geral cursam sem distúrbio de deglutição, a não ser que no último caso o nervo participe do processo de deglutição.

As polirradiculoneurites têm em geral caráter de comprometimento ascendente, podendo atingir os nervos romboencefálicos e causando distúrbio de deglutição.

Quanto à etiologia, podemos dividir as neuropatias periféricas:

1. Instalação aguda:
   - Polirradiculoneurite aguda ou síndrome de Guillain-Barré.
   - Neuropatia diftérica.
   - Neuropatia porfirínica.
2. Instalação subaguda:
   - Polineuropatias simétricas subagudas:
     - Neuropatia alcoólica.
     - Neuropatia por deficiência de vitamina B_{12}.
     - Neuropatias tóxicas.
     - Neuropatias medicamentosas.
   - Polineuropatias assimétricas subagudas
     - Neuropatia diabética.
     - Neuropatia angiopática (poliarterite nodosa, artrite reumatóide, lúpus eritematoso e granulomatose de Wegener).
3. Instalação crônica:
   - Formas adquiridas
     - Polirradiculoneurite crônica.
     - Neuropatia paraneoplásica.
     - Neuropatia urêmica.
     - Neuropatia por alteração do metabolismo protéico.
     - Neuropatia crônica com doenças do tecido conjuntivo.
     - Neuropatia leprosa.
     - Neuropatia amilóide.
   - Formas geneticamente determinadas.[1-4,6]

Quanto à deglutição, estas patologias devem afetar aqueles nervos cranianos romboencefálicos responsáveis pela sensibilidade e motricidade orofaríngea.

Alguns desses nervos, como o V, VII, X e XII, recebem fibras bilateralmente do córtex, o que compensa muitas vezes lesões unilaterais dentro do tronco cerebral.

As neuropatias que mais freqüentemente comprometem a deglutição em geral são de apresentação aguda.

Polirradiculoneurite aguda ou síndrome de Guillain-Barré

A síndrome de Guillain-Barré é uma doença imunomediada de etiologia ainda discutida e que em geral se inicia por alteração de sensibilidade nos membros inferiores, sendo a sintomatologia tanto sensitiva quanto motora, de característica ascendente, com evolução de 1 a 4 semanas, chegando muitas vezes a quadriparesia com insuficiência respiratória.

Uma variante da síndrome de Guillain-Barré é a Miller-Fisher, que se inicia por comprometimento de nervos cranianos, principalmente oculomotores, e pode alterar a deglutição, com o comprometimento dos nervos romboencefálicos.

Seu diagnóstico é feito pelo exame de liquor e eletroneuromiografia, havendo dissociação proteíno-citológica na primeira e processo desmielinizante na segunda.

Além do tratamento sintomático e cuidados em UTI nos casos graves, podem ser incluídos no seu tratamento procedimentos como plasmaférese e uso de gamaglobulina; atualmente sua mortalidade está ainda em torno de 5% a 10% dos pacientes.

Neuropatias diftéricas

Tem como característica o comprometimento da musculatura do palato e de outros nervos cranianos, durante uma infecção diftérica, entre o 5° e 12° dia de doença.[1-3]

Síndromes de nervos cranianos que comprometem a deglutição

Os nervos cranianos romboencefálicos, que têm entre suas funções a deglutição, podem ser comprometidos por lesão na fossa posterior e base do crânio e pescoço, isto é, em todo o seu trajeto até a orofaringe.

O comprometimento pode ser isolado, mas é raro, porque o glossofaríngeo, o vago e o acessório do vago possuem origem real (núcleos motores e gânglios sensitivos), origem aparente e trajeto das fibras muito próximo dentro da fossa posterior e na base do crânio.

O comprometimento em conjunto caracteriza algumas síndromes neurológicas que incluem na sua sintomatologia o comprometimento da deglutição.

- Síndrome do forame rasgado posterior ou de Vernet.
- Síndrome dos nervos cranianos caudais ou de Sicard e Collet.
- Síndrome do espaço retroparotidiano ou de Villaret.
- Síndrome de Tapia.
- Síndrome de Garcin.

Síndrome do forame rasgado posterior ou de Vernet

Nessa síndrome estão comprometidos os nervos glossofaríngeo, vago e acessório, principalmente por causas de natureza tumoral, traumática ou inflamatória (meningites da base como a tuberculosa).

Nessa síndrome encontramos hemiparalisia velopalatina, laríngea e faríngea, arreflexia palatina e laríngea, paralisia com atrofia dos músculos esternocleidomastóideo e trapézio, anestesia da parede posterior da faringe e da laringe, hipogeusia ou ageusia do terço posterior da língua.

Síndrome dos nervos cranianos caudais ou de Sicard e Collet

As principais causas são traumáticas e tumorais, sendo similar à síndrome do forame rasgado posterior acrescida do envolvimento do nervo hipoglosso, que causa paralisia da hemilíngua.

Síndrome do espaço retroparotidiano ou de Villaret

Além do comprometimento dos 4 últimos nervos cranianos, a síndrome ainda apresenta um quadro de Claude Bernard-Horner, pela lesão dos nervos simpáticos na loja retroparotidiana.

As principais causas são traumáticas e tumorais.

A granulomatose de Wegener pode comprometer esses nervos cranianos romboencefálicos no nível da retrofaringe.

Síndrome de Tapia

Em geral de causa traumática, compromete o vago, acessório e hipoglosso, resultando em uma hemiparalisia glossolaríngea.

Síndrome de Garcin

Causada em geral por tumores invasivos da base do crânio, compromete de maneira progressiva e unilateralmente todos os nervos cranianos, sem acompanhamento de sinais e sintomas de hipertensão intracraniana ou comprometimento dos feixes nervosos do tronco cerebral.[4-7]

MÚSCULOS

Polimiosite

A polimiosite é uma miopatia inflamatória idiopática autoimune, mediada por linfócitos T (CD8+) e macrófagos no infiltrado endomisial, que se dirigem contra as fibras musculares. Atinge igualmente homens e mulheres adultos.

Os critérios diagnósticos são os seguintes:

1. Fraqueza proximal e simétrica progressiva por período de semanas a meses.
2. Creatinofosfoquinase elevada.
3. Eletroneuromiografia com padrão miopático.
4. Biopsia muscular com infiltrado inflamatório, necrose, degeneração e regeneração de fibras musculares.

O início geralmente é subagudo, com ou sem dor muscular, existindo fraqueza muscular proximal, principalmente nos membros inferiores e superiores, além de musculatura paravertebral e flexores do pescoço. A disfagia aparece em cerca de 30% dos casos, sendo a disartria rara, além de incomum o acometimento facial, não afetando a musculatura extrínseca ocular.

O tratamento é realizado através de corticóides (tanto prednisona oral quanto pulsoterapia com metilprednisolona), sendo o suficiente na maioria dos casos. Caso não haja resposta adequada, pode-se lançar mão de outros medicamentos, tais como azatioprina, mofetil micofenolato, além de imunoglobulina humana endovenosa em altas doses. Em casos raros há necessidade de sonda nasoenteral devido à disfagia.

Distrofia oculofaríngea

Trata-se de uma doença autossômica dominante, de início tardio, geralmente acima dos 50 anos de idade. A musculatura ocular é afetada progressivamente, tanto a extrínseca como a intrínseca, geralmente por ptose palpebral assimétrica em 70% dos pacientes aos 50 anos e 100% aos 60 anos.

Porém, com o passar do tempo, a deglutição também é acometida, assim como a musculatura apendicular, mas em menor intensidade. A disfagia para sólidos pode ser o primeiro sintoma, geralmente em homens ao redor dos 48 anos de idade.

Com relação à fraqueza muscular oral e faringiana, há obstrução parcial do esfíncter esofagiano. A progressão da disfagia pode ser acompanhada por regurgitação nasal, encarceramento do alimento e aspiração. A disfonia está presente em mais de 50% dos casos. Quando severa e precoce, favorece a aspiração e denota pobre prognóstico quanto à miotomia cricofaríngea.

O diagnóstico é dado pelo quadro clínico, pela história familiar (autossômica dominante), pela idade de início, além de creatinofosfoquinase 2 a 5 vezes acima do limite superior da normalidade. Verifica-se eletroneuromiografia com padrão miopático e biopsia muscular característica, mostrando fibras musculares com vacúolos margeados e inclusões intracelulares.

Com relação ao tratamento, não há cura, podendo haver, quanto à disfagia, miotomia do músculo cricofaríngeo e músculos anelares esofagianos. Porém, tal cirurgia poderia ser realizada quando houvesse marcada perda de peso e aspirações freqüentes. Mesmo com esse procedimento, poderá haver recorrência dos sintomas em cerca de 50% dos pacientes em 6 anos. A contra-indicação à miotomia seria severa disfonia e incompetência do esfíncter esofagiano inferior. Já no caso da ptose palpebral, poderia ser realizada a ressecção da aponeurose do elevador da pálpebra, com encurtamento desse músculo, além de suspensão frontal das pálpebras, quando não existir mais função do elevador da pálpebra. Outra possibilidade é a colocação de uma órtese em óculos, que mantenha a pálpebra permanentemente suspensa.[1,2,3]

JUNÇÃO NEUROMUSCULAR

Miastenia *gravis*

A miastenia *gravis* é uma doença auto-imune da placa motora, em que anticorpos contra os receptores da acetilcolina impedem um adequado acoplamento entre o neurotransmissor e seu receptor. Assim, há diminuição da atividade colinérgica nos músculos, dando, clinicamente, fraqueza muscular, cuja principal característica é a flutuabilidade, havendo piora da função quanto maior o uso da musculatura.

Inicia em geral comprometendo a musculatura extrínseca ocular (elevador da pálpebra, músculos retos e oblíquos do olho), sendo mais freqüente em mulheres quando inicia antes dos 50 anos, e estando muitas vezes associada a timomas.

Freqüentemente compromete a musculatura da faringe e laringe, causando disfagia e disfonia que piora com o passar do dia, à medida que o paciente fala e engole repetidamente, ou simplesmente pelo fato de estar mais cansado de um modo geral.

Nas situações mais graves há crise miastênica, causando risco de vida para os pacientes, sendo comprometidos os músculos respiratórios, necessitando assistência ventilatória em CTI.

O estudo eletroneuromiográfico define o comprometimento no nível da placa motora através do teste de estimulação repetitiva e pela eletromiografia de fibra única.

O tratamento é feito com medicações anticolinesterásicas, tal como a piridostigmina (inibe a ação da enzima que degrada a acetilcolina na fenda sináptica, ofertando, assim, maior quantidade de acetilcolina para disputar competitivamente com o anticorpo o acoplamento com o receptor de acetilcolina pós-sináptico). Além disso, outras drogas imunossupressoras, tais como o corticóide (prednisona), a azatioprina, o mofetil micofenolato etc. podem auxiliar na diminuição da formação dos anticorpos específicos contra o receptor de acetilcolina. Aliado a esses recursos, o uso da imunoglobulina e da plasmaférese, em especial em situações críticas, fazem com que o paciente tenha uma melhora importante. A timectomia é um dos recursos que pode ser utilizado, porém somente em pacientes que estejam bem estabilizados clinicamente. Geralmente paciente jovens e do sexo feminino se beneficiam mais desse procedimento.[1,2,3,6]

REFERÊNCIAS BIBLIOGRÁFICAS

1. Aminoff MJ. Neurology and general medicine. 3rd ed. New York: Churchill Livinstone, 2001.
2. Bradley WG, Daroff RB, Fenichel GM, Jankovic J. Neurology in clinical practice. 4th ed. Philadelphia: Butterworth-Heinemann, 2004.
3. Brillmann J, Scott K. *Neurologia.* Rio de Janeiro: Guanabara-Koogan, 2007.
4. Campbell WW, DeJong O. *Exame neurológico.* Rio de Janeiro: Guanabara Koogan, 2007.
5. Rowland LP. *Merritt's textbook of neurology.* 9th ed. Baltimore: Williams and Wilkins, 1995.
6. Sanvito WL. *Propedêutica neurológica básica.* São Paulo: Editora Atheneu, 2000.
7. Nunes ML, Marrone ACH. *Semiologia neurológica.* Porto Alegre: EDIPUCRS, 2002.

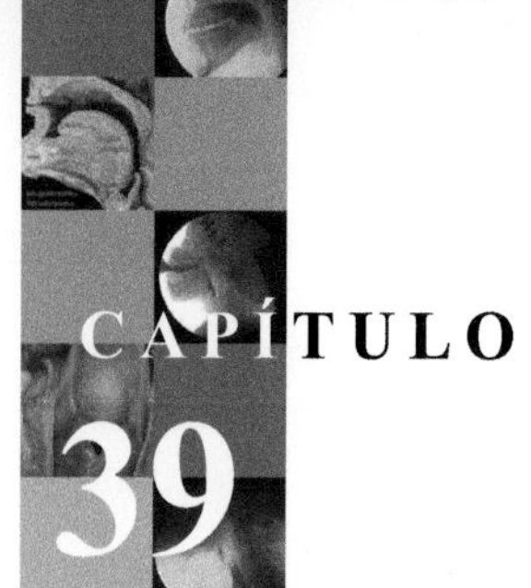

CAPÍTULO 39

Tumores do Sistema Nervoso Central no Adulto

Sérgio Hideki Suzuki ◆ Paulo Issamu Sanematsu Júnior

▶ INTRODUÇÃO

Os tumores anatomicamente relacionados com os nervos bulbares podem causar distúrbio na deglutição (disfagia) por paralisia dos músculos faríngeos.[5]

Os nervos bulbares são os 4 últimos pares de nervos cranianos: glossofaríngeo (IX), vago (X), acessório (XI) e hipoglosso (XII). Após a saída do bulbo, porção mais caudal do tronco encefálico, estes nervos trafegam por um curto trajeto cisternal (espaço liquórico), passam através da base do crânio e seguem em direção aos seus órgãos efetores.

Os nervos glossofaríngeo, vago e acessório passam através do forame jugular, junto à transição do seio sigmóide e à veia jugular interna, e o nervo hipoglosso passa pelo canal do hipoglosso, um pequeno orifício na base do crânio imediatamente lateral ao forame magno.[5]

Os principais nervos bulbares cuja disfunção pode causar a disfagia são os nervos glossofaríngeo e vago, que têm função mista: além da motricidade faríngea, são responsáveis por funções autonômicas parassimpáticas e sensitivas. O nervo glossofaríngeo controla a secreção salivar, que é aumentada em casos de lesão do mesmo; ele também é responsável pela sensibilidade gustativa do terço posterior da língua. O nervo vago, devido à sua função autonômica parassimpática, inibe o ritmo cardíaco e a secreção de catecolaminas pela glândula supra-renal, promove o peristaltismo gastrointestinal e as atividades gástricas, hepáticas e pancreáticas. Fibras sensitivas do nervo vago veiculam a sensibilidade da pele de parte do pavilhão auditivo e da dura-máter da fossa posterior; também é o principal responsável pela inervação da musculatura laríngea e sua lesão também causa distúrbios na fonação.[5]

As lesões bilaterais e associadas entre os nervos bulbares causam sintomatologia mais exuberante.

O nervo acessório tem função motora e está relacionado com os músculos trapézio e esternocleidomastóideo. O nervo hipoglosso inerva a língua e sua lesão causa distúrbio na fase inicial da deglutição e dificuldade na articulação de consoantes linguais (K, L, R e T).[5]

▶ TUMORES

Tumores situados na base posterior do crânio estão anatomicamente relacionados com os nervos bulbares e podem causar disfagia por paralisia da musculatura faríngea; entre eles, podem ser citados: cordoma de clivo, meningioma, tumor do glomo jugular, schwannoma, glioma de tronco encefálico e carcinomas da base do crânio; nem todos são lesões próprias do sistema nervoso central, mas merecem destaque no estudo das causas possíveis de disfagia e, exceto o glioma de tronco encefálico, todos são mais incidentes em adultos. Além da disfagia, devido ao acometimento de estruturas neurais muito próximas dos nervos bulbares, os pacientes podem desenvolver sinais e sintomas relacionados com a disfunção de outros nervos cranianos (diplopia, estrabismo, paralisia facial periférica e diminuição da acuidade auditiva), a disfunção cerebelar (incoordenação motora, alteração de equilíbrio e ataxia de marcha) e, por último, sinais e sintomas relacionados com a disfunção de tratos neurais que atravessam o tronco encefálico, como os tratos corticoespinal e espinotalâmico (paresias e parestesias).

A principal forma de tratamento destes tumores é a cirurgia, sendo comum a piora da disfagia, pelo menos transitoriamente, após o procedimento. A reabilitação destes pacientes é feita sob orientação do fonoaudiólogo, conforme avaliação da deglutição por videofluoroscopia; durante o período em que o paciente apresenta o distúrbio, ele deve receber dieta por via enteral e, nos casos mais graves, em que há microaspirações que resultam em infecções pulmonares de repetição, deve-se pensar na possibilidade de submeter o paciente à traqueostomia.

Cordoma

Os cordomas são tumores malignos, porém de crescimento lento, derivados de células embrionárias remanescentes da notocorda, estrutura embrionária que dá origem à coluna vertebral e à base do crânio. Por este motivo, podem ocorrer em qualquer parte da coluna vertebral e na base do crânio, sendo são mais freqüentes na região sacrococcígea, mas é quando acometem a base do crânio que podem causar disfagia. A localização dos cordomas na base do crânio é em uma área denominada clivo, que corresponde à estrutura óssea situada anteriormente ao tronco encefálico, formada pelo osso esfenoidal na sua metade superior e pelo osso occipital na sua metade inferior.[1]

Os cordomas afetam pacientes de ambos os sexos igualmente, incidem mais em pacientes entre os 40 e 50 anos de idade e são incomuns antes dos 20 anos de idade.

O tratamento combinado entre a cirurgia e a radioterapia com partículas de alta densidade oferece a melhor chance de intervalo livre de doença em atividade. O índice de recorrência é muito elevado e a média de sobrevida dos pacientes portadores de cordoma de clivo é de 4 a 8 anos.

Meningioma

Os meningiomas são tumores que se originam das células meningoteliais dos envoltórios do sistema nervoso central, representando aproximadamente 15% dos tumores intracranianos; comumente são benignos e acometem mais as mulheres na proporção de 2,5:1 com relação aos homens. A monossomia do cromossomo 22 foi encontrada em 70% dos pacientes portadores de meningiomas.[1,2] Podem ser radioinduzidos e associados a neurofibromatose tipo II, ocorrendo concomitantemente aos schwannomas.

São mais incidentes na região parietal parassagital, local onde se concentram as vilosidades aracnóideas, estruturas responsáveis pela absorção liquórica e que contêm células meningoteliais, potencialmente capazes de originar meningiomas.[1] Apenas 1% a 2% dos meningiomas localizam-se na região do forame magno, local onde poderiam causar disfagia.[1]

A cirurgia é a principal forma de tratamento. A radiocirurgia pode ser uma opção terapêutica para tumores de dimensões menores de 3 cm de diâmetro, ou quando a cirurgia é contra-indicada, por exemplo, em pacientes com condições clínicas precárias. O uso de hidroxiuréia foi descrito com bons resultados no tratamento dos meningiomas atípicos operados, irradiados e recidivados,[4] porém deve-se pesar os riscos dos efeitos colaterais gerados por este quimioterápico (Figs. 39-1 e 39-2).

Tumor do glomo jugular

O tumor do glomo jugular pertence ao grupo dos paragangliomas que acometem a glândula supra-renal (feocromocitoma) e o corpo carotídeo. É um tumor neurovascular e pode secretar catecolaminas em 1% dos casos, resultando em hipertensão arterial sistêmica, palpitação, perda de peso, além dos sintomas neurológicos.[1] A perda de audição unilateral e o *tinitus* são os sintomas mais comuns e, devido à localização de sua origem – glomo jugular –, pode causar disfagia.

Incidem mais em mulheres na faixa etária dos 50 anos, sendo tumores bastante vascularizados que ocasionalmente necessitam embolização, através de angiografia, para reduzir as aferências vasculares de modo a facilitar a ressecção cirúrgica, evitando grandes perdas de sangue (Fig. 39-3).

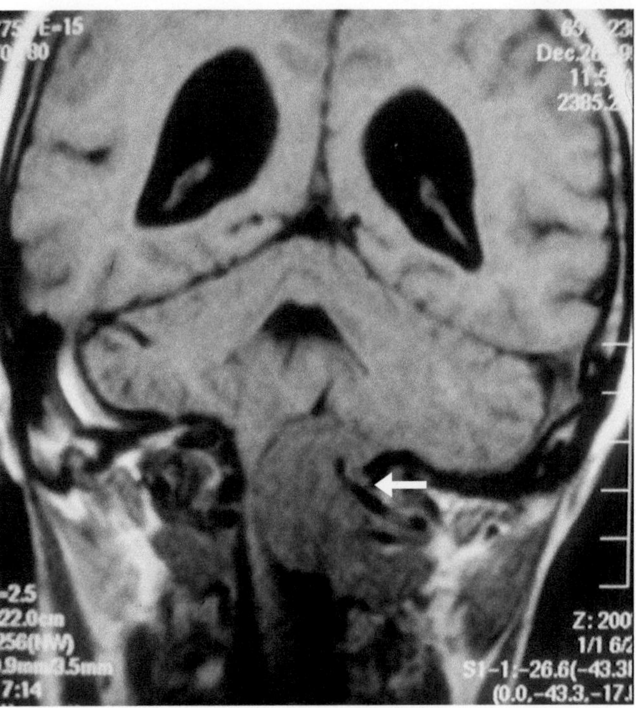

Fig. 39-1. RM de crânio, imagem coronal, fase sem contraste, mostrando meningioma de forame magno, comprimindo o tronco encefálico *(seta branca)*.

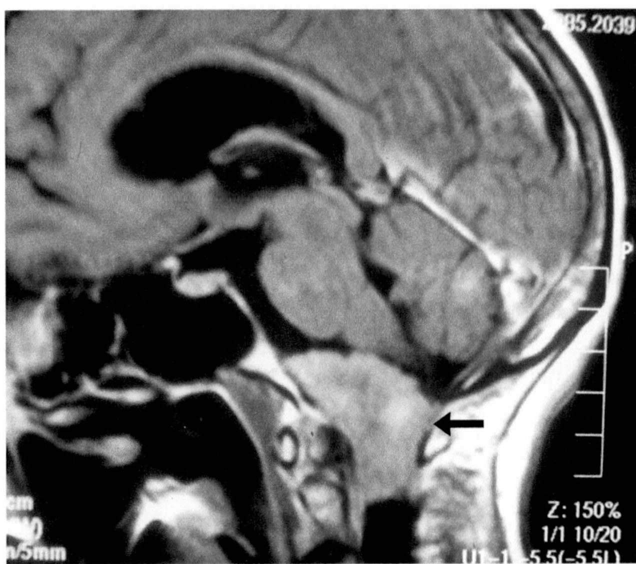

Fig. 39-2. RM de crânio, imagem sagital, fase contrastada, mostrando o mesmo meningioma de forame magno da Figura 39-1, comprimindo o tronco encefálico *(seta preta)*.

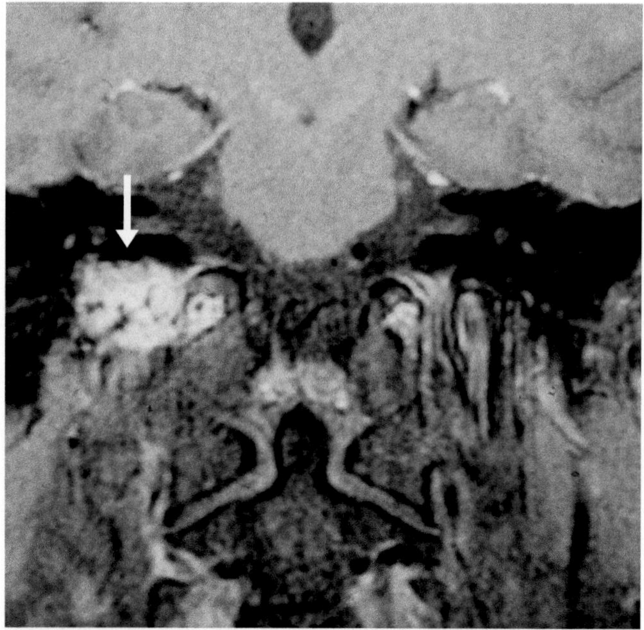

Fig. 39-3. RM de crânio, imagem coronal, mostrando tumor de glomo jugular *(seta branca)*.

Schwannoma

Os schwannomas dos nervos cranianos mais comuns são os originados nos ramos vestibulares do VIII nervo, mais conhecidos por neurinomas do nervo acústico, mas os schwannomas do forame jugular ou dos nervos bulbares são os que podem causar disfagia por acometimento direto dos nervos glossofaríngeo e vago. São tumores raros e benignos na maioria das vezes. Entre outros sintomas relacionados com estes tumores, os pacientes apresentam paralisia unilateral da corda vocal, causando disfonia, perda da força e atrofia nos músculos trapézio e esternocleidomastóideo e, menos freqüentemente, alterações na gustação.[6]

Gliomas de tronco encefálico

Os gliomas de tronco encefálico são mais comuns na infância, em crianças entre 5 a 10 anos de idade, com leve predominância no sexo masculino, mas ocorrem também nos adultos, com pico de incidência entre a 3ª e a 4ª década de vida.[3] Os astrocitomas pilocíticos, astrocitomas com diferentes graus de anaplasia e o glioblastoma multiforme são os gliomas mais incidentes no tronco encefálico, sendo que existe uma tendência maior de os glioblastomas multiformes acometerem as porções mais baixas do tronco (bulbo).

Estes gliomas cursam com paresias de múltiplos nervos cranianos, causando diplopia, paralisia facial periférica e disfagia. Podem obstruir o fluxo liquórico pela compressão do aqueduto de Sylvius, que comunica o III e IV ventrículos, resultando em hidrocefalia e hipertensão intracraniana (cefaléia, vômitos, alterações do nível de consciência, elevação da pressão arterial sistêmica, bradicardia e alterações nos movimentos respiratórios). Alterações sensitivas, distúrbios de marcha e paresias também são sintomas comuns para os gliomas de tronco encefálico.

A ressonância magnética de crânio (RM) é atualmente o melhor exame de imagem para a detecção dos gliomas de tronco encefálico. Muitas vezes o tumor não é bem delimitado, não realça após infusão endovenosa de contraste e o tronco encefálico mostra apenas um aumento difuso em suas dimensões, sugerindo o diagnóstico de um astrocitoma de baixo grau de malignidade; outra forma de apresentação dessa neoplasia é de um processo expansivo bem delimitado, com realce após infusão endovenosa da substância paramagnética, podendo ter formações císticas e componentes exofíticos ao tronco encefálico.

O tratamento eletivo é a radioterapia associada à quimioterapia. Tumores bem delimitados, com porções exofíticas, eventualmente podem ser abordados cirurgicamente. A hidrocefalia pode ser solucionada com derivações ventriculares com interposição de sistemas valvulares ou por abertura do assoalho do III ventrículo, por procedimento cirúrgico videoendoscópico, comunicando o espaço ventricular ao espaço cisternal, promovendo um desvio do fluxo liquórico e evitando a obstrução causada pelo tumor.

O prognóstico ainda é muito reservado, mesmo para o astrocitoma de baixo grau de malignidade e astrocitoma pilocítico (tumor curável apenas com cirurgia radical quando em outras localizações no sistema nervoso central). A taxa de sobrevida em 5 anos varia de 5% a 30%, de acordo com os estudos já relatados (Fig. 39-4).[3]

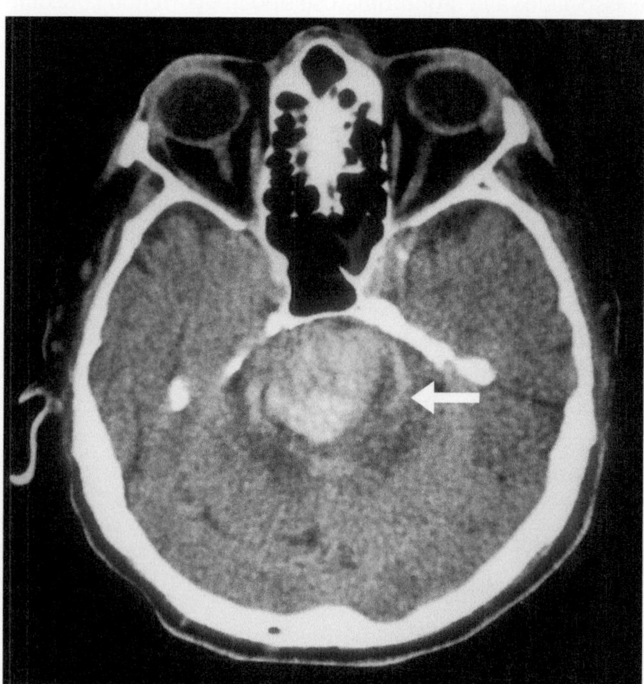

Fig. 39-4. Tomografia computadorizada de crânio mostrando glioma de tronco encefálico realçado pelo contraste radiológico *(seta branca)*.

Carcinomas da base do crânio

Os carcinomas da base do crânio têm origem nos tecidos mesenquimais existentes nesta região; geralmente são tumores do grupo dos sarcomas, sendo bastante infiltrativos e, além do distúrbio da deglutição, podem causar paresias relacionadas aos outros nervos cranianos, dependendo de sua localização com relação à base do crânio.

Tumores malignos das estruturas vizinhas da base do crânio podem acometer os nervos bulbares, como os tumores dos seios paranasais (geralmente carcinomas espinocelulares) e tumores das glândulas salivares (carcinomas adenóides císticos).[1] As metástases (tumores secundários) na base do crânio não são freqüentes, mas podem ocorrer, por exemplo, nos carcinomas de próstata, que costumam metastatizar para ossos de forma geral.

Não existe tratamento padronizado para estes tumores que pertencem a grupos histológicos e com comportamentos biológicos diferentes; portanto, cada paciente é estudado individualmente e o tratamento é personalizado. Quando existe indicação cirúrgica, há necessidade da participação de equipe multidisciplinar especializada em cirurgia de base de crânio, composta por otorrinolaringologista, neurocirurgião e cirurgião de cabeça e pescoço. A cirurgia é complementada com radioterapia.

REFERÊNCIAS BIBLIOGRÁFICAS

1. Barnes L, Kapadia SB, Nemzec WR *et al.* Biology of selected skull base tumors. In: Janecka I, Tiedemann K. *Skull base surgery anatomy, biology and technology.* Philadelphia: Lippincott-Raven, 1997. p. 263-89.
2. Black PM. Meningiomas. *Neurosurg* 1993;32(4):643-57.
3. Cohen ME, Duffner PK. Brain stem tumours. In: Cohen ME, Duffner PK. *Brain tumors in children principles of diagnosis and treatment.* 2. ed. New York: Raven Press, 1994. p. 241-62.
4. Cusimano MD. Hydroxyurea for treatment of meningioma. *J Neurosurg* 1998;88(5):938-39.
5. Melaragno Filho R. Nervos bulbares. In: Tolosa APM, Canelas HM. *Propedêutica neurológica – Temas essenciais.* 2. ed. São Paulo: Sarvier, 1971. p. 195-207.
6. Strauss R, Post KD. Other Schwannomas of cranial nerves. In: Kaye AH, Laws ER Jr. *Brain tumors an encyclopedic approach.* Edinburgh: Churchill Livingstone, 1995. p. 643-64.

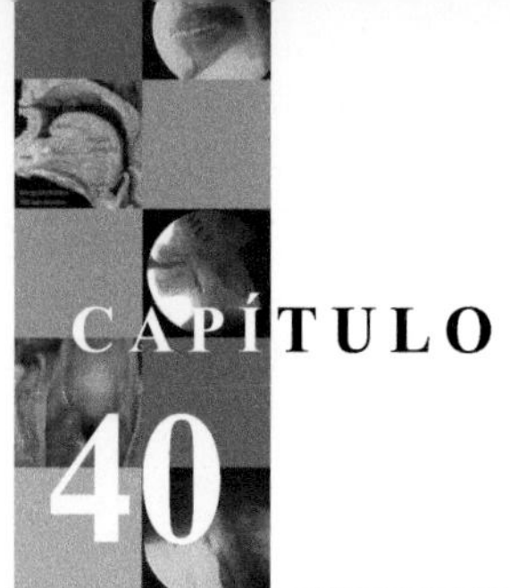

CAPÍTULO 40

ACIDENTES VASCULARES ENCEFÁLICOS – AVEs

Raquel Blanco Santana ◆ Ana Paula Brandão Barros

▶ INTRODUÇÃO

É significativa a incidência de disfagia orofaríngea pós-AVE (acidente vascular encefálico). Esta se caracteriza por alterações no encéfalo, transitórias ou definitivas, do tipo isquêmico (AVEI) e/ou hemorrágico (AVEH), nas quais um ou mais vasos sanguíneos são envolvidos em um processo patológico. O AVEI está associado à obstrução de um vaso, podendo ter como causa trombose ou embolia. A trombose geralmente é desencadeada por um quadro de hipertensão sistêmica ou de aterosclerose. Já a embolia é comumente provocada por estenose mitral ou fragmentos de placas em artérias extra ou intracranianas.[9]

Deglutição × AVE

A deglutição é um processo caracterizado por uma sucessão de fenômenos inter-relacionados envolvendo a ativação de diversos circuitos neurais (aferências e eferências). Sinapses entre o córtex, o tronco cerebral, o cerebelo, os núcleos ambíguo, do trato solitário e a formação reticular são essenciais para desencadear esse processo de forma sincrônica e eficaz.[3,8]

Nos casos com AVE, observamos que há interferências em um ou mais desses circuitos, o que resulta em alterações nos canais sensoriais e/ou no controle motor das estruturas envolvidas no processo de deglutição, caracterizando assim a etiologia do quadro disfágico. É importante ressaltar que, nestes casos, a disfagia pode ser mais uma seqüela dentre outras, como alterações de linguagem, fala e motora global.

Segundo Barer (1989), 1/3 da população evolui com algum grau de disfagia orofaríngea após AVE. Outro estudo revela uma estimativa de 50 mil novos casos de AVE por ano nos Estados Unidos, sendo que destes, 1/4 evolui com disfagia orofaríngea.[6,11,25]

Pós-AVE, complicações como má nutrição e alterações respiratórias têm sido descritas como as maiores causas de morbidade.[34] Palmer e DuChane (1991) também afirmam que a incidência de doenças e mortalidade nestes quadros é de 50%. Segundo Kuhleimeier (1994),[17] a ocorrência de AVE nos EUA tem contribuído para aumentar os casos de disfagia, que passou de 3/1.000 para 10/1.000 no período de 1979 a 1989.

Acidentes hemorrágicos geralmente são mais devastadores que os isquêmicos e, portanto, estão mais associados a causas de disfagia. No entanto, os isquêmicos têm alta incidência de alterações severas na deglutição.

Paciaroni *et al.* (2004)[24] demonstram em seu estudo que a disfagia é mais freqüente no AVEH, e que, quando presente no AVEI, observa-se com freqüência o envolvimento da artéria cerebral média.

O AVEI geralmente é causado por hipertensão sistêmica ou por aterosclerose e embolia, como descrito anteriormente, tende a envolver a região da artéria cerebral média, caracterizando-se por hemiparesia contralateral. Se o AVEI atingir o hemisfério esquerdo, há grande probabilidade de se constituir um quadro de disfagia. Este geralmente é desencadeado por uma interrupção ipsolateral do trato corticobulbar, das conexões realizadas com o centro de controle cortical da deglutição na região frontal inferior, e com o núcleo bulbar na base inferior do encéfalo, associado à coordenação da deglutição.[2,22]

As lesões bilaterais geralmente aparecem associadas à alta incidência de disfagias severas.[5,14,32]

Em estudo da deglutição realizado em 1991, por Horner *et al.*[13] com 23 sujeitos pós-AVE unilateral e bilateral, foi identificado que 56,5% dos indivíduos apresentavam alteração na fase oral; 91,3%, atraso no reflexo de deglutição; 8,7%, atraso no trânsito faríngeo; 43,5%, abertura incompleta da transição faringoesofágica, e em 73,9%, resíduo faríngeo. Os pesquisadores observaram que nos casos em que foi observada aspiração (65,2%), houve uma relação com alterações nos nervos glossofaríngeo, vago, paralisia de prega vocal, além de resíduos faríngeos. Destacam também a relação entre o local da lesão e a aspiração e sugerem que os riscos de aspiração são maiores quando associados a desordens faríngeas, principalmente relacionadas com os pares cranianos.

Buchholz (1994)[4] destaca que nos AVEs de tronco cerebral as disfagias orofaríngeas se apresentam de forma mais grave do que nos AVEs corticais. As lesões no hemisfério esquerdo causam maiores comprometimentos na fase oral, e as de hemisfério direito comprometem mais a fase faríngea da deglutição, tendo como conseqüência maiores índices de aspiração. Nos AVEs bilaterais, o grau de disfagia apresenta-se com maior gravidade, levando a alterações tanto na fase oral quanto na faríngea da deglutição.

Silva (1997)[30] verificou que 96% dos adultos com AVE apresentaram desordens na fase oral e 80% nas fases oral e faríngea da deglutição, sendo que apenas 16% apresentaram desordens isoladas na fase oral e 4% na fase faríngea. Conclui que as desordens de deglutição nos adultos pós-AVE são essencialmente orofaríngeas.

Segundo Bass (1997),[3] as disfagias neurogênicas com comprometimento na fase oral estão associadas a dificuldades para iniciar a fase oral, gerando alterações na propulsão do bolo e conseqüentemente alterações na fase faríngea.

Avaliação – de olho nos achados clínicos

Uma vez que as seqüelas decorrentes de um AVE podem inferir lesões topográficas distintas, depois de instalado o quadro, a adequação do tratamento empregado e o prognóstico, deverão estar vinculados a um processo de avaliação objetivo e minucioso. Neste aspecto, a avaliação clínica da disfagia pode colaborar de forma significativa com o fechamento do diagnóstico e a conduta terapêutica.

Vale ressaltar que a avaliação clínica de pacientes disfágicos deverá sempre englobar uma avaliação de linguagem (principalmente da compreensão), do quadro motor global e articulatório. Quando falamos sobre esse tipo de avaliação, focamos na necessidade de um diagnóstico diferencial entre a presença de afasias (principalmente associada a lesões em hemisfério esquerdo), apraxias, quadros de disartrofonias, plegias e paresias, buscando sempre que possível identificar o quanto o quadro de disfagia está sendo agravado por algumas dessas patologias, além de poder colaborar no topodiagnóstico.

Observamos, em um grande número de pacientes disfágicos e disártricos, um prognóstico mais limitado quanto à reabilitação de deglutição, visto que, além de alterada a dinâmica do processo de deglutição, este se agrava frente à alteração neuromuscular advinda da disartrofonia. Nos casos com apraxias orais associadas à disfagia, observamos perda da destreza muscular geralmente decorrente de falhas na programação e execução dos movimentos; o que poderá comprometer a fase preparatória e oral da deglutição.

Nos casos de afasias associadas à disfagia, como nas afasias de Broca (envolvimento do sistema carotídeo), observa-se um retorno gradativo da função de deglutição, com grande possibilidade de retorno total da via oral.

O estado cognitivo é outro importante e geralmente o primeiro ponto que deve ser valorizado. Observamos com freqüência, principalmente nos primeiros dias seguintes ao AVE, a presença de broncoaspirações de saliva associadas ao rebaixamento cognitivo e/ou a presença de apraxias orais.

Estes dados observados na nossa prática também são relatados por Kidd, Lawson, Nesbitt, MacMahon (1993),[15] durante uma avaliação clínica e objetiva da deglutição. Utilizando a consistência líquida, em sujeitos pós-AVE, constataram ser comum a ocorrência de aspiração nas primeiras 72 horas.

Um estudo realizado por Formismo *et al.*[10] (2004) com 25 sujeitos que se mantiveram inconscientes por um tempo de coma prolongado, após uma lesão cerebral grave, mostrou que há uma correlação entre o prognóstico e o tempo de intervalo entre o retorno da via oral e a data do trauma. Referem também que a deglutição pode ser uma primeira ação intencional consciente após um estado prolongado de coma. No entanto, o retorno da via oral de forma segura se mantém relacionado com a recuperação das funções cognitivas.

Outro estudo realizado por Thompson (2004),[33] com 27 pacientes pós-AVE nas primeiras 72 horas, em que buscava investigar a relação entre a consciência do indivíduo sobre sua incapacidade e seu desempenho durante a deglutição de água, demonstrou que aqueles com menor consciência deglutiam volume maior, mais rápido e evoluíram com mais complicações nos 3 meses seguintes ao AVE. Os mais conscientes, mesmo não tendo a exata percepção do problema de deglutição, deglutiram mais devagar e em goles menores. Conclui que avaliar a consciência do paciente sobre os indicadores clínicos da disfagia é um aspecto importante para a recuperação funcional.

Ainda dentro da avaliação, ressaltamos também a importância em realizar uma avaliação instrumental, sempre que possível, como mais um instrumento colaborador para a conduta terapêutica. Letter e Espinosa (2002),[18] após um estudo com 49 pacientes pós-AVE agudo, em que se avaliou o quadro de deglutição através do exame clínico e da nasofibroscopia, 24 horas após o AVE, verificou que o exame clínico, quando comparado com a nasofibroscopia, subestimou o risco de aspiração em pacientes que tinham risco de aspiração e superestimou o risco em pacientes que não tinham.

Outro estudo realizado por Schelp *et al.*[28] (2004) com 100 pacientes pós-AVE encontrou, durante a avaliação clínica da deglutição, a presença de disfagia orofaríngea em 76,5% dos pacientes. Quando complementada pela videofluoroscopia da deglutição, a presença de disfagia aumentou para 90% dos casos avaliados.

Buscaremos, a seguir, descrever os sinais e sintomas clínicos observados nos casos de disfagia, do ponto de vista topográfico da lesão.

Desta forma, os dados serão descritos de acordo com as lesões supratentoriais (região dos hemisférios cerebrais) e infratentoriais (tronco cerebral, cerebelo e IV ventrículo).

▶ TERRITÓRIO SUPRATENTORIAL

Uma vez que no processo de deglutição há um componente voluntário, não podemos descartar a participação de áreas sensório-motoras do córtex cerebral.

Estudos sugerem que o córtex cingular, área motora suplementar, pré-motora, motora e a ínsula, estão incluídos na execução da deglutição voluntária.[12,21]

Yutaka *et al.* (2004), após um estudo realizado através de magnetoencefalografia com 8 sujeitos, em que buscava investigar a regulação cortical durante o estágio inicial da fase oral da deglutição em humanos, observou que a ínsula, o córtex cingular e o giro frontal inferior são as áreas mais ativas na fase preparatória-oral da deglutição. Os autores concluíram que estas regiões podem estar relacionadas com o reconhecimento cognitivo do alimento antes mesmo de dar-se início à deglutição.

Devinsky, Morrell e Vogt (1995)[7] relatam que a região mais dorsal e caudal do cíngulo está envolvida no controle dos músculos esqueléticos, incluindo a regulação de movimentos, seleção de respostas e o desempenho em ações motoras, além da percepção à dor.

Martin *et al.* (2001),[21] após um estudo através da deglutição de saliva, descreveram que a ativação da área mais caudal do córtex cingular está envolvida no processamento pré-motor e atencional, presentes na deglutição voluntária. Por outro lado, descreveram também que o córtex cingular posterior tem um papel sensorial no controle da deglutição, visto que é uma área considerada de associação a conexões no tálamo.

Desta forma, Martin *et al.* (2001) concluem que um pequeno infarto nesta área pode vir a desencadear confusões na memória do movimento antes e depois da realização do mesmo, o que sugere que o início da deglutição deva depender de um arquivo de memória associado ao movimento.

A região da ínsula, por sua vez, acredita-se que é uma área associada ao córtex gustatório primário, à função motora visceral, aos movimentos voluntários orais e à fala.[1,16]

Yutaka *et al.* (2004)[35] verificaram que a ínsula esquerda, dentre outras áreas, foi a mais ativada antes do início da deglutição, sugerindo assim ser essencial para iniciar a deglutição. Por também fazer conexões com o núcleo do trato solitário e tálamo, os autores sugerem também ter a ínsula uma participação na deglutição orofaríngea.

Portanto, a coordenação dos movimentos voluntários realizados de forma sincrônica e eficiente poderá estar alterada frente à ocorrência de um AVE supratentorial, uma vez que este poderá gerar uma desconexão de todo ou parte do processamento neural necessário para elaborar as seqüências motoras.

Observamos, nos casos de lesão supratentorial exclusiva, a presença de estase salivar associada a uma dificuldade e/ou falha na interpretação cortical do conteúdo presente na cavidade oral. De acordo com Silva (2004),[31] este fato ocorre por ser a saliva um elemento com fraco *input* para a modulação oral, aumentando assim a dificuldade de deglutição.

Nos casos com lesões infratentoriais associadas às supratentoriais, acreditamos que a estase salivar pode não só ocorrer por alteração na interpretação e modulação cortical, mas antes disso, por alteração na aferência sensorial do estímulo; ou seja, nos pares cranianos responsáveis pela captação e transmissão desse estímulo.

Assim, lesões supratentoriais podem interferir em todo o processo de deglutição, podendo comprometer os mecanismos de proteção das vias aéreas, uma vez que tem grande interferência nos comandos prévios voluntários necessários para o desencadear da fase oral da deglutição, além de participar da modulação e do tipo de padrão de resposta motora desencadeada no tronco cerebral.

Lesão cortical do hemisfério esquerdo

Chen, Ott, Peele, Gelfand (1990) descrevem que, de 17 pacientes com lesões no hemisfério esquerdo, 15 (88%) apresentavam alterações na fase oral e faríngea da deglutição. Robbins, Levine, Maser, Rosenberg, Kempster (1993)[26] destacam a presença de alterações práxicas fonoarticulatórias como um dos fatores que colaboram e/ou determinam a incoordenação do sistema motor oral, tendo como conseqüência um prejuízo da fase oral. Tal prejuízo se reflete também no desencadear da fase faríngea.

Silva (1997) mostra em seu estudo que lesões no hemisfério esquerdo, quando comprometida a deglutição, afetam 100% a fase oral, com conseqüente comprometimento da fase faríngea devido à sucessão de fenômenos inter-relacionados neste processo.

Em nossa experiência, constatamos também inabilidades para iniciar e coordenar a fase oral da deglutição, principalmente por desordens na programação e execução dos movimentos voluntários presentes nesta fase.

Tal quadro caracteriza uma fase oral com dificuldade na captação, no reconhecimento e na ejeção oral do bolo, com conseqüente aumento no tempo de trânsito oral e escape oral posterior, principalmente por dificuldades em executar e programar o movimento. Observa-se também alteração na fase antecipatória, caracterizada pelo não-reconhecimento do alimento e/ou redução ou até ausência de apetite.[35]

Alterações isoladas da fase faríngea são menos comuns de serem observadas. Desta forma, frente à melhora na modulação do padrão de respostas motoras junto com a utilização de manobras posturais, da melhor consistência e do posicionamento do alimento na cavidade oral, é possível em um período bem mais curto de tempo, quando comparado com lesões em hemisfério direito, habilitar a deglutição por via oral, sem sinais de broncoaspiração.

Lesão cortical do hemisfério direito

Comprometimentos na fase faríngea da deglutição são apontados por Palmer e DuChane (1991), como mais graves e com maiores riscos de broncoaspiração, quando associados a lesões no hemisfério direito.

O mesmo achado é destacado por Robbins *et al.* (1993), quando em um estudo comparativo entre o tempo de deglutição de sujeitos normais e pós-AVE com lesões unilaterais, à esquerda e à direita, demonstraram que os casos com lesões à direita, quando comparados com sujeitos normais, apresentaram um tempo de deglutição significativamente mais longo. Além disso, apresentaram também maior incidência de aspiração, quando comparados com os sujeitos com lesão à esquerda.

Lesão do sistema piramidal

As vias piramidais compreendem 2 tratos: o corticoespinal e o trato corticonuclear ou bulbar.

O trato corticoespinal, que apresenta uma função motora somática, tem seu trajeto desde a coroa radiada, parte posterior da cápsula interna, base do pedúnculo cerebral, base da ponte até a pirâmide bulbar. Nesta região, parte das fibras continuam ventralmente formando o trato corticoespinal anterior, e outra parte cruza na decussação das pirâmides, formando o trato corticoespinal lateral. Vale ressaltar que, embora a principal função do trato corticoespinal seja motora, ele também apresenta fibras originadas na área somestésica do córtex, as quais acredita-se poderem estar envolvidas no controle dos impulsos sensitivos.[20]

Lesões nesse trato, além de apresentarem o sinal de Babinski, evoluem com fraqueza muscular, dificuldade para contrair voluntariamente os músculos e incapacidade de realizar movimentos independentes de grupos musculares isolados.[20]

O trato corticonuclear põe sob controle voluntário os neurônios motores situados nos núcleos dos nervos cranianos.

Nos AVEs cujo comprometimento envolve o sistema piramidal, o sujeito poderá apresentar um quadro disfágico pseudobulbar característico da síndrome do neurônio motor superior, cujos sintomas mais comuns encontrados são fraqueza muscular, ausência de trofismo, hiper-reflexia, hipertonia, disartrofonia espástica, diminuição da coordenação e das funções voluntárias de língua, palato e faringe, aumento dos reflexos, espasticidade e labilidade emocional.[27]

Temos observado em nossa experiência clínica que os quadros de disfagia pseudobulbar tendem a apresentar maiores alterações durante a fase oral da deglutição, não tendo, na sua maioria, grandes conseqüências na dinâmica funcional da deglutição, como por exemplo, aspirações de graus moderado a grave.

▶ TERRITÓRIO INFRATENTORIAL

A região infratentorial, por compreender estruturas como o tronco cerebral, cerebelo e IV ventrículo, quando comprometida poderá evoluir com significativas alterações no processo de deglutição.

Cerebelo

Além da entrada nas áreas corticais, circuitos neurais auxiliares também participam da programação e execução do movimento. Desta forma, o cerebelo também atua no controle da motricidade através da programação dos movimentos e dos ajustes enviados para a execução dos mesmos. Recebe impulsos do córtex e tronco cerebral, além de enviar, através de seus núcleos, impulsos para todas as regiões do SNC envolvidas no controle da motricidade.[28]

Associado a lesão cerebelar, o indivíduo pode evoluir com um quadro de disartrofonia atáxica e/ou disfagia.[28] Nestes casos, temos observado, em nossa clínica, comprometimento da fase oral e da proteção das vias respiratórias, além de incoordenação respiratória.

Tronco cerebral

Embora com menor freqüência que os AVEs supratentoriais, os de tronco tendem a desencadear quadros disfágicos mais graves e com pior prognóstico; uma vez que englobam uma região em que se encontra o maior número de núcleos de nervos cranianos envolvidos na deglutição, bem como centros de controle importantes como o da respiração (também envolvida no processo da deglutição) e o da própria deglutição na formação reticular no bulbo, além do núcleo do trato solitário e do núcleo ambíguo.[4,19]

Lesões dos núcleos cranianos, ou de suas fibras nervosas aferentes ou eferentes, quando situadas no interior do tronco cerebral, causam distúrbios motores, sensoriais ou neurovegetativos ipsolaterais à lesão porque suas fibras não decussam, exceto o IV par craniano e o troclear.[23]

De acordo com Ertekin e Aydogdu (2003),[8] para que haja um padrão adequado e seqüencial de contração e inibição dos músculos durante o processo de deglutição, estruturas neurais presentes no tronco cerebral precisam estar envolvidas.

Durante a descrição do controle neuromotor da deglutição, Bass (1997) refere que a participação do tronco cerebral durante a fase oral da deglutição se dá através dos nervos V, VII, IX e XII; enquanto a fase faríngea se processa através da ação do IX, X e XI pares cranianos. Descreve também que, graças às informações transmitidas ao córtex através de aferências e eferências efetuadas pelos pares cranianos, é possível desencadear o processo de deglutição. Ainda segundo este autor, as disfagias neurogênicas com comprometimento na fase oral determinam dificuldades para iniciar a deglutição e provocam alteração na propulsão do bolo alimentar, prejudicando a transferência do alimento para a fase faríngea. As alterações durante a fase faríngea englobam penetração laríngea, deglutições múltiplas, estases em recessos faríngeos, regurgitação nasal, tosse freqüente, retenção de alimentos na valécula, recessos piriformes e paresia e/ou paralisia de prega vocal.

Silva (1997) estudou 5 sujeitos com AVE de tronco e observou desordens concomitantes nas fases oral e faríngea em 3 dos sujeitos, enquanto as desordens isoladas ocorreram em 1 paciente na fase oral e 1 na fase faríngea.

Quanto às características da disfagia nos AVEs de tronco, observamos diferentes graus e sintomatologia. Este fato ocorre, pois há uma relação com o nível da lesão no tronco; ou seja, o quadro clínico refletirá sinais e sintomas característicos dos pares cranianos envolvidos. Vale ressaltar aqui que estamos descartando alterações corticais.

Desta forma, encontramos disfagias desde o grau leve ao grave, com alterações motoras e sensoriais. No entanto, em nossa prática clínica temos observado um prognóstico pior nos casos com maior prejuízo sensorial, principalmente em região oral e orofaríngea.

Quando a alteração sensorial se encontra na cavidade oral, observamos importante alteração em todas as etapas da fase oral, com conseqüente repercussão faríngea e provável aspiração. Uma vez que, devido a desordens na aferência sensorial, a interpretação cortical torna-se prejudicada, pode acarretar não só uma modulação inadequada, mas também uma resposta motora na faringe e na laringe inadequada para a deglutição do conteúdo presente na cavidade oral.

Quando há propriocepção adequada na cavidade oral, mas os receptores sensitivos da orofaringe e faringolaringe encontram-se alterados, podemos encontrar ausência no deflagrar da deglutição, resíduos em faringe e aspiração. Se os receptores sensitivos da laringe e traquéia estiverem lesados, esta aspiração poderá se mostrar silente.

Se, associada à alteração sensitiva, também houver alteração motora, o sujeito poderá apresentar problemas tanto na fase oral desde a captação, organização e reconhecimento do bolo até a ejeção oral. Tal padrão repercutirá um padrão motor durante a fase faríngea não só inadequado para o bolo a ser deglutido, como também poderá apresentar-se ausente, dependendo do grau de lesão das fibras motoras.

Nestes casos, a presença de disartrofonia flácida caracterizada por qualidade vocal soprosa, rouca, hipernasal, presença de fasciculação e tosse fraca contribuirão como agravantes da disfagia presente.

Lesão do neurônio motor inferior

Geralmente, nestes casos, há paralisia com perda dos reflexos e do tônus muscular (paralisia flácida), seguida, depois de algum tempo, de hipotrofia dos músculos inervados pelas fibras nervosas destruídas.[20]

As disfagias associadas a lesões em neurônio motor inferior (disfagia bulbar) geralmente são mais graves e com maiores conseqüências clínicas do que as pseudobulbares e apresentam as seguintes características: fraqueza muscular, atrofia muscular, ausência de reflexos, fasciculações, hipotonia, disartrofonia, alteração dos reflexos de sucção e deglutição.[27]

▶ PRINCÍPIOS DA REABILITAÇÃO FONOAUDIOLÓGICA

Uma vez fechado o diagnóstico fonoaudiológico e o provável prognóstico, dentro de uma abordagem fonoaudiológica junto a pacientes com AVE, independente das técnicas elencadas para o processo de reabilitação, é importante que o cuidador, a família e o paciente (este, sempre que possível) tenham claros os objetivos, o caminho escolhido e o papel de cada membro da equipe. Vale ressaltar aqui que a família e o cuidador compõem a equipe de reabilitação e são membros-chave para o sucesso do programa.

Outro ponto que acreditamos ser importante é ter um espaço terapêutico delimitado, com uma rotina preestabelecida, em que as pessoas que mais têm contato com o paciente estejam treinadas e orientadas pelo fonoaudiólogo a realizarem da mesma maneira os procedimentos e/ou abordagens com o paciente com relação ao processo de deglutição e comunicação.

Dentro do treinamento ao cuidador e/ou família, questões voltadas ao estado cognitivo, praxias e ao quadro de linguagem, como o grau de compreensão, a retenção de informações e a melhor maneira de se dirigir ao paciente devem ser cuidadosamente abordadas antes mesmo de se focar no quadro disfágico, pois são alterações que poderão dificultar o processo de reabilitação e contar de forma significativa no prognóstico.

Acreditamos, também, que embora o processo de avaliação deva acontecer a cada sessão, deverão existir prazos predeterminados não só para mudanças das técnicas e orientações, mas também da freqüência de sessões e do momento da alta.

Quando falamos em momento de alta dentro de uma população disfágica pós-AVE, não significa que esta estará sempre vinculada ao desmame total da via alternativa de alimentação e/ou à eliminação do risco de broncoaspiração, mas sim ao momento em que o paciente não mais responde às técnicas, ou quando todos os recursos disponíveis para aquele caso já tenham sido tentados.

Dentre vários instrumentos terapêuticos que nós fonoaudiólogos podemos lançar mão frente à proposta de reabilitação, acreditamos que esta deverá ter como premissa básica o foco na função de deglutição. Esta deverá ser trabalhada de maneira que se consiga integrar de forma funcional e equilibrada a sensibilidade, a mobilidade, a tensão, força e a coordenação das diferentes funções que são executadas por muitas estruturas em comum.

Vale ressaltar que, quando se trata de um paciente disfágico pós-AVE, é importante que o terapeuta não perca o foco na função de deglutição e tenha claro o quanto as respostas motoras podem ou não estar alteradas em decorrência ou de uma lesão cortical e/ou por alteração na entrada sensorial.

Se descartada a alteração cortical, torna-se necessário investir de maneira intensiva em técnicas que visem à melhora da função sensorial, seguida da motora e, conseqüentemente, da função motora.

Manobras facilitadoras e/ou reabilitadoras do processo de deglutição também poderão e devem ser utilizadas nestes pacientes. No entanto, deveremos estar atentos ao melhor momento da indicação e sua viabilidade, uma vez que muitas delas necessitam não só da colaboração, mas também da compreensão do paciente para sua realização.

Desta forma, com um trabalho de reabilitação norteado pelos dados de uma avaliação diária, e a colaboração e a compreensão de todos que estão envolvidos no caso, existem grandes possibilidades de uma boa evolução quando temos como referencial o princípio do tratamento para a deglutição.

CONCLUSÃO

De acordo com os achados e as pesquisas descritas anteriormente, ficou claro ser o AVE um significativo colaborador para a presença de um quadro disfágico, quadro este que pode ter sinais e sintomas distintos, dependendo do local e da extensão da lesão.

Acreditamos que a atuação junto às disfagias pós-AVE ainda é um campo com uma grande área a ser desbravada, semeada e cultivada por todos os profissionais da saúde, inclusive o fonoaudiólogo.

Sugerimos que os fonoaudiólogos continuem contribuindo com este processo, através de instrumentos de pesquisa e terapêuticos, para que cada vez mais os frutos colhidos sejam efetivamente de grande qualidade.

REFERÊNCIAS BIBLIOGRÁFICAS

1. Augustine JR. Circuity and functional aspects of the insular lobe in primates including humans. *Brain Res Rev* 1996;22:229-44.
2. Barer D H. The natural history and function al consequences of dysphagia after hemispheric stroke. *Journal of Neurology, Neurosurgery and Psychiatry* 1989;52:236-41.
3. Bass NH. The neurology of swallowing. In: Groher M. *Dysphagia: diagnosis and management.* 3rd ed. Boston: Butterworth-Heinemann, 1997;2:7-35.
4. Buchholz DW. Dysphagia associada with neurological disorders. *Acta oto-rhino-laryng* 1994;48:143-55.
5. Celifargo A, Gerard G, Faegenburg *D et al.* Dysphagia as the sole manifestation of bilateral strokes. *American Journal of Gastroenterology* 1990;85:610-13.
6. Chen MYM, Ott DJ, Peele VN *et al.* Oropharynx in patients with cerebrovascular diesease: evaluation with videofluoroscopy. *Radiology* 1990;176:641-43.
7. Devinsky O, Morrell MJ, Vogt BA. Contributions of anterior cingulate córtex to behaviour. *Brain* 1995;118:279-306.
8. Ertekin C, Aydogdu I. Neurophysioly of swallowing. *Clinical Neurophysiology* 2003;114:2226-44.
9. Ferri-de-Barros JE. Doenças encefalovasculares. In: Nitrini R, Bacheschi LA. *A neurologia que todo médico deve saber.* São Paulo: Atheneu, 2003. p. 171-88.
10. Formismo R, Carlesimo GA, Sabbadini M *et al.* Clinical predictors and neuropsychological outcome in severe traumatic brain injury patients. *Acta Neurochir* 2004;146:457-62.
11. Groher ME, Bukatina R. The prevalence of swallowing disorders in two teaching hospitals. *Dysphagia* 1986;1:3-6.
12. Hamdy S, Rothwell JC, Brooks DJ *et al.* Identification of the cerebral loci processing human swallowing with H2 15 O PET activation. *J Neurophysiol* 1999;81:1917-26.
13. Horner J, Buoyer FG, Alberts MJ *et al.* Dysphagia following brain-stem stroke. *Arch Neurol* 1991;48:1170-73.
14. Horner J, Massey E, Brazer SR. Aspiration in bilateral stroke patients. *Neurology* 1990;40:1686-88.
15. Kidd D, Lawson J, Nesbitt R *et al.* Aspiration in stroke: a clinical study with videofluoroscopy. *J Med* 1993;86:825-30.
16. Kobayakawa T, Endo H, Ayabe-Kanamura S *et al.* The primary gustatory area in human cerebral cortex studied by magnetoencephalography. *Neurosci Lett* 1996;212:155-58.
17. Kuhleimeier KV. Epidemiology and dysphagia. *Dysphagia* 1994;9:209-17.
18. Letter SB, Espinosa J. Aspiration risk after acute stroke: Comparison of clinical examination and fiberoptic endoscopic evaluation of swallowing. *Dysphagia* 2002;17:214-18.
19. Logemann J. Swallowing disorders caused by neurologic lesions from wich some recovery can be antecipated. In: Logemann J. *Evaluation and treatment of swallowing disorders.* USA: Pro-ed, 1997. p. 300-8.
20. Machado A. Grandes vias eferentes. In: Machado A. *Neuroanatomia funcional.* São Paulo: Atheneu, 1993. p. 309-18.
21. Martin RE, Goodyer BG, Gati JS *et al.* Cerebral cortical representation of automatic and volitional swallowing in humans. *J Neurophysiol* 2001;85:938-50.
22. Meadows JC. Dysphagia in unilateral cerebral lesions. *Journal of Neurology, Neurosurgery and Psychiatry* 1973;36:853-60.
23. Nitrini R. Síndromes neurológicas e topografia lesional. In: Nitrini R, Bacheschi LA. *A neurologia que todo médico deve saber.* São Paulo: Atheneu, 2003. p. 71-83.
24. Paciaroni M, Mazzottz G, Corea F *et al.* Dysphagia following stroke. *Eur Neurol* 2004;51(3):162-67.
25. Palmer JB, DuChane AS. Rehabiliotation of swallowing disorders due to stroke. *Archives of Physical Medicine and Rehabilitation Clinics of North America* 1991;2:259-546.
26. Robbins J, Levine RL, Maser A *et al.* Swallowung after unilateral stroke of the cerebral cortex. *Arch Phys Med* 1993;74:1295-300.
27. Robbins J. Swallowing in ALS and motor neuron disorders. *Neurol Clin* 1987;5(2):213-29.
28. Rodrigues N. O cerebelo. A disartrofonia atáxica. In: Rodrigues N. *Neurolinguística dos distúrbios da fala.* São Paulo: Cortez EDUC, 1989. p. 74-84.
29. Schelp AO, Cola PC, Gatto AR *et al.* Incidence of oropharyngeal dysphagia associated with stroke regional hospital in São Paulo. *State-Brazil Arq Neuropsiquiatr* 2004;62(2B):503-6.
30. Silva RG. Disfagia neurogênica em adultos pós-acidente vascular encefálico: identificação e classificação. Dissertação de Mestrado. São Paulo: Universidade Federal de São Paulo, 1997.
31. Silva RG. Disfagia orofaríngea pós-acidente vascular encefálico. In: Picoloto L, Befi Lopes D, Limong S. *Tratado de fonoaudiologia.* São Paulo: Rocca, 2004. p. 354-69.
32. Teasell RW, Bach D, McRae M. Prevalence and recovery of aspiration poststroke: a retrospective analysis. *Dysphagia* 1994;9:35-39.
33. Thompson DG, Parkerl C, Power M *et al.* Awareness of dysphagi by patients following stroke predicts swallowing performance. *Dysphagia* 2004;19(1):28-35.
34. Veis SL, Logemann JA. Swallowing disorders in persons with cerebrovascular accident. *Arch Phys Med Rehabil* 1985;66:372-75.
35. Yutaka W, Yoshiaki Y, Shinichi Abe *et al.* Cortical regulation during the early stage of initiation of voluntary swallowing in humans. *Disphagia* 2004;19:100-8.

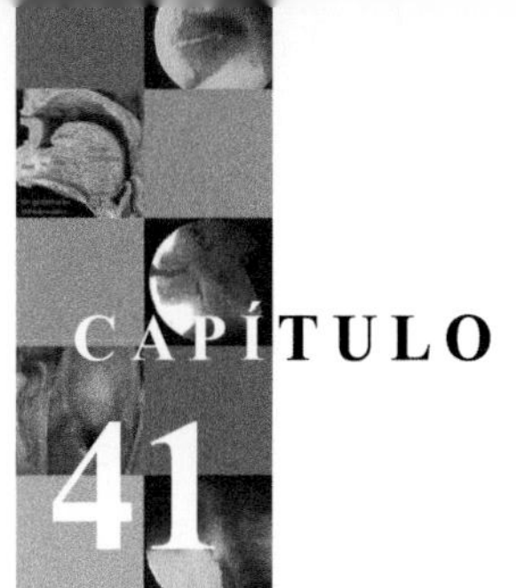

CAPÍTULO 41

TRAUMATISMO CRANIOENCEFÁLICO

Tatiana Fonseca Del Debbio Vilanova ◆ Anna Karinne Costa Bandeira ◆ Patrícia Bortolotti de Magalhães

▶ INTRODUÇÃO

Define-se por traumatismo cranioencefálico (TCE) qualquer agressão ou lesão traumática que comprometa do ponto de vista anatômico e/ou funcional o sistema nervoso central e/ou o periférico.[1,42,43]

A grande preocupação com o TCE deu-se a partir de 1682, quando a ocorrência de óbitos adquiriu proporções cada vez maiores[34] após os acidentes automobilísticos, atropelamentos, agressões físicas, lesões por arma de fogo, acidentes ciclísticos e outros.[21,22,32,34] Atualmente, com o avanço da medicina e formas de diagnósticos cada vez mais precisos e rápidos, as chances de sobrevivência são maiores, acrescidas de melhor qualidade de vida, muitas vezes proporcionada pela reabilitação.

O TCE ocorre em qualquer período etário, embora apresente maior ocorrência no sexo masculino (2,3/1), em idade entre 20 e 29 anos,[40] sendo os acidentes de automóvel e de motocicleta as causas mais freqüentes. Calcula-se que, nos Estados Unidos, chegue a mais de 3 milhões por ano o número de indivíduos que sofrem TCE em acidentes automobilísticos.[35] No Brasil, a freqüência cresce a cada dia, sendo a maior causa de morte entre os indivíduos na faixa etária de 10 a 29 anos. Em todo o país são mais de 100.000 vítimas fatais por ano, e para cada 1 morto, 3 sobrevivem com seqüelas graves.[16] Em 1996, Cherney e Halper (1999)[6] relatam que a ocorrência de disfagia em pacientes com TCE é de 41,6%, enquanto Mackay *et al.* (1999)[31] citam uma freqüência de disfagia de 61%, sendo identificados 41% de aspiração nestes pacientes.

Jennet e Teasdale (1981)[19] propuseram 3 critérios para definir um paciente com TCE: 1. ter história definida de golpe na cabeça; 2. apresentar laceração no couro cabeludo; 3. apresentar alteração da consciência, independente de sua duração. Os distúrbios de consciência são os sinais mais comuns nos traumatismos cranioencefálicos, sendo o coma ou a breve interrupção do contato com o meio ambiente um traço característico.

De modo simplificado, o TCE pode envolver encéfalo, tronco cerebral, cerebelo e/ou nervos cranianos, sendo classificado em lesões do tipo focal ou difusa, e neste último caso denominada lesão axonal difusa.[15] Lesão axonal difusa refere-se ao processo de aceleração/desaceleração rotacional do cérebro, responsável por um amplo comprometimento nervoso e que tem como conseqüência a perda da consciência,[15,44] e é responsável por 35% das mortes por trauma cranioencefálico.[12] Outros tipos de comprometimento também podem ocorrer em pacientes com TCE, sendo eles: hematoma extradural, hematoma subdural, tumefação cerebral, fraturas de crânio e afundamento, e trauma raquimedular.

O hematoma extradural é a presença de uma coleção sanguínea entre o osso e a dura-máter. Esta coleção ocorre por ruptura de um vaso sanguíneo, progressivo acúmulo de sangue neste espaço virtual e posterior efeito de massa com compressão do parênquima cerebral. A tumefação cerebral é a perda da auto-regulação do fluxo sanguíneo cerebral em decorrência de uma vasoplegia com aumento do volume sanguíneo intracraniano e posterior edema vasogênico, podendo ser localizado ou difuso. Os hematomas subdurais podem ser classificados em agudos e crônicos: os hematomas subdurais agudos vêm associados a trauma grave e contusão cerebral, já os hematomas subdurais crônicos são freqüentemente associados a crianças por causas não-acidentais e sim produzidas, sendo assim, características de abuso sexual ou espancamento. Os traumas raquimedulares são lesões às quais o paciente se queixa de dor cervical e torcicolo, e às vezes se encontram tetraplégicas ou paraplégicas com exames radiológicos normais, e a ressonância magnética demonstra a secção da medula.[12]

O grau de comprometimento neurológico nestes pacientes pode ser medido pela Escala de Coma de Glasgow (GCS) e classificado em: leve (GCS: 13-15), moderado (GCS: 9-12) e grave (GCS: 3-8), sendo GCS de 6-8 considerado grave e GCS de 3-5 muito grave.[9] Esta escala é baseada nos resultados finais associados ao melhor nível funcional clínico observado, sendo estes a abertura ocular, a melhor resposta motora e a melhor resposta verbal.[20] Vale ressaltar que nos casos de laceração ou contusão do córtex cerebral observa-se uma fase prolongada de confusão mental, grosseiramente proporcional à gravidade do trauma.

Almeida (2005) relata que as seqüelas físicas mais comuns são as motoras (hemiparesia e dupla hemiparesia com hipertonia, espasticidade), desordem de equilíbrio e coordenação, alterações sensitivas e sensoriais, distúrbios de fala, linguagem e deglutição. As alterações relacionadas com a deglutição serão o foco de nossa atenção.

O nível cognitivo desta população é fundamental na decisão do início da reabilitação e este pode ser determinado pela Escala de Níveis Cognitivos do Rancho Los Amigos (RLA), proposta em 1965 e modificada em 2001. Esta escala possibilita avaliar e classificar o paciente pós-trauma de crânio, dentro de suas funções cognitivas, ou seja, correlaciona o nível cognitivo às respostas funcionais, sendo estes:[17] nível I – nenhuma resposta; nível II – resposta generalizada a estimulação; nível III – resposta localizada a estímulos; nível IV – comportamento confuso e agitado; nível V – confuso, inadequado, inapropriado e não-agitado; nível VI – comportamento confuso mais apropriado; nível VII – comportamento automático e apropriado; nível VIII – comportamentos apropriados, intencionais e com finalidade (necessita de supervisão freqüente); nível IX – intencional e apropriado (supervisão quando solicitada); e nível X – intencional e apropriado (independência modificada).

Desta forma, a indicação de pacientes para inicio da reabilitação fonoaudiológica vai depender de avaliação da equipe multidisciplinar, estabilização clínica do paciente e autorização médica e familiar.

TRAUMATISMO CRANIOENCEFÁLICO E DEGLUTIÇÃO

A deglutição é uma complexa série seqüencial de eventos neuromusculares, responsável pelo transporte do alimento da boca até o estômago. Didaticamente, pode ser dividida em 4 fases: fase preparatória oral, que é caracterizada pela manipulação do bolo alimentar na cavidade oral, ou seja, o processo de mastigação propriamente dito; fase oral, que envolve a ejeção do bolo alimentar para a orofaringe; fase faríngea, que é a condução do bolo ao longo da faringe até o esôfago, momento em que ocorre a apnéia da deglutição para a devida proteção da via aérea inferior; fase esofágica, iniciada com a entrada do bolo alimentar no esôfago e caracterizada pela condução deste até o estômago.[28,30,33]

A disfagia, ou dificuldade de deglutição, é uma das seqüelas que o indivíduo com TCE pode apresentar. A disfagia relacionada com o TCE pode ser uma conseqüência de falha fisiológica (atraso ou ausência do início da deglutição faríngea), e/ou falha comunicativa-cognitiva (diminuição da atenção) e/ou falha comportamental, como impulsividade.[10,18,23,24,29] A intubação e a traqueostomia são procedimentos necessários seguidos de TCE severo, estes também podem ser associados à disfagia.[31] A presença de um ou mais comprometimentos pode resultar em aspiração de secreções, alimentos e/ou líquidos passando para as vias aéreas inferiores, abaixo das pregas vocais. A presença de aspiração recorrente pode levar a uma pneumonia aspirativa.[26]

O controle da deglutição pode estar afetado devido ao impacto neurológico do traumatismo cranioencefálico, culminando em alterações nas fases preparatória oral, oral, faríngea e esofágica da deglutição, além de possíveis distúrbios cognitivos e comportamentais que também podem afetar o mecanismo de deglutição.[46]

Sabe-se que, para observarmos um padrão funcional de deglutição, é necessário um adequado estado de alerta, atenção e posicionamento, aspectos estes que se encontram muitas vezes bastante alterados nos pacientes com TCE. Alguns autores sugerem o nível VI da Escala RLA como estágio ideal para reabilitação convencional.[2]

O'Neil-Pirozzi *et al.* (2003) referem que os pacientes considerados pobres candidatos à avaliação da deglutição podem possuir como características: não ser observada deglutição espontânea, e a mesma não poder ser eliciada usando estimulação digital e a presença de reflexo de mordida profundo; e/ou pacientes que não toleram um posicionamento elevado por um mínimo de 15 minutos.[39]

Muitas vezes a avaliação fonoaudiológica da deglutição é solicitada após 48 horas da extubação do paciente. Neste momento cabe ao fonoaudiólogo responsável, junto com a equipe médica, avaliar as condições de estabilidade geral do paciente para realização deste procedimento. Ressaltamos que, nem sempre, nesta fase, o paciente já se encontra no nível VI da escala RLA, porém possui condições para que seja testada sua habilidade de deglutição e determinados os riscos de aspiração do alimento; uma vez que as mudanças fisiológicas ocorridas nesta população aumentam os riscos de tal manifestação.[46]

Alguns estudos iniciados na década de 1980[23] tentam caracterizar o padrão de deglutição desta população tão heterogênea, uma vez que variáveis quanto ao local da lesão, tempo para socorro, forma e tempo de intubação, dificuldade de extubação, neurocirurgia, necessidade de traqueostomia e ventilação mecânica podem definitivamente influenciar indiretamente na qualidade do padrão de deglutição, e desta forma impossibilitam a generalização deste grupo.

Ng e Chua (2005)[38] descrevem a necessidade de traqueostomia, o grau de comprometimento inicial, o nível II da escala RLA e a presença de febre central como fatores indicativos de baixo prognóstico de reabilitação.

Lazarus e Logemann (1987),[23] em estudo com 53 adultos pós-TCE, encontraram como alterações faríngeas a aspiração traqueal antes da deglutição faríngea (13 pacientes), durante a deglutição (2 pacientes) e após a deglutição (5 pacientes). Os autores pontuam que os eventos de aspiração traqueal antes da deglutição decorreram de alterações do controle oral, as aspirações durante a deglutição foram acarretadas por redução da elevação laríngea, e por sua vez as aspirações após a deglutição foram conseqüência das estases em recessos faríngeos e cavidade oral. Os autores ressaltaram que grande parte dos eventos de aspiração traqueal ocorreu de modo silente, ou seja, sem tosse reflexa, o que nos leva à inferência de provável alteração da sensibilidade laríngea por lesão do nervo laríngeo superior ou dessensibilização da região laríngea. O nível de consciência é também um fator de risco de aspiração silente em pacientes com TCE, assim como disfagias neurológicas em crianças, documentadas por diferentes autores.[5,23,25,39,46]

Ylvisaker e Weinstein (1989) encontraram, em crianças pós-TCE, déficits de deglutição similares aos observados por Lazarus & Logemann em 1987. Segundo os autores, a similaridade observada nas 2 populações parece ser baseada na natureza múltipla das falhas que ocorrem em ambas as populações.

Em 1999, Schurr *et al.* enfatizaram que a redução do controle oral e atraso ou a ausência da resposta faríngea da deglutição, comumente encontrados em pacientes pós-TCE, são potencializadores para o risco de aspirações traqueais.

Um estudo interessante e que nos leva a repensar em nossas práticas é o de O'Neil-Pirozzi *et al.* (2003). Este grupo de autores, por meio do exame de videodeglutograma, avaliou a deglutição de 12 pacientes pós-TCE, traqueostomizados e inicialmente apresentando o nível II (estado vegetativo) e nível III (mínimo estado de consciência) da escala RLA. Para avaliação foram utilizados glicerina de limão (para verificação da aspiração de saliva) e alimentos nas consistências sólido, líquido engrossado e líquido fino. Apenas 1 (8%) paciente não foi avaliado com líquido devido à fadiga observada durante o exame, evidenciando maior risco de aspiração. Os resultados encontrados foram: 9 (75%) pacientes apresentaram deglutição funcional sem sinais de aspiração traqueal para todas as consistências testadas e 3 (25%) apresentaram aspiração traqueal para alguma consistência e quantidade testada. Dos pacientes com diagnóstico de aspiração, 2 encontravam-se em estado vegetativo e 1 apresentou mínimo estado cognitivo. Não houve presença de pneumonia aspirativa ou complicação relacionada com a deglutição. Inicialmente todos os indivíduos alimentavam-se exclusivamente por via alternativa. Baseados nos resultados do exame de videodeglutograma, 10 (83%) pacientes iniciaram imediatamente via oral em pequena quantidade, e até o final da hospitalização todos os sujeitos receberam via oral total ou parcial com a seguinte distribuição: 5 (42%) deles apresentaram via oral exclusiva de alimentação; 1 (8%) utilizou a gastrostomia para suplemento nutricional e 6 (50%) utilizaram a gastrostomia como nutrição primária e suplemento por via oral. Todos os pacientes foram decanulados.

No estudo referido anteriormente, o nível da escala de RLA em 10 pacientes melhorou no período de internação, passou de nível III para nível VII (automático-apropriado) e 2 permaneceram nos níveis II e III. Os autores concluem que os pacientes com TCE e níveis II e III da escala RLA podem ser avaliados objetivamente, e em uma rotina normal seriam tidos como impossibilitados para avaliação fonoaudiológica da deglutição devido à redução do estado de consciência.

De modo geral, o traumatismo cranioencefálico parece trazer como conseqüência disfagias orofaríngeas, que variam do grau leve, no qual apenas uma supervisão durante a ingestão de via oral é suficiente, ao grau grave, no qual há necessidade de via alternativa exclusiva de alimentação, como a gastrostomia.[23,25,31,36,39,46,48]

Para definirmos a possibilidade de um paciente com TCE iniciar ou não alimentação via oral, faz-se necessário conhecermos alguns parâmetros clínicos previamente à avaliação propriamente dita com alimento. Desta forma, subdividiremos a avaliação fonoaudiológica, como demonstrado a seguir.

Avaliação fonoaudiológica da deglutição

- Condições gerais:
  - Prescrição médica.
  - Alerta.
  - Minimamente contactuante.
  - Decúbito elevado.
  - Extubação há 48 horas.
  - Se traqueostomizados e *cuff* insuflado, verificar junto à equipe de fisioterapia a possibilidade de desinsuflar o *cuff* e ocluir traqueostomia. Se possível, adaptar válvula de fala. Ou se em ventilação mecânica acoplada, damos preferência para os momentos de nebulização, por tornarem mais funcional o processo.
  - Verificar saturação inicial e freqüência de batimentos cardíacos, antes, durante e após seu procedimento.

Avaliação clínica

- Mobilidade, tonicidade, sensibilidade e propriocepção dos órgãos fonoarticulatórios.
- Padrão fonoarticulatório? Disartrofonia?
- Deglutição de saliva? Sinais de aspiração da mesma?
- Condições de avaliar via oral?
- Quais formas de monitoramento serão utilizadas?
- Qual a melhor consistência? Necessidade de corante?
  - No geral iniciamos os testes com alimentos cremosos, pastosos, líquidos pastosos; por proporcionar melhor controle oral que o líquido, menor necessidade de preparação que o sólido e menor chance de acarretar grandes estases por serem úmidos. Uma vez determinada deglutição funcional para esta consistência, deverá ser avaliada a necessidade ou não de mudança imediata de consistência.
  - Quantidade: a avaliação é iniciada com pequena quantidade para evolução gradativa da mesma; porém o

volume da oferta deve ser suficiente para a percepção do alimento em cavidade oral por parte do paciente.

- Ao final da avaliação o paciente apresentou sinais de fadiga? O padrão de deglutição dele modificou-se ao longo da avaliação? Existem chances de o cansaço favorecer a aspiração durante uma refeição?
  - Morgan *et al.* (2002)[36] enfatizam que a redução da atenção, deglutição parcialmente eficiente e tempo longo para alimentação em pacientes pós-TCE podem resultar em fadiga, culminando em broncoaspiração.
- Como esteve o estado de alerta durante toda avaliação?
- O paciente será capaz de ingerir por via oral todo o volume de alimento de que ele necessita do ponto de vista nutricional?
- Qual o comportamento da família durante todo o processo de avaliação/reabilitação? Manteve-se envolvida? Temerosa? Ainda muito confusa? Possuem condições físicas e emocionais para auxiliarem o paciente na situação vivenciada pelo TCE, quanto à supervisão/cuidados da alimentação?

Todos os dados descritos são de extrema importância para o raciocínio clínico de quais possíveis alterações da deglutição se esperam diante do quadro de TCE e qual a melhor conduta a ser tomada. Desta forma, a fonoarticulação traz características peculiares, das quais podemos fazer importantes inferências sobre algumas manifestações do padrão de deglutição. Discorreremos brevemente sobre as possíveis correlações entre as alterações observadas na fonoarticulação e o padrão de deglutição esperado.

FONOARTICULAÇÃO × DEGLUTIÇÃO

Dentro do conjunto de seqüelas apresentadas pelos pacientes que sofreram TCE, a disartrofonia é encontrada com freqüência. Denomina-se por disartrofonia a alteração da produção fonoarticulatória, envolvendo respiração e/ou fonação e/ou articulação e/ou prosódia e/ou ressonância, como resultado de comprometimento periférico ou central do sistema nervoso. Conforme citado anteriormente, o TCE pode impactar diretamente nas estruturas corticais, subcorticais, tronco encefálico e cerebelo; deste modo, o tipo de disartrofonia encontrado nos pacientes dependerá do local da lesão, podendo ser denominado de disartrofonia espástica, flácida, atáxica ou mista.

A disartrofonia flácida é a manifestação encontrada com maior freqüência, principalmente quando existe lesão dos nervos cranianos (V, VII, IX, X, XI e XII), claro que variando conforme o nervo afetado e o grau relativo à fraqueza resultante da lesão. A disartrofonia flácida deriva do sintoma principal da alteração no neurônio motor inferior, paralisia flácida. Darley, Aronson e Brown (1969)[7] descreveram que a disartrofonia flácida é caracterizada por hipernasalidade, consoantes imprecisas, *monopitch*, rouquidão, soprosidade (Fig. 41-1) e *monoloudness*. Por exemplo, em um caso no qual existe o dano nos nervos IX, X e XI, espera-se encontrar alterações como disfagia, rouquidão e paralisia do palato mole no lado da lesão.[3]

A paralisia de prega vocal é uma alteração comumente encontrada nos pacientes pós-TCE e terá seu impacto na incompetência do fechamento glótico e, portanto, na proteção das vias aéreas inferiores durante o processo de deglutição. Nos casos de paralisia unilateral de prega vocal, o impacto na deglutição torna-se menor e pode muitas vezes ser minimizado ou eliminado com manobras de proteção, como, por exemplo, rotação de cabeça para o lado comprometido e/ou manobra de flexão de cabeça durante a deglutição (Fig. 41-2B). Ainda nestes casos observamos maior grau da disfagia durante a ingestão de alimentos liquidificados, os quais possuem maior facilidade de permear o ádito laríngeo. As alterações mais comuns de fase oral da deglutição nestes casos são: escape extra-oral, redução da gustação, dificuldade na propulsão do bolo alimentar por fraqueza muscular, escape de alimento para nasofaringe e ineficiência do contato da base de língua com a faringe.

É importante lembrarmos que nos momentos imediatos, primeiros dias e às vezes até no 1º mês após o TCE, o paciente apresentará muito provavelmente uma disartrofonia flácida mesmo que haja ocorrido lesão de neurônio motor superior (NMS) e comprometimento do sistema piramidal. Em contrapartida, alguns pacientes podem apresentar disartrofonia espástica (NMS) caracterizada por qualidade vocal tensa, esforço à fonação, hipernasalidade e distorção das vogais.[7,11] Nestes casos, pode-se observar alteração da fase oral da deglutição.

Apesar de anteriormente referirmos que as seqüelas de TCE podem ser bastante diferenciadas por estarem diretamente relacionadas com a área, o tipo e a extensão da lesão, encontramos alguns estudos que demonstram padrões de deglutição muito semelhantes nesta mesma população. Desta forma, podemos descrever algumas das possíveis características da deglutição com relação às suas diferentes fases, ressaltando que estes não devem ser considerados como padrão único, e sim como uma possibilidade freqüente. É importante lembrar que cada paciente possui o seu exclusivo padrão de deglutição e que deverá ser analisado minuciosamente pelo fonoaudiólogo responsável.

Características da deglutição em pacientes pós-TCE

- *Fase preparatória oral:* desorganização e falha na formação do bolo alimentar, redução do controle do bolo, dificuldade ou ausência da mastigação imediata para alimentos que necessitem ser triturados.[31,36,37,45]
- *Fase oral*: repetidos movimentos ântero-posteriores de língua, aumento do tempo de trânsito oral, redução da propriocepção intra-oral do alimento, dificuldade na propulsão do bolo, estase em cavidade oral, perda prematu-

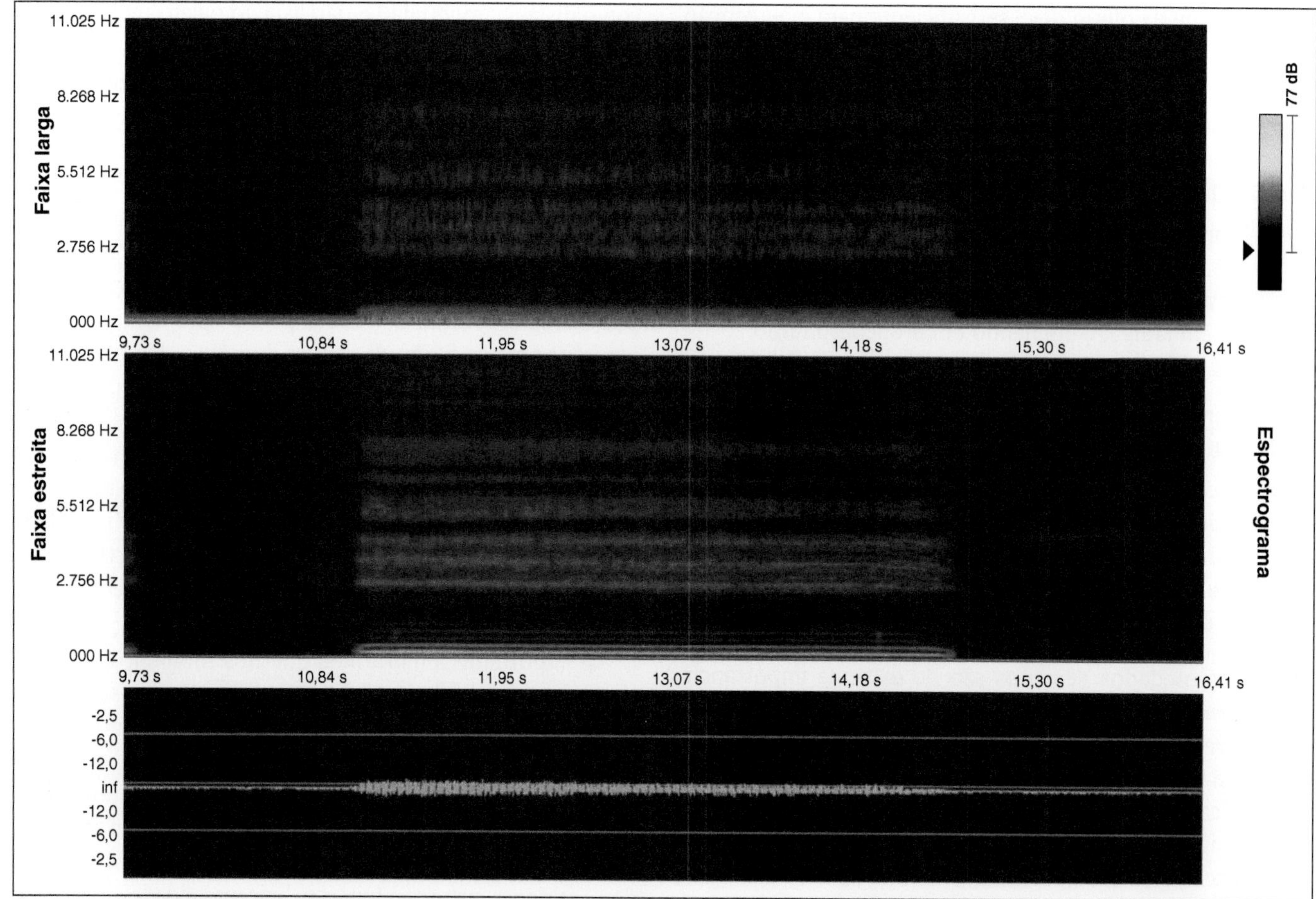

Fig. 41-1. Espectrografia acústica da vogal sustentada /a/ de um paciente, 26 anos, com paralisia unilateral de prega vocal. Observe sinais de soprosidade e restrição de harmônicos (programa Voxmetria – Behlau, 2002). Paciente com queixa de deglutição para líquidos, eliminados com manobra de proteção de flexão de cabeça.

ra (Fig. 41-3) e atraso do início da fase faríngea (Fig. 41-3).[31,36,37,45,46] A apraxia da deglutição, nesta população, é descrita por Logemann (1983), caracterizada por atraso na transferência do bolo com ausência do movimento ou com movimentos de busca lingual.

- *Fase faríngea:* refluxo nasal do alimento (Fig. 41-4), redução da força de contato da base de língua × faringe, estase em valécula e recessos piriformes (Fig. 41-5), falha na peristalse faríngea, redução da extensão e sustentação da elevação laríngea, penetração laríngea (Fig. 41-2) e aspiração traqueal que podem ou não ser silentes, dependendo do comprometimento laríngeo.[8,36,37,45,46,48]
- *Fase esofágica:* existem alguns estudos na literatura que citam a disfunção do cricofaríngeo em crianças com várias alterações do sistema nervoso central.[4,14,41] Logemann (1983) e Arvedson e Lefton (1998) chamam a atenção para que o atraso do início da deglutição faríngea não seja confundido com disfunção do cricofaríngeo. Estes autores referem que o centro da deglutição no cérebro não programa a abertura do esfíncter cricofaríngeo na ausência do verdadeiro disparo da deglutição. Morgan *et al.* (2002) referem que não é surpresa que a população pediátrica de seu estudo não tenha apresentado disfunção do cricofaríngeo, devido à observação da presença de atraso do disparo da deglutição e perda prematura para a faringe, e assim não ter sido constatada a ausência do início da deglutição. De modo geral, observamos fase esofágica funcional na população com TCE (Fig. 41-6).

A avaliação clínica da deglutição muitas vezes pode-se tornar insuficiente frente aos quadros neurológicos complexos desta população, sendo portanto indicada a avaliação instrumental da deglutição. Nestes casos poderão ser indicados para análise da deglutição, os exames de: videofluoroscopia, videoendoscopia da deglutição (FEES) e teste de sensibilidade laríngea (FEEST) associado ou não ao teste de videoendoscopia da deglutição. A indicação de qual avaliação instrumental será benéfica deverá ocorrer a partir da análise: 1. condições gerais do paciente; 2. condições de transporte do paciente (se necessário); 3. real benefício do paciente com cada exame; 4. programação prévia do que será analisado em cada exame (quais manobras e consistências alimentares serão testadas). Todos estes 4 pontos deverão ser discutidos com a equipe médica responsável, para que seja possível ao final chegar

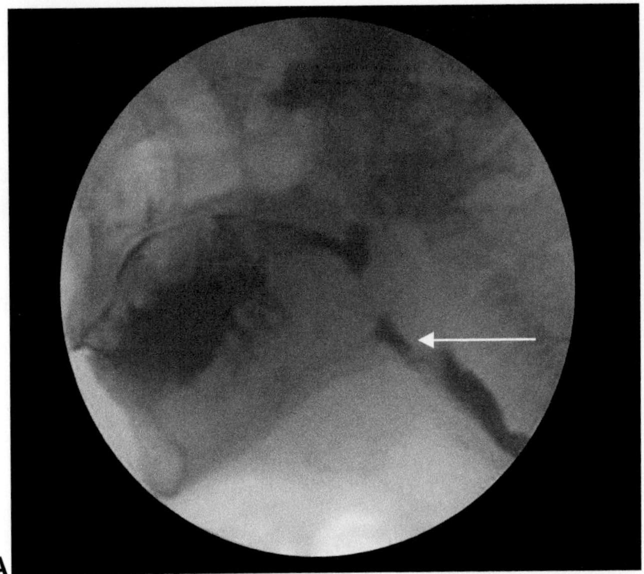

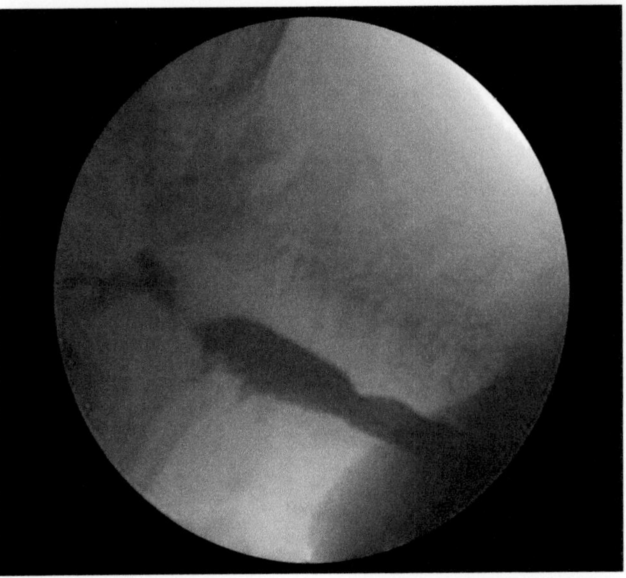

Fig. 41-2. (**A**) Paciente com TCE, durante exame de videodeglutograma da deglutição; observa-se penetração laríngea do alimento contrastado. (**B**) Paciente com TCE, durante exame de videodeglutograma da deglutição; observa-se eliminação da penetração laríngea do alimento, utilizando-se manobra de proteção com flexão da cabeça.

a uma conclusão se o paciente possui ou não condições para realização do exame, se terá benefícios na avaliação e para a determinação das condutas no que diz respeito à sua alimentação.

A realização de uma avaliação detalhada, com todos os dados para um apropriado raciocínio fisiopatológico, é a chave para o sucesso da determinação de condutas adequadas para cada caso específico, assim como para um planejamento terapêutico bem direcionado e delimitado em suas metas a serem atingidas.

Conduta e reabilitação fonoaudiológica da deglutição pós-TCE

Após análise minuciosa de todos os elementos anteriormente citados, o fonoaudiólogo deverá, em conjunto com a equipe multiprofissional responsável, determinar se:

1. Há condições de via oral exclusiva? Ela necessita de supervisão? A supervisão familiar e/ou do auxiliar de enfermagem é suficiente ou será necessária a supervisão do profissional especializado, o fonoaudiólogo?

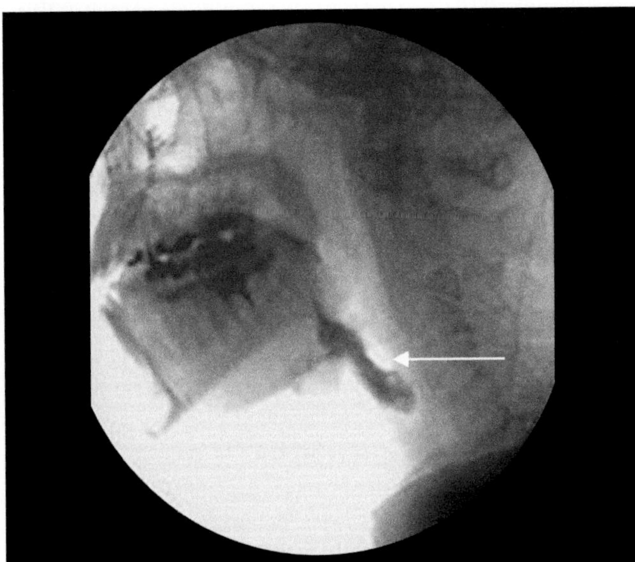

Fig. 41-3. Paciente com TCE durante exame de videodeglutograma da deglutição, em que se observa redução do controle oral, perda prematura e atraso do início da fase faríngea.

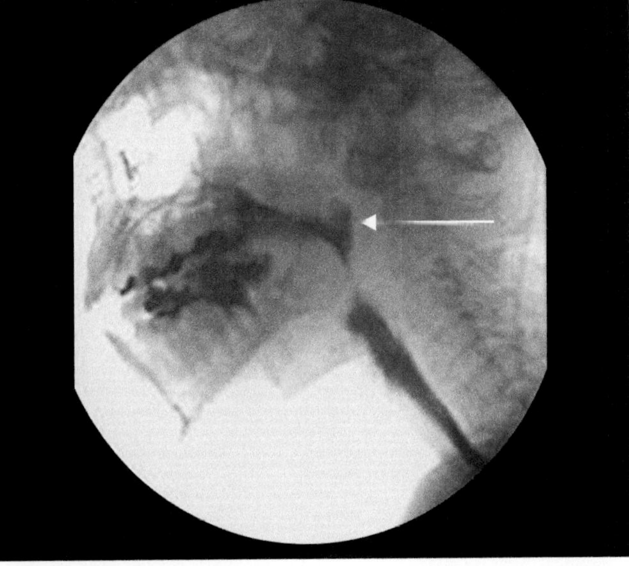

Fig. 41-4. Paciente com TCE durante exame de videodeglutograma da deglutição, em que se observa refluxo nasal durante a deglutição.

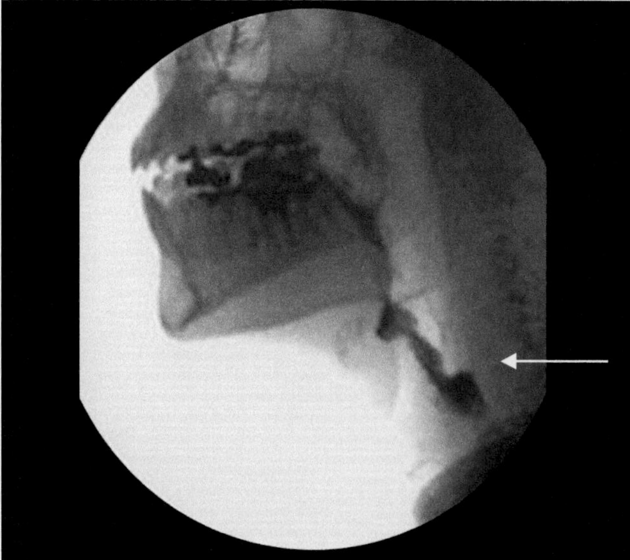

Fig. 41-5. Paciente com TCE, durante exame de videodeglutograma da deglutição; observa-se estase importante em valécula, recessos piriformes e segmento faringoesofágico após a deglutição, o que configura potencial risco de aspiração traqueal tardia.

2. Qual(ais) a(s) consistência(s), e a(s) quantidade(s) segura(s) para liberação? Qual melhor horário para oferta via oral (estado de alerta, fadiga)?
3. Quais as condições ambientais para alimentação do paciente?
4. É necessária terapia fonoaudiológica para reabilitação ou apenas o gerenciamento fonoaudiológico[13] com mudanças de posturas, manobras de limpeza e mudanças de consistências, é suficiente?
5. Qual o planejamento terapêutico fonoaudiológico a curto e longo prazos?

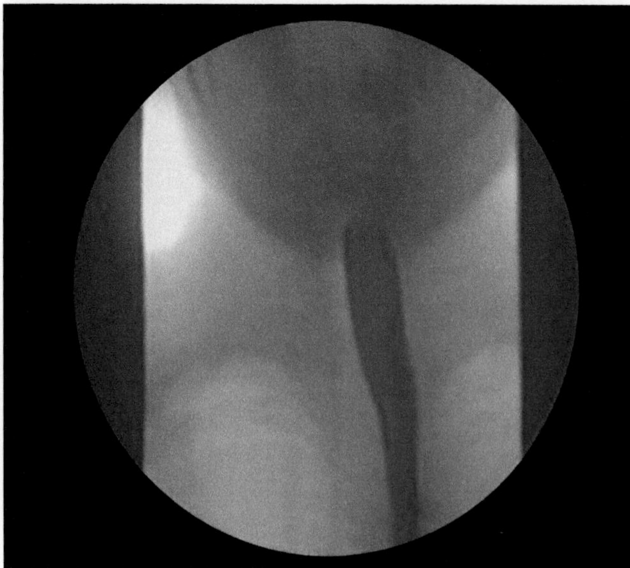

Fig. 41-6. Paciente com TCE, durante exame de videodeglutograma da deglutição; observa-se fase esofágica funcional, sem alterações visíveis.

Schurr *et al.* (1999) acreditam que a base da reabilitação fonoaudiológica do paciente pós-traumatismo cranioencefálico deva concentrar-se em 3 grandes grupos de análise:

- *Modificação postural:* 1. flexão de cabeça (para maximizar elevação e fechamento do ádito laríngeo), bom para pacientes que têm sinais de penetração laríngea e/ou aspiração traqueal antes e durante a deglutição; 2. virar a cabeça para lado prejudicado (de modo a direcionar o fluxo do alimento pelo lado bom, maximizando inclusive sua ação propulsora).
- *Modificações da dieta:* 1. dieta geral; 2. dieta mole mecânica; 3. dieta pastosa; 4. líquidos finos; 5. líquidos espessados (p. ex., mel).
- *Modificação comportamental:* 1. supervisão para as refeições; 2. não necessita supervisão, é quieto, não se distrai com o ambiente; 3. necessita orientações visuais e/ou escritas; 4. necessita modificação no volume e na velocidade de oferta; 5. necessita líquidos alternados com sólidos para facilitar a limpeza de resíduos; 6. necessita deglutições múltiplas ou com esforço como manobras de limpeza.

Muitas vezes apenas o gerenciamento fonoaudiológico da deglutição é suficiente para retomada da via oral de modo seguro, porém, em pacientes com maior grau de comprometimento neurológico faz-se necessária a realização de exercícios que visem maximizar a ação das fases oral e faríngea da deglutição.

No estudo de O'Neil-Pirozzi *et al.* (2003) foram realizados 2 tipos de recomendações após a realização do exame de videofluoroscopia:

- *Recomendação para os pacientes que não aspiraram* – (8 pacientes): exercícios de mobilidade, estimulação térmica, estimulação gustativa de consistência específica de comida ou bebida, educação familiar e terapia para redução de severo reflexo de mordida (1 paciente).
- *Recomendação para os pacientes que aspiraram* – (2 pacientes): exercício de mobilidade, estimulação térmica e educação para cuidador/família.

COMENTÁRIOS FINAIS

O traumatismo cranioencefálico é um evento complexo e de alto impacto na vida do paciente e de sua família. A possibilidade de avaliação e reabilitação fonoaudiológica precoce leva os indivíduos a ter esperança e é um caminho para alcançar novamente sua reinserção na sociedade, uma vez que a comunicação e o prazer da alimentação são a chave para aceitação e interação social, assim como para sua qualidade de vida.

REFERÊNCIAS BIBLIOGRÁFICAS

1. Adams JH. The neuropathology of head injuries. In: Vinken PJ, Bruyn GW. Handbook of clinical neurology. Amsterdam: North Holland Publishing, 1975. v. 23. p. 35. part. I.
2. Almeida CI. Reabilitação no paciente com traumatismo cranioencefalico. In: Ortiz KZ. *Distúrbios neurológicos adquiridos. Linguagem e cognição.* São Paulo: Manole, 2005. p. 227-83.

3. Aronson AE. *Clinical voice disorders.* New York: Georg Thieme, 1990.
4. Arvedson J, Lefton-Grief MA. *Pediatric videofluoroscopic swallow studies.* San Antonio, TX: Communication Skill Builders.
5. Arvedson J, Rogers B, Buck G *et al.* Silent aspiration prominent in children with dysphagia. *Int J Pediatr Othorhinolaryngol* 1994;28:173-81.
6. Cherney LR, Halper AS. Swallowing problems in adults with traumatic brain injury. *Semin Neurol* 1996;16:349-53.
7. Darley FL, Aronson AE, Brown JR. Differential diagnostic patterns of dysarthria. *Journal of Speech and Hearing Research* 1969;12:253.
8. Drake W, O'Donoghue, Bartram C *et al.* Eating in side-lying facilities rehabilitation in neurogenic dysphagia. *Brain Injury* 1997;11(2):137-42.
9. Eisenberg HM, Foulkes MA, Jane JA *et al.* The traumatic coma data bank. *J Neurosurg* 1991;75(Supl.):1-66.
10. Field LH, Weiss CJ. Dysphagia with head injury. *Brain Inj* 1989;3:19-26.
11. Freed D. *Motor speech disorders: diagnosis and treatment.* São Paulo: Singular, 2000. p. 133-56.
12. Freitas PEP, Camozzato A, Henz DM *et al.* Traumatismo cranioencefalico na infância: estudo epidemiológico de 2405 casos. *Med Cir.* 1987;33(2):29-51.
13. Furkim AM, Mattana A. Disfagia orofaringea neurogênica. *Revista da Fonoaudiologia* 2004 Jun./Jul.;56:21.
14. Gelfand MD. Severe dysphagia due to an esophageal motility disorder associated with Down´s syndrome [abstract]. *Gastroenterology* 1981;80:1154.
15. Gennarelli TA. Cerebral concussion and difuse brain injuries. In: Cooper PR (Ed.) *Head Injury.* 3rd ed. Philadelphia: Williams and Wilkins, 1993. p. 137-58.
16. Gimenes RO *et al.* Análise crítica de ensaios clínicos aleatórios para pacientes neurológicos. *Revista Neurociências* 2005;13(1).
17. Hagen C, Malkmus D, Durham P. *Levels of cognitive functioning communication disorders service.* California: Rancho Los Amigos Hospital, 2002.
18. Halper AS, Cherney LR, Cichowski K *et al.* Dysphagia after head trauma: The effect of cognitive-communicative impairments on functional out-comes. *J Head Truma Rehabil* 1999;14:486-96.
19. Jennet B, Teasdale G. *Management of head injuries.* Philadelphia: FA Davis, 1981.
20. Jennett B, Snoek J, Bond MR *et al.* Disability after severe head injury: observations on the use of the Glasgow outcome scale. *J Neurol Neurosurg Phychiat* 1981;44:285-93.
21. Kay A, Teasdale G. Head Injury in the United Kingdom. *World J Surg* 2001;25:1210-20.
22. Krauss JF, McArthur DL. Epidemiology of brain injury. In: Evans RW (Ed.) *Neurology and trauma.* Houston: Saunders 1996:3-17.
23. Lazarus C, Logemann JA. Swallowing disorders in closed head trauma patients. *Archives of Physical Medicine and Rehabilitation* 1987;68:79-84.
24. Lazarus CL. Swallowing disorders after traumatic brain injury. *J Head Trauma Rehabil* 1989;4:34-41.
25. Leder SB. Fiberoptic endoscopic evaluation of swallowing in patients with acute traumatic brain injury. *Journal of Trauma Rehabilitation,* 1999;14:448-53.
26. Logemann JA. *Evaluation and treatment of swallowing disorders.* Austin: Pro-Ed, 1998.
27. Logemann JA, Pauloski BR, Rademaker AW *et al.* Speech and swallow function after tonsil/base of tongue resection with primary closure. *J Speech Hear Res* 1993 Oct.;36:918-26.
28. Logemann JA. Anatomy and physiology of normal deglutition. In: *Evalution and treatment of swallowing disorders.* San Diego: College-Hill Press, 1983.
29. Logemann JA. Evaluation and treatment planning for head-injured patient with oral intake-disorders. *J Head Trauma Rehabil* 1989;4:24-33.
30. Logemann JA. Normal radiographic anatomy and physiology of the oropharynx. In: *Manual for the videofluorography study of swallowing.* 2. ed. Austin: Pro-ed, 1986.
31. Mackay LM, Morgan AS, Bernstein BA. Swallowing disorders in severe brain injury: risks factors affecting return to oral intake. *Arch Phys Med Rehabil* 1999;80:365-71.
32. Mackenzie EJ. Epidemiology of injuries:current trends and future challenges. *Epidemiol Rev* 2000;2:112-19.
33. Marchesan IQ. Deglutição-normalidade. In: Furkin AM, Santini CS. *Disfagias orofaríngeas.* Carapicuíba: Pró-fono, 1999.
34. Melo JRT, Silva RA, Moreira Jr ED. Características dos pacientes com trauma cranioencefálico na cidade de Salvador, Bahia, Brasil. *Arq Neuro-Psiquiatr* 2004;62(3).
35. Michaud L, Duhaime A, Batshaw M. Traumatic rain injury. *Pediatric Clinic of North American* 1993;40(3):553-65.
36. Morgan A, Ward E, Murdoch B *et al.* Acute characteristics of pediatric dysphagia subsequent to traumatic brain injury: videofluoroscopic assessment. *J Head Trauma Rehabil* 2002;17(3):220-41.
37. Morgan A, Ward E, Murdoch B *et al.* Incidence, characteristics, and predictive factors for dysphagia after pediatric traumatic brain injury. *J Head Trauma Rehabil* 2003;18(3):239-51.
38. Ng YS, Chua KS. States of severely altered consciousness: clinical characteristics, medicalcomplications and functional outcome after rehabilitation. *Neuro Rehabilitation* 2005;20(2):97-105.
39. O'Neil- Pirozzi TM, Momose KJ, Mello J *et al.* Feasibility of swallowing interventions for tracheostomized individuals with severely disordered consciousness following traumatic brain injury. *Brain Injury,* 2003;17(5):389-99.
40. Pitella JEH, Gusmão SNS. *Patologia do trauma cranioencefálico.* Rio de Janeiro: Revinter, 1995.
41. Putnam PE, Orenstein SR, Pang D *et al.* Cricopharyngeal dysfunction associated with chiari malformations. *Pediatrics* 1992;89:871-76.
42. Ribas GC, Manreza LA. Traumatismo cranioencefálico. *Rev Bras Clin Terap* 1983;12:393.
43. Ribas GC. Traumatismo cranioencefalico. In: Ortiz KZ. *Distúrbios neurológicos adquiridos. Linguagem e cognição.* São Paulo: Manole, 2005. p. 241-76.
44. Riesgo RS, Silva YG. Traumatismo cranioencefálico. In: Rotta NT, Ohlweiler L *et al. Rotinas em neuropediatria.* Porto Alegre: Artemed, 2005. p. 111-21.
45. Rowe LA. Case studies in dysphagia after pediatric brain injury. *J Head Trauma Rehabil* 1999;14:497-504.
46. Schurr MJ, Ebner KA, Maser AL *et al.* Formal swallowing evaluation and therapy after traumatic brain injury improves dysphagia outcomes. *J Trauma* 1999;46(5):817-23.
47. Sennyey AL, Maia CC. Reabilitação fonoaudiológica do paciente com traumatismo cranioencefalico. In: Ortiz KZ. *Distúrbios neurológicos adquiridos. Linguagem e cognição.* São Paulo: Manole, 2005. p. 284-94.
48. Ylvisaker M, Weinstein M. Recovey of oral feeding after pediatric head injury. *J Head Trauma Rehabil* 1989;4:51-63.

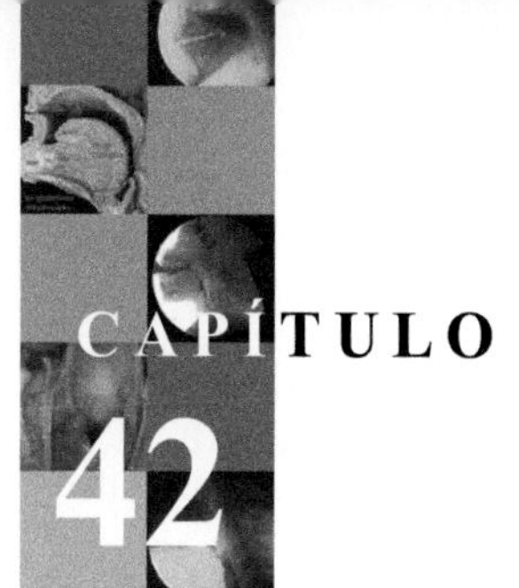

CAPÍTULO 42

DOENÇA DE PARKINSON

Elisabete Carrara-de Angelis ◆ Juliana Godoy Portas

Distúrbios de deglutição freqüentemente estão presentes na doença de Parkinson, e muitas vezes podem limitar ou impedir a alimentação, conseqüentemente reduzindo a capacidade plena do indivíduo em sociedade, induzindo prejuízos sociais, psicológicos e econômicos para seus portadores.

Embora seja evidente a relação entre a saúde física e a nutrição adequada, e que a alimentação via oral seja a forma mais correta e prazerosa de alimentação, apenas na década de 1980 iniciou-se o estudo sistemático sobre a avaliação e o tratamento dos pacientes com alterações da deglutição.

Apesar disso, já em 1817, James Parkinson descrevia a disfagia parkinsoniana em seu trabalho *The Shaking Palsy*, relatando o caso de um típico paciente com doença de Parkinson, com perda de peso, sofrendo de grande dificuldade na alimentação de sólidos e líquidos, alimentando-se quase que exclusivamente com dieta pastosa. Além das dificuldades de deglutição, observou várias alterações pré-faríngeas, incluindo a dificuldade de iniciar e manter a auto-alimentação, incontinência oral de alimentos e de saliva, e movimentos linguais lentificados.

Somente 150 anos mais tarde, em 1965, Eadie & Tyrer realizaram a primeira investigação sistemática da disfagia parkinsoniana. Através de radiografias estáticas, observaram que 50% dos 107 pacientes parkinsonianos estudados apresentaram disfagia. As principais características observadas foram dificuldades de mastigação, incontinência oral de saliva e distúrbio de deglutição. Os autores levantaram a hipótese de que os sintomas poderiam ser decorrentes de lesão do núcleo dorsal do nervo vago e dos núcleos da base. Este estudo, entretanto, como a maior parte da literatura nos anos seguintes, focaliza apenas as alterações faringoesofágicas da deglutição.

Até a década de 1980, a avaliação da deglutição parkinsoniana resumia-se a avaliações estáticas realizadas por meio de técnicas de raios X. Somente em 1983, Logemann propõe a videofluoroscopia da deglutição, ou "deglutição modificada com bário", com a possibilidade de avaliação dinâmica de todo o mecanismo de deglutição orofaríngea. Os estudos da deglutição do parkinsoniano passam, então, a mostrar alterações bem específicas, embora com uma ampla variação de medidas e de casuísticas, e, conseqüentemente, de resultados.

São descritas, a partir de então, não apenas as alterações hipofaríngeas, como também as de fase preparatória e oral: tremor dos órgãos fonoarticulatórios, alterações na formação inicial do bolo alimentar, diminuição da taxa de secreção salivar, tempo de deglutição aumentado, limitação da excursão de língua e mandíbula durante a mastigação e presença de movimentos ântero-posteriores repetitivos de língua para a propulsão do bolo ("festinação da musculatura lingual").

Na entrada da faringe, iniciando a chamada fase faríngea da deglutição, observa-se atraso do início da fase faríngea, o que resulta em estase do bolo no espaço valecular e nos seios piriformes, com riscos de penetração e aspiração laríngea, e alterações da motilidade faríngea e da função cricofaríngea.

De modo geral, os distúrbios motores de ingestão, relatados anteriormente, refletem a desintegração dos movimentos automáticos e voluntários causada por acinesia, bradicinesia e rigidez associadas à doença de Parkinson.

A alterações gastrointestinais na doença de Parkinson têm manifestações diversas, ocorrendo ao longo de todo o trato digestivo e em qualquer estágio da doença. Os sinais e sintomas são múltiplos, sendo que o paciente pode apresentar tremores de mandíbula, dificuldades motoras em escovar os dentes, produzindo alterações dentais, redução da produção de saliva, aumento do tempo de trânsito esofágico, espasmos, contrações do esôfago cervical, gastroparesia, dilatação do intestino e saciedade precoce, evoluindo para perda de peso (Pfeiffer, 2003).

Em decorrência destes distúrbios, o paciente parkinsoniano pode apresentar aspiração, geralmente não-sintomática, a chamada aspiração silente. A insuficiência respiratória em decorrência da disfagia e da aspiração é considerada a principal causa de óbito entre pacientes com doença de Parkinson (Fuh *et al.*, 1997). Johnston, Castell & Castell (1995) relataram que a aspiração relacionada com a deglutição é a maior causa de morbidade e mortalidade na doença de Parkinson, sugerindo que as técnicas de proteção voluntária de vias aéreas à deglutição podem reduzi-la, e conseqüentemente sua morbidade.

A incidência de alterações disfágicas na doença de Parkinson é bastante variável, oscilando nos diferentes estudos, entre 50% e 100% dos pacientes avaliados. Uma outra característica da disfagia do parkinsoniano é o fato de a mesma estar presente até quando não ocasiona sintomas, fato que limita o seu reconhecimento precoce e conseqüentemente uma abordagem terapêutica com maior probabilidade de eficácia. A consciência que os pacientes apresentam sobre suas dificuldades de deglutição é bastante controversa, variando, nos diferentes estudos, de 0% a 82% dos pacientes.

Em nossa casuística, apenas metade dos pacientes apresentou queixas de deglutição. Seis dos 12 pacientes (50%) que não apresentaram queixas, referiram apresentá-las quando questionados especificamente sobre cada alteração de mastigação e/ou deglutição. As queixas mais freqüentemente relatadas foram a tosse, o acúmulo de alimentos em faringe e em cavidade oral, engasgos com sólidos e líquidos, e dificuldades de mastigação. Estes dados nos sugerem a importância de questionarmos os pacientes quanto a estes sintomas específicos, como também de valorizá-los, quando relatados espontaneamente.

É interessante ressaltar que muitos dos pacientes que não apresentam queixas de alimentação já eliminaram determinados tipos de alimentos que lhes causam mais dificuldades, geralmente restringindo-se a uma alimentação pastosa. Alguns pacientes referem perda de peso associada às dificuldades de deglutição.

Volonté *et al.* (2002) relatam que 35% de sua amostra de um total de 65 pacientes apresentavam queixas referentes à dificuldade de deglutição para sólido ou líquido, 30% referiam alimentos parados na garganta e 15% diziam ter dificuldade de deglutir a saliva durante a noite. A queixa de voz molhada e tosse para líquido ocorreu em 20%, embora na videofluoroscopia 40% dos avaliados apresentavam voz molhada e tosse para a consistência líquida. Os achados videofluoroscópicos demonstraram 60% de pacientes com redução de abertura de boca e diminuição da elevação do palato, e 70%, protrusão de língua.

Assim como na comunicação oral, também não observamos um maior predomínio de queixas nos pacientes em estágios mais avançados da doença. Há pacientes em estágios precoces com muitas queixas, como há pacientes em estágios avançados sem quaisquer queixas.

Para uma deglutição ser efetiva, deve haver uma ampla movimentação de língua, lábios, mandíbula e bochechas na formação de um bolo coeso que possa ser direcionado, posteriormente, para a faringe. Os pacientes parkinsonianos apresentam alterações desde esta fase preparatória, com nítida alteração da formação do bolo. Apenas um movimento ântero-posterior de língua deve ser capaz de direcionar o bolo posteriormente. Na doença de Parkinson, possivelmente em função da redução da amplitude dos movimentos de língua, como também da própria alteração da formação do bolo, tornam-se necessários vários deles, o que contribui para a elevação do tempo de trânsito desta fase, aumentando, conseqüentemente, o tempo da alimentação. Há pacientes que levam cerca de 2 horas para terminarem uma refeição.

Também em função da rigidez da musculatura levantadora laríngea, e/ou em função da bradicinesia, os pacientes podem apresentar uma redução ou um atraso na abertura do esfíncter esofágico superior, conseqüentemente gerando estases faríngeas, sendo mais um fator que contribui para a necessidade de deglutições múltiplas e de aumento do tempo de trânsito faríngeo. Ambas as alterações nitidamente incrementam com o aumento da consistência e da viscosidade do bolo.

Os pacientes com doença de Parkinson apresentam um atraso no início da deglutição faríngea, o tempo de elevação e fechamento da laringe é mais lento e há um aumento do tempo da fase esofágica (Potulska *et al.*, 2003).

Finalmente, e mais importante, em nosso estudo observamos 62,5% dos pacientes com penetração laríngea, e 33,3% (8/24) com aspiração, todas silentes. A ausência do reflexo da tosse, que limita a possibilidade de identificação da disfagia, tem sido associada a uma possível alteração sensorial (Brin *et al.*, 1992).

As penetrações laríngeas e as aspirações na doença de Parkinson ocorreram tipicamente durante ou após a deglutição. As alterações durante a deglutição pareceram ser causadas por 2 fatores: redução/atraso da descida da epiglote ou redução do fechamento laríngeo. As alterações após a deglutição ocorreram quando o resíduo faríngeo foi inalado após a abertura da via aérea, geralmente em decorrência das estases.

REABILITAÇÃO

Sabe-se que o tratamento tradicional da doença de Parkinson é o farmacológico e a descoberta de que a levodopa podia atravessar a barreira hematencefálica e ser metabolizada como dopamina no cérebro revolucionou seu tratamento. O conhecimento sobre o efeito do tratamento medicamentoso na comunicação oral e na deglutição ainda é controvertido. A maioria dos estudos publicados refere-se à avaliação da efetividade da levodopa, em que a fala e a deglutição são parâmetros avaliados pré e pós-regime medicamentoso. Estes estudos geralmente indicam que tais distúrbios não melhoram significantemente através do tratamento medicamentoso, quando comparado ao grande efeito nos sintomas motores no tronco e nos membros.

As discinesias podem ser induzidas pela levodopa, alguns autores referem que estes movimentos também podem dificultar o processo da deglutição. Monte *et al.* (2005) comparam a deglutição de pacientes com Parkinson sem discinesia com pacientes que a apresentam, induzida pela levodopa. A deglutição de pacientes com dosagem menor de levodopa mostrou ser mais eficiente, sugerindo que a droga tem um papel importante para reduzir as alterações da fase oral da deglutição.

Em nossa casuística, quando questionamos os pacientes sobre os efeitos dos medicamentos, todos referiram melhora evidente nos sintomas físicos gerais, mas apenas 3/24 pacientes referiram melhora nos sintomas da comunicação oral e da deglutição. Estes fatos sugerem que tanto a disartrofonia quanto a disfagia devem estar relacionadas com disfunções em vias neurais não-dopaminérgicas.

Além do tratamento medicamentoso, diferentes formas de cirurgia têm sido propostas para alívio dos sinais e sintomas parkinsonianos.

Os estudos que abordam os efeitos da cirurgia estereotáxica indicam 12% de pacientes com redução do volume da voz após a talamotomia. Não há estudos objetivos sobre o efeito da cirurgia na deglutição em pacientes com doença de Parkinson.

Cirurgias específicas para os distúrbios de voz e/ou de deglutição envolvem a miotomia do cricofaríngeo e as técnicas de aproximação das pregas vocais, com resultados também restritos e controversos.

Além da possibilidade medicamentosa e cirúrgica, a terapia fonoaudiológica, após grandes controvérsias no passado, atualmente tem seu valor certificado por vários estudos objetivos (Ramig, Bonitati & Horii, 1991; Ramig, Countryman & Thompson, 1994; Ramig, 1995; Carrara-De Angelis *et al.*, 1997). O efeito da fonoterapia na voz e na deglutição foi por nós analisado em um estudo anterior, com 100% de melhora nos sintomas após terapia com ênfase no aumento da atividade esfinctérica de laringe. Apesar disso, a fonoterapia ainda é subutilizada em cerca de 3% dos pacientes na realidade americana (Hartelius & Svensson, 1994) e certamente numa proporção ainda inferior na realidade brasileira. A maior parte dos pacientes com distúrbios de voz e de deglutição ainda é mandada para casa, com um prognóstico ruim, sem qualquer tentativa de melhorar a qualidade de vida.

O trabalho fonoaudiológico com os pacientes parkinsonianos tem o objetivo de melhorar a qualidade vocal, a articulação, a intensidade da voz e a deglutição. essencialmente.

Em 1987, Lorraine Olson Ramig e Carolyn Mead desenvolveram um eficaz programa de tratamento da voz para indivíduos com doença de Parkinson, que leva o nome da primeira paciente que recebeu este tratamento – Lee Silverman (LSVT – *Lee Silverman Voice Treatment)*. O princípio básico dessa abordagem é o incremento do esforço fonatório objetivando o aumento da intensidade da voz. Vários estudos comprovaram a eficácia deste método. O paciente é ensinado a respirar fundo antes de cada emissão, aumentar o esforço ao falar, ou seja, falar alto, abrindo mais a boca, maximizando assim o fluxo aéreo, a adução das pregas vocais, e conseqüentemente melhorando a intensidade da voz, a qualidade vocal e o padrão articulatório. Para que haja automatização dos padrões obtidos, a terapia é feita de forma intensiva, 4 vezes durante a semana por um período de 1 mês.

Em 1997, observamos a efetividade da fonoterapia na comunicação oral e na deglutição de 20 pacientes com DP. A fonoterapia foi realizada em grupo, com base no aumento da atividade esfinctérica da laringe, 3 vezes por semana no período de 1 mês. Houve melhora significante da intensidade vocal e conseqüentemente da inteligibilidade da fala. Dos pacientes que tinham sintomas de deglutição, todos referiram diminuição ou eliminação das queixas relatadas.

O trabalho fonoaudiológico com a disfagia parkinsoniana abrange exercícios para o aumento da mobilidade das estruturas de orofaringolaringe envolvidas nas funções de mastigação e deglutição, técnicas específicas para a melhora da formação e propulsão do bolo alimentar, e manobras que atuam no aumento da proteção das vias aéreas à deglutição. Nos casos de disfagias graves, o fonoaudiólogo atua com estratégias compensatórias como a modificação da consistência e viscosidade dos alimentos e manobras posturais.

Os pacientes apresentam melhora importante na deglutição, principalmente para a aspiração, com mudanças de consistência do alimento. Nagaya *et al.* (2004) referem redução de aspiração em 100% de sua amostra apenas modificando a consistência do alimento. Quando a estratégia foi manobra postural, a aspiração foi eliminada em apenas 7,5% dos casos.

Sharkawi *et al.* (2002) relataram melhoras expressivas na deglutição de pacientes que foram submetidos ao método LSVT. Dentro das alterações de mobilidade foram consideradas, entre outras, movimento ântero-posterior de língua, início na deglutição faríngea, fechamento do vestíbulo laríngeo, clareamento do resíduo faríngeo, ocorrendo para este conjunto de alterações uma redução de 51% após o tratamento proposto.

Considerando as medidas temporais, como tempo de trânsito oral e faríngeo, duração do contato da base da língua com a faringe, fechamento velofaríngeo e elevação de laringe, observou-se uma redução significante destes parâmetros. Os movimentos involuntários de língua *(rocking-like)* tornaram-se ausentes após o LSVT, reduzindo assim o tempo de trânsito oral, estases em língua e palato para líquido em 50% dos casos, para pastoso em 12,5% e para sólido em 25% dos casos. Houve redução do tempo de trânsito oral e 25% e 66% dos pacientes eliminaram a penetração durante a deglutição de pastoso e sólido, respectivamente.

O prognóstico com a fonoterapia varia de acordo com o tipo e o estadiamento da doença. O paciente com doença de Parkinson idiopática é o que apresenta as melhores respostas. Como qualquer outro tipo de intervenção, quanto antes o paciente for encaminhado, maiores as chances de efetividade da reabilitação.

BIBLIOGRAFIA CONSULTADA

Brin MF, Fanh S, Blitzer A. Movement dissorders of the larynx. In: Blitzer A, Brin MF, Sasaki CT *et al. Neurologic disorders of the larynx*. New York: Thieme, 1992.

Canter GJ. Speech characteristics of patients with Parkinson's disease: intensity, pitch and duration. *J Speech Hear Res* 1963;28:221-29.

Carrara-Angelis E, Cervantes O, Abrahão M. A importância da análise acústica na prática clínica dos distúrbios da voz. In: Maffei C, Ramos S. *Informática em fonoaudiologia*. São Paulo: Lovise, 2000.

Carrara-Angelis E, Mourão LF, Ferraz HB *et al.* Avaliação fonoaudiológica das disartrofonias. In: Marchezan IQ, Zorzi J. *Tópicos de fonoaudiologia*. São Paulo: Lovise, 1995.

Carrara-Angelis E, Mourão LF, Ferraz HB *et al.* Effect of voice rehabilitation on oral communication of Parkinson's disease patients. *Acta Neurol Scand* 1997;96:199-205.

Darley FL, Aronson AE, Brown JR. *Motor speech disorders*. Philadelphia: WB Saunders, 1975.

Eadie MJ, Tirer JH. Alimentary disorders in parkinsonism. *Aust Ann Med* 1965;14:23-27.

Hanson DG, Gerratt BR, Ward PH. Cinegraphic observations of laryngeal function in Parkinson's disease. *Laryngoscope* 1984;94:348-53.

Leopold NA, Kagel MC. Prepharyngeal dysphagia in Parkinson's disease. *Dysphagia* 1996;11:14-22.

Logemann JA, Boshes B, Fisher H. Freqüency and progression of speech and voice disintegration in Parkinson´s disease. *Trans Am Neurol Assoc* 1972;97:301-3.

Logemann JA, Fisher HB, Boshes B *et al.* Freqüency and concurrence of vocal tract dysfunctions in the speech of a large sample of Parkinson patients. *J Speech Hear Dis* 1978;43:47-57.

Logemann JA. *Evaluation and treatment of swallowing disorders*. San Diego: College Hill, 1983. 249 p.

Ludlow CL, Bassich CJ. The results of acoustic and perceptual assessment of two types of dysarthria. In: Berry WR. *Clinical dysarthria*. San Diego: College-Hill, 1983.

Monte FS, Silva FP Jr, Braga PN *et al.* Swallowing abnormalities and dyskinesia in Parkinson´s disease. *Movement Disorders* 2005;20(4):457-62.

Nagaya M, Kacthi T, Yamanda T *et al.* Video fluorografia observations on swallowing in patients with dysphagia due to neuodegererative disease. *Nagoya J Med Sci* 2004 May;671(1-2):17-23.

Peacher WG. Aetiology and differential diagnosis of dysarthria. *J Speech Hear Dis* 1949;15:252-65.

Pfeiffer R. Gastrointestinal dysfunction in Parkinson´s disease. *Lancet Neurology* 2003 Feb.; 2(2):107-16.

Potulska A, Friedman A, Królicki L *et al.* Swallowing disorders in Parkinson´s disease. *Parkinsonism and disorders* 2003;9:349-53.

Ramig LO, Bonitati C, Lemke J *et al.* Voice treatment for patients with Parkinson's disease: development of an approach and preliminary efficacy data. *J Med Speech Lang Pathol* 1994;2:191-210.

Ramig LO, Countryman S, Thompsonn L. Efficacy of voice therapy for patients with Parkinson's disease. *J Speech Hear Res* 1995.

Ramig LO, Gold WJ. Speech characteristics in Parkinson's disease. *Neurol Consult* 1986;4:1-6.

Ramig LO, Scherer RC. Speech therapy for neurologic disorders of the larynx. In: Blitzer A, Brin MF, Sasaki CT *et al. Neurologic disorders of the larynx*. New York: Thieme, 1992.

Smith ME, Ramig LO, Darby K *et al.* Vocal dysfunction in Parkinson's disease: videolaryngoscopic findings and effects of voice therapy. *J Voice* 1993.

Volonté MA, Porta M, Comi G. Clinical assessment of dysphagia in early phases of Parkinson´s disease. *Neurol Sci* 2002;23:S121-S122.

Yorkston KM, Beukelman DR, Bell KR. *Clinical management of dysarthric speakers*. Boston: College Hill, 1988.

CAPÍTULO

43

NEUROPATIA PERIFÉRICA DO NERVO LARÍNGEO INFERIOR E SUPERIOR

Geraldo Pereira Jotz ◆ Elisabete Carrara-de Angelis ◆ Ana Paula Brandão Barros

▶ INTRODUÇÃO

Estima-se que 500.000 pacientes por ano apresentem diferentes graus de disfagia nos Estados Unidos. Aproximadamente a metade dos pacientes apresenta aspiração traqueal, estando mais suscetíveis a desenvolver pneumonia, ou até a evoluir para o óbito. A aspiração pode ser resultado de inúmeros fatores, como alterações morfológicas da laringe, distúrbios neurológicos, entre outros.

Alterações de mobilidade das pregas vocais também podem ser uma causa de disfagia e justificar as penetrações e/ou broncoaspirações.[11] Poucos são os estudos que caracterizam a deglutição, bem como a incidência de disfagia em pacientes com paralisia de prega vocal.[5,7,8,11,14]

Bou-Malhab *et al.* (2000) observaram uma freqüência maior que a habitual de queixas disfágicas em pacientes portadores de lesão do nervo laríngeo recorrente (inferior) e do nervo laríngeo superior.[2] Neste estudo, eles objetivaram avaliar a incidência de aspiração em pacientes com paralisia unilateral do nervo laríngeo inferior, após cirurgia de cabeça e pescoço ou cirurgia torácica. Dentre os 18 pacientes avaliados, observaram que 5 apresentavam aspiração sintomática, 1 aspiração silenciosa e 12 não tinham aspiração. Os autores concluíram que a aspiração ocorria ipsolateral à paralisia.

Kawasaki *et al.* (2001) estudaram 7 adultos jovens entre 24 e 32 anos de idade e 2 adultos portadores de paresia de nervo laríngeo recorrente unilateral com idades de 49 e 60 anos, respectivamente.[9] Cummings *et al.* (1993) avaliaram 35 pacientes com paralisia de prega vocal, em que 19 apresentavam lesão do nervo laríngeo inferior isoladamente, e 16, combinada com lesão do nervo laríngeo superior.[4] Todos os pacientes apresentavam disfonia, sendo que 21 se queixavam de disfagia ou aspiração traqueal. Sete do grupo de 19 pacientes portadores de paralisia do nervo laríngeo inferior e 14 do grupo de 16 pacientes portadores de paralisia dos nervos laríngeo inferior e superior eram sintomáticos para deglutição. A gravidade dos sintomas era maior no grupo com lesão de ambos os nervos ipsolaterais, e 71% destes pacientes apresentavam disfagia e aspiração de moderada a grave. Constataram que a tireoplastia ofereceu uma melhora para 89% dos pacientes.

Um estudo incluindo 589 casos de paralisias de prega vocal detectou 69 pacientes (12%) cuja etiologia era de tumores malignos, assim distribuídos: 28 de tireóide, 21 de pulmão, 14 de esôfago, 3 de mediastino, 1 de estômago, 1 de mama e 1 linfonodo mediastinal. Dos 69 casos, 65 apresentaram paralisia unilateral (45, esquerda e 20, direita) e 4 casos, paralisia bilateral, 41 eram do sexo masculino e 28 do sexo feminino, sendo a maior incidência entre 60 e 70 anos de idade.[6]

Périé *et al.* (1998) tiveram por objetivo analisar a incidência de aspiração em pacientes com paralisia unilateral de NLR pós-cirurgia de cabeça e pescoço e tórax. Foram inclusos neste estudo 5 pacientes com paralisia de prega vocal unilateral de NLR. Através da videofluoroscopia da deglutição, encontraram 3 pacientes sem aspiração, 1 com aspiração silente e 1 com aspiração sintomática. Foi concluído que a aspiração pode ocorrer em paralisia de prega vocal unilateral de NLR. Os autores sugerem a avaliação sistemática da laringe durante a deglutição, para examinar a competência do esfíncter laríngeo, especialmente após pneumonectomia com ressecção de linfonodo mediastinal, permitindo assim prevenir a pneumonia por aspiração, e podendo propor um tratamento adequado mais precocemente.

Tonini *et al.* (1999) realizaram um estudo retrospectivo, através de revisão dos prontuários da avaliação fonoaudiológica, visando analisar a incidência da disfagia em pacientes com paralisia laríngea.[14] Foram inclusos 52 pacientes com paralisia laríngea decorrente de comprometimento dos nervos laríngeos superior ou recorrente. A idade variou de 13 a 72 anos. Os pacientes foram encaminhados para o serviço de fonoaudiologia devido à disfonia por paralisia unilateral de prega vocal, com causa mais freqüente a manipulação ou lesão do nervo durante tireoidectomias. Dos 52 pacientes,

61,5% apresentaram comprometimento de NLR, dos quais 50% manifestaram queixa de engasgos e 26,9%, comprometimento em nervo laríngeo superior, sendo que 64,2% destes exibiram sinais de disfagia, engasgos ou sensação de corpo estranho na região de laringofaringe.

Oliveira (2003) avaliou a deglutição de 20 pacientes com alteração da mobilidade das pregas vocais, através da videofluoroscopia, e constatou que 18 (90%) pacientes apresentavam disfagia, sendo 50% orofaríngea, 35% faríngea e 5% oral.[10]

Tabaee *et al.* (2005) avaliaram 81 pacientes com diagnóstico de paralisia por diferentes etiologias através de endoscopia flexível da deglutição (FEESST) e relataram que a fisiopatologia da deglutição é bastante caracterizada por estases, penetrações e aspirações.[13] Referem 35% de presença de aspiração com líquidos. Com consistências mais espessas, observaram 76% de presença de estases, 32% de penetração e 18% de aspiração.

Bhattachagaryya (2005) relatou que alterações da mobilidade das pregas vocais aumentam significantemente o risco das penetrações e/ou aspirações nos pacientes com disfagia e que as mesmas ocorrem principalmente depois da deglutição, devido à retenção do bolo.[1] Este autor afirma que as diferentes etiologias das paralisias, como cirurgias cervicais ou torácicas, acidentes cerebrovasculares ou a presença de tumores e seu respectivo tratamento, acarretam em co-morbidades que também podem afetar a deglutição.

MECANISMO DA FUNÇÃO LARÍNGEA DURANTE A DEGLUTIÇÃO

Apesar do papel protetor da laringe durante a deglutição estar bem estabelecido, a relação temporal entre a deglutição, induzindo o fechamento glótico e eventos subseqüentes, só mais recentemente tem sido estudada. A manutenção do gradiente de pressão faríngea depende do fechamento glótico durante o trânsito do bolo alimentar através da faringe. Shin *et al.* (1989) estudaram a relação do fechamento glótico e da pressão na região da laringofaringe em modelos experimentais de gato, medindo a pressão de fechamento antes e após a secção do nervo laríngeo inferior.[12] A pressão de fechamento glótico tem sido medida durante a estimulação do nervo laríngeo superior, resultando no reflexo de adução das pregas vocais (pressão glótica média de 21 mmHg). A pressão de fechamento glótico medida durante a deglutição foi maior (57 mmHg) do que a pressão habitual durante o reflexo de fechamento. Esta alta pressão observada durante a deglutição foi resultado da pressão de fechamento glótico associada a forças diretivas e gravitacionais da deglutição. A secção uni ou bilateral do nervo laríngeo inferior elimina a pressão (64% do controle pressórico) medida durante o reflexo de fechamento glótico (ocasionado pelo estímulo do nervo laríngeo superior). A pressão residual (36 mmHg) é resultante da força de movimento da língua associada à pressão presente durante a deglutição.

Em contrapartida, os efeitos da medialização da prega vocal na força de fechamento glótico após a secção do nervo laríngeo recorrente também têm sido estudados. Sabe-se que, apesar de melhorar a pressão no nível glótico após a colocação de silicone (tireoplastia tipo I), esta não retorna ao normal. Provavelmente esta recuperação não foi completa devido à persistência da fenda glótica posterior, da diminuição da pressão de fechamento da faringe resultante de sua desnervação, ou da diminuição da pressão do segmento faringoesofágico.

DIAGNÓSTICO

A semiologia diagnóstica baseia-se no quadro sintomatológico do paciente, em que as queixas mais freqüentes são quadros disfágicos acompanhados ou não de disfonia e dispnéia. Com o auxílio dos métodos complementares como a videofibrolaringoscopia ou telescopia da laringe associados à estroboscopia, avaliamos os movimentos das pregas vocais e, indiretamente, a função do nervo laríngeo inferior, e com a eletromiografia laríngea tem-se certeza de que o paciente apresenta paralisia ou paresia de pregas vocais, desnervação ou até reinervação. Quanto à avaliação funcional do nervo laríngeo superior, fazemos a estimulação da tosse na região supraglótica com o fibrolaringoscópio.

TRATAMENTO

O tratamento para os distúrbios neurológicos da laringe é, inicialmente, fonoaudiológico, podendo ou não ser associado a terapia cirúrgica, dependendo do tipo de lesão neural e do fator etiológico. Na presença de fendas glóticas, a fonoterapia tem a intenção, a princípio, de compensação da mesma, utilizando-se técnicas de esforço, quando indicadas, e outras técnicas de aumento de coaptação glótica. Exercícios que maximizam a fase oral, particularmente a ejeção da base da língua, e de elevação laríngea, podem atuar compensatoriamente. No Fluxograma 43-1, descrevemos qual o momento "ideal" para a intervenção cirúrgica, em nossa opinião. Cabe aqui ressaltar que aqueles pacientes que apresentam quadro de aspiração(*), independente das chances de recuperação, devem ser muito bem avaliados, pois se os mesmos apresentam sintomas clínicos e quadros pneumônicos, independente do tempo de aguardo e das chances de recuperação do movimento das pregas vocais, devemos ter uma conduta cirúrgica imediata.

Dentre as alternativas cirúrgicas, a medialização das pregas vocais é a nossa opção técnica, através da tireoplastia tipo I (Isshiki), ou seja, confeccionando-se uma "janela" na cartilagem tireóidea na altura da prega vocal paralisada, por onde se introduz um molde de silicone (Silimed®) ou "Goretex" (tipo fita cardíaca, feito do mesmo material utilizado na confecção de prótese vascular). Com isto, aduzimos a prega vocal (aproximamos da linha média), fechando a glote com o movimento da prega vocal contralateral no momento da deglutição, melhorando inclusive a qualidade vocal. A injeção de Gelfoam® na prega vocal paralisada é temporária, pois é

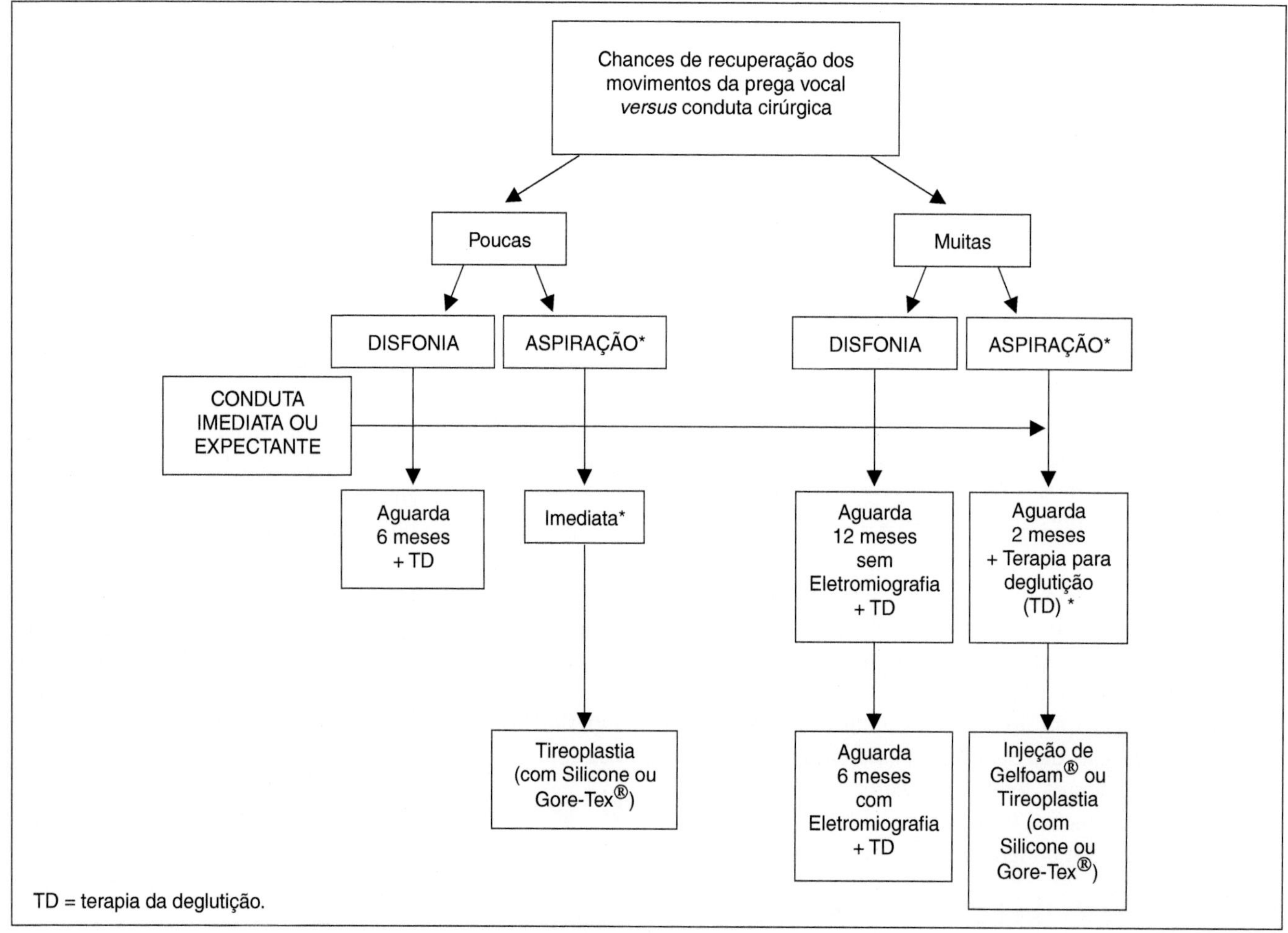

Fluxograma 43-1

absorvível, tendo um tempo médio de duração de 4 meses, podendo durar até 6 meses, estando indicada naqueles casos que têm muitas possibilidades de reversão na recuperação neural. Já a injeção de Teflon® é uma alternativa à tireoplastia, com o inconveniente de que ela deve ser aplicada precisamente, pois pode "deslocar-se" através dos tecidos. Cabe ressaltar que o procedimento é reversível.

CONCLUSÕES

Para nós, não é surpresa que qualquer alteração no fechamento glótico pode comprometer a deglutição e o trânsito do bolo alimentar, resultando em disfagia e aspiração de moderada a severa. A avaliação através da fibroendoscopia e da videofluoroscopia é pertinente e adequada. E ainda, na eventualidade de não surtir o efeito desejado com as medidas terapêuticas propostas no Fluxograma 43-1, deve-se considerar procedimentos como a miotomia do cricofaríngeo e/ou o fechamento da laringe associado à realização de um traqueostoma definitivo.

REFERÊNCIAS BIBLIOGRÁFICAS

1. Bhattacharyya N. Incidence of vocal fold immobility in patients with dysphagia. *Dysphagia* 2005;20:168-69.
2. Bou-Malhab F, Hans S, Perie S *et al.* Lês trobles de la déglutition dans lês paralysies récurrentielles unilatérales. Etude prospective. *Ann Otolaryngol Chir Cervicof* 2000;117(1):6-33.
3. Broniatowski M, Tyler DJ, Scolieri P *et al.* Dynamic laryngotracheal closure for aspiration: a preliminary report. *Laryngoscope* 2001;111(11 Pt 1):2032-40.
4. Cummings CW, Purcell LL, Flint PW. Hydroxylapatite laryngeal implants for medialization: a retrospective analysis. *Ann Otol Rhinol Laryngol* 1993;102:843-51.
5. Ekberg O, Lindgren S, Schultze T. Pharyngeal swallowing in pacients with paresis of the recurrent nerve. *Acta Radiologica Diagnosis* 1986;27:697-700.
6. Furukawa M, Furukawa MK, Ooishi K. Statistical analysis of malignant tumors detected as the cause of vocal cord paralysis. *ORL J Otorhinolaryngol Relat Spec* 1994;56:161-65.
7. Heitmiller R, Tseng E, Jones B. Prevalence of aspiration and laryngeal penetration in patients with unilateral vocal fold motion impairment. *Dysphagia* 2000;15:184-87.

8. Henderson RD, Boszko A, VanNostrand AW *et al.* Pharyngoesophageal dysphagia and recurrent laryngeal nerve palsy. *J Thorac Cardiovasc Surg* 1974;68:507-12.
9. Kawasaki A, Fukuda H, Shiotani A *et al.* Study of movements of individual structures of the larynx during swallowing. *Auris Nasus Larynx* 2001;28(1):75-84.
10. Oliveira KRF. *Distúrbios da deglutição em pacientes com paresia ou paralisia de prega vocal decorrente do câncer ou de seu tratamento.* Monografia de Conclusão do Curso de Pós-Graduação Lato Sensu "Motricidade Oral em Oncologia" da Fundação Antônio Prudente, 2003.
11. Périé S, Laccourreye O, Bou-Malhab F *et al.* Aspiration in unilateral recurrent laryngeal nerve paralysis after surgery. *Am J Otolaryngol* 1998;19:18-23.
12. Shin T, Umezaki T, Maeyama T *et al.* Glottic closure during swallowing in the recurrent laryngeal nerve-paralyzed cat. *Otolaryngol Head Neck Surg* 1989;100:187-94.
13. Tabaee MD, Murry T, Zschommler A *et al.* Flexible endoscopic evaluation of swallowing with sensory testing in patients with unilateral vocal fold immobility: incidence and pathophysiology of aspiration. *Laryngoscope* 2005;115:565-69.
14. Tonini MD, Porto ER, Ferraz AR *et al. Incidência de disfagia em portadores de paralisias laríngeas.* In: XVII Congresso Brasileiro de Cirurgia de Cabeça e Pescoço. Belo Horizonte. 1999 Set. 143 p.

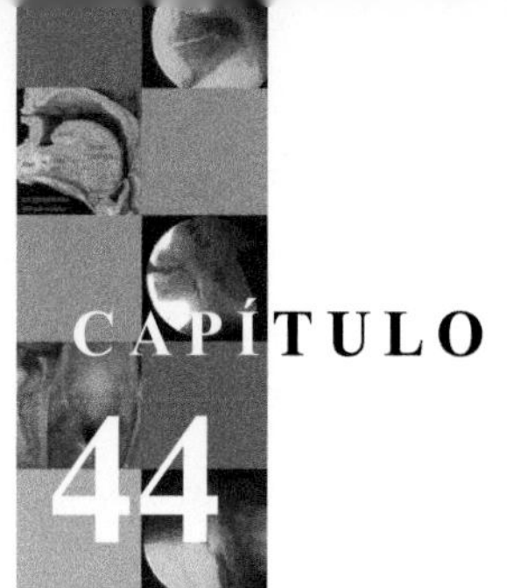

CAPÍTULO

44

PSEUDODISFAGIA - UM NOVO SINTOMA

Odon Frederico Cavalcanti Carneiro Monteiro ◆ Elisa Lunardi Munaretti ◆ Graziela Riboli Piccinini
Isabel Fabris ◆ Liara Silveira Iglezias ◆ Luciara Eloísa Matte ◆ Paulo Sergio Rosa Guedes

INTRODUÇÃO

Neste capítulo – a disfagia vista do ângulo da clínica psiquiátrica – fazemos algumas considerações sobre a anamnese – no dizer de Bernard Lown,* "a arte perdida de curar" – e a partir daí sugerimos a possibilidade de transformação da queixa principal "disfagia" em uma outra, mais específica, que designaremos por pseudodisfagia. Neste sentido, organizamos breve revisão bibliográfica para afirmar que não nos parece haver disfagia, propriamente dita, de causa psiquiátrica, e sim pseudodisfagias, que surgem como se disfagias fossem, e que bem examinadas e mais efetivamente discriminadas, abrem uma estrada importante para que se possa melhorar e/ou curar a situação emocional que desencadeou o sintoma apresentado. Finalizamos apresentando alguns exemplos clínicos que nos parecem bastante ilustrativos das idéias expostas. Não nos ocuparemos, no presente trabalho, das perturbações da saúde psíquica que podem ser causadas pelas disfagias; essas perturbações são muito semelhantes àquelas originárias das demais doenças conhecidas.

ANAMNESE

Centro do trabalho médico, razão de ser de toda a terapêutica voltada para o paciente, a anamnese é, por assim dizer, o embasamento fundamental e absolutamente necessário a todo ato médico. É nela, indiscutivelmente, que se encontram os referenciais necessários ao bom desenvolvimento do processo médico. Um dos problemas dessa afirmação é que esta pertence àquele tipo de conhecimento que todos têm, que todos concordam com sua importância, mas que poucos o praticam na realidade. Fazer a anamnese significa envolvermo-nos efetiva e afetivamente com a vida da outra pessoa, com seu mundo relacional e com o sofrimento que a trouxe a nós. Significa também passarmos a fazer parte da vida dessa pessoa, como integrantes de sua evolução e seu desenvolvimento. Sem isso, estaremos ocultando de nós próprios o conhecimento de que as doenças não existem por si mesmas e sim na pessoa do doente. E estaremos tentando solucionar um problema pelo tratamento de uma parte sua e não pela essencial consideração do todo.

Nos tempos atuais, da medicina baseada em evidências, do enorme desenvolvimento da tecnologia diagnóstica, e, ainda, de uma certa "cultura" do individualismo, tem diminuído muito, na pessoa do médico, a importância extremamente relevante da semiologia médica e conseqüentemente da anamnese como método insubstituível de investigação e, simultaneamente, de terapêutica.

A falta de atenção para com isso determina um risco maior de erro médico e uma busca ilusória de apoio nos exames complementares, associada à iatrogenia que a solicitação e realização dos mesmos muitas vezes promove.

Não esqueçamos: **anamnese,**** s. f. figura pela qual o indivíduo finge recordar-se de coisa esquecida, "recordação". Do fr. *anamnèse,* deriv. do lat. tardio *anamnésis* e, este, do gr. *Ancímnésis* (...). Diz-se, por oposição a sinais atuais ou presentes, de todas as condições anteriores ao desenvolvimento de uma doença, e dos quais o observador só tem conhecimento valendo-se da memória do enfermo. Ou, em outras palavras, termo que indica a existência de um mundo interior, amplo e importante, que precisa ser acessado para que possa integrar-se ao conjunto de sinais e sintomas que trazem a pessoa do paciente à nossa presença e favorecer a compreensão mais realística do quadro clínico.

DISFAGIA COMO QUEIXA PRINCIPAL

Deixemos claro que disfagia é um sintoma conceituado universalmente como dificuldade na deglutição. Assim, e em face do até agora exposto, diríamos que a queixa principal de dis-

*A arte perdida de curar. Dr. Bernard Lown. JSN Editora Ltda., São Paulo, SP. 1997. Item 7 da bibliografia deste trabalho.

**Encyclopedia e Diccionario Internacional. W.M.Jackson, Inc. Editores, Rio de Janeiro, Nova York. Item 5 da bibliografia deste trabalho.

fagia inúmeras vezes refere-se ao que poderíamos chamar de pseudodisfagia. Uma anamnese bem conduzida, orientada, como diz Trisha Greenhalgh,* em uma "medicina embasada na narrativa", pode abrir caminhos para que se detecte que a queixa principal tem de ser mais bem compreendida. Não há, propriamente, dificuldade na deglutição mas sim, sem dúvida, dificuldade de "engolir" certos pensamentos e/ou fatos. Impossibilidade, melhor dito, de "deglutir" vivências sentidas como inassimiláveis. E essa dificuldade é percebida pelo paciente e transmitida por ele como se disfagia fosse.

É o caso das depressões, em que a "disfagia" é, na verdade, a absoluta falta de vontade de alimentar-se associada, obviamente, a uma grande dificuldade de aceitar certos acontecimentos. Ou da anorexia nervosa, também problema semelhante, de etiologia psíquica mas nunca orofaríngea ou esofágica. Ou no chamado *globus histericus*, no qual também há tudo menos disfagia.

Diríamos, então, que não nos parece possível conceituar disfagia causada por patologia psíquica; esta parece não existir. O que se observa, e com freqüência, é a queixa de disfagia indicando a estrada a ser seguida pela anamnese para esclarecer o que é que não está sendo possível deglutir.

BREVE REVISÃO DA LITERATURA

Com o objetivo anteriormente referido de corroborar nossa hipótese de que a disfagia propriamente dita não surge causada por problemas psicogênicos, revisamos alguns textos reconhecidamente importantes.[1,2,6,8,9] Neles, em momento algum, encontramos referências à possibilidade de disfagia causada por problemas emocionais. Revisamos, também, um conhecido *index* de diagnósticos diferenciais[3] – publicado desde 1912 – e o sistema Medline, nada encontrando no sentido buscado.

EXEMPLOS CLÍNICOS

Caso 1: Sara

Sara, 50 anos de idade, branca, casada, cantora em cidade do interior do Estado, busca atendimento por "dificuldade para engolir". Conta que há cerca de 1 ano e meio começou com problemas para deglutir e dores quando o alimento passava pela garganta. Preocupou-se, já que tinha perdido uma amiga por câncer de laringe pouco tempo antes e também porque começou a ficar afônica, o que lhe atrapalhava o cantar, "seu maior prazer". Emagreceu 10 quilos em 11 meses, parecia estar adoecendo, sentia-se envelhecendo. Foi submetida a endoscopia, colonoscopia, tomografias e ressonância magnética, todos esses exames com resultados normais. Conta que se sentia mal depois que cada exame tinha resultado normal, e mais ansiosa por descobrir o que não lhe fazia engolir.

Questionada sobre outros aspectos de sua vida, refere estar casada há 21 anos, com um relacionamento conjugal bastante bom, e que há cerca de 1 ano e meio envolveu-se com um outro homem, com quem também se sente muito ligada afetivamente. Dito envolvimento coincidiu com o início da dificuldade para deglutir. Culpa-se e critica-se muito por isso. Não aceita seu namoro mas também não deseja encerrá-lo. Durante a anamnese conseguiu expressar que, na realidade, gostaria que fosse descoberta alguma doença grave, pois assim estaria se livrando desses pensamentos e desejos. Pela possibilidade de ventilar esses seus sentimentos com o médico, vem se sentindo bem melhor, está reaprendendo a deglutir, e ainda sente um pouco de desconforto ao comer e a falta de alguns alimentos que comia antes do início do quadro.

Caso 2: Heloísa

Heloísa, uma senhora de 70 anos, branca, viúva, procurou atendimento no posto de saúde com queixa de "bola na garganta". Há 5 meses sente uma "bola na garganta" que parece aumentar quando ela fica nervosa ou ansiosa, mas que não atrapalha para comer. Avaliação clínica sem particularidades. Após algum tempo de conversa, a paciente refere que o que realmente a incomoda é o casamento de seu neto. E passa a relatar que criou este neto como filho, cheio de mimos, hoje o rapaz está com 22 anos, casou-se e lhe deu uma linda bisneta. Sempre foi muito ligada a ele, dá até a impressão que ele era sua razão de viver. Estava, por assim dizer, apoiada na vida do neto. E então, a "bola na garganta", durante a anamnese, vai se transformando na dura realidade que a está fazendo sofrer: não consegue aceitar o afastamento do neto, sente muito sua falta e, mais do que isso, não gosta da "desleixada" de sua esposa. Reconhece literalmente que o que não consegue deglutir é essa mudança brusca em sua vida, entendendo assim o motivo de seu sintoma.

Caso 3: Marina

Marina, uma moça de 23 anos, mulata, solteira, natural e procedente de Porto Alegre, procurou atendimento por uma sensação de compressão na garganta e dificuldade para engolir. Relata que seus sintomas tiveram início há cerca de 3 anos, logo após uma cirurgia de tireóide a que se submeteu uma tia com quem morava na época, e de quem ajudou a cuidar durante a recuperação. Conta que inicialmente teve uma sensação de compressão na garganta, e aproximadamente 4 meses após, iniciou a dificuldade de engolir. Eventualmente, tinha dispnéia. Completa logo em seguida que esses sintomas são exatamente os que a tia tivera antes da cirurgia. Diz que temeu bastante pela cirurgia da tia.

De sua vida passada, conta que foi criada pela mãe, aos 13 anos perdeu o pai e, por dificuldades financeiras, teve de deixar a mãe e passar a morar com essa tia. Conta que o relacionamento com a tia é difícil, cheio de atritos; é tratada

*Narrative Based Medicine: Dialogue and Discourse in Clinical Practice. Trisha Greenhalgh and Brian Hurwitz, Editors. British Medical Association, june 1999. Item 4 da bibliografia deste trabalho.

como serviçal, e isso a entristece muito. Sente-se desprezada também por outros membros da família, exceto pelo tio. O tio era outro motivo das desavenças entre Marina e a tia. Acha que a tia sente ciúmes dela, não só com o tio, mas com qualquer outro homem ou rapaz que se aproxime dela.

Após a primeira consulta, a paciente pareceu compreender que sua pseudodisfagia fora motivada pelas dificuldades grandes de relacionamento com a tia-mãe, conflitos esses que se agudizaram pela ocorrência da cirurgia da mesma (risco de vida, no sentir de Marina). Na segunda consulta referiu ter se sentido mais aliviada e ter notado uma leve melhora na dificuldade de deglutição. Mas, talvez por não desejar continuar examinando o assunto, não mais compareceu ao consultório.

CONSIDERAÇÕES FINAIS

Os exemplos clínicos, a nosso ver, falam por si, não há necessidade de comentá-los; ilustram, isso sim precisa ser sempre destacado, a extrema necessidade de uma ampla anamnese como peça fundamental na investigação e na terapêutica médicas.

Caberia, para finalizar, uma questão. Sendo nossas funções vitais, tão freqüentemente "lesadas" por distúrbios emocionais – haja vista as paralisias histéricas, as perturbações visuais, os problemas da fala, enfim, tantos outros – por que a deglutição – o engolir – é preservada? É como se "soubéssemos" que nessa área não se toca? Que se trata de uma função vital e que não pode ser desta forma perturbada? Registramos este fato por inusitado. Seu estudo fica, porém, para outra oportunidade.

REFERÊNCIAS BIBLIOGRÁFICAS

1. Barofsky I, Fontaine KR. Do psycogenic dysphagia patients have an eating disorder? *Dysphagia* 1998 Winter;13(1):24-27.
2. Bretan O, Henry MA, Kerr-Correa F. Dysphagia and emotional distress. *Arq Gastroenterol* 1996 Apr.-June;33(2):60-65.
3. French's index of differential diagnosis. In: Hart FD, MD, FRCP. *Consulting physician.* London: Westminster Hospital, 1985.
4. Greenhalgh T, Hurwitz B. Narrative based medicine: dialogue and discourse in clinical practice. *British Medical Association* 1999 June.
5. Jackson WM. (Ed.). *Encyclopedia e diccionario internacional.* São Paulo: WM Jackson Editores.
6. Kim CH, Hsu JJ, Williams DE *et al.* A prospective psychological evaluation of patients with dysphagia of various etiologies. *Dysphagia* 1996 Winter;11(1):34-40.
7. Lown B. *A arte perdida de curar.* São Paulo: JSN Editora Ltda, 1997.
8. McManus M. Dysphagia in psychiatric patients. *J Psychosoc Nurs Health Serv* 2001 Feb.;39(2):24-30.
9. Ravich WJ, Wilson RS, Jones B *et al.* Psychogenic dysphagia and globus: reevaluation of 23 patients. *Dysphagia* 1989;4(1):35-38.

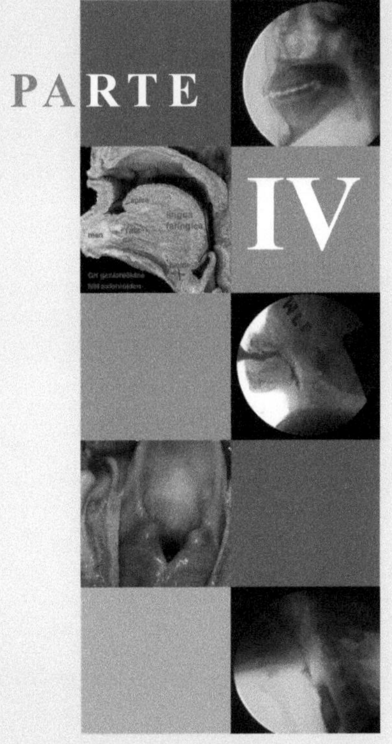

PARTE IV

COMPLICAÇÕES

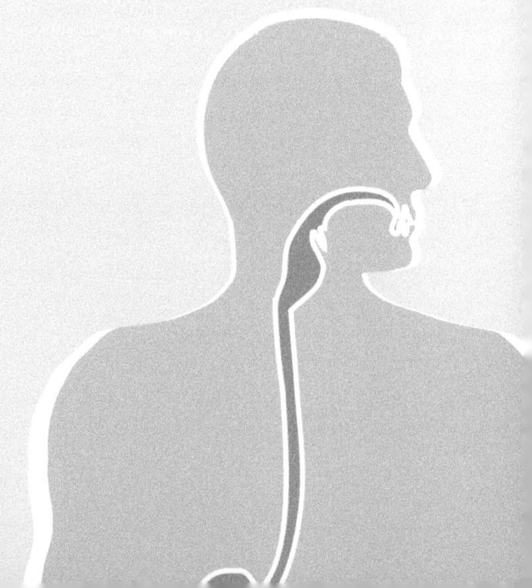

CAPÍTULO

45

Aspiração

Eduardo Walker Zettler

O termo "pneumonia de aspiração" tem levado a muita confusão e dúvidas a respeito da sua abrangência e oportunidade de utilização. É importante deixar claro que podem existir quatro tipos de situações clínicas associadas a aspiração para as vias aéreas inferiores. A primeira é a aspiração de corpos estranhos, materiais particulados ou grandes volumes de líquidos inertes. A segunda síndrome clínica é a pneumonite química, causada principalmente pela aspiração de conteúdo ácido do estômago, mas que também pode ser devida à inalação de gases tóxicos, inclusive fumaça de cigarro. A terceira categoria é a pneumonite infecciosa, que pode seguir a inalação de secreções orofaríngeas contendo bactérias patogênicas ou ocorrer após a pneumonite química. Finalmente, a quarta apresentação clínica é o afogamento, que apresenta geralmente uma história e um quadro clínico bem característicos.[9]

Neste capítulo serão abordadas basicamente a pneumonite química, mais bem denominada **pneumonite de aspiração**, em que existe reação inflamatória (pneumonite) sem presença de bactérias, e a pneumonite infecciosa, chamada **pneumonia de aspiração**, termo que descreve melhor a associação de inflamação (pneumonite) e infecção (pneumonia) do parênquima pulmonar que ocorre simultaneamente nesta situação.

INTRODUÇÃO

A aspiração é definida como a inalação de conteúdo orofaríngeo ou gástrico para a laringe e o trato respiratório inferior.[12] Algumas síndromes pulmonares podem ocorrer após a aspiração, dependendo da quantidade e natureza do material aspirado, da freqüência da aspiração e da resposta do hospedeiro ao material aspirado. A pneumonite de aspiração é uma injúria química causada pela inalação de conteúdo gástrico estéril, enquanto a pneumonia de aspiração é um processo infeccioso causado pela inalação de secreções da orofaringe colonizadas por bactérias patogênicas.[18] Apesar de existirem semelhanças entre estas síndromes, elas são entidades clínicas distintas, como demonstrado no Quadro 45-1.

A aspiração pulmonar é uma importante causa de morbidade e mortalidade entre pacientes residentes em casas geriátricas e hospitalizados.[2] No entanto, a maioria destas síndromes aspirativas é freqüentemente não-diagnosticada ou tratada incorretamente. Os principais problemas são a dificuldade de diferenciação entre pneumonia e pneumonite de aspiração, a tendência de considerar todas as complicações pulmonares da aspiração como sendo infecciosas, a incapacidade de reconhecer os patógenos bacterianos mais freqüentes em pacientes com complicações infecciosas e a errada concepção de que se deve presenciar a aspiração para que ela seja diagnosticada.[18]

EPIDEMIOLOGIA

Os estudos epidemiológicos das síndromes de aspiração são difíceis de serem realizados devido à ausência de marcadores sensíveis e específicos de aspiração, e a maioria dos estudos realizados não consegue fazer a diferenciação entre pneumonia e pneumonite de aspiração. Mesmo assim, alguns trabalhos indicam que de 5% a 15% dos casos de pneumonia adquirida na comunidade são devidos à pneumonia de aspiração.[24,32] Esta é a principal causa de morte em pacientes com disfagia secundária a distúrbios neurológicos como o acidente vascular cerebral, uma condição que afeta aproximadamente 600.000 pessoas por ano nos Estados Unidos, ocorrendo em cerca de 32% destes casos.[7,11,25,28]

Um grande estudo epidemiológico analisou cerca de 102 mil idosos acima de 65 anos residentes em casas geriátricas, encontrando uma prevalência de pneumonia de 3% nesta população, identificando também, através de regressão logística, os principais fatores preditores de aspiração, que foram o uso de sondas nasoenterais para alimentação e a presença de co-morbidades como a doença pulmonar obstrutiva crônica (DPOC) e insuficiência cardíaca.[15]

A ocorrência de pneumonia de aspiração é significativamente maior em idosos com pneumonia adquirida em casas geriátricas do que em pacientes com pneumonia adquirida na comunidade, como demonstrado no estudo de Marrie *et al.*, em que se encontrou uma incidência de 18% e 5%, respectivamente.[21]

Quadro 45-1. Diagnóstico diferencial entre pneumonia e pneumonite de aspiração

	Pneumonite de aspiração	*Pneumonia de aspiração*
Mecanismo	Aspiração de conteúdo gástrico estéril	Aspiração de material orofaríngeo colonizado
Fisiopatologia	Injúria pulmonar aguda por ácido e material particulado gástrico	Inflamação pulmonar aguda em resposta a bactérias e produtos bacterianos
Bacteriologia	Inicialmente estéril, com possível infecção bacteriana subseqüente	Cocos Gram-positivos, bacilos Gram-negativos e (raramente) bactérias anaeróbias
Fatores predisponentes	Diminuição do nível de consciência	Disfagia e dismotilidade gástrica
Idade	Qualquer idade	Geralmente idosos
Evento da aspiração	Pode ser presenciado	Usualmente não presenciado
Apresentação típica	Paciente com depressão do nível de consciência com sintomas respiratórios e infiltrado radiológico pulmonar	Paciente geriátrico com disfagia e achados clínicos de pneumonia e infiltrado em segmento pulmonar pendente
Achados clínicos	Nenhum sintoma ou sintomas variando de tosse não-produtiva a taquipnéia, broncoespasmo e expectoração após 2 a 5 horas da aspiração	Taquipnéia, tosse e sinais clássicos de pneumonia

Adaptado de Marik PE (18).

A pneumonite de aspiração ocorre em aproximadamente 10% dos pacientes que são hospitalizados após uma *overdose* de drogas.[29] É também uma reconhecida complicação de procedimentos realizados sob anestesia geral, ocorrendo em aproximadamente 1 a cada 3.000 cirurgias e correspondendo a 10% a 30% de todas as mortes associadas a anestesia.[26,34]

▶ PNEUMONITE DE ASPIRAÇÃO

É definida como uma injúria pulmonar aguda após a inalação de conteúdo gástrico regurgitado. Ocorre geralmente em pacientes que têm um importante distúrbio de consciência, como os resultantes de *overdose* de drogas, convulsões, acidente vascular cerebral ou uso de anestesia geral.[18] Historicamente, a síndrome mais comumente descrita como pneumonite de aspiração foi a síndrome de Mendelson, relatada em 1946 em pacientes que aspiravam enquanto recebiam anestesia geral durante procedimentos obstétricos.[22]

A aspiração do conteúdo gástrico resulta numa queimadura química da árvore traqueobrônquica e do parênquima pulmonar, causando uma intensa reação inflamatória. Um estudo em ratos mostrou que há um padrão bifásico de injúria pulmonar após a aspiração ácida. A primeira fase tem um pico em 1 a 2 horas após a aspiração e provavelmente resulta do efeito direto, cáustico, do baixo pH do material aspirado nas células alveolares. A segunda fase, que atinge um pico de 4 a 6 horas após a aspiração, é associada a infiltração de neutrófilos nos alvéolos e interstício pulmonar, com achados histológicos característicos de inflamação aguda.[13]

Como o ácido gástrico previne o crescimento de bactérias, o conteúdo do estômago é estéril em condições normais. Assim, a infecção bacteriana não tem um papel importante nos estágios precoces da injúria pulmonar aguda após a aspiração de conteúdo gástrico. A infecção pode ocorrer numa fase mais tardia, mas a incidência desta complicação é desconhecida.[18] Colonização do conteúdo gástrico por organismos potencialmente patogênicos pode ocorrer quando o pH do estômago é aumentado pelo uso de antiácidos, antagonistas H_2 ou inibidores da bomba de prótons.[5] Além disto, pode haver colonização gástrica por bactérias Gram-negativas em pacientes que recebem alimentação enteral, assim como na gastroparesia ou obstrução de intestino delgado.[30] Nestas circunstâncias, a resposta inflamatória nos pulmões provavelmente resulta tanto da infecção bacteriana quanto da resposta inflamatória ao processo gástrico principal.[18,30]

Pacientes que tenham aspirado conteúdo gástrico podem apresentar-se com sinais e sintomas dramáticos. Estes podem ser desde presença de material gástrico na orofaringe até sibilância, tosse, dispnéia, cianose, edema pulmonar, hipotensão, hipoxemia com rápida progressão para síndrome da angústia respiratória aguda (SARA) e morte. No entanto, alguns pacientes podem ter apenas discreta tosse ou chiado no peito, e outros podem apresentar a chamada aspiração silenciosa, que se manifesta apenas com dessaturação arterial e evidências radiológicas de aspiração.[18,34]

▶ PNEUMONIA DE ASPIRAÇÃO

A pneumonia de aspiração desenvolve-se após a inalação de material orofaríngeo colonizado por bactérias para os pulmões. Agentes comuns como *Haemophilus influenzae* e *Streptococcus pneumoniae* são encontrados normalmente na orofaringe de pacientes saudáveis e podem ser aspirados e causar pneumonia adquirida na comunidade. No entanto, o termo pneumonia de aspiração refere-se especificamente ao desenvolvimento de infiltrados pulmonares radiologicamente evidentes em pacientes com risco aumentado de aspiração orofaríngea.[18,33]

Já foi demonstrado que cerca de 50% das pessoas adultas saudáveis aspiram pequenas quantidades de secreções orofaríngeas durante o sono.[10] Presumivelmente, a baixa quantidade de bactérias virulentas nas secreções orofaríngeas normais, juntamente com o reflexo da tosse, a limpeza mucociliar e os mecanismos imunológicos humorais e celulares resultam na eliminação deste material infectado sem deixar seqüelas. Entretanto, se estes mecanismos de defesa das vias aéreas inferiores estiverem prejudicados ou se a carga bacteriana do material aspirado for suficientemente grande, poderá se desenvolver a pneumonia.[18]

Qualquer condição que aumente o volume ou a concentração bacteriana das secreções orofaríngeas numa pessoa com mecanismos de defesa debilitados pode levar à pneumonia de aspiração. O risco é menor em pacientes com cuidados dentários adequados e em idosos sem dentes. Muitas vezes a distinção entre pneumonia de aspiração e pneumonia adquirida na comunidade não é muito fácil, podendo ocorrer muitas vezes aspiração silenciosa em idosos saudáveis.[14,36]

Em pacientes com pneumonia de aspiração, diferentemente da pneumonite de aspiração, geralmente o episódio da aspiração não é presenciado. O diagnóstico normalmente é suspeitado quando um paciente com risco de aspiração apresenta evidências radiológicas de infiltrados pulmonares em segmentos broncopulmonares pendentes. Em pacientes que aspiram na posição deitada, os sítios mais comumente envolvidos são os segmentos posteriores dos lobos superiores e os segmentos apicais dos lobos inferiores, enquanto na posição sentada ou semideitada isto ocorre mais freqüentemente nos segmentos basais dos lobos inferiores. O curso usual da doença é semelhante ao de qualquer processo pneumônico agudo, com achados clínicos semelhantes aos da pneumonia adquirida na comunidade típica. Sem tratamento, no entanto, estes pacientes têm uma maior incidência de cavitação e formação de abscessos pulmonares.[18]

Fatores de risco para aspiração orofaríngea

Pacientes com disfagia neurológica, ruptura da junção gastroesofágica ou com anormalidades anatômicas do trato aerodigestivo superior têm risco aumentado de aspiração orofaríngea. O risco de aspiração é relativamente alto em pessoas idosas porque há uma incidência maior de disfagia e refluxo gastroesofágico nesta população. Além disto, os idosos freqüentemente apresentam má higiene dental, resultando na colonização da orofaringe por germes potencialmente patogênicos para o trato respiratório inferior, como enterobactérias, *Pseudomonas aeruginosa* e *Staphylococcus aureus*.[18,36]

Em pacientes com acidente vascular cerebral, a prevalência de distúrbios da deglutição varia de 40% a 70%.[7,11] Muitos destes pacientes apresentam aspiração silenciosa, podendo ter um risco 7 vezes maior de desenvolvimento de pneumonia de aspiração.[11]

Pacientes criticamente enfermos têm um risco aumentado de aspiração orofaríngea e posterior desenvolvimento de pneumonia de aspiração, devido a uma série de fatores associados ao manejo destes pacientes. A permanência em posição supina está associada a um risco de refluxo gastroesofágico de cerca de 30%, facilitando a aspiração.[8] Também a dismotilidade gastrointestinal, levando a gastroparesia com retardo no esvaziamento gástrico e conseqüente distensão gástrica e regurgitação, aumenta o risco de aspiração do conteúdo gástrico.[27] Além disto, há um risco de aspiração especialmente elevado após a remoção do tubo endotraqueal, devido a ação residual de drogas sedativas, presença concomitante de sonda nasogástrica e distúrbios de deglutição causados por alterações de sensibilidade das vias aéreas superiores, injúria glótica e disfunção muscular da laringe, secundárias à intubação traqueal.[31]

Agentes etiológicos

Vários estudos investigando o perfil bacteriológico das pneumonias de aspiração já foram realizados, principalmente durante a década de 1970, identificando-se um predomínio dos germes anaeróbios como patógenos causadores destas infecções.[1,6,17] Com base nestes levantamentos, classicamente têm sido empregados os antibióticos com atividade anaerobicida como drogas de primeira escolha no tratamento destas pneumonias.[9,12] Entretanto, na maioria destes estudos as amostras microbiológicas foram obtidas numa fase tardia da evolução da doença, geralmente após complicações como abscesso, pneumonia necrosante ou empiema e muitos dos pacientes eram alcoolistas, o que é muito diferente do quadro normalmente verificado nas pneumonias de aspiração adquiridas na comunidade. Além disto, é possível que as amostras obtidas, na maioria destes estudos através de punção transtraqueal, possam ter sido contaminadas por bactérias da flora oral, onde predominam os anaeróbios como colonizantes, e não demonstrem os verdadeiros patógenos causadores da pneumonia.[18]

Em contraste, dois estudos recentes, utilizando uma metodologia de coleta de espécimes microbiológicos mais adequada, através de fibrobroncoscopia com cateter protegido e culturas quantitativas para germes aeróbios e anaeróbios, demonstraram um perfil bacteriológico atual bem diferente do observado nas décadas de 1970 e 1980. Mier *et al.* avaliaram 52 pacientes internados na UTI com diagnóstico clínico de pneumonia de aspiração, encontrando patógenos bacterianos em quantidade significativa (mais do que 1.000 UFC/mL) em apenas 19 casos. O tipo de bactéria variou de acordo com o local de aquisição da infecção, havendo uma predominância de germes habituais como *Streptococcus pneumoniae*, *Staphylococcus aureus* e *Haemophilus influenzae* nas pneumonias de aspiração adquiridas na comunidade e de organismos Gram-negativos, incluindo *Pseudomonas aeruginosa*, nas aspirações ocorridas em ambiente hospitalar. Nenhum caso de infecção por germes anaeróbios foi detectado neste estudo.[23] Um outro trabalho similar, realizado por Marik *et al.*, também usando cateter protegido na coleta das amostras, estudou 25 pacientes com pneumonia de aspiração, isolando patógenos bacterianos em somente 12 casos, sendo que 8 destes apresentavam fatores de risco para colonização gástrica (obstrução intestinal, sonda nasoenteral ou uso de antagonistas H_2). O perfil bacteriológico foi idêntico ao do estudo relatado anteriormente, e também não se verificou a presença de nenhum germe anaeróbio.[20]

Tratamento

Pneumonite de aspiração

Apesar de ser uma prática muito comum, o uso profilático de antibióticos em pacientes com suspeita de aspiração não é recomendado, mesmo quando o episódio da aspiração é presenciado. Inclusive nos casos em que ocorre febre, leucocitose e surgimento de infiltrados pulmonares logo após a aspiração, não se devem utilizar antibióticos, que podem selecionar organismos mais resistentes num caso não-complicado de pneumonite química. Entretanto, em pacientes com alto risco de colonização gástrica, como obstrução intestinal ou íleo paralítico, o uso de terapia antimicrobiana empírica pode ser justificado no caso de aspiração de conteúdo gástrico.[18]

O tratamento com antibiótico deve ser indubitavelmente utilizado naqueles casos de pneumonite de aspiração não resolvida em 48 horas após o início do quadro. É recomendada terapia empírica com drogas de amplo espectro, como demonstrado no Quadro 45-2. Antibióticos com atividade anaerobicida não são rotineiramente empregados.[18] Deve ser sempre que possível realizada coleta de material para estudo microbiológico, preferencialmente através de fibrobroncoscopia com cateter protegido, se disponível, ou lavado broncoalveolar, para guiar possíveis alterações no esquema terapêutico inicial.[18,19]

Os corticosteróides têm sido utilizados há muitos anos no tratamento da pneumonite de aspiração, mas estudos realizados não demonstraram benefício com o seu uso e, ao contrário, detectaram uma maior incidência de germes Gram-negativos nos pacientes que usavam corticóide com relação aos que não utilizavam.[16,35] Dois trabalhos multicêntricos, randomizados e controlados não mostraram nenhum benefício com o uso de altas doses de corticóide em pacientes com síndrome da angústia respiratória aguda (SARA).[3,4] Desta forma, não se recomenda mais a utilização de corticosteróides na pneumonite de aspiração.[18]

Pneumonia de aspiração

Já na pneumonia de aspiração, o uso de antibióticos é sempre indicado e a sua escolha vai depender do local onde ocorreu a aspiração (comunidade ou hospital) e do estado geral de saúde do paciente, como mostra o Quadro 45-2.

Drogas muito utilizadas no passado e consideradas de primeira linha no tratamento das pneumonias de aspiração, como penicilina e clindamicina, não são mais recomendadas e podem ser inadequadas segundo as recomendações mais atuais.[20,23] Antibióticos com atividade específica contra germes anaeróbios não são rotineiramente utilizados e podem ser indicados apenas em pacientes com doença periodontal severa, escarro pútrido ou evidências radiológicas de pneumonia necrosante ou abscesso pulmonar.[18,20,23]

Dosagens recomendadas

- *Quinolonas respiratórias:*
  - Levofloxacina: 500 mg EV 1 ×/dia.
  - Gatifloxacina: 400 mg EV 1 ×/dia.
- *Ceftriaxona:* 1-2 g EV 1 ×/dia.
- *Ciprofloxacina:* 400 mg EV 12/12 h.
- *Piperacilina/tazobactam:* 3,375 g EV 6/6 h.
- *Ceftazidima:* 2 g EV 8/8 h.
- *Imipenem:* 500 mg EV 8/8 h a 1 g EV 6/6 h.
- *Clindamicina:* 600 mg EV 8/8 h.
- *Metronidazol:* 500 mg 8/8 h.

Quadro 45-2. Tratamento antimicrobiano empírico recomendado

Síndrome e situação clínica	*Antibiótico*
Pneumonite de aspiração	
Sintomas > 48 horas	Quinolona respiratória ou ceftriaxona
Obstrução intestinal ou uso de antiácidos	Quinolona respiratória ou ceftriaxona ou ciprofloxacina ou piperacilina/tazobactam ou ceftazidima
Pneumonia de aspiração	
Pneumonia adquirida na comunidade	Quinolona respiratória ou ceftriaxona
Residência em casa geriátrica	Quinolona respiratória ou piperacilina/tazobactam ou ceftazidima
Doença periodontal grave, escarro pútrido ou alcoolismo	Piperacilina/tazobactam ou Imipenem ou combinação de 2 drogas: quinolona respiratória ou ciprofloxacina ou ceftriaxona mais clindamicina ou metronidazol

Adaptado de Marik PE (18).

▶ REFERÊNCIAS BIBLIOGRÁFICAS

1. Bartlett JG, Gorbach SL, Finegold SM. The bacteriology of aspiration pneumonia. *Am J Med* 1974;56:202-7.
2. Beck-Sague C, Villarino E, Giuliano D *et al.* Infectious diseases and death among nursing home residents: results of surveillance in 13 nursing homes. *Infect Control Hosp Epidemiol* 1994;15:494-96.
3. Bernard GR, Luce JM, Sprung CL *et al.* High-dose corticosteroids in patients with the adult respiratory distress syndrome. *N Engl J Med* 1987;317:1565-70.
4. Bone RC, Fisher CJJr, Clemmer TP *et al.* Early methylprednisolone treatment for septic syndrome and the adult respiratory distress syndrome. *Chest* 1987;92:1032-36.
5. Bonten MJ, Gaillard CA, van der Geest S *et al.* The role of intragastric acidity and stress ulcus prophylaxis on colonization and infection in mechanically ventilated ICU patients. *Am J Respir Crit Care Med* 1995;152:1825-34.
6. Cesar L, Gonzales CCL, Calia FM. Bacteriologic flora of aspiration-induced pulmonary infections. *Arch Intern Med* 1975;135:711-14.
7. Daniels SK, Brailey K, Priestly DH *et al.* Aspiration in patients with acute stroke. *Arch Phys Med Rehabil* 1998;79:14-19.
8. Drakulovic MB, Torres A, Bauer TT *et al.* Supine body position as a risk factor for nosocomial pneumonia in mechanically ventilated patients: a randomised trial. *Lancet* 1999;354:1851-58.
9. Finegold SM. Aspiration pneumonia, lung abscess, and empyema. In: Penington JE (Ed.) *Respiratory infections: diagnosis and management.* 3. ed. New York: Raven Press, 1994. p. 311-22.
10. Gleeson K, Eggli DF, Maxwell SL. Quantitative aspiration during sleep in normal subjects. *Chest* 1997;111:1266-72.
11. Holas MA, DePippo KL, Reding MJ. Aspiration and relative risk of medical complications following stroke. *Arch Neurol* 1994;51:1051-53.
12. Irwin RS. Aspiration. In: Irwin RS, Cerra FB, Rippe JM. (Eds.). *Irwin and Rippe's intensive care medicine.* 4. ed. Philadelphia: Lippincott-Raven, 1999. p. 685-92.
13. Kennedy TP, Johnson KJ, Kunkel RG *et al.* Acute acid aspiration lung injury in the rat: biphasic pathogenesis. *Anesth Analg* 1989;69:87-92.
14. Kikuchi R, Watabe N, Konno T *et al.* High incidence of silent aspiration in elderly patients with community-acquired pneumonia. *Am J Respir Crit Care Med* 1994;150:251-53.
15. Langmore SE, Skarupski KA, Park PS, Fries BE. Predictors of aspiration pneumonia in nursing home residents. *Dysphagia* 2002;17:298-307.
16. Lee M, Sukumaran M, Berger HW *et al.* Influence of corticosteroid treatment on pulmonary function after recovery from aspiration of gastric contents. *Mt Sinai J Med* 1980;47:341-46.
17. Lorber B, Swenson RM. Bacteriology of aspiration pneumonia: a prospective study of community and hospital-acquired cases. *Ann Intern Med* 1974;81:329-31.
18. Marik PE. Aspiration pneumonitis and aspiration pneumonia. *N Engl J Med* 2001;344:665-71.
19. Marik PE, Brown WJ. A comparison of bronchoscopic vs blind protected specimen brush sampling in patients with suspected ventilator-associated pneumonia. *Chest* 1995;108:203-7.
20. Marik PE, Careau P. The role of anaerobes in patients with ventilator-associated pneumonia and aspiration pneumonia: a prospective study. *Chest* 1999;115:178-83.
21. Marrie TJ, Durant H, Kwan C. Nursing home-acquired pneumonia: a case-control study. *J Am Geriatr Soc* 1986;34:697-702.
22. Mendelson CL. The aspiration of stomach contents into the lungs during obstetric anesthesia. *Am J Obstet Gynecol* 1946;52:191-205.
23. Mier L, Dreyfuss D, Darchy B *et al.* Is penicillin G an adequate initial treatment for aspiration pneumonia? A prospective evaluation using a protected specimen brush and quantitatives cultures. *Intensive Care Med* 1993;19:279-84.
24. Moine P, Vercken JP, Chevret S *et al.* Severe community-acquired pneumonia: etology, epidemiology, and prognosis factors. *Chest* 1994;105:1487-95.
25. Morton R, Minford J, Ellis R *et al.* Aspiration with dysphagia: the interaction between oropharyngeal and respiratory impairments. *Dysphagia* 2002;17:192-96.
26. Olsson GL, Hallen B, Hambraeus-Jonzon K. Aspiration during anaesthesia: a computer-aided study of 185.358 anaesthetics. *Acta Anaesthesiol Scand* 1986;30:84-92.
27. Ott L, Young B, Phillips R *et al.* Altered gastric emptying in the head-injured patient: relationship to feeding intolerance. *J Neurosurg* 1991;74:738-42.
28. Perry L, Love CP. Screening for dysphagia and aspiration in acute stroke: a systematic review. *Dysphagia* 2001;16:7-18.
29. Roy TM, Ossorio MA, Cipola LM *et al.* Pulmonary complications after tricyclic antidepressant overdose. *Chest* 1989;852-56.
30. Spiker CA, Hinthorn DR, Pingleton SK. Intermittent enteral feeding in mechanically ventilated patients: the effect on gastric pH and gastric cultures. *Chest* 1996;110:243-48.
31. Tolep K, Getch CL, Criner GJ. Swallowing dysfunction in patients receiving prolonged mechanical ventilation. *Chest* 1996;109:167-72.
32. Torres A, Serra-Batlles J, Ferrer A *et al.* Severe community-acquired pneumonia: epidemiology and prognostic factors. *Am Rev Respir Dis* 1991;144:312-18.
33. Tuomanen EJ, Austrian R, Massure HR. Pathogenesis of pneumococcal infection. *N Engl J Med* 1995;332:1280-84.
34. Warner MA, Warner ME, Weber JG. Clinical significance of pulmonary aspiration during the perioperative period. *Anesthesiology* 1993;78:56-62.
35. Wolfe JE, Bone RC, Ruth WE. Effects of corticosteroids in the treatment of patients with gastric aspiration. *Am J Med* 1977;63:719-22.
36. Yoneyama T, Yoshida M, Matsui T *et al.* Oral care and pneumonia. *Lancet* 1999;354:515.

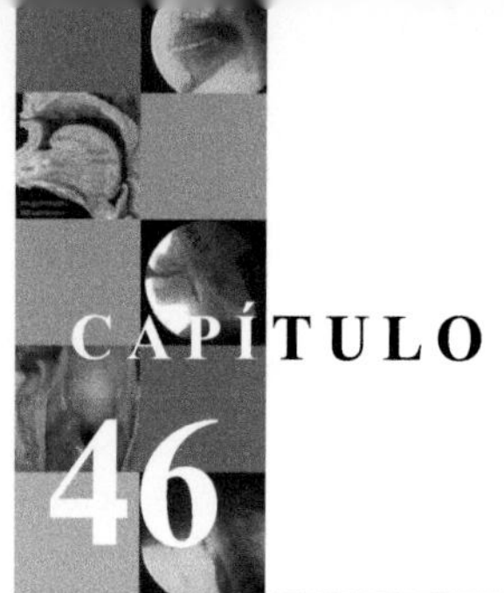

CAPÍTULO 46

DESNUTRIÇÃO E DESIDRATAÇÃO

Tatiana de Oliveira ◆ Kátia C. Camondá Braz

Independente da localização ou causa da disfagia, ela pode proporcionar a perda de peso e problemas nutricionais graves.[23] Pacientes com consumo inadequado de alimentos e líquidos devido a doenças neurológicas ou cirurgias envolvendo o sistema digestório apresentam alto risco nutricional, sendo vulneráveis à desnutrição e desidratação.[3,5,11]

A desnutrição decorrente de uma disfagia não tratada é associada à imunodepressão, difícil resposta ao tratamento e uma piora da qualidade de vida, principalmente em idosos.[22] Se associado à desnutrição houver um comprometimento pulmonar (pneumonia aspirativa) e desidratação, o risco de mortalidade é elevado.[7,12] Vários fatores levam o paciente desnutrido e desidratado à pneumonia: suscetibilidade à colonização alterada na orofaringe e aumento de infecções devido à imunodepressão, letargia e fraqueza aumentando o risco de aspiração, redução da força ao tossir e clareamento mecânico dos pulmões.[12]

Pode-se observar a relação entre disfagia, desnutrição, desidratação e pneumonia aspirativa na Figura 46-1.

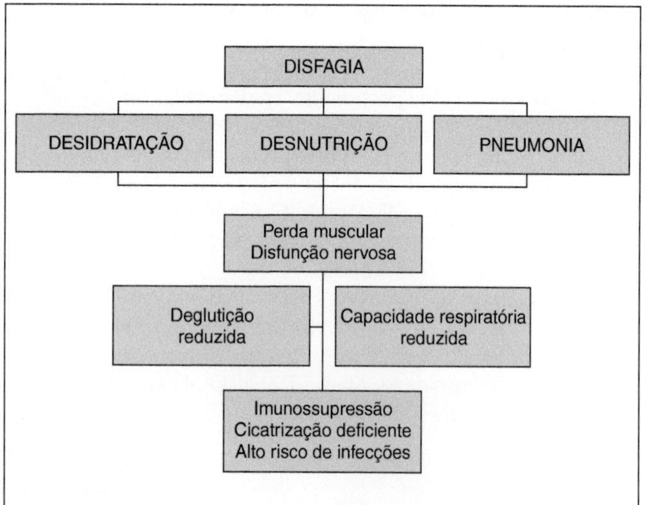

Fig. 46-1. Relação entre disfagia, desnutrição, desidratação e pneumonia aspirativa.

A desidratação ocorre principalmente pela necessária modificação da textura dos alimentos e espessamento ou suspensão da ingestão de líquidos ralos (com o objetivo de reduzir a aspiração).[2,3,7] A desnutrição por si só é um importante preditor de morbimortalidade e é decorrente da ingestão inadequada de nutrientes devido à dificuldade de ingerir sólidos ou líquidos, anorexia ou à própria hospitalização.

A desnutrição protéico-calórica leva a depleção muscular e disfunção nervosa, afetando indiretamente a deglutição, acarretando em redução de massa muscular, diminuição na força de contração máxima dos músculos, alterações na atividade enzimática das fibras musculares e acúmulo intracelular de cálcio, que diminui o relaxamento e altera a contração muscular, porém, as deficiências de micronutrientes também contribuem para o declínio funcional (anemia ferropriva, osteopenia, osteoporose etc.).[5,10]

A função da deglutição é levar o alimento da boca ao estômago com principal propósito de nutrir e hidratar o indivíduo, mantendo seu estado nutricional e garantindo sua sobrevivência[24], e deve ser eficiente e segura, protegendo as vias aéreas superiores.[1,3,8,17,23]

Em pacientes com esclerose lateral amiotrófica (ELA) é grande a prevalência de desnutrição e falência respiratória decorrentes da disfagia.[8,20] Em uma revisão mundial, percebeu-se nítida diferença entre a terapia nutricional utilizada no tratamento da ELA nos continentes americano, europeu e asiático, porém o ponto comum entre eles é que quanto mais precoce o diagnóstico do estado nutricional e instalação da terapia escolhida, melhor será a resposta apresentada pelos pacientes ao tratamento multiprofissional e maior influência exercerá na qualidade de vida dos pacientes.[20]

Howard (2002) considera que uma ativa intervenção nutricional em pacientes com ELA, incluindo a precoce instituição da alimentação via gastrostomia percutânea (PEG) – como utilizada na Ásia, América e Europa[20] –, causa um grande impacto na qualidade de vida e sobrevivência destes pacientes, minimizando a caquexia, o sofrimento e a aspiração.

A disfagia também é um sintoma comum em pacientes com acidente vascular cerebral (AVC), que pela própria patologia já apresenta grande risco nutricional.[18] Elmstahl (1999) demonstrou em seu estudo em pacientes com AVC isquêmicos ou hemorrágicos que 89% modificaram a consistência da dieta.[6] Perry (2001) demonstrou a influência da desnutrição sobre o alto risco de aspiração e diminuição de medidas antropométricas e índices bioquímicos, contribuindo para a baixa qualidade de vida destes pacientes,[18] e em um estudo posterior propôs estratégias educacionais para motivar profissionais, familiares e pacientes sobre a instalação precoce de uma terapia nutricional adequada e eficiente visando a maior aceitação e participação de todos, a fim de evitar complicações.[19]

Pacientes com câncer de cabeça e pescoço apresentam problemas para alimentar-se antes, durante e depois do tratamento. Pacientes com câncer de cavidade oral, faringe e laringe apresentam maior incidência de disfagia no momento do diagnóstico do tumor, por vários fatores, mas principalmente devido à obstrução da luz faríngea pelo próprio tumor ou a problemas neuromusculares pela infiltração tumoral.[21]

O próprio tratamento oncológico de cabeça e pescoço seja ele cirúrgico, radioterápico e/ou quimioterápico, pode acarretar disfagias. As disfagias após as cirurgias devem-se ao tipo e à extensão das ressecções e se há ou não reconstrução associada.[1,4]

Durante a radioterapia, a disfagia pode estar associada a outras reações agudas (xerostomia, mucosite, perda de olfato, alteração de paladar, anorexia etc.) e tardias ao tratamento (ulceração da mucosa, osteonecrose da mandíbula, fibrose, trismo, cáries dentárias, disfunção endócrina e edema de laringe), e esta associação leva à freqüente necessidade de alteração da consistência dos alimentos ou uso de terapia nutricional enteral.[1,4]

Em protocolos de preservação de órgãos onde se utiliza a quimioterapia para potencializar a ação da radiação no tumor, a ocorrência da disfagia é uma seqüela comum e debilitante[16] como demonstrado por Newman (1998) que, ao estudar pacientes submetidos ao tratamento com cisplatina + radioterapia, obteve 53% dos pacientes com disfagia após o início do tratamento e 9% necessitaram de terapia enteral.[15]

Para que o tratamento da disfagia obtenha sucesso é necessário o envolvimento interdisciplinar de médicos, enfermeiros, fonoaudiólogos, fisioterapeutas, psicólogos, nutricionistas e outros quantos forem necessários.[11,13,14,18]O objetivo do acompanhamento nutricional é manter uma adequada ingestão alimentar, segundo as necessidades individuais do paciente, oferecendo a melhor via de alimentação e monitorando os resultados. A via preferida para a nutrição é a oral, por ser a mais fisiológica e trazer consigo momento de prazer. Na presença de disfagia ou qualquer outra alteração ou patologia que traga prejuízo à alimentação, o que era prazeroso se torna motivo de dor e frustração. Especificamente na disfagia, a terapia nutricional visa à prevenção da aspiração e sufocação, a facilitação de uma alimentação/deglutição segura e independente e a manutenção ou melhora do estado nutricional e hidratação.[3]

AVALIAÇÃO NUTRICIONAL

A presença da disfagia por si só já caracteriza um risco nutricional,[5] porém a identificação do estado nutricional atual do paciente e o conhecimento de sua história pregressa levará a uma proposta de um tratamento nutricional individualizado.

A avaliação nutricional inicia-se após o conhecimento do diagnóstico, medicações utilizadas e estado geral do paciente, e baseia-se na antropometria, nos exames laboratoriais e na quantificação das calorias e demais nutrientes habitualmente ingeridos pelo paciente. O nutricionista obtém o índice de massa corpórea (IMC) através do peso e a altura, e analisa a perda recente de peso do paciente, que se for $\geq$ 10% representa uma perda ponderal intensa e reflete a ingestão inadequada de nutrientes por via oral. Para saber qual compartimento corporal foi afetado pela desnutrição, utilizam-se dados específicos como quantidade de reservas muscular e adiposa, que podem ser obtidas por meio das circunferências e dobras cutâneas. Os exames laboratoriais (proteínas plasmáticas, hemoglobina, albumina sérica, ferro, transferrina, competência imunológica) são dados complementares para a avaliação final.[15,22]

O inquérito alimentar traz o conhecimento da dieta habitual do paciente.[2] O nutricionista deve questionar se o paciente se alimenta sozinho, se houve mudanças no apetite, tem dificuldade para engolir algum tipo de alimento, apresenta odinofagia ou disgeusia. Após estas questões iniciais, é importante obter dados referentes à alimentação em si, utilizando um registro alimentar habitual ou um recordatório alimentar de 24 horas, no qual o profissional analisará a quantidade e qualidade das refeições realizadas, consumo de líquidos e ingestão de nutrientes.[2,5,22]

Com os dados da avaliação antropométrica, o nutricionista determinará as necessidades nutricionais do paciente. Há vários métodos aplicáveis, mas o mais simples e rápido é determinado pelo peso ideal, multiplicado por 35 kcal/dia para manter o estado nutricional atual, ou de 45 a 50 kcal/dia para promover anabolismo.[22]

O passo seguinte após o diagnóstico nutricional e a determinação das necessidades nutricionais é estabelecer qual será a via de oferta para a nutrição, que será selecionada pelo nutricionista juntamente com o fonoaudiólogo e o médico, podendo ser oral, enteral, parenteral (em casos graves) ou mista.

Dieta oral

O paciente apto para esta via de nutrição deve ter acompanhamento multiprofissional constante que lhe assegure um adequado posicionamento anatômico nas refeições, cuidados com a cavidade oral, manutenção das vias aéreas livres, boa seleção dos alimentos e educação/orientação voltada a ele e seus familiares.[7] Portanto, o nutricionista junto com o(a) fonoaudiólogo(a) apresentam papéis importantes dentro da equipe de reabilitação, tanto para determinar o tipo de via a ser utilizado, como para adequar a consistência da dieta.

Cada alimento e/ou preparação apresenta características de viscosidade, dureza, elasticidade, plasticidade e adesividade particulares aos mesmos que exigem habilidade específica para a deglutição. No tratamento da disfagia, o nutricionista deve estar atento para a modificação da consistência e viscosidade do alimento, tanto na seleção quanto na preparação para que o paciente consiga preparar o bolo alimentar para a sua deglutição. A dieta oral para disfagia deve ser específica nas seguintes características: [2,22]

- *Sabor:* preparações salgadas, ácidas e condimentadas estimulam a salivação e a mastigação.
- *Temperatura:* alimentos quentes ou frios estimulam uma melhor resposta na deglutição, se comparados a alimentos mornos. Com relação a alimentos gelados, recomenda-se o consumo de sorvetes.
- *Textura:* o risco de aspiração é maior quando o alimento é um líquido fluido. Recomendam-se líquidos espessados com produto especializado encontrado no mercado. Alimentos em forma de purês e papas podem ser utilizados.
- *Consistência:* alimentos semi-sólidos são mais bem tolerados. Os líquidos podem ser utilizados para umedecer os alimentos, porém nunca devem ser utilizados para misturar duas consistências diferentes, atrapalhando a estimulação sensorial.
- *Produção de muco:* chocolates, leites e seus derivados facilitam a produção de muco, dificultando a deglutição.

Para melhorar ou manter o estado nutricional, adequando a dieta oral às necessidades nutricionais estimadas, é necessário utilizar meios de fácil execução, tornando a alimentação atraente e palatável. A suplementação pode ser *caseira* (também denominada natural), adicionando-se à preparação alimentos convencionais enriquecidos com calorias e proteínas sem grande alteração no volume, como acrescentar queijo ralado em sopas ou purês, ou ainda, leite em pó no leite fluido etc.; ou *industrializada,* utilizando suplementos nutricionais em módulos ou fórmulas definidas, ressaltando que os suplementos industrializados só podem ser orientados por nutricionistas ou médicos.

A decisão sobre qual método utilizar depende do profissional, porém, este deve levar em conta as condições culturais e sócio-econômicas do paciente, demonstrando as vantagens e desvantagens de cada um. As vantagens dos suplementos caseiros são o baixo-custo, a grande variedade, a palatabilidade ajustada segundo preferências pessoais, o envolvimento do paciente e da família na preparação, porém são nutricionalmente incompletos por sua composição indefinida ou instável, enquanto as fórmulas industrializadas apresentam-se comercialmente com sua composição nutricional definida, não exigem tempo para o preparo, porém têm maior custo.

Para cada nível de disfagia, há uma indicação de dieta:[17]

- *Nível 7 – Deglutição normal:* dieta normal (não requer qualquer modificação).
- *Nível 6 – Deglutição funcional:* dieta normal, porém pode necessitar tempo extra.
- *Nível 5 – Disfagia discreta:* indica restrição de uma consistência, branda ou semi-sólida. Supervisão a distância.
- *Nível 4 – Disfagia discreta-moderada:* faz-se necessária a restrição de uma ou duas consistências. Supervisão intermitente.
- *Nível 3 – Disfagia moderada:* restrição de duas ou mais consistências. Necessita de supervisão total.
- *Nível 2 – Disfagia moderada-grave:* via oral tolera uma consistência apenas com manobras compensatórias de deglutição. Indica-se o início da terapia enteral. Há necessidade de assistência máxima.
- *Nível 1 – Disfagia grave:* via oral suspensa.

Independente da dieta utilizada, o paciente deve ser encorajado a seguir as orientações do Quadro 46-1. A hidratação e o estado nutricional devem ser monitorizados em uso ou não da dieta oral.

Dieta enteral

Se a ingestão de nutrientes via oral, mesmo após as indicações anteriores, não for adequada para atingir as necessidades calóricas e/ou houver risco de aspiração, é necessário o início da terapia enteral.[3] Em pacientes disfágicos desnutridos, recomenda-se esta terapia após cinco dias de baixa aceitação da dieta oral ou após 7 ou 10 dias com consumo igual a 50% das necessidades preconizadas.[5]

A decisão para o uso da sonda nasogástrica (SNG) ou nasoenteral (SNE) baseia-se, entre outras coisas, na presença de refluxo gastroesofágico (RGE) e no risco de aspiração[7], e é indicada para curto período de utilização. Pacientes com câncer de cabeça e pescoço após cirurgias e pacientes com doença neurológica com alguma falência na integridade mecânica

Quadro 46-1. Orientações na dieta por via oral

- Estar sempre alerta no ato da alimentação
- Dentes ou próteses dentárias adequadas e confortáveis
- Posição anatômica adequada (sentado se possível, ou tronco elevado a 45 graus), permanecendo de 20 a 30 minutos após na mesma posição
- Com a utilização de talheres pequenos, colocar quantidades pequenas de alimentos a cada vez
- Mastigação lenta e cuidadosa
- Ao consumir líquido, fazê-lo lentamente
- Evitar comer quando estiver sozinho, rindo ou conversando
- Limpar a cavidade oral antes e após as refeições

e/ou cognitiva iniciam a terapia nutricional por esta via, protegendo, assim, as vias aéreas e evitando aspiração, porém ela só é viável quando as funções de digestão e absorção do trato gastrointestinal estão preservadas.[10]

Para pacientes que necessitem de terapia enteral em períodos prolongados, indica-se como vias de nutrição a utilização de ostomias (gastrostomias ou jejunostomias) que podem ser realizadas por procedimentos cirúrgicos ou sob controle endoscópico.[9]

Há vários relatos favoráveis ao uso da PEG no tratamento da disfagia. De acordo com Silani (1998), os pacientes com ELA são beneficiados pela PEG devido ao bom controle na oferta nutricional e de líquidos, diminuição do risco de aspiração, menor estresse ao paciente e familiares, melhora na qualidade de vida e aumento na taxa de sobrevivência.[20] Kennedy demonstra que o uso da PEG no tratamento da disfagia resulta em uma boa manutenção do estado nutricional quando os demais métodos falharam.[11] Nguyen (2004) considera a PEG o melhor método para tratar os desvios nutricionais em pacientes com câncer de cabeça e pescoço.[16] Howard (2002) relata que a PEG é uma boa alternativa para a nutrição e hidratação de pacientes disfágicos com benefícios imediatos como: oferta nutricional adequada, estabilização do peso e via alternativa para medicação.[9]

Para os pacientes com problemas de deglutição, a SNE torna-se um impedimento mecânico para a respiração, causando respiração oral em muitos pacientes (provocando xerostomia). Devido à posição transnasal, dificulta o fechamento velofaríngeo, desloca-se e obstrui com mais facilidade, ao ser comparada com a PEG, e social e esteticamente é prejudicial, podendo causar constrangimento.[23]

Após a escolha da via de oferta da nutrição enteral, o nutricionista seleciona a dieta a ser utilizada (atualmente há diversas dietas disponíveis no mercado) respeitando, como na via oral, suas patologias associadas e suas necessidades nutricionais. Quando o fonoaudiólogo liberar a reintrodução da alimentação via oral, a transição da dieta enteral para a oral deve ser gradativa, a fim de evitar a redução da ingestão calórica necessária.

Nutrição parenteral

A indicação desta via é para pacientes com a função gastrointestinal comprometida, ou quando a ingestão oral é inadequada e não se pode utilizar a terapia enteral (pacientes desnutridos com obstrução ou inflamação do sistema nervoso central ou trato gastrointestinal alto, pacientes com AVC agudo). Ela pode ser administrada por via central, denominada nutrição parenteral total (veia central – NPT) ou via periférica (veia periférica – NPP).

A complicação mais comum da NPT é a hiperglicemia, devido à grande concentração de dextrose infundida, e as complicações da NPP estão relacionadas com o local da infusão.[7,22]

Hidratação

Devido ao baixo consumo de líquidos, a atenção ao estado de hidratação é parte importante na intervenção nutricional no tratamento da disfagia, portanto os profissionais devem estar atentos da sinais clínicos e físicos como: membranas, mucosas e pele secas, diminuição de suor nas axilas, urina escura[3] e em idosos, mudanças no nível de consciência.[5] O uso de alimentos enriquecidos com líquidos, como purês de frutas e vegetais, mingaus, pudins etc., previnem a desidratação.

CONCLUSÃO

O cuidado nutricional é importante na prevenção e cura de várias patologias, não sendo diferente no tratamento da disfagia em todos seus níveis e formas.

Conhecer a história da doença do paciente e suas particularidades é fundamental para o tratamento nutricional ser individualizado, proporcionando assim uma terapia mais eficaz, que diminui a taxa de morbimortalidade, o risco de complicações e garante uma melhor qualidade de vida. Vale lembrar que, para atingir a excelência do tratamento, é necessária a adesão do paciente, de sua família e a participação efetiva de todos os membros da equipe interdisciplinar.

REFERÊNCIAS BIBLIOGRÁFICAS

1. Aguilar NV, Olson ML, Shedd DP. Rehabilitation of deglutition problems in patients with head and neck cancer. *Am J Surg* 1979;138:501-7.
2. Baxter YC, Waitzberg DL. Indicações e usos de suplementos nutricionais orais. In: Waitzberg DL. (Ed.). *Nutrição oral, enteral e parenteral na prática clínica.* São Paulo: Atheneu, 2001. p. 543-57.
3. Brody R. Nutrition Issues in dysphagia: identification, management, and the role of the dietitian. *Nutr Clin Pract* 1999;14:S47-S51.
4. Carrara de Angelis E, Mourão LF, Furia CLB. Disfagias associadas ao tratamento do câncer de cabeça e pescoço. *Acta Oncol Bras* 1997;17:77-82.
5. Curran JE. Nutritional considerations. In: Groher ME. *Dysphagia: diagnosis and management.* Boston: Butterworth-Heinemann, 1992. p. 254-66.
6. Elmstahl S, Bulow M, Ekberg O *et al.* Treatment of dysphagia improves nutritional conditions in stroke patients. *Dysphagia* 1999;14:61-66.
7. Griggs BA. Nursing Management of swallowing disorders. In: Groher ME. *Dysphagia: diagnosis and management.* Boston: Butterworth- Heinemann, 1992. p. 267-91.
8. Hardiman O. Symptomatic treatment of respiratory and nutritional failure in amyotrophic lateral sclerosis. *J Neurol* 2000;247:245-51.
9. Howard RS, Orrell RW. Management of motor neurone disease. *Postgrad Med J* 2002;78:736-41.
10. Hudson HM, Daubert CR, Mills RH. The interdependency of protein-energy malnutrition, aging, and dysphagia. *Dysphagia* 2000;15:31-38.
11. Kennedy M, McCombie L, Dawes P *et al.* Nutritional support for patients with intellectual disability and nutrition/dysphagia disorders in community care. *J Intellect Disabil Res* 1997;41:430-36.

12. Langmore SE, Terpenning MS, Schork A *et al.* Predictors of aspiration pneumonia: how important is dysphagia? *Dysphagia* 1998;13:69-81.
13. Logemann JA. Multidisciplinary management of dysphagia. *Acta Otorhinolaryngol Belg* 1994;48:235-38.
14. Martin-Harris B. The evolution of the evaluation and treatment of dysphagia across the health care continuum: a historical perspective inceptions to proliferation. *Nutr Clin Pract* 1999;14:S13-18.
15. Newman LA, Vieira F, Schwiezer V *et al.* Eating and weight changes following chemoradiation therapy for advanced head and neck cancer. *Arch Otolaryngol Head Neck Surg* 1998;124:589-92.
16. Nguyen NP, Moltz CC, Frank C *et al.* Dysphagia following chemoradiation for locally advanced head and neck cancer. *Ann Oncol.* 2004;15:383-88.
17. O'Neil KH, Purdy M, Falk J *et al.* The dysphagia outcome and severity scale. *Dysphagia* 1999;14:139-45.
18. Perry L, Love CP. Screening for dysphagia and aspiration in acute stroke: a systematic review. *Dysphagia* 2001;16:7-18.
19. Perry L, McLaren S. Nutritional support in acute stroke: the impact of evidence-based guidelines. *Clin Nutr* 2003;22:283-93.
20. Silani V, Kasarskis EJ, Yanagisawa N. Nutritional management in amyotrophic lateral sclerosis: a worldwide perspective. *J Neurol* 1998;245:S13-S19.
21. Villares CM, Risueño TM, Carbajo JSR *et al.* Disfagia pretratamiento en pacientes con cáncer avanzado de cabeza y cuello. *Nutr Hosp* 2003;18:238-42.
22. Vreugde S. Nutritional aspects of dysphagia. *Acta Otorhinolaryngol Belg* 1994;48:229-34.
23. Yamagita ET, Furkim AM, Toma RK. Síndrome disfágica. In: Magnoni D, Cukier C. *Perguntas e respostas em nutrição clínica.* São Paulo: Rocca, 2001. p. 312-21.

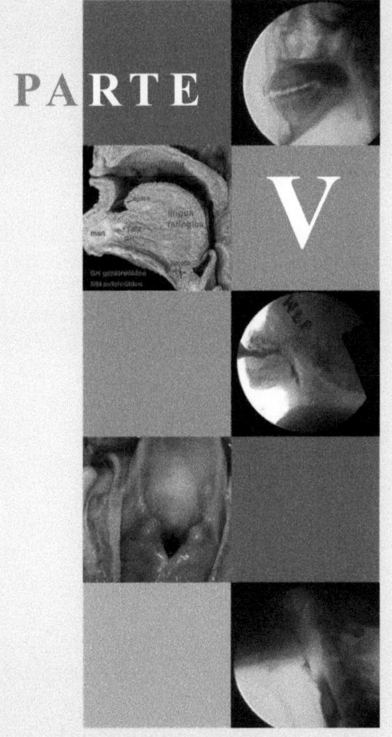

PARTE V

TRATAMENTO

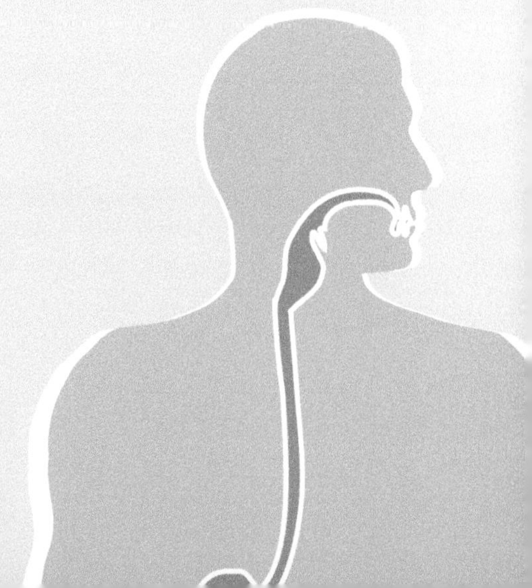

CAPÍTULO 47

Reconstrução Esofágica

Luciano Bastos Moreira ◆ *Leandro Totti Cavazzola* ◆ *Omero Pereira da Costa Filho* ◆ *Leonardo Ortigara*

CONSIDERAÇÕES GERAIS

O esôfago é a parte inicial do tubo digestivo, estendendo-se desde a borda inferior da cartilagem cricóidea até a borda da grande curvatura gástrica (cárdia). Tendo aproximadamente 40 cm de comprimento, atravessa sucessivamente a região cervical, o mediastino posterior e o diafragma, sendo alvo de muitas afecções.

Entre essas enfermidades, destacamos as que comprometem a capacidade do esôfago em exercer sua função, a de condução do bolo alimentar. Lesões estenosantes, de diferentes etiologias, são as principais responsáveis pela realização de cirurgias onde há necessidade de determinar um novo trajeto funcional, ou seja, um "novo esôfago".

As neoplasias esofágicas são uma das principais indicações de ressecção esofágica, fazendo necessário a reconstrução *a posteriori*, independente do tipo histológico. As neoplasias benignas, embora raras, podem também ser uma indicação, principalmente em casos de leiomiomatose generalizada do esôfago e leiomiomas gigantes da cárdia.

Lesões estenosantes, desencadeadas por processos químicos, radioativos ou inflamatórios também merecem destaque. O uso de soda cáustica, o tratamento prévio com radioterapia e a doença de Chagas se enquadram neste tipo de lesão.

Em alguns casos, a lesão passiva de correção cirúrgica pode ser decorrente da iatrogenia, como em casos de perfuração durante endoscopia, lesões durante cirurgias envolvendo áreas próximas ao esôfago.

Limitada a pacientes neonatais, a reconstrução do esôfago pode se fazer necessária em casos onde há malformação desse segmento do aparelho digestivo, sendo a mais comum a atresia esofágica distal com fístula traqueobrônquica.

Doenças auto-imunes, como dermatomiosite, polimiosite, lúpus eritematoso sistêmico e principalmente a esclerodermia, podem comprometer, em casos extremos, a motilidade e permeabilidade esofágica, sendo necessário recorrer à esofagectomia e sua reconstrução.

Outras situações e patologias podem ser passíveis de reconstrução esofágica, sendo que sua indicação sempre deve ser bem determinada, assim como as chances de o paciente vir a se beneficiar com tal procedimento.

Apesar de as lesões esofágicas e suas gravidades serem diagnosticadas há mais de 2.000 anos, os melhores resultados obtidos atualmente com a cirurgia esofágica provêm de dois séculos de estudo, que possibilitaram a melhor compreensão de fisiologia, anatomia e técnicas cirúrgica e anestésica.

HISTÓRICO

Inicialmente, as cirurgias envolvendo esse órgão eram limitadas à região cervical, com ressecções de corpos estranhos. Semeleder (1863) e Waldenberg e Kussmaul (1868) foram os primeiros a descrever e realizar procedimentos na porção superior do esôfago. Já em 1881, Mikulicz desenvolveu um esofagoscópio com uma lâmpada em sua extremidade distal para melhor visualização, e assim, com as devidas modificações e a utilização contínua da tecnologia para os recursos médicos, chegou-se à excelência dos exames aplicados atualmente para a investigação esofágica.

Com relação à cirurgia propriamente dita, foi necessário primeiramente o desenvolvimento das técnicas anestésicas que permitiram as primeiras cirurgias, inicialmente via transtorácica. A primeira ressecção esofágica por carcinoma foi em 1871, por Billroth, e posteriormente com Czerny, em 1877, ambas com sucesso. A técnica foi limitada ao esôfago da porção cervical.

Mikulicz, em 1886, realizou a primeira ressecção e reconstrução do esôfago cervical utilizando um tubo de pele. Torek, em 1915, teve sucesso na primeira ressecção de esôfago intratorácico devido a carcinoma sem a necessidade de reconstrução. Janeway e Green reportaram a primeira técnica com incisão toracoabdominal para lesões de esôfago distal em 1910.

Após estudos de Denk em cadáveres e animais, Turner realizou com sucesso a primeira esofagectomia transmediastinal para carcinoma em 1933, com reconstrução do trato alimentar com um tubo de pele em segundo estágio.

Com o desenvolvimento da técnica anestésica por intubação traqueal, e a possibilidade de ressecção esofágica com visão direta, a técnica trans-hiatal, sem o uso da toracotomia, foi deixada de lado.

Com a melhora progressiva das técnicas cirúrgicas e com as melhores condições para sua realização, a utilização do estômago, jejuno e cólon para a reconstrução do tubo alimentar foi sendo desenvolvida.

Posteriormente, novas técnicas e indicações para cirurgias esofágicas foram criadas, como em 1943, quando Haight reportou com sucesso o primeiro reparo de atresia esofágica e correção de fístula traqueobrônquica, até chegarmos aos dias atuais, onde exames de imagem (entre eles endoscopia, associada ou não ao ultra-som, exame baritado, tomografia computadorizada, ressonância magnética, pHmetria e manometria) e novas habilidades como a videocirurgia e microcirurgia, permitem uma gama de ações para o tratamento das afecções esofágicas.

▶ RECONSTRUÇÃO ESOFÁGICA

Após a exploração local, iremos preparar o órgão que irá substituir o esôfago, parcial ou completamente, conforme a dissecção do mesmo. Essa pode ser feita com o estômago (preferencialmente) ou com o intestino (delgado ou cólico).

Na utilização do estômago, devemos preparar o órgão através da gastrólise (a qual tem como objetivo mobilizar o estômago, preservando a irrigação através dos vasos curtos direitos), a gastroplastia (preparação para o tubo esofágico e "limpeza" dos gânglios presentes na pequena curvatura) e piloroplastia, sempre necessária para facilitar escoamento do bolo alimentar (devido à perda do mecanismo anti-refluxo).

A liberação da grande curvatura começa com uma ampla abertura da cavidade posterior por desprendimento do omento maior. Essa manobra é mais fácil se iniciado pela porção esquerda da cavidade posterior. O desprendimento do ligamento gastrocólico continua em direção à direita, adiante a cabeça do pâncreas. A veia gastroepiplóica direita deve ser cuidadosamente identificada e preservada, enquanto se visualiza a veia cólica direita e/ou a veia cólica média. A dissecção da veia gastroepiplóica direita até sua terminação deve ser realizada somente após efetuar o desprendimento duodenopancreático, para evitar trações e possíveis lesões vasculares (Fig. 47-1).

A liberação duodenopancreática será suficiente se o piloro puder ser tracionado sem tensão até o hiato diafragmático, para isso é necessário incisar amplamente o peritônio sobre a borda inferior do forame de Winslow, por detrás do pedículo hepático e adiante da veia cava inferior. Nesse momento pode ser realizada a piloroplastia, e alguns autores defendem a realização de colecistectomia, segundo estes, reduzindo o risco de colecistite pós-operatória, assim como litíase biliar, além de alargar ligeiramente o pedículo hepático, dando mais campo cirúrgico. A gastrólise continua até a esquerda, completando o desprendimento coloepiplóico: se for seccionado o ligamento gastrocólico, deve-se preservar o máximo de arcada gastroepiplóica. Após, continua a ampliação, realizando as devidas ligaduras do pedículo gastroepiplóico esquerdo. Os vasos curtos são ligados de baixo para cima. Liga-se também o pedículo gástrico posterior em sua

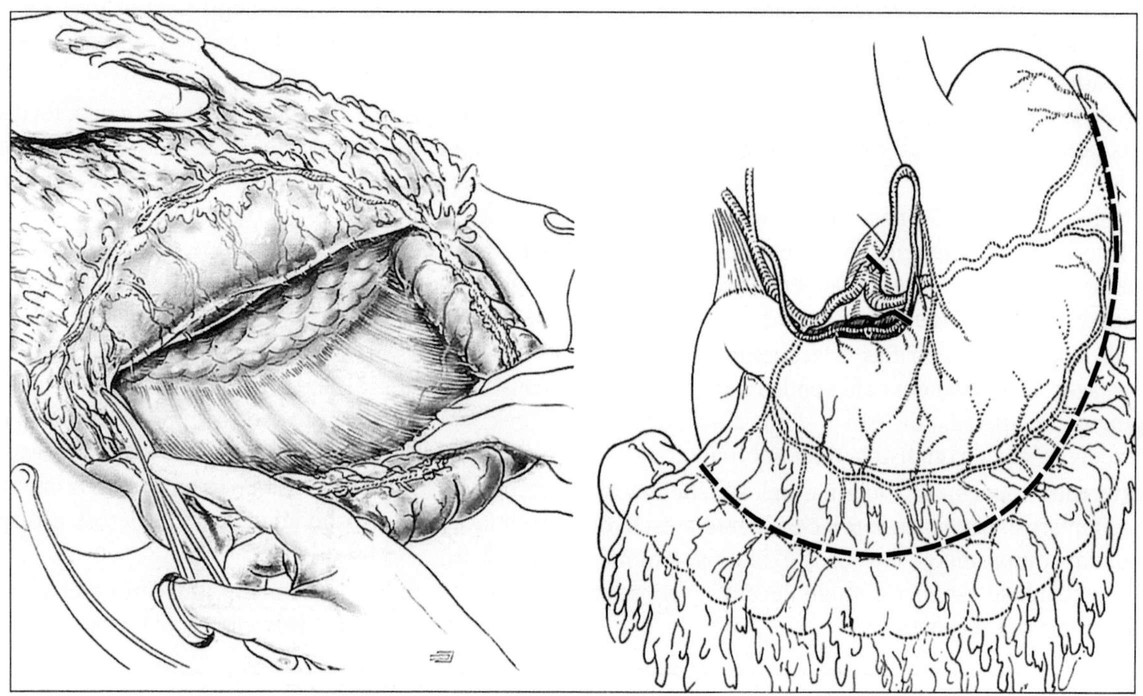

Fig. 47-1. Dissecção da via gastroepiplóica. (Ver *Prancha* em *Cores*.)

origem sobre os vasos esplênicos, após afastamento da borda superior do pâncreas, e ligadura da artéria frênica inferior esquerda na altura do pilar esquerdo. A gastrólise termina com a ligadura dos vasos gástricos esquerdos (artéria e veia coronária) em sua origem.

A ressecção da curvatura menor e, por conseguinte, a tubularização do estômago é vantajosa, pois aumenta o comprimento gástrico, aproximadamente igual ao da grande curvatura. Tem como inconveniente a perda parcial da vascularização intramural do estômago, que assegura a colateralidade de uma boa parte da vascularização superior do enxerto gástrico. Essa é atualmente realizada por sutura mecânica, devido ao tempo economizado e ao fato de ser uma sutura mais precisa que a manual.

A realização do tubo gástrico precede a exérese do esôfago na intervenção de Lewis-Santy e a sucede nos casos de esofagectomia sem toracotomia (trans-hiatal) ou por três campos. No primeiro caso, o tubo gástrico é realizado de baixo para cima, com grampos de 60 mm, sendo mais fácil de manipular em profundidade nos pacientes obesos. Nos outros casos pode ser realizado no sentido crânio-caudal, com grampos de 75 a 90 mm. O preparo do tubo começa no nível do ângulo da curvatura menor, por volta do 4º ao 5º ramo da artéria gástrica esquerda. A arcada vascular da pequena curvatura se divide entre as duas ligaduras. Não conveniente à secção dos vasos gástricos direitos na borda superior do piloro, já que não prolonga o tubo, podendo comprometer a vascularização. O procedimento deve começar paralelamente aos vasos provenientes da arcada da curvatura menor, ordenando quase perpendicular à grande curvatura. O primeiro grampo de *stapler* deve seccionar quase metade da distância entre as duas curvaturas. O segundo grampo deve ser em um ângulo relacionado com o fundo gástrico. O tubo gástrico confeccionado poderá ser largo ou estreito, conforme distância entre as curvaturas gástricas. Quando amplo, permite conservar melhor a vascularização da submucosa, limitando o risco de isquemia da parte superior da plastia e da fístula. Quando estreito, consegue-se um tubo mais comprido, quase semelhante ao comprimento da grande curvatura. A técnica mais larga é útil na intervenção de Lewis-Santy. A técnica mais estreita é preferível quando da presença de adenocarcinoma do esôfago inferior, que invade a cárdia, ou quando se realiza uma esofagectomia sem toracotomia, facilitando a chegada da peça no mediastino superior e no desfiladeiro cervicomediastino, ou por três campos. Neste tipo de técnica é importante o ganho no comprimento, mas de reduzido calibre, permitindo confeccionar uma anastomose esofagogástrica cervical término-lateral (a anastomose se realiza sobre a curvatura maior, enquanto a parte superior da plastia é fixada na parede faríngea posterior), ou término-terminal. Em casos de arcada gastroepiplóica incompleta, o ganho de longitude que se obtém com este tipo de gastroplastia permite que se realize a secção esofágica em uma área bem vascularizada. Esta última se encontra próxima dos vasos gastroepiplóicos esquerdos.

No momento da secção gástrica com *stapler*, deve-se tracionar o estômago em sentido oposto à linha de secção, na tentativa de ganhar o máximo de secção com apenas uma carga. Alguns autores defendem a realização de uma sutura manual sobre a sutura mecânica, na tentativa de se evitar futuras complicações, além de controle de eventuais sangramentos (Fig. 47-2).

Na realização do desprendimento coloepiplóico, em geral é necessário ressecar o epíploo maior, já que esse pode comprimir o pulmão direito nos casos de esofagectomia com toracotomia, ou o próprio tubo gástrico, quando no desfiladeiro cervicomediastínico em casos de esofagectomia sem toracotomia. Em casos de interrupção constitucional da arcada gastroepiplóica, não está demonstrado que a conservação de todo o epíploo permita obter uma melhor vascularização para a parte superior do tubo, sendo a formação de um tubo amplo a melhor alternativa nesses casos.

Se o tubo tiver um comprimento insuficiente, devemos descartar a presença de traves ou aderências peritoneais na face posterior do estômago, garantir que o desprendimento duodenopancreático tenha sido completo (abertura do forame de Winslow, desprendimento coloepiplóico e secção do ligamento gastrocólico). Se mesmo assim permanecer curto o tubo, poderemos seccionar completamente o mesentério e o mesocólon direito, determinando um ganho de até 4 cm, modificando a orientação do pedículo mesentérico superior.

Se o extremo superior do tubo estiver mal vascularizado, trata-se em muitos casos de estase venosa, devendo ser observados os seguintes fatores: descartar em primeiro lugar uma torção do pedículo gastroepiplóico, ou uma estenose por estiramento excessivo do tubo e conseqüentemente do pedículo. Se após as eliminações de tais fatores permanecer isquemia na parte extrema do tubo, com correção da temperatura da peça cirúrgica e da hemodinâmica da paciente, uma simples ressecção da área comprometida deve ser realizada. Se grande parte do tubo estiver isquemiado, provavelmente houve dano ao pedículo. Se não for passível de correção, deveremos ressecar toda a peça e realizar uma coloplastia, ou então uma tentativa desesperada de microcirurgia sem preparo prévio.

Um procedimento alternativo que melhore o esvaziamento gástrico é recomendado que se faça em todos os casos. Através deste, há diminuição de complicações respiratórias devido ao regurgitamento. Aproximadamente 10% dos pacientes em que não foi realizada a piloroplastia apresentam transtornos relacionados com o esvaziamento gástrico, em 5% há atraso significativo, sendo necessário uma reintervenção ou uma dilatação endoscópica. As possíveis complicações incluem estase, gastrite e azia, estenose em anastomose e aspiração pulmonar.

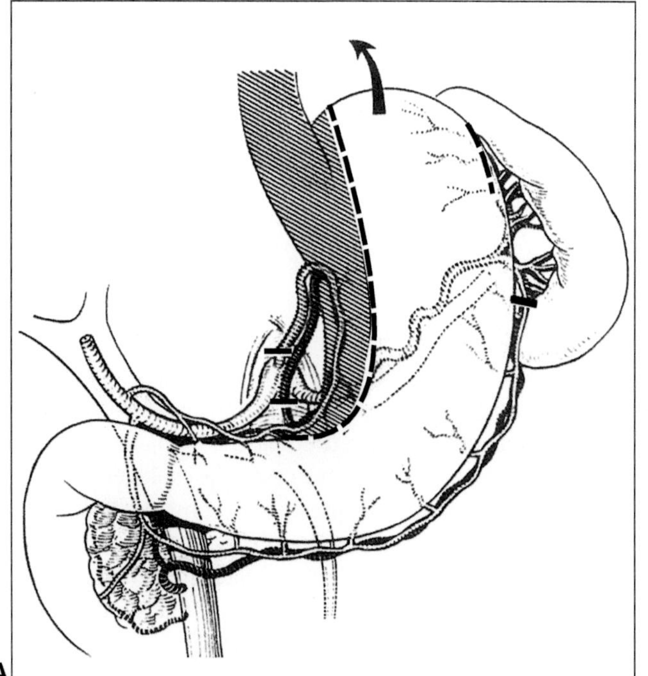

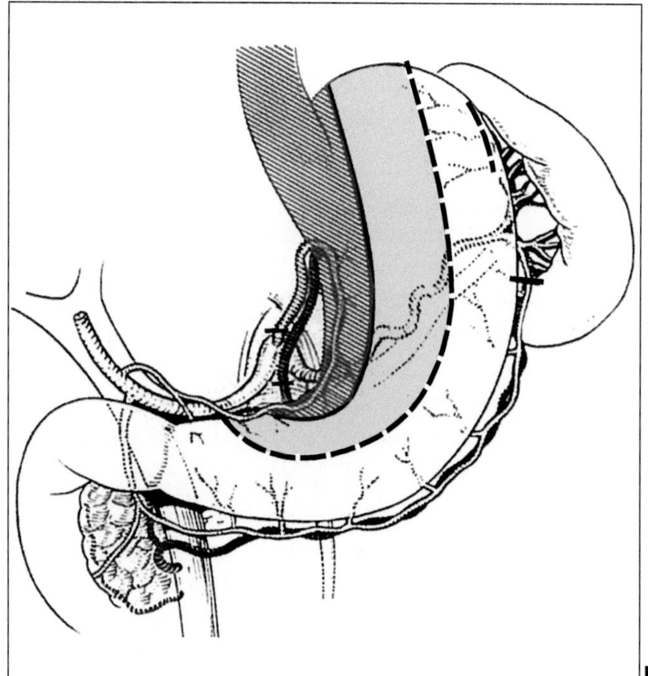

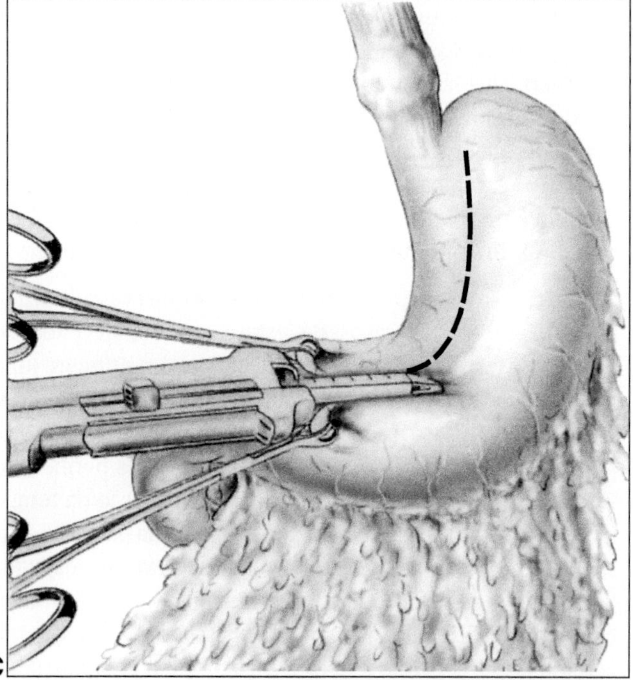

Fig. 47-2. (**A** a **C**) Tipo de sutura gástrica. (Ver *Prancha* em *Cores*.)

A cirurgia pode ser baseada nas técnicas de Heineke-Mikulicz ou Finney, sendo a primeira de mais fácil execução. Essa então é realizada através de uma incisão longitudinal de aproximadamente 1,5 cm após manobra de Kock, no nível da veia pilórica. Esta incisão é então suturada transversalmente, com pontos separados ou contínuos. Outras técnicas reportadas para esvaziamento gástrico são a piloromiotomia e a destruição por compressão. Não há diferença quanto à eficácia das técnicas.

Em estudos prospectivos randomizados publicados recentemente, compararam pacientes submetidos à esofagectomia, com reconstrução esofágica por tubo gástrico, que realizaram ou não piloroplastia, não havendo diferença significativa no esvaziamento gástrico no pós-operatório. Em alguns estudos, os pacientes que realizaram piloroplastia apresentaram maior atraso no esvaziamento gástrico que o grupo-controle (que não foram submetidos à piloroplastia primária). No entanto, a piloroplastia ainda é o procedimento padrão na esofagectomia com tubo gástrico, principalmente nos casos em que se utiliza todo o estômago.

A liberação torácica pode ser realizada tanto pelo lado direito (preferencial) ou esquerdo, conforme a individualização do caso. Na toracotomia direita, no primeiro momento, devemos expor o mediastino posterior por secção do ligamento triangular direito e secção entre ligadura do cajado da veia ázigos. Se o pulmão direito for excluído pela intubação seletiva à esquerda, poderemos expor facilmente todo o esôfago. Caso contrário, devemos ter cuidado na manipulação em bloco para não comprimir o pericárdio e, conseqüentemente, o coração, prejudicando a hemodinâmica do paciente. Nesses casos, é preferível expor o mediastino inferior e médio, exteriorizando o lóbulo pulmonar inferior direito para fora da cavidade pleural, ou expor bem o mediastino superior, apenas retraindo o lóbulo superior em direção ao diafragma.

Quando não há problemas para ressecção do tumor, o mais simples é realizar a dissecção do esôfago no sentido cranial. A pleura mediastinal se insere atrás do pericárdio e da veia cava inferior, diante da aorta descendente e sobre a borda superior do pilar diafragmático direito. O esôfago e os tecidos adjacentes são facilmente divulgidos do pericárdio e da aorta descendente (onde esta não apresenta ramificações). Após, devemos identificar a pleura mediastinal esquerda e retraí-la, com uma torunda, para posteriormente individualizar o esôfago com uma fita cardíaca. Durante a dissecção no mediastino inferior, devemos localizar o ducto torácico e ligá-lo. O ducto torácico pode ser de difícil localização em pacientes obesos ou que tenham sido submetidos a radioquimioterapia. Nesses casos, realizaremos uma ligadura de todas as estruturas locais, ou em bloco com o esôfago. Isso irá diminuir a probabilidade de quilotórax. A liberação continua até a porção superior, incidindo sobre a pleura mediastinal por um lado, por detrás do brônquio-fonte direito, pelo outro lado, ao longo da aorta descendente, realizando o esvaziamento intertraqueobrônquico em bloco. A artéria ganglionar, que se encontra em frente à bifurcação traqueal, deve ser ligada eletivamente. Por detrás da bifurcação, devemos seccionar o nervo vago direito, se possível, após a divisão dos ramos brônquicos, e realizar a hemostasia de uma ou mais artérias brônquicas. Novos estudos demonstram o ganho, no pós-operatório, da conservação da inervação vagal, preservando as funções de secreção, motora, e reserva gástrica, como dito por Farzaneh. Na face posterior do esôfago, outra hemostasia seletiva deve ser realizada, agora da artéria brônquica direita, ramo da intercostal, e situada no nível do cajado da ázigos, e de uma ou mais artérias esofágicas que se originam da aorta descendente. Na dissecção da borda esquerda do esôfago, devemos identificar a membrana traqueal e a borda inferior do brônquio-fonte esquerdo, que pode estar retraído ou mesmo encoberto pela massa tumoral quando localizado atrás da carina ou pela adenopatia tumoral intertraqueobrônquica. O nervo recorrente esquerdo, na sua emergência pelo bordo inferior do cajado da aorta, deve ser identificado, já que há grande probabilidade de lesão devido ao campo de difícil acesso, sendo preferível sua identificação durante seu trajeto médio intratorácico, com a separação do esôfago e da traquéia. Seguindo o trajeto do nervo recorrente esquerdo, no sentido caudal, iremos nos debater com o nervo vago esquerdo, que também deverá ser seccionado, mas de preferência após a ramificação brônquica esquerda. Existe nessa altura uma artéria esofágica oriunda da porção horizontal do cajado, devendo ser ligada eletivamente.

Por cima do cajado da aorta, a liberação do esôfago não estabelece nenhum problema, onde existe um plano celular conjuntivo frouxo diante da medula. Adiante, deve ser realizada a hemostasia das arteríolas entre o esôfago e as bordas laterais da traquéia (Fig. 47-3).

Se a anastomose esofagogástrica é intratorácica, o esôfago é dissecado em sua borda esquerda e se secciona a 6 cm se possível em casos de carcinoma epidermóide e a 8 cm em casos de adenocarcinoma (Fig. 47-4).

Se a anastomose esofagogástrica for cervical, a dissecção da borda esquerda do esôfago continua dentro do desfiladeiro cervicomediastinal, respeitando o nervo recorrente esquerdo; a borda direita do esôfago é mobilizada, continuando a dissecção na altura da artéria subclávia direita. Em casos de cirurgia em bloco, os gânglios presentes sob essa artéria devem ser retirados. O esvaziamento cervical pré e paratraqueal não deve ser extensivo para não desvascularizar o eixo traqueobrônquico e aumentar assim o risco de complicações respiratórias no pós-operatório. No bordo superior do cajado da aorta, por trás da artéria subclávia, encontraremos a porção superior do ducto torácico. Mesmo sendo muito difícil a drenagem do mesmo, é aconselhável sua ressecção e de toda a estrutura linfática semelhante, devido à possibilidade de variações anatômicas.

Atualmente esta cirurgia tem poucas indicações primárias, sendo mais aconselhável em pacientes com boa resposta ao tratamento rádio ou quimioterápico com bom estado geral, para controle local ou sintomático. Nesses casos, está indicado realizar a dissecção da aorta em seu plano adventício, tendo muito cuidado para não lesar as colaterais torácicas, sendo a hemostasia dessas de difícil controle. Um *patch* de pericárdio também pode ser necessário, assim como de pleura mediastinal direita e esquerda.

Após essa fase, não devemos nos esquecer da devida drenagem torácica, tanto à direita como à esquerda (caso tenha se retraído a pleura à esquerda).

A liberação esofágica por toracotomia esquerda é raramente indicada, pela proximidade com a estrutura cardíaca, o cajado da aorta e sua descendente e a artéria subclávia esquerda (Fig. 47-5).

A anastomose esofagogástrica pode ser realizada de forma mecânica ou manual, estando baseada em alguns princípios, aqui descritos.

Na anastomose mecânica, com uso de *stapler* circular, inicialmente devemos colocar quatro fios de aproximação, envolvendo todas as camadas teciduais, nos pontos cardinais da borda esofágica. Após realizaremos uma bainha na mesma

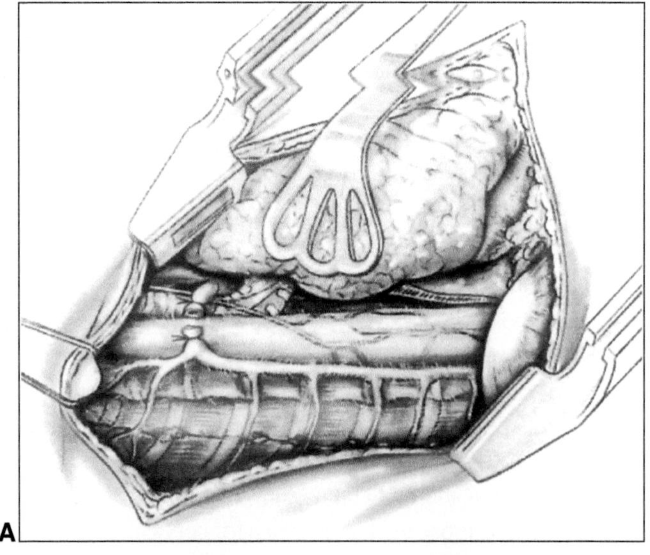

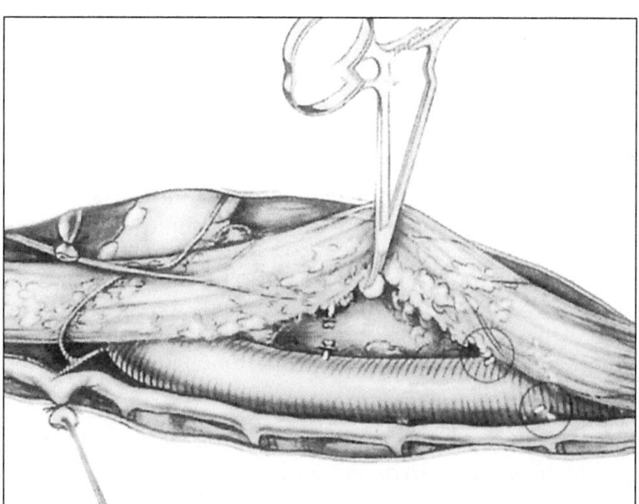

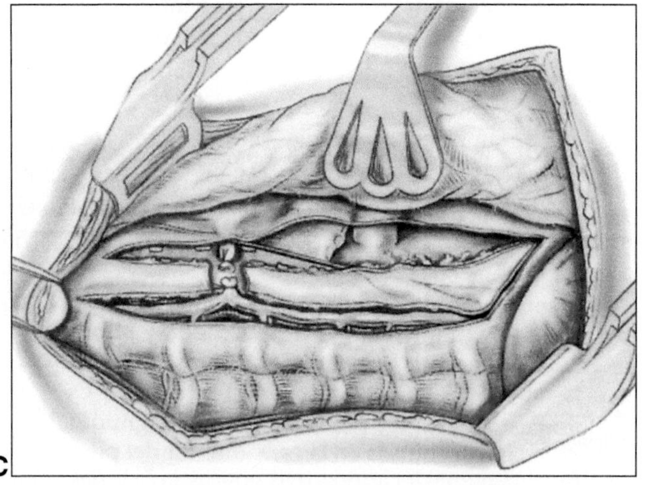

Fig. 47-3. (**A** a **C**) Liberação do esôfago torácico.

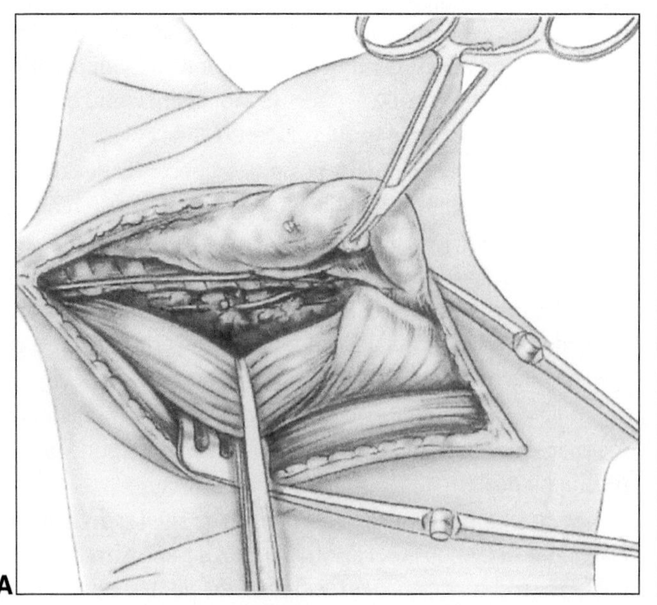

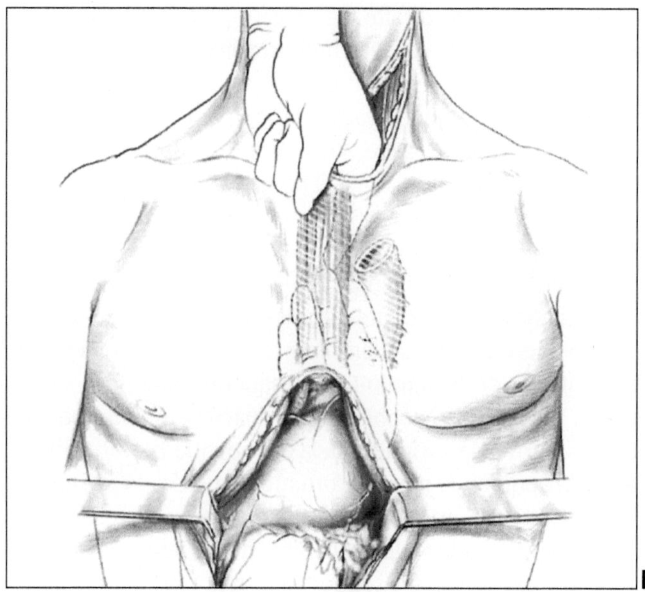

Fig. 47-4. (**A** e **B**) Abordagem torácica com ressecção esofágica.

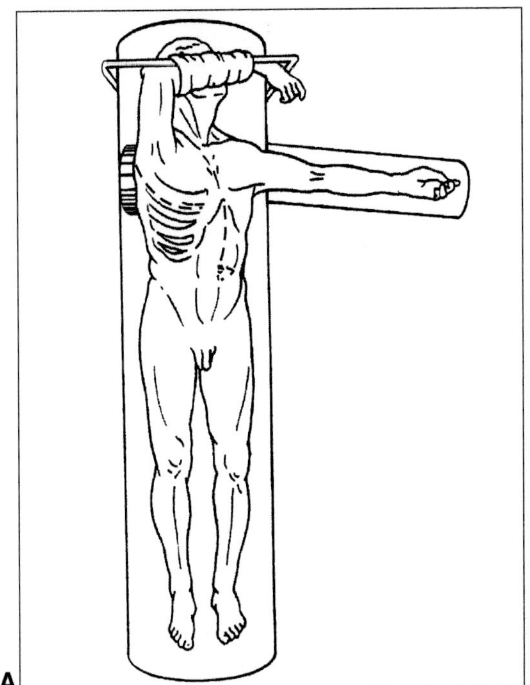

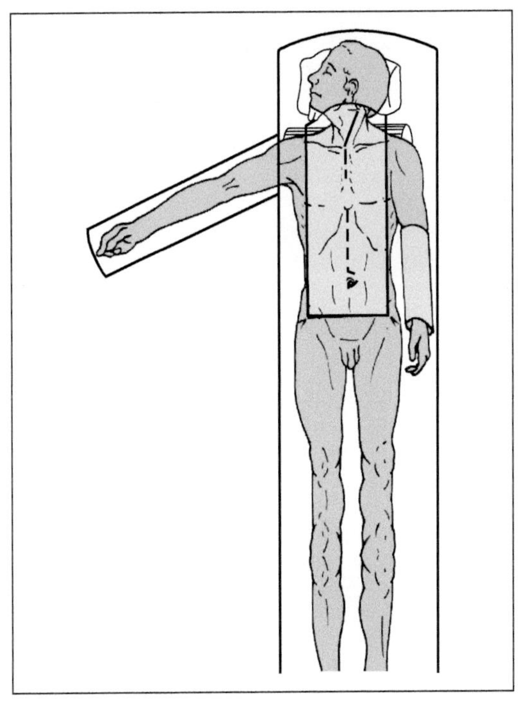

Fig. 47-5. (**A** e **B**) Abordagem cirúrgica. (Ver *Prancha* em *Cores*.)

borda, a 3 mm da mesma, com fios não-reabsorvíveis, em "U", que se ajustará à ponteira do *stapler* circular.

É preferível o uso de ponteiras mais largas, a fim de se evitar futuras estenoses esofágicas. Ponteiras com calibre inferior a 21 podem levar à estenose posteriormente. A introdução da ponteira deve ser realizada com um pouco de pressão, fazendo uso dos fios de aproximação como contrapeso. O uso de glucagon intravenoso, 1 a 2 mg, poderá melhorar a distensibilidade da mucosa esofágica. O *stapler* é então introduzido na gastroplastia através de uma gastrostomia de aproximadamente 4 cm, realizada na face anterior da porção medial do estômago, ou na porção superior da gastroplastia que será ressecada após confecção do tudo gástrico. O eixo do *stapler*, ao qual se fixa à ponteira, perfura a grande curvatura do estômago, evitando os vasos curtos gastroesplênicos, aproximadamente a 4 cm da borda superior do tubo, diminuindo a probabilidade de isquemia da parede gástrica entre a borda superior do tubo gástrico com a anastomose esofagogástrica.

Após a introdução da ponteira no coto esofágico cranial, essa é fixada ao eixo do *stapler*, formando um só conjunto. Verifica-se se não há qualquer tecido diferente entre os cotos. Sem tracionar, é acionado o dispositivo, realizando a sutura mecânica. A extração da ponteira deve ser cuidadosa, sem lesar a nova anastomose. Esta deve ser rigorosamente revisada, à procura de falhas na sutura. Caso haja alguma falha poderemos realizar uma nova anastomose, sendo esta de confecção mais difícil, pela perda de tecido gástrico e do coto esofágico. Outra possibilidade é a realização de pontos endoluminais, com pontos envolvendo todas as camadas esofágicas e a seromuscular sobre o estômago. A realização de pontos externos também é factível.

A gastrostomia deve ser então suturada de forma contínua. Se o *stapler* tiver sido introduzido na extremidade da plastia, esta será seccionada com uma nova carga de *stapler*, dessa vez linear.

A anastomose manual deve ser realizada com pontos separados ou sutura contínua, conforme preferência do cirurgião, com fios de três a quatro zeros. Uma anastomose em plano (pegando toda a camada tecidual esofágica e a submucosa e muscular do estômago) possui menor risco de estenose que em uma técnica por planos. Um lembrete importante a respeito das anastomoses é que a submucosa é a grande responsável pelo sucesso da anastomose, dando resistência à tensão e bom colabamento (Fig. 47-6).

No nível da região cervical, a anastomose por sutura contínua parece ser mais fácil. Podemos realizar suturas terminoterminais ou terminolaterais. Um dado importante é que não há diferenças significativas quanto à qualidade e possibilidade de complicações entre a sutura mecânica *versus* a sutura manual. Em alguns estudos, o uso de *stapler* circular tende a ter um maior número de complicações, porém estas diferenças não são estatisticamente relevantes.

Com relação aos princípios técnicos, esses devem ser observados durante a realização da anastomose, na tentativa de garantir o sucesso da mesma. A porção no coto esofágico deve estar livre de massa tumoral, com margem livre proporcional ao tipo histológico (comentado previamente). Em casos de tumores superficiais (lesão limitada a mucosa e submucosa) a freqüência de lesões próximas às margens pode chegar a 14%. O uso de Lugol no pré-operatório ajuda a localizar eventuais lesões. Qualquer que seja a profundidade da lesão, uma margem mínima de 6 cm se associa a um risco de invasão na borda proximal por êmbolos linfáticos ou vasculares em 5%,

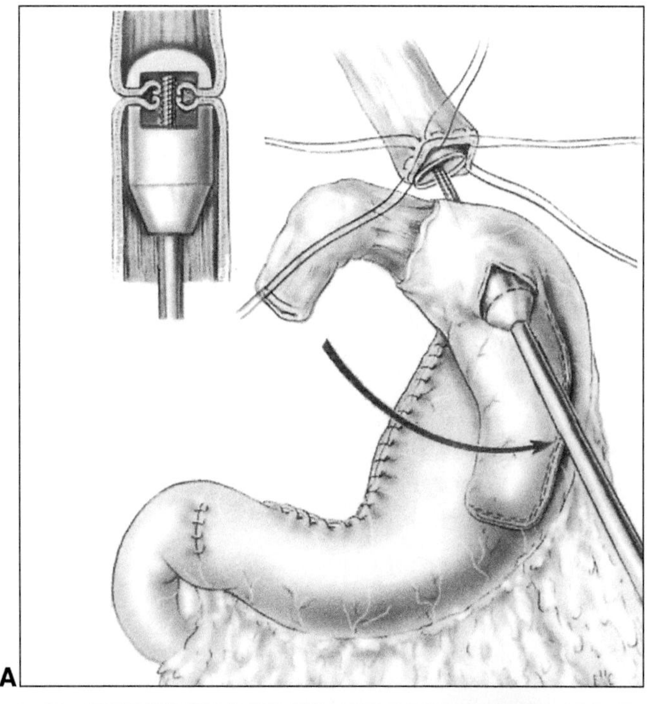

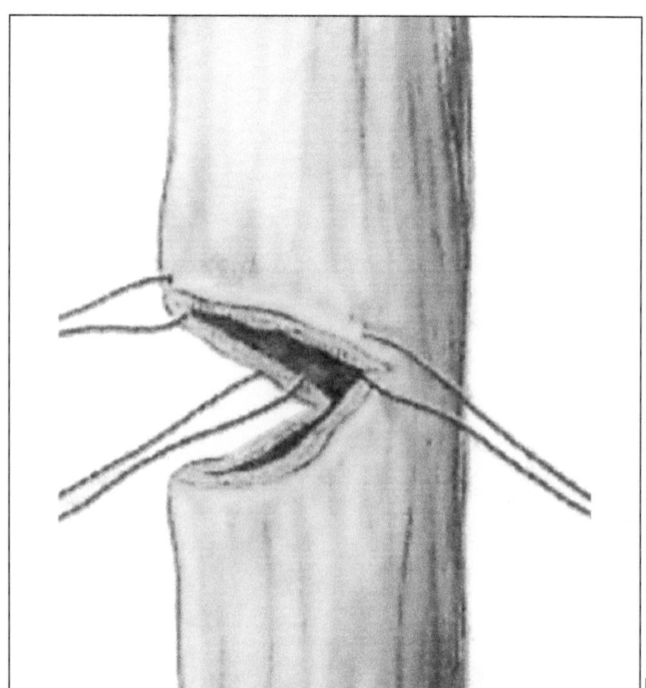

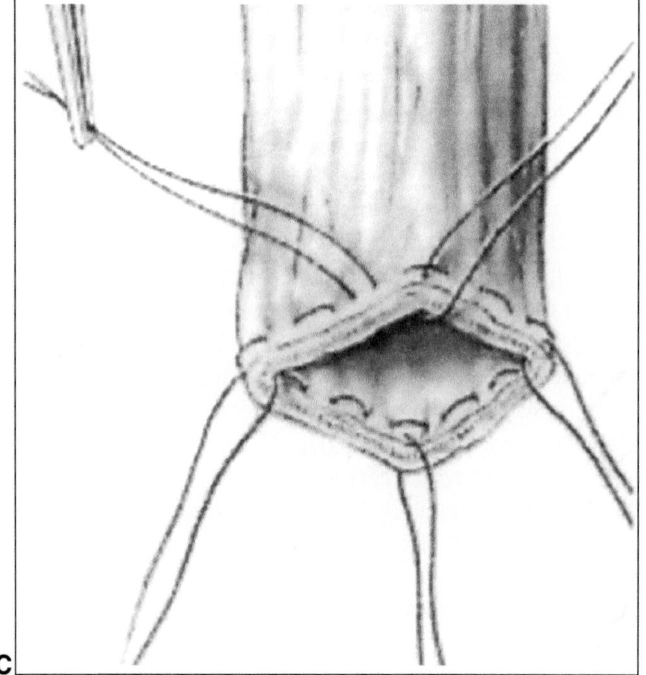

Fig. 47-6. (**A** a **C**) Gastrostomia: introdução do *Stapler* e anastomose manual.

resultados esses obtidos em estudos anatomopatológicos. O coto proximal do esôfago deve ter, no mínimo, 2 cm após a boca esofágica, a fim de limitar o risco de aspiração. Em geral, o retalho gástrico possui um diâmetro superior ao esôfago remanescente, sendo um dos motivos pelo qual se prefere a anastomose terminolateral. Em casos de tubo gástrico estreito, esse detalhe não existe. A anastomose deve ser realizada na grande curvatura, na maior distância possível da linha de sutura dos grampos, ou no vértice da tuberosidade maior nos casos de gastroplastia ampla ou uso do estômago inteiro.

O uso de cola biológica não demonstrou diminuição do número de casos de fístula, não sendo utilizada com freqüência. A drenagem local pode ou não ser realizada. Na presença da mesma, no entanto, há um direcionamento de uma eventual fístula, favorecendo o diagnóstico precoce, evitando possíveis complicações, além de permitir uma reintervenção precoce.

A coloplastia está indicada na impossibilidade do uso do estômago como retalho. Isso ocorre em determinados casos, como antecedentes de gastrectomia por úlcera, qualquer que seja o tamanho da mesma, técnica de Witzel na gastrostomia, técnicas cirúrgicas anti-refluxo (já que pode comprometer o tamanho do tubo gástrico e sua vascularização), lesão dos vasos gastroepiplóicos direitos no decorrer da cirurgia.

No tratamento do câncer de esôfago (ou qualquer que seja sua indicação), a coloplastia permanece uma indicação restrita, já que para a maioria dos autores, possui uma morbidade mais elevada. A anastomose esofagocólica deverá ser realizada na porção cervical, devido à probabilidade e ao risco de uma fístula intratorácica. A coloplastia pode ser realizada com a interposição do cólon transverso isoperistáltico pediculado pelos vasos cólicos esquerdos superiores (técnica mais empregada pela maior facilidade e melhores resultados a longo prazo), do cólon transverso anisoperistáltico pediculado pelos vasos cólicos direitos superiores, e do ileocólon direito isoperistáltico pediculado com vasos cólicos direitos superiores. Na realização de toracotomia, o trajeto do retalho poderá ser tanto em mediastino anterior como posterior, já na técnica sem toracotomia, o trajeto será no mediastino posterior. Os critérios de seleção são semelhantes aos utilizados por Akiyama e Mac Keown (comentados a seguir). Sendo o cólon mais sensível a radioterapia, é preferível nos casos em que se prevê o uso adjuvante dessa técnica retroesternal. O inconveniente é a necessidade de um maior espaço no desfiladeiro cervicomediastinal. O trajeto transpleural esquerdo só é útil em casos excepcionais (como em reconstruções por fracasso prévio de coloplastia em pacientes já esofagectomizados), implicando em um risco elevado de lesão do ducto torácico. O tubo deve ser o mais retilíneo possível, evitando quadros de disfagia posteriores por diminuição da luz cólica. A anastomose esofagocólica ou esofagoileal cervical, assim como a anastomose envolvendo o tubo gástrico, poderá ser terminolateral ou terminoterminal (dando preferência pela última). Na cavidade abdominal, o coto distal se anastomosa com o estômago ou com o jejuno, sendo nesse caso a confecção de um "Y" de *Roux* de aproximadamente 70 cm, pela probabilidade de refluxo biliar. Em todos os casos é preferível a realização de uma jejunostomia bem após a anastomose do "Y" de *Roux*. Qualquer que seja o tipo de coloplastia ou segmento utilizado, iremos ressecar somente os vasos do mesocólon, não lesando a arcada vascular próxima à extremidade distal da coloplastia.

Na coloplastia transversa isoperistáltica pediculada sobre os vasos cólicos esquerdos superiores, em um primeiro momento, mobilizamos completamente o cólon direito, do cólon transverso e do ângulo esplênico. O mesentério do ângulo deve ser mobilizado até a aorta, não sendo necessária a manipulação em sigmóide. Em casos de gastrectomia prévia (que impossibilitou o uso do estômago) ou demais cirurgias envolvendo este órgão, teríamos que inicialmente dissecar o ligamento coloepiplóico a fim de liberar possíveis bridas em epíploo maior e cólon transverso (Fig. 47-7).

Após, devemos dedicar muita atenção na hora da dissecção dos vasos cólicos médios e direitos superiores, em sua origem, dos vasos mesentéricos superiores (ou cólicas médias). Teoricamente, os vasos cólicos médios e direitos constituem um sistema constante, as artérias se originam de um tronco comum da artéria mesentérica superior, sendo que esse tronco é preservado por completo, ou originadas de uma arcada primária, sem a presença de um tronco dominante. O mesmo ocorre com a drenagem venosa. A dissecção

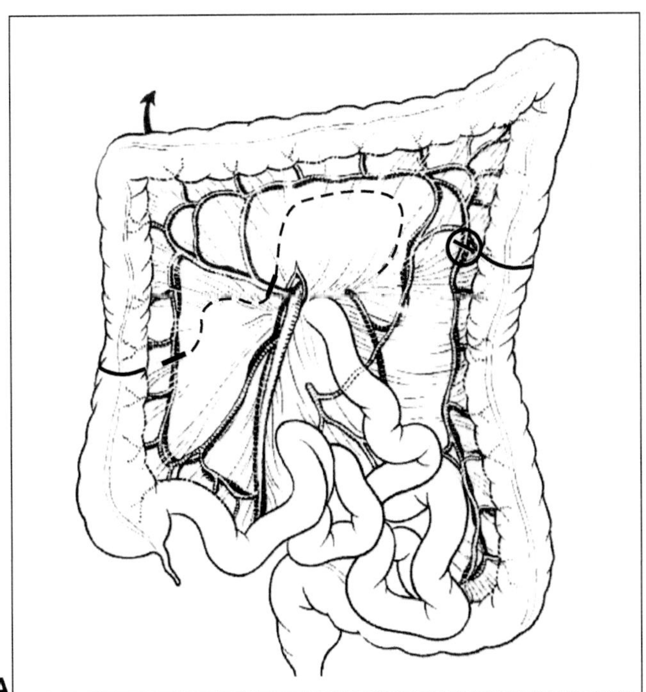

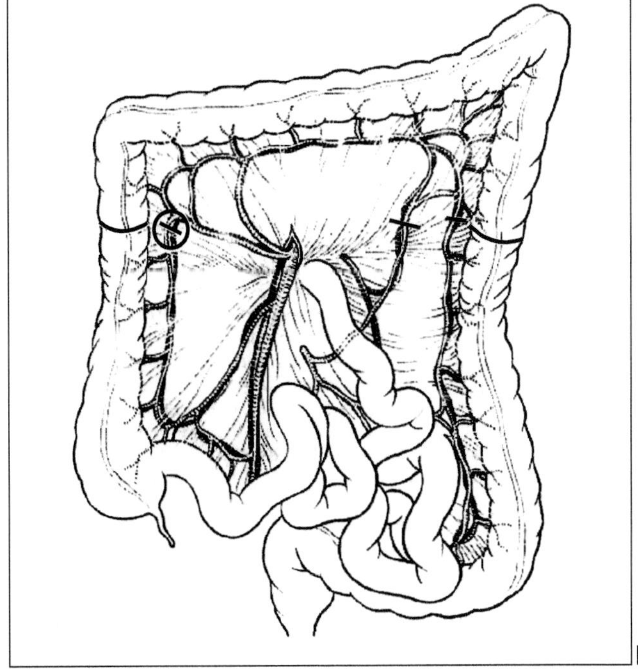

Fig. 47-7. Técnicas de coloplastia transversa. (**A**) Isoperistáltica. (**B**) Anisoperistáltica. (Ver *Prancha* em *Cores*.)

deve começar pela origem dos vasos na cólica média, e não através do mesocólon, evitando erros e ligadura de vasos importantes. Do lado esquerdo, temos que levantar o ângulo esplênico em direção ao diafragma e determinar no cólon o eixo dos vasos cólicos esquerdos superiores, tendo o cuidado, ao realizar esta manobra, de não comprimir a veia mesentérica inferior contra a borda inferior do pâncreas ou de estirar a veia cólica esquerda superior. O ponto determinado será utilizado como referência para medir a distância do retalho cólico necessário para alcançar o coto esofágico. Esta distância deverá ser igual ao comprimento do tubo a ser confeccionado pelo cólon transverso e direito (se for preciso), tendo em mente que é o comprimento do mesentério, e não dos segmentos cólicos, que nos interessa.

O segmento necessário para realizar a anastomose esofagocólica geralmente engloba a porção superior do cólon direito. Para determinar a viabilidade do retalho, realizamos o isolamento do cólon direito com o ceco com a prova do clampeamento. Não obstante, essa manobra obriga o sacrifício do ceco, uma vez ascendido ao pescoço (pelo comprimento e volume excessivo do tubo confeccionado) e realizar uma anastomose ileocólica para restabelecer o trânsito. Se o ceco fizer parte do retalho, será necessário preservar anastomoses vasculares ao máximo do íleo. Devemos testar a viabilidade do mesmo com testes através de clampeamento, no mesocólon, das anastomoses vasculares. Esses clampes (p. ex., *bulldog*) são colocados sobre a arcada marginal do cólon direito e sobre vasos cólicos direitos superiores e médios. A prova do clampeamento autoriza a coloplastia em si com o segmento escolhido.

Após determinar que a vascularização (tanto venosa como arterial) é suficiente, realizaremos a ligadura desses vasos, exatamente nos locais onde se encontravam os clampes. O comprimento disponível para ligar os pedículos sem comprometer a colateralidade indispensável para o retalho é muito pequeno, não permitindo erros. Devemos utilizar fios monofilamentados não-reabsorvíveis, seccionando com lâmina fria. Nesse sentido, a confecção de uma coloplastia anisoperistáltica é mais segura.

Após a ligadura dos vasos, o cólon direito é seccionado e o mesocólon, dissecado (uma das diferenças entre a coloplastia isoperistáltica e a anisoperistáltica, não havendo dissecção do mesocólon na última). Ao levantar o retalho, deve-se evitar a rotação do pedículo formado pela cólica esquerda superior ou sua tração excessiva. A arcada marginal deve permanecer à direita na porção superior da coloplastia no nível cervical. Após o levantamento do tubo, é realizada a anastomose esofagocólica, dando-se preferência à términoterminal.

Após a realização da anastomose cervical, iremos seccionar o coto distal após o ângulo esplênico, preservando a arcada marginal cólica neste nível para garantir o suprimento arterial e principalmente a drenagem venosa. A anastomose será realizada em "Y" de *Roux*, em antro ou em alça jejunal, na maioria das vezes terminoterminal. Posteriormente se restabelece o trânsito intestinal com uma anastomose ileocólica ou colocólica (dependendo da utilização do íleo no tubo ou seu sacrifício). O hiato diafragmático deve ser fechado; a verificação de permeabilidade na drenagem linfática, jejunostomia e a inspeção do posicionamento do pedículo encerram a cirurgia.

Caso haja inviabilidade após a prova do clampeamento descrita anteriormente, devemos realizar uma coloplastia transversal anisoperistáltica pediculada pelos vasos cólicos direitos superiores, retirando os *bulldogs* colocados na arcada marginal do cólon direito e nos vasos cólicos direitos superiores e médios, transferindo para os vasos cólicos esquerdos superiores e para a arcada marginal do cólon esquerdo. Os princípios para a determinação do ponto de secção do cólon esquerdo são idênticos aos descritos na técnica anterior.

Um dos principais motivos de fracasso nessa cirurgia é a insuficiência vascular do retalho, levando a isquemia, fístulas e necrose da peça cirúrgica. Novas técnicas vêm sendo desenvolvidas e reportadas, como é o caso da técnica por rotação do fundo na gastroplastia. Recentemente publicada, esta consiste em uma mobilização do estômago e dissecção da artéria gástrica esquerda do tronco celíaco, associadas a uma remoção completa de todo tecido lipídico, linfático e conjuntivo da porção da pequena curvatura. Ao realizar tal desbridamento, temos de evitar lesões de estruturas vasculares, incluindo as tributárias da veia gástrica direita. A gastroplastia é confeccionada através de uma secção horizontal da pequena curvatura, cerca de 2 cm distais da junção gastroesofágica com um *stapler* linear. Na presença de tumores na junção gastroesofágica, deve-se dar uma margem mínima de 2 cm, realizando testes com congelamento transoperatório a fim de determinar margens cirúrgicas livres de neoplasia. Após a secção horizontal, o tubo gástrico é formado por secções graduais, de aproximadamente 2 cm, com *stapler* ao longo da grande curvatura, em direção ao fundo gástrico. Desta forma, criaremos uma área ressecada de aproximadamente 6 a 10 cm quadrados, preservando todas as principais tributárias das artérias gástricas direita e esquerda. A linha de sutura mecânica, conforme descrito na técnica, deve ser recoberta com sutura manual, com fios absorvíveis, cinco zeros. O restante é idêntico às demais técnicas que fazem uso do estômago, com anastomose manual esofagogástrica e piloroplastia. Os resultados obtidos até então demonstram um maior fluxo sanguíneo através do *laser*-Doppler, quando comparado com as técnicas habituais, com uma menor porcentagem de falha anastomótica.

Outras modificações dizem respeito à preservação da inervação vagal. Essa é realizada através dissecção e individualização dos nervos vagais direito e esquerdo, retraindo-os para direita. Após, uma vagotomia proximal altamente seletiva no nível da pequena curvatura. Nessa técnica, é utilizada a coloplastia.

Em casos de neoplasias malignas no nível da abertura esofágica ou do seio piriforme e parede faríngea posterior, quando invadem a mesma, e em lesões do esôfago cervical que não permitem uma secção livre da doença, a esofagofaringolaringectomia total está indicada na tentativa de cura cirúrgica.

Para realizar tal procedimento, haverá a necessidade de duas equipes cirúrgicas, uma que esteja habilitada tecnicamente para realizar tal cirurgia. Habitualmente, a exploração abdominal é realizada sem toracotomia, assim como a gastrólise, gastroplastia e dissecção esofágica trans-hiatal são semelhantes às técnicas já descritas, salvo pequenas modificações como um maior desprendimento mesentérico para melhorar o levantamento do tubo, ou mesmo a utilização de todo o estômago, sem confecção do tubo gástrico (Fig. 47-8).

A incisão cervical é em "U", a exposição deve ser completa, com mobilização de todas as camadas musculares, inclusive secção parcial das cabeças anteriores do músculo esternocleidomastóideo. Antes de prosseguir, devemos determinar a presença de alguma contra-indicação, como a invasão da artéria carotídea, invasão ganglionar fixa em um plano posterior, havendo necessidade de sacrificar as veias jugulares internas e comprometimento substancial da traquéia. Além do comprometimento local, a presença de metástases a distância impede a realização da mesma, já que a possibilidade de cura é mínima. A invasão do lóbulo tireoidiano ou do nervo recorrente não constitui contra-indicação.

A ressecção do esôfago na sua porção cervical inclui praticamente todos os tecidos adjacentes entre o osso hióideo, até o segundo ou terceiro anel traqueal, à exceção do lobo tireoidiano ou de um pólo superior. Nesse caso, devemos individualizar os vasos laríngeos superiores que se ligam em sua origem ao pedículo tireóideo superior. No entanto, na presença de invasão do seio piriforme, deveremos ressecar o lobo tireoidiano homolateral. A ressecção continua com a ligadura dos vasos tireóideos inferiores, arteriais e venosos. Os nervos laríngeos, superior e inferior (recorrente), são seccionados o mais distante possível da porção de transição da faringe-laringe. Na sua porção inferior, a traquéia é secionada no segundo ou terceiro anel, enquanto na porção superior, a dissecção da hipofaringe começa no sentido ântero-posterior, primeiro na borda superior do osso hióideo, abrindo o compartimento hioideotireoepiglótico até a luz da faringe, por cima da epiglote. Termina na secção da faringe inferior sob visão direta até a parede posterior da faringe.

O esvaziamento ganglionar cervical é, na maioria dos casos, conservador, com a preservação do músculo esternocleidomastóideo e uma veia jugular. Esse esvaziamento inclui a retirada de gânglios subdigástricos, cervicais profundos, vertebrais, cervicais transversais e superficiais, e supraclaviculares. Alguns cuidados devem ser tomados durante o esvaziamento, principalmente na região supraclavicular, evitando lesar troncos linfáticos presentes atrás da confluência jugular-subclávia, o nervo frênico, e as cadeias simpáticas cervicais e o nervo vago, que se encontram atrás dos músculos pré-vertebrais. Infelizmente, na maioria dos casos, ramos superficiais do plexo braquial são sacrificados durante o esvaziamento cervical superficial.

Na porção superior do mediastino, a ressecção esofágica é idêntica à das técnicas citadas anteriormente, sem toracotomia. Posteriormente, devemos realizar a fixação da borda

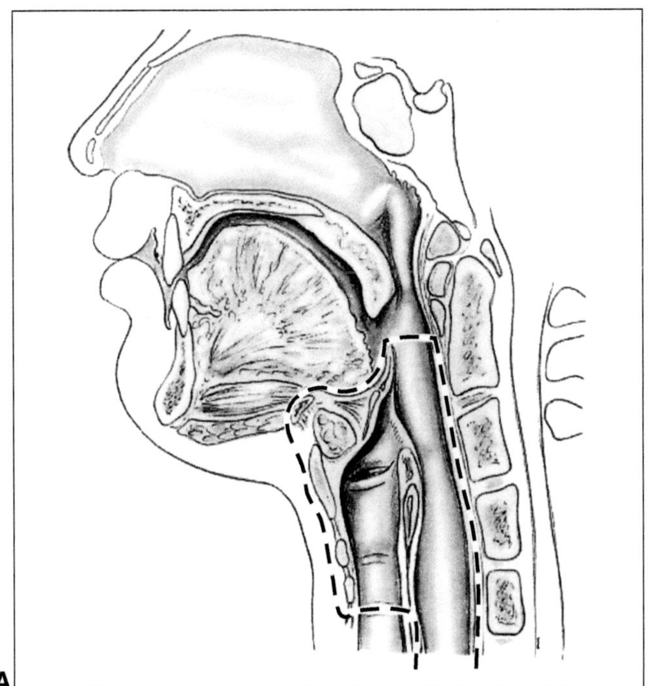

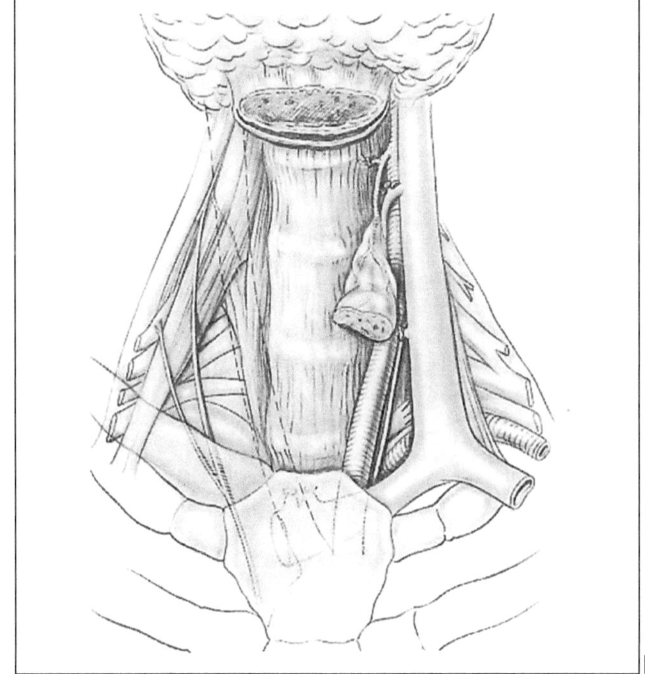

Fig. 47-8. (**A** e **B**) Abordagem faringoesofágica.

anterior da traquéia à borda inferior da incisão (traqueostoma). Então, realizaremos a ascensão da gastroplastia ao mediastino posterior e o fechamento parcial dos ângulos laterais da luz laríngea, que sempre é mais larga que a borda superior da plastia gástrica. A faringe reconstruída é anastomosada ao tubo gástrico, terminoterminal, com sutura contínua de fios reabsorvíveis (três ou quatro zeros), posteriormente fazendo uso da totalidade da parede faríngea posterior e anteriormente à mucosa faríngea e aos músculos da base da língua. O uso de sonda nasogástrica é obrigatório, assim como drenagem local. O fechamento cervical é realizado em dois planos (musculocutâneo e pele), inserindo a membrana do traqueostoma.

▶ CONCLUSÃO

Como se pode observar, a esofagectomia é uma cirurgia de grande porte, que envolve muitos conhecimentos anatômicos e técnicos.

Uma técnica-padrão ainda não é universalmente aceita entre os serviços de cirurgia. Isso se deve ao fato de que os resultados não são suficientes para determinar se um tipo de intervenção é superior aos demais. Outros fatores determinantes são as múltiplas variáveis, às quais o cirurgião se defronta, como tipo histológico e localização do tumor (em casos de neoplasia), bem como a presença de doenças sistêmicas que envolvem o esôfago.

▶ BIBLIOGRAFIA CONSULTADA

Akiyama H, Tsurumaru M, Udagawa H *et al.* Radical lymph node dissection for cancer of the thoracic oesophagus. *Ann Surg* 1994;220:364-73.

Baba M, Aikou T, Yoshinaka H *et al.* Long-term results of subtotal esophagectomy with tree-field lymphadenectomy for carcinoma of the thoracic esophagus. *Ann Surg* 1994;219:310-16.

Banki F, Mason R, DeMeester S *et al.* Vagal-Sparing esophagectomy: a more physiologic alternative. *Ann of Surg* 2002;236:324-36.

Bartels H, Thorban S, Siewert JR. anterior versus posterior reconstruction after transhiatal oesophagectomy: a randomized controlled trail. *Br J Surg* 1993;80:1141-44.

Cerfolio RJ, Allen MS, Deschamps C *et al.* Esophageal replacement by colon interposition. *Ann Thorac Surg* 1995;59:1382-84.

Breil P, Cadière GB, Gallot D *et al.* Encyclopédie médico-chirurgicale. Techniques chirurgicales. Appareil digestif.

Collard JM, Tinton N, Malaiase J *et al.* Esophageal replacement: gastric or whole stomach? *Ann Thorac Surg* 1995;60:261-67.

Dumont P, Wihlem JM, Hentz JG *et al.* Respiratory complications after surgical treatment of the esophageal cancer. A study of 309 patients according to the type of resection. *Eur J Cardiothorac Surg* 1995;8:539-43.

Fok M, Cheng SW, Wong J. Pyloroplasty versus no drainage in gastric replacement of the esophagus. *Ann J Surg* 1991;162:447-52.

Frank HN. *Atlas de anatomia humana.* São Paulo: Novartis.

Gardner WD, Osburn WA. *Anatomia do corpo humano.* 2. ed. São Paulo: Atheneu, 1980.

Gerndt SJ, Orringer MB. Tube jejunostomy as an adjunct to esophagectomy. *Surgery* 1994;115:164-69.

Hayes N, Shaw IH, Raimes SA *et al.* Comparison of conventional Lewis-Tanner two stage oesophagectomy with the synchronous two-team approach. *Br J Surg* 1995;82:95-97.

Keith L Moore. *Anatomia orientada para a clínica.* 3. ed. Rio de Janeiro: Guanabara-Koogan, 1994.

Kuwano H, Ikebe M, Baba K *et al.* Operative procedures of reconstruction after resection of esophageal cancer and the postoperative quality of life. *World J Surg* 1993;17:773-76.

Lam TC, Fok M, Cheng SW *et al.* Anastomotic complications after eophagectomy for cancer. A comparison of neck and chest anastomoses. *J Thorac Cardiovasc Surg* 1992;104:395-400.

Laws S, Cheung MC, Fok M *et al.* Pyloroplasty and pyloromyotomy in gastric replacement of the esophagus after esophagectomy: a randomized controlled trial. *J Am Coll Surg* 1997;184:630-36.

Lerut T, Coosemans W, De Leyn P *et al.* Gastroplasty: yes ou no to gastric drainage procedure. *Diseases of Esophagus* 2001;14:173-77.

Nyhus L, Baker R, Fischer J. *Mastery of surgery.* 3. ed. Philadelphia: Lippincott Raven, 1997.

Peters JH, Kronson JW, Katz M *et al.* Arterial anatomic considerations in colon interposition for esophageal replacement. *Arch Surg* 1995;130:585-863.

Sabiston DC, Lyerly, HK. *Textbook of surgery: the biological basis of modern surgical practice.* Philadelphia: WB Saunders Company, 1997.

Sauvanet A, Baltar J, Le Mee J *et al.* diagnosis and conservative management of intrathoracic leakage after oesophagectomy. *Br J Surg* 1998;85:1446-49.

Putz R, Pabst R. *Sobotta: atlas de anatomia humana.* 20. ed. Rio de Janeiro: Guanabara-Koogan, 1995.

Ul W, Strobel O, Friess H *et al.* Fundus rotation gastroplasty: rationale, technique and results. *Diseases of The Esophagus* 2002;15:101-5.

Urschel JD, Blewett CJ, Bennett WF *et al.* Handsewn or stapled esophagogastric anastomoses after esophagectomy for cancer: meta-analysis of randomized controlled trials. *Diseases of the Esophagus* 2001;14:212-17.

Valverde A, Hay JM, Fingerhut A *et al.* Manual versus mechanical esophagogastric anastomoses after resection for carcinoma: a controlled trial. *Surgery* 1996;120:476-83.

Wakefield SE, Mansell NJ, Baigrie RJ *et al.* Use of a feeding jejunostomy after oesophagogastric surgery. *Br J Surg* 1995;82:811-13.

CAPÍTULO 48

Reconstrução do Esôfago Cervical com Retalhos Miocutâneos

Ricardo Gallicchio Kroef ◆ Alexandre Peruzzo ◆ Caroline Machado ◆ Roberta C. Magalhães

INTRODUÇÃO

As neoplasias malignas da hipofaringe são importante causa de disfagia em pacientes fumantes com idade acima de 50 anos, principalmente no sexo masculino.

Na maioria dos casos, a lesão inicia no seio piriforme, e progressivamente vai crescendo de maneira circunferencial, até causar disfagia por obstrução da via digestiva superior.

O tratamento dessas lesões consiste, em geral, em combinação de cirurgia de ressecção do tumor primário e suas metástases ganglionares (muito freqüentes), seguido de radioterapia complementar. Como a ressecção cirúrgica em lesões localmente avançadas envolve laringofaringectomia total, o defeito resultante implicará em interrupção do seguimento digestivo superior, resultando na falta de comunicação da base da língua com o esôfago cervical (Fig. 48-1). Como opção de reconstrução deste segmento, pode-se usar várias técnicas, como a interposição de víscera oca (cólon), o levantamento gástrico, retalhos microcirúrgicos de jejuno ou tubulares de pele da região do antebraço e os tubos feitos com retalhos miocutâneos.

Os retalhos miocutâneos empregados em reconstruções tubulares são técnicas de domínio da maioria dos cirurgiões de cabeça e pescoço. Entre os retalhos empregados, os principais são: retalho miocutâneo de grande peitoral, retalho miocutâneo de trapézio e o retalho miocutâneo de grande dorsal (Fig. 48-2).

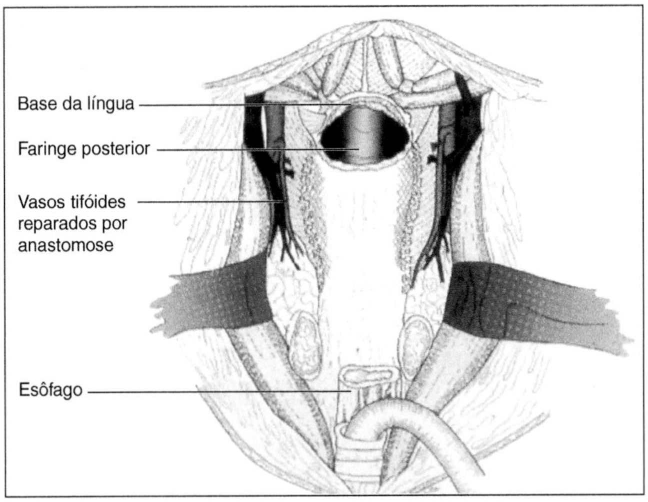

Base da língua
Faringe posterior
Vasos tifóides reparados por anastomose
Esôfago

Fig. 48-1. Faringolaringectomia total, resultando em interrupção da via digestiva superior, entre a base da língua e o esôfago cervical.

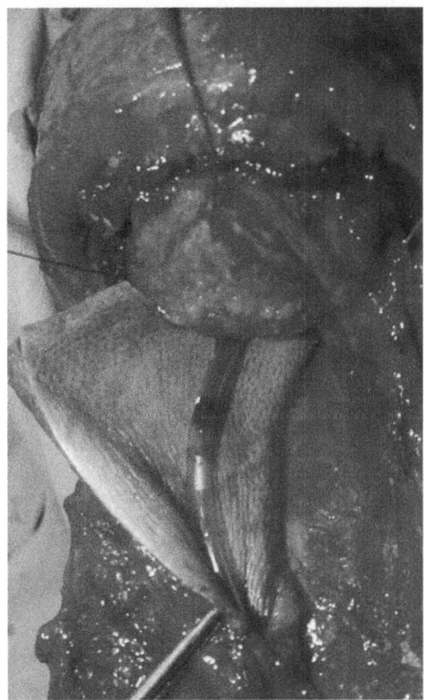

Fig. 48-2. Reconstrução tubular do seguimento entre a base da língua e o esôfago cervical, com interposição de retalho miocutâneo tubular de trapézio lateral.

▶ RETALHO MIOCUTÂNEO DE GRANDE PEITORAL (Fig. 48-3)

Descrito por Aryan em1979,[1] é o retalho mais conhecido e popular nas reconstruções tubulares de hipofaringe e esôfago cervical.

Anatomicamente, é composto por músculo grande peitoral e pele torácica junto a este. O pedículo vascular é formado pela artéria toracoacromial, ramo da artéria subclávia. É um retalho de fácil dissecção, tendo como vantagens a segurança, rapidez na execução e a facilidade de acesso, já que está acessível no mesmo campo cirúrgico da ressecção tumoral. Como desvantagem, apresenta a característica de que o músculo peitoral envolve circunferencialmente toda a pele do retalho quando este assume a forma tubular, com a pele virada para dentro do tubo. Isto fará com que o retalho freqüentemente apresente estenose a longo prazo, não raro necessitando procedimentos de dilatação da luz do neo-esôfago.

Devido à sua facilidade de execução, foi e segue sendo muito empregado com a finalidade de reconstrução do esôfago cervical. Os índices de retorno dos pacientes à alimentação por via oral são bons e, devido aos baixos índices de cura dos tumores avançados da hipofaringe, na maioria dos casos onde é empregado, os pacientes mantêm-se alimentados com líquidos por via oral e sem uso de alimentação por sonda, até que ocorra o óbito do paciente por metástases ou recidivas locorregionais. Nos pacientes que conseguem viver por períodos longos de tempo, ou nos casos de cura, ocorrerá, muitas vezes, estenose progressiva do retalho.

Os índices de complicações cirúrgicas imediatas são baixos, destacando-se a ocorrência de fístulas no pós-operatório, que tendem a fechar de forma espontânea e, raramente, necrose total ou parcial do retalho, quando realizado por mãos experientes.

▶ RETALHO MIOCUTÂNEO DE TRAPÉZIO

Desenvolvido por Demergasso em 1976,[2] é um dos mais versáteis e seguros retalhos utilizados em reconstrução na cirurgia de cabeça e pescoço.

Anatomicamente, é composto por porções do músculo trapézio e da pele sobre este e sobre a região do ombro.

Possui três pedículos vasculares, as artérias cervical transversa, supra-escapular e cervical transversa profunda.

Quando usado na reconstrução de hipofaringe e esôfago cervical, sua maior vantagem é o fato de que a ilha de pele disponível não é totalmente envolvida pelo músculo trapézio, quando suturada na forma tubular com a pele voltada para dentro, ou seja, o músculo não envolve todo o tubo de pele, o que irá ocasionar um índice muito menor de estenose do neo-esôfago a longo prazo (Fig. 48-4).

A pouca espessura deste retalho o torna a melhor opção para várias zonas a serem reconstruídas após grandes ressecções em cabeça e pescoço.

Como desvantagem, tem a característica de ser um retalho que necessita de maior habilidade na execução, tendo dissecção mais elaborada. Nas situações em que se necessita de grandes ilhas de pele, o fechamento da área doadora pode ser dificultado. Outro fator de destaque é que, algumas vezes, o nervo acessório pode ser lesado na execução do retalho, necessitando especial atenção do cirurgião.

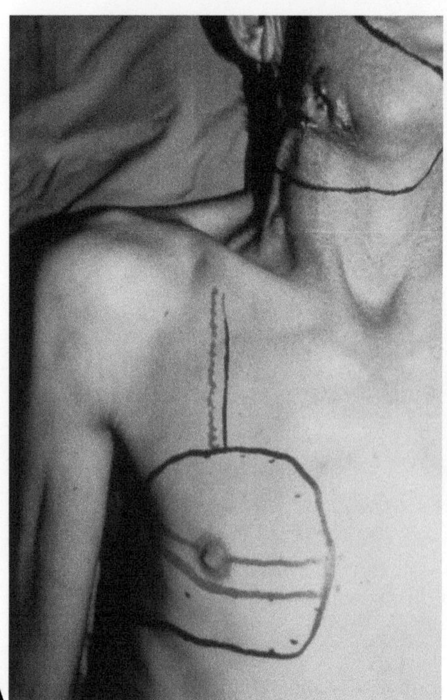

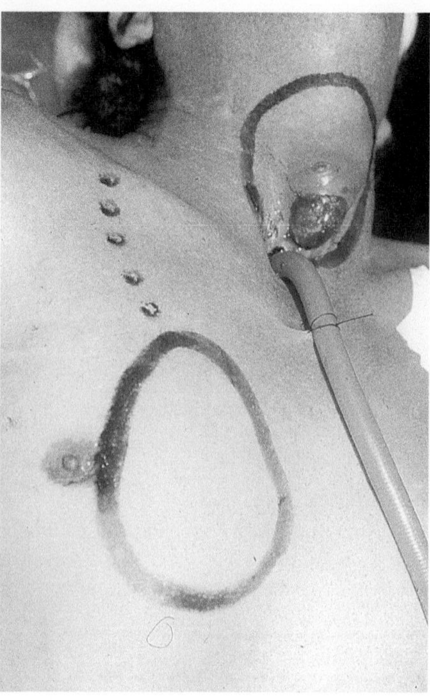

Fig. 48-3. (**A** e **B**) Retalho miocutâneo de músculo peitoral, com desenho do pedículo (artéria toracoacromial). Uma costela pode ser levada junto ao retalho, transformando-o em um retalho osteomiocutâneo.

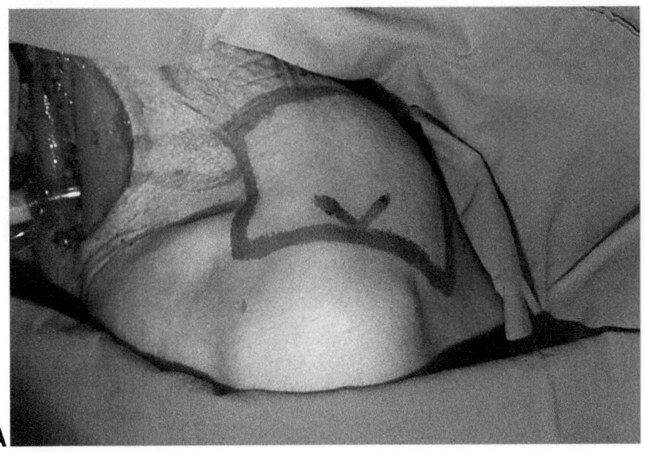

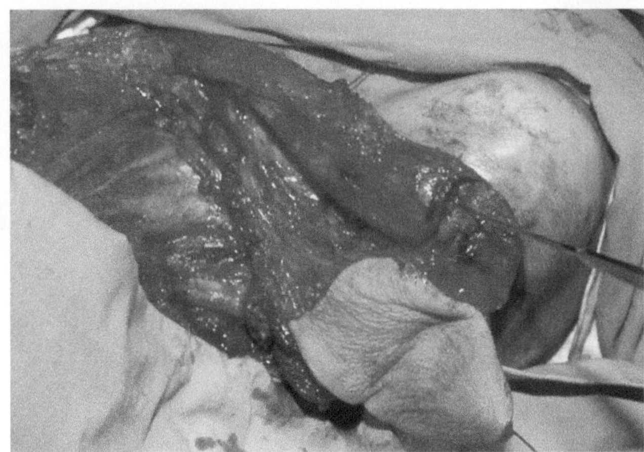

Fig. 48-4. Retalho miocutâneo de trapézio lateral, com pedículo formado pelas artérias cervical transversa e supra-escapular (**A**). Note a pouca espessura do retalho, ponto favorável na execução do tubo (neo-esôfago) (**B**).

RETALHO MIOCUTÂNEO DE GRANDE DORSAL

O retalho miocutâneo de músculo grande dorsal foi descrito originariamente por Tansini, em 1896,[3] com a finalidade de reconstrução da parede anterior do tórax e região mamária pós-mastectomias radicais.

Com o passar dos anos, foi incorporado ao arsenal da reconstrução em cirurgia de cabeça e pescoço, principalmente nos pacientes em que se necessitava de grandes ilhas de pele para cobrir extensos defeitos em zonas acima da arcada zigomática, onde o retalho de grande peitoral tinha dificuldade de atingir devido ao seu limitado arco de rotação.

Na reconstrução de hipofaringe e esôfago cervical, é uma opção alternativa, principalmente nos pacientes em que não é possível ou já foi realizado anteriormente o retalho peitoral ou trapezial (recidivas, necrose de retalho etc.).

Anatomicamente, é composto pelo músculo grande dorsal e ilha de pele, tendo como pedículo a artéria toracodorsal, ramo da artéria axilar.

Nunca é uma primeira opção na reconstrução faringoesofagiana, devido ao seu volume (espessura) que dificulta a realização do retalho em forma tubular. Como desvantagem, salienta-se a impossibilidade de execução na posição em decúbito dorsal, o que implicará em mudança de posição do paciente após a faringolaringectomia. Porém, devido à sua facilidade de execução e segurança, pode ser opção útil nos pacientes em que não se pode usar o retalho peitoral ou o retalho trapezial (Fig. 48-5).

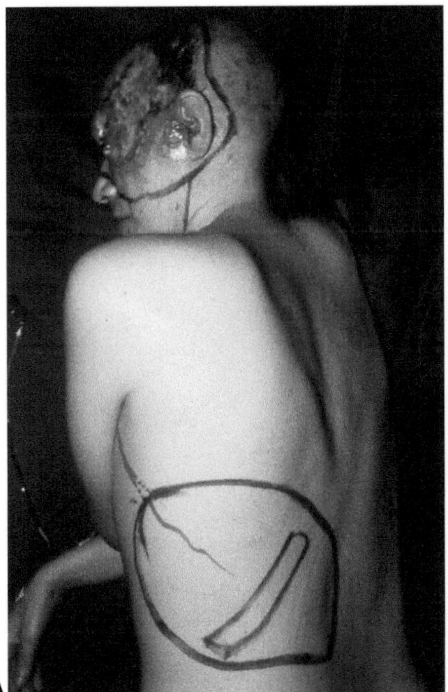

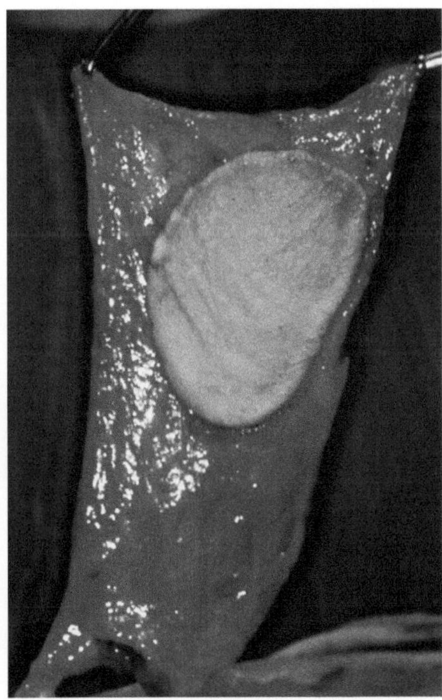

Fig. 48-5. (**A** e **B**) Retalho miocutâneo de grande dorsal. Na base (**B**), nota-se o pedículo formado pela artéria toracodorsal. O retalho será suturado de maneira tubular, com a pele voltada para dentro, reconstruindo o seguimento faringoesofagiano.

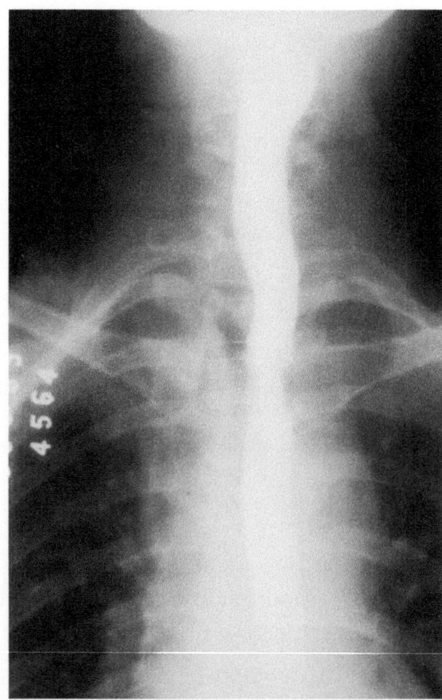

Fig. 48-6. Radiografia contrastada de hipofaringe e esôfago pós-reconstrução do trânsito faringoesofagiano com retalho de trapézio. Notar a excelente passagem de contraste e ausência de estenose, 1 ano após a cirurgia.

CONCLUSÃO

Retalhos miocutâneos são uma opção popular na reconstrução do trânsito faringoesofagiano após a laringofaringectomia total, devido à sua facilidade de execução, segurança e por proporcionar um bom índice de retomada da via oral pelo paciente (Fig. 48-6).

O retalho miocutâneo de grande peitoral segue sendo o mais usado, devido à facilidade de execução, embora seja superado pelo retalho de trapézio no quesito "qualidade de alimentação", já que o trapézio proporciona um tubo (ou neoesôfago) de menor volume muscular e que terá menor incidência de estenose no futuro.

Devido a ser um retalho que requer maior habilidade na execução, o retalho trapezial não se tornou tão popular como o retalho peitoral, apesar de suas muitas vantagens com relação a este.

O retalho de grande dorsal pode ser uma opção válida na impossibilidade do uso dos retalhos peitoral e de trapézio.

Embora estejam sendo substituídos, na atualidade, pelo retalho de jejuno (microcirúrgico), os retalhos miocutâneos seguem sendo muito populares nos serviços onde a técnica de microcirurgia ainda não é usada rotineiramente, por falta de equipe treinada ou devido aos altos custos associados à técnica microcirúrgica.

REFERÊNCIAS BIBLIOGRÁFICAS

1. Aryan S. The pectoralis major myocutaneous flap.A versatile flap for reconstruction in head and neck. *Plastic and Reconstructive Surgery* 1979 Jan.;1(63):73-81.
2. Demergasso F, Piazza M. Trapezius myocutaneous flap in reconstructive surgery for head and neck cancer: an original technique. *The American Journal of Surgery* 1979 Oct.;138:533-36.
3. Tansini I. Nuovo processo per l'amputazione della mammaella per cancre. *Reforma Medica* 1896;12:3.

CAPÍTULO 49

Gastrostomia e Jejunostomia

Luciano Bastos Moreira ◆ Leandro Totti Cavazzola ◆ Maurício Pipkin

INTRODUÇÃO

Alternativas para a nutrição de pacientes por via oral são necessárias em uma série de situações clínicas, onde a reversibilidade do quadro nutricional não pode ser conseguida pela alimentação via oral. Entre as alternativas existentes, pode-se ressaltar a nutrição parenteral total e as diferentes formas de nutrição enteral, através da colocação de ostomias provisórias ou definitivas para ofertar preparados alimentares diretamente ao tubo digestivo. Alguns exemplos de doenças que possuem indicação de receber este tipo de nutrição são as neoplasias de cabeça e pescoço e os déficits neurológicos.

Neste capítulo serão abordados dois procedimentos de administração de alimentos de forma enteral: a gastrostomia e a jejunostomia.

DESENVOLVIMENTO

Segundo Sanders *et al.*, o benefício da gastrostomia, considerando a morbidade e a mortalidade, foi demonstrado somente em pacientes com doença cerebrovascular ou neoplasias malignas de orofaringe. Para Oyogoa, a principal indicação é para pacientes com distúrbios neurológicos que interfiram no processo de alimentação e deglutição com doença sistêmica debilitante e obstrução maligna da via natural por tumores de cabeça e pescoço ou esôfago. A jejunostomia é preconizada para pacientes que, dentre essas indicações, não tenham uma boa proteção contra o refluxo de conteúdo alimentar e conseqüente aspiração para as vias aéreas.

Podemos categorizar a gastrostomia de acordo com o seu tempo de utilização. O acesso temporário é planejado para o paciente que irá retornar à alimentação por via oral em algum período de tempo, e o permanente, para o paciente que não poderá mais utilizar a via natural. Uma das grandes prerrogativas da utilização da gastrostomia temporária em vez da sonda nasogástrica é o bem-estar do paciente. A primeira apresenta uma maior mobilidade e conforto para o paciente, além de que a não interferência nas vias aéreas propicia uma melhor mobilização e aspiração das secreções de vias aéreas superiores. A gastrostomia temporária está indicada também para pacientes que serão submetidos a procedimentos cirúrgicos na cavidade oral e que não poderão ingerir alimento por semanas.

Um dos problemas da gastrostomia é a predisposição à ocorrência de refluxo gastroesofágico, com grande probabilidade de provocar pneumonias de repetição por aspiração. Dessa forma, pacientes comatosos não devem ser alimentados por esse método, e sim por uma jejunostomia, a não ser que sejam associadas manobras anti-refluxo.

Um estudo realizado por Olson *et al.* avaliou o refluxo gastroesofágico de pacientes antes da colocação da gastrostomia percutânea e uma semana após o procedimento. Os achados dos exames pré e pós-colocação da gastrostomia foram semelhantes em 39 pacientes, o equivalente a 85%, não evidenciando indução do refluxo gastroesofágico. Já um estudo realizado pela Clínica Mayo mostrou que, de 83 pacientes que tinham gastrostomia, 31 deles apresentaram algum tipo de complicação, dentre elas deslocamento de tubo com 34 episódios e aspiração em 22 episódios.

Em princípio, a delimitação da utilização da gastrostomia permanente é somente a não-intenção ou a impossibilidade de retorno à via oral. Sua diferença para a temporária é a criação de um túnel de mucosa e parede gástrica que é levado até a epiderme. Com isso, há a formação de uma fístula do estômago com a parede abdominal. Por esse tipo de técnica não ocorre o fechamento da comunicação gástrica com o exterior de forma espontânea, sendo possível então colocar um cateter para alimentação somente nos horários apropriados e fechá-la nos intervalos.

Para a obtenção dessa fístula é necessária uma técnica cirúrgica mais apurada, pois é utilizada uma incisão mais ampla com uma exposição maior da parede gástrica, levando a um aumento do tempo cirúrgico.

Gastrostomia de Stamm (Fig. 49-1)

1. Incisão na linha média supra-umbilical.
2. Seis a 10 cm acima da junção gastroduodenal, na parede anterior do estômago, realizam-se duas suturas circulares em bolsa com fio de seda ou Vicryl.
3. Incisão de aproximadamente 0,5 cm na área central das bolsas e coloca-se um cateter de Foley ou uma sonda Petzer.
4. Coloca-se o cateter no orifício e aproximam-se as suturas das bolsas.
5. Exterioriza-se o cateter por contra-incisão pela pele do paciente, tracionando-o de forma gentil até não existir espaço morto entre a parede abdominal anterior e o estômago.
6. Fixação do estômago na parede abdominal com pontos separados de seda envolvendo-o.
7. Fixação do tipo bailarina do cateter na pele.

Gastrostomia de Witzel

1. Mesmo procedimento anterior, porém somente uma linha de sutura no estômago.
2. Túnel com parede gástrica de aproximadamente 5 cm sobre o cateter.

A outra forma de nutrição enteral é a jejunostomia, que consiste na obtenção de uma via alimentar após o ângulo de Treitz. Ela é indicada em pacientes que não conseguem mobilizar secreções e que não possuem uma proteção adequada ao refluxo gastroesofágico e para as vias aéreas. Como a posição do tubo, nesse caso, é de aproximadamente 20 cm do ângulo de Treitz, a possibilidade de ocorrer refluxo de conteúdo gástrico para dentro da via respiratória é bem menor.

Com o advento das fibras ópticas e da utilização da endoscopia digestiva alta como método diagnóstico e intervencionista, não é difícil imaginar o seu emprego para a obtenção de uma via enteral sem a necessidade de uma laparotomia. As comparações entre o método convencional e o endoscópico mostraram resultados equivalentes, porém o segundo apresentou menos desconforto para o paciente e menor custo para o hospital. Da mesma forma que a gastrostomia convencional, a endoscópica é indicada para pacientes com quadros neurológicos que impossibilitam ou venham a impossibilitar as alimentações por via oral, pacientes vítimas de trauma de face ou crânio e neonatos com grande retardo psicomotor. Deve-se levar em consideração também o custo da técnica e a experiência do serviço hospitalar que faz esse tipo de procedimento.

Os pacientes com refluxo gastroesofágico que não têm boa proteção de via aérea não devem ser submetidos ao procedimento endoscópico pelo mesmo motivo da gastrostomia convencional. Considera-se uma contra-indicação relativa o paciente com grandes volumes de ascite ou desnutrição severa, pois nesses casos pode ocorrer um extravasamento de ascite pelo trajeto formado, ou de conteúdo gástrico para dentro da cavidade. De acordo com Bergstrom *et al.*, os pacientes que recebem indicação de via enteral geralmente apresentam condições ruins, com sobrevida pobre, em torno de 49% em 6 meses. A análise do custo-benefício do procedimento para esses pacientes não deve ser relevada.

As complicações são, em sua maioria, simples e contornáveis. Hiperemia, edema ao redor do tubo, ou ainda irritação da pele no local são complicações menores. Sangramentos, formação de abscesso de parede e até necrose de parede abdominal pelo quadro infeccioso são as complicações mais graves. O cuidado com o cateter deve ser sempre verificado. Em casos

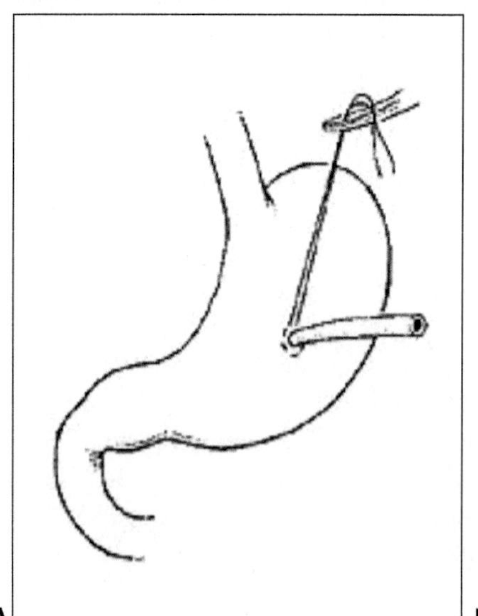

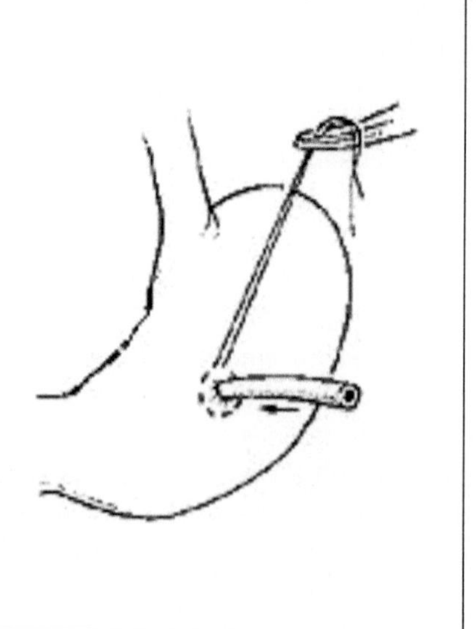

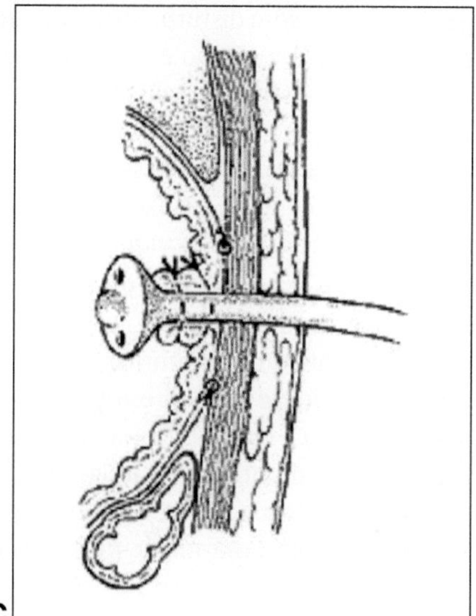

Fig. 49-1. Gastrostomia de Stamm. (**A**) Primeira bolsa de sutura. (**B**) Segunda bolsa de sutura. (**C**) Retirada por contra-incisão fixando estômago à face interna da parede abdominal. (Modificado de Skandalakis JE, Skandalakis PN, Skandalakis LJ. *Surgical Anatomy and Technique.* 2nd ed. Editora Springer, 2001.)

de tração excessiva pode ocorrer necrose e migração do mesmo para a pele. A pouca tração pode fazer o tubo migrar para o piloro. No caso de arrancamento do tubo, deve-se passar um outro no local e observar algum sinal de peritonite em até 24 horas. Poderá ocorrer perfuração ou fístula gastrocólica.

Os problemas relacionados com a pele devem ser tratados com a proteção de pomadas. Os sangramentos digestivos e o extravasamento de conteúdo intestinal para a cavidade devem ser avaliados atentamente, pois podem evoluir para sepse e necessitar de intervenção cirúrgica.

Jejunostomia (Fig. 49-2)

1. Pode ser usada qualquer uma das técnicas anteriormente descritas, porém utilizando uma alça de jejuno numa distância de 15 a 20 cm do ângulo de Treitz.

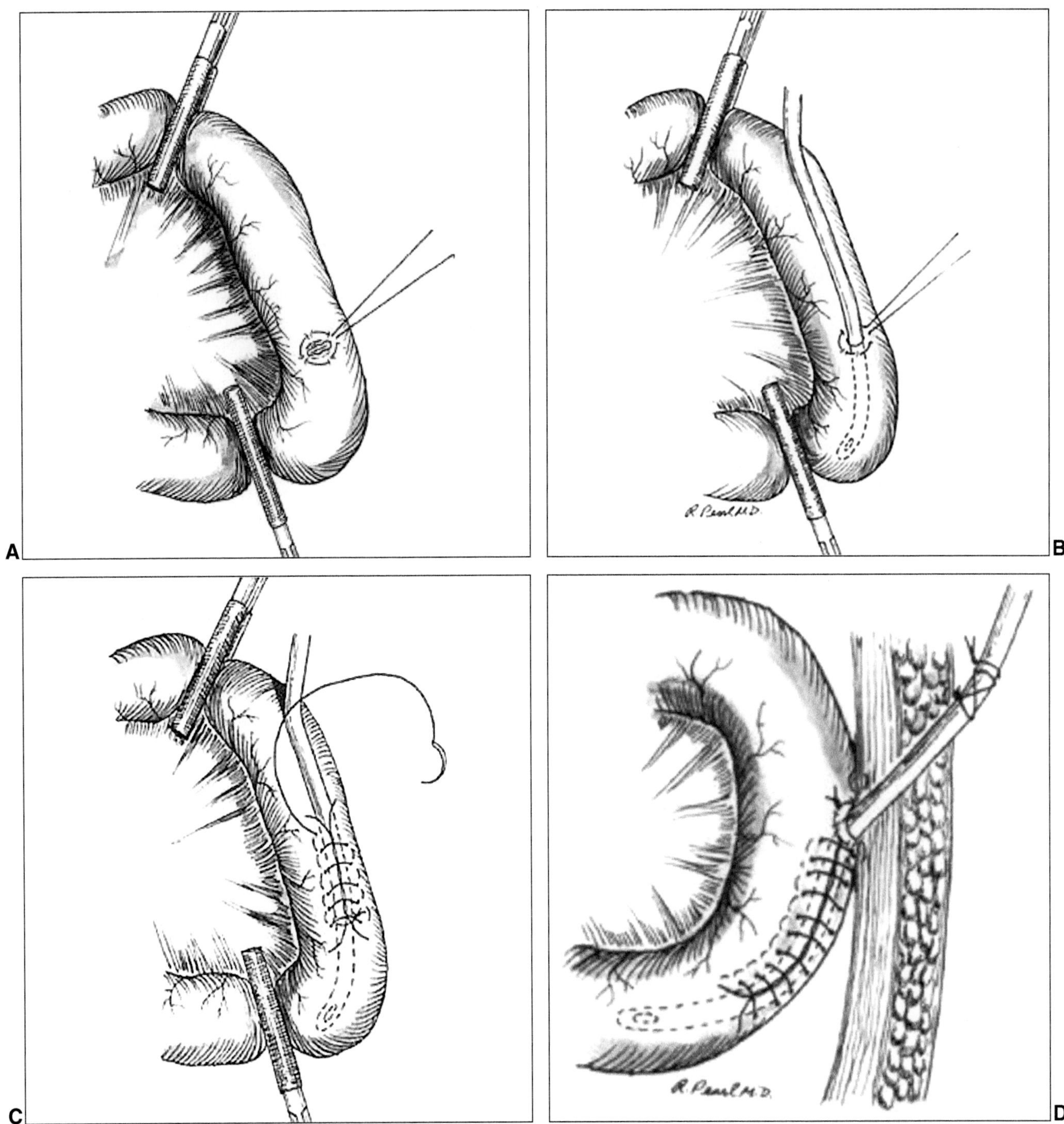

Fig. 49-2. Jejunostomia à Witzel. (**A**) Bolsa de sutura única. (**B**) Colocação de cateter. (**C**) Tunelização do cateter. (**D**) Retirada por contra-incisão e fixação na face interna da parede abdominal. (Modificado de Skandalakis JE, Skandalakis PN, Skandalakis LJ. *Surgical Anatomy and Technique*. 2nd ed. Editora Springer, 2001.)

2. A preferência normalmente é pela técnica de Witzel, utilizando-se sonda de aspiração traqueal ou sonda nasogástrica de números 12 ou 14.

CONCLUSÃO

Certamente, a escolha do método a ser utilizado como forma de nutrição enteral é dependente da doença do paciente e da disponibilidade de equipamentos no serviço. Porém não se deve ter dúvida quanto à importância da manutenção de um adequado aporte nutricional ao paciente. O pronto restabelecimento, a antecipação de alta hospitalar e a minimização das complicações pós-operatórias são proporcionais ao aporte nutricional efetivo e à precocidade com que isso é oferecido ao paciente.

BIBLIOGRAFIA CONSULTADA

Bergstrom LR, Larson DE, Zinsmeister AR *et al.* Utilization and outcomes of surgical gastrostomies and jejunostomies in an era of percutaneous endoscopic gastrostomy: a population-based study. *Mayo Clin Proc* 1995;70(9).

Jesseph JM. Open gastrostomy. In: Baker RJ, Fischer JE. *Mastery of surgery.* 4. ed. Philadelphia: Lippincott Williams and Wilkins, 2001. v. I.

Kaw M, Sekas G. Long-term follow-up of consequences of percutaneous endoscopic gastrostomy. *Dig Dis Sci* 1994;39(4).

Kirby DF. Surgical gastrotomies versus endoscopic gastrostomies: a tube by any other name. *Mayo Clin Proc* 1995;70(9).

Olson DL, Krubsack AJ, Stewart ET. Percutaneous enteral alimentation: gastrostomy versus gastrojejunostomy. *Radiology* 1993;187(1).

Oyogoa S, Schein M, Gardezi S *et al.* Surgical feeding gastrostomy: are we overdoing it? *J Gastrointest Surg* 1999;3(2).

Ponsky JL. Percutaneous endoscopic gastrostomy. In: Baker RJ, Fischer JE. *Mastery of surgery.* 4. ed. Philadelphia: Lippincott Williams and Wilkins, 2001. v. I.

Rabaneda RMC, Candela CG, Blanco AIC *et al.* Evaluation of the cost of home enteral nutrition in relation to different access routes. *Nutr Hosp* 1998;13(6).

Sanders DS, Carter MJ, D´Silva J *et al.* Percutaneous endoscopic gastrostomy: a prospective audit of the impact of guidelines in two district general hospitals in the United Kingdom. *Am J Gastroenterol* 2002;97(9).

Schurink CA, Tuynman H, Sholten P *et al.* Percutaneous endoscopic gastrostomy: complications and suggestions to avoid them. *Eur J Gastroenterol Hepatol* 2001;13(7).

Skandalakis JE, Skandalakis PN, Skandalakis LJ. Surgical anatomy and technique. 2. ed. New York: Springer-Verlag, 2001.

CAPÍTULO 50

TRATAMENTO CIRÚRGICO DA ASPIRAÇÃO

Geraldo Pereira Jotz ◆ Onivaldo Cervantes

INTRODUÇÃO

O complexo fisiopatológico da deglutição tem um número muito grande de causas que podem interferir na alimentação e na respiração, com graves conseqüências. Algumas destas causas podem ser amenizadas ou resolvidas com o tratamento cirúrgico. As decisões de quando e como se deve intervir devem ser baseadas na evolução clínica do paciente, nos sintomas, no exame físico, e no estudo fibroendoscópico e radiológico da deglutição. Esta decisão deve ser tomada interdisciplinarmente, com a participação do otorrinolaringologista, do neurologista, do fonoaudiólogo e, quando necessário, de outras áreas afins, além de obviamente do paciente, quando possível, e de seus familiares. Dependendo da causa da aspiração, o tratamento a ser instituído pode ser mais conservador. Nos casos em que os fatores neurológicos são os desencadeantes e, muitas vezes de maneira irreversível, a abordagem terapêutica tende a ser de forma definitiva.

Isso é explicado pela divisão didática, em que temos quadros agudos de aspiração, cuja etiologia pode ser reversível, e os quadros crônicos, nos quais habitualmente a causa neurológica predomina e se estabelece de forma irreversível.

O tratamento cirúrgico ideal é aquele que previne a aspiração, seja simples de ser realizado, tenha poucas complicações, permita a fonação e a deglutição, possa ser realizado, de preferência, com anestesia local e seja reversível; porém, nem sempre isso é possível.

TRATAMENTO CIRÚRGICO

Descreveremos a seguir, apenas as intervenções médicas que preconizamos nos diversos tipos de pacientes disfágicos, pois os aspectos fonoaudiológicos são abordados em outros capítulos.

Traqueostomia

A realização da traqueostomia deve ser considerada sempre que o paciente apresente disfagia e sinais e/ou sintomas de aspiração da própria saliva, impedindo sua alimentação oral e evoluindo, na maioria dos casos, com pneumonias de repetição. Normalmente, indicamos este procedimento nos quadros agudos, em que não sabemos qual será a evolução do paciente, ou ainda, naqueles quadros neurológicos que necessitem também de apoio respiratório, tipo esclerose lateral amiotrófica, pós-AVC, entre outros. Fazemos uso de cânula com balonete de baixa pressão e alta complacência, que impede a aspiração, evita lesão traqueal e permite melhores cuidados quanto à aspiração de secreções traqueais. É uma medida temporária, mas eficiente, no controle da aspiração.

Têm como inconveniente o de formar tampão mucoso ("rolha"), caso não seja diariamente higienizada (4 a 6 vezes por dia), pois alguns modelos de cânula não possuem o intermediário (cânula interna). Além disto, dificultam a elevação da laringe durante o processo de deglutição, aumentam o risco de traqueomalacia por inflamação prolongada, aumentam o risco de estenose traqueal, de fístula traqueoesofágica e arteriotraqueal, além de suscetibilizar a perda do reflexo de fechamento glótico.

Devemos dar preferência, nestes casos, às cânulas com intermediários, que facilitam os cuidados e que podem ser trocadas sem a retirada total do conjunto da cânula. Um outro inconveniente da traqueostomia é que a presença do balonete insuflado também pode ser responsável por quadros disfágicos, em virtude da pressão deste sobre a parede posterior da traquéia, fazendo pressão no esôfago, impedindo a livre passagem do bolo alimentar.

Medialização das pregas vocais

Quando a aspiração traqueobronquial está associada à paralisia (em abdução) das pregas vocais (uni ou bilateral), medializa-se a prega vocal paralisada pela técnica da tireoplastia tipo I de Isshiki[6] ou através de injeções intracordais de substâncias (silicone, teflon, gelfoam) ou tecidos autógenos (gordura, fáscia), que tem como grande inconveniente o não-fechamento total da comissura posterior (técnicas já descritas no Capítulo de Paralisia do Nervo Laríngeo Recorrente).

Colocação de moldes endolaríngeos

A colocação de moldes endolaríngeos é uma opção temporária, que pode resolver o problema de aspiração. Podemos utilizar os moldes sólidos tipo Silastic, que podem ser introduzidos por via endoscópica, ou tipo Eliachar, como descrito por Eliachar *et al.* (1987) e Eliachar e Nguyen (1990),[3,4] um molde "oco" que pode ser introduzido pela traqueostomia. Sua desvantagem é que retém secreções, traumatiza a laringe, pode haver deslocamento do mesmo e, o mais importante, provoca desconforto para o paciente.

Miotomia do cricofaríngeo cirúrgica e "química"

Em pacientes portadores de disfunção do músculo cricofaríngeo (porção distal do músculo constritor inferior da faringe), como os portadores de acalasia, espasmos musculares incoordenados, hiper ou hipofuncionantes, a miotomia é uma alternativa que muitas vezes soluciona o quadro disfágico. Segundo McKenna e Dedo (1992),[10] a miotomia é um "procedimento diagnóstico e terapêutico". Blitzer (1987) aumentou este conceito utilizando a toxina botulínica para uma "miotomia química", sem os riscos associados a um procedimento cirúrgico, bloqueando a ação da acetilcolina na junção neuromuscular.[1] Este autor desenvolveu a técnica percutânea utilizando um eletromiógrafo para guiar a injeção. Normalmente ele injetava em dois sítios, isto é, bilateralmente, 2,5 unidades em cada lado, repetindo este procedimento a cada 4 a 6 meses. Este tipo de abordagem se aplica bem em pacientes com alto risco cirúrgico. Uma forma de avaliarmos o resultado previamente é injetarmos lidocaína a 2%, que mostrará se o paciente terá benefícios após a injeção da toxina botulínica.

Nos casos em que os resultados são excelentes, porém temporários, podemos lançar mão do tratamento definitivo, que é a miotomia cirúrgica, realizada através de cervicotomia lateral, com abordagem pela borda anterior do músculo esternocleidomastóideo. Uma forma de facilitar a identificação do esfíncter e realizar a miotomia é passando-se um balão gastroesofágico e insuflando-se a porção esofágica. Deve-se tomar o cuidado de se isolar o nervo laríngeo recorrente para não haver risco de lesão.

Naqueles casos em que a aspiração é inevitável e grave, dificultando a alimentação e provocando quadros de pneumonia aspirativa, necessitamos de uma atitude mais agressiva do ponto de vista cirúrgico, muitas vezes de maneira irreversível. Dentre estas técnicas, temos:

Fechamento glótico

Descrito por Montgomery (1975) como uma técnica para fechamento das pregas vestibulares e vocais e que seria reversível.[11] Necessita da realização de traqueostomia além da tireotomia mediana (Fig. 50-1) onde, após a exposição das pregas vocais e vestibulares, escarificamo-as, removendo seu epitélio, aproximando-as da linha média com pontos separados de *mononylon* nº 3.0, segundo originalmente descrita por Montgomery (1975), porém, preferimos utilizar fios absorvíveis, tipo Vicryl 3.0, tanto nas pregas vocais quanto nas pregas vestibulares. Em 1980, Sasaki *et al.* sugeriram uma modificação na técnica de Montgomery, pois observaram que esta falhara no fechamento glótico completo, permanecendo uma fenda na região da comissura posterior (porção cartilagínea da laringe), junto à musculatura interaritenóidea.[12] Apesar de relatado um sucesso de 95%, não utilizamos mais esta técnica, pois

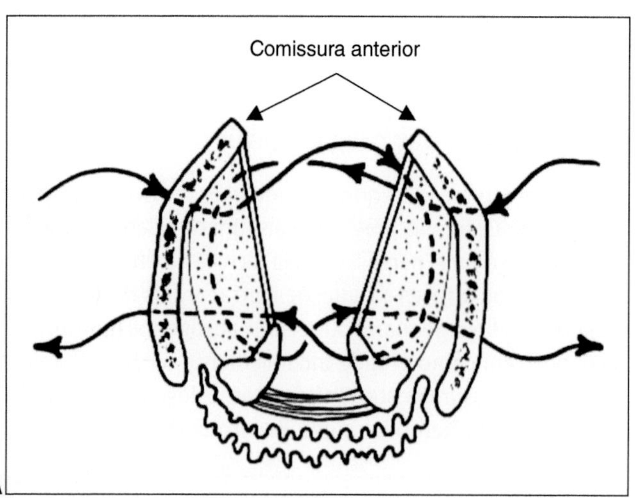

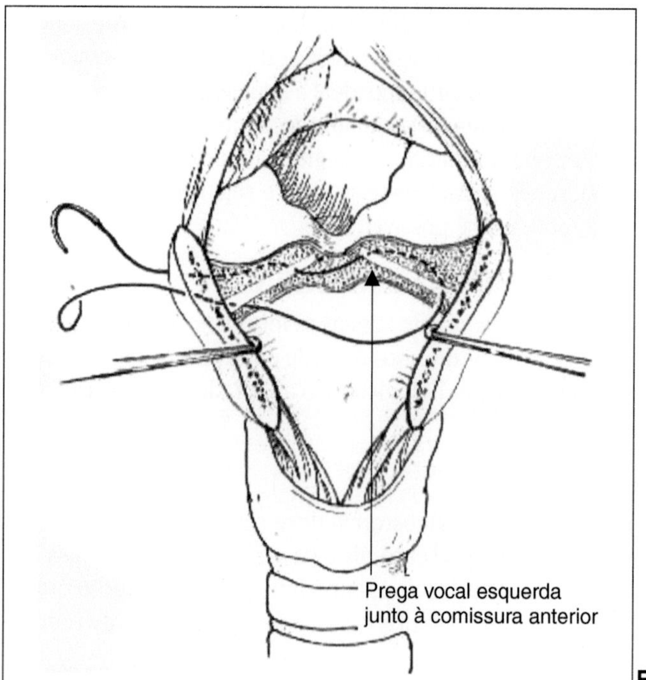

Fig. 50-1. (**A** e **B**) Fechamento glótico com sutura das pregas vocais e "bandas" supraglóticas. (Técnica de Montgomery, 1975.)

além de todo trauma cirúrgico, necessita de traqueostomia, impede a fonação, não previne totalmente a aspiração e provoca trauma definitivo nas pregas vocais.

Fechamento laríngeo com cobertura da epiglote

Em 1983, Habal e Murray descreveram o fechamento da laringe com o retalho epiglótico, através da faringotomia infra-hióidea, em que se realizava uma desinserção da cartilagem epiglote do osso hióide e a sutura da mesma junto às cartilagens aritenóideas e ao ligamento ariepiglótico, com pontos de Vicryl® n° 3.0.[5] Cummings (1984) sugeriu o fechamento adicional com mais uma camada de tecido, a das pregas vestibulares.[2] Warwick-Brown *et al.* (1986) propõem a suspensão da laringe associada ao fechamento.[14] Na nossa opinião, esta é uma técnica para ser utilizada em pacientes adultos, pois a configuração anatômica (em ômega) da epiglote infantil torna-a pouco efetiva, além de ocorrer em ambos os grupos etários, alta taxa de deiscência das suturas, parcial ou até totalmente, como observamos em alguns casos por nós realizados. Também necessita da realização de traqueostomia e dos cuidados com a mesma.

Desvio do trânsito aéreo com ou sem separação laríngea Lindeman (1975)[8] sugere a técnica de secção traqueal no nível do 3° ou 4° anel, onde o segmento proximal é anastomosado na parede lateral no esôfago (Fig. 50-2) com fios de Vicryl® 3.0 (anastomose término-lateral) ou fechado em fundo cego (Fig. 50-3), utilizando-se fio de *mononylon* 3.0. Já com o segmento distal da traquéia é confeccionado o traqueostoma (implantação da traquéia na pele), utilizando-se fios de seda 0 ou fio de algodão 0.

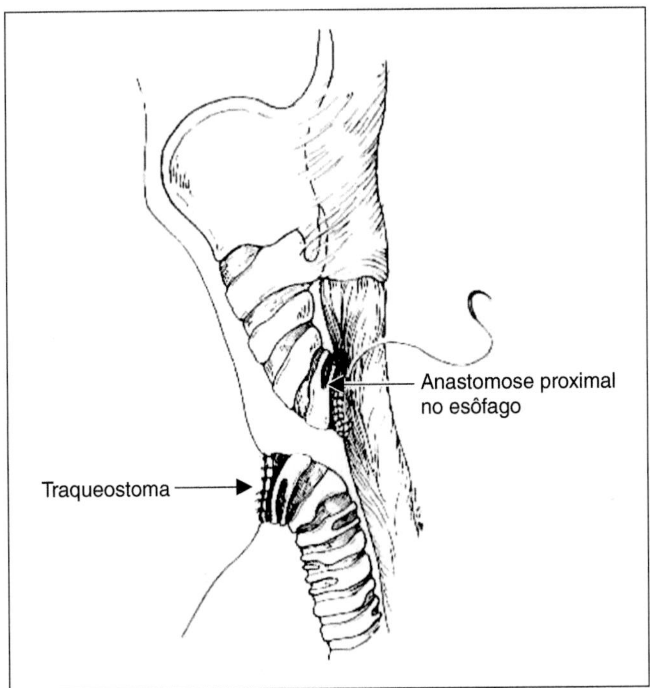

Fig. 50-2. Traqueostoma distal e anastomose traqueoesofágica proximal. (Técnica de Lindeman, 1975.)

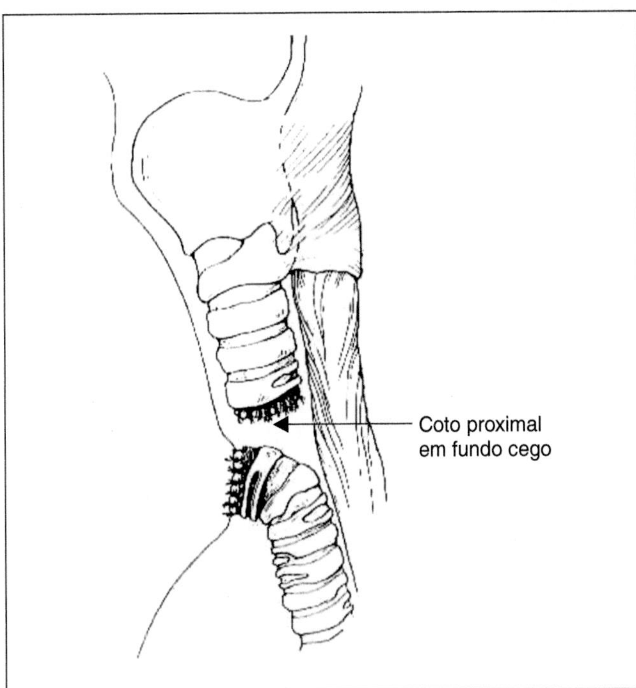

Fig. 50-3. Traqueostoma distal e fechamento em fundo cego proximal. (Técnica de Lindeman *et al.*, 1976.)

Lindeman *et al.* (1976) apresentam a técnica de separação laringotraqueal com fechamento do coto proximal e implantação do coto distal na pele.[9] O problema desta técnica é que a laringe e o segmento inicial da traquéia se tornam um segmento com fundo cego, coletando secreções e restos alimentares, além de aumentar o risco de deiscência da sutura proximal e infecção. Pode ser utilizada em crianças, com possibilidade de reversão, haja vista que os anéis traqueais são mais flexíveis e permitem uma boa coaptação das bordas do coto proximal. O importante destas técnicas é que as mesmas são reversíveis se houver a recuperação do paciente, podendo-se reanastomosar os segmentos traqueais, utilizando-se Prolene 3.0 na parede posterior (sutura contínua) e Vicryl 3.0 nos anéis traqueais (sutura com pontos separados), restabelecendo a via respiratória. Estas técnicas têm o inconveniente do risco de lesão dos nervos laríngeos inferiores, que chegam à laringe pelo sulco traqueoesofágico. Temos utilizado esta técnica, com anastomose do segmento proximal com o esôfago, em pacientes com quadros neurológicos irreversíveis, com sucesso no tratamento da aspiração e facilitando a realimentação do paciente por via oral.

Tucker (1979)[13] sugeriu que a porção proximal deveria ser passada através de um túnel confeccionado utilizando o músculo esternocleidomastóideo, com sua inserção aberta na pele, e Krespi *et al.* (1984) propõem a remoção da porção anterior dos anéis traqueais para permitir uma melhor anastomose entre a traquéia e o esôfago.[7]

CONCLUSÕES

Muitos procedimentos, mais ou menos sofisticados, são descritos na literatura para tratamento de pacientes disfágicos. A reabilitação ideal para pacientes disfágicos e disfônicos seria a devolução da função da faringe e da laringe para os mesmos. Complacentes com esta situação, profissionais têm realizado retalhos neurais com o objetivo de restaurar as funções motora e sensitiva da laringe. A traqueostomia e a gastrostomia são procedimentos temporários até que se estabeleça o diagnóstico. Com a definição etiológica e a evolução do paciente, assim como seu prognóstico, deve-se discutir soluções permanentes para cada caso. Os resultados são bons do ponto de vista de deglutição e aspiração, porém irão depender da doença de base.

REFERÊNCIAS BIBLIOGRÁFICAS

1. Blitzer A. Evaluation and management of chronic aspiration. *New York State J Med* 1987;87:154-60.
2. Cummings CW. Epiglottic sewdown (epiglottopexy) procedure. In: *Atlas of laryngeal surgery.* St. Louis: Mosby-Yearbook, 1984.
3. Eliachar I *et al.* A vented laryngeal stent with phonatory and pressure relief capability. *Laryngoscope* 1987;97:1264.
4. Eliachar I, Nguyen D. Laryngotracheal stent for internal support and control of aspiration without loss of phonation. *Otolaryngol Head Neck Surg* 1990;103:837.
5. Habal MB, Murray JE. Surgical treatment of life-endangering aspiration. *Arch Otolaryngol Head Neck Surg* 1983;109:809-11.
6. Isshiki *et al.* Thyroplasty as a new phonosurgical technique. *Acta Otolaryngol* 1974;78:451.
7. Krespi YP, Quatela VC, Sisson GA. Modified tracheoesophageal diversion for chronic aspiration. *Laryngoscope* 1984;94:1298.
8. Lindeman RC. Diverting the paralyzed larynx: a reversible procedure for intractable aspiration. *Laryngoscope* 1975;85:157.
9. Lindeman RC, Yarington CT, Sutter D. Clinical experience with the tracheoesophageal anastomosis for intractable aspiration. *Ann Otol Rhinol Laryngol* 1976;85:609-13.
10. McKenna JA, Dedo HH. Cricopharyngeal myotomy: Indications and technique. *Ann Otol Rhinol Laryngol* 1992;101:216-21.
11. Montgomery WW. Surgery to prevent aspiration. *Arch Otolaryngol Head Neck Surg* 1975;101:679-82.
12. Sasaki CT, Milmue G, Yanigasawa E *et al.* Surgical closure of the larynx for intractable aspiration. *Arch Otolaryngol Head Neck Surg* 1980;106:422-23.
13. Tucker HM. Management of the patient with an incompetent larynx. *Am J Otolaryngol* 1979;1:47-56.
14. Warwick-Brown NP, Richards AES, Cheesman AD. Epiglottopexy: a modification using additional hyoid suspension. *J Laryngol Otol* 1986;100:1155.

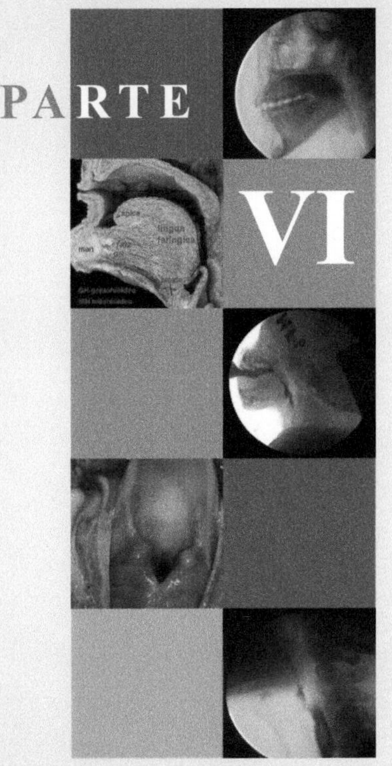

REABILITAÇÃO

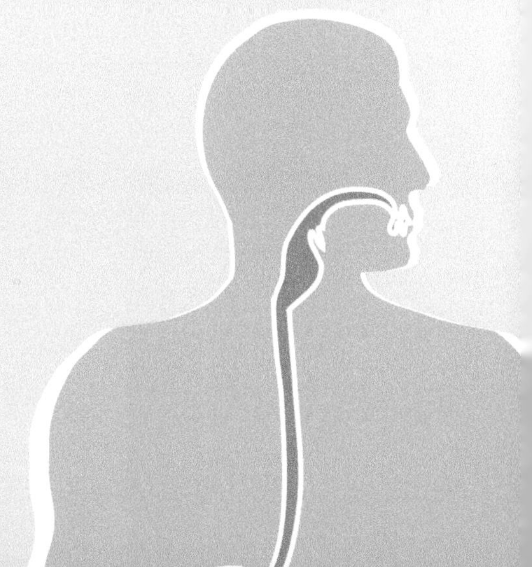

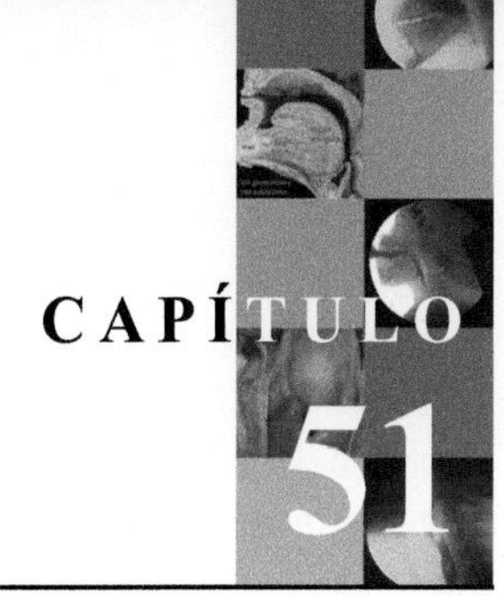

CAPÍTULO 51

Reabilitação Protética Bucomaxilofacial

José Divaldo Prado ◆ Fábio de Abreu Alves

A origem da prótese bucomaxilofacial tem data não muito precisa, mas sabe-se que os primeiros achados arqueológicos foram encontrados com os egípcios desde 2600 a. C.,[6] e os da cultura chinesa datam de 1500 a. C.[3] Sabe-se também, por exemplo, que Demóstenes (348–323 a. C.), o grande orador grego, portador de fissura palatina congênita, utilizava conchas do mar para melhorar a sua fala e a qualidade da sua voz,[5] embora somente a partir de Ambroise Paré, no século XVI, tenhamos registros destes artefatos protéticos, bem como dos princípios gerais para a confecção destes e a sua aplicação em pacientes.[4]

Posteriormente, no final do século XIX, Pierre Fauchard e Claude Martin, que para alguns autores são considerados os criadores da prótese bucomaxilofacial, também contribuíram para a evolução deste tratamento protético. Já McGrath, Suersen e Kingsley determinaram consideráveis avanços, pelas suas considerações dos aspectos anatômicos e funcionais do palato mole e da faringe.[6]

Segundo relatos históricos, foram utilizados diversos materiais nas tentativas de reabilitação bucomaxilofacial e, dentre estes, poderíamos citar alguns como: ouro, prata, cerâmica, vidro, madeira, acetato, papel, celulóide, vulcanite, gaze, gelatina, glicerina, látex, resinas polivinílicas, acrílico e silicone, além de aço inoxidável e ligas de titânio.[3,5,14] Conceitualmente, denomina-se prótese bucomaxilofacial, a arte e a ciência que compreende a reabilitação morfofuncional das estruturas intra e extrabucais por meios artificiais, não só restabelecendo a forma e função adequada, mas conservando as estruturas remanescentes em bom estado de saúde, o que leva à reincorporação do indivíduo à sociedade.[3]

No Brasil, os primeiros relatos publicados sobre prótese bucomaxilofacial são do cirurgião-dentista Monteiro de Barros, que durante a I Guerra Mundial observou trabalhos realizados pelos colegas americanos e europeus nas reabilitações faciais.[4]

O desenvolvimento das técnicas cirúrgicas, concomitante ao da reabilitação bucal, permitiu à prótese bucomaxilofacial integrar o tratamento das alterações congênitas, como os fissurados palatinos, ou as adquiridas pelos pacientes no decorrer de suas vidas, como tumores, acidentes, distúrbios do desenvolvimento e seqüelas cirúrgicas.[5,13]

De uma forma geral, os pacientes portadores de alterações estruturais e/ou funcionais da região bucomaxilar carecem sobremaneira de um enfoque multidisciplinar em suas terapias, conferindo uma importância fundamental à Odontologia e à Fonoaudiologia nestas equipes.[6,7] A prótese bucomaxilofacial presta-se à fonoaudiologia como uma importante ferramenta na reabilitação da mastigação, respiração e deglutição, podendo ser exclusiva ou complementar, temporária ou definitiva.[7,8]

Considerando que a fonoaudiologia é a área das ciências que atua com a comunicação total do indivíduo, a presença do fonoaudiólogo em equipes de oncologia está cada vez mais se ampliando e aprimorando, conferindo portanto, a estes profissionais, grande responsabilidade na reabilitação.[8]

Quando mencionamos reabilitação bucomaxilofacial, estamos nos referindo a uma série muito grande de artefatos protéticos e, neste capítulo, estaremos tratando apenas dos de indicação diretamente relacionada com a fonoaudiologia, sejam eles para melhorar a mastigação, a deglutição ou a fala.

▶ OBTURADORES PALATINOS

A reabilitação protética com os obturadores palatinos está indicada àqueles pacientes portadores de defeitos ósseos maiores que 2 mm^2, sejam eles congênitos ou adquiridos, como por exemplo as seqüelas cirúrgicas[3,5] e as fendas palatinas[14], respectivamente, podendo proporcionar comunicação do meio bucal com seios maxilares, fossas nasais, rinofaringe e cavidade orbitária. Estes pacientes apresentam dificuldades, como o direcionamento dos alimentos para a cavidade nasal, de mastigação, hipernasalidade e distorção de alguns sons, o que leva à inteligibilidade da fala. Deve-se considerar ainda que o palato tenha a função de separar as cavidades bucal e nasal,[5] tornando-as estruturas independentes nas funções, na fonoarticulação e deglutição. Este tipo de prótese pode ser classificado segundo o momento de confecção em: cirúrgica ou imediata, quando instalada no mesmo momento da cirurgia, de transição ou provisória, quando instalada antes que o caso tenha se concluído, e definitiva, quando a indicação por qualquer motivo seja a opção.

Segundo o material, os obturadores palatinos são classificados em: rígidos, quando confeccionados em metal/acrílico e acrílico puro, flexíveis ou mistos, quando em silicone puro ou conjuntamente com acrílico, e segundo a condição dentária do maxilar em: parciais, quando o paciente preservar alguns dentes, e totais, quando o paciente for edêntulo.

A indicação pelo tipo de prótese está diretamente relacionada com cada caso, e, os materiais mais comumente utilizados para confecção destes obturadores, conforme já relatado anteriormente são: os metais cromo/cobalto (Cr/Co), a resina acrílica termoativada, o acetato e o silicone.[3,14]

O objetivo principal dos obturadores palatinos é restabelecer a correta capacidade de deglutição, fonação, estética e conforto, uma vez que, havendo memória neuromuscular, esta função será reabilitada com o auxílio deste aparato.[5,6,12]

No planejamento e na confecção dos obturadores palatinos, é de fundamental importância o aspecto multidisciplinar, inclusive a presença do fonoaudiólogo,[8] deve-se considerar a preservação do maior número de dentes, o que em muito auxilia na adaptação, fixação e segurança dos obturadores, pelos pacientes.[5,13] Atualmente, com o desenvolvimento dos implantes osseointegrados, principalmente os do tipo longo, fixados nos ossos zigomáticos, houve grande avanço na fixação dos obturadores para os pacientes com este tipo de indicação.[5]

Aos pacientes submetidos a cirurgias que causam defeitos palatinos, pode-se confeccionar prótese obturadora palatina imediata, e esta poderá não conter dentes, deixando esta condição para uma fase seguinte, quando é possível, e/ou após adaptação pelo paciente ao obturador.[5] Este tipo de prótese auxiliará o paciente nas três funções básicas: mastigação, deglutição e fala.

A técnica de confecção dos obturadores palatinos do tipo rígido é muito variável, dependendo principalmente dos materiais disponíveis, mas normalmente toma-se a primeira moldagem com material hidrocolóide irreversível (alginato)[14] ou silicones de condensação (optosil ou similar), confecciona-se modelo de gesso tipo III, fazem-se moldeiras individuais e tomam-se tantas impressões quanto necessárias, até que se tenha conseguido um molde fiel,[5] para novamente confeccionar modelo final em gesso tipo IV. Em posse do modelo final e dos registros intermaxilares necessários, confeccionam-se os obturadores em cera e posteriormente inclui-se em mufla/ gesso. Deve-se prensar este obturador, de preferência com resina acrílica transparente, em especial a parte que recobre ou penetra no defeito palatino, para facilitar a observação da adaptação deste, quando em posição, na boca do paciente.[14]

De um modo geral as próteses obturadoras palatinas são compostas de duas porções, sendo uma parte para reconstruir a porção basal e outra para preencher a porção intracavitária.[13] A parte do obturador palatino que irá entrar em contato com o meio bucal deverá reproduzir da melhor forma as estruturas anatômicas, facilitando o posicionamento da língua e, conseqüentemente, a fonoaudiologia, com a clareza dos diversos fonemas.

Nos casos em que o paciente já tenha a prótese total convencional, poderá se utilizar de materiais polimerizáveis à luz visível, para adaptar apenas a região correspondente à comunicação bucossinusal.[15] Quando o defeito palatino for extenso, estes obturadores poderão ser confeccionados de forma oca, para diminuir o seu peso e, conseqüentemente, melhorar sua estabilidade.[5,13,16] Quando a prótese obturadora palatina estiver concluída e em uso, e eventualmente apresentar falha no vedamento, pode-se reembasá-la com silicone, evitando com isso a necessidade de repetição, embora seja considerada de baixo custo.[8,14]

Algumas fases das técnicas que são exclusivamente realizadas nos laboratórios de prótese não serão comentadas neste capítulo, por acreditarmos não ser de interesse ao leitor.

Embora alguns obturadores palatinos sejam feitos de forma definitiva, estes pacientes deverão realizar retornos periódicos necessários para reavaliação,[8,14] mesmo porque poderão necessitar de reembasamentos também periódicos, seja por problemas de adaptação ou pela vida útil do silicone ser relativamente pequena e, principalmente, quando do tipo misto ou flexível.

ELEVADORES PALATINOS

São próteses confeccionadas para os pacientes com perda ou incapacitação do controle neuromuscular, decorrente de lesões do sistema nervoso central ou periférico, doenças neuromusculares como esclerose múltipla,[15] seqüelas cirúrgicas, distúrbios de desenvolvimento ou do tônus muscular, levando ao fechamento inadequado ou à incompetência do esfíncter velofaríngeo,[11] provocando o que é chamado de disartria.[7] O diagnóstico desta alteração requer avaliação fonoaudiológica prévia, determinando os exames complementares a serem realizados, como: videofluoroscopia, nasoendoscopia e cefalometria lateral.[3] Considerando o quase sempre insucesso funcional com a cirurgia, a reabilitação protética pode ser uma alternativa para melhorar a qualidade hipernasal da voz.[7]

As próteses elevadoras de palato mole ainda poderão ser indicadas nos casos de hipernasalidade da voz decorrente de paralisia muscular, que impede o contato deste palato com a parede posterior da faringe, de comprimento inadequado do palato mole, deficiência neuromuscular e em casos menos extremos, em que o palato mole pode ser lento em sua elevação, retornar prematuramente ou mover-se de modo anormal, resultando em desequilíbrio da ressonância.[11] Os elevadores palatinos apóiam o palato mole em uma direção superior e posterior, propiciando o fechamento do esfíncter palatofaríngeo nas suas funções de deglutição e fonação, e com isso diminuem a nasalidade da voz e aumentam a pressão intrabucal necessária para articulação das consoantes. Embora haja vedamento total no sentido ântero-posterior, a prótese permite, através de espaços laterais, a respiração nasal e a produção dos sons normalmente nasais.

A prótese elevadora do palato mole poderá ser confeccionada em acrílico de polimerização térmica e estruturas em Cr-Co, após a obtenção dos modelos e moldagens convencionais com alginato ou silicones. Nos casos de pacientes edêntulos, a prótese é semelhante à prótese total ou prótese parcial removível, quando o paciente for parcialmente desdentado. Esta prótese é dividida numa porção anterior denominada maxilar e ligada à parte ativa, no palato mole, através de um tutor metálico ou mesmo uma continuidade da estrutura em Cr-Co, a qual, após a moldagem funcional, é convertida em resina acrílica termoativada através de polimerização lenta.[5,7]

Atualmente, com o desenvolvimento das técnicas cirúrgicas e a possibilidade do uso de implantes osseointegrados de comprimento longo, fixados nos ossos zigomáticos, tem-se mais uma modalidade de fixação desta prótese como opção a oferecer ao paciente portador desta necessidade,[5,8] embora se deva considerar esta opção reservada aos pacientes não submetidos a tratamentos radioterápicos envolvendo estas estruturas. Os elevadores palatinos são próteses que poderão ser usadas também com valor diagnóstico, auxiliando e definindo a melhor oportunidade para uma cirurgia, e apresentam bons resultados quando atuando concomitantemente com terapia fonoaudiológica. O acompanhamento protético concomitante à terapia fonoaudiológica se faz necessário, visto que poderá haver necessidade de ajustes ou mesmo reembasamentos temporários à medida que a musculatura vá reagindo aos estímulos.

OBTURADOR FARÍNGEO

Semelhantes aos elevadores palatinos, diferem por serem indicados principalmente aos pacientes com alterações anatômicas do palato, sejam elas fendas congênitas, adquiridas decorrentes de tumores ou seqüela cirúrgica e de desenvolvimento.[3,15] São também indicados para separar a cavidade bucal da nasal, promover o vedamento do esfíncter palatofaringeano,[3] separar a nasofaringe da orofaringe [15] e auxiliar na terapia fonoaudiológica.[3,6,12] São próteses confeccionadas em acrílico puro ou associadas a armações metálicas de Cr-Co ou fios de aço, obedecendo aos mesmos princípios para moldagem de outras próteses bucais.

Os obturadores faringeanos são classificados em I, II, III e IV, dependendo do tipo de anomalia que o paciente seja portador, e conseqüentemente do tipo de prótese que seja indicado. O obturador faringeano tipo I ou obturador de Ruppe Chastell está indicado para fendas estreitas e véus volumosos e flexíveis. É horizontal e composto de secção articular faringeana, conferindo movimentos simultâneos ao palato mole durante a fonação e deglutição.

O tipo II, ou obturador de Suersen, é rígido e a porção obturadora situa-se horizontalmente entre a naso e a orofaringe, e é indicado para fendas médias e esfíncteres faringeanos contráteis, sendo o mais utilizado e de fácil confecção.[3]

O tipo III, ou obturador retrovelar de Schiltsky, situa-se na luz da nasofaringe, portando o tutor metálico fixado na porção bucal, direcionado para posterior e superior para o interior da nasofaringe, onde suporta a porção obturadora na região retrovelar, e está indicado para palatos operados, curtos e atrofiados, com função de mioestimulação da musculatura regional.

O tipo IV, ou obturador de meato de Froschelles e Schalité, é vertical, rígido, situando-se entre a nasofaringe e as fossas nasais, no nível das coanas, e é indicado para fendas largas e esfíncteres faringeanos atrofiados.[12] Neste grupo de próteses é fundamental a presença do profissional fonoaudiólogo para auxiliar na moldagem dinâmica funcional.[3] Todos os obturadores faringeanos são compostos de uma porção bucal com função de suporte e uma porção ativa propriamente dita, que estará atuando diretamente no defeito.

Pinto & Pegoraro-Krook[11] realizaram um trabalho avaliando 48 pacientes com obturadores faringeanos e seus resultados mostraram que a maioria preferiu a prótese para se alimentar (81,2%), melhora na fala (85,4%), estabilidade da prótese tanto para alimentação (75%) quanto para a fala (91,7%), os pacientes sentiram-se confortáveis com a prótese (79,2%), estética satisfatória (97,9%) e melhor qualidade de vida (85,4%).

Mattos *et al.*[6] concluíram também que a prótese obturadora faringeana elimina a hipernasalidade, melhorando a qualidade da voz; promove uma redução quantitativa no escape de ar durante o sopro e a fala, e reduz a deficiência velofaríngica, criando melhores condições à terapia fonoaudiológica.

PRÓTESE LINGUAL E REBAIXADORES DO PALATO

São próteses indicadas aos pacientes que apresentam ausência total da língua, decorrente principalmente das ressecções de tumores.[2]

As três funções básicas da língua envolvem mastigação, deglutição e fala, sendo importante destacar que aproximadamente 5% de todos os tumores malignos ocorrem em boca, e a língua é o segundo local mais acometido, perdendo somente para o câncer de lábio.[1] Nos casos de pacientes glossectomizados de forma parcial, atualmente a reabilitação se faz com resultados satisfatórios através de enxertos de pele, reconstruções microcirúrgicas[2,10] e posterior fonoterapia.

Na confecção da prótese lingual para os pacientes com glossectomia total e edêntulos, os procedimentos de moldagens são semelhantes aos da prótese total convencional, através de materiais hidrocolóides irreversíveis ou silicones para moldagens.[2] Após a conclusão da prótese total, em acrílico, faz-se um retentor na sua região central, situado onde deveria estar a língua, para fixação da língua protética, que será confeccionada em silicone. Neste caso, o paciente deverá fazer uso de dois tipos de prótese, reservando uma para uso diário para fonação e outra modificada para a deglutição. A prótese lingual para fonação apresenta uma elevação nas porções anterior e central, favorecendo a pronúncia de alguns fonemas, e produz um som de qualidade superior. Já a prótese lingual com finalidade de auxiliar na deglutição é confeccionada com um sulco na região posterior, com o objetivo de direcionar o bolo alimentar para a orofaringe.[10]

Apesar de o paciente ter que trocar as próteses dependendo da situação, alimentação ou fala, o que não é muito prático, além de constrangedor para alguns, esta prótese tem avaliação satisfatória para a maioria dos reabilitados.[7] Goiato e Fernandes[2] relatam que a reabilitação protética lingual melhora a inteligibilidade da fala e torna as funções da mastigação e deglutição mais fáceis de serem executadas, assim como o convívio social, e a auto-estima dos pacientes. Outra opção para os pacientes glossectomizados parcial ou totalmente é confeccionar próteses rebaixadoras do palato, em acrílico, muito semelhantes às próteses totais superiores.

Os objetivos da prótese rebaixadora do palato são reduzir o volume da cavidade bucal, orientar o bolo alimentar para o esôfago, proteger os tecidos remanescentes, desenvolver uma superfície para contato lingual durante a fala e a deglutição, e favorecer a estética e o ajuste psicossocial.[7,13]

A confecção da prótese rebaixadora de palato difere das próteses totais convencionais porque na fase de prova dos dentes recorre-se à atuação multidisciplinar, com auxílio do fonoaudiólogo, adapta-se uma lâmina de cera no nível da região cervical dos dentes e determina-se dinamicamente a anatomia funcional necessária. Após a conclusão desta, é recomendado o desgaste das cúspides dos molares e pré-molares, de forma que a região fique plana e polida, para diminuir o trauma das cúspides sobre a mucosa da arcada inferior, que os pacientes relatam.[7]

Trabalhos de Çöert & Aras[1] demonstram que, após a reabilitação de pacientes glossectomizados, houve aumento de 41% para 57% na inteligibilidade das vogais, e de 71% para 84%, das consoantes.

Todos os pacientes portadores de próteses bucomaxilofaciais citadas neste capítulo, independente do material com que foram confeccionadas, devem receber orientação especial quanto ao uso e cuidados, assim como a higienização das mesmas, tornando-as mais úteis, funcionais e de longevidade satisfatória.[2,5]

O sucesso da reabilitação protética bucomaxilofacial não depende apenas da natureza do defeito. É fundamental que a terapia seja bem planejada e executada por uma equipe multidisciplinar, em que a cirurgia plástica, a prótese bucomaxilofacial e a fonoaudiologia interajam no sentido de devolver a qualidade de vida a seus pacientes.[2,5-8]

CONCLUSÕES

1. As próteses citadas neste capítulo são confeccionadas com o objetivo de melhorar a respiração, mastigação, deglutição e a fala, além de restabelecer a oclusão e a estética.
2. O sucesso da reabilitação protética não depende apenas da natureza do defeito, mas sim do planejamento e da execução por uma equipe multidisciplinar.
3. As próteses reabilitadoras bucomaxilofaciais auxiliam nas terapias fonoaudiológicas.
4. Os materiais citados neste capítulo para a confecção das próteses bucomaxilofaciais são alternativas de baixo custo e apresentam facilidade para limpeza e higienização, além de demonstrarem resultados bastante satisfatórios e contribuir para a reintegração dos pacientes à sociedade, com melhora na qualidade de vida.

REFERÊNCIAS BIBLIOGRÁFICAS

1. Cötert HS, Aras E. Mastication, deglutition and speech considerations in prosthodontic rehabilitation of a total glossectomy patient. *J Oral Rehabil 1999;26:75-79.*
2. Goiato MC, Fernandes AUR. Reabilitação protética de paciente glossectomizado. *Revista Brasileira de Prótese Clínica e Laboratorial* 2003;5(26):313-16.
3. Jankielewics I. Prótesis buco-maxilo-facial. Barcelona: Quintessence Books, 2003. p. 519.
4. Kowalski LP, Anelli A, Salvajoli JV *et al. Manual de condutas diagnósticas e terapêuticas em oncologia.* São Paulo: Âmbito Editores, 2002. p. 663.
5. Kowalski LP, Dib LA, Ikeda MK *et al. Prevenção, diagnóstico e tratamento do câncer bucal.* São Paulo: Frontis, 1999. p. 568.
6. Mattos BSC, Carvalho JCM, Altmann EBC. Avaliação imediata da prótese obturadora faríngica na fala e voz de pacientes portadores de insuficiência velofaríngica. *Revista Paulista de Odontologia.* Ano XVI, 1994 Mar./Abr.;2:22-27.
7. Mattos BSC, Lopes LD, André M, Carvalho JC *et al.* Lesões maxilares e alterações funcionais do esfíncter velofaríngico. Tratamento protético e fonoaudiológico. *Revista Odonto Ciência* 1994;2(7):423-27.
8. Monteiro MCB,Vieira GR, Silveira BM *et al.* Reabilitação protética de paciente edêntulo após maxilectomia: um caso clínico. *Revista Brasileira de Prótese Clínica e Laboratorial.* 2001 Jul./Ago.;3(14):314-319.
9. Paris Jr O. Câncer de boca – aspectos básicos e terapêuticos. São Paulo: Sarvier, 2000. p. 256.
10. Pigno MA, Funk JJ. Prosthetic management of a total glossectomy defect after free flap reconstruction in an edentulous patient: A clinical report. *J Prosthet Dent* 2003;89:119-22.

11. Pinto JHN, Pegoraro-Krook MI. Evaluation of palatal prosthesis for the treatment of velopharyngeal dysfunction. *J Appl Oral Sci* 2003;11(3):192-97.
12. Ribeiro PC, Maia FAZ, Gennari MG *et al.* Obturador Faríngeo: caso clínico. *Rev Odontol Univ Santo Amaro* 2000 Jan.-Jun.;5(1):39-41.
13. Silva MRV, Cunha VPPS, Santos JFF *et al.* Prótese removível obturadora oca utilizando base definitiva. *Rev Assoc Paul Cir Dent* 2004 set/out;58(5):351.
14. Usai LP, Monteiro JA, Santos AAR *et al.* Prótese removível obturadora: relato de um caso. *Revista Brasileira de Prótese Clínica e Laboratorial* Ano. 3. 2001;3(14):278-82.
15. Yalug, S, Yazicioglu H. An alternative approach to fabricating a meatus obturator prosthesis. *J Oral Sci* 2003;45(1):43-45.
16. Yazicioglu H, Yalug S. An alternative method for fabricating a closed hollow obturator: a clinical report. *J Oral Sci* 2002;44(3/4):161-64.

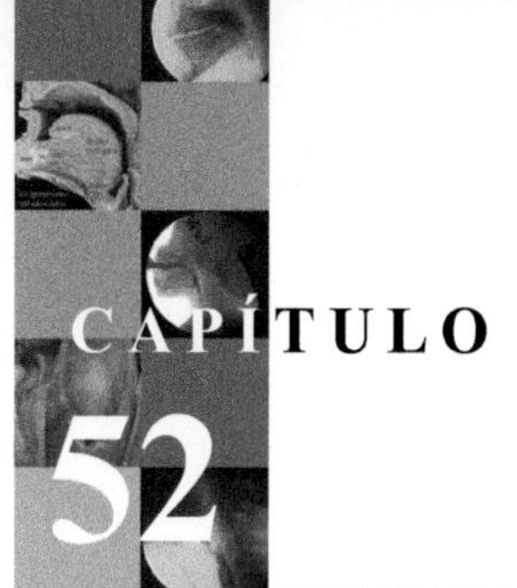

CAPÍTULO 52

Princípios da Reabilitação das Disfagias Orofaríngeas

Irene de Pedro Netto ◆ Elisabete Carrara-de Angelis ◆ Ana Paula Brandão Barros

▶ INTRODUÇÃO

Para reabilitarmos um indivíduo portador de disfagia orofaríngea é preciso que seja feita uma avaliação clínica detalhada da deglutição, que possibilite a obtenção de informações e dados do sujeito que nortearão o plano terapêutico. Muitas vezes, os sintomas clínicos observáveis não proporcionam informações detalhadas para permitir a identificação do problema anatômico ou neuromuscular específico, por isso a realização de exames complementares como a videofluoroscopia da deglutição, a avaliação nasofibroscópica ou endoscópica da deglutição, a cintilografia, a manometria, a eletromiografia de superfície e a eletromiografia laríngea – usada para avaliar a fase faríngea da deglutição (Hillel *et al.* 1997), pode ser solicitada como procedimentos necessários.

Na prática clínica, deparamo-nos tanto com indivíduos que não apresentam o sistema nervoso central e periférico íntegros, como também, encontramos indivíduos com alterações anatômicas decorrentes de ressecções por câncer de cavidade oral, orofaringe, hipofaringe e laringe, apresentando estes, diferentes graus de dificuldades para deglutir. Portanto, o conhecimento da anatomia e da neurofisiologia, ou seja, de todas as estruturas e processos envolvidos na dinâmica da deglutição normal, como também saber observar os mecanismos adaptativos e compensatórios desenvolvidos pelos pacientes (Aguilar *et al.* 1979), são determinantes para o raciocínio clínico do terapeuta e fundamentais para a realização de uma avaliação clínica bem feita. O bom terapeuta não é só aquele que apresenta o conhecimento científico necessário, mas sim, aquele que principalmente sabe observar.

▶ INTRODUÇÃO À REABILITAÇÃO DAS DISFAGIAS OROFARÍNGEAS

O processo terapêutico tem como objetivo mudar a fisiologia da deglutição, podendo ser necessária a utilização de estratégias compensatórias para redirecionar e melhorar a deglutição, evitando, desta forma, que ocorram as aspirações traqueais (Logemann, 1997). Através da reabilitação estamos mexendo no comportamento e no funcionamento do organismo.

De acordo com Furkim e Silva (1999), a reabilitação tem por objetivo alcançar a "independência funcional" do indivíduo, seja motora, comunicativa ou alimentar. Tanto nas disfagias mecânicas quanto nas neurogênicas, isto se traduz pela conquista de uma alimentação eficiente, de acordo com as possibilidades de cada caso. Reabilitar significa garantir que as atividades rotineiras sejam realizadas com funcionalidade, mesmo sendo de maneira diferente dos indivíduos considerados normais, ou seja, sem déficit.

Quando avaliamos, já estamos planejando a terapia fonoaudiológica, ou seja, já estamos fazendo o raciocínio clínico do que é necessário para reabilitar determinada alteração. Na maioria das vezes, não fechamos o diagnóstico fonoaudiológico na primeira avaliação. Sempre que atendemos o paciente, continuamos avaliando para chegarmos à conclusão do seu caso ou até mesmo para mudarmos nossa conduta terapêutica.

Antes de iniciarmos a reabilitação da disfagia, temos que fazer uma consulta criteriosa do prontuário do paciente, e observar seu estado clínico naquele dia para estarmos certos se este tem ou não condições de receber algum tipo de intervenção fonoaudiológica. No caso das disfagias neurogênicas, o ideal é começarmos a reabilitar o sujeito na fase aguda da patologia. Os sujeitos portadores de disfagia mecânica, anteriormente, eram avaliados e tratados somente a partir de 7–14 dias de pós-operatório (Logemann, 1997) pois, antes disso, a cirurgia e/ou reconstrução realizada estaria muito recente, podendo a intervenção terapêutica causar algum dano ao procedimento médico realizado. Atualmente, a abordagem fonoaudiológica, em alguns serviços, tem sido realizada no pós-operatório imediato, porém, com enfoque não tão "agressivo", ou seja, tem como objetivo o auxílio da deglutição de saliva através de manobras, posturas e/ou exercícios facilitadores, além da higienização oral, que auxilia na deglutição. Sabemos que ainda muitos pacientes são encaminhados para avaliação fonoaudiológica tardiamente, por isso, temos que conscientizar a equipe de trabalho sobre qual seria o momento ideal para este encaminhamento, pois quanto mais rápido o paciente chegar à fase ideal, para nós terapeutas, melhores serão os resultados alcançados.

A informação sobre a responsabilidade e o papel ativo do paciente em sua reabilitação, cooperando e realizando os exercícios, é fundamental para a efetividade do processo terapêutico, necessitando que este execute os exercícios independente de estar ou não com o terapeuta. Para que isso ocorra, é de extrema importância que o paciente, familiares e/ou cuidadores saibam o porquê do tratamento fonoaudiológico e quais seus objetivos. O tempo de terapia varia de caso a caso, podendo ser em curto, médio ou longo prazos. Quando verificamos que após algum tempo o paciente não está evoluindo com a fonoterapia, temos que parar e pensar no que está sendo feito, se o paciente está colaborando ou não, ou se devemos mudar alguma estratégia terapêutica.

Quando o paciente se encontra internado ou está em fase aguda, normalmente a terapia fonoaudiológica é diária. Quando são pacientes ambulatoriais, geralmente a terapia é semanal.

É importante salientar que devemos saber quando chegamos ao limite terapêutico, como também, deixar claro para os familiares e pacientes que nem sempre a alta fonoaudiológica é sinônimo de alimentar-se exclusivamente por via oral. O paciente que permanece com o aporte nutricional pela via alternativa de alimentação e alimentando-se por via oral somente por prazer através de consistências, volume, temperatura e utensílios específicos para o seu quadro, também pode estar de alta da terapia fonoaudiológica e ser somente gerenciado pelo fonoaudiólogo. Segundo Furkim e Mattana (2004) a intervenção do fonoaudiólogo nas disfagias, desde a organização da instituição na qual se processa o atendimento, educação continuada, orientação, triagem, avaliações, acompanhamento e finalmente a terapia, caracteriza-se no *gerenciamento* fonoaudiológico.

CORRELAÇÃO ENTRE AVALIAÇÃO E REABILITAÇÃO FONOAUDIOLÓGICA PROPRIAMENTE DITA

Como foi dito anteriormente, quando avaliamos um paciente, já temos que raciocinar como será a reabilitação fonoaudiológica. Para podermos direcionar a terapia ideal, devemos fazer uma anamnese detalhada para sabermos qual a etiologia da disfagia em questão, o quadro clínico geral do paciente, se apresenta secreções ou não, a quantidade e a cor da mesma, se apresenta febre, antecedentes pulmonares, saber o tipo de via utilizada para alimentação, ou seja, se o paciente está se alimentando exclusivamente por via oral, por via alternativa de alimentação, ou por ambos, avaliar o sistema sensório-motor oral e a deglutição propriamente dita para assim chegarmos à conclusão se o paciente é portador de disfagia, qual é esta disfagia, seu grau, bem como o grau de penetração e/ou aspiração.

A participação de uma equipe interdisciplinar é essencial para reabilitação do paciente disfágico, pois ajuda de maneira significativa nos momentos de discussões e padronizações de condutas.

Para iniciarmos a reabilitação fonoaudiológica, durante o exame clínico, temos que identificar a fase ou as fases da deglutição comprometida e em que momentos da deglutição o paciente apresenta penetração laríngea e/ou aspiração traqueal:

1. *Fase preparatória oral:* quando esta fase se encontra alterada, podemos esperar que o paciente aspire antes da deglutição devido a: ***alteração na mobilidade de língua ântero-posterior, lateral e vertical*** que conseqüentemente acarreta alteração na formação do bolo, estases na cavidade oral, disartrofonia (pacientes neurológicos) com imprecisão articulatória, redução da velocidade de fala e voz pastosa; ***alteração da mobilidade da mandíbula***, que modifica a mastigação; ***redução da tensão bucal***, que acarreta alteração na formação do bolo e estase na cavidade oral; ***alteração do vedamento labial***, evidenciando a incontinência oral e alteração na formação do bolo; e ***alteração da sensibilidade oral***, a qual é uma das principais causas da aspirações antes da deglutição. Em pacientes oncológicos pode ocorrer a xerostomia, seqüela do tratamento radioterápico, que dificulta a formação do bolo alimentar.
2. *Fase oral:* quando esta fase se encontra alterada, podemos esperar que o paciente aspire antes da deglutição devido a: ***alteração do movimento ântero-posterior de língua e vertical (pontas e laterais)***, o que acarreta dificuldade na propulsão do bolo e aumento do tempo de trânsito oral, e estases na cavidade oral; ***redução da tensão bucal***, alterando a formação do bolo alimentar; e ***alteração da sensibilidade***, tendo como um dos principais sinais e sintomas a penetração e/ou aspiração antes da deglutição.
3. *Fase faríngea:* quando esta fase se encontra alterada, podemos esperar que o paciente aspire antes, durante e após a deglutição devido a: **atraso ou ausência do início da deglutição faríngea**, podendo esperar que o paciente aspire antes da deglutição; ***alteração do vedamento do esfíncter velofaríngeo***, acarretando o refluxo nasal e hipernasalidade na voz; ***alteração do peristaltismo faríngeo***, levando a estases faríngeas e conseqüentemente aspiração após deglutição; ***redução da elevação laríngea***, o que leva a uma dificuldade para os sons agudos, *monopitch* e provável penetração e/ou aspiração durante e após a deglutição; ***redução do fechamento laríngeo***, esperando-se encontrar redução do tempo máximo de fonação, uma disfonia com graus de alterações variados, aumento do fluxo aéreo e, conseqüentemente, pode-se apresentar episódios de penetração e/ou aspiração durante a deglutição; ***redução da sensibilidade laríngea***, que

pode ocasionar, principalmente, penetração e/ou aspiração silente durante a deglutição, como também após.

4. ***Fase esofágica:*** é uma fase não abordada pelos fonoaudiólogos. Os distúrbios mais comuns desta fase podem ser causados por hipotonia ou hipertonia do músculo cricofaríngeo, redução dos movimentos peristálticos do esôfago ou fístulas traqueoesofágicas ou cutaneoesofágicas.

O desempenho dessas fases da dinâmica da deglutição dependerá sempre do processamento da fase anterior, portanto, modificações em uma das fases poderão prejudicar a que se sucede, e vice-versa.

Portanto, ao realizar um exame clínico adequado da deglutição, identificando os achados sugestivos de alteração da anatomia e neurofisiologia da dinâmica da deglutição, fica possível cumprir os objetivos da reabilitação, que são: melhorar as condições nutricionais e de hidratação, minimizar ou eliminar os riscos de penetração e/ou aspiração de alimentos, saliva e secreções para a árvore traqueobrônquica do paciente, indicando, assim, as melhores estratégias e condutas a serem tomadas.

Quando nos deparamos com um indivíduo com disfagia orofaríngea, temos que estar pensando como está a sensibilidade, mobilidade, tensão e função de suas estruturas anatômicas, para direcionarmos a reabilitação. Os exercícios realizados durante a reabilitação das disfagias orofaríngeas não são "receitas de bolo", ou seja, não devem ser aplicados sem critérios para diferentes pacientes. Estes devem ser selecionados criteriosamente para cada caso, sendo que a integridade dos aspectos cognitivos e o estado clínico geral como peso, nutrição, hidratação, condições cardíacas e metabólicas são fundamentais para uma reabilitação eficiente e contribuem para a definição do prognóstico.

Abordagem fisiológica

A reabilitação das disfagias apresenta uma abordagem fisiológica de terapia que tem como objetivo normalizar, adaptar ou compensar a função da deglutição. Essas terapias podem ser indiretas ou diretas:

- *Terapia indireta*: consiste da aplicação de técnicas, sem oferecimento do bolo, visando apenas a deglutição de saliva, a fim de melhorar os aspectos de mobilidade e sensibilidade de todas as estruturas envolvidas no processo de deglutição. Com a terapia indireta estamos objetivando, também, o aumento de força, amplitude, velocidade e coordenação dos movimentos de orofaringolaringe. Langmore e Miller (1994) relataram que, como a disfagia severa geralmente aumenta o risco de aspiração, normalmente é tratada com terapia indireta. Neumann *et al.* (1995) mostraram que o tratamento com terapia indireta parece ser efetivo tanto isoladamente quanto associado a terapia direta em pacientes neurológicos.
- *Terapia direta:* consiste da aplicação das técnicas, com oferecimento do bolo, que visam compensar ou treinar a eficiência da deglutição. A terapia direta tende a reforçar determinados comportamentos durante a deglutição. Nesta fase, muitas vezes o paciente apresenta alimentação mista, via alternativa de alimentação e via oral, ocorrendo o trabalho integrado do fonoaudiólogo com o serviço de nutrição (Carrara-de Angelis *et al.*, 2000).

Descreveremos, agora, os procedimentos utilizados durante a reabilitação das disfagias orofaríngeas:

Manobras de aumento do *input* sensorial

Aumentar o *input* sensorial em alguns pacientes, através do local onde é colocado o bolo alimentar, da forma como a colher é pressionada na língua, com base nas características do bolo como volume, consistência, temperatura e sabor e com o tipo de utensílio utilizado, facilita o começo da fase preparatória oral, como também facilita o tempo de trânsito oral e diminui o tempo da fase faríngea em alguns pacientes (Lazzara *et al.*, 1986; Logemann *et al.*, 1995).

1. ***Volume:*** oferecer o alimento em quantidades menores e velocidade reduzida é uma forma de eliminar os riscos de aspiração dos pacientes (Logemann, 1997). Consideramos ideais volumes a partir de 3 mL, pois são mais funcionais à deglutição por aumentar a pista sensorial devido ao seu peso, ressalvados alguns casos de pacientes que apresentam grande risco de aspiração, sendo melhor iniciar com volumes menores.
2. ***Consistência:*** trabalhamos com as consistências líquida, líquido-pastosa, pastosa e sólida. A eliminação de alguma dessas consistências alimentares deverão somente ocorrer se nenhuma estratégia compensatória for eficiente (Logemann, 1993). Com o decorrer da terapia, deve-se aumentar o grau de dificuldade da consistência do alimento. De acordo com a consistência e viscosidade do bolo alimentar oferecida ao paciente, ocorrem mudanças na fisiologia da deglutição orofaríngea (Smith *et al.*, 1997). Quanto mais viscoso for o alimento, maior a força empregada pela língua na fase oral, já o volume não apresenta interferências (Miller e Watkin, 1990). Ekberg *et al.* (1986) relataram redução do diâmetro de abertura do esfíncter esofágico superior durante a deglutição de alimentos de consistência sólida, quando comparada com a consistência líquida. No Quadro 52-1, apresentamos a melhor e pior consistência a ser oferecida de acordo com as desordens da deglutição, adaptada de Logemann (1997).
3. ***Temperatura:*** Logemann (1997) relata que uma das técnicas para aumentar o *input* sensorial é apresentar o bolo alimentar gelado ao indivíduo. Estudos demonstram que alimentos frios diminuem o tempo de trânsito oral da deglutição e conseqüentemente melhoram o tempo de início da deglutição faríngea (Rosenbeck *et al.*, 1996). Ali-

Quadro 52-1. Melhor e pior consistência a ser oferecida de acordo com a desordem da deglutição

Desordens da deglutição	*Melhor consistência*	*Pior consistência*
Redução da amplitude e mobilidade da língua	Líquido-pastoso inicialmente, depois líquido	Sólido
Redução da coordenação da língua	Líquido	Sólido
Redução da força da língua	Líquido	Sólido
Atraso da deglutição faríngea	Líquido-pastoso inicialmente, depois sólido	Líquido
Redução do fechamento laríngeo	Pastoso e sólido	Líquido
Redução da elevação laríngea	Líquido-pastoso	Pastoso e sólido
Disfunção cricofaríngea	Líquido	Pastoso e sólido
Redução da contração da parede posterior da faringe	Líquido	Pastoso e sólido
Redução do movimento da base da língua	Líquido	Pastoso

Adaptado de Logemann, 1997.

mentos com temperatura diferente da mucosa oral oferecem uma pista mais evidente que um alimento com a mesma temperatura da cavidade oral. Já alimentos com temperatura morna podem relaxar as estruturas da cavidade oral, aumentando o tempo de preparo do bolo (Furkim, 1999).

4. ***Utensílios:*** o utensílio utilizado causa mudança na fisiologia da deglutição. A escolha deste depende do objetivo do terapeuta. Podemos usar colheres de diferentes tamanhos, canudos de diversos diâmetros, copos, seringas. Procuramos utilizar o utensílio que mais se aproxima à função da deglutição, porém em determinados casos nos quais o paciente apresenta redução severa da abertura de boca, como em pacientes que se submeteram à cirurgia de cabeça e pescoço, fazemos o uso de seringa para a introdução do alimento. Estudos de Pelletier e Lawless (2003) mostraram que oferecer o alimento com a colher causou menos penetração e aspiração, quando comparada com a oferta de alimento no copo. Quando é permitido que os pacientes bebam no copo, estes tendem a dar um grande gole e aspiram, e quando aspiram ou sofrem penetração, é difícil encorajá-los a tentarem dar um novo gole. Alem disso, dependendo do utensílio utilizado, a postura da cabeça pode se modificar.
5. ***Estimulação sensorial:*** alterações na dinâmica da deglutição podem ocorrer devido a uma hipo ou hipersensibilidade intra-oral. Para trabalhar a sensibilidade intra-oral, a deglutição faríngea e a gustação, a técnica mais comum é a estimulação tátil-térmica. Esta pode ser realizada através da estimulação digital com dedo de luva, com cotonetes gelados associados a algum sabor, espelhinho laríngeo ou com cabo da colher de metal, sendo esta colocada no gelo por alguns segundos. O movimento realizado é sempre da região mais anterior para posterior intra-oralmente, e idealmente em toda a orofaringe. Materiais com diferentes texturas (áspero, rugoso, pontiagudo, liso) podem ser utilizados como estímulo. Lembramos que em alguns casos de pós-operatório por câncer de cavidade oral, este estímulo só pode ser realizado após 15 dias de cirurgia, com autorização médica.

As regiões intra-orais a serem estimuladas são: gengivas, papila retroincisal, laterais, ponta, meio e base de língua (Furkim e Silva, 1999). Sempre que estimular, o terapeuta deve aguardar a resposta do paciente, e sendo possível, oferecer o alimento após o estímulo, para assim trabalhar a função propriamente dita. A estimulação tátil-térmica perioral também é bem-vinda, pois a ausência deste estímulo provoca hipersensibilidade da região facial. É importante reforçar que a freqüência e intensidade com que essas estimulações são realizadas interferem na resposta do paciente. Nos indivíduos com hipersensibilidade, o estímulo deve ser aplicado leve e rapidamente, já nos que apresentam hipossensibilidade, o estímulo deve ser realizado com mais força e lentamente.

Para estimular a reação da deglutição (deglutição faríngea), realizamos a estimulação tátil-térmica tocando os receptores que se encontram nos pilares anteriores das fauces e, sempre que possível, em toda a orofaringe. Este estímulo deve ser realizado de 4 a 5 vezes consecutivas e firmemente com espelho laríngeo gelado de tamanho 00 várias vezes ao dia (Logemann, 1997). Podemos também utilizar material como cotonetes gelados associados a algum sabor ou com cabo da colher de metal, sendo esta colocada no gelo por alguns segundos antes do estímulo, como também, estimular com oferta de gelo batido para o paciente deglutir. Um estudo realizado por Sciortino *et al.* (2003) com terapia de estimulação tátil-térmica nos pilares anteriores das fauces em indivíduos normais mostrou que os estímulos mecânico, gelado e gustativo associados resultaram em uma redução do tempo de latência do início da deglutição, comparando-os com indivíduos que não foram estimulados. Power *et al.* (2004) mostraram em seus estudos que a estimulação dos pilares anteriores das fauces provoca uma mudança na excitabilidade corticobulbar na faringe e no comportamento da deglutição.

Para estimularmos a gustação, utilizamos diferentes sabores como amargo, azedo, doce e salgado. Estudos de Pelletier e Lawless (2003) mostraram que indivíduos que ingeriram misturas cítricas reduziram as penetrações e aspirações, quando comparados com indivíduos que ingeriram água natural. Observaram também um aumento da deglutição espontânea após a ingestão de ambos os estímulos. Acreditam que a deglutição de alimentos cítricos aumenta a gustação e estimula o nervo trigêmeo, ou seja, aumenta a capacidade de percepção dos receptores.

O alimento oferecido ao paciente apresenta importância nutricional, social e deve ser, principalmente, um ato prazeroso. Portanto, antes de sentir o gosto, o paciente necessita ver e sentir o cheiro do alimento, para que assim inicie o ato da degustação. Caso não goste da apresentação e do odor do alimento, fica difícil convencê-lo a se alimentar por via oral. A refeição tem que se iniciar e finalizar prazerosamente. Em geral, cores abertas e quentes como laranja, amarelo e vermelho estimulam o apetite. Já cores fechadas e frias, como verdes e azuis, não abrem o apetite. Juntamente com a equipe de nutrição, temos que apresentar e introduzir o alimento da forma mais prazerosa possível.

Acreditamos muito na importância da higienização oral antes de iniciarmos a terapia. Observamos que, após esta, os pacientes apresentam maior percepção dos estímulos sensoriais, deglutem mais vezes, e diminui-se o risco de pneumonia aspirativa. Existem estudos que comprovam que a aspiração traqueal das bactérias existentes na secreção oral é um importante fator de risco para pneumonia aspirativa, e que o índice de pneumonia diminui quando os pacientes realizam a higienização oral (Yoshida *et al.*, 2001; Yamaya *et al.*, 2001; Terpenning *et al.*, 2002; El-Solh *et al.*, 2003; Loeh *et al.*, 2003; Marik e Kaplan, 2003). É importante lembrar que as sondas nasoenterais evitam que o paciente aspire alimentos, porém, não as secreções orais, que são as responsáveis por muitas das pneumonias aspirativas (Huckabbe e Pelletier, 1999).

Como estamos falando de estimulação sensorial, vale a pena ressaltar uma manobra que vem sendo utilizada para reabilitar o olfato dos pacientes que foram submetidos a laringectomia total. A olfação é um processo passivo que ocorre durante a respiração nasal. Os laringectomizados totais perdem a capacidade da respiração passiva, pois o trajeto do fluxo de ar é mudado em decorrência da traqueostomia definitiva, o que resulta, desta forma, em diminuição do olfato e do paladar, com conseqüente inapetência. Hilgers *et al.* (2002) desenvolveram uma técnica para reabilitar a olfação de 41 laringectomizados totais. Esta técnica é chamada de *polite yawning*, que significa "bocejo educado". Os pacientes são instruídos a fazer um movimento extenso de bocejo enquanto mantêm firmemente os lábios ocluídos e, simultaneamente, abaixando a mandíbula, o soalho da boca, língua, base da língua e o palato mole. Este movimento cria uma pressão negativa na cavidade oral e orofaringe, resultando no direcionamento do ar para o nariz, estimulando, assim, as células de receptores olfativos. Este movimento deve ser repetido várias vezes de forma rápida, para que aumente a efetividade da manobra. Em geral, seu treino é realizado em uma sessão de 30 minutos e monitorado por um manômetro de água para que o paciente e o terapeuta tenham um *feedback* visual e verifiquem se a manobra está sendo ou não executada corretamente.

Exercícios para o controle do bolo

O trabalho direcionado à melhora do controle oral tem como objetivo que o bolo seja bem preparado e posicionado para ser deglutido. Exercícios isométricos, isotônicos e isocinéticos podem ser aplicados dependendo do objetivo do terapeuta. Algumas possibilidades de exercícios serão citadas (Carrara-de Angelis *et al.*, 2000):

- *Língua:* movimentação ântero-posterior, o que ao mesmo tempo promove a elevação e o abaixamento da laringe, lateral, elevação e depressão; movimento de sucção de língua contra o palato; movimentação dos pontos cardeais associados com resistência, podendo ser ajudado com a espátula; emitir o som "ka/ka/ka", quando realizado com precisão, ajuda a melhorar o contato da base da língua com a parede posterior de faringe. Veis *et al.* (2000) verificaram o efeito de três técnicas para melhorar o movimento posterior da base da língua através da videofluoroscopia. Observaram que a técnica de gargarejar foi a que melhor mostrou a retração da base da língua.
- *Mandíbula:* massagem na região de masseter e temporal, exercícios de abertura máxima de boca, anteriorização e lateralização; movimento de abertura associada a resistência manual.
- *Bucinador:* exercícios de sucção de bochechas, exercícios de sucção com oposição de força, por meio de espátula.
- *Orbicular dos lábios:* estiramento e protrusão; exercícios de protrusão com oposição de força, por meio da espátula.

Com o objetivo de melhorar o controle oral, podemos trabalhar o controle do bolo alimentar utilizando gaze presa externamente. Dentro da gaze colocamos alimentos de diversas consistências e volume, e pedimos para que o paciente tente manipulá-lo, podemos dar pistas para que lado queremos a manipulação através do monitoramento da gaze. O grau de dificuldade vai aumentando a partir da evolução do paciente. Ainda com a gaze, podemos trabalhar a sucção do paciente embebendo-a em liquidificados. Estudos de Murray *et al.* (1998) com eletromiografia na musculatura labial provaram que ingerir líquido através do canudo produz maior atividade mioelétrica dos músculos labiais do que quando estamos fazendo a máxima compressão dos lábios. Acreditam na possibilidade de músculos adicionais agirem durante a sucção do canudo. Observaram, também, que através do canudo, pacientes que apresentam diminuição da força da musculatura labial têm menor possibilidade de escape oral.

O que mais importa na execução desses exercícios é a precisão da força e mobilidade com que estes são realizados, o que também dependerá da colaboração e capacidade cognitiva do paciente.

Manobras posturais

As manobras posturais são as primeiras estratégias utilizadas durante a reabilitação da deglutição, pois não requerem um aprendizado e é necessário habilidade mínima para seguir instruções. Exigem menos tempo e um esforço menor por parte do paciente. As posturas não mudam a fisiologia da deglutição, e sim, mudam as dimensões faríngeas e o fluxo gravitacional da comida. Têm como objetivo facilitar a eficiência e segurança da passagem do bolo da cavidade oral para a faringe e o esôfago. São métodos compensatórios, porém temporários.

- *Queixo para baixo:* esta manobra é indicada para indivíduos com atraso da deglutição faríngea, com fechamento laríngeo reduzido e com redução da retração de base. Para os pacientes que apresentam atraso da deglutição faríngea, esta postura evitaria a aspiração antes da deglutição, pois possibilita o acúmulo de alimento nos espaços valeculares, evitando sua entrada prematura nas vias aéreas (Logemann, 1983). Esta postura fornece proteção adicional às vias aéreas, pois direciona o bolo mais posteriormente quando este passa pela base da língua, além de estreitar o espaço entre a aritenóide e a base da epiglote. Permite, também, uma posição mais posterior da base da língua, sendo efetiva para pacientes que apresentam redução do contato da base da língua com a parede posterior da faringe (Welch *et al.*, 1993). Sua contra-indicação é para pacientes que apresentam alteração faríngea ou de língua. Olsson *et al.* (1997) relataram em um estudo que esta manobra reduz as penetrações de alimento nas vias aéreas.
- *Cabeça para trás:* esta manobra facilita o trânsito oral pela ação da gravidade. É indicada para pacientes que demonstram dificuldades em ejetar o bolo da cavidade oral para a faringe. Deve ser usada com cautela, pois o risco de aspiração é maior, principalmente com a consistência líquida. Aconselha-se associar essa manobra com alguma manobra de proteção de vias aéreas e combinação com a postura de cabeça para frente. Esta postura é contra-indicada para pacientes que apresentam alterações severas da fase faríngea da deglutição (Lazarus, 2000).
- *Rotação de cabeça para o lado pior:* postura de cabeça indicada para pacientes que apresentam alterações musculares unilaterais, como nos casos de alteração faríngea unilateral que resultam em estases de resíduos no lado afetado, sendo o paciente beneficiado com a rotação de cabeça para o lado mais fraco, deixando, desta forma, que o bolo seja impulsionado para o lado não afetado. Esta manobra também beneficia indivíduos que apresentam paresia ou paralisias de prega vocal devido a cirurgias de laringe ou tireoidectomias, resultando em aspirações durante a deglutição. Solicita-se que o paciente vire a cabeça para o lado afetado para compensar o fechamento glótico (Logemann, 1983).
- *Inclinar cabeça para o melhor lado:* esta manobra direciona o bolo para o melhor lado por ação da gravidade. É utilizada, na maioria das vezes, quando o paciente apresenta alteração unilateral da cavidade oral.
- *Deitar de lado:* o paciente é orientado a deitar de lado com a cabeça ligeiramente erguida. Esta manobra tem como objetivo eliminar, pela ação da gravidade, os resíduos que se encontram na faringe que podem penetrar nas vias aéreas após a deglutição (Logemann, 1983).

Manobras propriamente ditas

Tanto as manobras de proteção de vias aéreas quanto as manobras de limpeza faríngea alteram o *timing* dos componentes neuromusculares da fase faríngea da deglutição. O objetivo dessas manobras voluntárias de deglutição é tentar eliminar ou reduzir as possíveis penetrações e/ou aspirações laríngeas. Para realização adequada dessas manobras é necessário que o terapeuta as instrua com uma boa linguagem e que o indivíduo apresente habilidades cognitivas, atenção, seqüencialização e memória para compreendê-las, por isso, não conseguimos executá-las em todos os pacientes.

Manobra de proteção de vias aéreas à deglutição

- *Manobra supraglótica:* os pacientes são orientados a prender a respiração, deglutir e tossir. Esta manobra melhora o fechamento das vias aéreas antes e depois da deglutição no nível da glote (Logemann, 1993) e reduz as chances de aspiração antes, durante e após deglutição (Logemann, 1986).
- *Manobra super-supraglótica:* os pacientes são orientados a segurar o ar com força, mantendo a tensão nos músculos abdominais, deglutir e tossir. Esta manobra exige que o ar seja segurado com mais força do que na deglutição supraglótica, visando ao contato da aritenóide com a base da epiglote para o fechamento do vestíbulo laríngeo (Lazarus, 2000). Tem como objetivo melhorar o fechamento das vias aéreas antes e durante a deglutição, no nível da entrada do vestíbulo laríngeo e da glote (Martin *et al.*, 1993). Costuma ser particularmente eficaz em pacientes tratados cirurgicamente do câncer de cavidade oral, orofaringe e laringe.

As manobras não são suficientes para prevenir penetrações e/ou aspirações em médio e longo prazos, sendo necessária a execução de exercícios que têm o objetivo de proteger as vias aéreas à deglutição, como:

- *Aumento de adução glótica:* exercícios de adução glótica podem ser utilizados como complemento às manobras de proteção de vias aéreas, nos casos de pacientes que apresentam paresia ou paralisia de prega vocal. Exercícios de empuxo, resistência glótica e ataque vocal brusco auxiliam na melhora da eficiência glótica. Esses exercícios devem ser utilizados com cautela e para casos selecionados, a fim de evitar alterações vocais.
- *Elevação laríngea:* as aspirações durante a deglutição podem ser decorrentes de alterações da elevação, anteriorização e simetria laríngea. Podemos trabalhar essas altera-

ções laríngeas com exercícios de hiperagudos, modulação vocal e movimento ântero-posterior de língua. Um estudo de Leelamanit *et al.* (2002) relta que pacientes com disfagia de grau moderado a severo decorrente da redução da elevação laríngea, que não responderam ao tratamento médico, foram tratados com estimulação elétrica sincronizada no músculo tireóideo durante a deglutição. Concluíram que a estimulação elétrica sincronizada pode ser utilizada como um tratamento alternativo para melhorar a elevação laríngea e, conseqüentemente, a disfagia, reduzindo a necessidade de sondas nasogástricas e gastrostomias, além de ter a vantagem de ser um método não-invasivo. Outro estudo com estimulação neuromuscular dos músculos da laringe, realizado por Burnett *et al.* (2003), teve como objetivo verificar o que melhor eleva a laringe durante a deglutição de líquido: o estímulo de um único músculo ou de mais de um músculo. Concluíram que a estimulação de mais de um músculo da laringe produz significativamente maior elevação da laringe do que quando somente estimulado um único músculo.

Manobras de limpeza faríngea

- *Manobra de esforço:* é orientado que o paciente contraia com força a língua e os músculos da faringe durante a deglutição. É útil para pacientes que demonstram redução da movimentação faríngea, o que pode resultar em resíduos na base da língua, na valécula e na parede posterior da faringe (Lazarus, 2000). Esta manobra resulta em melhora da movimentação posterior e pressão da base da língua, visando a limpeza da mesma (Logemann, 1993). Em um estudo de Pauloski e Logemann (2000) com pacientes submetidos a cirurgias de cavidade oral e orofaringe e que foram irradiados, observou-se que o impacto da base da língua com a parede posterior de faringe como mecanismo de limpeza faríngea é essencial, mas não suficiente para uma efetiva limpeza faríngea. E que a duração do contato da base da língua com a parede posterior de faringe é também necessária para uma adequada pressão do bolo para a faringe.

  Bülow *et al.* (2002) realizaram um estudo com videorradiografia e manometria intraluminal, simultaneamente, em pacientes que apresentavam disfunção faríngea, aplicando três técnicas de deglutição para avaliar mudanças na pressão do bolo. Mostraram que as manobras de deglutição supraglótica, deglutição com esforço e postura de queixo para baixo não alteraram o pico de amplitude ou duração da pressão do bolo. A pressão faríngea do bolo no nível da transição faringoesofágico é altamente dependente da onda de contração peristáltica. Acreditam que a elevação laríngea é o fator mais importante para o sucesso da seqüência da deglutição faríngea.
- *Manobra de Mendelsohn:* é orientado que o paciente degluta normalmente, e no meio da deglutição, quando sentir a laringe elevada, mantenha elevada por dois segundos, e depois relaxe-a (Lazarus, 2000). Esta manobra tem como objetivo aumentar a extensão e a duração da elevação laríngea e de sua movimentação anterior durante a deglutição, elevando a abertura da transição faringoesofágica, como também, melhorar as condições de coordenação dos eventos faríngeos que ocorrem antes da fase faríngea da deglutição (Logemann, 1993). Estes mesmos autores testaram o efeito de três manobras de deglutição em um paciente tratado cirurgicamente por câncer de cabeça e pescoço: supraglótica, super-supraglótica e manobra de Mendelsohn. Observaram que as três manobras modificaram vários componentes na deglutição faríngea, porém quando foi usada a manobra de Mendelsohn, a deglutição faríngea deste paciente tornou-se mais coordenada, com os eventos faríngeos ocorrendo em um tempo mais adequado. Esta manobra proporcionou uma maior adequação da retração da base da língua com a parede posterior da faringe, e não somente prolongou o tempo de elevação laríngea, como também aumentou a abertura da transição faringoesofágica e seu tempo.

  A eletromiografia de superfície tem sido bastante usada para ensinar os pacientes a realizar as manobras de deglutição. Ding *et al.* (2002) realizaram um estudo para determinar se a eletromiografia de superfície pode demonstrar diferenças entre as atividades musculares durante uma deglutição normal e a deglutição associada à manobra de Mendelsohn. Concluíram que existe uma diferença significante na atividade eletromiográfica do grupo dos músculos submentonianos de uma deglutição normal, quando comparados à deglutição associada à manobra de Mendelsohn, indicando que a eletromiografia pode ser usada neste local para diferenciar essas duas condições de deglutição.
- *Manobra de Masako:* após introduzir o alimento na cavidade oral, é solicitado que o indivíduo interponha a língua entre os dentes e degluta. Esta manobra aumenta a movimentação da parede posterior da faringe, evitando estases alimentares, e aumenta o tempo de elevação laríngea, protegendo as vias aéreas inferiores. Porém, em um estudo realizado por Fujiu e Logemann (1996) em que dez sujeitos normais tiveram que deglutir 3 mL de bário durante o exame videofluoroscópico da deglutição, observou-se que, por esta manobra inibir o contato da base da língua com a parede posterior de faringe, ocorre aumento dos resíduos na valécula depois da deglutição, diminuição da proteção das vias aéreas, pois com esta manobra o movimento da base da epiglote (componente importante para o fechamento das vias aéreas) é reduzido, e, também, o atraso da deglutição faríngea, pois acredita-se que o movimento da base da língua apresenta um *input* sensorial importante para dar início à deglutição faríngea.

Para complementar as manobras de limpeza faríngea quando as mesmas não são totalmente eficientes ou não forem efetivas podemos executar outras técnicas e/ou exercícios, descritos a seguir:

- *Técnica de Valsalva:* orienta-se que o paciente utilize uma força de contração parecida com a utilizada na defecação para auxiliar na abertura da transição faringoesofágica aumentando a contração dos músculos adjacentes. É contra-indicada para pacientes com problemas cardíacos, pulmonares e diverticuloses de intestino (Furkim, 1999).
- *Deglutições múltiplas:* orienta-se que, após ingerir o alimento, o paciente degluta várias vezes consecutivas para eliminar as estases alimentares em região de hipofaringe.
- *Alternância com líquidos:* para auxiliar na propulsão do alimento e retirar estases alimentares da cavidade oral e recessos faríngeos, recomenda-se que o paciente degluta líquido quando estiver se alimentando com consistências pastosas e sólidas.
- *Escarro:* solicita-se que o paciente faça o movimento de escarro e em seguida degluta. Esta manobra auxilia na retirada do resíduo da entrada de vias aéreas e/ou recessos faríngeos, como também trabalha o movimento da parede posterior da faringe e aumenta contato da base da língua com a parede posterior da faringe.
- *Mobilidade faríngea:* solicita-se que o paciente faça a fonação da vogal "i" em intensidade média-alta, aguda e entrecortada ("i-i-i-i-i"). Outro exercício solicitado é emitir "ri-ri-ri-ri-ri". Estes exercícios estimulam a aproximação das paredes laterais da faringe, aumentando a pressão da faringe e empurrando o bolo alimentar para o esôfago (Furkim, 1999). Existem trabalhos que mostram a estimulação tanto da mobilidade quanto da sensibilidade das paredes da faringe através das sondas de *hursth* colocadas nesta região (Macedo Filho *et al.*, 1997).

Manobra para a musculatura extrínseca da laringe

- *Manobra de Shaker:* está manobra tem como objetivo melhorar a força e a eficiência da musculatura extrínseca da laringe, a qual é responsável por sua elevação. Orienta-se que o paciente fique deitado, sem travesseiro e com os ombros encostados na cama, eleve a cabeça e olhe para os próprios pés, sem tirar os ombros da cama. Solicita-se que conte até três ou mais a cada elevação, caso o paciente consiga. Alguns estudos demonstram que esta manobra pode ser utilizada por pacientes com disfunção no esfíncter esofágico superior (Shaker *et al.*, 1997). Easterling *et al.* (2005) descrevem que esta manobra apresenta uma parte isométrica e uma isocinética. A parte isométrica consiste em elevar a cabeça três vezes durante 60 segundos e descansar por 60 segundos de uma elevação para outra. A parte isocinética do exercício de Shaker consiste em elevar a cabeça 30 vezes consecutivas, porém sem mantê-la elevada como no exercício isométrico. Quanto mais devagar for a velocidade durante a realização dos exercícios isocinéticos, maior será o ganho em resistência.

Técnicas de indução da deglutição

Com a prática clínica, observamos que movimentos específicos que realizávamos durante a reabilitação da deglutição induziam a deglutição. Estes auxílios específicos são:

- *Introdução da colher sem alimento:* observamos que alguns pacientes que apresentam fase oral alterada, caracterizada por um aumento do trânsito oral, propriocepção alimentar diminuída, redução do contato da língua com a parede posterior da faringe, dificuldade na propulsão do bolo ou atraso da deglutição faríngea, podem ter estase alimentar na cavidade oral e orofaringe. Verificamos que, ao introduzirmos a colher na cavidade oral sem alimento, como se estivéssemos oferecendo o alimento, geramos o ato da deglutição, resultando na limpeza das estases alimentares na cavidade oral e orofaringe.
- *Abaixamento da ponta da língua:* o abaixamento da ponta da língua, com uma colher ou espátula pode auxiliar o movimento da deglutição e aumentar a percepção do paciente.
- *Manipulação digital na gengiva:* a manipulação digital, referida por Furkim e Silva (1999) para estimulação sensorial, também pode ser utilizada com o objetivo de aumentar a percepção do paciente e, conseqüentemente, auxiliar na deglutição.

Técnicas de monitoramento (Furkim e Silva, 1999)

As técnicas de monitoramento através do *biofeedback* oferecem a visualização de alguns componentes da deglutição através da manipulação digital (Furkim e Silva, 1999), visualização de imagens ou gráficos, ou monitoramento auditivo que podem ser valiosos tanto para o paciente quanto para o terapeuta (Huckabee e Pelletier, 1999).

- *Percepção da elevação laríngea:* durante a deglutição com o bolo alimentar, solicita-se que o paciente coloque sua mão na laringe do terapeuta enquanto este estiver engolindo e depois em sua própria laringe, para que ele possa comparar e perceber o movimento adequado da laringe durante a deglutição. Esta técnica pode ser chamada de *biofeedback* indireto (Furkim e Silva, 1999).
- *Videoendoscopia (FEES, FEEST), videofluoroscopia, eletromiografia de superfície, ultra-som, cintilografia, ausculta cervical, oximetria de pulso:* estes *biofeedbacks,* cada um com sua função, são utilizados durante a deglutição do bolo alimentar, permitindo que o terapeuta e o paciente observem as estruturas anatômicas, verifiquem a eficácia e o desempenho das manobras e técnicas utilizadas no momento do exame, e percebam se o paciente está penetrando e/ou aspirando o alimento através da visualização de imagens, gráficos ou monitoramento auditivo (Furkim e Silva, 1999; Huckabee e Pelletier, 1999).

Todas as manobras descritas anteriormente não dão, de forma obrigatória, o resultado esperado, e nem sempre são efetivas se isolada. Muitas vezes necessitam estar associadas a outras posturas para termos uma maior efetividade. Temos que testá-las sempre utilizando as técnicas de monitoramento para confirmarmos sua funcionalidade.

Próteses orais

As próteses orais podem ser utilizadas para reabilitação tanto das disfagias mecânicas quanto das neurogênicas. As próteses obturadoras de palato podem facilitar a deglutição de pacientes que foram submetidos a palatomias parciais e/ou totais que podem apresentar, como conseqüência, refluxo alimentar para a cavidade nasal, dificuldade na sucção e mastigação. Nas ressecções que envolvem apenas o palato duro, as próteses obturadoras palatinas podem ser colocadas durante o intra-operatório ou tardiamente, minimizando as seqüelas pós-cirúrgicas (Fúria, 2000). Para facilitar o fechamento velofaríngeo dos pacientes que apresentam disfagias mecânicas e neurogênicas é colocada uma prótese elevadora no palato mole. Pode, também, ser confeccionada prótese com o objetivo de diminuir o espaço intra-oral e facilitar o contato da língua com o palato para a manipulação e propulsão do bolo alimentar. Esta mesma prótese seria eficiente em determinados casos de paralisia ou paresia do hipoglosso unilateral e bilateral (Huckabee e Pelletier, 1999), pois poderia facilitar este contato, uma vez que o indivíduo apresentará dificuldade na mobilidade de língua.

Aramany (1982) recomenda uma prótese de língua, nos casos de glossectomia, que facilita a deglutição por apresentar uma depressão em sua região posterior, guiando o bolo alimentar para orofaringe.

Reabilitando o paciente traqueostomizado

Quando somos chamados para avaliar um paciente que está traqueostomizado, precisamos, primeiramente, saber quais são as condições clínicas deste paciente. Devemos saber que tipo de cânula este paciente está usando, se pode ou consegue manter o *cuff* desinsuflado, a quantidade, coloração e espessura da secreção, e se é dependente total ou parcial de ventilação mecânica.

A realização da traqueostomia em um paciente neurogênico e aos submetidos às cirurgias de câncer de cabeça e pescoço tem como objetivo garantir a respiração do paciente nos casos de edema laríngeo, quantidade excessiva de secreção pulmonar, necessidade de ventilação mecânica ou por risco de aspiração pulmonar. Porém, a realização desta acarreta conseqüências à deglutição (Costa, 1996; Leder *et al.*, 1996; Gomes, 1998; Vigidal e Gonçalves, 1999; Filho *et al.*, 2000):

1. A presença da cânula traqueal causa tracionamento da traquéia para baixo, fixação traqueocutânea e tem como resultado a redução da excursão laríngea, o que influencia na proteção das vias aéreas, na propulsão do bolo alimentar, dificulta a abertura da transição faringoesofágica, aumenta as estases em região de hipofaringe, podendo-se esperar que ocorra penetração laríngea e/ou aspirações traqueais, principalmente durante e após a deglutição.
2. O uso de cânulas com *cuff* insuflado podem levar à obstrução esofagiana, o que promove acúmulo de alimento na transição faringoesofágica, facilitando as aspirações traqueais após a deglutição.
3. Sua presença pode acarretar alterações vocais, no processo de umidificação, aquecimento e filtragem do ar, no olfato e no paladar.
4. O desvio do ar expirado pela cânula dificulta a limpeza das secreções laríngeas e altera os mecanismos de defesa, como a tosse.
5. A presença da cânula de traqueostomia por longos períodos acarreta a redução da sensibilidade laríngea.
6. Perda da pressão positiva, que modifica a resistência do fluxo aéreo, o que pode alterar a coordenação do fechamento glótico.

Após uma avaliação clínica bem feita, para iniciarmos a reabilitação da deglutição no paciente traqueostomizado, o ideal seria poder manter o *cuff* desinsuflado durante a fonoterapia. Porém, isso não é possível em todos os casos. Dependerá das condições clínicas do paciente, sendo muitas vezes necessário iniciar fonoterapia com *cuff* insuflado. Deve ser ressaltada a necessidade da aspiração da cânula de traqueostomia por um fisioterapeuta ou pela equipe de enfermagem ou por um fonoaudiólogo habilitado para tal procedimento. Lembrando que a aspiração é realizada, primeiramente, nas narinas, com a mesma sonda aspira-se o conteúdo de cavidade oral e faringe, troca-se a sonda e aspira-se a traquéia. Nunca se deve aspirar a traquéia com a mesma sonda que passou pelo nariz e pela cavidade oral, pois aumenta o risco de infecção.

O paciente que pode ficar pelo menos com o *cuff* parcialmente desinsuflado permite que se utilizem as habilidades de proteção das vias aéreas como tossir, pigarrear, expectorar as secreções e fazer vocalizações. Tais habilidades seriam mais efetivas caso o *cuff* estivesse totalmente desinsuflado. Se o indivíduo conseguir realizar estas habilidades efetivamente, ou de forma parcial, podemos começar o treino de via oral. Porém, antes de iniciar este treino, para determinarmos a competência das vias aéreas, podemos ter uma idéia objetiva se o indivíduo está ou não aspirando através do *blue dye test* (Dikeman e Kzandjian, 1995).

Este teste consta da aplicação de algumas gotas (em torno de 3 a 4 gotas) de anilina azul sobre a língua do paciente durante um período de 48 a 72 horas, seguindo-se um protocolo de aspiração. Estas vão se misturar com a saliva ou com o alimento (caso esteja sendo testado) e o indivíduo vai degluti-las. O paciente é aspirado imediatamente após a deglutição e de 15 a 30 minutos em um período de 2 horas, para ser observada a presença ou não de secreção corada na traquéia. Sendo positivo, concluímos que algum mecanismo de proteção das vias aéreas está falho, resultando em aspiração traqueal. É orientado a toda a equipe que documente a presença do conteúdo corado na traqueostomia durante o procedimento de aspiração. Este teste não tem como objetivo determinar se o paciente é candidato ou não à via oral. Mesmo ficando evidenciado que o paciente aspirou, não fica clara a causa, o momento ou a quantidade do conteúdo aspirado. É um teste útil, porém apresenta suas limitações, necessitando, assim, que os seus resultados sejam bem interpretados. Um estudo de Belafsky *et al.* (2003) relata que a sensitividade deste teste foi de 82%, e que a sensitividade do mesmo foi maior (100%) quando aplicado em indivíduos com ventilação mecânica.

Quando se suspeita de aspiração do refluxo da dieta enteral que está sendo oferecida através da sonda nasogástrica ou gastrostomia, mesmo estando com o *cuff* insuflado, sugere-se misturar a anilina azul à dieta enteral para confirmarmos a suspeita (Dikeman e Kazandjian, 1995).

A partir do momento em que o paciente está conseguindo manter a saturação de oxigênio, a freqüência respiratória e o batimento cardíaco com o *cuff* desinsuflado, temos que dar início ao trabalho de oclusão traqueal para normalizar o fluxo aéreo, melhorar a sensibilidade da laringe, os mecanismos de proteção de vias aéreas e possibilitar uma deglutição mais eficiente, reduzindo o potencial de aspiração. Eibling e Gross (1996) comentaram que a manutenção de um sistema subglótico fechado permite o aumento da pressão subglótica, que é fundamental para a eficiência da deglutição. Dikeman e Kazandjian (1995) sugerem para pacientes que não estão acostumados a ficarem com a traqueostomia ocluída, iniciar o treino de oclusão de 5 a 10 segundos. Quando começarem a lidar melhor com seu fluxo aéreo, vamos aumentando o tempo de oclusão gradativamente. Durante este treino, solicitamos tarefas de vocalização como variação do *pitch*, por exemplo, assim podemos observar como está a qualidade vocal do indivíduo, se a voz está ou não molhada (indicativo de penetração e/ou aspiração laríngea), a capacidade de lidar com a secreção e a elevação laríngea. Devemos observar também como está a elevação laríngea através da deglutição da saliva.

Estudos de Leder *et al.* (1996) demonstram que a oclusão da traqueostomia não diminui o risco de aspiração. Sugerem que o tempo de oclusão tem um importante papel na fisiologia da deglutição, ou seja, quanto maior o tempo de oclusão, mais vantajoso é para a deglutição.

Normalmente, treinamos a oclusão da cânula de traqueostomia com a borracha do êmbolo da seringa, ou podemos ocluir a mesma com uma gaze em formato cilíndrico, sem esquecer de prender suas extremidades na fita que segura a cânula de traqueostomia, pois caso não seja tomado este cuidado, o paciente pode sufocar-se em algum momento de inspiração. Preferimos o uso da borracha do êmbolo da seringa. É importante instruir o indivíduo que, durante este treino, caso tenha sensação de sufocamento ou falta de ar, é só retirar a borracha ou gaze da traqueostomia.

Caso o paciente tenha condições clínicas, pode ser utilizada, também, uma válvula de fala unidirecional que é adaptada na cânula interna da traqueostomia, permitindo a entrada do ar durante a inspiração e seu fechamento na expiração, dirigindo o fluxo de ar para traquéia, laringe, pregas vocais e cavidades oral e nasal. Nos pacientes que são dependentes de ventilação mecânica, apresentam um quadro pulmonar estável e suportam a desinsuflação do *cuff* pode ser utilizada uma válvula de fala chamada *Passy-Muir.* Esta válvula é um pequeno dispositivo colocado entre a cânula de traqueostomia e o ventilador mecânico, que permite a entrada de ar nos pulmões, mas não permite sua saída pela cânula. Além de possibilitar a comunicação oral, também propicia a melhora do olfato e da gustação, melhora da proteção das vias aéreas e, conseqüentemente, reduz o risco de aspirações, auxilia no gerenciamento das secreções, diminui o tempo de decanulação (Filho *et al.*, 2000) e principalmente fornece uma melhor qualidade de vida ao paciente.

A realização de ausculta cervical em pacientes traqueostomizados e dependentes de ventilação mecânica é mais difícil devido à interferência do aparelho (Dikeman e Kazandjian, 1995) e pelo fluxo aéreo estar modificado.

A reabilitação propriamente dita do paciente traqueostomizado não difere dos outros tipos de pacientes que apresentam disfagia. Fora o que foi dito anteriormente, o raciocínio clínico é o mesmo quanto às terapias direta, indireta e manobras utilizadas. É sempre bom lembrar que, durante a reabilitação do paciente traqueostomizado, seja com ou sem via oral, o terapeuta deve estar sempre atento à ocorrência de queda da saturação do oxigênio e se a pressão sanguínea se mantém, pois estes sinais podem ser indicativos de que o paciente está aspirando ou tendo queda do quadro geral, sendo necessário interromper a estimulação imediatamente.

CONCLUSÃO

Embora tenhamos discutido as principais orientações e técnicas de reabilitação das disfagias, esta só será efetivamente bem indicada e realizada se fundamentada numa abordagem fisiológica.

BIBLIOGRAFIA CONSULTADA

Aguilar WV, Olson ML, Shedd DP. Rehabilitation of deglutition problems in patients with head and neck cancer. *American Journal of Surgery* 1979;138:501-7.

Aramany MA, Dows JA, Beery QC *et al.* Prosthodontic rehabilitation for glossectomy patients. *J Prosthetic Dent* 1982;48:78-81.

Belafsky PC, Blumenfeld MA, LePage Amanda *et al.* The accuracy of the modified evan´s blue dye test in predicting aspiration. *Laryngoscope* 2003;113:1969-72.

Bülow M, Olsson R, Ekberg O. Supraglottic swallow, effortful swallow, and chin tuck did not alter hypopharyngeal intrabolus pressure in patients with pharyngeal dysfunction. *Dysphagia* 2002;17:197-201.

Burnett TA, Mann EA, Cornell SA *et al.* Laryngeal elevation achieved by neuromuscular stimulation at rest. *J Appl Physiol* 2003;94(1):128-34.

Carrara-de Angelis E, Mourão LF, Fúria CLB. Avaliação e tratamento das disfagias após o tratamento do câncer de cabeça e pescoço. In: Carrara-Angelis, Fúria CLB. (Eds.). *A atuação da fonoaudiologia no câncer de cabeça e pescoço.* São Paulo: Lovise, 2000. p. 155-62.

Costa MMB. A traqueostomia como causa de disfunção da deglutição. *Arq Gastroenterol* 1996;33:124-31.

Ding R, Larson CR, Logemann JA *et al.* Surface electromyographic studies in normal subjects under two swallow conditions: normal and during the Mendelsohn maneuver. *Dysphagia* 2002;17:1-12.

Dikeman KJ, Kzandjian MS. *Communication and swallowing management of tracheostomized and ventilador-dependent adults.* San Diego: Singular Publishing Group, 1995.

Eibling DE, Gross RD. Subglottic air pressure: a key component of swallowing efficiency. *Ann Otol Rhinol Laryngol* 1996;105:253-58.

Ekberg O. Posture of the head and pharyngeal swallowing. *Acta Radiol Diagn* 1986;27:691-96.

El- Solh AA, Pietrantoni C, Bhat A *et al.* Microbiology of severe aspiration pneumonia in institutionalized elderly. *Am J Respir Crit Care Med* 2003;167:1650-54.

Easterling C, Grande B, Kern M *et al.* Attaining and maintaining isometric and isokinetic goals of the Shaker exercise. *Dysphagia* 2005;20:133-38.

Filho EDM, Gomes GF, Furkim AM. Cuidados do paciente traqueostomizado. In: Filho EDM, Gomes GF, Furkim AM. *Manual de cuidados do paciente com disfagia.* São Paulo: Lovise, 2000. p. 81-104.

Fujiu M, Logemann JA. Effect of a tongue-holding maneuver on posterior pharyngeal wall movement during deglutition. *American Journal of Speech-Language Pathology* 1996;5:23-30.

Fúria CLB. Reabilitação fonoaudiológica das ressecções de boca e orofaringe. In: Carrara-de Angelis, Fúria CLB. (Eds.). *A atuação da fonoaudiologia no câncer de cabeça e pescoço.* São Paulo: Lovise, 2000. p. 209-19.

Furkim AM. Fonoterapia nas disfagias neurogênicas. In: Furkim AM, Santini CS. *Disfagias orofaríngeas.* Carapicuíba: Pró-fono 1999. p. 229-58.

Furkim AM, Mattana A. Disfagia orofaríngea neurogênica. São Paulo: *Revista da fonoaudiologia* 2ª região. 2004 Jun./Jul.:21(56).

Furkim AM, Silva RG. *Programas de reabilitação em disfagia neurogênica.* São Paulo: Frôntis, 1999. p. 51.

Furkim AM, Carrara-de Angelis E. Organização de um departamento de reabilitação de voz, fala e deglutição. In: Carrara-Angelis, Fúria CLB. (Eds.). *A atuação da fonoaudiologia no câncer de cabeça e pescoço.* São Paulo: Lovise, 2000. p. 141-47.

Gomes GF. Manejo de traqueostomias. In: Filho EM, Pissani JC, Carneiro J *et al. Disfagia: abordagem multidisciplinar.* São Paulo: Frôntis, 1998. p. 115-23.

Hilgers FJM, Jansen HA, van As CJ *et al.* Long-term results of olfaction rehabilitation using the nasal airflow-inducing ("polite yawning") maneuver after total laryngectomy. *Arch otolaryngol head neck surg* 2002;128:648-54.

Hillel AD, Robinson LR, Waugh PW. Laryngeal electromyography for the diagnosis and management of swallowing disorders. *Otolaryngol Head Neck Surg* 1997;116:344-48.

Huckabee ML, Pelletier CA. *Management of adult neurogenic dysphagia.* San Diego: Singular Publishing Group, 1999.

Kilman WJ, Goyal RK. Disorders of pharyngeal and upper esophageal sphincter motor function. *Arch Inter Med* 1976;136:592-97.

Langmore SE, Miller RM. Behavioral treatment for adults with oropharyngeal dysphagia. *Arch Phys Med Rehabil* 1994;75:1154-60.

Lazzara G, Lazarus C, Logemann JA. Impact of termal stimulation on the triggering of the swallowing reflex. *Dysphagia* 1986;1:73-77.

Lazarus CL. Uso do procedimento clínico da deglutição modificada com bário para atendimento de pacientes disfágicos. In: Carrara-Angelis, Fúria CLB. (Eds.). *A atuação da fonoaudiologia no câncer de cabeça e pescoço.* São Paulo: Lovise, 2000. p. 163-70.

Lazarus CL, Logemann JA, Gibbons P. Effects of maneuvers on swallowing function in a dysphagic oral cancer patient. *Head Neck* 1993;15:419-24.

Leder SB, Tarro JM, Burrell MI. Effect of occlusion of a tracheotomy tube on aspiration. *Dysphagia* 1996;11:254-58.

Leelamanit V, Limsakul C, Geater A. Synchronized electrical stimulation in trating pharyngeal dysphagia. *Laryngoscope* 2002;112:2204-10.

Loeh MB, Becker M, Eady A e*t al.* Interventions to prevent aspiration pneumonia in older adults: a systematic review. *J Am Geriatr Soc* 2003;51:1018-22.

Logemann JA. *Evaluation and treatment of swallowing disorders.* Texas: Pro-ed, 1983.

Logemann JA. Treatment for aspiration related to dysphagia: an overwiew. *Dysphagia* 1986;1:34-38.

Logemann JA. *A manual for the videofluoroscopic evaluation of swallowing.* Texas: Pro-ed, 1993.

Logemann JA, Pauloski BR, Colangelo L *et al.* Effects of a sour bolus on oropharyngeal swallowing measures in patients with neurogenic dysphagia. *Journal of Speech and Hearing Research* 1995;383:556-63.

Logemann JA. Therapy for oropharyngeal swallowing disorders. In: Perlman AL, Schulze-Delrieu. *Deglutition and its disorders.* San Diego: Singular Publishing Group, 1997. p. 449-61.

Logemann JA, Pauloski BR, Rademaker AW *et al.* Xerostomia: 12-month changes in saliva production and its relationship to perception and performance of swallow function, oral intake, and diet after chemoradiation. *Head Neck* 2003;25:432-37.

Macedo Filho E, Carneiro JH, Gomes GF *et al.* Dilatação do esfíncter superior de esôfago com sondas de *hurst* para o tratamento dos distúrbios motores de esôfago da fase orofaríngea. *Arq de motiliidade digestiva e neurogastroenterologia* 1997;1:133. Sessão de pôsteres 10.

Marik PE, Kaplan D. Aspiration pneumonia and dysphagia in the elderly. *Chest* 2003;124:328-3.

Martin BJW, Logemann JA, Shaker R *et al.* Normal laryngeal valving patterns during three breath-hold maneuvers: a pilot investigation. *Dysphagia* 1993;8:11-20.

Miller JL, Watkin KL. The influence of bolus volume and viscosity on anterior lingual force during the oral stage of swallowing. *Dysphagia* 1996;11:117-24.

Murray KA, Larson CR, Logemann JA. Electromyographic response of the labial muscles during normal liquid swallows using a spoon, a straw, and a cup. *Dysphagia* 1998;13:160-66.

Neumann S, Bartolome G, Buchholz D *et al.* Swallowing therapy of neurologic patients: correlation of outcome with pretreatment variables and therapeutics methods. *Dysphagia* 1995;10:1-5.

Olsson R, Castell JA, Johnston B *et al.* Combined videomanometric identification of abnormalities related to pharyngeal retention. *Acad Radiol* 1997;4:349-54.

Pauloski BR, Logemann JA. Impact of tongue base and posterior pharyngeal wall biomechanics on pharyngeal clearance in irradiated postsurgical oral and oropharyngeal cancer patients. *Head Neck* 2000;22:120-31.

Pelletier CA, Lawless HT. Effect of citric acid and citric acid-sucrose mixtures on swallowing in neurogenic oropharyngeal dysphagia. *Dysphagia* 2003;18:231-41.

Power M, Fraser C, Hobson A *et al.* Changes in pharyngeal corticobulbar excitability and swallowing behavior after oral stimulation. *Am J Physiol Gastrointest Liver Physiol* 2004;286:G45-G50.

Rosenbek JC, Roecker EB, Wood JL *et al.* Thermal application reduces the duration of stage transition in dysphagia after stroke. *Dysphagia* 1996;11:225-33.

Sciortino KF, Liss JM, Case JL *et al.* Effects of mechanical, cold, gustatory, and combined stimulation to the human anterior faucial pillars. *Dysphagia* 2003;18:16-26.

Shaker R, Kern M, Bardan E *et al.* Augmentation of deglutitive upper esophageal sphincter opening in the elderly by exercice. *Am J Phisiol Gastrointest Liver Physiol* 1997;272:G1518-G1522.

Smith CH, Logemann JA, Burghardt WR *et al.* Oral sensory discrimination of fluid viscosity. *Dysphagia* 1997;12:68-73.

Terpenning MS, Taylor GW, Lopatin DE *et al.* Aspiration pneumonia: dental and oral risk factors in an older veteran polulation. *J Am Geriatr Soc* 2002;49(5):557-63.

Veis S, Logemann JA, Colangelo L. Effects of three techniques on maximum posterior movement of the tongue base. *Dysphagia* 2000;15:142-45.

Vidigal MLN, Gonçalves MIR. Pacientes traqueostomizados e dependentes de ventilador. In: Furkim AM, Santini CS. *Disfagias orofaríngeas.* Carapicuíba: Pró-Fono, 1999. p. 109-20.

Yamaya M, Yanai M, Ohrui T *et al.* Interventions to prevent pneumonia among older adults. *J Am Geriatr Soc* 2001;49(1):85-90.

Yoshida M, Yoneyama T, Akagawa Y. Oral care reduces pneumonia of elderly patients in nursing homes, irrespective of dentate or edentate status. *Nippon Ronen Igakkai Zasshi* 2001;38(4):481-83.

Welch, MV, Logemann JA *et al.* Changes in pharyngeal dimensions effected by chin tuck. *Arch Phys Med Rehabil* 1993;74:178-80.

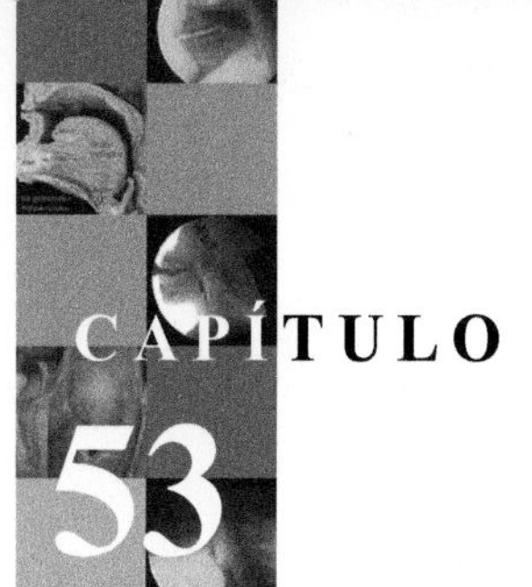

CAPÍTULO 53

PROCESSOS PLÁSTICOS DO SISTEMA NERVOSO APLICADOS À DISFAGIA

Ligia Motta ◆ *Nelson Francisco Annunciato*

▶ INTRODUÇÃO

A cada ano, mais e mais, aprofundam-se os conhecimentos sobre o nosso fascinante sistema nervoso (SN) e aperfeiçoam-se as técnicas de tratamento de pessoas portadoras de distúrbios do SN. Pode-se destacar, especificamente, os pacientes que evoluíram para algum distúrbio associado a disfagia, proveniente de uma doença de base neurológica como, por exemplo, doenças neuromusculares, acidentes vasculares encefálicos (AVE), esclerose lateral amiotrófica (ELA), miastenia *gravis*, doença de Parkinson, dentre tantas outras. Assim, estratégias biológicas, terapêuticas, farmacológicas, cirúrgicas e comportamentais têm sido utilizadas pela equipe interdisciplinar, a qual atua com esses pacientes, assegurando-se de intervenções para minimizar os distúrbios neurológicos e, em algumas circunstâncias, restaurar funções. O fonoaudiólogo inserido na equipe terapêutica desses pacientes necessita conhecer a etiologia das doenças neurológicas, as quais culminam em disfagia, bem como os fenômenos plásticos do sistema nervoso. Estes conhecimentos capacitam-no a fazer um prognóstico eficaz, e, conseqüentemente, a eleição das estratégias do tratamento necessário, bem como a orientação dos familiares e ou cuidadores de forma mais adequada, atentando para o fato de que, em razão da gravidade e complicações de algumas doenças, por vezes não será possível reabilitar de forma completa o paciente, para que ele volte a se alimentar totalmente por via oral.

As células nervosas humanas e o SN, como um todo, podem e reabilitam a si mesmos, regularmente. Um importante alvo das neurociências é aprender a estimular as células nervosas adequadamente, para que elas possam ter um poder plástico mais exuberante, (re)fazendo conexões úteis e funcionais. Em realidade, o objetivo da restauração de funções neurais em um cérebro com lesão e/ou disfunção é um dos mais excitantes e modernos compromissos das neurociências.

Sempre que se fala sobre o SN, deve-se ter em mente que ele é um todo, único, indivisível, cindido apenas com finalidades didáticas. Assim, ainda que se faça uma divisão anatômica e funcional do mesmo, ele se desenvolve, organiza-se, processa, aprende, age e reage como um todo.

▶ FUNÇÕES DA PLASTICIDADE NERVOSA SOB CONDIÇÕES NORMAIS E NA DISFAGIA

Apesar de toda a resistência, por vezes ainda vívida, algumas décadas de pesquisas científicas demonstraram que a plasticidade nervosa não ocorre apenas em processos patológicos, mas assume, também, funções extremamente importantes no funcionamento normal do organismo. Aqui, por exemplo, podem-se citar as importantes organizações das conexões nervosas que têm lugar durante o desenvolvimento geral do indivíduo. Muitas dessas conexões não podem ser determinadas apenas por um programa genético e, mais tarde, no adulto, suas funções neuronais de *adaptação* dependerão de condições do ambiente.

Uma das primeiras formas de plasticidade nervosa é, com freqüência, denominada de "amadurecimento estímulo-dependente" (fatores epigenéticos) do sistema nervoso central (SNC). Uma segunda forma da plasticidade, em um organismo normal, pode ser entendida como "processo de aprendizagem", no qual são considerados tanto o aprendizado neuromuscular (memória neuromuscular) quanto o aprendizado cognitivo (memória cognitiva). Os dois processos se baseiam em mecanismos fisiológicos semelhantes e constituem a base para uma (1) organização normal do sistema nervoso, bem como (2) para uma reorganização após processos lesionais e/ou terapêuticos. Este ponto é de crucial importância, haja vista que algumas doenças neuromusculares cursam com disfagia. Portanto, faz-se mister destacar, no tratamento das disfagias neurogênicas, as condições cognitivas do paciente (aprendizagem), pois a sua condição de entender o que está sendo solicitado durante o processo terapêutico propiciará a condição de plasticidade nervosa e, conseqüentemente, a reabilitação da função da deglutição, tanto no que se relaciona aos exercícios neuromusculares, como a manobras facilitadoras da deglutição, como também as orientações que devem ser realizadas aos familiares e cuidadores (fatores epigenéticos).

O que torna os dois processos anteriormente comentados especialmente interessantes é o fato de que eles são direcionados por atividade neural e, por conseguinte, influenciados por estimulação periférica, uma vez que todas as percepções do nosso corpo e do meio que nos rodeia são captadas e conduzidas à parte central do sistema nervoso (SNC) pelos sistemas dos sentidos. No tratamento das disfagias, ao se realizar exercícios neuromusculares, estimulação sensitivo-motora oral, exercícios proprioceptivos, e mesmo as manobras facilitadoras da deglutição, ofertar-se-ão estímulos periféricos, os quais, conseqüentemente, serão transmitidos por meio dos neurônios sensitivos para a parte central do sistema e, ao chegar ao tronco encefálico e córtex cerebral, será estabelecido o reconhecimento (decodificação) do estímulo, sendo, em seguida, planejada a resposta motora. Sabe-se que nosso organismo é comandado por um sistema intrincado de circuitos neurais, os quais conectam áreas sensitivas e motoras, capazes de armazenar, interpretar e emitir respostas eficientes a qualquer estímulo. As respostas motoras obtidas, somadas a continuidade e qualidade dos exercícios (estímulos periféricos) realizados no tratamento do paciente disfágico, resultarão em novas informações sensitivas, as quais, novamente, chegarão ao córtex, ativando-o e informando-o dos resultados obtidos após ter ocorrido a resposta motora. Destarte, pode-se afirmar que a reabilitação da deglutição se estabelece, dentre outras coisas, pela adequação e continuidade (repetição) dos exercícios utilizados na terapia, os quais devem estar ajustados a cada situação, ao paciente e a sua doença, justificando, assim, a plasticidade neural aplicada à disfagia.

PLASTICIDADE DO SISTEMA MOTOR E DA DEGLUTIÇÃO

A deglutição, definida como a ação responsável por levar o alimento e/ou saliva pelo trato digestivo, desde a boca até o estômago, é resultante de um complexo mecanismo neuromotor, dependente da ação por vezes simultânea e por vezes seqüencial, de estruturas musculares como a língua e mais 31 pares de músculos associados às fases oral e faríngea, bem como estruturas neurais como os pares cranianos e os nervos cervicais. Considerando a relação da deglutição nas funções motoras, pode-se citar o ramo mandibular do V par (nervo trigêmeo) e o VII par (nervo facial) relacionados à mastigação, XII par (nervo hipoglosso) na movimentação lingual, IX par (nervo glossofaríngeo) nas estruturas velofaríngeas e o X par (nervo vago) na função da musculatura da faringe e inervação motora de toda laringe, torna-se mister compreender que a plasticidade neural não tem lugar apenas nas áreas predominantemente sensitivas, sendo, também, observada nas áreas predominantemente motoras. Essa condição justifica sobremaneira, conforme já citado anteriormente, o êxito nos resultados do tratamento com pacientes que apresentam distúrbios da deglutição na realização de exercícios neuromusculares, haja vista que o estímulo periférico contempla as áreas motoras do SNC, pois assim como o córtex sensitivo, também o córtex motor possui uma organização (homúnculo) correspondente às regiões do corpo. Em outras palavras, áreas específicas do córtex motor são responsáveis por regiões específicas do corpo e controlam o grande repertório muscular de nossas ações. Essas áreas, quando estimuladas eletricamente, desencadeiam impulsos que culminam em contrações da respectiva musculatura.

É importante destacar que através da eletromiografia, graças ao estudo de lesões nos sistemas nervoso e periférico, à remoção de músculos específicos, e ainda, por estimulação elétrica, foi possível estudar e aprofundar o conhecimento do controle do sistema nervoso nas diferentes fases da deglutição.

Assim, como são observadas modificações das organizações topográficas da área sensitiva cortical, observam-se, também, analogamente, modificações nas representações motoras centrais (córtex motor). Após uma lesão "motora" periférica, constata-se que a estimulação da região cortical vinculada a essa periferia não consegue mais desencadear reações musculares. Decorridas, entretanto, algumas horas depois da lesão, observam-se, novamente, reações motoras pós-estimulação da referida área cortical. Conclui-se que o córtex, o qual ficara sem função depois da lesão, em uma tentativa-teima, procura ocupar-se do controle da musculatura vizinha. Assim, conseguimos imaginar que em determinados acidentes vasculares encefálicos (AVE), mesmo nos quais haja comprometimento do tronco encefálico ou em traumatismos cranioencefálicos (TCE), os circuitos nervosos enveredam esforços no sentido de manter as funções, como por exemplo, na função da deglutição, e/ou tentam restabelecer novas conexões para readquirir o controle dos músculos vinculados à deglutição.

A plasticidade do sistema nervoso ocorre em três estágios: 1. desenvolvimento; 2. aprendizagem e memória e; 3. depois de processos lesionais. Para não fugir ao escopo deste livro, vamos nos restringir ao último estágio, qual seja:

Plasticidade depois de lesão neural

Para a compreensão deste estágio, faz-se mister um conhecimento básico dos mecanismos de lesão cerebral. Durante um dano cerebral, muitos eventos ocorrem simultaneamente no local da lesão e, mesmo, distantes dele. Em um primeiro momento, as células traumatizadas liberam seus aminoácidos e seus neurotransmissores, os quais, em alta concentração, tornam os neurônios mais excitados e mais vulneráveis à lesão. Neurônios muito excitados podem liberar o neurotransmissor glutamato, o qual é o neurotransmissor excitatório mais abundante no SNC, alterando o equilíbrio do íon cálcio e induzindo seu influxo para o interior das células nervosas, ativando várias enzimas tóxicas que eclodem com a morte de muitos neurônios. Esse processo é chamado de excitotoxicidade.

Ocorre, também, a ruptura de vasos sanguíneos e/ou isquemia cerebral, diminuindo os níveis de oxigênio e glicose, os quais são essenciais para a sobrevivência de todas as células. A falta de glicose gera, na célula nervosa, insuficiência em manter seu gradiente transmembrânico, permitindo a entrada de mais cálcio para dentro da célula, ocorrendo um efeito cascata.

De acordo com o grau do dano cerebral, o estímulo nocivo pode levar as células nervosas à necrose e, quando há ruptura da membrana celular, as células liberam seu material intracitoplasmático. Esta seqüência de eventos lesa, então, o tecido vizinho; ou pode, ainda, ativar um processo genético denominado apoptose, em que a célula nervosa mantém sua membrana plasmática, não libera, portanto, seu material intracelular e substâncias com atividade pró-inflamatória, e não agride outras células.

A apoptose é desencadeada na presença de certos estímulos nocivos, principalmente quando da toxicidade pelo glutamato (como vimos acima, excitotoxicidade), estresse oxidativo e alteração na homeostase do íon cálcio.

Em geral, a lesão, além de interferir diretamente em um neurônio, afeta os demais neurônios, pois estes trabalham em cadeia e trocam substâncias entre si, levando, destarte, a um desarranjo em toda a trama de conexões neurais, com ampliação da lesão em rede. Isto explica porque uma determinada área cerebral lesada leva a alterações de outras regiões interconectadas. Esse processo é denominado de degeneração transneural e pode, por vezes, ser observado em neurônios longínquos da lesão, ou seja, a degeneração ultrapassa as regiões com as quais o neurônio lesado mantinha conexões diretas. Com este fenômeno compreendemos o porquê de uma lesão em nível cerebral atingir a harmonia dos circuitos nervosos responsáveis pela deglutição no nível do tronco encefálico, o que pode culminar em disfagia.

Com todos esses acontecimentos, o SNC tenta se defender e ativar outras células, como, por exemplo, os macrófagos, presentes na corrente sanguínea, os astrócitos e as micróglias, presentes na parte central do sistema nervoso (SNC), os quais iniciam a função de fagocitose, para retirar os materiais tóxicos e indesejáveis a este SNC.

As células da glia promoverão uma cicatriz glial no local do trauma, na tentativa de deter a perda do fluxo intracitoplasmático de neurônios lesados. Essa cicatriz, por vezes, torna-se uma barreira, a qual impede neurônios saudáveis de formar novas conexões.

A lesão promove três situações distintas: 1. o corpo celular do neurônio foi atingido e ocorre a morte do neurônio, sendo, neste caso, o processo irreversível para este neurônio; 2. o corpo celular está íntegro e seu axônio está lesado e/ou 3. o neurônio se encontra em um estágio de excitação diminuído, no qual os processos de reparação começam a surgir.

REORGANIZAÇÃO DO HOMÚNCULO CORTICAL DEPOIS DA LESÃO DO NERVO PERIFÉRICO

Como se sabe, o "mapa cortical" não é constante, podendo, outrossim, modificar-se sob diferentes condições. Em realidade, para uma melhor compreensão deste homúnculo (do gr. *homunculus*, homem pequeno), deve-se imaginá-lo como um verdadeiro holograma e não-estático, como na descrição inicial de 1950 pelo renomado neurocirurgião canadense Wilder Penfield.

Observemos, pois, um caso de uma transecção ou de uma forte distensão de um nervo periférico (o que pode, p. ex., acontecer em um acidente com ferimento aberto e profundo da mão). Tomemos, como exemplo, uma lesão no nervo mediano (Nm), o qual inerva a parte lateral da superfície ventral da mão. Podemos, é claro, estabelecer paralelos com uma lesão, a qual compromete a região cortical responsável pela deglutição. A Figura 53-1 nos mostra, esquematicamente, um "mapa cortical" com representações da mão em diferentes estágios após a transecção do nervo. À esquerda (Fig. 53-1A), temos as representações corticais antes da lesão. A Figura 53-1B mostra o mapa logo depois da lesão do Nm, no qual a área pontilhada representa a inexistência de reação à estimulação sensitiva, o que significa que toda essa região, na qual desaguavam as informações carreadas pelo Nm, está inativa. Porém, quando se volta a examinar a representação da mão depois de algumas semanas, sem que tenha ocorrido uma regeneração do nervo periférico (no presente experimento), observa-se uma visível alteração daquele "mapa cortical" (Fig. 53-1C). A área, a qual logo após a lesão não mostrava mais nenhuma reação, reage, agora, novamente à estimulação sensitiva. Depois da perda total de um dedo, pode-se observar uma situação semelhante, ou seja, a área cortical, a qual não reagia mais pela falta do dedo, volta, depois da reorganização cortical, a responder aos estímulos provenientes dos dedos vizinhos. (Para maiores detalhes, leia Merzenich *et al.*, 1983).

A Figura 53-1D exibe um "mapa cortical" de uma representação da mão, decorridas algumas semanas da lesão, na qual houve uma regeneração total do Nm, o que é possível quando o nervo foi apenas estirado ou pinçado fortemente, mas sem uma transecção total. Vê-se quão difícil é diferenciar esta nova representação daquela anterior à lesão (Fig. 53-1A).

Uma reorganização falsa ou não-completa após uma transecção de um nervo periférico conduz a um mapa cortical como aquele observado na Figura 53-1E. Aqui, uma reorganização irregular teve lugar e algumas pequenas "ilhas" acabaram por se formar, nas quais os neurônios reagem a estímulos oriundos de pontos diferentes e separados da mão. Assim, vemos que não é possível, em nível cortical, ajustar uma falha ocorrida na reorganização periférica. Em outras palavras, a capacidade de reorganização cortical é tanto menor quanto maior for a zona atingida e quanto maior for a lesão do nervo.

REORGANIZAÇÃO APÓS UMA LESÃO CENTRAL NO CÓRTEX SOMATOSSENSITIVO

A Figura 53-1F e G mostram o efeito de uma lesão central no córtex somatossensitivo. Na Figura 53-1F vemos uma zona pontilhada, a qual representa uma lesão um pouco maior do

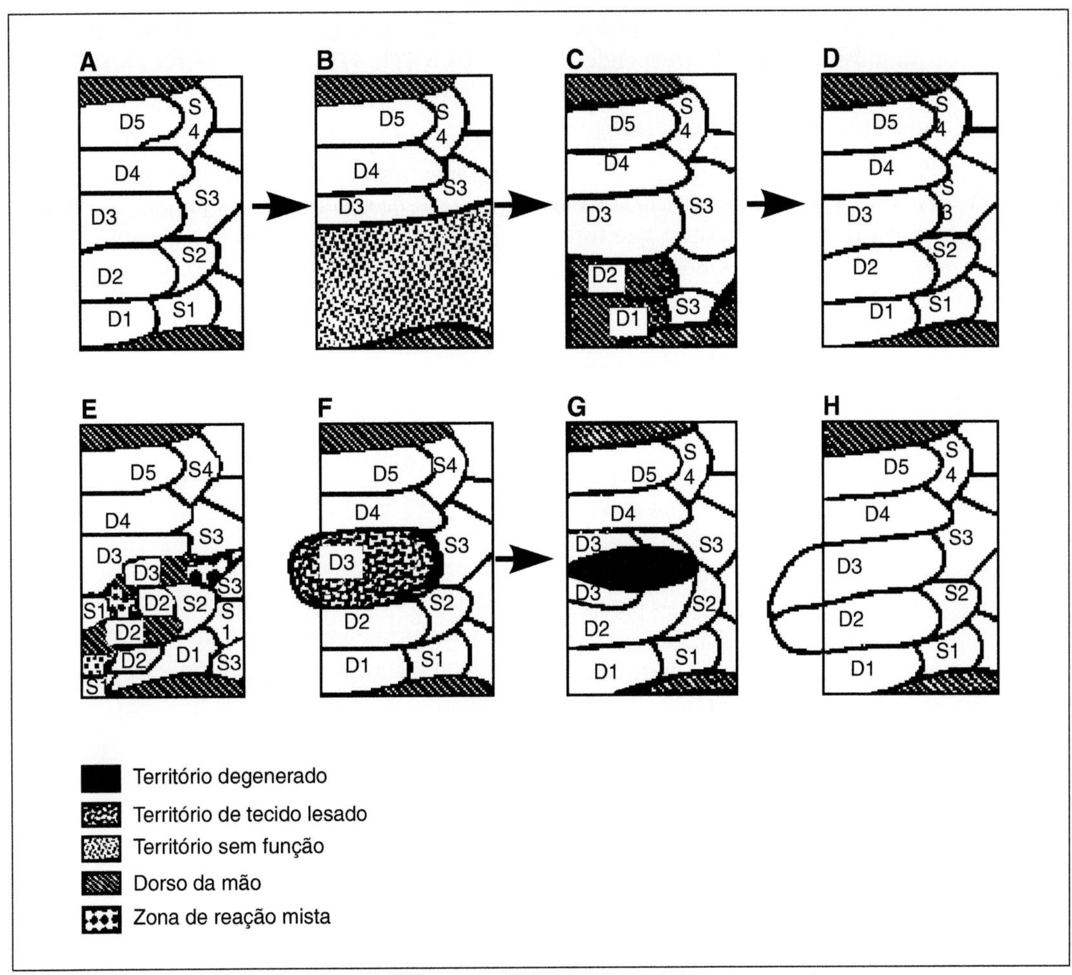

Fig. 53-1. Modificações dinâmicas na topografia cortical. (**A** a **D**) Mostram a seqüência de modificações, as quais ocorrem depois de lesão do nervo mediano. Em (**E**), vê-se o "mapa cortical" depois de transecção e regeneração periférica do nervo mediano. Devido a uma não-correta reinervação periférica, a representação da mão se mostra como um "mosaico", onde existem zonas que respondem a distintas e separadas regiões da superfície da mão. (**F** e **G**) Esquematizam as modificações do "mapa cortical'" após uma lesão central na representação do dedo médio (D3). Mesmo que a representação de D3 (dedo médio) estivesse no início totalmente lesada, forma-se, mais tarde, nas vizinhanças corticais desta área lesada, uma nova representação do dedo médio. (**H**) Exibe o aumento da representação dos dedos indicador (D2) e médio (D3) depois de acentuada estimulação periférica. Para maiores detalhes, veja texto. "D", dedo; "S", superfície digitopalmar. (Modificado de Merzenich *et al.*, 1983.)

que a representação do dedo médio (D3). Nesse caso, há, primeiro, uma perda total da percepção desse dedo. O tecido destruído degenera e, após algumas semanas, permanece apenas uma estreita faixa de glia reativa (faixa preta na Fig. 53-1G). Entrementes, ocorre uma reorganização do "mapa cortical" nas bordas da lesão, dentro do tecido nervoso que lá permaneceu. Enquanto houve uma perda total de sensibilidade na área de representação do D3 logo após a lesão, tempos depois, encontra-se, nas bordas da área lesionada, novamente uma zona, na qual está representada a sensibilidade do dedo médio. Anteriormente à lesão, estavam lá representados tanto o dedo indicador (D2) quanto o anular (D4), ou seja, a função do tecido destruído foi assumida pelo tecido nervoso vizinho intacto, às custas de uma assimilação da sensibilidade dos dedos D2 e D3, fenômeno este denominado de vicariante. Assim, pode-se imaginar que nos casos de disfagia, áreas vizinhas à área de lesão tentam assumir as funções de controle sobre os músculos vinculados com a deglutição.

PLASTICIDADE PELA ESTIMULAÇÃO PERIFÉRICA

Estimulações sensoriais periféricas (p. ex., na pele) podem também desencadear modificações na organização do "mapa cortical". Ocorre, sobretudo, um aumento das dimensões da representação cortical da periferia estimulada. Ainda que utilizemos aqui, por questões cientificamente já comprovadas e claramente ilustrativas, fenômenos descritos com a mão, pedimos gentilmente ao leitor para transportar estes fenômenos para a região crânio-oro-cervical, foco principal, mas não único, do paciente com disfagia. Na deglutição, a função sensitiva é representada pela participação do V (n. trigêmeo) e VII

(n. facial) pares nas funções gustativas e sensitivas de cavidade oral, enquanto, o IX par (n. glossofaríngeo) corresponde à inervação sensitiva de orofaringe e estruturas velofaríngeas e ao X par (n. vago), toda a inervação sensitiva de hipofaringe e laringe pelo seu ramo superior.

A Figura 53-1H mostra um "mapa cortical" de um córtex somatossensitivo de um macaco (*Macaca mulatta*) que fora treinado a esfregar diariamente e por várias horas o dedo indicador (D2) e o dedo médio (D3) sobre uma placa de feltro, estimulando, assim, fortemente a superfície desses dois dedos. Observa-se, claramente, que as representações somatossensitivas dos dedos D2 e D3 no "mapa cortical" sofreram um aumento muito considerável (Fig. 53-1H).

Essa observação esclarece os mecanismos que têm lugar na plasticidade do "mapa cortical", ou seja, a estimulação periférica significa uma forte excitação nos neurônios da área cortical, a qual representa a região estimulada. Para tanto, deve-se ter em mente que a atividade neural ou, mais precisamente, um padrão específico de atividade neural, talvez sirva como um dos componentes do mecanismo da plasticidade neural. Ela tem, por assim dizer, um efeito protetor e benéfico e pode ser utilizada para tornar mais fortes as representações somatotópicas (homúnculo) enfraquecidas por lesões e/ou disfunções. Imaginemos, pois, que os exercícios utilizados na reabilitação das disfagias, tais como, exercícios de sensibilidade, do controle oral, mobilidade e funcionalidade dos músculos de língua, bochechas, faringe e laringe, dentre outros, levam a um fortalecimento das redes neuronais vinculadas à deglutição. Pode-se exemplificar listando alguns exercícios, tais como: anterioridade e posterioridade de língua; exercícios vocais como emissão da vogal /i/ em tom grave e agudo e, em glissando ascendente e descendente, /B/ prolongado de plosão retida, exercícios vocais baseados no método Lee Silvermann, dependendo do caso, no intuito de proporcionar maior firmeza glótica; exercícios de relaxamento cervical induzidos associados ao trabalho direto da sensibilidade da região; estimulação sensitivo-motora facial e estimulação digital intra-oral em região de gengivas, palatos mole e duro, língua, vestíbulo lateral e frontal e região interna de bochechas, sendo realizado com objetivo determinado, em tempo específico. Deve-se, portanto, atentar para o fato de que a atividade neural, por si só, é insuficiente para alcançar a reorganização de uma área afetada. Pelo contrário, deve haver vários padrões específicos de atividade neural de acordo com as áreas atingidas. Ativar esses padrões por meio de estímulos mais diretos e adequados deveria, pois, ser o objetivo de todo método terapêutico. Portanto, conforme exemplos anteriormente citados, os exercícios que podem ser utilizados no tratamento das disfagias têm o objetivo de, por meio dos distintos receptores da pele (tato, pressão, temperatura) e do movimento (fusos neuromusculares, órgãos neurotendinosos, receptores das cápsulas articulares), influenciar nos circuitos nervosos sensitivo-motores e, assim, melhorar, de acordo com o comprometimento, a deglutição do paciente.

FATORES QUE INFLUENCIAM A PLASTICIDADE DO SNC NOS CASOS DE DISFAGIA

Para uma adequada intervenção terapêutica, é necessário que o terapeuta seja conhecedor de alguns itens importantes, os quais interferem direta ou indiretamente nos processos plásticos, de aprendizagem e memória e conseqüentemente, na terapia e recuperação do paciente neurológico, aquele que apresenta quadro de disfagia:

- Idade.
- Biografia do paciente.
- Local da lesão/disfunção.
- Extensão da lesão/disfunção.
- Tempo e etiologia da lesão/disfunção.
- Diagnóstico.
- Programa terapêutico.
- Início e duração do programa terapêutico.
- Freqüência e intensidade do programa terapêutico.
- Estado emocional (motivação × depressão).
- Ambiente terapêutico.
- Comunicação.
- Cognição.

CÉLULAS-TRONCO

Nas últimas décadas, também graças aos grandes avanços científicos, ficamos fascinados com a possibilidade de utilização de células-tronco adultas, as quais dão origem a outros tecidos, muitas vezes diferentes e distantes daquele onde estão situadas. Desde o século XIX esta idéia tem fascinado os neurobiólogos. A célula-tronco mais fascinante é, com certeza, o zigoto, o qual é capaz de gerar cerca de 200 tipos distintos de células presentes em um indivíduo adulto, como as que compõem pele, sangue, cartilagem, osso, cérebro e outros órgãos e tecidos. Sem dúvida, a terapia com células-tronco poderá ser, junto com condutas terapêuticas cada vez mais adequadas, a reabilitação do futuro, singularmente nos casos de pacientes portadores de doenças neurológicas associadas à disfagia.

NEUROPLASTICIDADE E FUTURO

Nos parágrafos anteriores observou-se como o SN utiliza seus recursos para reparar e reabilitar a si mesmo quando da presença de traumas, doenças ou disfunções. Destarte, quando o SN se adapta às novas condições pós-lesão e/ou distúrbios, e o indivíduo melhora os seus controles neuromusculares, como quando se observa a evolução no tratamento do paciente que apresenta disfagia, devemos, de imediato, vislumbrar um maravilhoso exemplo de plasticidade neural.

Quando se utiliza o termo *plasticidade* para explicar os eventos que tomam lugar, conforme visto acima, fala-se de fenômenos duráveis, adaptativos e benéficos, quer seja em nível molecular, fisiológico, morfológico ou comportamental.

Entrementes, plasticidade significa muito mais do que somente química ou regeneração neural, ou mesmo formação de novas conexões cerebrais; plasticidade tem, com certeza, um outro significado muito maior do que podemos imaginar para aquele que se beneficia dela. Especificamente no tratamento das disfagias, o paciente, aquele que é agraciado com a reeducação da função da deglutição, torna-se consciente do quão importante é voltar a comer seus alimentos prediletos por via oral, degustar dos alimentos e estar à mesa com seus familiares. Esta situação permite a reestruturação de uma vida e de uma família, tornando inclusive nossa sociedade algo melhor, haja vista que a família é uma célula desta mesma sociedade.

Enfim, a neuroplasticidade é um fenômeno que fascina não só os cientistas que se deleitam em pesquisá-la, mas também o mundo em geral, haja vista que todos nós necessitamos dela, utilizamo-la e queremos entendê-la mais e mais, pois cada vez mais abandonamos aquele conceito de SN imutável e intangível para vislumbrar um neurouniverso cada vez mais dinâmico e responsivo.

BIBLIOGRAFIA CONSULTADA

Annunciato NF. A plasticidade do sistema nervoso. In: Douglas CR. *Patofisiologia oral.* São Paulo: Pancoast Editora, 1998. v. 1. p. 354-69.

Annunciato NF, Oliveira CEN. Therapie, nervensystem und erholungsmechanismen. "Physiotherapie" (Fachmagazin des Bundesverbandes selbständiger Physiotherapeuten - IFK), 2004 Jan.;1:18-22.

Bach-Y-Rita P. Brain plasticity as a basis of the development of rehabilitation procedures for hemiplegia. *Scand J Rehabil Med* 1981;13:73-81.

Brauer C, Frame D. *Manual de disfagia: guia de deglutição para profissionais da saúde e famílias de pacientes disfágicos.* São Paulo: Pró-Fono, 2001.

Costa M, Castro LP. *Tópicos em deglutição e disfagia.* Rio de Janeiro: Medsi, 2003.

Cotman CW, Gómez-Pinilla F, Kahle JS. Neural plasticity and regeneration. In: Siegel GJ. Basic neurochemistry. 5. ed. New York: Raven Press, 1994. p. 607-26.

Furkim AM, Silva RG. *Programas de reabilitação em disfagia neurogênica.* São Paulo: Frôntis, 1999.

Furkim AM, Gomes GF, Macedo FED. *Manual de cuidados do paciente com disfagia.* São Paulo: Lovise, 2000.

Groher ME. *Disphagia diagnosis and managent.* USA: Butterworth Heinemann, 1992.

Jenkins WM, Merzanich MM, Ochs MT *et al.* Functional reorganization of primary somatosensory cortex in adult owl monkey after behaviorally controlled tactile stimulation. *Journal of neurophysiology* 1990;63(1):82-105.

Kaas JH. Plasticity of sensory and motor maps in adult mammals. *Annu Rev Neurosci* 1991;14:137-67.

Mansur L, Radonovic M. Diferentes estágios da plasticidade neural: visão da prática clínica. In: Congresso Brasileiro de Neurologia, 18. Anais. São Paulo: Academia Brasileira de Neurologia, 1998. p. 3-10.

Marchezan I. Deglutição – normalidade. In: Furkim AM, Santini CS. *Disfagias orofaríngeas.* São Paulo: Pró-fono, 1999.

Merzenich MM, Kaas JH, Wall JT *et al.* Progression of change following median nerve section in the cortical representation of the hand in areas 3b and 1 in adult owl and squirrel monkeys. *Neuroscience* 1983;10(3):639-65.

Motta L. Distúrbio da deglutição no idoso. In: *Envelhecimento bem-sucedido.* Porto Alegre: EDIPUCRS, 2002.

Motta L. Dificuldade de deglutição no idoso. In: Programa Geron (Org.) Terra NL. *Entendendo as queixas do idoso.* Porto Alegre: EDIPUCRS, 2003.

Motta L, Annunciato NF. Envelhecimento vocal e neuroplasticidade. In: Pinho SR. *Fundamentos em fonoaudiologia, tratando os distúrbios da voz.* Rio de Janeiro: Guanabara Koogan, 2003.

Motta L, Annunciato NF. Envelhecimento vocal e neuroplasticidade. In: Programa Geron. (Org.). Terra NL. *Envelhecimento bem-sucedido.* Porto Alegre: EDIPUCRS, 2003.

Motta L, Viegas C. Exercícios vocais na reabilitação da disfagia. In. Jacobi JS, Levy DS, Silva LMC. *Disfagia: avaliação e tratamento.* Rio de Janeiro: Revinter, 2003.

Nelles G, Spiekermann G, Jueptner M *et al.* Evolution of functional reorganization in hemiplegic stroke: a serial positron emission tomographic activation study. *Ann Neurol* 1999;46(6):901-9.

Oliveira CEN, Salina ME, Annunciato NF. Fatores ambientais que influenciam a plasticidade do SNC. *Acta Fisiátrica* 2001;8(1):6-13.

Pascual-Leone A, Dang N, Cohen LG *et al.* Modulation of muscle responses evoked by transcranial magnetic stimulation during the acquisition of new fine motor skills. *J Neurophysiol* 1995A;74(3):1037-45.

Posner U, Sedlmaier P. Neuropsychologische Rehabilitation bei Schädel-Hirn-Traumatiken. *Zeitschrift für Neuropsychologie* 1990;1:4-22.

Ribeiro SJB. Neuroplasticidade e a recuperação da função após lesões cerebrais. *Acta Fisiatr* 1995:2(3):27-30.

Sameshima K. Modelos de reorganização cerebral. In: Congresso Brasileiro de Neurologia. Anais. São Paulo: Academia Brasileira de Neurologia. 1998. p. 31-38.

Sanes JN, Suner S, Lando JF *et al.* Rapid reorganization of adult rat motor cortex somatic representation patterns after motor nerve injury. *Neurobiology* 1988;85:2003-7.

Silva JC. Plasticidade neuronal: a reorganização do sistema nervoso central após injúria e sua importância na reabilitação. In: Siqueira L *et al. Saúde: conceitos abrangentes.* Rio de Janeiro: Frasce, 2000. p. 91-95.

Stein DG, Brailowsky S, Will B. *Brain repair.* New York: Oxford University Press, 1955. 156 p.

Wainberg MC. *Plasticity of the central nervous system: functional implication.* Canada: Physiotherapy for rehabilitation, 1988;40(4):224-32.

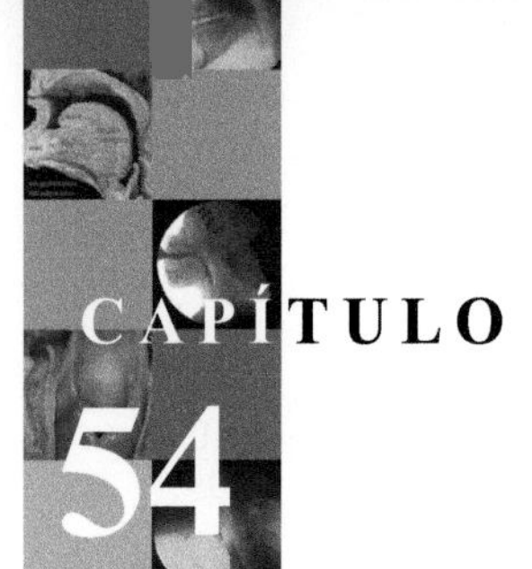

CAPÍTULO 54

Correlação das Avaliações Clínica, Videofluoroscópica e Nasofibrolaringoscópica e sua Implicação na Reabilitação

Irene de Pedro Netto ◆ Elisabete Carrara-de Angelis ◆ Ana Paula Brandão Barros

▶ INTRODUÇÃO

Para obtermos o sucesso terapêutico nos indivíduos portadores de distúrbios da deglutição, é necessário que seja realizada de forma detalhada uma avaliação funcional da deglutição. Para realizarmos uma efetiva avaliação, por sua vez, é de extrema importância o conhecimento da neuroanatomofisiologia da deglutição.

Quando o fonoaudiólogo avalia um indivíduo com queixa de deglutição, primeiramente se realiza a anamnese seguida da avaliação clínica, sendo o estetoscópio o instrumento utilizado para realização da ausculta cervical e pulmonar. Estudos recentes mostram que a confiabilidade dos profissionais que realizam a ausculta cervical varia muito, e que o nível de concordância entre eles é muito baixo (Leslie *et al.*, 2004). Ouvidos mais treinados tornam esta técnica mais precisa. Outros estudos referem a ausculta pulmonar como outra técnica necessária e complementar na rotina fonoaudiológica para avaliar pacientes com risco de broncoaspiração. Comparando a ausculta pulmonar com os resultados encontrados na videofluoroscopia, alguns autores encontraram uma sensibilidade de 87% para o risco de aspiração (Shaw *et al.*, 2004).

Na necessidade de informações adicionais sobre a anatomia e fisiologia da deglutição, quando não estamos apresentando resultados na reabilitação ou quando queremos testar a efetividade de alguma manobra específica em determinado indivíduo, solicitam-se exames objetivos como a nasolaringofibroscopia ou a videofluoroscopia da deglutição. Dependendo do que se quer pesquisar, pode-se sugerir ambos.

O fonoaudiólogo deve saber o que procura para indicar o exame ideal, por isso é fundamental a realização da avaliação clínica previamente aos exames selecionados. Além disso, esta fornece informações que nortearão o exame objetivo, como as melhores consistências, os volumes e as manobras que devem ser testados. Os dados clínicos podem e devem ajudar no raciocínio para um bom andamento do exame (Barros, Martins, 2002).

A videofluoroscopia tem sido considerada a avaliação objetiva padrão-ouro, pois permite a visualização completa da dinâmica da deglutição. Furkim *et al.* (2003) relatam que a avaliação clínica e a videofluoroscópica são complementares na verificação da deglutição, e que juntas podem indicar a conduta mais adequada na reabilitação. Este exame possibilita a visualização de todas as estruturas envolvidas no processo da deglutição e da fonoarticulação.

Para a avaliação da anatomia e fisiologia laríngea, a videofluoroscopia é considerada um exame complementar (Barros, Martins, 2002), sendo a nasofibrolaringoscopia o exame mais indicado. Este exame, por sua vez, foi considerado por vários estudiosos como o método *co-gold standard,* ou seja, o segundo padrão-ouro para o diagnóstico das disfagias (Langmore *et al.*, 1991; Leder *et al.*, 1998; Steven, 1999). Além disso, a nasofibrolaringoscopia permite a avaliação da sensibilidade faríngea e laríngea, não expõe o indivíduo a irradiações, fornece a possibilidade de não deslocar o paciente do leito, pode ser repetida quantas vezes for necessário, além de ser oferecido alimento real corado de azul para melhor visualização durante o exame, em vez de bário (Langmore *et al.*, 1988; Leder, 1998; Manrique, 1999). Um estudo recente mostrou que não é necessário o uso do corante azul nos alimentos durante a nasofibrolaringoscopia para detectar estases, penetrações e/ou aspirações do conteúdo alimentar (Leder *et al.*, 2005).

Portanto, o objetivo deste capítulo é correlacionar os achados da avaliação clínica com os daqueles dos exames videofluoroscópico e nasofibrolaringoscópico da deglutição.

CORRELAÇÃO DOS ACHADOS CLÍNICOS E OBJETIVOS

Quando nos deparamos com um indivíduo com dificuldade para deglutir, devemos estar atentos aos sinais que evidenciam os possíveis problemas, para assim avaliarmos as consistências e os volumes mais adequados. A seguir, evidenciaremos os possíveis sinais e sintomas que norteiam a avaliação clínica da deglutição, bem como os achados que podemos encontrar nos exames objetivos.

Fase preparatória-oral e oral da deglutição

Antes de iniciarmos a avaliação clínica com o alimento, primeiramente observamos como se encontram os órgãos fonoarticulatórios do indivíduo, não somente quanto ao aspecto de sensibilidade, mobilidade e tonicidade, como também a emissão de vogais, palavras, frases e fala espontânea para avaliação da fonoarticulação.

Alterações na sensibilidade, mobilidade e tonicidade dos lábios podem ser indicadas pela imprecisão dos fonemas bilabiais e distorções das vogais arredondadas, e estão associadas a perda do jogo pressórico e incontinência oral.

Alterações de língua também levam a diferentes graus de distúrbios na fase preparatória-oral e oral da deglutição, e podem ser indicadas pela imprecisão articulatória e qualidade vocal pastosa. O exame objetivo que pode ser utilizado para avaliar este órgão é a videofluoroscopia.

Durante a fase preparatória-oral e oral, observa-se como o indivíduo retira o alimento do utensílio oferecido, se consegue reter o alimento na cavidade oral e formar o bolo alimentar, se o vedamento labial está inadequado evidenciando um escape do alimento extra-oral, se tem a capacidade de realizar os movimentos mastigatórios lateralizando o bolo, se apresenta um trânsito oral aumentado e como se encontra a força de propulsão do alimento.

Em casos de redução da sensibilidade, o bolo pode ficar parado na cavidade oral e faringe, o alimento pode cair na faringe ou nas vias aéreas antes do ato da deglutição, e tudo isto pode alterar as fases preparatória e/ou oral, e até provocar broncoaspiração silenciosa (Barros e Portas, 2005).

Após ter deglutido o bolo, solicitamos a abertura bucal para observar a presença de resíduo na cavidade oral, que pode não ter sido manifestada pelo paciente, indicando assim uma alteração da sensibilidade intra-oral. O indivíduo que apresenta uma fase oral alterada ou ausência da reação de deglutição tem grandes chances de manifestar perda prematura do alimento, que na avaliação clínica percebemos através de um ruído pela ausculta cervical, que muitas vezes leva a uma penetração e/ou aspiração laringotraqueal antes da deglutição.

A avaliação videofluoroscópica da deglutição apresenta a visão objetiva do que foi observado na clínica. A melhor visão é a lateral, para evidenciarmos o movimento de língua, a manipulação e a formação do bolo, as estases na cavidade oral (palato duro, base de língua e nos sulcos anteriores e laterais), o contato da base de língua com a parede posterior de faringe, e também da presença da perda prematura do bolo. Na visão ântero-posterior observamos melhor os movimentos mastigatórios.

Se o objetivo maior for avaliar a fase preparatória-oral e oral, o exame nasofibrolaringoscópico não é o indicado, pois através deste não visualizamos estas fases. No entanto, com este exame podemos observar se houve a perda prematura do bolo alimentar para a hipofaringe ou laringe antes da deglutição, como conseqüência destas alterações.

Fase faríngea

Quando realizamos a avaliação clínica da fase faríngea da deglutição, podemos observar, principalmente, o esfíncter velofaríngeo, a faringe, laringe e a transição faringoesofágica.

- *Esfíncter velofaríngeo:* a qualidade vocal hipernasal pode indicar uma alteração do fechamento velofaríngeo durante a fonoarticulação, assim como a regurgitação nasal. Tanto o exame videofluoroscópico quanto a nasofibrolaringoscopia podem evidenciar esta alteração. É interessante que durante a realização da nasofibrolaringoscopia, o otorrinolaringologista solicite ao indivíduo manter na cavidade oral 25 mL de líquido corado de azul.

  A videofluoroscopia pode ser indicada para definir a presença de uma incompetência ou insuficiência velofaríngea (Altmann, 1990), pois nos permite observar sua funcionalidade, assim como a nasofibrolaringoscopia. É muito comum, no momento da introdução do nasofibroscópio, que se encontre bastante secreção nasal é até mesmo retenção de resíduos alimentares. O estudo videofluoroscópico de Furkim *et al.* (2003), com crianças com paralisia cerebral, demonstrou que 31,2% das crianças apresentaram refluxo para a nasofaringe, o que causou um desconforto e escape de pressão durante a fase faríngea da deglutição, prejudicando, desta forma, a passagem do bolo pela faringe.
- *Faringe:* alterações da mobilidade deste órgão podem ocasionar estase de alimento nesta região. Na avaliação clínica, o paciente pode referir o incômodo de "alimento parado na garganta" que não podemos visualizar, porém a videofluoroscopia e a nasofibrolaringoscopia confirmam este relato.
- *Laringe:* a qualidade vocal soprosa e o tempo máximo fonatório reduzido levam-nos a suspeitar de uma alteração da mobilidade de prega vocal, que é um dos esfíncteres protetores da laringe, fazendo com que contra-indiquemos a oferta de líquido, pois o risco de broncoaspirar é maior. O exame objetivo que poderá melhor verificar a suspeita da avaliação clínica é a nasofibrolaringoscopia. Este exame nos permite a avaliação anatômica e funcional da laringe. Através deste, pode-se observar como se encontram a mobilidade das pregas vocais, a simetria de vibração, como também a presença ou ausência de lesões.

Na videofluoroscopia da deglutição, para avaliar a coaptação glótica, é necessário que o exame seja realizado na visão ântero-posterior. Podemos, através deste exame, observar qual lado predomina durante a movimentação horizontal e verificar a presença de edema nas aritenóides.

Avaliar a fase faríngea implica também na observação da elevação da laringe. Clinicamente, Logemann (1983) descreve a técnica dos 4 dedos: indicador na região submandibular, o dedo médio no osso hióide, o anular e o mínimo nas cartilagens tireóidea e cricóidea. A visualização da elevação laríngea é possível através da videofluoroscopia na visão lateral, porém também é subjetiva. Nesta visão observamos os movimentos vertical e anterior da laringe. Nos indivíduos que foram irradiados, é visível esta redução tanto no exame clínico como no videofluoroscópico.

Softwares estão sendo criados para obtermos dados objetivos da elevação laríngea. Na nasofibrolaringoscopia não é possível esta avaliação, porém podemos suspeitar da possibilidade desta alteração quando observamos as estases em região de orofaringe e hipofaringe, principalmente na valécula, nos recessos piriformes e na parede posterior da faringe, como também na transição faringoesofágica. Através da ausculta cervical podemos perceber as estases em região de hipofaringe que se tornam amplificadas por este instrumento utilizado na avaliação clínica. Muitas vezes, o próprio paciente refere a sensação de alimento parado nesta região. Tanto nas visões laterais quanto na ântero-posterior podemos observar as estases alimentares, porém na ântero-posterior é possível visualizar se as estases são uni ou bilaterais na valécula e nos recessos piriformes, e se a descida do bolo para as vias digestivas é simétrica (Barros, Martins, 2002).

A redução da excursão laríngea pode acarretar em penetração e/ou aspiração durante e/ou após a deglutição. Quando esta ocorrência for durante, pode ser devida à redução da elevação laríngea e/ou a um déficit na coaptação glótica e/ou pela redução do contato da epiglote com as cartilagens aritenóideas, o que prejudica o fechamento do vestíbulo laríngeo. Estudos mostram que na maior parte dos indivíduos as cartilagens aritenóideas aproximam-se da epiglote antes da chegada do bolo na constrição faringoesofágica (Kendall *et al.*, 1997).

As penetrações e/ou aspirações após a deglutição podem ser justificadas pelas estases alimentares em região de hipofaringe e na constrição faringoesofágica.

Na avaliação clínica, monitorada pela ausculta cervical, solicitamos respirações rápidas e curtas para amplificarmos algum ruído indicativo de resíduos no nível das pregas vocais, sugerindo assim a ocorrência de penetração laríngea e/ou aspiração traqueal. Deve ficar claro que a ausculta cervical não mostra a diferença de penetração laríngea para aspiração traqueal. Em seguida, é solicitada a emissão de um "a" longo ou a contagem de números, para verificar se a qualidade vocal está ou não "molhada", o que também pode ser indicativo de penetração laríngea e/ou aspiração traqueal. Em muitos casos, mesmo não tendo sido observada alteração vocal durante as respirações rápidas e curtas, nem durante a emissão da vogal sustentada ou da fala encadeada, não podemos afirmar que o paciente não teve episódios de penetração e/ou aspiração.

Inversamente, em alguns casos a presença de voz molhada não é preditiva de penetrações ou aspirações, pois muitos indivíduos podem apresentar acúmulo de saliva, secreção mucosa ou secreção brônquica, principalmente aqueles com doença pulmonar obstrutiva crônica (DPOC), dando um falso-positivo de voz molhada advinda de penetrações laríngeas ou aspirações traqueais. O estudo de Warms, Richards (2000) mostra que o achado clínico de voz molhada não está somente associado às penetrações e/ou aspirações traqueais.

Pela videofluoroscopia e pelo exame nasofibrolaringoscópico podemos observar as penetrações e aspirações silentes, ou seja, sem sinais de tosse, dispnéia e voz molhada, o que indica alteração da sensibilidade laríngea. Com a nasofibrolaringoscopia pode-se avaliar a sensibilidade faríngea e laríngea tocando-as com a ponta do fibroscópio e observando a reação do paciente. Caso seja evidenciada alteração da sensibilidade, podemos esperar que o indivíduo apresente aspiração silente. Algumas vezes detectamos aspirações silentes pela ausculta cervical, porém não é uma tarefa fácil e exige bastante experiência. Quando não detectamos pela ausculta cervical, podemos realizar a ausculta pulmonar e observar se houve alguma diferença com relação aos ruídos pulmonares após a oferta alimentar, devendo ficar claro que não damos diagnóstico pulmonar, mas observamos indicações de alterações de deglutição.

Alguns estudos demonstram a alta incidência de aspiração silenciosa em pacientes neurológicos, detectada pela videofluoroscopia (Kramer, 1985; Morton *et al.*, 1993; Rogers, 1994), e outros relatam que esta incidência é maior em 77% dos indivíduos dependentes de ventilação mecânica (Elpern *et al.*, 1994), mostrando desta forma que as avaliações objetivas são complementares à avaliação clínica. Leder *et al.* (1998) relatam que o nasofibroscópio é um instrumento confiável para identificar aspiração silente antes e após a deglutição, e que o exame pode ser realizado à beira do leito.

Para verificar aspirações durante a deglutição, o exame nasofibrolaringoscópico não é o mais indicado, pois durante a deglutição a epiglote fica em posição horizontalizada e a faringe se contrai, impedindo assim a visibilização pelo fibroscópio (Manrique, 1999).

Chih-Hsiu *et al.* (1997) em seus estudos, comparando o exame nasofibroscópico com a videofluoroscopia da deglutição, concluíram que a nasofibroscopia é mais sensível para detectar estase faríngea, penetração laríngea, aspiração, efetividade da tosse reflexa e incompetência velofaríngea. Apenas para a perda prematura do alimento, a videofluoroscopia foi mais sensível. Stoeckli *et al.* (2003) mostraram que para aumentar a confiabilidade das análises interobservadores durante a videofluoroscopia, é necessário definir os parâmetros avaliados, e que somente a presença de aspiração foi avaliada com alto grau de confiabilidade.

- *Transição faringoesofágica:* a abertura da transição faringoesofágica pode ser auscultada por ouvidos treinados, porém é um procedimento que lida com hipóteses. Nos pacientes submetidos à cirurgia de cabeça e pescoço que foram irradiados, auscultamos um forte barulho devido ao esforço no momento da deglutição, gerado pela fibrose desta região. Nos pacientes neurológicos hipotônicos, podemos auscultar a fraqueza do som de abertura desta transição, diferente do esforço dos pacientes hipertônicos, como por exemplo, os espásticos. Tanto na videofluoroscopia da deglutição quanto na nasofibrolaringoscopia podemos visualizar a abertura da transição faringoesofágica. As estases na transição faringoesofágica são responsáveis pela penetração e/ou aspiração após a deglutição, as quais podem ser silentes, diagnosticadas somente pelos exames objetivos anteriormente citados ou evidenciadas por tosse e engasgo após a deglutição.

Finalizando, apenas uma abordagem fisiológica permite uma avaliação raciocinada e completa, e possibilita a correlação entre diferentes exames, princípio básico para uma reabilitação bem-sucedida.

BIBLIOGRAFIA CONSULTADA

Barros APB, Martins NMS. Videofluoroscopia. In: Dedivitis RA, Barros APB. (Eds.). *Métodos de avaliação e diagnóstico de laringe e voz*. São Paulo: Lovise, 2002. p. 135-43.

Barros APB, Portas JG. Sensibilidade - A importância da avaliação para a fonoterapia. Cadernos da Fonoaudiologia-Motricidade Oral. São Paulo: Lovise, 2005. v. 1.

Chih-Hsiu W, Tzu-Yu H, Jiann-Chyuan C *et al*. Evaluation of swallowing safety with fiberoptic endoscope: comparison with videofluoroscopic technique. *Laryngoscope* 1997;107(5):396-401.

Furkim AM, Behlau MS, Weckx LLM. Avaliação clínica e videofluoroscópica da deglutição em criança com paralisia cerebral tetraparética espástica. *Arq Neuropsiquiatr* 2003;61(3A):611-16.

Kendall KA, Leonard RJ, McKenzie S. Airway protection: evaluation with videofluoroscopy. *Dysphagia* 2004;19:65-70.

Leder SB. Fiberoptic endoscopic evaluation of swallowing in patients with acute traumatic brain injury. *J Head Trauma Rehabil* 1999;14(5):448-53.

Leder SB, Acton LM, Lisitano HL *et al*. Fiberoptic endoscopic evaluation of swallowing (FEES) with and without blue-dyed food. *Dysphagia* 2005;20:157-62.

Leder SB, Sasaki CT, Burrel MI. Fiberoptic endoscopic evaluation of dysphagia to identify silent aspiration. *Dysphagia* 1998;13:19-21.

Leslie P, Drinnan MJ, Finn P *et al*. Reliability and validity of cervical auscultation: a controlled comparison using videofluoroscopy. *Dysphagia* 2004;19:231-40.

Logemann JA. *Evaluation and treatment of swallowing disorders*. San Diego: College-Hill Press, 1983.

Manrique D. Avaliação videofluoroscópica da deglutição. In: Furkim AM, Santini CS. *Disfagias orofaríngeas*. Carapicuíba: Pró-fono 1999. p. 49-60.

Shaw JL, Sci BM, Sharpe S *et al*. Bronchial auscultation: an effective adjunt to speech and language therapy bedside assessment when detecting dysphagia and aspiration? *Dysphagia* 2004;19:211-18.

Stoeckli SJ, Seifert B *et al*. Interrater reliability of videofluoroscopic swallow evaluation. *Dysphagia* 2003;18:53-57.

Warms T, Richards J. "Wet voice" as a predictor of penetration and aspiration in oropharyngeal dysphagia. *Dysphagia* 2000;15:84-88.

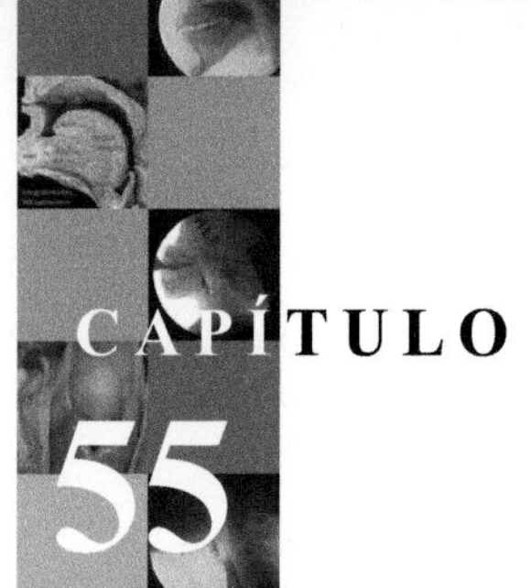

CAPÍTULO 55

REABILITAÇÃO DAS DISFAGIAS NOS TUMORES DO SISTEMA NERVOSO CENTRAL

Simone Aparecida Claudino da Silva ◆ Ana Paula Brandão Barros ◆ Elisabete Carrara-de Angelis

O cérebro é formado por diferentes tipos de células (astrócitos, oligodendrócitos, células ependimárias e outras). Qualquer uma delas, por um crescimento anormal, pode ocasionar um tumor (Bronstein, 1995).

Os tumores cerebrais, de forma geral, podem estar localizados em 2 grandes compartimentos intracranianos: supratentorial e infratentorial. Esta divisão se dá a partir da tenda do cerebelo, formada por septos transversais de dura-máter, originados nas cristas superiores da porção petrosa dos ossos temporais (Carpenter, 1976). Desta forma, as estruturas abaixo da tenda do cerebelo estão no compartimento infratentorial, ou também denominado fossa posterior, que é composto por tronco cerebral, cerebelo e IV ventrículo. As estruturas acima estão no compartimento supratentorial (hemisférios cerebrais e demais estruturas encefálicas).

Um mesmo tumor pode apresentar características histológicas diferentes, determinando graus de malignidade (Bronstein, 1995). Desta forma, os tumores podem ser considerados histologicamente como mais ou menos malignos, de acordo com as seguintes propriedades:

1. Grau de diferenciação a partir de células normais ou diferenciação estrutural do tumor (grau de anaplasia).
2. Grau de celularidade ou divisão celular, núcleos de aparência edemaciada e atividade mitótica.
3. Proliferação endotelial ou vascular e desenvolvimento de cistos.
4. Presença de necrose ou hemorragia.

Embora o sistema nervoso central (SNC) seja constituído pelo encéfalo (hemisférios cerebrais, cerebelo e tronco encefálico) e pela medula espinal, são considerados tumores primários do SNC (TPSNC) as neoplasias que acometem as estruturas intracranianas do neurocrânio, basicamente o encéfalo, seus envoltórios e os nervos cranianos (que pertencem ao sistema nervoso periférico), sendo mais freqüentes os gliomas, meningiomas e neurinomas (Sanematsu P *et al.*, 2002).

A incidência anual dos TPSNC é de 16,5 para 100.000 habitantes nos EUA. Ao longo das 2 primeiras décadas de vida, a capacidade de renovação das células neuroepiteliais do cérebro vai sendo reduzida praticamente a zero. Após a puberdade, apenas componentes gliais podem manter tal capacidade (quase que exclusivamente a linhagem astrocitária). Tal fato explicaria a constatação recente de TPSNC como os mais freqüentes na faixa etária infantil. De acordo com registros norte-americanos, os tumores do SNC correspondem a 21% de todas as neoplasias em crianças menores de 15 anos (Linet *et al.*, 1999). Sendo assim, 1 em cada 5 crianças com câncer é portadora de um TPSNC. Depois das leucemias, é a neoplasia maligna mais freqüente e, considerando apenas os tumores sólidos, ocupa o primeiro lugar (Furrer *et al.*, 1998). Em um estudo norte-americano, referiu-se uma incidência de 2,45 casos de tumor de SNC por 100.000 crianças/ano (Young, Miller, 1975). Registros brasileiros de câncer mostraram uma incidência entre 13 e 21,4 casos por milhão de menores de 14 anos (Parkin *et al.*, 1988). Já na faixa de 15 aos 35 anos de idade, a taxa é de 11,5% entre os homens (novamente a 2ª causa de óbito após a leucemia), 8,5% entre as mulheres, e 4,5% entre pessoas de 35 a 55 anos de idade.

Dados americanos estatísticos entre as décadas de 1980 e 1990 mostraram que a incidência das metástases cerebrais (MC) já era a maior entre as neoplasias que acometem o SNC (Chen *et al.*, 2000, Nussbaum, Djalilian, CHO, 1996). A maioria das MC ocorre por via heterogênica, visto o SNC não possuir sistema de drenagem linfática. Como a vascularização cerebral é diferente do padrão hilar de outras vísceras, sendo difusa em toda a extensão da superfície cortical encefálica, seguindo distalmente em direção à profundidade do parênquima, um "êmbolo" tumoral, com um êmbolo arterial, ficará retido na transição corticosubcortical, ponto de estreitamento arterial, nas regiões de irrigação dos ramos terminais da artéria cerebral média, quais sejam as faces laterais dos lobos frontais, temporais e parietais. Metástases em tronco cerebral, regiões pineal e hipofisária são menos freqüentes. Outra via de disseminação para as MC atingirem a fossa posterior é através do sistema venoso de Batson, que comunica a drenagem venosa daquele compartimento craniano e do canal raquiano com as veias da drenagem pélvica, o que justifica a maior incidência de metástases na fossa posterior de neoplasias malignas pélvicas (Sanematsu *et al.*, 2002; Kaye, Laws, 1995; O'Neil *et al.*, 1994).

A variedade dos tumores primários e secundários do SNC é quase tão grande quanto a dos tumores do resto do corpo. O aprimoramento das técnicas cirúrgicas, associado ao avanço tecnológico, vem permitindo uma maior sobrevida aos pacientes portadores de tumores cerebrais. Em função disto, enfatiza-se cada dia mais a qualidade de sobrevida destes pacientes, e, conseqüentemente, da reabilitação.

Nos tumores do SNC, a ocorrência, a combinatória e a gravidade dos sintomas fonoaudiológicos relacionados com comunicação, linguagem, fala e deglutição e outros agravantes cognitivos e motores estão na dependência direta de variáveis como natureza, extensão, velocidade de crescimento do processo tumoral e o local da lesão. Os efeitos secundários decorrentes da radioterapia e/ou quimioterapia e dos procedimentos cirúrgicos surgem como agentes determinantes no tipo de abordagem ao paciente.

O tronco cerebral e o cerebelo são regiões consideradas nobres para o processo de deglutição. Embora a literatura freqüentemente refira as disfagias como possíveis seqüelas de alterações neurológicas, Groher (1992) e Logemann (1983) observaram poucos trabalhos que estudaram as características da deglutição decorrentes de tumores cerebrais primários, por fatores de compressão e/ou infiltração (Shiminski-Maher, 1996) e nenhum artigo que estude a deglutição após qualquer tipo de tratamento oncológico destes tumores como cirurgia, radioterapia e/ou quimioterapia (Barros *et al.*, 1999).

Uma particularidade da disfagia neurogênica decorrente de tumores no SNC consiste nas diversas formas de apresentação das alterações da deglutição e sua constante modificação quanto ao grau. Diferentemente das disfagias decorrentes de acidentes vasculares encefálicos ou traumas cranianos, a disfagia por tumores pode ter um percurso bastante variável, em que os sintomas e sinais clínicos irão modificar conforme o crescimento do tumor e a invasão de diferentes estruturas. Cirurgias, drogas quimioterápicas e radioterapia também podem modificar em diferentes graus o estado geral do paciente e também modificam as estruturas e a funcionalidade das mesmas. Esta particularidade dificulta por muitas vezes um diagnóstico fechado, e isto implica na necessidade de uma grande maleabilidade terapêutica.

A deglutição requer uma orquestração refinada entre as áreas corticais, os centros da deglutição do tronco cerebral, informações aferentes da orofaringe para o tronco cerebral e um *output* motor do tronco cerebral para a orofaringe via nervos cranianos (Dodds *et al.*, 1989).

A dinâmica da deglutição é um processo programado e executado por refinada ação neuromuscular sob controle cortical e do tronco cerebral. Desta forma, é importante compreender e correlacionar a anatomofisiologia do tronco cerebral e cerebelo com o processo de deglutição, para uma melhor intervenção fonoaudiológica.

Considerando a deglutição como um processo contínuo, a coordenação em cada fase e entre elas é imprescindível para o transporte efetivo do alimento da boca até o estômago. Assim, o comprometimento de uma das fases interfere nas demais, interrompendo ou prejudicando o processo e determinando o aparecimento de sinais e sintomas específico, que podem se manifestar de forma direta ou indireta.

Os tumores de SNC podem comumente afetar a deglutição, por meio de sua própria ação ou através das seqüelas decorrentes de seu tratamento. Os distúrbios da deglutição em decorrência da lesão cerebral são denominados disfagias neurogênicas.

A disfagia neurogênica é estudada, por muitos autores, como manifestação de tumores infiltrativos ou compressivos do SNC, ocasionando o prejuízo bilateral das áreas corticais, corticobulbares ou do tronco cerebral. No entanto, sabe-se que lesões unilaterais decorrentes da existência de tumores no SNC também podem levar a disfagia (Newton *et al.*, 1994; Logemann, 1990; Huckabee, 1992; Buchholz, 1994).

Dessa forma, o trajeto do alimento da cavidade oral até o esôfago pode ficar alterado, ocasionando, por vezes, complicações como desnutrição, desidratação e/ou complicações respiratórias.

Dependendo do grau, da severidade da disfagia e da presença e freqüência das aspirações, o paciente poderá evoluir com alterações respiratórias importantes e pneumonias aspirativas de repetição, podendo levar à morte quando não diagnosticadas e tratadas corretamente e em tempo hábil. A equipe de reabilitação, portanto, deve garantir a capacidade do paciente de realizar suas refeições de modo seguro.

AVALIAÇÃO

A avaliação da disfagia pode ser realizada clinicamente ou através de exames complementares como a videofluoroscopia e a nasofibroscopia da deglutição.

A avaliação clínica fonoaudiológica é essencial para detectar os riscos de aspirações de alimentos e secreções para prevenir as alterações respiratórias. Os exames objetivos têm suas indicações específicas após a avaliação clínica (Gupta *et al.*, 1996).

Na avaliação clínica devem-se identificar os sintomas clínicos através da anamnese completa (queixa do paciente, quando possível, levantamento da história médica, estado de alerta no momento da avaliação, nível cognitivo, compreensão e expressão, capacidade de responder a ordens simples, episódios de engasgos, levantamento da história respiratória, presença de traqueostomia, cânula com ou sem *cuff*, ventilação mecânica, história de broncopneumonia de repetição, secreção mucopurulenta, declínio rápido da função respiratória, postura de repouso, via de alimentação que está sendo utilizada e condições de suporte nutricional), da revisão do prontuário e da avaliação clínica propriamente dita. Os sinais clínicos não proporcionam informações detalhadas para permitir a identificação do problema neuromuscular específico, causador do sintoma, embora possam auxiliar na identificação da área da disfunção, oral e/ou faríngea.

A avaliação da deglutição começa com a anotação de todos os parâmetros de monitoração vital (freqüências respiratória e cardíaca, e saturação do oxigênio). Segue-se a avaliação da ausculta cervical e pulmonar, antes da avaliação da via oral. É importante saber previamente se o paciente acabou de ser submetido à fisioterapia respiratória e quando foi aspirado pela última vez. Algumas vezes o padrão respiratório normal e a ausência de secreções são decorrentes da intervenção fisioterápica, e não de uma situação real.

Investiga-se a ocorrência dos reflexos patológicos presentes e dos fisiológicos ausentes, a sensibilidade peri e intra-oral, o aspecto em repouso e em movimento dos órgãos fonoarticulatórios, o estado da dentição e a presença e caracterização das alterações da fonoarticulação. Somente depois de todos estes dados colhidos e considerados, temos condições de analisar se este paciente tem potencial para auto-alimentação e qual a melhor consistência, viscosidade, temperatura e quantidade para a avaliação da função.

Quando possível, inicia-se a avaliação da deglutição oral, sempre com monitoramento do paciente, observando-se mudanças no estado geral (orgânicas e comportamentais), alterações na qualidade vocal e presença de ruído na região de orofaringe, indicando estase de alimentos nas vias aéreas superiores. Iniciamos a avaliação com a deglutição de saliva, em seguida uma consistência que seja facilitadora, geralmente líquido-pastosa, em pequenas quantidades, e modificamos a quantidade e a consistência, conforme a resposta do paciente. Cabe ressaltar que se o paciente estiver com traqueostomia, sempre que possível optamos pela oclusão durante a avaliação da deglutição.

Após a atuação, deve-se sempre deixar o paciente como foi encontrado, sem desconforto respiratório ou presença de secreções e/ou alimentos na região da orofaringe. Para que isto ocorra, podem ser necessárias as provas terapêuticas como manipulação cervical, respirações rápidas e curtas, solicitações de aspiração orotraqueal e nebulizações contínuas para normalização de troca gasosa.

As avaliações específicas da linguagem, do estado cognitivo e comportamental são somadas às observações sobre o desempenho do paciente nas fases preparatória e oral.

A preservação das capacidades cognitivas e comunicativas do paciente constitui um dos indicadores para a classificação do paciente na escala de independência relativa à deglutição funcional. A flutuação do estado de consciência ou das funções cognitivas pode impossibilitar a aquisição de estratégias compensatórias e o uso de manobras específicas que favorecem a deglutição.

Muitas vezes é o estado cognitivo alterado que impede a complementação dos dados através dos exames objetivos (Dikeman e Kazandjian, 1995; Ozer *et al.*, 1994; Logemann, 1990; Huckabee, 1992). Nestes casos, a avaliação sobre segurança em se manter a via oral torna-se complexa. Entretanto, quando sintomas específicos como tosse e engasgo durante ou após a alimentação estão presentes, o reconhecimento da dificuldade de deglutição se torna mais fácil. Contudo, tanto a penetração laríngea quanto as aspirações de alimento ou de secreções orofaríngeas podem ocorrer de forma silenciosa.

Concluída a avaliação, discute-se com a equipe os riscos e benefícios que o início da deglutição via oral poderá trazer. Quando a avaliação clínica não dá a real situação do paciente, é prudente a indicação de exames objetivos que possam auxiliar no diagnóstico preciso, e conseqüentemente na conduta. Como métodos objetivos temos a nasofibroscopia adaptada à deglutição, a avaliação radiológica e a videofluoroscopia da deglutição, que são os mais freqüentemente utilizados no Brasil.

A nasofibroscopia adaptada à deglutição tem como objetivo a avaliação da anatomia da nasofaringe, orofaringe e laringe. Observa-se durante a deglutição do azul de metileno (ou alimentos coloridos, para facilitar a visualização e não confundir com secreções residuais) a ocorrência de escape precoce para faringe, a competência velofaríngea, a integridade sensorial faringolaríngea, a funcionalidade da laringe (na respiração e na fonação), e avalia-se a presença de penetração do bolo alimentar na região endolaríngea.

A avaliação radiológica identificará os aspiradores silentes, isto é, aqueles pacientes cuja sensibilidade laríngea está reduzida e que aspiram alimentos ou líquidos sem tosse ou outro sinal visível ou audível. Sabe-se que 40% das aspirações silentes são mal diagnosticadas apenas com a avaliação clínica. A avaliação radiográfica, portanto, é imprescindível na identificação da presença de aspiração.

A avaliação videofluoroscópica é o exame que permite a visualização de todo o processo da deglutição, e é o exame considerado padrão-ouro na avaliação das disfagias. É uma avaliação dinâmica e funcional da deglutição orofaríngea, realizada com diferentes consistências e quantidades, nas incidências lateral e ântero-posterior. Possibilita definir as disfunções anatômicas/funcionais presentes, permitindo o diagnóstico da disfagia, bem como sua possível etiologia.

Através das avaliações determina-se a via de alimento mais adequada ao paciente, o tipo de consistência dos alimentos e o tipo de terapia, tendo como prioridade o restabelecimento da alimentação por via oral com manutenção constante da nutrição adequada, e a retirada o quanto antes das vias alternativas de alimentação, sempre que possível.

A reabilitação da deglutição, por sua vez, consiste num programa com objetivo de maximizar as disfunções observadas, e muitas vezes introduzir manobras compensatórias e/ou de proteção de via aérea à deglutição. A terapia pode ser indireta ou direta. A terapia indireta visa adequar a deglutição através de exercícios que melhoram o controle motor oral, estimulam o reflexo e/ou aumentam a adução dos tecidos laríngeos, a direta representa a introdução de alimentos e a tentativa de reforçar os comportamentos apropriados durante a deglutição.

Observamos uma grande ocorrência de disfagia em crianças com tumores localizados em região infratentorial, com alterações motoras e sensoriais nas fases oral e faríngea da deglutição. Na fase oral, observamos redução do controle motor oral, causando formação deficiente do bolo alimentar pela diminuição de força e coordenação dos movimentos de língua, com consecutivas estases na cavidade oral. Na fase faríngea, notamos atraso ou ausência do início da fase faríngea de deglutição, tempo do trânsito orofaríngeo aumentado, entrada de alimento na nasofaringe, diminuição ou ausência da peristalse faríngea, estases do bolo alimentar na faringe, coaptação glótica insuficiente, aspiração laringotraqueal e disfunções cricofaríngeas.

Barros *et al.* (1999) realizaram um estudo com 11 crianças avaliadas videofluoroscopicamente, submetidas a tratamento para tumores em fossa posterior (diferentes combinações de cirurgia, rádio e quimioterapia). Destes pacientes, 5 apresentaram deglutição funcional, 1 disfagia oral com deglutição funcional, 1 disfagia faríngea e 4 disfagia orofaríngea. Dos 4 pacientes com disfagia orofaríngea, 3 apresentaram aspiração broncopulmonar silente. A partir de nossa experiência clínica e dos resultados deste estudo, acreditamos que a avaliação clínica e, se indicada, a videofluoroscopia, devem ser realizadas em todos os casos de tumores de fossa posterior no pós-tratamento oncológico e, quando houver indícios de disfagia decorrente do próprio tumor, também no pré-tratamento.

Newton *et al.* (1994) realizaram um estudo com 17 pacientes, que apresentavam queixas de deglutição. Os pacientes foram classificados em grau de severidade na avaliação clínica, na qual era utilizada uma avaliação unificada que constituía de informações sobre diagnóstico, sintomas da disfagia e suporte nutricional. Em seguida era realizada avaliação clínica da deglutição que incluía o comportamento cognitivo, avaliações oral e motora, observação do movimento laríngeo, e finalmente as fases oral e faríngea da deglutição. Cada paciente era classificado de 1 a 5 (normal a severo) utilizando uma tabela de alteração adaptada do Instituto de Reabilitação de Chicago. Para classificar as alterações obtidas na avaliação videofluoroscópica da deglutição foi utilizada uma tabela adaptada do centro de avaliação e reabilitação de Marianjoy, com uma escala de severidade de 1 a 5 (normal a severa). A casuística constituiu de 10 homens e 7 mulheres, e um grupo-controle com 6 pacientes, entre 20 e 75 anos. Dez pacientes com tumor supratentorial, 1 com tumor em diencéfalo e 6 com tumores infratentoriais. Os pacientes foram divididos em três grupos: um grupo que apresentou sintomas da disfagia antes da cirurgia (5 pacientes), outro grupo pós-cirurgia imediata (5 pacientes) e um grupo que apresentava alteração na progressão do tumor (7 pacientes).

O grau de severidade das queixas de deglutição encontrado na maioria dos pacientes foi o grau 2 – moderado (13 de 17). Se o grau de queixa estivesse separado de acordo com apresentação temporal ou tipo de tumor, nenhuma diferença significante era notável entre os grupos.

O nível de agilidade encontrado na maioria dos pacientes também foi o nível 2. Cinco pacientes do grupo-controle tiveram nível de agilidade considerado normal. Na avaliação clínica da deglutição, 11 pacientes foram classificados com grau moderado e moderado-grave. O grupo-controle foi classificado como normal. Os grupos de pacientes pré-cirurgia e com progressão da doença apresentaram deficiências na deglutição mais severas, comparados com o grupo de paciente pós-cirurgia imediata.

Foi realizada avaliação videofluoroscópica da deglutição em 7 pacientes, os demais pacientes não realizaram esta avaliação (4 por serem considerados na avaliação clínica, pacientes sem alteração significativa da deglutição, e os outros 6 pacientes por recusa e/ou por apresentarem possibilidade de complicação médica com a realização do exame). Os 7 pacientes submetidos à videofluoroscopia da deglutição eram do grupo pré-cirurgia ou do grupo de progressão do tumor.

Os resultados deste estudo sugeriram que a disfagia dos pacientes com tumores primários do cérebro, especialmente com tumores grandes, gliomas supratentoriais com edema circunvizinho, apresentam prognóstico ruim. Considerando que muitos destes pacientes desenvolveram disfagia durante a progressão do tumor, também é improvável que a maioria recupere a função neurológica significativamente. Para os pacientes que apresentaram sintomas de disfagia após a ressecção do tumor, o prognóstico da recuperação é melhor. Em resumo, pacientes com tumores primários de cérebro desenvolveram disfagia com mais freqüência do que previamente descrito.

A intervenção fonoaudiológica é essencial em pacientes com disfagias por tumores no SNC, pois minimiza seqüelas e previne complicações, e proporciona, desta forma, a redução do tempo de permanência de internação, minimizando o risco de infecção hospitalar e os custos, e conseqüentemente proporcionando o retorno dos pacientes a uma melhor sociabilização com seu meio.

CONCLUSÃO

As seqüelas fonoaudiológicas decorrentes do tratamento do câncer de SNC interferem na qualidade de vida do indivíduo. Devido a este fator, torna-se imprescindível a compreensão sobre a plasticidade cerebral ou neural e o conhecimento teórico-prático das alterações fonoaudiológicas, de outras alterações cognitivas, do efeito das intervenções cirúrgicas, farmacológicas e radiológicas, bem como o domínio de informações sobre o efeito da interação desses diversos fatores sobre a comunicação e deglutição, permitindo uma reabilitação mais rápida e efetiva, e melhorando a qualidade de vida e sobrevida do paciente.

BIBLIOGRAFIA CONSULTADA

Aguiar PH, Plese JPP, Ciquini O *et al.* Transient mutism following a posterior fossa approach to cerebellar tumors in children: a critical review of the literature. *Child's Nerv Sys* 1995;11:306-10.

Albright AL. Pediatric tumors. *CA Cancer J Clin* 1993;43:272-88.

Alves NSG. O fundamental da avaliação fonoaudiológica do paciente disfágico. In: Costa M, Castro LP. *Tópicos em deglutição e disfagia.* Rio de Janeiro: Medsi, 2003.

Bakheit AMO. Management of neurogenic dysphagia. *Postgrad Med J* 2001.

Brandão APB, Carrara-Angelis E, Peres LM *et al.* Caracterização da deglutição de crianças submetidas ao tratamento para tumores de fossa posterior. In: *Atualização em voz, linguagem, audição e motricidade oral.* Coleção Sociedade Brasileira de Fonoaudiologia. São Paulo: Frontis editorial, 1999.

Barros APB, Carrara-Angelis E, Martins NM *et al.* Reabilitação fonoaudiológica de pacientes com tumores no sistema nervoso central.

Bronstein KS. Epidemiology and classification of brain tumors. *Neuro-oncology* 1995;7:79-89.

Brunner LS, Suddarth DS. *Enfermagem médico-cirúrgica.* 4. ed. Rio de Janeiro: Interamericana, 1980.

Buchholz DW. Neurogenic dysphagia: what is the cause when the cause is not obvious. dysphagia 1994;9:245-55.

Carrara-Angelis E, Mourão LF, Ferraz HB *et al.* Avaliação das disartrofonias. In: Marchesan IQ, Zorzi JL. *Tópicos de fonoaudiologia.* São Paulo: Lovise, 1996.

Carrara-Angelis E. Distúrbios neurológicos da voz. In: Pinho, SMR. *Fundamentos em fonoaudiologia.* Rio de Janeiro: Guanabara-Koogan, 1998.

Chen JC, O'Day S, Morton D *et al.* Stereotactic radiosurgery in the treatment of metastatic disease to the brain. *Neurosurgery* 2000;47(2):268-79.

Dikeman K, Kazandjian MS. *Communication and swallowing management of tracheostomized and ventilador-depend adults.* San Diego: Singular, 1995.

Dodds WJ, Stewart ET, Logemann JA. Physiology and radiology of normal oral and pharyngeal phases of swallowing. *AJR Am J Roentgenol* 1989;154:953-63.

Furrer AM, Osório CAM, Sanematsu P *et al.* Tumores de sistema nervoso central: revisão para a pediatria geral. 1998, 1(1). Disponível em <http://www.hcanc.org.br/sneped 1. html>, 1999 Abril 15.

Groher M. *Dysphagias.* Boston: Singular, 1983.

Groher M. *Dysphagia: diagnosis and management.* Stoneham: Butterworth-Heinemann, 1992.

Gupta V, Reddy NP, Canilang EP. Surface EMG measurements at the throat during dry and wet swallowing. *Dysphagia* 1996.

Huckabee ML. *Oral pharyngeal dysphagia in electromyography: applications in physical therapy.* Canada: Thought Technology, 1992.

Kaye AH, Laws ER. Brain tumors: an encyclopedic approach. *Journal of Neurology Neurosurgery and Psychiatry* 2002;73:211.

Leonetti JP, Smith PG, Grubb RL. Management of neurovascular complications in extended skull base surgery. In: *Laryngoscope* 1989;88:492-96.

Linet MS, Ries LAG, Smith MA *et al.* Cancer surveillance series: recent trends in childhood cancer incidence and mortality in the United States. *J Natl Cancer Inst* 1999;91:1051-58.

Logemann J. Mangement of the patient with disorders oral feeding. In: Logemann J. *Evaluation of swallowing disorders.* Texas: Pro-ed, 1983.

Logemann JA, Kahrilas PJ. Relearning to swallow after stroke-application of maneuvers and indirect biofeedback: a case study. *Neurology* 1990;40:1136-38.

Logemann JA. Evaluation and treatment of swallowing disorders. Boston: Singular, 1993.

Luiz MR, Mansur LL. Atuação fonoaudiológica em tumores do SNC. In: Barros APB, Arakawa L, Tonini MD *et al.* *Fonoaudiologia em cancerologia.* São Paulo: Fosp, 2000.

Mukand JA, Blackinton DD, Crincoli MG *et al.* Incidence of neurologic deficits and rehabilitation of patients with brain tumors. *American Journal of Physical Medicine & Rehabilitation*, 2001;80(5):346-50.

Newton HB, Newton C, Pearl D *et al.* Swallowing assessment in primary brain tumor patients with dysphagia. *Neurology,* 1994.

Nussbaum ES, Djalilian HR, Cho KH *et al.* Brain metastases. Histology, multiplicity, surgery, and survival. *Cancer* 1996 15;78(8):1781-88.

O'Neill BP, Buckner JC, Coffey RJ *et al.* Brain metastatic lesions. *Mayo Clin Proc* 1994;69(11):1062-68.

Ozer MN, Materson RS, Caplan LR. *Management of persons with stroke.* St Louis: Mosby-Year Book, 1994.

Parkin DM, Stiller CA, Draper GJ *et al.* International incidence of childhood cancer. Lyon: *International Agency for Research on Cancer Scientific Publication* 1988;87.

Pollack IF. Posterior fossa syndrome. In: Schamahmann JD. *The cerebellum and cognition.* San Diego: Academic Press, 1997.

Pollack IF, Polinko P, Albrigth AL *et al.* Mutism and pseudobulbar symptoms after resection of posterior fossa tumors in children: incidence and pathophysiology. *Neurorugery* 1995.

Sanematsu P, Suzuki SH, Ferrigno R *et al.* Metástases cerebrais. In: Kowalski LP, Anelli A, Salvajioli JV, Lopes LF. *Manual de condutas diagnósticas e terapêuticas em oncologia.* 2. ed. São Paulo: Fundação Antonio Prudente – Hospital AC Camargo, 2002.

Serafim A. *Tumores cerebrais em crianças e adolescentes: estudo clínico de 70 casos.* Tese apresentada à Universidade Federal de São Paulo – Escola Paulista de Medicina para obtenção do título de mestre em Neurologia, São Paulo, 1998.

Shiminski-Maher T. Brainstem tumors in childhood: Preparing patients and families for long and short term care. In: *Pediatric Neurosurgery.* New York: NYU Medical Center, 1996.

Yanagawa Y, Miyazawa T, Ishihara S *et al.* Pontine Glioma with osteoblastic skeletal metastases in a child. *Surg Neurol* 1996;46(5):481-84.

Young JL, Miller RN. Incidence of malignant tumour in U.S children. *Journal of Pediatrics* 1975;86(2):254-58.

CAPÍTULO

56

Terapia Fonoaudiológica para a Disfagia Decorrente da Radioterapia para Tumores de Cabeça e Pescoço

Elisabete Carrara-de Angelis ◆ *Ana Paula Brandão Barros*

▶ INTRODUÇÃO

A radioterapia é uma das modalidades de tratamento para os tumores de cabeça e pescoço, iniciais ou avançados, podendo ser indicada como tratamento exclusivo ou em combinação com cirurgia e quimioterapia.[11] Devido à região da cabeça e pescoço ser relativamente pequena e envolver diferentes estruturas com funções complexas, a radioterapia pode acarretar diferentes disfunções em diversos graus de severidade, como edema e fibrose da região exposta, trismo, mucosite, xerostomia, odinofagia, dermatite actínica, perda ponderal do peso, e a necessidade do uso de vias alternativas de alimentação.[1,16]

Estas diferentes alterações podem acontecer durante a radioterapia ou podem permanecer após o término da mesma. As seqüelas agudas costumam incluir infecções (bactéria, fungo ou vírus), devido à mudança na consistência da saliva, dor, sangramento e inflamação da mucosa oral, comumente chamada de mucosite.[8] A mucosite é a descamação da mucosa com exposição do tecido conjuntivo, e em alguns pacientes isto pode ocorrer e gerar dores em diferentes graus, que interferirão na qualidade de vida do paciente. As alterações que permanecem após a radioterapia costumam incluir xerostomia, cáries de radiação, trismo e fibrose da musculatura.

Quando as glândulas salivares são incluídas na área de tratamento, elas podem ter as funções alteradas, limitando a produção da saliva, e isto pode acarretar seqüelas importantes, devido às suas várias funções na boca: proteção dos dentes, auxílio na formação do bolo para a deglutição e lubrificação da mucosa oral, prevenindo irritações, e se ocorrerem, podem acarretar disfagia.[9,15]

A radioterapia pode também afetar as estruturas ósseas, particularmente a mandíbula, devido à alteração nos vasos sanguíneos, podendo acarretar infecções e osteorradionecrose.[2,3,8] Estas alterações podem expor o paciente a dificuldades importantes em todas as funções que incluem a mandíbula. Outro importante efeito da radioterapia é a dificuldade de cicatrização dos tecidos e a fibrose da musculatura e da articulação temporomandibular. Se estas alterações ocorrerem, o indivíduo pode apresentar dificuldades na abertura da boca – trismo,[4] e conseqüentemente as dificuldades decorrentes do mesmo, como as relacionadas com a mastigação e a fala.

As seqüelas fonoaudiológicas mais freqüentes em indivíduos irradiados são a disfonia e a disfagia, em diferentes graus, que podem alterar a qualidade de vida dos pacientes. Os distúrbios da voz podem acarretar impactos psicoemocionais, sociais e ocupacionais importantes. A disfagia, por sua vez, além de interferir na qualidade de vida, pode levar a complicações como desnutrição, desidratação e pneumonias aspirativas. Apesar disto, poucos são os estudos que descrevem estas funções, sendo a maior parte deles descrições de casuísticas pequenas, relatos de casos ou estudos subjetivos.

Com relação à voz após a radioterapia exclusiva, Karim *et al.* (1983),[10] num estudo subjetivo, observaram 76% de qualidade vocal normal ou quase normal, e referiram que as vozes ruins tinham associação à continuação do uso do tabaco. Stoicheff (1975) também referiu qualidade vocal normal ou quase normal em 83%.[18] Carrara-de Angelis *et al.* (1998) descreveram 42,9% de vozes normais após radioterapia em 19 pacientes tratados por tumores T1 e T2 glóticos.[5] Raros são os estudos objetivos da função vocal após a radioterapia, e estes constataram aumento das medidas de perturbação do sinal vocal, *jitter* e *shimmer*,[5,14] e alteração da análise espectral.[7] Carrara-de Angelis *et al.* (2002)[6] avaliaram a voz de 15 pacientes após tratamento de radioterapia associada a quimioterapia, e observaram que 5 pacientes (33,3%) apresentaram qualidade vocal normal ou disfonia discreta; 6 (40%) disfonia moderada e 4 (27%) disfonia grave. As medidas acústicas do sinal vocal mostraram-se aumentadas e apresentaram relação significante com as medidas subjetivas da avaliação perceptiva.

Quanto à deglutição, também são raros os estudos objetivos, e estes demonstram alterações importantes (Koch *et al.*, 1995). Lazarus (1993) descreveu desordens da motilidade oral e faríngea na avaliação videofluoroscópica da deglutição de 9 pacientes tratados com radioterapia e quimioterapia adjuvante para tumores de cabeça e pescoço.[12] Lazarus *et al.* (1996) avaliaram 9 pacientes e relataram redução da elevação de laringe e uma diminuição insignificante nas medidas temporais do movimento das estruturas da faringe durante a deglutição de pacientes submetidos à radioterapia associada à quimioterapia.[13]

Carrara-de Angelis *et al.* (2002) avaliaram 14 pacientes através da videofluoroscopia, e relatam que 13 (92,8%) pacientes mostraram alteração na formação do bolo, 12 (85,7%) alteração na propulsão oral e conseqüente estases em orofaringe, 5 (35,7%) tiveram redução da elevação de laringe, e 12 (85,7%), estases em hipofaringe.[6] Quanto ao nível de severidade da disfagia; 3 (21,4%) pacientes apresentaram deglutição funcional, 7 (50%) disfagia discreta, 2 (14,3%) discreta/moderada e 2 (14,3%) disfagia grave. Robbins (2002) relata sua preocupação quanto aos efeitos na deglutição que o tratamento da quimioterapia associada à radioterapia pode gerar no andamento do tratamento oncológico e na qualidade de vida do paciente, e discute a necessidade de avaliações rotineiras da deglutição e a possibilidade de tratamento para estas alterações, como as manobras de deglutição.[17]

Até o momento, na literatura levantada, não encontramos estudos que analisem os resultados da reabilitação fonoaudiológica nas seqüelas de voz e deglutição de pacientes tratados por tumores de cabeça e pescoço através da radioterapia exclusiva ou da associação desta com a quimioterapia. A experiência clínica, entretanto, tem demonstrado a possibilidade de minimizar estas disfunções, refletindo numa melhor qualidade de vida para os pacientes.

ATUAÇÃO FONOAUDIOLÓGICA

A fonoterapia pode ser iniciada antes e durante a radioterapia, com intenção de reduzir e/ou adaptar as alterações da comunicação oral e/ou deglutição decorrentes da radiação. Embora ainda não haja estudos da efetividade desta proposta de tratamento, a prática clínica sugere benefícios aos pacientes, em termos de melhor adaptação às seqüelas ao término do tratamento radioterápico.

Na fase pré-radioterapia é interessante que se faça uma avaliação detalhada e objetiva da comunicação e, quando possível, da deglutição. Avaliações clínicas, computadorizada da voz e videofluoroscópica da deglutição podem evidenciar alterações presentes neste momento pré-tratamento, inclusive aspirações.

A principal estratégia utilizada nesta fase pré-radioterapia, além do registro das avaliações vocais e de deglutição, é a orientação fonoaudiológica. Esta tem por objetivo, além de estabelecimento do vínculo terapêutico, a orientação do paciente quanto às possíveis seqüelas fonoaudiológicas, formas de minimizá-las e a reabilitação, esclarecendo sobre a responsabilidade do paciente neste processo.

É indicada a orientação pré-radioterápica quanto às possíveis seqüelas na comunicação oral e na deglutição, agudas e tardias, e será orientada a hidratoterapia e exercícios isotônicos para a musculatura envolvida no campo de radiação (musculatura cervical, dos órgãos fonoarticulatórios e vocal), com o intuito de maximizar a amplitude dos movimentos pós-tratamento.

Durante a radioterapia, sempre que possível, propõe-se ao paciente a continuidade dos exercícios selecionados, e um seguimento quinzenal. Na fase das seqüelas agudas, por volta da 10ª sessão, às vezes são necessárias modificações de dieta, em função da odinofagia ou dificuldades específicas relacionadas a esta.

O tratamento mais convencional é após o término da radioterapia, e vários são os casos de redução importante dos sintomas com a reabilitação fonoaudiológica, mesmo quando iniciada tardiamente, após 3 meses do término.

A proposta da fonoterapia pode ser dividida em uma abordagem indireta (orientações e exercícios isotônicos ou de sensibilidade) e/ou direta (adaptações da comunicação oral e da deglutição), dependendo do tipo de seqüelas, grau de severidade das mesmas e condições gerais do paciente.

O programa de reabilitação normalmente é semanal, exceto em casos de disfagias graves, quando pode chegar a ser diário.

Abordagem indireta

O paciente é orientado a realizar os exercícios propostos 3 a 5 vezes ao dia, com o número de repetição dos exercícios predeterminado (± 20 repetições). É importante que realizem os exercícios sem esforço, objetivando o aumento da amplitude dos movimentos e respeitando o limiar da dor, caso ocorra, em algum momento da radioterapia.

A seguir serão citados alguns exemplos de exercícios geralmente indicados para pacientes irradiados.

- *Movimentos cervicais:* virar a cabeça para baixo e para cima; lado direito e esquerdo; e inclinar para lado direito e esquerdo.
- *Movimento dos órgãos fonoarticulatórios:* abrir e fechar a boca, rotação de língua no vestíbulo, movimento ântero-posterior de língua, sucção de bochecha, deglutição com a língua anteriorizada.
- *Musculatura laríngea:* emissão das vogais com *pitch* agudo, vibração da mucosa das pregas vocais, através da sonorização contínua de /br/ e /tr/ e do fonema /z/. Os pacientes são orientados a executar os exercícios de sonorização contí-

nua durante ± 3 minutos cada, associando-os à hidratoterapia. As emissões sonorizadas devem ser curtas e coordenadas com a respiração, sempre sem esforço.

Abordagem direta

Esta abordagem condiz com a necessidade individual do paciente e não é preestabelecida numa programação geral. Para casos em que a associação da seqüela cirúrgica e radioterápica venha a alterar de forma significativa a efetividade da comunicação oral e da deglutição, são orientadas estratégias compensatórias, como adaptações de consistências, controle de quantidade, manobras posturais facilitadoras e manobras de proteção das vias aéreas. Algumas vezes, a odinofagia e/ou a disfagia são graves, impossibilitando a adaptação de posturas e/ou manobras de proteção das vias aéreas, consistências e quantidades. Nestes casos, após discussão com os demais membros da equipe, muitas vezes são necessárias a suspensão da via oral e a indicação de alguma via alternativa de alimentação, até que o paciente se recupere desta fase do tratamento.

A intervenção fonoaudiológica nas seqüelas advindas da radioterapia ainda não tem o seu real valor estabelecido, uma vez que não temos contribuições científicas que comprovem a sua efetividade. Por ainda ser um tema pouco discutido em cursos e congressos, ainda é bastante interrogada a sua indicação no nosso meio. Nossa experiência clínica, entretanto, indica a contribuição no diagnóstico precoce e na qualidade de vida por meio da melhora das alterações ou, no mínimo, na orientação de compensação das mesmas.

REFERÊNCIAS BIBLIOGRÁFICAS

1. Aibara EH, Borges LS, Moreira APRF, Martins IMSM. Nutrição em pacientes com câncer de cabeça e pescoço. In: Carrara-Angelis E, Fúria CLB, Mourão LF *et al. A atuação da fonoaudiologia no câncer de cabeça e pescoço.* São Paulo: Lovise, 2000.
2. Barrellier P, Voyer P, Meunier-Guttin-Cluzel A *et al.* Medical treatment of osteoradionecrosis. *Rev Stomatol Chir Maxillofac* 1991;92:183-87.
3. Bedwinek JM, Shukowsky LJ, Fletcher GH *et al.* Osteoradionecrosis in patients treated with definitive radiotherapy for squamous cell carcinomas of the oral cavity and naso-orofpharynx. *Radiology* 1976;119:665-67.
4. Bianchini EMG. Articulação temporamandibular: implicações e possibilidades de reabilitação fonoaudiológica. In: Carrara-Angelis E, Furia CLB, Mourão LF, Kowalski LP. *A atuação da fonoaudiologia no câncer de cabeça e pescoço.* São Paulo: Lovise, 2000.
5. Carrara-Angelis E, Santos CR, Cervantes O *et al.* Objective voice evaluation after radiation therapy for T1 and T2 glottic tumors. In: Alvarez Vicent JJ. *1st World Congress on Head and Neck Oncology.* Italy: Monduzzi, 1998. p. 341-3.
6. Carrara-Angelis E, Feher O, Barros APBB *et al.* Voice and swallowing in patients participating in a larynx preservation trial. *Archives Otol Head and Neck* 2003;129:733-38.
7. Colton RH, Sagerman RH, Chung CT *et al.* Voice change after radiotherapy. *Radiology* 1978;127:821-24.
8. Dib LL, Curi MM. Complicações bucais na oncologia: A atuação odontológica em pacientes portadores de câncer. In: Carrara-Angelis E, Furia CLB, Mourão LF *et al. A atuação da fonoaudiologia no câncer de cabeça e pescoço.* São Paulo: Lovise, 2000.
9. Hamlet S, Faull J, Klein B *et al.* Mas and swallowing in patients with postiradiation xerostomia. *Int J Radiation Oncology Biol Phys* 1997;37(4):789-96.
10. Karim AB, Snow GB, Siek HT *et al.* The quality of voice in patients irradiated for laryngeal carcinoma. *Cancer* 1983;51:47-49.
11. Kowalski LP. Câncer de cabeça e pescoço. In: Carrara-Angelis E, Furia CLB, Mourão LF *et al. A atuação da fonoaudiologia no câncer de cabeça e pescoço.* São Paulo: Lovise, 2000.
12. Lazarus CL. Effects of radiation therapy and voluntary maneuvers on swallow functioning in head and neck cancer patients. *Clin Commun Disord* 1993;3:11-20.
13. Lazarus CL, Logemann JA, Pauloski BR, Colangelo LA *et al.* Swallowing disorders in head and neck cancer patients treated with radiotherapy and adjuvant chemotherapy. *Laryngoscope* 1996;106:1157-66.
14. Lehman JL, Bless DM, Brandemburg JH. An objective assessment of voice production after radiation therapy for stage I squamous cell carcinoma of the glottis. *Otolaryngol* 1988;98:121-29.
15. Logemann JA, Smith CH, Pauloski BR *et al.* Effects of xerostomia on perception and performance of swallow function. *Head and Neck* 2001;23:317-21.
16. Novaes, PERS. Radioterapia em neoplasias de cabeça e pescoço. In: Carrara-Angelis E, Furia CLB, Mourão LF *et al. A atuação da fonoaudiologia no câncer de cabeça e pescoço.* São Paulo: Lovise, 2000.
17. Robbins, KT. Barries to winning the battle with head-and-neck cancer. *Int J Radiation Oncology Biol Phys* 2002;53(1):4-5.
18. Stoicheff ML, Ciampi A, Passi J *et al.* The irradiated larynx and voice: a perceptual study. *J Speech Hear Res* 1975;26:482-85.

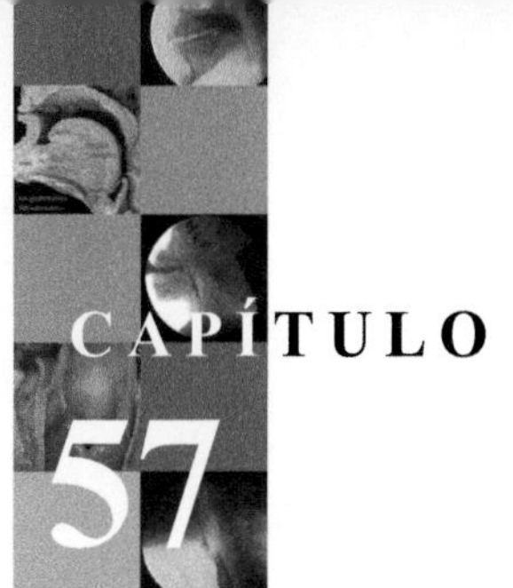

CAPÍTULO 57

Manejo Nutricional do Paciente Disfágico

César Augusto Moura de Faria-Corrêa ◆ Thais Steemburgo

▶ INTRODUÇÃO

Vem do idioma grego a palavra disfagia, e define a dificuldade de deglutir ou engolir e de alimentar-se normalmente pela via oral. Estima-se, em diversos trabalhos, que sua incidência seja de aproximadamente 20% (entre 5% e 30%) na população em geral,[1,2] porém, entende-se que atualmente esta ocorrência deva ser bem maior, uma vez que nela não estão incluídos os casos com manifestações ocultas de disfagia, como aqueles casos de pacientes que aspiram sem apresentar sintomas patognomônicos como a tosse e/ou sufocação, por exemplo.

Pelo trato digestivo são recebidos os nutrientes e substratos necessários à manutenção de equilíbrio metabólico, homeostase e anabolismo do organismo. Qualquer alteração da captação e/ou aproveitamento adequados de nutrientes levará a uma alteração ou inversão deste equilíbrio, produzindo desnutrição global ou específica de nutrientes. Portanto, um distúrbio, mesmo pequeno e simples da deglutição, determinará tal tendência e exigirá intervenção vigorosa na busca de manter ou restabelecer o aporte hídrico e de nutrientes e de diagnosticar, tratar e reverter a causa da disfagia.

▶ AVALIAÇÃO DA DISFAGIA

A dinâmica da deglutição normal depende do adequado funcionamento de diversos fatores e estruturas, como a integridade do sistema nervoso central, o tônus muscular, a correta seqüência dos movimentos peristálticos desde a orofaringolaringe até o cárdia, bem como é dependente da motivação e da vontade do indivíduo de alimentar-se.

Esta ação envolve fases voluntárias e involuntárias.

A sincronização das etapas da deglutição normal inicia-se com elevação e anteriorização do conjunto hióide-laringe, fechamento da glote, apnéia e proteção da via aérea durante a passagem de alimentos e líquidos.[3]

A gravidade do distúrbio disfágico está relacionada com a extensão do acometimento, seja neurológico ou estrutural. Como a via digestiva é a responsável pelo ingresso de alimentos e nutrientes indispensáveis à homeostase do organismo, devemos, ao menor distúrbio da capacidade de alimentar-se, investigar, diagnosticar e tratar a causa.

A disfagia pode ser de origem orofaríngea, quando há uma dificuldade de transferência do alimento desde a laringe até o esôfago, ou de origem esofágica, quando há uma dificuldade da condução do alimento através do esôfago até o estômago.

A avaliação da disfagia deve iniciar por uma abordagem clínica completa na busca de entender o tipo de desconforto apresentado à deglutição, o tipo, a evolução e o tempo desde os primeiros sintomas. A seguir, procede-se uma avaliação funcional, ou seja, observa-se o paciente alimentando-se, com o objetivo de perceber as dificuldades – tipo e intensidade – e as manobras espontâneas desenvolvidas pelo enfermo, na busca de ingerir o alimento, o tipo de alimento escolhido e o tempo necessário à deglutição. Observar a presença de refluxo, sinais de aspiração, tosse ou engasgo, sufocação, cianose ou fadiga.[4]

Após avaliar atenta e minuciosamente, por anamnese, exame físico e avaliação funcional o paciente e sua capacidade de alimentar-se, pode-se escolher o método instrumental complementar para o diagnóstico preciso e definitivo da dificuldade.

Atualmente existem diversos métodos instrumentais disponíveis capazes de auxiliar a compreensão do processo da deglutição e de suas anormalidades. Os mais conhecidos e utilizados são a videofluoroscopia da deglutição ou estudo radiológico da deglutição, o estudo endoscópico da deglutição (FEES – *fiberoptic endoscopic evaluation swallowing safety),* a oximetria de pulso, a ausculta cervical, a ecografia da deglutição, a cintilografia, a monometria esofagiana e a phmetria do esôfago.

A videofluoroscopia é considerada o método de escolha por ser aquele que mais informações (imagens) pode obter desta que é uma complexa seqüência de estímulos, reflexos e mobilidades inter-relacionadas. Poderão ser estudados parâmetros funcionais, como a elevação da laringe, a proteção da via aérea, bem como parâmetros temporais como a duração do trânsito nas diversas fases (oral, faríngea, esofágica).[5]

O método endoscópico equivale à videofluoroscopia no somatório de informações, mas tem algumas especificidades próprias, como: é o método mais vantajoso na avaliação anatômica e estrutural, é possível, com a oferta de pequenas quantidades de contraste, endoscopicamente detectar e monitorar com precisão as aspirações e seus graus. Com estas observações endoscópicas pode-se quantificar o distúrbio da deglutição e graduá-lo (grau 0 – normal, grau I – leve, grau II – moderado, grau III – grave).[6]

Os demais métodos de avaliação da função orofaringoesofágica poderão ser utilizados complementarmente a estes na busca de um entendimento anatomofisiopatológico maior.

AVALIAÇÃO NUTRICIONAL

Os objetivos básicos da avaliação nutricional no paciente com disfagia são detectar a deficiência nutricional nos estágios precoces e proporcionar dados para o planejamento terapêutico e nutricional.

Todo paciente disfágico deve ser submetido a um amplo inventário clínico, o qual inclui uma completa e pormenorizada história clínico-dietética, com levantamento de todos os dados que possam interferir no anabolismo metabólico e nutricional. Deve-se estar atento a mudanças no hábito alimentar, emagrecimento involuntário marcado (> 5%) nos dias antecedentes imediatos, sinais físicos de perdas globais ou de carências específicas. Havendo evidências de desnutrição prévia ou de catabolismo espoliador vigente, a abordagem deverá ser então global e avaliar o estado de nutrição com dados antropométricos, bioquímicos-hormonais e imunológicos.

São dados antropométricos aferíveis relevantes, o peso corporal e sua relação com a altura, a prega cutânea do tríceps, a circunferência média do braço e a área muscular do braço, com os quais se tem uma medida aproximada das reservas de gordura e de proteínas somáticas. Laboratorialmente, aferem-se as reservas de proteínas somáticas pela relação creatinina/altura e a massa protéica visceral armazenada pela medida das proteínas de rápida ressíntese hepática, como albumina transferrina, pré-albumina e outras. A competência imunológica é estadiada pela contagem total de linfócitos, que revela a reserva imune, e por testes cutâneos de hipersensibilidade tardia, que demonstram a atividade imunológica.[11-13]

O estado metabólico do paciente é calculado através do conhecimento do balanço nitrogenado, o qual refere a quantidade de nitrogênio mobilizada, o que reflete a carga de massa corporal consumida para a obtenção de energia. O requerimento energético basal diário de um indivíduo pode ser calculado pela utilização da fórmula de Harris-Benedict. Dependendo do trauma e do nível do estresse, esta aferição pode estar hipovalorizada. Assim, são utilizados índices de aproximação e fatores de correção a partir do conhecimento da perda nitrogenada, do quadro térmico e outros, buscando adequar a oferta calórico-protéica para alcançar um balanço nitrogenado positivo.

Manejo nutricional

1. *Terapia nutricional:* a terapia nutricional é de fundamental importância nos pacientes disfágicos, devido à limitação de sua ingesta de alimentos, principalmente líquidos. Os objetivos principais da terapia nutricional são:

- Assistir os pacientes para evitar aspiração.
- Otimizar o estado nutricional para evitar desidratação e desnutrição.

Para minimizar o risco de aspiração, o tratamento da disfagia no adulto pode implicar na modificação de textura de alimentos e bebidas. Os líquidos devem ser espessados e os alimentos sólidos devem ser triturados e abrandados.

A água e outros líquidos representam perigo ao paciente, já que por sua natureza podem fluir através da boca para as vias respiratórias. Portanto, modificar a textura dos líquidos é especialmente importante para assegurar que os pacientes com disfagia estejam adequadamente hidratados. Pode-se espessar facilmente alimentos e bebidas com uso de agentes espessantes apropriados, facilmente disponíveis no mercado.

A nutrição e a hidratação adequadas em pacientes disfágicos se baseiam no equilíbrio completo entre preparação, consumo e absorção de alimentos e bebidas.

- *Desnutrição:* tossir ou aspirar durante as refeições pode fazer com que os alimentos escapem pela boca ou pelo nariz, ocasionando desconforto ao paciente. Para evitar estas situações, é possível que os pacientes com disfagia reduzam a ingesta de alimentos, o que poderá acarretar anorexia, desidratação, desnutrição e perda de peso, sendo estas as principais conseqüências sérias da disfagia.[7]

  A desnutrição se associa a outros riscos para a saúde, que debilitarão o sistema imunitário, aumentando a suscetibilidade às infecções e diminuindo a capacidade física.[8] A desnutrição nestes pacientes pode apresentar-se como desnutrição protéico-calórica e/ou como deficiências específicas de vitaminas e minerais.

  Estima-se que a prevalência da desnutrição oscile entre 5% e 10% nos pacientes independentes e entre 30% em 85% nos pacientes hospitalizados.
- *Desidratação:* a desidratação pode predispor, nos pacientes, insuficiências cognitivas, confusão, disfunção salivar, redução da integridade cutânea e maior risco para as vias urinárias. A desidratação pode conduzir a hemoconcentração e hipovolemia, que podem levar a uma redução da perfusão cerebral, com exacerbação de sintomas neurológicos, em especial em pacientes com acidente vascular cerebral (AVC) associado a disfagia. Os estudos realizados mostram que, com a presença de disfagia, os pacientes hospitalizados têm risco aumentado de desidratação.[9]

2. *Alimentação:* pacientes disfágicos com deglutição segura, que irão alimentar-se pela via oral, devem ser conscientizados sobre o momento da alimentação e de suas dificuldades, sendo posicionados o mais adequadamente possível, monitorados pelo terapeuta e esclarecidos quanto ao automonitoramento. O automonitoramento consiste em prestar atenção na qualidade de voz, perceber resíduos nas cavidades oral e faríngea, observar a quantidade de alimento que colocou por vez na boca e utilizar as manobras que tenham sido eleitas como melhores para cada caso. Deve ser sempre apresentado ao paciente o alimento que lhe será oferecido e seu sabor deve ser de seu agrado, pois quando o prazer pelo alimento direciona a terapêutica, os pacientes disfágicos sentem-se incentivados.[10]

 Quanto ao volume, à consistência e aos utensílios, deve ser seguido o indicado pelos examinadores do paciente. Em geral, no início são oferecidos volumes menores de líquidos e pastosos homogêneos (sem grumos). A fim de se controlar o volume, a escolha do utensílio é de grande auxílio. Se o paciente puder comer até 3 mL por vez, pode-se oferecer o alimento com colher de sobremesa. Se a indicação é até 5 mL, pode-se oferecer em colher de sopa. Já para pacientes com hipersensibilidade intra-oral e reflexos exacerbados de defesa, deve ser introduzida colher de plástico duro.[10]

 Se o paciente estiver utilizando o copo comum e não conseguir monitorar sozinho a quantidade, pode-se colocar uma quantidade por vez a cada gole. Para pacientes com dificuldade de inclinação da cabeça ou que esta possa trazer prejuízo ao ato da deglutição, pode ser utilizado copo de plástico com bordas recortadas.

 Para pacientes com dificuldades de controle oral, os alimentos pastosos são os mais fáceis de engolir, pois essa consistência não flui tão rápido como o líquido e não tem a necessidade de ser mastigada. Em pacientes sem controle de abertura e fechamento da mandíbula, com movimentos restritos de verticalização de mandíbula (como politraumatizados com fratura de face), os alimentos pastosos e líquidos homogêneos são os mais indicados. Se o paciente tem uma boa coordenação entre sucção e deglutição e boa preensão labial, mas captação incoordenada do líquido no copo, pode ser utilizado o canudo para oferecimento de líquidos e pastosos finos.

 O sabor deve ser discutido com o paciente, pois quanto mais prazerosa for a refeição ou o momento de administração da dieta oral, melhor será o impacto na reabilitação. O ambiente durante a alimentação deve ser calmo e sem distração. Deve-se respeitar o ritmo do paciente, evitando ruídos no entorno, não permitindo a interferência de outras pessoas no processo e explicando com calma e com ordens simples os passos da refeição ou da terapia. Para pacientes em início de terapia ou em reintrodução de dieta, podem ser escolhidos alimentos mais frios, gelo picado ou alimentos com sabores mais bem definidos para melhor percepção do paciente. A vontade dos pacientes que estão em transição de alimentação, via sonda para via oral, deve ser respeitada, mas dentro das possibilidades de consistência e compreensão do paciente, e mantendo a orientação nutricional adequada. Deve-se estar atento quanto à interrupção da dieta via sonda nesses pacientes e, finalmente, a apresentação do alimento é de fundamental importância.

 O importante na escolha de volumes, consistências e utensílios é uma boa avaliação que defina as condições mais favoráveis a cada paciente, o que irá depender da cooperação e da percepção de cada paciente (Quadro 57-1).

3. *Agentes espessantes:* os espessantes permitem alterar a consistência obtida dos alimentos ou bebidas, adicionando-se mais espessante ou líquido. Viabilizam a consistência necessária à deglutição segura do alimento ou bebida.

 Podem prevenir a desidratação, liberando 98% do líquido disponível após a ingestão. As quantidades necessárias do espessante diferem em diversas marcas.[12]

 É necessário vigiar atentamente a ingesta de líquidos espessados. Para maior precisão, usar um recipiente graduado.

 É importante avaliar a necessidade de cada paciente na ingesta de líquidos espessados. Quanto maior a dificuldade do paciente, maiores os riscos de desidratação.[13]

4. *Vias alternativas de alimentação:* torna-se indicado o início da terapia de nutrição enteral (TNE) quando o paciente apresentar dificuldades maiores na deglutição, ocasionando perdas calóricas importantes e aumentando o risco de desnutrição, quando a necessidade dietética não for alcançada por via oral.

 A introdução da TNE visa manter e/ou atingir a necessidade nutricional dos pacientes e, dependendo de suas condições clínicas e doenças básicas, sofrerá modificações no decorrer da evolução de cada caso.

 Freqüentemente, no início do tratamento do paciente disfágico, a terapia terá um poder calórico e protéico maior, sugerindo cuidados nas situações de hiperosmolaridade, que facilitarão as complicações intestinais.

 Progressivamente, as dietas assumirão um papel de alimentação quase igual ao dia-a-dia das pessoas, porém administradas pela via enteral.

 À medida que ocorra uma melhora na evolução clínica-nutricional do paciente, sugere-se a reintrodução da via oral, com o auxílio do profissional fonoaudiólogo, a fim de estimular a deglutição do paciente, retirando gradativamente a alimentação via enteral.[14]

 Vale salientar que a retirada total da nutrição enteral é indicada nos casos em que o diagnóstico nutricional do paciente atenda às normalidades de dados antropométricos e bioquímicos.

Quadro 57-1. Características principais das categorias da dieta de disfagia[5]

Estágios	*Alimentos sólidos**
Estágio 1	Todos os alimentos em forma de purê, cereais quentes e macios, sopas peneiradas na consistência de purês, requeijão cremoso, iogurte sem pedaços de frutas e pudins
Estágio 2	Todos os alimentos do estágio anterior mais alimentos integrais, úmidos e macios como panquecas, carnes macias cortadas finamente, ovos cozidos com molho espesso, queijos macios, talharim e massas, vegetais folhosos cozidos e macios, fatias de banana madura, pães macios e tortas macias e úmidas
Estágio 3	Todos os alimentos dos estágios anteriores mais ovos, carnes cozidas, peixe macios, vegetais macios, frutas em conserva (sem a calda)
Estágio 4	Todos os alimentos dos estágios anteriores mais alimentos com sólidos e líquidos (sopa de vegetais), todos os alimentos integrais exceto alimentos particulados e duros como pães secos, milho, arroz e maçã
Estágio 5	Dieta regular
	*Líquidos**
Fino**	Água, todos sucos finos, outros líquidos claros, exceto gelatina
Espesso**	Todos os outros líquidos incluindo leite, qualquer suco não classificado como líquido fino, sorvetes em geral
Espessados	Líquidos espessados com amido até consistência de purê

*Progressiva com relação à dificuldade de deglutição.[11]
**As categorias não estão relacionadas de acordo com a dificuldade de deglutição.[11]

5. ***Papel do nutricionista:*** o poder de decisão da dieta é papel do nutricionista, avaliando características próprias do paciente como diabetes melito, hipertensão arterial sistêmica, entre outras patologias que deverão ser consideradas no momento de decisão da dieta.

Tanaka[14] refere a importância de um tratamento dietoterápico, pois a diminuição da ingestão alimentar causa desnutrição e astenia, as quais pioram a função da deglutição.

A dieta para disfagia orientada pelo nutricionista é designada para facilitar a progressão de acordo com a tolerância individual, otimizar a ingestão nutricional e diminuir o risco de aspiração.

É de fundamental importância a avaliação do nutricionista e do fonoaudiólogo, a fim de promover a estes pacientes um bom estado nutricional.

Sendo assim, a orientação de uma dieta individualizada, precauções quanto ao risco de aspiração, e escolha adequada quanto à via de acesso para a alimentação ajudam a prevenir a desnutrição no paciente com disfagia, em que cuidados de uma equipe multidisciplinar são necessários para o bem-estar do paciente, bem como uma melhor qualidade de vida.[15]

REFERÊNCIAS BIBLIOGRÁFICAS

1. Evaldo DMF, Guilherme FG, Ana Maria F. *Manual de cuidados do paciente com disfagia.* São Paulo: Lovise, 2000.
2. Kuhlemeier KV. Epidemiology and dysphagia. In: *Dysphagia.* New York: Springer, 1994;9:209-17.
3. Costa MMB. Dinâmica da deglutição. Fases oral e faríngea In: Costa-Lemme-Kock. *Tema em deglutição e disfagia.* Rio de Janeiro: Supraset, 1998:1-11.
4. Groher ME. *Dysphagia, diagnosis and management.* Boston: Butterworth, 1991.
5. Logemann J. Dysphagia. Evaluation and therapy. *Folia Phoniatrica et Logopaedica* 1995;47:140-64.
6. Logemann J. Manual *for the videofluoroscographic evaluation of swallowing disorders.* Austin: Pro-Ed, 1995.
7. Elmstahl S *et al.* Treatment of dysphagia improves nutritional conditions in stroke patients. *Dysphagia* 1999;14:61-66.
8. King Edwards Hospital Fund for London. *A positive approach to nutrition as treatment. Report of a working party chaired by Prof. Lennard-Jones JE on the role of enteral and parenteral feeding in hospital and at home.* London: Kings Fund Centre, 1992.
9. Gorton C, Hewer RL, Wade DT. Dysphagia in acute stroke. *Brit Med Jour* 1987;295(6595):411-14.
10. Macedo ED, Gomes G, Furkin AM. *Manual de cuidados do paciente com disfagia.* São Paulo: Lovise, 2000. p. 55-58.
11. Pardoe EM. Development of a multistage diet for dysphagia. *J Am Diet Association* 1993;93(5):568-71.
12. Stanek K, Hensley MS, Van Riper C. Factors affecting use of food and commercial agents to thicken liquids for individuals with swallowing disorders. *Jour Am Diet Assoc* 1992;92(4):488-90.
13. Whelan K. Inadequate fluid intakes in dysphagia acute stroke. *Clin Nutr* 2001;20(5):423-28.
14. Tanaka SC. Nutrição e disfagia. In: *Disfagia orofaríngea: as relações dos achados clínicos e objetivos com a definição das técnicas terapêuticas. I Jornada de otorrinolaringologia e II Jornada de fonoaudiologia. Centro de estudos otorrinolaringológicos.* São Paulo: Frontis Editorial, 1998. p. 163-70.
15. Pissani JC, Gomes G. *Disfagia: abordagem multidisciplinar.* São Paulo: Frontis Editorial, 1998. p. 145-50.

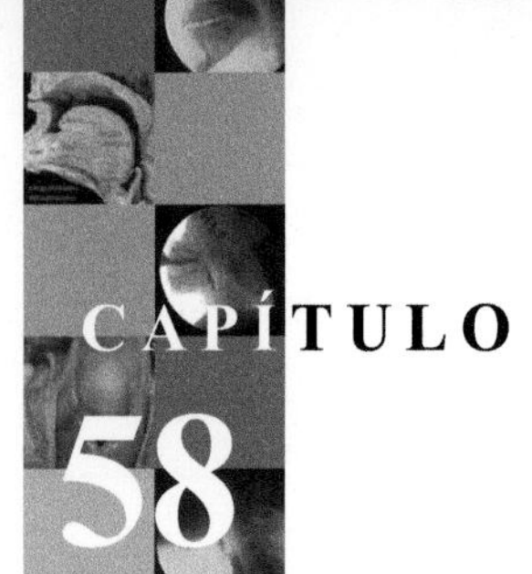

CAPÍTULO 58

QUALIDADE DE VIDA EM DEGLUTIÇÃO

Elisabete Carrara-de Angelis ◆ Anna Karinne Costa Bandeira

Conhecer a qualidade de vida é uma tarefa difícil, devido a sua avaliação ser abstrata e bastante subjetiva. Aspectos pessoais, sociais, profissionais e emocionais, entre outros, servem como parâmetros para serem avaliados no tocante à qualidade de vida. A multidimensionalidade do tema torna a sua definição complexa, sendo que a Organização Mundial de Saúde (1998) a define como " a percepção do indivíduo de sua posição na vida no contexto da cultura e sistema de valores nos quais ele vive e com relação aos seus objetivos, expectativas, padrões e preocupações".

O ato da deglutição compreende desde a captura dos alimentos pela boca até a sua passagem para o estômago, e é uma função primordial para o convívio social, seja familiar, em ambiente profissional e/ou nos momentos de lazer. A interrupção do processo da deglutição, definida como disfagia, pode apresentar impacto variável na qualidade de vida dos indivíduos, podendo levar a pontos extremos de isolamento do convívio social. McHorney *et al.* (2002) afirmam que a disfagia afeta a mais básica das funções socioculturais, que é a habilidade de comer e beber.

Na rotina clínica, vários transtornos neurológicos ou seqüelas pós-cirúrgicas, que envolvem estruturas da cavidade oral, orofaringe e laringe (p. ex., cirurgias de câncer de cabeça e pescoço), podem causar disfagias neurogênicas ou mecânicas, respectivamente. Esta condição leva, em muitos casos, a restrições na alimentação de uma ou mais consistências e volumes, e às vezes são necessárias adaptações diversas para que a deglutição se torne mais segura.

As restrições de deglutição vivenciadas por estes indivíduos no seu dia-a-dia podem trazer sentimentos de frustração, desânimo, vergonha e constrangimento diante de seus familiares e/ou amigos. Estes sentimentos podem levá-los a realizar cada vez mais suas refeições sozinhos e/ou evitar completamente alimentar-se na frente de qualquer pessoa, principalmente em locais públicos, resultando no isolamento social num dos momentos mais agradáveis do convívio interpessoal.

Portanto, avaliar a qualidade de vida relacionada com a deglutição se faz necessário para se conhecer qual o verdadeiro impacto das alterações vivenciadas no momento da alimentação. No caso de pacientes que irão se submeter à cirurgia por câncer em cabeça e pescoço, o conhecimento do impacto da deglutição em sua qualidade de vida pode direcionar a opção de tratamento em alguns casos, como também direcionar o maior empenho por parte da equipe cirúrgica e de reconstrução quanto aos aspectos que contribuem para uma melhor reabilitação do processo de deglutição (Costa *et al.*, 2000; List *et al.*, 2000; Rogers *et al.*, 2002).

O estudo da qualidade de vida de pacientes com doenças neurológicas, que apresentam a disfagia como um dos sintomas da evolução da doença, relata diferentes disfunções psicossociais associadas, como a depressão e a inaptidão, geralmente associadas à severidade da doença e possíveis déficits cognitivos (Schrag *et al.*, 2000; Suenkeler *et al.*, 2002). Os protocolos específicos existentes para avaliar a qualidade de vida desta população não apresentam nenhum enfoque quanto ao aspecto de deglutição no impacto da qualidade de vida. A justificativa para este fato refere-se à disfagia ser transiente em alguns casos e às limitações impostas pelas principais seqüelas de cada enfermidade neurológica específica (Smithard *et al.*, 1997; Schrag *et al.*, 2000; Suenkeler *et al.*, 2002; Marinus *et al.*, 2002; Hobart *et al.*, 2002; Hopman *et al.*, 2003).

Entretanto, a qualidade de vida relacionada com a deglutição nos pacientes com doenças e/ou seqüelas neurológicas precisa ser estudada com bastante atenção, para que, com base nos resultados obtidos, seja dada maior ou menor ênfase ao processo de reabilitação, permitindo contribuições no convívio social.

Com relação ao câncer de cabeça e pescoço, o trabalho de Rampling *et al.* (2003) sugere que a aplicação de protocolos específicos ocorra momentos antes da primeira consulta, desde que seja um protocolo de fácil entendimento e de rápida realização, com o paciente preenchendo-o durante a sua permanência na sala de espera. Estas informações podem oferecer ao clínico uma visão geral dos aspectos mais importantes para a qualidade de vida daquele indivíduo, e assim estes dados podem ajudar no direcionamento do diálogo entre os mesmos, desde as formas de tratamento até as seqüelas inevitáveis.

Existem inúmeros protocolos que avaliam a qualidade de vida de forma genérica e podem ser usados em diferentes enfermidades. Um exemplo é o SF-36 – 36-item *Short-Form Health Survey* (Hobart *et al.*, 2002), recomendado para pacientes oncológicos, pós-AVC, com doença do neurônio motor, doença de Parkinson, esclerose múltipla, entre outras. Existem ainda protocolos mais específicos desenvolvidos para melhor refletir a qualidade de vida, tendo como embasamento as conseqüências específicas de cada enfermidade, como por exemplo, para câncer de cabeça e pescoço – UW-QOL, FACT-HN, EORTC-H&N35 (Schliephake e Jamil, 2002; Ficher *et al.*, 2003), para doença de Parkinson-PDQ-39, PDQL, PIMS e PLQ (Marinus *et al.*, 2002) e para pacientes pós-AVC – ESS, SIS, SS-QOL (Suenkeler *et al.*, 2002; Duncan *et al.*, 2003; Hilari *et al.*, 2003). Estes foram elaborados por áreas de domínio, desde funções mentais, sociais até sintomas específicos como deglutição e fala, obtendo informações que avaliam a qualidade de vida numa visão global da saúde.

Gliklich *et al.* (1997) afirmam que o uso de protocolos específicos para avaliar qualidade de vida se faz necessário quando se deseja um alto grau de precisão entre determinadas modalidades de tratamento. Os autores realizaram uma comparação entre o questionário genérico de qualidade de vida (SF-36) e os questionários doença-específica para câncer de cabeça e pescoço (PSS-HN, UW-QOL, H&NS) e entre estes últimos. Verificaram que existiu uma baixa correlação dos itens avaliados no questionário genérico, quando comparado com os específicos, para o escore geral e para os diferentes domínios, como o de comunicação e de deglutição. Observaram uma alta correlação dos mesmos itens entre os diferentes questionários específicos de câncer de cabeça e pescoço, quando comparados entre si. Estes autores concluem que há aspectos únicos do paciente com câncer de cabeça e pescoço que não são adequadamente avaliados por medidas de saúde geral, e sugerem que uma análise completa da qualidade de vida nestes pacientes deveria abranger avaliações tanto gerais quanto específicas.

Na perspectiva de conhecer o impacto das alterações de deglutição sobre os aspectos relacionados com a qualidade de vida de maneira mais específica, encontramos os questionários MDADI (MD *Anderson Dysphagia Inventory* – Chen *et al.*, 2001) e o SWAL-QOL (*Quality of Life in Swallowing Disorders* – McHorney *et al.*, 2000a, 2000b, 2002). Estes questionários avaliam de maneira mais intrínseca tais questões do que os questionários doença-específicos, que em média apresentam de 3 a 5 questões referentes ao domínio deglutição. Porém, ainda são escassas as publicações com estes questionários.

Os objetivos dos autores ao desenvolver os questionários de qualidade de vida em deglutição foram, para Chen *et al.*, (2001) (MDADI), o de ter uma ferramenta que conseguisse ser sensível às mudanças do processo de deglutição decorrente do tratamento de câncer em cabeça e pescoço, e para McHorney *et al.* (2000–2002) (SWAL-QOL), construir um questionário que pudesse ser sensível a diferenciar a deglutição de indivíduos normais de pacientes disfágicos por diferentes etiologias e diferenciar o grau das alterações da deglutição com base nos achados clínicos.

O MDADI é composto pelos domínios global, emocional, funcional e físico. Os 10 conceitos avaliados pelo SWAL-QOL são a seleção do alimento, fardo, saúde mental, função social, medo, duração da alimentação, desejo alimentar, comunicação, sono e fadiga.

Encontramos pouquíssimos trabalhos na literatura utilizando estes questionários específicos para qualidade de vida relacionada com a deglutição, como também voltados para os pacientes disfágicos, mesmo que utilizem outros tipos de instrumentos. Dos poucos encontrados, podemos citar:

- Chen *et al.* (2001) avaliaram 100 pacientes com tumor em cavidade oral/orofaringe, laringe/hipofaringe através do MDADI. Encontraram pior qualidade de vida, com diferença estatística significante para os pacientes com tumor em cavidade oral/orofaringe e os com tumor maligno em todos os domínios avaliados. Para os pacientes com tempo de pós-tratamento de 0,3-24 meses, houve pior resultado para o domínio global, com diferença estatística significante.
- Genden *et al.* (2003) realizaram uma avaliação comparativa de 8 pacientes pós-maxilectomia, sendo 4 pacientes com obturador palatal e 4 pacientes com reconstrução com retalho livre contendo osso vascularizado com crista ilíaca e 1 escápula, e 4 indivíduos normais do grupo-controle. O grupo de pacientes com obturador palatal apresentou pior resultado que os pacientes com reconstrução com retalho livre e os indivíduos do grupo-controle, para as análises de qualidade de vida relacionada com a deglutição avaliada através do SWAL-QOL e da *performance* de mastigação, nasalidade, emissão nasal e inteligibilidade de fala.
- Gillespie (2004) avaliou 40 pacientes, sendo 22 submetidos a cirurgia e radioterapia (Cir + Rxt), e 18 a quimioterapia e radioterapia. Da população geral, 21 pacientes tinham câncer em orofaringe (11 Cir + Rxt e 10 QT + Rxt). Os resultados encontrados para o tipo de alimentação no momento do diagnóstico foram a deglutição de sólido normal para 22 (55%) pacientes, sólidos moles, 13 (33%), purê, 3 (8%) e dependente de sonda, 2 (5%). Quanto à qualidade de vida relacionada com a deglutição pelo MDADI para os pacientes com tumor orofaríngeo, o grupo quimioterapia e radioterapia associado foi estatisticamente melhor para os escores dos domínios emocional e funcional, quando comparado com o grupo cirúrgico. Houve também uma tendência destes mesmos resultados para os escores global e físico.

Para os pacientes com tumor em laringe e hipofaringe não houve diferença estatística. Os autores concluem que a disfagia é uma seqüela freqüente do câncer de cabeça e pescoço e de seu tratamento, que o MDADI é um efetivo método de avaliar a percepção dos pacientes sobre a qualidade de vida relacionada com a disfagia, quando usado em conjunto com avaliações detalhadas da fisiologia da deglutição, tais como a videofluoroscopia.

- Campbell *et al.* (2004) avaliaram a qualidade de vida através do UW-QOL e PSS-HN de 27 pacientes que aspiravam e 35 que não aspiravam, diagnosticados a partir da análise videofluoroscópica, após 5 anos de tratamento por câncer em cabeça e pescoço em diferentes localidades e modalidades de tratamentos. Encontraram que os pacientes que aspiravam apresentaram perda de peso de 10 kg, redução da eficiência da deglutição e pior escore de qualidade de vida, com significância estatística para os domínios mastigação e deglutição no questionário UW-QOL, e no domínio normalidade da dieta no PSS-HN.
- Bandeira (2004) pesquisou a qualidade de vida relacionada com a deglutição (SWAL-QOL) após tratamento para câncer de língua em 29 pacientes. Na análise por domínio encontrou que os domínios fardo, desejo de se alimentar, freqüência dos sintomas e seleção dos alimentos apresentaram piores resultados para os pacientes com estadiamento avançado e para os submetidos à radioterapia. Para a análise da população geral, estes apresentaram bom escore final.
- Nguyen *et al.* (2005) classificaram, através da análise videofluoroscópica,71 pacientes disfágicos (disfagia moderada/severa) e 31 do grupo-controle (disfagia leve ou ausente). Avaliaram a qualidade de vida (UW-QOL) e ansiedade-depressão (HAD-QOL) após 2 anos de tratamento para câncer de cabeça e pescoço em diferentes localidades, tratados com cirurgia associada a radioterapia ou preservação de órgãos. Encontraram pior qualidade de vida para todos os aspectos avaliados por UW-QOL e HAD-QOL nos pacientes disfágicos com diferença estatística significante comparados com o grupo-controle.

Na área oncológica encontramos inúmeros trabalhos avaliando qualidade de vida, principalmente na área de câncer de cabeça e pescoço em que suas modalidades de tratamento por vezes se fazem mutilantes e limitantes nos aspectos de maior impacto social de um indivíduo, a fala e a deglutição.

Nos trabalhos de qualidade de vida em câncer de cabeça e pescoço, ao considerar apenas os aspectos envolvidos com a deglutição desde mastigação, gustação, xerostomia até a deglutição propriamente dita, encontramos diferentes estudos que mostram valores com significância estatística quanto a estes aspectos em diversos locais de tumor e modalidades de tratamento. Alguns dos exemplos destes estudos são:

- Hammerlid e Taft (2001) encontraram $p < 0,0001$ melhor para a qualidade de vida relacionada com a deglutição em indivíduos normais do que para os pacientes sobreviventes de 3 anos pós-tratamento de câncer de cabeça e pescoço.
- Schliephake *et al.* (2002), em seu trabalho com pacientes submetidos à cirurgia oncológica para câncer oral, observaram que a qualidade de vida relacionada com o aspecto de deglutição foi pior para o grupo submetido à reconstrução miocutânea ($p = 0,038$) do que para o grupo com retalho fasciocutâneo. Neste estudo, verificaram que os escores são piores no 3º mês pós-tratamento, mas que até o final do 1º ano, estes escores voltam a valores próximos dos encontrados antes do início do tratamento curativo.
- Smith *et al.* (2003), utilizando UW-QOL, encontraram que a qualidade de vida relacionada com as características de deglutição são excelentes para qualquer tipo de tratamento de câncer glótico inicial, podendo o tratamento ser endoscópico, associado ou não à radioterapia, ou apenas radioterapia exclusiva. No entanto, para os pacientes que necessitaram realizar uma laringectomia total, os resultados foram reduzidos em torno de 30%.
- Fisher *et al.* (2003) confirmaram que a qualidade de vida tem impacto negativo diante das seqüelas da radioterapia, uma vez que esta tem impacto sobre a habilidade dos pacientes para comer, deglutir e degustar após o tratamento. Este resultado foi encontrado através da comparação entre a deglutição normal antes do tratamento, 3 e 6 meses pós-tratamento. Os autores concluem questionando qual das morbidades, mucosite ou xerostomia, possui maior impacto nestas disfunções pós-tratamento.

A disfagia é uma disfunção que pode ser vivenciada por diferentes tipos de doenças neurológicas e ter um impacto variável na qualidade de vida destes indivíduos. Dentre as diversas enfermidades neurológicas existentes, encontramos alguns trabalhos que avaliam a qualidade de vida de pacientes com doença de Parkinson e pacientes pós-AVC, são eles:

- Schrag *et al.* (2000) avaliaram a qualidade de vida de pacientes com doença de Parkinson com os protocolos SF-36 (genérico) e PDQ-39 (específico). Verificaram que falhas na deglutição não apresentaram nenhum impacto significante nos escores de qualidade de vida e que a depressão é a principal característica com maior influência nos escores de qualidade de vida.
- Hobart *et al.* (2002) analisaram a aplicação do SF-36 em pacientes pós-AVC e verificaram que este protocolo não é indicado para avaliar a qualidade de vida destes pacientes devido às características próprias das seqüelas que não são avaliadas pelo mesmo. Sugerem que o ideal é a avaliação da qualidade de vida através de protocolos específicos para esta população.
- Marinus *et al.* (2002) fazem uma revisão sistemática de diferentes protocolos específicos de qualidade de vida para pacientes com doença de Parkinson. Neste estudo, encontramos que os domínios que analisam as funções social e psicossocial não avaliam o impacto da deglutição na quali-

dade de vida. Neste item, as questões são relacionadas com o convívio social com familiares e amigos.

- Suenkeler *et al.* (2002) utilizaram os protocolos SF-36 (genérico) e ESS (específico) para avaliar a qualidade de vida 3, 6 e 12 meses pós-AVC e verificaram que a principal causa da disfunção psicossocial é a desordem depressiva.

A tendência mundial dos estudos é cada vez mais associar informações entre o desempenho funcional da motricidade oral e deglutição ao seu efeito sobre os aspectos relacionados com a qualidade de vida.

Com esse intuito, encontramos o estudo de Rogers *et al.* (2002), que avaliaram 130 pacientes com câncer oral e orofaríngeo, fazendo uma análise comparativa entre a avaliação funcional da motricidade oral e o questionário de qualidade de vida em câncer de cabeça e pescoço (UW-QOL). Observaram que a mobilidade de língua está correlacionada com a qualidade de vida para o domínio deglutição até os 12 meses.

Os diferentes estudos demonstram que os distúrbios da deglutição possuem impacto importante sobre a qualidade de vida quando realizamos comparações interindivíduos e que, portanto, maior ênfase deve ser dada à padronização da utilização diária na prática clínica, de protocolos específicos que avaliam qualidade de vida relacionada com a deglutição, pois o resultado deste pode contribuir para o conhecimento da auto-avaliação intra-indivíduo, e assim auxiliar o clínico ou terapeuta em suas condutas.

A reabilitação fonoaudiológica, quando baseada na percepção de qualidade de vida individual, permite a modificação do enfoque da terapia "do clínico" ou "no paciente" para o foco "do paciente". Bandeira (2005), após avaliar a qualidade de vida em deglutição de pacientes com câncer de língua, sugere que a terapia fonoaudiológica deve enfatizar os alimentos que os pacientes podem comer ou devem evitar, o que fazer quando engasgar, além de técnicas específicas direcionadas para maximizar a fase preparatória, aumentar a eficiência da ejeção de língua na fase oral, reduzir o tempo de trânsito oral e faríngeo, minimizar as estases, prevenir e eliminar penetrações e aspirações laríngeas, além de proporcionar o maior prazer possível para o processo de alimentação/deglutição, dentro das possibilidades estruturais e fisiológicas de cada caso.

No processo de reabilitação, o conhecimento da qualidade de vida relacionada com a deglutição pode nos auxiliar no monitoramento da motivação do paciente para alcançar as metas propostas para a reabilitação da deglutição, assim como observar a correspondência entre a visão do paciente com o padrão de evolução clínica. Conhecer a visão do paciente sobre os aspectos de maior importância para sua qualidade de vida se faz necessário e de extrema importância, pois a visão da equipe médica ou de reabilitação freqüentemente pode não corresponder à visão do paciente (Costa *et al.*, 2000).

BIBLIOGRAFIA CONSULTADA

Bandeira AKC. *Qualidade de vida relacionada à voz e à deglutição após tratamento para câncer de língua.* Dissertação de Mestrado – Fundação Antônio Prudente. São Paulo, 2004.

Campbell BH, Spinelli K, Marbella AM *et al.* Aspiration, weight loss, and quality of life in head and neck cancer survivors. *Arch Otolaryngol Head Neck Surg* 2004;130:1100-3.

Chen AY, Frankowski R, Bishop-Leone J *et al.* The development and validation of a dysphagia-specific quality-of-life questionnaire for patients with head and neck cancer: the Anderson MD dysphagia inventory. *Arch Otolaryngol Head Neck Surg* 2001;127:870-76.

Costa Neto SB, Araújo TCCF, Curado MP. Avaliação da qualidade de vida de pessoas portadoras de câncer de cabeça e pescoço. *Acta Oncol Bras* 2000;20(3):96-104.

Duncan PW, Bode RK, Lai SM *et al.* Rasch analysis of a new stroke-specific outcome scale: the stroke impact scale. *Arch Phys Med Rehabil* 2003;84:950-63.

Fisher J, Scott C, Scarantino CW *et al.* Phase III quality-of-life study results: impact on patients' quality life to reducing xerostomia after radiotherapy for head-and-neck cancer-RTOG 97-09. *Int J Radiat Oncol Phys* 2003;56(3):832-36.

Gaziano JE. Evaluation and management of oropharyngeal dysphagia in head and neck cancer. *Cancer Control* 2002;9(5):400-9.

Genden EM, Okay D, Stepp MT *et al.* Comparison of funcional and quality-of-life outcomes in patients with and without palatomaxillary reconstruction. *Arch Otolaryngol Head Neck Surg* 2003;129:775-80.

Gillespie MB, Brodsky MB, Day TA *et al.* Swallowing-related quality of life after head and neck cancer treatment. *Laryngoscope* 2004;114:1362-67.

Gliklich RE, Goldsmith TA, Funk GF. Are and neck specific quality of life measures necessary? *Head Neck* 1997;19:474-80.

Hammerlid E, Taft C. Health-related quality of life in long-term head and neck cancer survivors: a comparison with general population norms. *Br J Cancer* 2001;84(2):149-56.

Hilari K, Byng S, Lamping DL *et al.* Stroke and aphasia quality of life sacale-39 (SAQOL-39) - evaluation of acceptability, reliabiblity, and validity. *Stroke* 2003;34:1944-50.

Hobart JC, Williams LS, Moran K *et al.* Quality of life measurement after stroke – use and abuses of the SF-36. *Stroke* 2002;33:1348-56.

Hopman WM, Verner J. Quality of life during and after inpatient stroke rehabilitation. *Stroke* 2003;34:801-5.

List MA, Stracs J, Colangelo L *et al.* How do head and neck cancer patients prioritize treatment outcomes before initiating treatment? *Journal of Clinical Oncology* 2000;18:877-84.

Marinus J, Ramaker C, van Hilter JJ. Health related quality of life in Parkinson´s disease: a systematic review of disease specific instruments. *J Neurol Neurosurg Psychiatry* 2002;72:241-48.

McHorney CA, Bricker DE, Kramer AE *et al.* The SWAL-QOL outcomes tool for oropharyngeal dysphagia in adults: I – conceptual foundation and item development. *Dysphagia* 2000a;15:115-21.

McHorney CA, Bricker DE, Robins J *et al.* The SWAL-QOL outcomes tool for oropharyngeal dysphagia in adults: II – Item reduction and preliminary scaling. *Dysphagia* 2000b;15:122-33.

McHorney CA, Robbins J, Lomax K *et al.* The SWAL-QOL and SWAL-CARE outcomes tool for oropharyngeal dysphagia in adults: III – Documentation of reliability and vality. *Dysphagia* 2002;17:97-114.

Nguyen NP, Frank C, Moltz CC *et al.* Impact of dysphagia on quality of life after treatment of head-and-neck cancer. *Int J Radiat Oncol Biol Phys* 2005;61:772-78.

Organização Mundial de Saúde-Divisão de Saúde Mental Grupo WHOQOL. *Versão em português dos instrumentos de qualidade de vida e desenvolvimento do WHOQOL – OMS (WHOQOL)* 1998. Disponível em: < http://www.ufrgs.br/psiq/whoqol1.html> Acesado em: 1 jun. 2004.

Rampling T, King H, Mais KL *et al.* Quality of life measurement in the head and neck cancer radiotherapy clinic: is it feasible and worthwhile? *Clinic Oncology* 2003;15:205-10.

Rogers SN, Lowe D, Fisher SE *et al.* Health-related quality of life and clinical function after primary surgery for oral cancer. *Br J Oral Maxillofac Surg* 2002;40(1):11-18.

Schrag A, Jahanshahi M, Quinn N. What contributes to quality of life in patients with Parkinson´s disease? *J Neurol Neurosurg Psychiatry* 2000;69:308-12.

Schliephake H, Jamil M. Impact of intraoral soft-tissue reconstruction on the development of quality of life after ablative surgery in patients with oral cancer. *Plast Reconstr Surg* 2002;109(2):421-30.

Smith JC, Johnson JT, Cognetti DM *et al.* Quality of life, functional outcome, and costs of early glottic cancer. *Laryngoscope* 2003;113(1):68-76.

Smithard DG, O´Neill PA, England RE *et al.* The natural history of dysphagia following a stroke. *Dysphagia* 1997;12:188-93.

Suenkeler IH, Nowak M, Misselwitiz B *et al.* Time course of health-related quality of life as determined 3, 6 and 12 months after stroke – Relations to neurological deficit, disability and depression. *J Neurol* 2002;249:1160-67.

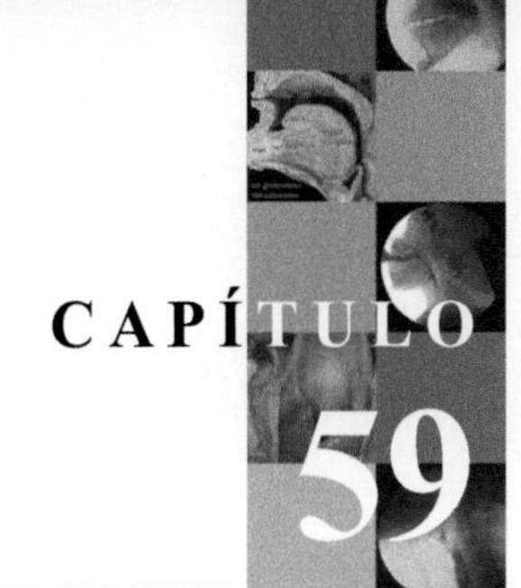

PROTOCOLO DE QUALIDADE DE VIDA

Tradução e adaptação: Neyller Patriota Cavalcante Montoni ◆ Anna Karinne Costa Bandeira
Elisabete Carrara-de Angelis ◆ Indihara Santos Alves Saldanha

Apresentaremos a versão final da tradução e adaptação transcultural do protocolo de qualidade de vida em deglutição – SWAL-QOL (McHorney) realizada por Montoni, Saldanha, Bandeira e Carrara-de Angelis, em 2006, atualmente em processo de validação.

Nome: ______________________________ Data: ______________________

Instruções para Completar os Estudos da *Qualidade de Vida em Disfagia*
McHorney *et al.*, 2002

Esse questionário foi feito para saber como seu problema de deglutição tem afetado sua qualidade de vida no dia-a-dia.

Por favor, tenha atenção para ler e responder cada questão. Algumas questões podem parecer iguais às outras, mas cada uma é diferente.

Exemplo de como as questões irão estar neste protocolo.

1. No último mês, quantas vezes você sentiu os sintomas abaixo:

	Sempre	*Muitas vezes*	*Algumas vezes*	*Um pouco*	*Nunca*
Sentiu-se fraco	1	2	③	4	5

Obrigada por fazer parte deste estudo!!!!!

NOTA IMPORTANTE: Entendemos que você pode ter vários problemas físicos. Algumas vezes é difícil separá-los das dificuldades de deglutição, mas esperamos que você dê o seu melhor para se concentrar somente nas dificuldades de deglutição. Obrigada pelo seu esforço em completar este questionário.

SWAL QOL

1. Abaixo estão algumas questões gerais que podem ser mencionadas pelas pessoas com distúrbios de deglutição. No último mês, o quanto as questões a seguir têm sido verdadeiras para você? (circular um número em cada linha)

	Sempre	*Muitas vezes*	*Algumas vezes*	*Um pouco*	*Nunca*
Lidar com meu problema de deglutição é muito difícil	1	2	3	4	5
Meu problema de deglutição é a maior perturbação de minha vida	1	2	3	4	5

2. Abaixo estão alguns aspectos da alimentação do dia-a-dia relatados pelos pacientes com distúrbios de deglutição. No último mês, o quanto essas questões têm sido verdadeiras para você? (circular um número em cada linha)

	Sempre	*Muitas vezes*	*Algumas vezes*	*Um pouco*	*Nunca*
Na maioria dos dias, sinto que tanto faz se como ou não	1	2	3	4	5
Levo mais tempo para comer do que outras pessoas	1	2	3	4	5
Estou raramente com fome	1	2	3	4	5
Levo muito tempo para comer minha refeição	1	2	3	4	5
Alimento-me sem sentir prazer	1	2	3	4	5

3. Abaixo estão alguns problemas físicos que as pessoas com distúrbios de deglutição podem apresentar. No último mês, qual a periodicidade que apresentou cada um destes problemas como resultado do seu problema de deglutição? (circular um número em cada linha)

	Sempre	*Freqüentemente*	*Algumas vezes*	*Dificilmente*	*Nunca*
Tosse	1	2	3	4	5
Engasgo quando me alimento	1	2	3	4	5
Engasgo com líquidos	1	2	3	4	5
Apresento saliva grossa ou secreção	1	2	3	4	5
Vômito	1	2	3	4	5
Enjôo	1	2	3	4	5
Dificuldades na mastigação	1	2	3	4	5
Excesso de saliva ou secreção	1	2	3	4	5
Pigarros	1	2	3	4	5
A comida pára na garganta	1	2	3	4	5
A comida pára na boca	1	2	3	4	5
Bebida ou comida escorrem da boca	1	2	3	4	5
Bebida ou comida saem pelo nariz	1	2	3	4	5
Tosse para retirar o líquido ou a comida para fora da boca quando estes estão parados	1	2	3	4	5

4. Responda algumas perguntas sobre como os problemas de deglutição têm afetado sua alimentação no último mês (circular um número em cada linha)

	Concordo totalmente	*Concordo parcialmente*	*Não sei*	*Discordo parcialmente*	*Discordo totalmente*
Saber o que posso ou não posso comer é um problema para mim	1	2	3	4	5
É difícil achar alimentos que posso e gosto de comer	1	2	3	4	5

5. No último mês, qual a freqüência que as afirmativas abaixo sobre a comunicação aplicam-se a você devido a seu problema de deglutição? (circular um número em cada linha)

	Todas as vezes	*Maior parte das vezes*	*Algumas vezes*	*Poucas vezes*	*Nenhuma vez*
As pessoas têm dificuldade em me entender	1	2	3	4	5
Tem sido difícil me comunicar claramente	1	2	3	4	5

6. Abaixo estão algumas preocupações que as pessoas com problema de deglutição às vezes mencionam. No último mês, qual a periodicidade que apresentou cada uma dessas preocupações? (circular um número em cada linha)

	Sempre	*Freqüentemente*	*Algumas vezes*	*Dificilmente*	*Nunca*
Tenho medo de engasgar quando me alimento	1	2	3	4	5
Preocupo-me em ter pneumonia	1	2	3	4	5
Tenho medo de me engasgar com líquidos	1	2	3	4	5
Saber quando vou engasgar é muito difícil	1	2	3	4	5

7. No último mês, o quanto as afirmativas a seguir têm sido verdadeiras devido ao seu problema de deglutição? (circular um número em cada linha)

	Quase sempre	*Muitas vezes*	*Algumas vezes*	*Um pouco*	*Nunca*
Meu problema de deglutição me deprime	1	2	3	4	5
Ter que tomar muito cuidado quando bebo ou como me aborrece	1	2	3	4	5
Tenho estado desanimado com meu problema de deglutição	1	2	3	4	5
Meu problema de deglutição me frustra	1	2	3	4	5
Fico impaciente em lidar com meu problema de deglutição	1	2	3	4	5

8. Pense em sua vida social no último mês. Como poderia concordar ou discordar das afirmativas a se: (circular um número em cada linha)

	Concordo totalmente	*Concordo parcialmente*	*Não sei*	*Discordo parcialmente*	*Discordo totalmente*
Deixo de sair para comer devido ao meu problema de deglutição	1	2	3	4	5
Meu problema de deglutição torna difícil ter uma vida social	1	2	3	4	5
Meu trabalho ou minhas atividades de lazer mudaram pelo problema de deglutição	1	2	3	4	5
Programas sociais e férias não me satisfazem devido ao problema de deglutição	1	2	3	4	5
Meu papel com família e amigos tem mudado devido ao problema de deglutição	1	2	3	4	5

9. **No último mês, quantas vezes você sentiu algum desses sintomas físicos? (circular um número em cada linha)**

	Sempre	*Muitas vezes*	*Algumas vezes*	*Um pouco*	*Nunca*
Sente-se fraco?	1	2	3	4	5
Tem problema para dormir?	1	2	3	4	5
Sente-se cansado?	1	2	3	4	5
Dorme a noite toda?	1	2	3	4	5
Sente-se exausto?	1	2	3	4	5

10. **Hoje, você recebe algum tipo de alimento (comida ou líquido) por sonda?**
(1) Não (2) Sim

11. **Circule a letra da opção abaixo que melhor descreve a consistência ou textura da comida que você vem se alimentando mais freqüente nesta última semana.**
(A) Circule esta se você está se alimentando com uma dieta normal, com uma variedade de alimentos, incluindo alimentos mais difíceis de mastigar como carne, cenoura, pão, salada e pipoca.
(B) Circule esta se você está comendo alimentos macios, fáceis de mastigar como cozidos, frutas em conserva, legumes cozidos e sopas cremosas.
(C) Circule esta se você está comendo alimentos mais pastosos, passados no liquidificador ou processador.
(D) Circule esta se a maior parte de sua alimentação tem sido via sonda, porém algumas vezes toma sorvete, pudim, purê de maçã e outras comidas prazerosas.
(E) Circule esta caso toda sua alimentação seja pela sonda.

12. **Circule a letra da opção abaixo que melhor descreve a consistência dos líquidos que tem ingerido na última semana.**
(A) Circule esta se você ingere líquidos como água, leite, chá, suco e café.
(B) Circule esta se você ingere líquidos um pouco mais espessos como suco de tomate ou iogurte. Este tipo de líquido goteja lentamente da colher quando você a vira para baixo.
(C) Circule esta se você ingere líquidos moderadamente espessos, como vitamina grossa. Este tipo de líquido é difícil de sugar pelo canudo ou goteja da colher lentamente, gota a gota, quando a colher é inclinada, como se fosse mel.
(D) Circule esta se você ingere líquidos bem engrossados, como o pudim. Este tipo de alimento fica na colher quando ela é virada.
(E) Circule esta se você não ingere líquidos pela boca.

13. **Você diria que sua saúde é:**
(1) Ruim (2) Satisfatória (3) Boa (4) Muito boa (5) Excelente

▶ QUESTÕES GERAIS SOBRE VOCÊ

Quando é seu aniversário? _____/_____/_____ **Qual é a sua idade?** _______
dia mês ano

Seu sexo: (1) Masculino (2) Feminino

Qual é sua raça ou grupo étnico?
(1) Branca (2) Negra (3) Amarela (4) Ignorada

Qual a sua graduação? (0) analfabeto (1) 1º grau completo (2) 1º grau incompleto
(3) 2º grau completo (4) 2º grau incompleto (5) 3º grau completo

Qual seu estado civil? (1) Nunca casou (2) Casado (3) Divorciado
(4) Separado (5) Viúvo

Alguém te ajudou a responder essas questões?
(1) Não, respondi sozinho
(2) Sim, alguém me ajudou a responder

Como alguém te ajudou a responder essas questões?

(1) Leu as questões e/ou escreveu as respostas que você deu

(2) Respondeu as questões para você

(3) Foi ajudado de outra forma

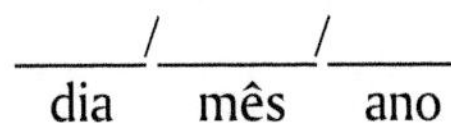

Comentários:

Você tem algum comentário sobre esse questionário? Agradecemos os comentários gerais ou sobre perguntas específicas, especialmente se tiver alguma que não ficou clara ou confusa para você.

____

____

____

Obrigada por completar o estudo dos cuidados com a deglutição!

BIBLIOGRAFIA CONSULTADA

McHorney CA, Bricker DE, Kramer AE *et al.* The SWAL-QOL outcomes tool for oropharyngeal dysphagia in adults: I – Conceptual foundation and item development. *Dysphagia* 2000a;15:115-21.

McHorney CA, Bricker DE, Robins J *et al.* The SWAL-QOL. outcomes tool for oropharyngeal dysphagia in adults: II – Item reduction and preliminary scaling. *Dysphagia* 2000b;15:122-33.

McHorney CA, Robins J, Lomáx K *et al.* The SWAL-QOL and SWAL-CARE outcomes tool for orofaryngeal dysphagia in adults: III – Documentation of reliability and validity. *Dysphagia* 2002;17:97-114.

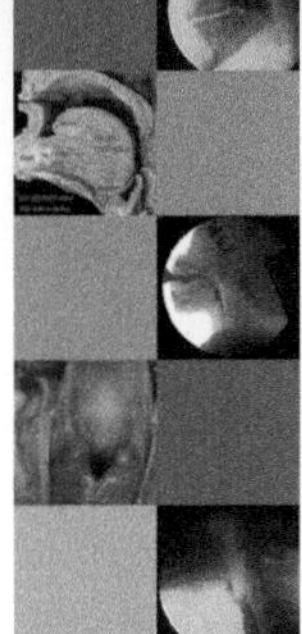

ÍNDICE REMISSIVO

Os números em *itálico* referem-se às Figuras ou Tabelas.
Os números em **negrito** referem-se a Quadros.

E

J

L

M

Q

R

S

T

U

V

W

Z